CARDIOLOGIA DIAGNÓSTICA PRÁTICA

Manual da Residência
do Hospital Sírio-Libanês

HOSPITAL
SÍRIO-LIBANÊS

CARDIOLOGIA DIAGNÓSTICA PRÁTICA

Manual da Residência do Hospital Sírio-Libanês

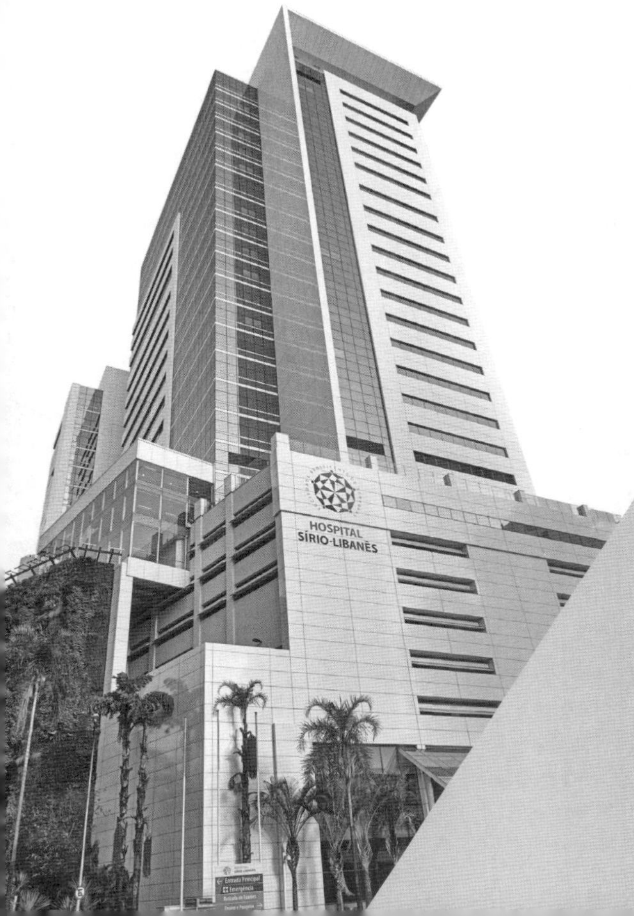

editores
Augusto Scalabrini Neto
Ludhmila Abrahão Hajjar
Roberto Kalil Filho

Manole

Editora gestora: Sônia Midori Fujiyoshi
Editora: Patrícia Alves Santana
Editora de arte: Anna Yue

Capa: Departamento de arte da Editora Manole
Foto da capa e abertura de seções: Chico Audi
Projeto gráfico: Anna Yue
Ilustrações: HiDesign Estúdio, Luargraf Serviços Gráficos
Editoração eletrônica: HiDesign Estúdio, Luargraf Serviços Gráficos

CIP-BRASIL. CATALOGAÇÃO NA PUBLICAÇÃO
SINDICATO NACIONAL DOS EDITORES DE LIVROS, RJ

C258

Cardiologia diagnóstica prática : manual da residência do hospital Sírio-Libanês / Adriana Brentegani... [et al.] ; [coordenação] Augusto Scalabrini Neto ... [et al.]. - 1. ed. - Barueri [SP] : Manole, 2018.

: il.

Inclui bibliografia e índice
ISBN 9788520456866

1. Cardiologia - Manuais, guias, etc. 2. Residentes (Medicina) - Manuais, guias, etc. I. Brentegani, Adriana. II. Scalabrini Neto, Augusto.

18-51959 CDD: 616.12
CDU: 616.12

Vanessa Mafra Xavier Salgado - Bibliotecária - CRB-7/6644

Edição brasileira – 2018

Editora Manole Ltda.
Av. Ceci, 672 – Tamboré
06460-120 – Barueri – SP – Brasil
Tel.: (11) 4196-6000
www.manole.com.br
Atendimento: manole.zendesk.com

Impresso no Brasil | *Printed in Brazil*

Editores

Augusto Scalabrini Neto
Livre-docente pela FMUSP. Coordenador dos Programas de Residência Médica em Cardiologia do Hospital Sírio-Libanês.

Ludhmila Abrahão Hajjar
Livre-docente pela FMUSP. Professora Associada da FMUSP. Diretora Clínica do InCor-HCFMUSP. Coordenadora da UTI Cardiológica do Hospital Sírio-Libanês e do ICESP-HCFMUSP.

Roberto Kalil Filho
Professor Titular do Departamento de Cardiopneumologia da FMUSP. Diretor Geral do Centro de Cardiologia do Hospital Sírio-Libanês. Presidente do Conselho Diretor do InCor-HCFMUSP.

Coordenadores de seções

Augusto Scalabrini Neto
Livre-docente pela FMUSP. Coordenador dos Programas de Residência Médica em Cardiologia do Hospital Sírio-Libanês.

Edson Stefanini
Doutor em Medicina pela Disciplina de Cardiologia da EPM-Unifesp. Cardiologista do Hospital Sírio-Libanês.

Fernando de Paula Machado
Cardiologista com Residência Médica pelo InCor-HCFMUSP. Médico Diarista do Pronto Atendimento do Hospital Sírio-Libanês.

Fernando Ganem
Doutor em Cardiologia pela FMUSP. Superintendente Médico do Pronto Atendimento do Hospital Sírio-Libanês. Coordenador do Programa de Residência em Clínica Médica do Hospital Sírio-Libanês. Médico da Unidade Coronariana do InCor-HCFMUSP.

Ludhmila Abrahão Hajjar
Livre-docente pela FMUSP. Professora Associada da FMUSP. Diretora Clínica do InCor-HCFMUSP. Coordenadora da UTI Cardiológica do Hospital Sírio-Libanês e do ICESP-HCFMUSP.

Luiz Francisco Cardoso
Doutor em Cardiologia pela FMUSP. Membro Titular do Núcleo de Cardiologia do Hospital Sírio-Libanês.

Marcos Rienzo
Especialista em Cardiologia pela SBC. Coordenador Médico do Centro de Acompanhamento da Saúde e Check-up do Hospital Sírio-Libanês.

Mauricio Scanavacca
Livre-docente da FMUSP. Diretor da Unidade Clínica de Arritmia do InCor-HCFMUSP.

Silvia Moreira Ayub Ferreira
Doutora em Medicina (Ciências Médicas) pela FMUSP. Médica Assistente do HCFMUSP.

Vera Maria Cury Salemi
Livre-docente em Cardiologia pela FMUSP. Médica da Unidade Clínica de Insuficiência Cardíaca do InCor-HCFMUSP. Professora Colaboradora do Departamento de Cardiopneumologia da FMUSP.

Coordenadores de seções

Autores

Adriana Brentegani
Graduada pela Faculdade de Medicina de Marília (FAMEMA). Especialista em Clínica Médica pelo Hospital das Clínicas da Faculdade de Medicina da Universidade de São Paulo (HCFMUSP), em Cardiologia pelo Instituto do Coração (InCor) do HCFMUSP e pela Sociedade Brasileira de Cardiologia (SBC) e em Ecocardiografia pelo InCor-HCFMUSP e pelo Departamento de Imagem Cardiovascular da SBC. Médica da UTI Cardiológica do Hospital Sírio-Libanês.

Adriely Andrade Rezende
Médica Cardiologista da UTI Cardiológica do Hospital Sírio-Libanês e da UTI Cirúrgica do InCor-HCFMUSP.

Agassi Amorim Arruda
Graduado em Medicina pela Escola Superior de Ciências da Santa Casa de Misericórdia de Vitória. Pós-graduação *lato sensu* em Saúde da Família, em nível de Especialização pela Universidade do Estado do Rio de Janeiro (UERJ/UNA-SUS). Residência em Clínica Médica pela Casa Santa Marcelina e em Cardiologia pelo Hospital Sírio-Libanês.

Alessandra Carvalho Goulart
Livre-docente pela FMUSP. Médica Epidemiologista e Pesquisadora do Centro de Acompanhamento da Saúde e Check-up do Hospital Sírio-Libanês. Médica Assistente do Departamento de Clínica Médica e Epidemiologista do Centro de Pesquisa Clínica e Epidemiológica do Hospital Universitário (HU) da USP.

Alexandre Antônio Cunha Abizaid
Professor Livre-docente pela FMUSP. Médico Assistente do Centro de Diagnóstico por Imagem do Hospital Sírio-Libanês e do Serviço de Cardiologia Intensiva do Instituto Dante Pazzanese de Cardiologia.

Aline Gehlen Ferrari
Cardiologista. Especialização em Coronariopatia Aguda pelo InCor-HCFMUSP. Título de Especialista em Medicina Intensiva pela Associação de Medicina Intensiva Brasileira (AMIB). Plantonista do Pronto Atendimento do Hospital Sírio-Libanês. Preceptora da Residência de Clínica Médica do Hospital Sírio-Libanês.

Amanda Gonzales Rodrigues
Médica Assistente da Unidade de Cardiologia do Exercício do Hospital Sírio-Libanês e da Unidade de Reabilitação Cardiovascular e Fisiologia do Exercício do InCor-HCFMUSP.

André Franci
Graduado em Medicina pela FMUSP-Ribeirão Preto. Especialista em Cardiologia pela SBC. Especialização em Coronariopatias Agudas pelo InCor-HCFMUSP. Pós-graduando em Cardiologia

pela FMUSP. Especialista em Terapia Intensiva pela AMIB. Médico da Unidade de Terapia Intensiva Cardiológica do Hospital Sírio-Libanês.

André Moreira Bento
Doutor em Cardiologia pela FMUSP. Médico da Unidade de Coronariopatias do Hospital Sírio-Libanês.

Antonio Foronda
Médico Assistente (Aposentado) do Grupo de Cardiologia Pediátrica e de Cardiopatias Congênitas do Adulto do InCor-HCFMUSP. Pediatra e Cardiologista Pediátrico do Hospital Sírio-Libanês.

Audrey Krüse Zeinad Valim
Doutora em Ciências. Médica Assistente do Grupo de Hemostasia da Disciplina de Hematologia do HCFMUSP. Médica do Núcleo de Hemorragia e Trombose do Hospital Sírio-Libanês.

Bruna Bernardes Henares
Médica Clínica e Cardiologista do Centro de Acompanhamento da Saúde e Check-up do Hospital Sírio-Libanês. Residência em Clínica Médica na Irmandade da Santa Casa de Misericórdia de São Paulo (ISCMSP) e em Cardiologia no InCor-HCFMUSP. Especialista em Cardiologia pela SBC.

Bruno Biselli
Médico Cardiologista da Unidade Avançada de Insuficiência Cardíaca (UAIC) do Hospital Sírio-Libanês.

Caio de Assis Moura Tavares
Médico Assistente da Unidade de Cardiogeriatria do InCor.

Camila Rocon de Lima Andreta
Doutora em Cardiologia pela FMUSP. Cardiologista e Ecocardiografista com Título de Especialista pela SBC/DIC.

Carina Hardy
Eletrofisiologista. Médica Assistente do Serviço de Eletrofisiologia do InCor-HCFMUSP.

Carlos Alberto Buchpiguel
Professor Titular do Departamento de Radiologia e Oncologia da FMUSP. Médico Assistente dos Serviços de Medicina Nuclear do Centro de Medicina Nuclear do Instituto de Radiologia (InRad) do HCFMUSP e do Instituto do Câncer do Estado de São Paulo (ICESP) do HCFMUSP.

Carlos Alberto Franchin Neto
Cardiologista pelo InCor-HCFMUSP e pela SBC. Cardiologista do Hospital Sírio-Libanês.

Carlos Eduardo Negrão
Professor Titular do Departamento de Biodinâmica da Escola de Educação Física e Esporte (EEFE) da USP, com vinculação subsidiária ao Departamento de Cardiopneumologia da FMUSP. Diretor da Unidade de Reabilitação Cardiovascular e Fisiologia do Exercício do InCor-HCFMUSP.

Carlos Viana Poyares Jardim
Professor Colaborador Doutor da Disciplina de Pneumologia da USP. Responsável pelo Ambulatório de Hipertensão Pulmonar da Disciplina de Pneumologia do InCor-HCFMUSP. Médico do Corpo Clínico do Hospital Sírio-Libanês e Professor da Residência em Clínica Médica do Hospital Sírio-Libanês.

Carolina Kassab Wroclawski
Médica Hematologista do Núcleo de Hemorragia e Trombose do Hospital Sírio-Libanês. *Fellow* em Hematopatologia do Sunnybrook Health Sciences Centre, Canadá. Professora Colaboradora da Disciplina de Clínica Médica da Faculdade de Medicina do ABC (FMABC).

Cristiano Faria Pisani
Médico Assistente da Unidade de Arritmia do InCor-HCFMUSP. Médico Eletrofisiologista do Hospital Sírio-Libanês.

Cristiano Guedes Bezerra
Membro do Corpo Clínico e da Equipe de Hemodinâmica do Hospital Sírio-Libanês. Especialista em Hemodinâmica pelo InCor-FMUSP e pela

Sociedade Brasileira de Hemodinâmica e Cardiologia Intervencionista (SBHCI).

Cristina Salvadori Bittar
Doutoranda em Cardiologia pela FMUSP. Especialista em Cardiologia pela SBC e em Medicina Intensiva pela AMIB. Residência em Cardiologia pelo InCor-HCFMUSP e em Clínica Médica pela FMUSP. Médica Cardiologista do Hospital Sírio-Libanês. Médica Cardiologista do ICESP-HCFMUSP.

Cyrillo Cavalheiro Filho
Professor Colaborador Médico (Hematologia) da FMUSP. Doutor em Medicina pela FMUSP. Chefe do Serviço de Hemostasia e Trombose do InCor-HCFMUSP. Co-responsável pelo Núcleo de Hemorragia e Trombose do Hospital Sírio-Libanês.

Daniel Deheinzelin
Professor Livre-docente da Disciplina de Pneumologia da FMUSP. Médico do Corpo Clínico e Professor da Residência em Clínica Médica do Hospital Sírio-Libanês.

Danilo Ribeiro Galantini
Cardiologista da Equipe de Insuficiência Cardíaca e Transplante Cardíaco do Hospital Sírio-Libanês. Cardiologista do Núcleo de Cardiologia do Hospital Samaritano. Redator do Protocolo Gerenciado de Insuficiência Cardíaca com Fração de Ejeção Reduzida e Médico da Equipe de Hospitalistas e Time de Respostas Rápidas do Hospital Sírio-Libanês.

Dayenne Hianaê de Paula Souza
Especialista em Cardiologia pelo InCor-HCFMUSP. Cardiologista do Hospital Sírio-Libanês. Médica Assistente da Unidade de Terapia Intensiva Cardiológica e Unidade Coronariana do Hospital Sírio-Libanês.

Denise Iezzi
Graduada pela FMUSP. Residência em Clínica Médica e Endocrinologia no HCFMUSP. Membro do Grupo de Diabete Melito do Hospital Sírio-Libanês.

Denise Tessariol Hachul
Doutora em Medicina pela FMUSP. Especialista em Cardiologia pela SBC. Título de Proficiência em Arritmologia Clínica pela Sobrac. Médica da Unidade Clínica de Arritmias do InCor-HCFMUSP.

Edmar Atik
Professor Livre-docente de Cardiologia da FMUSP. Ex-diretor da Unidade Clínica de Cardiologia Pediátrica e das Cardiopatias Congênitas do Adulto do InCor-HCFMUSP.

Edson Stefanini
Doutor em Medicina pela Disciplina de Cardiologia da Escola Paulista de Medicina (EPM) da Unifesp. Cardiologista do Hospital Sírio-Libanês.

Eli Faria Evaristo
Doutor em Ciência pela FMUSP. Coordenador do Protocolo de Atendimento ao AVC do Hospital Sírio-Libanês.

Elisabetta Sachsida Colombo
Residência em Clínica Médica e em Hematologia no HCFMUSP. Complementação de Especialidade em Hemostasia. Médica Assistente do ICESP "Octávio Frias de Oliveira" e do Hospital Sírio-Libanês.

Elnara Marcia Negri
Professora Livre-docente da Disciplina de Patologia da FMUSP. Médica do Corpo Clínico e Professora da Residência em Clínica Médica do Hospital Sírio-Libanês.

Expedito Eustáquio Ribeiro
Professor Livre-docente de Cardiologia da FMUSP. Diretor do Serviço de Hemodinâmica do InCor-HCFMUSP. Chefe do Serviço de Hemodinâmica do Hospital TotalCor. Médico do Serviço de Hemodinâmica do Hospital Sírio-Libanês.

Fábio Augusto Pinton
Especialista em Hemodinâmica e Cardiologia Intervencionista pelo InCor-FMUSP e pela SBHCI. Cardiologista Intervencionista do Hospital Sírio-

-Libanês, da Santa Casa de São Paulo e do InCor-HCFMUSP.

Fabio Biscegli Jatene
Professor Titular de Cirurgia Cardiovascular da FMUSP. Diretor da Divisão de Cirurgia Cardiovascular do InCor-HCFMUSP.

Fábio de Cerqueira Lario
Doutor em Ciências (Cardiologia) pela FMUSP. Cardiologista do Hospital Sírio-Libanês.

Fábio Fernandes
Professor Livre-docente da FMUSP. Assistente da Unidade de Miocardiopatias do InCor-FMUSP.

Fábio Sândoli de Brito
Especialista em Cardiologia pela Associação Médica Brasileira (AMB) e SBC. Ex-diretor da SBC. Proficiência em Arritmias Clínicas pela Sociedade Brasileira de Arritmias Cardíacas (Sobrac) e SBC. Habilitação em Ergometria pelo Departamento de Ergometria, Exercício e Reabilitação Cardiovascular (DERC) da SBC. Coordenador dos Serviços de Holter e Looper do Hospital Sírio-Libanês. Diretor da Central Brasileira de Holter. Membro da Comissão Diretora e Médico do Centro de Cardiologia do Hospital Sírio-Libanês.

Felipe Lourenço Fernandes
Doutorando em Cardiologia pelo InCor-HCFMUSP. Especialista em Suporte de Vida Extracorpóreo e ECMO pelo Service de Reánimation Médicale do Institut de Cardiologie, Groupe Hospitalier Pitié-Salpêtrière, França. Especialista em Ecocardiografia pelo Hospital Alemão Oswaldo Cruz, em Cardiologia e Cardiointensivismo pelo InCor-HCFMUSP e SBC e em Clínica Médica pelo HCFMUSP. Médico Intensivista do Hospital Estadual Mário Covas e do Hospital Alemão Oswaldo Cruz.

Fernanda Willemann Ungaretti
Residência em Clínica Médica pelo Hospital Sírio-Libanês. Residente em Cardiologia pelo Hospital Sírio-Libanês.

Fernando de Paula Machado
Cardiologista com Residência Médica pelo InCor-HCFMUSP. Médico Diarista do Pronto Atendimento do Hospital Sírio-Libanês.

Fernando Ganem
Doutor em Cardiologia pela FMUSP. Superintendente Médico do Pronto Atendimento do Hospital Sírio-Libanês. Coordenador do Programa de Residência em Clínica Médica do Hospital Sírio-Libanês. Médico da Unidade Coronariana do InCor-HCFMUSP.

Filomena Regina Barbosa Gomes Galas
Livre-docente em Medicina na Área de Anestesiologia pela FMUSP. Título de Especialista em Terapia Intensiva pela AMIB. Supervisora da Unidade de Terapia Intensiva Cirúrgica e do Serviço de Anestesiologia do InCor-HCFMUSP. Coordenadora da UTI Cardiológica e Anestesiologista do Hospital Sírio-Libanês. Coordenadora da UTI Geral do ICESP-HCFMUSP.

Flávio Tarasoutchi
Livre-docente em Cardiologia pela FMUSP. Diretor da Unidade Clínica de Valvopatia Clínica do InCor-HCFMUSP.

Gabriela Favaro Faria
Enfermeira. Mestre em Ciências da Saúde pela Escola de Enfermagem (EE) da USP. Assistente de Direção da Divisão de Cirurgia Torácica do InCor-HCFMUSP.

Gisele Queiroz de Oliveira
Especialista em Nefrologia pela FMUSP e em Medicina Intensiva pela AMIB. Pós-graduanda em Ciências Médicas pela FMUSP.

Graziela dos Santos Rocha Ferreira
Doutora em Ciências (Cardiologia) pela FMUSP. Especialista em Cardiologia pela SBC e em Medicina Intensiva pela AMIB. Cardiologista e Intensivista do Hospital Sírio-Libanês, Hospital do Servidor Público Estadual e InCor-HCFMUSP.

Gustavo Foronda
Coordenador da UTI Clínica Pediátrica e Neonatal do InCor-HCFMUSP. Médico Assistente da Unidade de Cardiologia Pediátrica e Cardiopatias Congênitas do Adulto do InCor-HCFMUSP. Cardiologista Pediátrico do Hospital Israelita Albert Einstein (HIAE).

Henrique Barbosa Ribeiro
Especialista em Cardiologia e Hemodinâmica pelo InCor-HCFMUSP. *Fellow* em Hemodinâmica e Cardiopatias Estruturais pela Universidade Laval, Canadá. Doutorado Pleno no Exterior pela Universidade Laval, Canadá. Hemodinamicista dos Hospitais TotalCor, InCor-HCFMUSP e Sírio-Libanês.

Isabela Bispo Santos da Silva Costa
Doutoranda pelo Programa de Pós-graduação em Cardiologia da FMUSP. Especialista em Ressonância Magnética e Angiotomografia Cardiovasculares pelo Instituto Dante Pazzanese de Cardiologia e em Cardiologia pela SBC. Médica Assistente da Cardio-oncologia do ICESP-HCFMUSP.

Jaqueline Ribeiro Scholz
Doutora em Cardiologia pela FMUSP. Diretora do Programa de Tratamento do Tabagismo do InCor-HCFMUSP.

José de Ribamar Costa Jr.
Membro do Serviço de Cardiologia Invasiva do Instituto Dante Pazzanese de Cardiologia.

José Rodrigues Parga Filho
Doutor pela FMUSP. Médico Assistente/Pesquisador da USP.

Juliana Corrêa de Oliveira
Residência em Cardiologia pelo Hospital Sírio-Libanês. Residente de Insuficiência Cardíaca e Transplante do InCor-HCFMUSP.

Júlio César Ayres Ferreira Filho
Especialista em Cardiologia pela SBC. Doutor em Cardiologia pela FMUSP. Docente de Cardiologia da Facid Wyden Brasil e da Uninovafapi.

Juscelio Trajano de Sousa Filho
Especialista em Clínica Médica, Cardiologia e Ecocardiografia pela EPM-Unifesp. Médico Assistente do Pronto-Socorro e do Serviço de Ecocardiografia do Hospital Sírio-Libanês.

Larissa Baracho Macena
Preceptora da Residência em Clínica Médica e Médica do Corpo Clínico do Hospital Sírio-Libanês.

Leonardo Luís Torres Bianchi
Médico Cardiologista da Unidade de Acompanhamento à Saúde e Check-up do Hospital Sírio-Libanês. Especialista em Cardiologia pelo InCor-HCFMUSP e pela SBC.

Leonardo Nanes Correa dos Santos
Cardiologista pelo Hospital Sírio-Libanês. Pós-graduado em Arritmologia Clínica pelo InCor/HCFMUSP. Especialista em Cardiologia pela SBC. Médico Assistente do Serviço de Cardiologia do Hospital Sírio-Libanês.

Lorena Squassante Capeline
Especialista em Cardiologia e Ecocardiografia pela SBC. Médica Hospitalista do Hospital Sírio-Libanês.

Lucas Trindade Cantú Ribeiro
Residência em Clínica Médica pelo Hospital Santa Marcelina. Residente em Cardiologia do Hospital Sírio-Libanês.

Luci Ana Duarte
Médica Especialista em Cardiologia pelo InCor-HCFMUSP. Plantonista da Unidade de Pronto Atendimento do Hospital Sírio-Libanês.

Luciana Tamie Kato Morinaga
Médica Pneumologista. Pós-graduanda pelo Grupo de Circulação Pulmonar da Disciplina de Pneumologia da FMUSP. Médico do Corpo Clínico e Professor da Residência em Clínica Médica do Hospital Sírio-Libanês.

Lucilia Santana Faria
Coordenadora Médica da UTI Pediátrica do Hospital Sírio-Libanês. Mestre em Pediatria pelo Departamento de Pediatria da FMUSP.

Ludhmila Abrahão Hajjar
Livre-docente pela FMUSP. Professora Associada da FMUSP. Diretora Clínica do InCor-HCFMUSP. Coordenadora da UTI Cardiológica do Hospital Sírio-Libanês e do ICESP-HCFMUSP.

Luis Fernando Bernal da Costa Seguro
Médico Assistente do Núcleo de Transplantes do InCor-HCFMUSP. Médico da Unidade Crítica Cardiológica do Hospital Sírio-Libanês.

Luiz Francisco Cardoso
Doutor em Cardiologia pela FMUSP. Membro Titular do Núcleo de Cardiologia do Hospital Sírio-Libanês.

Luiz Francisco Rodrigues de Ávila
Doutor em Cardiologia pela FMUSP. Cardiologista do InCor-HCFMUSP.

Luiz Mário Baptista Martinelli
Graduado pela FMB-Unesp. Especialista em Clínica Médica pela FMUSP, em Cardiologia pelo InCor-HCFMUSP e SBC e em Ecocardiografia pelo InCor-HCFMUSP e pelo Departamento de Imagem Cardiovascular da SBC. Médico da Unidade Coronariana do Hospital Sírio-Libanês.

Marcela Cibien Baratella
Título de Especialista pela SBC. Cardiologista do Hospital Sírio-Libanês.

Marcela Freire Buffon
Cardiologista pelo Instituto Dante Pazzanese de Cardiologia. Especialista em Cardiologia pela SBC. Médica Assistente do Serviço de Cardiologia do Hospital Sírio-Libanês.

Marcela Momesso
Graduada pela Faculdade de Medicina de Taubaté (Unitau). Especialista em Clínica Médica pelo Hospital Padre Albino da Faculdade de Medicina de Catanduva, em Cardiologia pelo Instituto Dante Pazzanese de Cardiologia e pela SBC e em Ecocardiografia pelo Instituto Dante Pazzanese de Cardiologia e pelo Departamento de Imagem Cardiovascular da SBC. Médica do Setor de Ecocardiografia do Hospital Sírio-Libanês.

Marcello Simaro Barduco
Especialista em Cardiologia pelo InCor-HCFMUSP e pela SBC. Cardiologista do Hospital Sírio-Libanês.

Marcelo Dantas Tavares de Melo
Doutor em Cardiologia pela FMUSP. Cardiologista e Ecocardiografista.

Marcelo Rodrigues dos Santos
Doutor em Ciências pelo Programa de Cardiologia da FMUSP. Pesquisador Colaborador da Unidade de Reabilitação Cardiovascular e Fisiologia do Exercício do InCor-HCFMUSP.

Márcia Rodrigues Sundin Dias
Médica Cardiologista da UTI Cardiológica e Unidade Avançada de Insuficiência Cardíaca do Hospital Sírio-Libanês e da UTI Cirúrgica do InCor-HCFMUSP.

Marcio Hiroshi Miname
Doutor em Cardiologia pela FMUSP. Médico do Check-up do Hospital Sírio-Libanês. Médico Assistente da Unidade Clínica de Lípides do InCor-HCFMUSP.

Marcio Tonini
Médico Plantonista da Unidade Coronariana do Hospital Sírio-Libanês.

Marco Antônio Perin
Professor Livre-docente e Doutor em Cardiologia pela FMUSP. Cardiologista Intervencionista do Hospital Sírio-Libanês.

Marco Antonio Scanavini Filho
Cardiologista pelo InCor-HCFMUSP. Título de Especialista em Cardiologia da SBC. Especialista

em Medicina Intensiva e Doença Coronária Aguda pelo InCor-HCFMUSP. Médico Assistente da Unidade Clínica de Coronariopatias Agudas do InCor-HCFMUSP. Médico da Unidade Coronária e do Corpo Clínico do Hospital Sírio-Libanês.

Marcos Rienzo
Especialista em Cardiologia pela SBC. Coordenador Médico do Centro de Acompanhamento da Saúde e Check-up do Hospital Sírio-Libanês.

Maria Alice Estrada Gaiane Querido
Médica Especialista em Cardiologista pelo InCor-HCFMUSP. Médica Assistente da Unidade de Terapia Intensiva Cirúrgica do InCor-HCFMUSP e da Unidade Avançada de Insuficiência Cardíaca do Hospital Sírio-Libanês.

Maria Janieire de Nazaré Nunes Alves
Médica Assistente e Pesquisadora da Unidade de Reabilitação Cardiovascular e Fisiologia do Exercício do InCor-HCFMUSP. Doutora em Ciências pelo Programa de Cardiologia da FMUSP. Professora Colaboradora da FMUSP.

Marília Harumi Higuchi dos Santos
Coordenadora do Serviço de Cardio-oncologia do Hospital Sírio-Libanês. Doutora pela Faculdade de Ciências Farmacêuticas (FCF) da USP. Médica Assistente do ICESP-HCFMUSP. Cardiologista da Unidade Crítica Cardiológica do Hospital Sírio-Libanês.

Martina Battistini Pinheiro
Médica Especialista em Cardiologia pela SBC. Especialista em Arritmia pela Sobrac. Médica do Serviço de *Tilt Test* do Hospital Sírio-Libanês.

Matheus Moraes Mourão
Especialista em Terapia Intensiva pela AMIB. Especialista em Cardiologia. Doutorado pela FMUSP. Médico Intensivista do ICESP-HCFMUSP e do Hospital Sírio-Libanês.

Mauricio da Cunha Bagnato
Especialista em Pneumologia e Medicina do Sono. Responsável pelo Serviço de Medicina do Sono do Hospital Sírio-Libanês. Ambulatório de Medicina do Sono – Pneumologia da Unifesp.

Mauricio Scanavacca
Professor Livre-docente da FMUSP. Diretor da Unidade Clínica de Arritmia do InCor-HCFMUSP.

Mauro Andrade
Livre-docente. Professor Associado do Departamento de Cirurgia da FMUSP.

Melina Santos Erdens de Oliveira
Médica Especialista em Hematologia pela EPM-Unifesp. Médica Hematologista do Núcleo de Hemorragia e Trombose do Hospital Sírio-Libanês.

Miguel Nassif Júnior
Médico Cardiologista da Unidade Coronariana do Hospital Sírio-Libanês.

Mônica Samuel Avila
Médica Cardiologista pela SBC. Especialista em Insuficiência Cardíaca e Transplante Cardíaco. Médica Assistente do Núcleo de Transplantes do InCor-HCFMUSP. Médica Assistente do Projeto Coração Novo do Hospital Sírio-Libanês.

Muhieddine Omar Chokr
Médico Eletrofisiologista. Colaborador do Laboratório de Eletrofisiologia do InCor-HCFMUSP. Título de Especialista em Eletrofisiologia Clínica Invasiva e Arritmia Clínica pela Sobrac e em Cardiologia pela SBC.

Natália Quintella Sangiorgi Olivetti
Cardiologista pelo InCor-HCFMUSP. Complementação Especializada em Arritmia Clínica pelo InCor-HCFMUSP. Título de Especialista em Cardiologia pela SBC. Título de Proficiência em Arritmia não Invasiva pela Sobrac. Colaboradora do Ambulatório Didático da Unidade Clínica de Arritmia do InCor-HCFMUSP. Cardiologista da UTI do InCor-HCFMUSP. Médica da Equipe de Arritmia do Hospital Sírio-Libanês.

Núbia Ferreira Pedro Lack
Residência em Clínica Médica pela FMABC. Residente em Cardiologia pelo Hospital Sírio-Libanês.

Patricia Alves de Oliveira
Médica Assistente da Unidade de Cardiologia do Exercício do Hospital Sírio-Libanês e da Unidade de Reabilitação Cardiovascular e Fisiologia do Exercício do InCor-HCFMUSP.

Paula Salvador de Toledo
Especialista em Cirurgia Geral. Especialista em Terapia Intensiva pela Universidade Estadual de Campinas (Unicamp). Pós-graduanda em Ciências Médicas pela FMUSP.

Paulo Caied
Cardiologista pelo Hospital Sírio-Libanês. Preceptor da Residência em Cardiologia do Hospital Sírio-Libanês.

Paulo Manuel Pêgo-Fernandes
Professor Titular do Departamento de Cardiopneumologia da FMUSP. Diretor da Divisão de Cirurgia Torácica do InCor-HCFMUSP. Cirurgião Cardiotorácico do Hospital Sírio-Libanês.

Pedro Henrique Melo
Médico Assistente do Centro de Diagnóstico por Imagem do Hospital Sírio-Libanês.

Ramez Anbar
Médico Cirurgião Cardiovascular do Hospital Sírio-Libanês.

Renata Lopes Hames
Cardiologista pela SBC. Médica Assistente do Projeto Coração Novo – Insuficiência Cardíaca e Transplante – do Hospital Sírio-Libanês.

Renato Palácio de Azevedo
Médico Cardiologista e Ecocardiografista pelo InCor-HCFMUSP e pela SBC. Médico Hospitalista e Cardiologista do Corpo Clínico do Hospital Sírio-Libanês.

Ricardo A. Costa
Doutor pela FMUSP. Médico Assistente do Centro de Diagnóstico por Imagem do Hospital Sírio-Libanês e do Serviço de Cardiologia Intensiva do Instituto Dante Pazzanese de Cardiologia.

Ricardo Couto Moraes
Título de Especialista da SBC. Cardiologista do Corpo Clínico do Hospital Sírio-Libanês.

Roberta Saretta
Coordenadora da Unidade Coronária e Gerente Médica do Centro de Cardiologia do Hospital Sírio-Libanês.

Roberto Costa
Professor Associado da Disciplina de Cirurgia Cardiovascular da FMUSP. Diretor da Unidade Cirúrgica de Estimulação Elétrica e Marca-Passo do InCor-HCFMUSP.

Roberto Kalil Filho
Professor Titular do Departamento de Cardiopneumologia da FMUSP. Diretor Geral do Centro de Cardiologia do Hospital Sírio-Libanês. Presidente do Conselho Diretor do InCor-HCFMUSP.

Roberto Nery Dantas Júnior
Doutor em Radiologia pela FMUSP. Médico Assistente da Equipe de Imagem Cardiovascular do Hospital Sírio-Libanês.

Rodrigo de Paiva Muniz Ferreira
Residência em Clínica Médica pela ISCMSP. Residente em Cardiologia pelo Hospital Sírio-Libanês.

Rodrigo Imada
Médico Assistente do Serviço de Eletrocardiologia do InCor-HCFMUSP e do Serviço de Estresse Cardiovascular do Hospital Sírio-Libanês.

Sávia Christina Pereira Bueno
Doutora em Programa de Cirurgia Torácica e Cardiovascular pelo InCor-HCFMUSP. Médica Assistente da Unidade de Arritmia do InCor-HCFMUSP.

Sergio Ferreira de Oliveira
Médico Assistente-Doutor da Unidade de Aterosclerose Clínica do InCor-HCFMUSP. Médico Cardiologista do Hospital Sírio-Libanês.

Silvia Leão Costa Baggio
Médica Cardiologista do Serviço de Marca-Passo do Hospital Sírio-Libanês.

Sissy Lara de Melo
Doutora em Cardiologia pela FMUSP. Médica Assistente do Serviço de Eletrofisiologia Invasiva do InCor-HCFMUSP.

Stéphanie Itala Rizk
Cardiologista pela SBC. Assistente da Equipe de Insuficiência Cardíaca e Transplante Cardíaco do Hospital Sírio-Libanês. Intensivista do ICESP-HCFMUSP e da Unidade Avançada de Insuficiência Cardíaca do Hospital Sírio-Libanês. Pós-Graduanda do Programa de Cardiologia da FMUSP.

Suellen Rodrigues Rangel Siqueira
Graduada pela Faculdade de Medicina de Campos. Residência em Clínica Médica pelo Hospital Central da Polícia Militar do Estado do Rio de Janeiro. Cardiologista pelo Instituto Nacional de Cardiologia.

Tan Chen Wu
Doutora em Cardiologia pela FMUSP. Médica Assistente do Setor de Arritmia do InCor-HCFMUSP. Médica do Setor de *Tilt Test* do Hospital Sírio-Libanês.

Thais Baccili Cury Megid
Residência em Clínica Médica pelo Hospital Sírio-Libanês.

Thaís Pinheiro Lima
Cardiologista pelo Instituto Dante Pazzanese de Cardiologia e SBP. Especialista em Ressonância e Tomografia Cardiovascular pelo InCor-HCFMUSP. Doutora em Cardiologia pelo InCor-HCFMUSP. Médica Assistente da Equipe de Imagem Cardiovascular do Hospital Sírio-Libanês.

Thiago Arthur Oliveira Machado
Residência em Cardiologia pelo InCor-HCFMUSP e em Clínica Médica pelo HCFMUSP.

Vera Maria Cury Salemi
Professora Livre-docente em Cardiologia pela FMUSP. Médica da Unidade Clínica de Insuficiência Cardíaca do InCor-HCFMUSP. Professora Colaboradora do Departamento de Cardiopneumologia da FMUSP.

Victor Issa
Doutor em Ciências pela FMUSP. Médico do Núcleo de Insuficiência Cardíaca do InCor-HCFMUSP. Médico do Programa de Insuficiência Cardíaca e Transplante do Hospital do Coração (HCor).

Walkiria Samuel Avila
Professora Livre-docente pelo Departamento de Cardiopneumologia da FMUSP. Médica-chefe do Setor de Cardiopatia e Gravidez e Planejamento Familiar do InCor-HCFMUSP.

William Azem Chalela
Doutor em Ciências pela FMUSP. Diretor do Serviço de Eletrocardiografia do InCor-HCFMUSP. Médico Supervisor do Serviço de Ergometria do Hospital Sírio-Libanês.

Wilson Jacob Filho
Professor Titular de Geriatria da FMUSP. Diretor da Unidade de Cardiogeriatria do InCor-HCFMUSP. Diretor do Serviço de Geriatria do HCFMUSP.

Sumário

SEÇÃO 4 – INSUFICIÊNCIA CARDÍACA

SEÇÃO 5 – ARRITMIAS, SÍNCOPE E MORTE SÚBITA CARDÍACA

SEÇÃO 6 – DOENÇAS VALVARES

SEÇÃO 7 – MIOCARDIOPATIAS E PERICARDIOPATIAS

SEÇÃO 8 – DOENÇA VASCULAR PULMONAR E AORTOPATIAS

SEÇÃO 9 – MISCELÂNEA

SEÇÃO 10 – CARDIOLOGIA INTENSIVA

Prefácio

Honra-me muito prefaciar este livro, que deverá ser referência para o ensino da cardiologia no Brasil, com enfoque em diagnóstico e terapêutica. Nosso país, em consonância com o mundo, vive hoje a denominada transição epidemiológica, caracterizada pela importância primordial das doenças cardiovasculares como as principais causas de mortalidade. A cardiologia da atualidade é uma especialidade moderna, que muito avançou nos últimos anos, principalmente em virtude da incorporação de novas tecnologias que contribuíram para maior eficiência no diagnóstico e no tratamento das doenças cardiovasculares. Atualmente, a inovação, associada à prática da medicina baseada em evidências, é responsável por melhores desfechos em cardiologia. Entretanto, diante de uma especialidade que cresce progressivamente, é fundamental que o ensino seja pautado nas melhores práticas existentes, levando-se em consideração a epidemiologia local e a disponibilidade de recursos.

A importância desta obra reside no fato de reunir os principais tópicos da cardiologia em um formato inovador e prático com enfoque em diagnóstico e terapêutica. Tal obra, em suas 10 seções e 75 capítulos aborda os principais temas da cardiologia para facilitar a tomada de decisão à beira-leito, buscando melhores resultados no cuidado do paciente cardiopata. Além disso, representa a cardiologia do Hospital Sírio-Libanês, uma instituição filantrópica de referência em cardiologia reconhecida nacional e internacionalmente pela excelência na prática da medicina.

Há 7 anos, o Hospital Sírio-Libanês iniciou seu programa de residência em cardiologia, que tem como objetivo orientar o médico residente a atuar na área com base no tripé capacitação, conhecimento e atitude. O conteúdo deste livro contempla a formação nuclear do cardiologista do século XXI, que deve estar apto para atender a sociedade com eficiência, respeitando sobretudo a relação médico-paciente, a equidade, a autonomia do paciente, o sigilo e o respeito à vida.

Roberto Kalil Filho
Diretor Geral do Centro de Cardiologia
do Hospital Sírio-Libanês
Professor Titular do Departamento de
Cardiopneumologia da FMUSP

SEÇÃO 1

AVALIAÇÃO DO PACIENTE

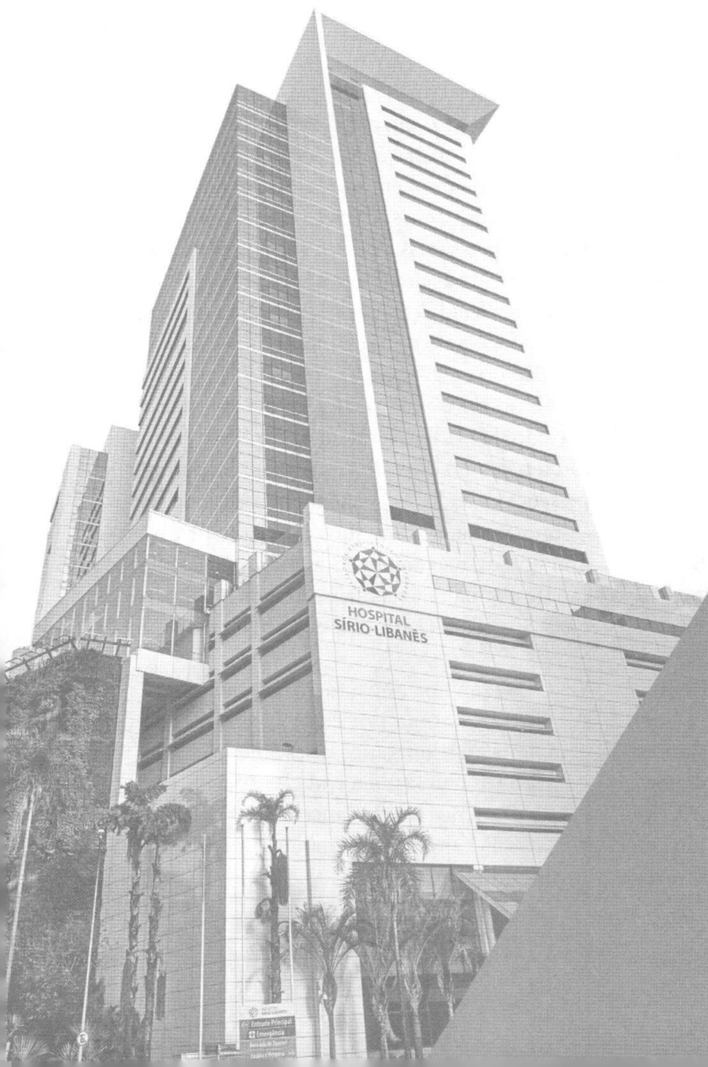

CAPÍTULO 1

Anamnese e exame físico

Larissa Baracho Macena
Marco Antonio Scanavini Filho
Fernando de Paula Machado

INTRODUÇÃO

A anamnese, o início da semiologia, apresenta os sintomas relatados pelo paciente para serem analisados. É importante que o cardiologista se atente para todos os detalhes da história clínica, tendo cuidado ao detalhar cada informação dada pelo paciente. Além dela, o exame físico complementa a anamnese pela avaliação dos sinais clínicos e juntos, quando bem feitos, podem ser responsáveis por até 90% dos diagnósticos.

ANAMNESE

Momento de detalhar os sintomas cardiovasculares mais importantes.

Dor torácica

Queixa frequente tanto em pronto-socorro quanto ambulatorial. Pode ser um sintoma de múltiplas doenças cardíacas e não cardíacas.

Na anamnese, deve-se caracterizar a dor quanto ao tipo, à localização, à irradiação, à intensidade, à duração, à recorrência, aos fatores precipitantes, de melhora e piora e aos sintomas associados. É muito importante observar a expressão do paciente, destacando o sinal de Levine – mão fechada sobre o tórax para descrever a dor – característico de dor precordial de causa isquêmica.

Dor anginosa típica

Desconforto com característica de sufocação, queimação, constrição ou aperto em região de precórdio ou peso em região retroesternal. Em boa parte dos casos, o relato é feito como sensação de pressão. A dor é de localização imprecisa, mais difusa em hemitórax esquerdo, podendo ter irradiação para a face ulnar do braço esquerdo, para o dorso, a mandíbula e também a região do epigástrio.

A angina do peito clássica ocorre mais no período da manhã, sendo desencadeada por esforço físico ou estresse emocional. É comum a presença de sudorese, palidez e sensação de mal-estar associado. Tem duração média de 2 a 10 minutos, e o máximo de 15 minutos. A classificação de angina estável mais utilizada atualmente é a da Sociedade Canadense de Cardiologia (CCS):

- CCS I: angina por esforço extenuante.
- CCS II: angina por esforços moderados, como subir um lance de escada.
- CCS III: angina por atividades discreta, como subir menos de um lance de escada.
- CCS IV: angina em qualquer atividade ou mesmo em repouso.

Quando a dor passa a ser desencadeada por esforços menores ou repouso, com duração prolongada (maior que 20 min), deixa de ser caracterizada por angina estável e passar a ser chamada de angina instável, sendo essa de maior risco. Diante deste sintoma, trata-se do diagnóstico de síndrome coronariana aguda (SCA).

A isquemia miocárdica pode se manifestar por equivalentes isquêmicos, que não a dor anginosa, sendo eles: dispneia, náusea, sensação de empachamento, tontura e diaforese. Vale ressaltar que quadros mais atípicos são mais comuns nas mulheres.

Dor cardíaca não anginosa

- Dissecção de aorta: intensa, lancinante e persistente, com irradiação para dorso e lombar. Pode vir associada com assimetria de pulso e presença de insuficiência aórtica.
- Pericardite aguda: intensidade variável, longa duração, sem relação com esforço, geralmente retroesternal com piora ao decúbito e à inspiração e melhora com a inclinação do tórax para a frente. Deve-se ter atenção com a cessação súbita da dor, o que sugere a instalação de derrame pericárdico.
- Hipertensão pulmonar: pode ser idêntica à angina típica ou com piora durante a respiração associada a quadros de tosse, dispneia e hemoptise. Ao exame de imagem, observa-se frequentemente a dilatação do ventrículo direito ou das artérias pulmonares.

Dor torácica não cardíaca

Tem como características: dor à palpação; relação com movimento respiratório; dor com topografia abaixo da cicatriz umbilical e acima do ramo da mandíbula; duração fugaz (< 1 minuto) ou muito prolongada – sem comprovação de isquemia por exames complementares; dor pontual.

São exemplos: refluxo esofágico; espasmo esofágico; dor musculoesquelética; dor pulmonar (pneumonia, pneumotórax); úlcera péptica; herpes-zóster; ansiedade (síndrome de Da Costa).

Na emergência, a dor torácica deve ser classificada em:

- Tipo A: anginosa.
- Tipo B: provavelmente anginosa.
- Tipo C: provavelmente não anginosa.
- Tipo D: definitivamente não anginosa.

Dispneia

Sintoma comum, de difícil caracterização, porém é importante tentar distinguir entre aguda e crônica, em razão da possibilidade de se tratar de diferentes doenças. É fundamental definir se tem causa cardíaca ou pulmonar, com auxílio do exame físico. Entre as principais causas de dispneia crônica, existem quatro grandes grupos: asma, doença pulmonar obstrutiva crônica, doença intersticial pulmonar e insuficiência cardíaca (IC).

Na IC, a dispneia tem, em muitos casos, origem da hipertensão venocapilar pulmonar e geralmente é desencadeada por esforço físico. A escala New York Heart Association (NYHA) é a mais utilizada para graduar pacientes com dispneia, de acordo com a classe funcional (CF):

- CF I: ausência de sintomas durante as atividades cotidianas. A limitação para esforços é semelhante à esperada para indivíduos sem doença cardíaca.
- CF II: dispneia aos grandes esforços, extra-habituais.
- CF III: dispneia aos esforços habituais, do cotidiano.
- CF IV: dispneia ao repouso.

Além da dispneia, deve-se sempre avaliar a ortopneia (dispneia intensificada ao decúbito dorsal com menos de 30 graus) e a presença de dispneia paroxística noturna (paciente acorda durante o sono com quadro de tosse, dispneia, sibilo e sudorese) – ambas têm fisiopatologia semelhante e são desencadeadas pela sobrecarga volêmica resultante da reabsorção dos edemas gravitacionais.

É importante ainda destacar os critérios de Framingham para o diagnóstico clínico da IC (Tabela 1).

TABELA 1 Critérios de Framingham para diagnóstico de insuficiência cardíaca

Critérios maiores	Critérios menores
Dispneia paroxística noturna	Tosse noturna
Ortopneia	Edema bilateral de membros inferiores
Elevação da pressão venosa jugular	Dispneia aos esforços
Estertores crepitantes bilaterais	Hepatomegalia
Terceira bulha	Derrame pleural
Cardiomegalia na radiografia de tórax	Frequência cardíaca > 120 bpm
Congestão pulmonar na radiografia de tórax	
Perda de peso > 4,5 kg após 5 dias de tratamento para insuficiência cardíaca	

Diagnóstico: 2 ou mais critérios ou 1 critério maior + 2 ou mais menores.

Quando se fala em desenvolvimento agudo da dispneia, é importante lembrar de causas como pneumotórax, embolia pulmonar, edema pulmonar agudo e até mesmo isquemia miocárdica.

Síncope

É caracterizada como perda súbita e temporária da consciência e do tônus vascular, geralmente levando à queda, com aparecimento súbito, curta duração e recuperação espontânea. Em menor frequência pode ocorrer com presença de pródromos: tontura, distúrbios visuais e perda do equilíbrio motor.

A síncope na estenose aórtica é desencadeada por esforço físico e perda da consciência gradual.

A consciência é recuperada prontamente na síncope de origem cardiovascular e mais lentamente quando há quadro convulsivo associado.

As causas de síncope podem ser classificadas em:

- Neurogênica (síncope reflexa).
- Ortostática.
- Cardiogênica.

Palpitações

Sensação desconfortável do batimento cardíaco. É uma queixa frequente e pode representar desde uma condição benigna até uma arritmia grave. Esta segunda representa o grande desafio dessa queixa, que é de identificá-la como decorrente de uma causa cardíaca.

Sugerem causas cardíacas: sexo masculino, descrição de batimento irregular, antecedente de cardiomiopatia, duração maior que 5 minutos.

Edema

Mais comum em membros inferiores. Pode ser uni ou bilateral. Entre as causas de edema unilateral, destacam-se trombose venosa profunda, erisipela/celulite, síndrome pós-flebite, insuficiência venosa após safenectomia ou varizes.

O edema bilateral de membros inferiores é uma manifestação frequente da IC, porém pode ser decorrente de cirrose hepática e síndrome nefrótica. O edema de origem cardíaca tem como características: predomínio maleolar, bilateral, piora ao final do dia, acompanhado de outras queixas, como dispneia, ortopneia, dispneia paroxística noturna e aumento do peso.

EXAME FÍSICO GERAL

O exame físico, realizado por meio da inspeção, palpação, percussão e ausculta, é realizado comumente. Além da ausculta cardíaca, vários achados não cardíacos e vasculares podem sugerir a presença de cardiopatias.

Perfusão periférica

Reflete o *status* circulatório nas extremidades, que é dependente tanto da integridade da vascularização local quanto do débito. Pode ser avaliado pelo tempo de enchimento capilar; se > 3 segundos, pode sugerir vasoconstrição periférica por hipotermia, hipovolemia, obstrução arterial local e baixo débito cardíaco.

Cianose

Caracteriza-se pela coloração azulada da pele e das mucosas, mais bem avaliada em leitos ungueais, polpas digitais, nariz e orelhas.

Pode ser classificada em periférica, quando há diminuição do fluxo nas extremidades ou retenção venosa, ou central, quando ocorre redução de oxigenação pulmonar, derivação anatômica ou anormalidade de hemoglobina. A cianose por baixo débito cardíaco geralmente é acompanhada de má perfusão periférica, com diminuição da temperatura e aumento do tempo de enchimento capilar. A cianose com instalação aguda na maioria das vezes é decorrente de alteração pulmonar grave.

Baqueteamento digital

Caracterizado pela alteração na falange distal dos dedos das mãos e dos pés, que se torna dilatada, com aspecto bulboso e com convexidade do leito ungueal, com alteração da unha (em vidro de relógio). Decorrente de cianose crônica central de causa cardíaca ou pulmonar, podendo também ser encontrado em neoplasia de pulmão, colite ulcerativa, bronquiectasias, fibrose cística e endocardite infecciosa.

Pulso arterial

A palpação do pulso arterial é fundamental para avaliação de possíveis alterações do ritmo cardíaco e possíveis cardiopatias estruturais que alteram a morfologia do pulso aórtico transmitido até a periferia. Os pulsos carotídeo, radial, braquial, femoral, poplíteo, tibial posterior e pedioso dorsal devem sempre que possível ser avaliados. A característica do pulso pode orientar quanto à presença de cardiopatias estruturais:

- Anacrótico ou *parvus et tardus*: típico de estenose aórtica, apresentando amplitude diminuída e duração de cada pulsação aumentada.
- Dicrótico: presente em situações de baixo débito (sepse, insuficiência cardíaca grave). Apresenta onda dicrótica acentuada.
- *Bisferiens*: característico de insuficiência aórtica grave ou cardiomiopatia hipertrófica obstrutiva. Apresenta dois picos sistólicos.
- Paradoxal: importante achado no tamponamento cardíaco, também pode estar presente em doença pulmonar obstrutiva crônica, asma grave, pericardite crônica e choque hipovolêmico. É caracterizado pela diminuição da amplitude das ondas de pulso com queda de mais de 10 mmHg da pressão arterial durante a inspiração.
- *Alternans*: presente em insuficiência cardíaca grave. Alternância da amplitude do pulso entre os batimentos, porém sem alteração de ritmo.
- *Bigeminus*: manifestação clínica do bigeminismo. Caracteriza-se por um pulso normal, seguido de um prematuro, com uma pausa compensatória até o próximo batimento.

Ictus cordis e impulsões cardíacas

A avaliação ideal é realizada com o paciente em decúbito dorsal com a cabeceira elevada, de modo que a cabeça fique em alinhamento com o tórax, sem ultrapassar 45º no plano horizontal. Deve ser realizada a inspeção seguida da palpação.

O *ictus* normal pode ser visto principalmente em crianças ou pessoas magras na região do 4º ao 5º espaço intercostal esquerdo, podendo variar da região paraesternal esquerda até a linha hemiclavicular, ocupando um a dois espaços intercostais. Não deve passar de duas polpas digitais.

Cardiomiopatias dilatadas, deformidades de caixa torácica, pneumotórax à direita, derrame pleural à direita, entre outras, podem cursar com *ictus* desviado para a esquerda.

Pulso venoso jugular

O pulso venoso jugular traz informação a respeito da condição hemodinâmica relacionada às câmaras direita do coração. A avaliação é feita com o paciente em decúbito dorsal, com a cabeceira elevada até o máximo de 45°, com o pescoço virado para o lado esquerdo.

É traduzido por ondas positivas, que são "a", "c" e "v" e ondas negativas (descenso) "x" e "y" (Figura 1). Elas podem ser alteradas por: arritmias, estenose tricúspide, mixoma de átrio direito, entre outras.

Sinal de Kussmaul

É uma alteração paradoxal, que decorre da restrição do enchimento ventricular direito, gerando aumento da pressão venosa e do pulso venoso durante a inspiração. Pode ser consequência de diversas situações: pericardite constritiva, estenose tricúspide, tamponamento cardíaco, tromboembolismo pulmonar, infarto de ventrículo direito, insuficiência cardíaca descompensada, entre outras.

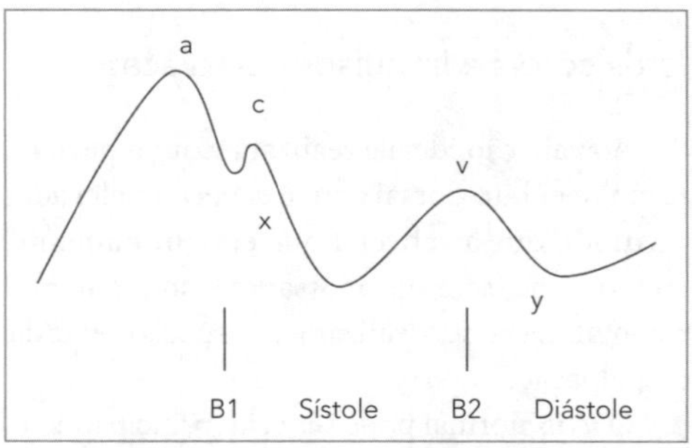

FIGURA 1 Representação das ondas do pulso venoso.

Refluxo hepatojugular

Também chamado abdominojugular, ocorre pelo aumento do pulso venoso jugular por consequência do aumento do retorno venoso após compressão firme e sustentada do abdome superior direito, por 10 segundos. Normalmente essa manobra eleva a pressão venosa jugular de forma transitória. O teste é dito positivo quando a pressão venosa jugular aumenta e permanece elevada por pelo menos 10 segundos de compressão. Pode ser encontrado em casos de insuficiência cardíaca direita, tamponamento cardíaco, síndrome da veia cava inferior e insuficiência tricúspide.

Pressão venosa central

Reflete a pressão que o sangue exerce no átrio direito, assim, valores baixos podem vir a expressar hipovolemia, e valores elevados, estado de congestão. Porém, é uma estimativa não fidedigna do *status* volêmico do paciente (baixas sensibilidade e especificidade), pois diversas doenças podem interferir, como cardiomiopatia dilatada, hipertensão pulmonar e valvopatia tricúspide.

Pressão arterial

A aferição da pressão arterial (PA) é realizada idealmente por método invasivo, por meio de canulação de uma artéria periférica e avaliação das curvas pressóricas, porém deve ser utilizado somente em ambiente de terapia intensiva ou durante realização de exames invasivos. Rotineiramente se verifica a pressão arterial por método não invasivo, por meio da ausculta dos sons de Korotkoff.

Hipotensão postural

Definida como queda da PA sistólica em 20 mmHg e/ou da PA diastólica em 10 mmHg, comparando a aferição em decúbito dorsal horizontal e após cinco minutos de repouso com nova aferição em ortostatismo (sentado ou em pé). É uma causa importante de síncope e pré-síncope, principalmente em idosos.

A hipotensão postural deve ser investigada quanto às possíveis causas: hipovolemia, disautonomias, anemia grave, uso de medicações.

AUSCULTA CARDÍACA

Para entender a ausculta cardíaca, é necessário entender um pouco sobre o ciclo cardíaco, que é dividido em sístole e diástole. A sístole é caracterizada pela ejeção do sangue dos ventrículos para os grandes vasos, período entre a primeira (B1) e a segunda (B2) bulhas. Já a diástole ocorre com o relaxamento ventricular e enchimento ventricular, período entre a segunda e primeira bulhas.

Além disso, deve-se conhecer os tipos de vibrações acústicas:

- Tom: vibrações simples, organizadas, sinusoidais.
- Som: vibrações complexas, com vários tons não periódicos, não sinusoidais.
- Ruído: vibrações não harmônicas, totalmente irregulares.

As áreas de ausculta cardíaca são definidas em focos:

- Aórtico: segundo espaço intercostal na linha paraesternal direita.
- Pulmonar: segundo espaço intercostal na linha paraesternal esquerda.
- Tricúspide: borda esternal esquerda inferior.
- Mitral: quinto espaço intercostal na linha hemiclavicular esquerda.
- Aórtico acessório (foco de Erb): terceiro espaço intercostal na linha paraesternal esquerda.

Outros focos podem ser avaliados durante a ausculta cardíaca: epigástrio, região axilar e região cervical.

Primeira bulha

Formada por quatro componentes, sendo o fechamento das valvas mitral e tricúspide os mais importantes.

A B1 é mais duradoura e menos intensa que a B2, e é usualmente mais alta no foco mitral e tricúspide. O som auscultado é semelhante ao som da sílaba "tum".

Segunda bulha

É decorrente do fechamento das valvas sigmoideas – pulmonar e aórtica.

A B2 tende a ser mais intensa que a B1, e é mais audível nos focos pulmonar e aórtico. O som auscultado é semelhante ao da sílaba "ta". Durante a inspiração, esse som pode ser auscultado como "tra", por um desdobramento da B2 em razão do retardo que ocorre no fechamento da valva pulmonar, causada pelo maior volume sanguíneo no ventrículo direito decorrente do aumento do retorno venoso.

Terceira bulha (B3)

Está associada com o aumento das dimensões ventriculares e/ou com o enchimento ventricular. Ocorre após a B2, na fase de enchimento rápido ventricular, que coincide com o descenso "y". É frequente em crianças e adultos jovens, sem significado clínico, porém em adultos, pode indicar aumento da dimensão ventricular e pouca complacência. Nos estados hiperdinâmicos (sepse, gravidez, cor anêmica etc.), é possível a presença de B3, sem necessariamente ocorrer disfunção ventricular.

Quando presente, é denominada como ritmo em galope, com intensidade e timbre mais alto que as demais bulhas.

Quarta bulha (B4)

A quarta bulha coincide com a sístole atrial e é concomitante com a onda "a" do pulso venoso jugular. Pode estar presente em crianças e adultos jovens, com menor frequência do que a B3, porém, quando presente em faixa etária mais elevada, torna-se patológica e é consequente à diminuição da distensibilidade do ventrículo esquerdo.

Estalido de abertura

Ruído decorrente da valva estenótica, que ocorre logo após a B2, é um som seco, curto e agudo. É patognomônico de estenose mitral e tricúspide, e quanto menor é a distância de B2, menor a gravidade (grau) da estenose e vice-versa.

Estalidos sistólicos

São ruídos curtos, secos e de alta frequência (agudo), audíveis entre B1 e B2, ou seja, no intervalo sistólico. Podem ser proto, meso e telessistólico.

Os estalidos protossistólicos têm importância clínica, origem vascular e são consequentes à súbita ejeção de sangue para a aorta ou a artéria pulmonar dilatada, e ocorrem no início da sístole. O estalido protossistólico pulmonar aumenta com a inspiração e pode ser consequente a: estenose pulmonar moderada, dilatação pulmonar, comunicação interatrial e hipertensão pulmonar grave. Pode decorrer de lesões valvares aórticas, como estenose ou insuficiência aórtica, ectasia e aneurisma da aorta, coarctação de aorta, além de outras alterações congênitas da aorta.

Os estalidos meso e telessistólicos não possuem grande importância clínica e geralmente estão associados a causas não cardíacas, como pleurite, pericardite, tumores, ascite, *pectus excavatum*, movimento condrocostal.

Sopros cardíacos

Manifestações de valvopatias e de cardiopatias congênitas, que precedem o aparecimento dos sintomas relacionados com tais alterações, assim, o reconhecimento dos sopros tem importância diagnóstica e prognóstica.

Intensidade

Pode ser classificada em graus:

- Grau I ou 1+/6+: difícil ausculta, às vezes apenas percebido após manobras.
- Grau II ou 2+/6+: leve, porém detectável.
- Grau III ou 3+/6+: moderadamente alto e frequentemente com irradiação.
- Grau IV ou 4+/6+: alto e com frêmito palpável.
- Grau V ou 5+/6+: muito alto, porém, ainda necessita do estetoscópio para análise.
- Grau VI ou 6+/6+: muito alto, sem necessidade do uso do estetoscópio para identificá-lo, perceptível apenas com aproximação, sem encostar o estetoscópio na pele.

Frequência

Os sopros podem ter alta frequência – também chamados de agudos –, mais bem auscultados com o diafragma do estetoscópio, ou de baixa frequência – graves –, mais bem auscultados com a campânula do estetoscópio. No geral, os agudos decorrem da passagem de sangue por orifício pequeno (grande gradiente de pressão) e os graves, da passagem por orifícios grandes, por corrente de baixa velocidade, com baixo gradiente de pressão.

Timbre

Os diferentes timbres podem ser relacionados às determinadas patologias:

- Aspirativo: insuficiência aórtica e pulmonar.
- Musical: rotura de cordoalha tendínea.
- Jato de vapor: insuficiência mitral e comunicação interventricular.
- Ruflar: estenose mitral e tricúspide.
- Raspante: estenose aórtica e pulmonar.
- Áspero: atrito pericárdico.
- Piante: fenômeno de Gallavardin – irradiação do sopro da estenose aórtica para o foco mitral.

Configuração

É o formato que adquire, podendo ser em crescendo, decrescendo, crescendo-decrescendo ou em platô (Figura 2).

Cronologia

Definida pelo tempo que o sopro acontece. Pode ser sistólico, diastólico, sistólico-diastólico e contínuos. Sons auscultados durante a palpação do pulso são sistólicos e durante a ausência do pulso são diastólicos.

Duração

É o período da sístole e/ou diástole ocupado pelo sopro.

- Sistólico: protossistólico (início da sístole), mesossistólico (meio da sístole), telessistólico (final da sístole) e holossistólico (durante toda a sístole).
- Diastólico: protodiastólico (início da diástole), mesodiastólico (meio da diástole), telediastólico (final da diástole) e holodiastólico (durante toda a diástole).
- Contínuo.

Localização

É definida pelo local em que o sopro é mais bem audível. Descrito em algum foco ou até mesmo por uma posição anatômica (p. ex., ápice cardíaco).

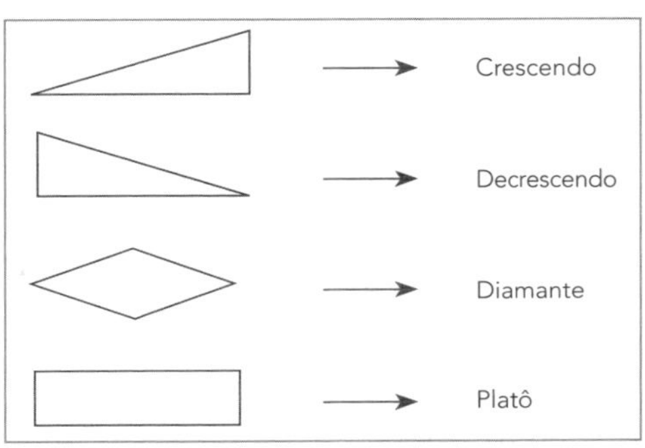

FIGURA 2 Esquemas de configuração do sopro cardíaco.

Irradiação

Os sopros podem irradiar para diversas localizações, ajudando assim na identificação da intensidade e da localização. Exemplos:

- Foco mitral: irradiação para axila e dorso.
- Foco tricúspide: irradiação para região epigástrica.
- Foco aórtico: irradiação para fúrcula e carótida.

Manobras auscultatórias

Várias manobras podem ser realizadas para tentar definir a origem do sopro cardíaco.

A manobra de Rivero Carvalho é realizada durante a inspiração profunda, quando a pressão intratorácica reduz e aumenta assim o retorno venoso do lado direito do coração e reduz do lado esquerdo. Útil principalmente para diferenciar os sopros da insuficiência mitral e tricúspide, pois este último aumenta com a manobra. Além disso, pode ocorrer, por exemplo, diminuição do sopro de estenose pulmonar, aumento do sopro de estenose tricúspide, aumento do sopro de insuficiência pulmonar.

Quando um indivíduo sai da posição de decúbito e fica em pé, gera-se redução do retorno venoso, com diminuição dos volumes ventriculares e do débito cardíaco, o que acarreta uma taquiarritmia reflexa. Tais alterações podem causar diminuição dos sopros de estenose aórtica, estenose pulmonar, insuficiência mitral e insuficiência tricúspide.

Ao realizar um agachamento, ocorre rápido aumento do retorno venoso para o coração e elevação da resistência arterial periférica por compressão das artérias femorais, com aumento da pressão arterial. Provocando assim, o aumento dos sopros de insuficiência mitral, comunicação interventricular e insuficiência aórtica, bem como diminuição dos sopros de cardiomiopatia hipertrófica obstrutiva e prolapso mitral.

Ao realizar a manobra de compressão das mãos (*handgrip*), os sopros da insuficiência aórtica e mitral aumentam, já o sopro da estenose aórtica diminui por conta do aumento da pós-carga.

Quando se realiza manobra de Valsava, durante a fase de expiração forçada ocorre a diminuição relativa dos ventrículos, com isso ocorre aumento dos sopros da cardiomiopatia hipertrófica e do prolapso da válvula mitral.

Sons pericárdicos

- Atrito pericárdico: ocorre em razão da inflamação pericárdica, causando fricção entre os dois folhetos pericárdicos (visceral e parietal). É patognomônico de pericardite. É um som presente tanto na inspiração quanto na expiração, mais bem audível na região retroesternal e em decúbito dorsal horizontal.
- *Knock* pericárdico: ruído auscultado após B2, simulando B3, porém mais precoce; pode ser confundido com estalido de abertura mitral. É comum na pericardite constritiva.
- Ruído *crunch* (sinal de Hamman): rude e mais audível na ponta do coração. Mais associado a quadros de enfisema mediastinal.

LEITURA SUGERIDA

1. Mansano JAG, Sampaio RO, Grinberg M. Anamnese: o valor das palavras do paciente/familiar e do diálogo. In: Grinberg M, Sampaio RO, orgs. Doença valvar. Barueri: Manole; 2007.
2. Nicolau JC, editor. Condutas Práticas em Cardiologia. Barueri: Manole; 2010.
3. Schwartzstein RM. Approach to the patient with dyspnea. UpToDate, 2018. Disponível em: http://www.uptodate.com/contents/approach-to-the-patient-with-dyspnea [Acesso em 2 jan. 2018].
4. Swap C, Nagurney J. Value and limitations of chest pain history in the evolution of patients with suspected acute coronary syndromes. JAMA. 2005;294(20):2623-9.
5. Topol EJ, Califf RM, Prystowsky EN, Thomas JD, Thompson PD, ed. Braunwald. Tratado de medicina cardiovascular. Rio de Janeiro: Elsevier; 2010.
6. Zipes DP, Jalife J. Cardiac electrophysiology: from cell to bedside. 5th ed. Philadelphia: Elsevier; 2009.

CAPÍTULO 2

Eletrocardiograma

Miguel Nassif Júnior
Rodrigo de Paiva Muniz Ferreira
Fernando de Paula Machado
Agassi Amorim Arruda

INTRODUÇÃO

O eletrocardiograma (ECG) é a representação gráfica da atividade elétrica do coração. Para entendê-lo, é necessário compreender o fenômeno elétrico que ocorre no miocárdio, como é originado e como é realizado o registro em papel, funcionando assim como importante ferramenta diagnóstica em cardiologia.

O músculo cardíaco funciona como uma bomba, que contrai de forma rítmica, impulsionando sangue para os diversos órgãos do corpo.

Os impulsos elétricos do coração antecedem a atividade mecânica do músculo cardíaco e são os responsáveis pelas contrações miocárdicas.

Dessa forma, o traçado presente no ECG representa fenômenos elétricos e não contrações do músculo cardíaco. Cada onda, intervalo e segmento corresponderá a algum fenômeno mecânico do coração (Figura 1).

No coração normal, o impulso elétrico inicial origina-se no nó sinusal ou sinoatrial (NSA), região conhecida como marca-passo fisiológico do coração, localizada no átrio direito, composta por um grupo de células com alta capacidade de gerar estímulos elétricos (automatismo).

Partindo do NSA, o impulso é conduzido aos átrios, direito e esquerdo, nesta ordem.

Após a descarga elétrica, ocorre a contração miocárdica dos átrios, que impulsionam o sangue para os respectivos ventrículos, direito e esquerdo, após abertura das válvulas atrioventriculares.

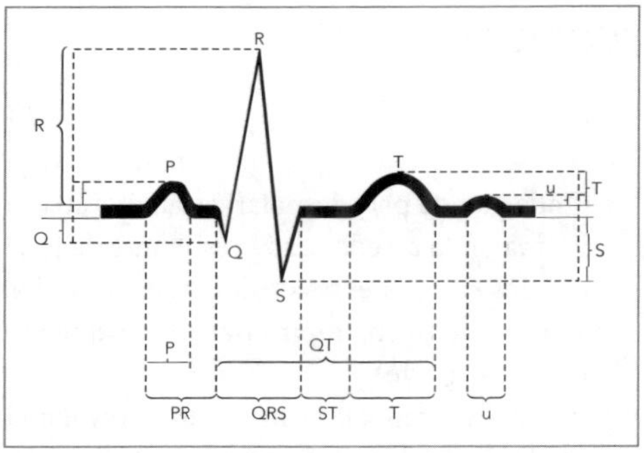

FIGURA 1 ECG basal, ondas, intervalos e segmentos.

Em seguida, o impulso elétrico é conduzido através do nó atrioventricular (NAV) (junção atrioventricular), para os ramos direito e esquerdo, e respectivos fascículos, fibras de Purkinje, até atingir os miócitos ventriculares.

A ativação do miocárdio ventricular começa pela despolarização do septo interventricular, da esquerda para a direita, prosseguindo com a despolarização do ventrículo direito (VD) e da parede inferior do ventrículo esquerdo (VE), ápice, porções ventrais do VE e por fim, base e parede posterior do VE. Novamente, após a ativação elétrica, ocorre contração muscular, o VD impulsiona sangue para circulação pulmonar e o VE para circulação sistêmica (Figura 2).

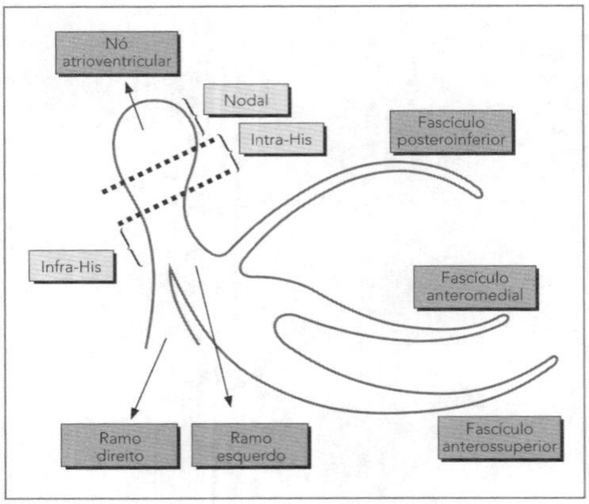

FIGURA 2 Condução elétrica: nó sinusal, nó atrioventricular e sistema His-Purkinje.

ECG NORMAL

Onda P:

- Onda gerada pela despolarização dos átrios. É uma onda arredondada resultante da junção dos componentes de despolarização dos átrios direito (primeira parte) e esquerdo (segunda parte).
- Possui duração < 0,11 m/segundo (avaliada em D2), amplitude de no máximo 2,5 mm (avaliada em D2). Sempre positiva em D2 e negativa em aVR.

Intervalo PR:

- Representa o retardo fisiológico no NAV. Evita que átrio e ventrículo contraiam de forma simultânea.
- Tem duração variável entre 0,16 e 0,20 segundo.

Complexo QRS:

- Representação elétrica da despolarização ventricular e corresponde à sístole cardíaca. Normalmente composto por 3 ondas.
- A onda q é a primeira deflexão negativa e corresponde à despolarização do septo interventricular.
- A onda R é a primeira deflexão positiva e corresponde à despolarização de paredes livres dos ventrículos, principalmente o esquerdo.
- A onda S é a deflexão negativa após a onda R e corresponde à despolarização das regiões basais dos ventrículos. Pode apresentar diferentes morfologias, de acordo com a derivação em que se inscreve (rS, R "puro", qR, qRs, RS). A duração varia entre 0,08 e 0,11 segundo.

Onda T e segmento ST:

- Representam a repolarização ventricular. A onda T apresenta forma arredondada, com início lento e término rápido, com duração variada.

Onda U:

- É parte da repolarização ventricular, inscrevendo-se logo após a onda T. Costuma aparecer em presença de frequências cardíacas (FC) mais baixas e em certas doenças, como hipocalemia.

Intervalo QT:

- Representa a sístole elétrica ventricular e se mede do início do complexo QRS até o final da inscrição da onda T ou da onda U, quando presente (Figura 3).
- Habitualmente determina-se o intervalo QTc corrigido pela FC de 60 bpm pela fórmula de Bazett (QTC = QT medido sobre a raiz quadrada da FC).
- O valor normal é de 0,46 segundo para homens e 0,47 segundo para mulheres.
- Intervalos de QTc de 0,5 segundo ou maiores estão anormais e configuram predisposição a taquiarritmias ventriculares complexas.

DERIVAÇÕES DO ELETROCARDIOGRAMA

O ECG tradicional utiliza 12 derivações para registrar a atividade elétrica do coração. Dá-se

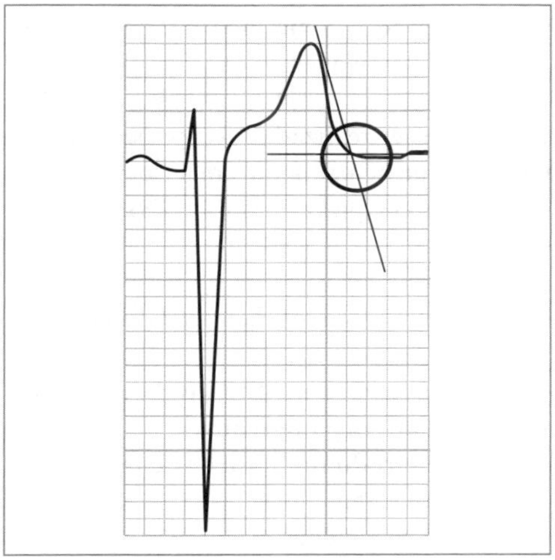

FIGURA 3 Cálculo do intervalo QT – método da tangente.

o nome de derivação eletrocardiográfica à medida da diferença de potencial entre dois eletrodos. São elas:

- Três derivações bipolares dos membros (DI, DII e DIII) (Figuras 4 e 5).
- Três derivações unipolares amplificadas dos membros (aVL, aVR e aVF).
- Seis derivações precordiais (V1 a V6).
- A derivação DI registra a diferença de potencial entre o braço direito (polo negativo) e o braço esquerdo (polo positivo).
- A DII registra entre o braço direito (polo negativo) e a perna esquerda (polo positivo).

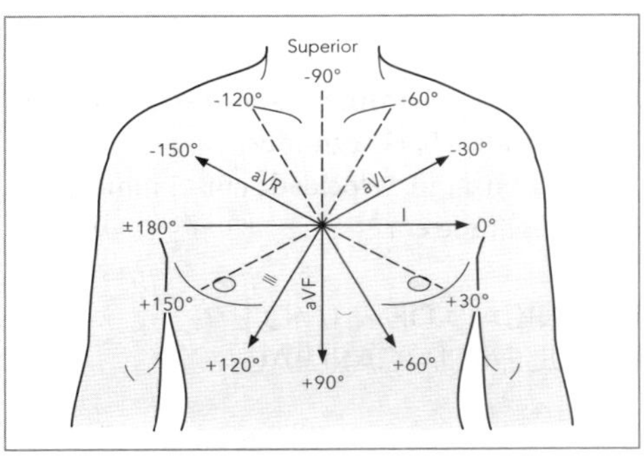

FIGURA 4 Derivações periféricas ou do plano frontal.

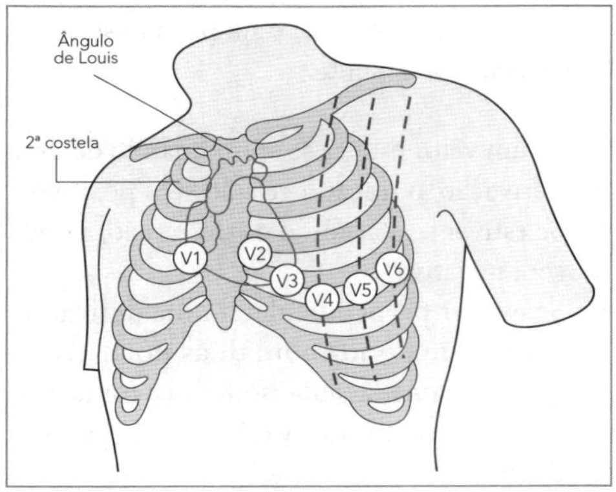

FIGURA 5 Derivações precordiais ou do plano horizontal.

- DIII entre o braço esquerdo (polo negativo) e a perna esquerda (polo positivo).
- O eletrodo da perna direita funciona como fio terra.

A união dessas derivações forma o triângulo de Einthoven. Essas são as derivações bipolares e o sentido da derivação vai do eletrodo negativo (indiferente) para o positivo (explorador) (Figura 6).

Acrescentam-se a essas derivações bipolares as derivações unipolares aumentadas aVR, aVL e aVF, que mensuram o "potencial absoluto" do membro superior direito (*right*), no membro

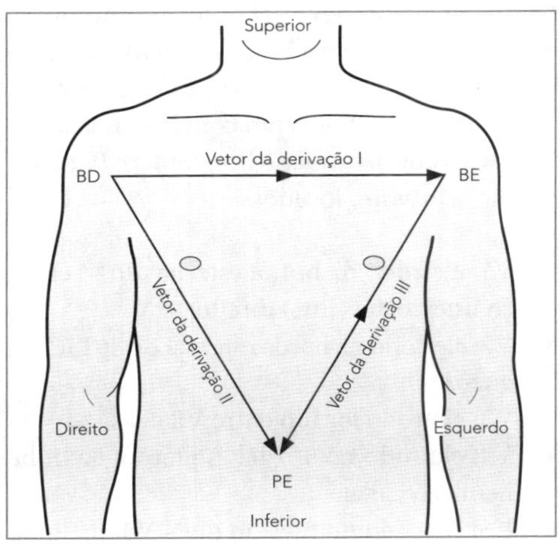

FIGURA 6 Triângulo de Einthoven.

superior esquerdo (*left*) e na perna esquerda (*foot*), respectivamente.

- Se um vetor estiver se aproximando de uma derivação, o traçado gerado será positivo.
- Se estiver se afastando da derivação, a onda será negativa.
- Se estiver perpendicular a uma derivação, gerará uma onda com duas polaridades iguais, chamada onda isodifásica (onda isodifásica em uma derivação = vetor perpendicular a esta derivação).

As derivações do plano frontal localizam a orientação de um vetor para cima ou para baixo, para a direita ou para a esquerda. Para determinar a orientação no plano horizontal (anterior ou posterior), são utilizadas as derivações precordiais.

- Para definir a orientação no plano horizontal, normalmente avalia-se V1.
- Se estiver com direção posterior ou lateral esquerda, indicará onda negativa em V1.
- Se estiver com direção anterior, indicará onda positiva em V1.

O aparelho de ECG possui 12 cabos, codificados por cores; quatro serão conectados aos eletrodos dos membros (derivações do plano frontal). Normalmente, por convenção, o eletrodo vermelho deve ser colocado no braço direito, o amarelo no braço esquerdo, o preto na perna direita e o verde na perna esquerda.

Os demais cabos serão conectados aos eletrodos precordiais (plano horizontal). Por convenção, são assim locados:

- V1: eletrodo na borda esternal do 4º espaço intercostal (EIC) direito.
- V2: eletrodo na borda esternal do 4º EIC esquerdo.
- V3: eletrodo locado entre V2 e V4.
- V4: eletrodo no 5º EIC esquerdo, na linha hemiclavicular.
- V5: eletrodo no mesmo nível V4, na linha axilar anterior.
- V6: eletrodo no mesmo nível de V5, na linha axilar média.

Podem ser realizadas derivações complementares, principalmente em suspeitas de infarto de parede posterior (V7 e V8) ou de VD (V3R e V4R):

- V7: eletrodo ao mesmo nível de V6, na linha axilar posterior.
- V8: eletrodo ao mesmo nível de V7, à esquerda do corpo vertebral.
- V4R: eletrodo no 5º EIC direito, na linha hemiclavicular.
- V3R: eletrodo entre V4R e V1.

PADRONIZAÇÃO DO ELETROCARDIOGRAMA

O papel em que é feito o registro é dividido por linhas horizontais e verticais, formando um sistema cartesiano com quadrados menores de 1 mm de lado e maiores com 5 mm.

O eixo horizontal representa o tempo (em segundos) e o vertical a diferença de potencial (em mV).

No sentido vertical, um quadrado menor representa a medida de diferença de potencial de 0,1 mV.

Na padronização usual, 1 mV corresponde ao deslocamento de dez quadrados pequenos, designado pela letra N. Essa padronização é representada por um retângulo de 5 mm de lado e 10 mm de altura, localizado ao lado da derivação no ECG.

A velocidade padrão do deslocamento do papel é de 25 mm/segundo, de forma que o deslocamento de 1 mm, no sentido horizontal, corresponde a 0,04 segundos.

Padronização: velocidade em 25 mm/segundo e amplitude em N.

DEFINIÇÃO DE RITMO E FREQUÊNCIA CARDÍACA

O nó sinusal normalmente comanda os disparos de estímulo elétrico, porque é o marca-

-passo mais rápido e dominante, despolarizando-se em geral com frequências de 50 a 100 batimentos por minuto. Para definir que o ritmo seja sinusal são necessários três critérios:

1. Morfologia e orientação da onda P normal (eixo entre 0 e +90º). Portanto, onda P positiva em DI, DII e aVF e negativa em aVR.
2. Ondas P com a mesma morfologia.
3. Cada onda P conduzindo um complexo QRS.

Quando esses critérios não estiverem presentes, é definido um ritmo irregular, portanto uma arritmia.

Em ritmo regular, a análise da FC pode ser realizada de maneira mais precisa dividindo-se 1.500 pela distância R-R entre dois complexos QRS (em milímetros). Outra forma menos precisa, porém mais rápida, é dividindo-se 300 pelo número de quadrados maiores (5 mm) entre os R-R (Figura 7).

Para realizar a análise da FC em ritmo irregular, deve-se olhar a derivação DII longo (período de 10 segundos), contar o número de complexos QRS e multiplicar por 6, para atingir a frequência por minuto.

SOBRECARGAS ATRIAIS

A sobrecarga das câmaras podem reproduzir alterações eletrocardiográficas características,

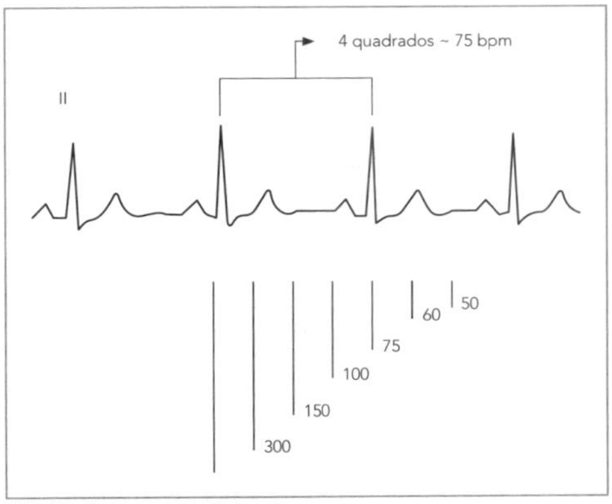

FIGURA 7 Contagem da frequência cardíaca.

auxiliando o clínico no diagnóstico de doenças cardíacas no dia a dia.

Para avaliar as alterações presentes na onda P, deve-se ter em mente os critérios de normalidade:

- Eixo: pode variar entre 0º e 60º.
- Amplitude: até 2,5 mm (0,25 mV).
- Duração: menor que 120 ms.

A manifestação mais expressiva do aumento dos átrios é o da amplitude ou da duração da onda P, que deve ser medida na derivação em que for maior, normalmente em DII.

Sobrecarga atrial direita

É caracterizada pelo aumento da amplitude da onda P, sem alargar a duração. Ocorre normalmente em valvopatias pulmonares e tricúspides, além de cardiopatias congênitas, hipertensão pulmonar, cardiomiopatias e doenças pulmonares, como doença pulmonar obstrutiva crônica e embolia pulmonar. Seguem os critérios:

- Amplitude > 2,5 mm em DII, DIII e aVF. A onda P costuma apresentar um aspecto mais apiculado.
- Fase positiva da onda P em V1 com amplitude > 1,5 mm.
- Eixo atrial desviado para a direita no plano frontal além de + 80º.
- Sinal de Peñaloza e Tranchesi: transição brusca de amplitude de QRS de V1 (baixa voltagem) para V2 (amplitude normal ou aumentada).
- Sinal de Sodi-Pallares: presença de complexos qR, QR ou qRs em V1.

Sobrecarga atrial esquerda

É caracterizada pelo prolongamento da segunda metade da onda P, alongando a duração para valores ≥ 120 ms. Normalmente está relacionada com valvopatia mitral (estenose e insuficiência), cardiopatia hipertensiva, cardiomiopatias, cardiopatias congênitas que sobrecarregam o átrio esquerdo. Seguem os critérios (Figura 8):

- Duração da onda P ≥ 120 ms, medida na derivação de maior duração.
- Índice de Morris: fase negativa de P em V1 > 1 mm^2 e 40 ms.
- Onda P bimodal e entalhada. P DII > 40 ms entre picos.
- Desvio do eixo atrial para a esquerda (entre +40º e -30º).
- Fibrilação atrial: sinal indireto (Figura 9).

Sobrecarga biatrial

O diagnóstico baseia-se na associação dos critérios de sobrecarga atrial direita e sobrecarga atrial esquerda.

SOBRECARGAS VENTRICULARES

O complexo QRS representa a despolarização ventricular. Como a massa do VE é duas a três vezes maior que a do VD, pode ser afirmado que esse complexo representa em maior parte a atividade do VE.

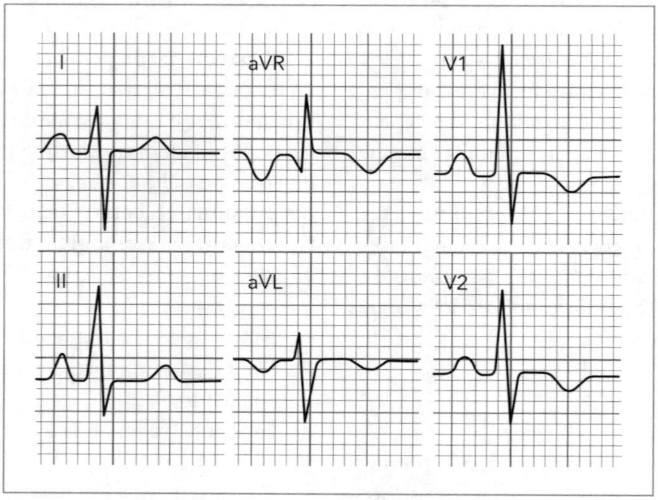

FIGURA 8 Sobrecarga atrial direita.

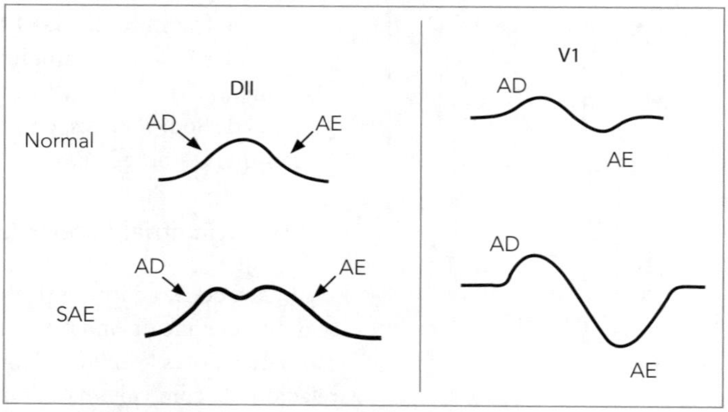

FIGURA 9 Sobrecarga atrial esquerda.

A amplitude do QRS pode estar aumentada em situações em que haja aumento da massa ventricular. Assim, na sobrecarga de VE ocorre acentuação desse padrão, sem modificação da conformação do QRS, podendo estar relacionada a sobrecargas de pressão e/ou volume.

A sobrecarga sistólica do VE é uma consequência do aumento pressórico no VE (p. ex., hipertensão, estenose aórtica, coarctação da aorta, cardiomiopatia hipertrófica).

A sobrecarga diastólica é uma consequência do aumento de volume do VE (p. ex., insuficiência aórtica ou mitral, comunicação interventricular ou persistência do canal arterial).

Sobrecarga ventricular esquerda

De modo geral, os diversos escores eletrocardiográficos para diagnóstico de sobrecarga ventricular esquerda (SVE) apresentam boa especificidade e reduzida sensibilidade. Os três principais são: Sokolow-Lyon, Cornell e de Romhilt-Estes (Figura 10).

1. Critérios de Sokolow-Lyon:
   - S V1 + R V5 ou V6 > 35 mm (critério original).
   - R de aVL > 11 mm.
2. Critérios de Cornell (voltagem):
   - R aVL + S V3 > 28 mm, se sexo masculino.
   - R aVL + S V3 > 20 mm, se sexo feminino.
3. Critério de pontos de Romhilt-Estes:

3 pontos	Amplitude aumentada – onda R ou S ≥ 20 mm no plano frontal ou ≥ 30 mm no plano horizontal
3 pontos	Alteração de ST-T (*strain*) na ausência de digitálicos
3 pontos	Sobrecarga atrial esquerda
2 pontos	Desvio do eixo QRS para a esquerda, além de -30° (positivo em DI e negativo em DII e aVF)
1 ponto	QRS alargado ≥ 0,09 s sem padrão de bloqueio de ramo
1 ponto	Tempo de ativação ventricular (intervalo entre o início do QRS e pico da onda R) ≥ 0,05 s em V5 e V6
1 ponto	Alteração de ST-T (*strain*) na presença de digitálico

Escore de 5 pontos: SVE; se 4 pontos: SVE provável.

Sobrecarga ventricular direita

Em via de regra, como o VD apresenta menor massa que o VE, é necessário aumento da massa do VD em maior quantidade para obser-

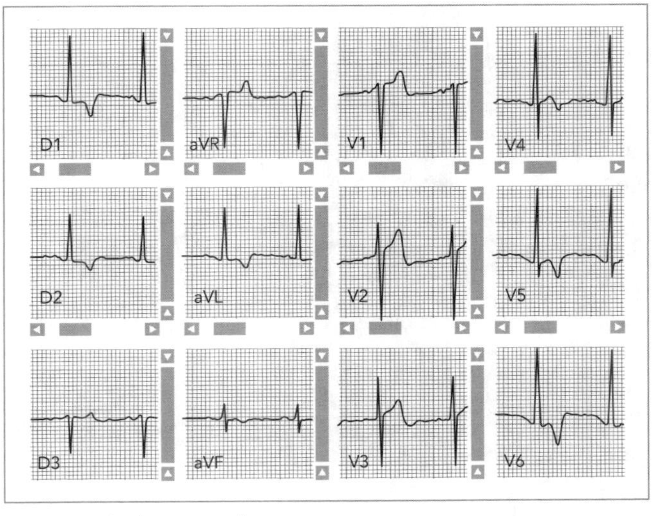

FIGURA 10 Sobrecarga ventricular esquerda.

var sinais eletrocardiográficos de sobrecarga ventricular direita (SVD). Seguem os critérios diagnósticos (Figura 11):

- Desvio do eixo QRS para a direita: QRS > 110° para adultos.
- Em V1: onda R ampla (R > S) com R ≥ 7 mm (morfologias qR, rR, rsR').
- Relação R/S > 1 em V1.
- Onda S em V5 > 10 mm.
- Onda S em V6 > 3 mm.
- Alteração na repolarização ventricular em derivações precordiais direitas. *Strain* de VD.

Sobrecarga biventricular

Em sobrecargas biventriculares, ocorre associação de critérios de SVE e SVD. Achados característicos a seguir:

- Eixo QRS desviado para a direita (QRS > 90°), em conjunto com critérios para SVE (Sokolow, Cornell).
- Complexos QRS isodifásicos amplos, tipo R/S, nas precordiais de V2 a V4 (fenômeno de Katz-Wachtel).
- Critérios de sobrecarga de átrio D.

BLOQUEIOS E HEMIBLOQUEIOS VENTRICULARES

A fisiologia da ativação elétrica ventricular envolve a condução elétrica pelos ramos direito e esquerdo do feixe de His, responsáveis pela propagação do estímulo pelos VD e VE, respectivamente. Na anatomia, o ramo direito não se divide em fascículos, enquanto o ramo esquerdo se trifurca precocemente em três subunidades: fascículo anterossuperior, anteromedial e posteroinferior esquerdo.

Em algumas situações pode haver distúrbio na passagem do estímulo pelos ramos ou fascículos. Nesse cenário, a propagação do estímulo elétrico se expressa com dificuldade ou há impedimento total na propagação. Assim, a ativação ventricular ocorre de modo anômalo, lentamente, célula a célula, fazendo com que haja alteração na morfologia e na duração do complexo QRS, bem como nos vetores cardíacos.

Bloqueio de ramo direito

Define a arritmia em que há distúrbio na condução do estímulo elétrico na passagem pelo ramo direito do feixe de His. Fala-se em bloqueio

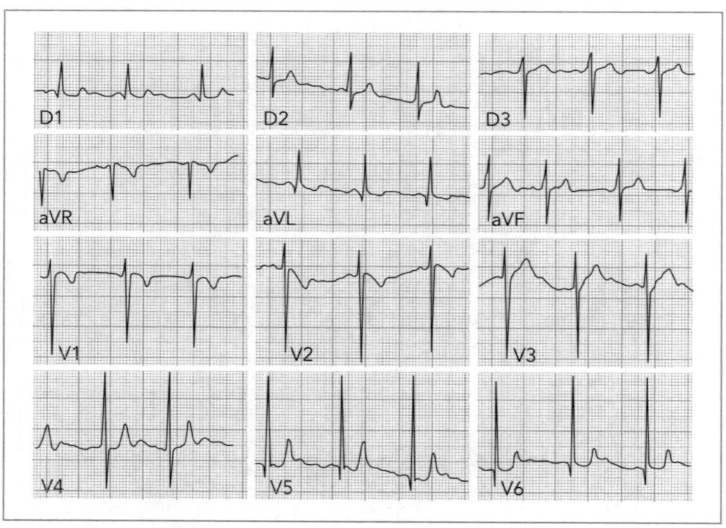

FIGURA 11 Sobrecarga ventricular direita.

de ramo direito (BRD) quando são contemplados todos os critérios diagnósticos citados a seguir.

Por outro lado, quando a duração do QRS se encontra entre 100 e 120 ms com os demais critérios, fala-se em atraso final de condução do ramo direito (Figura 12).

Critérios diagnósticos

- Em V1-V2: morfologia R-S-R', com R' maior que R, espessada ou em meseta e onda T negativa.
- Em V5-V6: morfologia q-R-S, com S espessada e onda T positiva.
- Duração aumentada do QRS, maior que 120 ms.

Bloqueio de ramo esquerdo

Semelhante ao que ocorre no ramo direito, agora observa-se o distúrbio na condução do estímulo elétrico na passagem pelo ramo esquerdo do feixe de His.

Fala-se em bloqueio de ramo esquerdo (BRE) quando são contemplados todos os critérios diagnósticos a seguir.

Do mesmo modo que no ramo direito, quando a duração do QRS se encontra entre 100 e 120 ms com os demais critérios, fala-se em atraso final de condução do ramo esquerdo.

Critérios diagnósticos

- Em V1-V2: ausência de onda R e presença de onda Q-S espessada ou em meseta e onda T positiva.
- Em V5-V6: ausência de onda Q e presença de onda R espessada ou em meseta e onda T negativa e assimétrica (Figura 13).
- Duração aumentada do QRS, maior que 120 ms.

BLOQUEIOS FASCICULARES OU DIVISIONAIS

Bloqueio divisional anterior esquerdo ou anterossuperior esquerdo

Aqui, a condução pelo fascículo anterior esquerdo está bloqueada e todo estímulo passa do fascículo posterior esquerdo para a superfície cardíaca. Assim, a despolarização do VE ocorre em direção inferossuperior e da direita para a esquerda, resultando em desvio do eixo elétrico para a esquerda (entre -30° e -90°) (Figura 14).

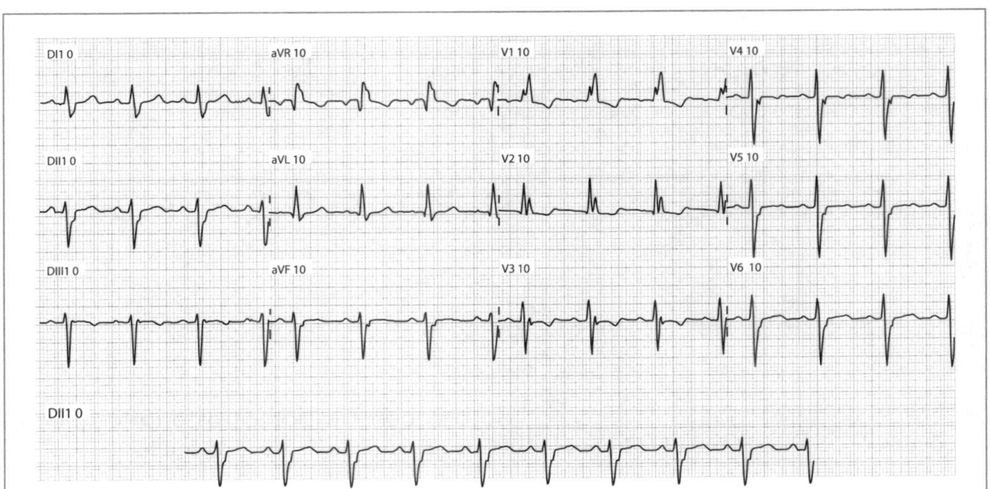

FIGURA 12 Bloqueio de ramo direito.

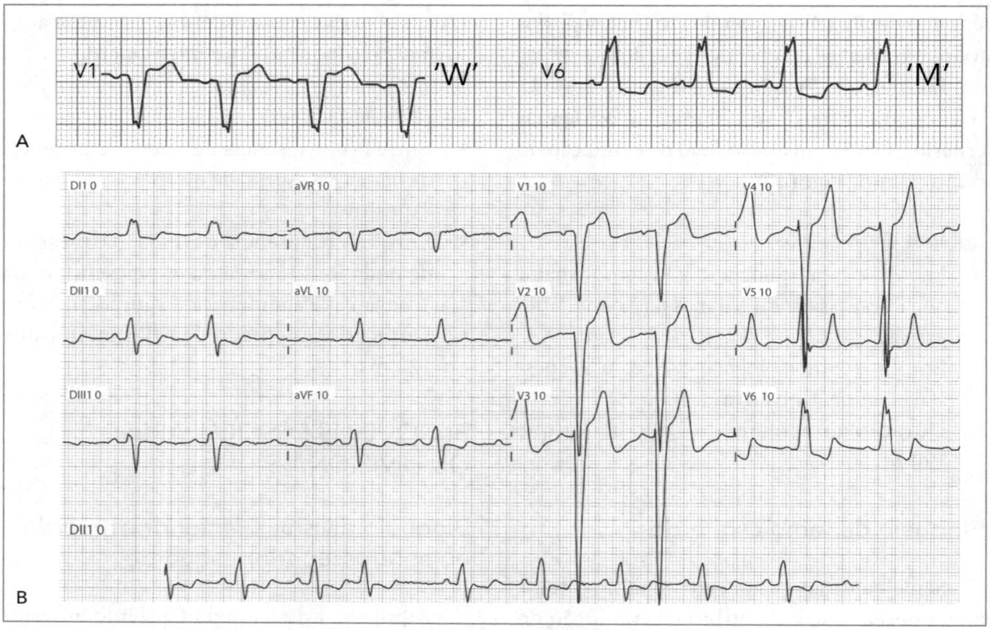

FIGURA 13 (A) Aspecto do QRS no bloqueio de ramo esquerdo. (B) Bloqueio de ramo esquerdo.

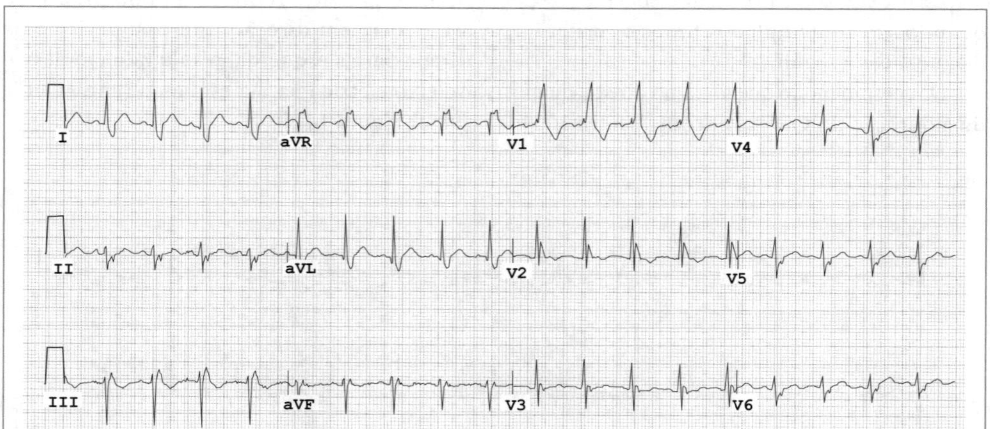

FIGURA 14 Bloqueio divisional anterossuperior associado a bloqueio de ramo direito.

Critérios diagnósticos

- Padrão rS em DII, DIII e aVF com S de DIII > S de DII.
- Desvio do eixo elétrico para a esquerda, além de -30°.

Bloqueio divisional posterior esquerdo ou posteroinferior esquerdo

Pelo fato de o fascículo posterior se encontrar bloqueado, toda corrente flui em direção superoinferior e da esquerda para a direita, desviando o eixo para a direita (entre +90° e +180°) (Figura 15).

Critérios diagnósticos

- Padrão qR em DII, DIII e aVF com R de DIII > R de DII.
- Desvio do eixo elétrico para a direita, além de +90°.

ALTERAÇÕES DO SEGMENTO ST

Como mencionado, o segmento ST corresponde à fase de repolarização ventricular e este segmento deve estar no nível da linha isoelétrica de base do traçado eletrocardiográfico. Por vezes, podem ser encontrados desníveis nesse segmento, o que não necessariamente reflete estado patológico, como em pacientes com repolarização precoce, por exemplo.

Entretanto, em princípio, qualquer desnivelamento do segmento ST deve ser avaliado cuidadosamente.

Causas de supra e/ou infradesnivelamento do segmento ST

Síndromes isquêmicas, pericardite, miocardite, dissecção aórtica, pós-infarto (padrão de aneurisma ventricular), BRE, hipertrofia ventricular esquerda (padrão *strain*), impregnação digitálica, marca-passo, repolarização precoce, distúrbios do cálcio e potássio, hipotermia (onda J ou de Osborn), fármacos antiarrítmicos classe IC, entre outros (Figura 16).

ALTERAÇÕES DO INTERVALO PR

O intervalo PR corresponde ao tempo que o impulso leva para despolarizar os átrios, percorrer as vias de condução internodais e alcançar os ventrículos. Caso esse sistema de geração e/ou condução do estímulo elétrico sofra algum distúrbio, serão observadas alterações nesse intervalo.

As alterações mais comumente relacionadas ao intervalo PR são os bloqueios atrioventriculares, bloqueios sinoatriais e a pré-excitação ventricular.

As taquiarritmias, que também podem frequentemente alterar o intervalo PR, não serão o foco da abordagem deste capítulo.

BLOQUEIOS ATRIOVENTRICULARES

Bloqueio atrioventricular de primeiro grau

Neste tipo de bloqueio, o estímulo elétrico originário do nó sinusal sofre atraso na condução até a despolarização ventricular, ou seja, o

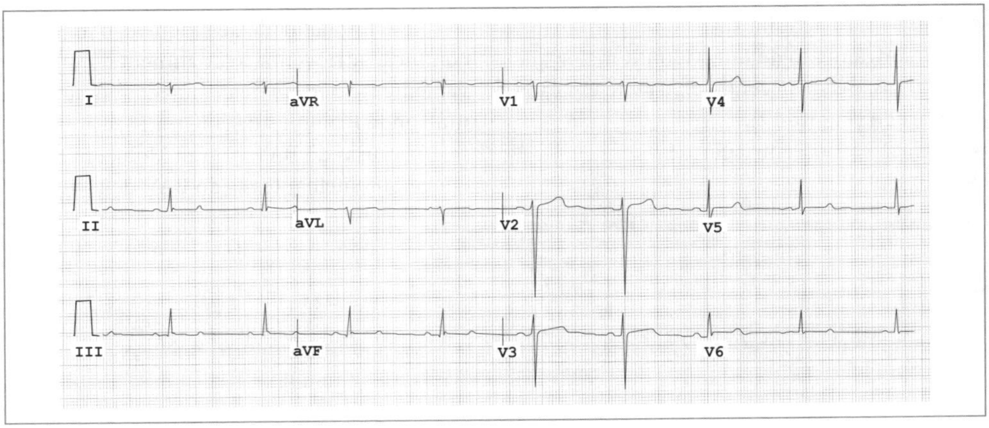

FIGURA 15 Bloqueio divisional posteroinferior.

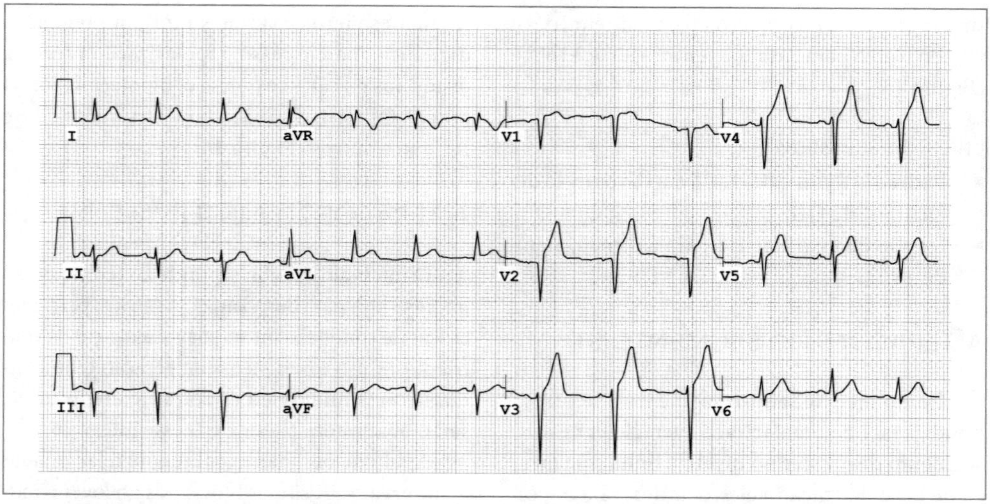

FIGURA 16 Eletrocardiograma de paciente com angina típica e IAM de parede anterosseptal.

tempo de condução atrioventricular está aumentado, maior que 200 ms. Na maioria das vezes, reflete uma arritmia benigna.

As causas que levam ao bloqueio atrioventricular (BAV) de 1° grau são geralmente relacionadas ao aumento do tônus vagal, degeneração do sistema de condução, ação medicamentosa (digitálicos, antiarrítmicos classes I e III, betabloqueadores e bloqueadores dos canais de cálcio), infarto agudo do miocárdio, cardiopatias congênitas, dentre outros.

Critérios diagnósticos

- Ritmo cardíaco sinusal.
- Prolongamento do intervalo PR maior que 200 ms, permanecendo constante em cada traçado (Figura 17).
- Relação átrio/ventrículo 1:1.

Bloqueio atrioventricular de segundo grau

Aqui o estímulo elétrico sofre por vezes bloqueio na condução aos ventrículos. Isso se traduz no traçado eletrocardiográfico pela presença de uma ou mais onda P não seguida de QRS/T. Assim, a relação deixa de ser 1:1.

Existem basicamente três modalidades de bloqueio atrioventricular de segundo grau.

BAV de 2° grau Mobitz tipo I ou Wenckebach

Nesta modalidade de bloqueio, o tempo de condução atrioventricular aumenta progressivamente até que em determinado momento há uma onda P bloqueada (Figura 18).

As causas do BAV 2° grau Mobitz tipo I são em geral semelhantes às do BAV de 1° grau.

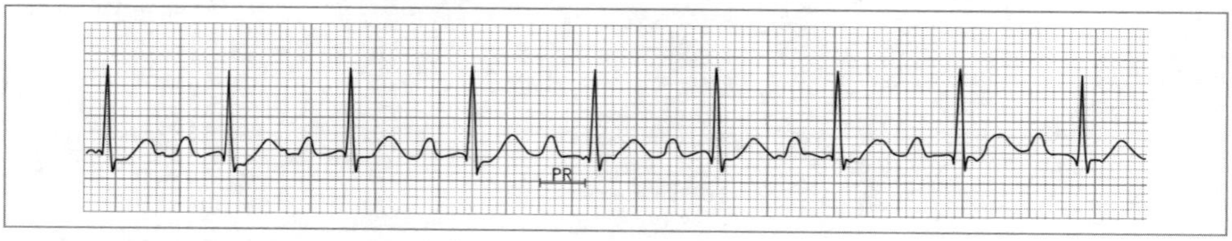

FIGURA 17 Bloqueio atrioventricular de 1° grau.

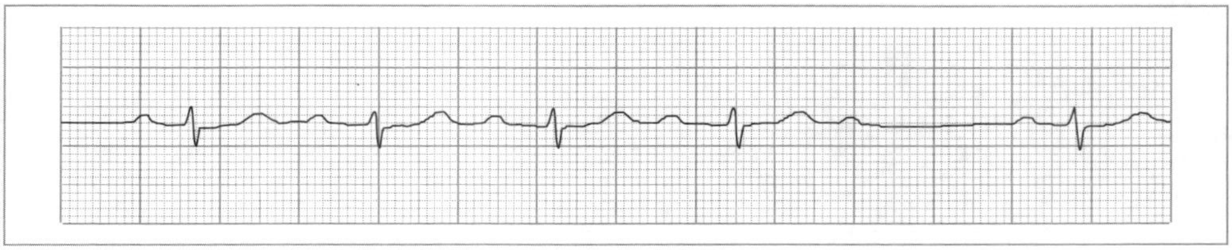

FIGURA 18 Bloqueio atrioventricular de 2° grau Mobitz I.

Critérios diagnósticos

- Aumento progressivo do intervalo PR a cada ciclo.
- Eventuais ondas P não seguidas de QRS.
- O menor intervalo PR corresponde ao complexo que sucede a onda P bloqueada e o maior, ao que antecede a onda P bloqueada.

BAV de 2° grau Mobitz tipo II

O bloqueio do tipo II reflete na maioria um distúrbio de condução localizado no feixe de His ou infra-hissiano, circunstância que indica mau prognóstico em virtude da possibilidade de evoluir para BAV total.

Critérios diagnósticos

- Intervalos PR fixos.
- Eventuais ondas P bloqueadas.

Vale lembrar que pode se manifestar com ondas P bloqueadas em numeração constante em relação ao QRS (p. ex., BAV 2:1, em que para cada 2 ondas P, 1 conduz, e assim por diante) (Figura 19).

BAV de 3° grau ou total

O bloqueio atrioventricular total (BAVT) traduz um impedimento completo da difusão elétrica em seu caminho do átrio para o ventrículo. Assim, as duas câmaras funcionam de maneira independente e assincrônica, com dois marca-passos independentes.

A localização do bloqueio quase sempre é na junção atrioventricular na forma congênita e no feixe de HIS e sistema His-Purkinje nas formas adquiridas. Nos casos “pré-hissianos” manifesta-se com QRS estreito e frequência ventricular mais alta e nos casos “pós-hissianos” com frequência mais baixa e QRS largo (Figura 20).

Critérios diagnósticos

- Ondas P não seguidas e independentes dos QRS.
- Observam-se pseudointervalos PR muito diferentes entre si.
- Usualmente o ritmo ventricular é regular.

Bloqueios sinoatriais

O bloqueio sinoatrial (BSA) é definido por um distúrbio na condução do estímulo sinusal que, devido a alterações estruturais ou funcionais na região perinodal, não consegue emergir do nó sinusal e se propagar pelo tecido atrial – condução dificultosa ou ausente.

Esse distúrbio pode ser causado por lesões isquêmicas, inflamatórias (miocardite, p. ex.),

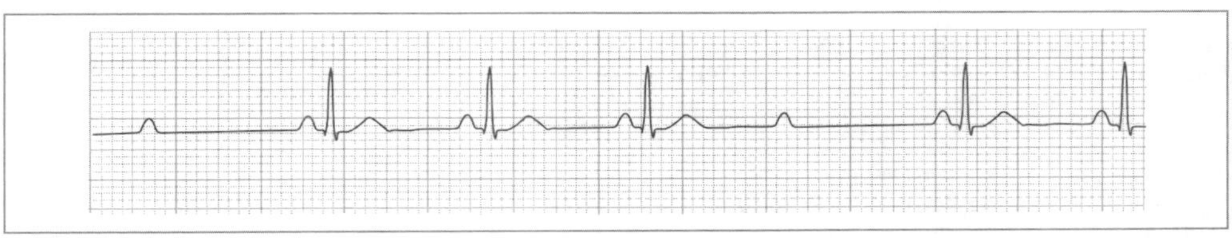

FIGURA 19 Bloqueio atrioventricular de 2° grau Mobitz II.

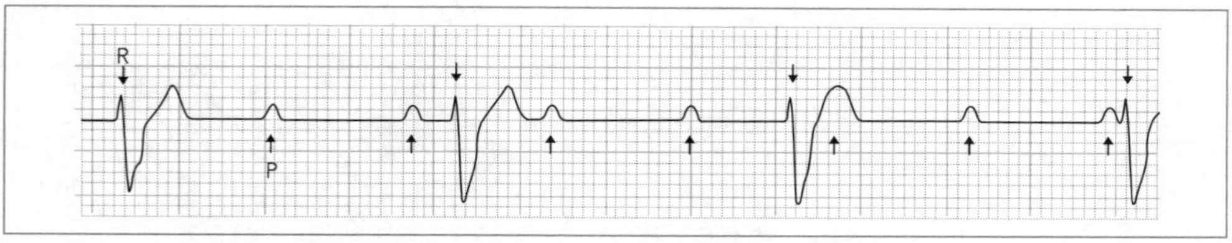

FIGURA 20 Bloqueio atrioventricular total. As setas superiores indicam os intervalos QRS e as inferiores, ondas P. Atentar para a frequência atrial de aproximadamente 100 bpm e a ventricular 40 bpm.

medicamentos ou até degeneração do sistema de condução.

BSA de 1° grau

O alentecimento da condução na junção sinoatrial retarda constantemente o aparecimento da onda P. Uma vez que todo o impulso sinusal é conduzido aos ventrículos e não se identifica alteração nos intervalos PP, não existem critérios ao ECG convencional que permitam o diagnóstico desta modalidade de bloqueio.

BSA de 2° grau tipo I

Corresponde ao alentecimento da condução na junção sinoatrial, progressivamente mais intenso, até que em determinado momento haja bloqueio total na passagem do impulso elétrico. Após a pausa, o impulso sinusal tem a condução restaurada.

Critérios diagnósticos

- Intervalos PP progressivamente mais curtos, até a ocorrência da pausa (Figura 21).
- O intervalo da pausa elétrica é menor que o dobro do intervalo PP precedente à pausa.

BSA de 2° grau tipo II

Corresponde ao alentecimento da condução na junção sinoatrial, de modo fixo, até que em determinado momento haja bloqueio total na passagem do impulso elétrico. Após a pausa, o impulso sinusal tem a condução restaurada.

Critérios diagnósticos

- Intervalos PP fixos.
- O intervalo da pausa elétrica é o dobro do intervalo PP precedente à pausa (Figura 22).

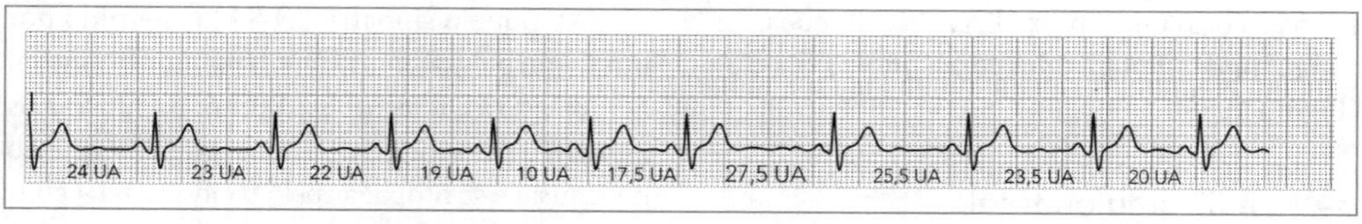

FIGURA 21 Bloqueio sinoatrial de 2° grau tipo I.

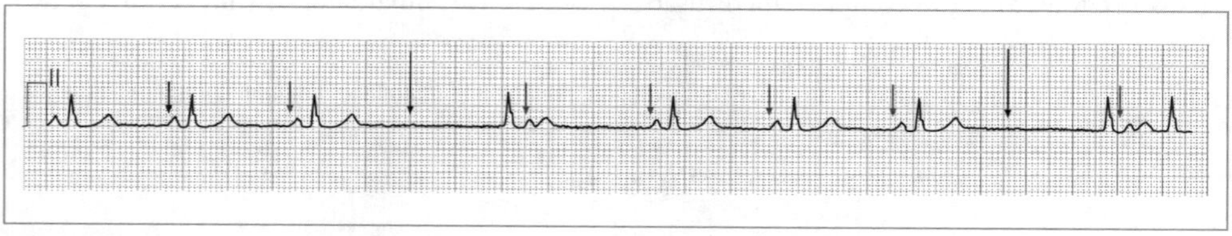

FIGURA 22 Bloqueio sinoatrial de 2° grau tipo II. As setas menores representam impulsos normalmente transmitidos, isto é, resultando em ondas P. As setas maiores representam impulsos sinusais bloqueados. As pausas (2,1 segundos) são exatamente o dobro do intervalo P-P anterior (1,05 segundo).

BSA de 3° grau

Corresponde ao bloqueio permanente na condução do estímulo sinusal na junção sinoatrial. Desse modo, nenhum estímulo é conduzido aos átrios e ventrículos. Assim, para que não ocorra assistolia, há o desenvolvimento de um ritmo de escape, normalmente juncional.

ALTERAÇÕES DO INTERVALO QT

Como exposto anteriormente, o intervalo QT (iQT) reflete a dinâmica elétrica da ativação ventricular e a sua repolarização. Desse modo, ele sofre influência direta da FC, sendo muito importante a aferição correta deste intervalo. Para esse cálculo, utiliza-se o método da tangente e uma fórmula de correção segundo a FC e o sexo; a mais utilizada é a fórmula de Bazzet.

Causas de prolongamento do iQT

- Medicamentosa (sotalol, ciprofloxacino, macrolídeos, clorpromazina, difenidramina, entre outros*), idade avançada, vagotonia, hipocalcemia, bradicardia, síndrome do QT longo, hipotermia, lesão aguda cerebral e hipertireoidismo (Figura 23).

Causas de redução do iQT

- Hiperatividade simpática, hipercalcemia, síndrome do QT curto, medicamentos (digitálicos, entre outros) (Figura 24).

ALTERAÇÕES METABÓLICAS

Várias enfermidades sistêmicas, condições fisiológicas e drogas medicamentosas podem alterar o ECG padrão. Seguem as principais:

- Cálcio:
  - Hipercalcemia: diminuição do intervalo QT, diminuição da amplitude da onda T (níveis de cálcio > 15 mg/dL), eventualmente elevação do segmento ST (simulando corrente de lesão).
  - Hipocalcemia: prolongamento do intervalo QT com risco para desenvolvimento de *torsade de pointes*.
- Potássio:
  - Hipercalemia: modificação da configuração de onda T no início, tornando-se

* Conferir a lista completa dos medicamentos: https://crediblemeds.org/pdftemp/pdf/CombinedList.pdf

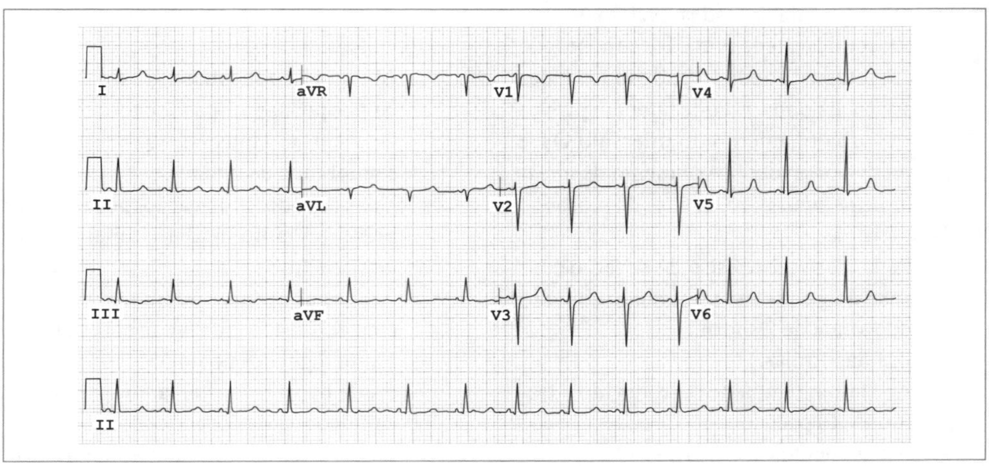

FIGURA 23 Prolongamento do iQTc. QTc de 500 ms em um paciente com hipoparatireoidismo (pós-tireoidectomia) e hipocalcemia.

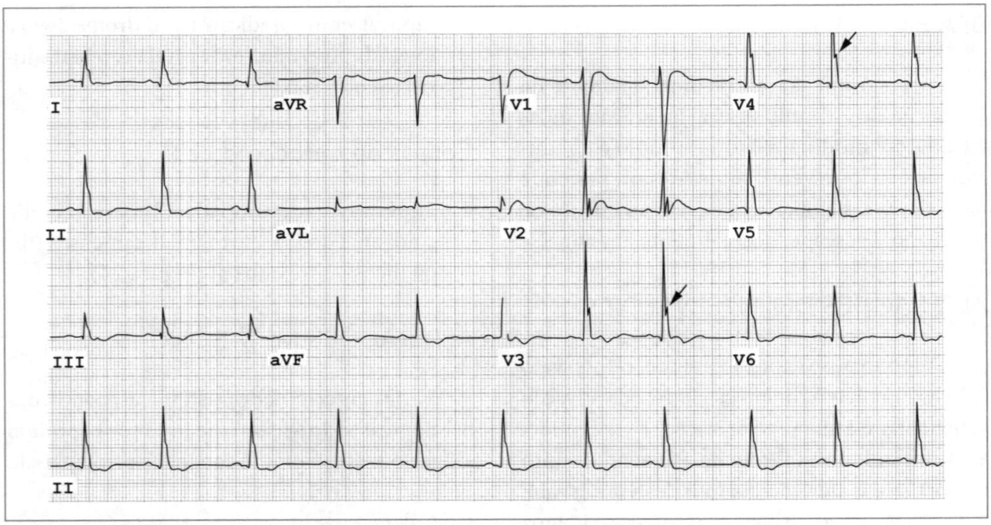

FIGURA 24 Redução do iQTc. Paciente com hipercalcemia. Seta indicando onda de Osborn.

mais estreita e pontiaguda (em tenda). Evolui com alargamento progressivo do complexo QRS e diminuição de amplitude de onda P. É possível evidenciar graus progressivos de BAV, podendo apresentar bloqueios avançados de 3º grau. A ausência completa de onda P pode representar ritmo de escape juncional. Níveis séricos muito elevados podem levar à assistolia.
- Hipocalemia: infradesnivelamento de ST, retificação de onda T e aumento de amplitude da onda U, podendo exceder àquela da onda T. Pode também provocar prolongamento do intervalo QT e predispor ao desenvolvimento de *torsade de pointes*.

- Hipotermia:
  - Pode acarretar registro de elevação convexa do ponto J, configurando a onda J ou a onda de Osborn.
  - Bradiarritmias.
  - Artefato na linha de base, devido a tremores do paciente.
  - Alargamento de PR, QRS e QT.
  - Extrassístoles ventriculares; nos casos mais graves, taquicardia ventricular, fibrilação ventricular e assistolia.
- Onda T cerebral:
  - Ocorre mais comumente por hemorragia intracraniana, trauma cranioencefálico ou outras situações que levam ao aumento da pressão intracraniana.
  - Presença de onda T cerebral, representada por onda T negativa, profunda e alargada, com aumento do intervalo QTc.
- Digitálicos:
  - Alteração do segmento ST e da onda T, com aspecto em "pá de pedreiro", além de encurtar o intervalo QTc e aumentar a amplitude da onda U.
  - Nos casos de intoxicação, podem estar presentes tanto bradiarritmias quanto taquiarritmias.
  - Arritmias atriais podem ocorrer, mas com resposta ventricular baixa devido à ação digitálica no nó AV. Por exemplo, FA de baixa resposta, taquicardia atrial com bloqueio AV.
  - Extrassístoles ventriculares, taquicardia ventricular e fibrilação ventricular.

ROTEIRO DE LAUDO

Para a normatização, recomenda-se que todos os pontos a seguir sejam contemplados no laudo eletrocardiográfico.

Laudo descritivo

- Análise do ritmo e quantificação da FC.
- Análises da duração, da amplitude e da morfologia da onda P e duração do intervalo PR.
- Determinação do eixo elétrico de P, QRS e T.
- Análises da duração, da amplitude e da morfologia do QRS.
- Análise da repolarização ventricular e descrição das alterações do ST-T, QT e U, quando presentes.

Laudo conclusivo

Deve conter a síntese dos diagnósticos. Abreviaturas em laudos, textos científicos, protocolos, dentre outros, podem ser utilizadas, entre parênteses, após a denominação padrão de diagnóstico.

LEITURA SUGERIDA

1. Crawford MH, Bernstein SJ, Deedwania PC, DiMarco JP, Ferrick KJ, Garson A Jr, et al. ACC/AHA Guidelines for Ambulatory Electrocardiography: Executive Summary and Recommendations. A Report of the American College of Cardiology/American Heart Association Task Force on Practice Guidelines (Committee to Revise the Guidelines for Ambulatory Electrocardiography) Developed in Collaboration With the North American Society for Pacing and Electrophysiology. Circulation. 1999;100(8):886-93.
2. Pastore CA, Pinho JA, Pinho C, Samesima N, Pereira Filho HG, Kruse JC, et al. III Diretrizes da Sociedade Brasileira de Cardiologia sobre Análise e Emissão de Laudos Eletrocardiográficos. Arq Bras Cardiol. 2016;106(4 Supl 1):1-23.

CAPÍTULO 3

Avaliação do paciente: teste ergométrico

William Azem Chalela
Rodrigo Imada

INTRODUÇÃO

O teste de esforço (TE), mais popularmente conhecido como teste ergométrico, consiste na aplicação de esforço físico graduado, submetendo o coração a uma carga de trabalho progressiva e avaliando as respostas eletrocardiográficas, clínicas e hemodinâmicas.

A sensibilidade média é de 67% (variação entre 50 e 72%), e a especificidade, de 71% (variação entre 69 e 74%). Ressaltam-se as limitações desses valores, uma vez que o padrão de referência para comparação foi a cineangiocoronariografia, que demonstra a anatomia coronariana e não isquemia miocárdica que está associada à diminuição da reserva coronariana. Outro fator importante é a diversidade das populações estudadas, nem sempre superponíveis.

INDICAÇÕES

As principais indicações para o TE, classe de recomendação e nível de evidência, estão resumidas nas Tabelas 1 a 11.

TABELA 1 Indicação do teste ergométrico na investigação de doença arterial coronariana (DAC) obstrutiva

Indicação	Classe/ nível
Probabilidade pré-teste intermediária de DAC, mesmo na presença de bloqueio de ramo direito ou depressão menor que 1,0 mm do segmento ST no eletrocardiograma (ECG) basal	I/B
Síndrome coronariana aguda de baixo risco após estabilização	I/B
Antes da alta hospitalar para avaliar risco e prescrever atividade física	I/B
Diagnóstico diferencial de sintomas atípicos em pacientes com possibilidade de DAC	I/B
Avaliar o prognóstico em pacientes com doença cardiovascular estável	I/C
Suspeita de angina vasoespástica	IIa/C
Pós-cineangiocoronariografia para auxiliar na conduta de lesões intermediárias	IIa/B
Avaliar seriadamente pacientes em reabilitação por DAC	IIa/B
Assintomáticos com mais de dois fatores de risco clássicos	IIa/B

(continua)

TABELA 1 **Indicação do teste ergométrico na investigação de doença arterial coronariana (DAC) obstrutiva** *(continuação)*

Indicação	Classe/nível
Avaliar a terapêutica farmacológica	IIa/B
Avaliar pacientes com alta ou baixa probabilidade de DAC	IIb/B
ECG basal com hipertrofia ventricular esquerda e infradesnível do segmento ST < 1 mm	IIb/B
Avaliar o prognóstico pós-revascularização percutânea ou cirúrgica	IIb/B
Avaliar anualmente o prognóstico e a evolução da DAC, de acordo com a condição clínica	IIb/B
Investigar alterações de repolarização ventricular no ECG de repouso	IIb/C
Complementar outros métodos que tenham evidenciado DAC	IIb/B
Avaliar pacientes de baixo risco em pré-operatório de cirurgia não cardíaca	IIb/C
Pesquisar DAC para fins trabalhistas ou de seguro	IIb/C
Pesquisar DAC em pacientes com bloqueio de ramo esquerdo, pré-excitação, marca-passo, depressão do segmento ST > 1 mm no ECG basal, sobrecarga ventricular no ECG basal e uso de digital	III/B
Síndromes coronarianas agudas não estabilizadas, com alterações eletrocardiográficas persistentes ou marcadores de necrose não normalizados	III/B
Lesão de tronco de coronária esquerda ou equivalente conhecida	III/B

TABELA 2 **Indicação de teste ergométrico em assintomáticos ou atletas**

Indicação	Classe/nível
História familiar de doença arterial coronariana (DAC) precoce ou morte súbita	I/B
Alto risco pelo escore de Framingham	I/B
Pré-operatório de cirurgia não cardíaca com risco intermediário a alto em pacientes com história familiar de DAC	I/C
Homens > 40 anos e mulheres > 50 anos candidatos a programa de exercícios	IIa/C
Ocupações especiais responsáveis pela vida de outros, como pilotos, motoristas de coletivos etc.	IIa/C
Avaliação inicial de atletas de competição	IIb/B
Avaliação seriada de atletas para ajuste de cargas de exercício	IIb/B

TABELA 3 **Indicação do teste ergométrico na hipertensão arterial sistêmica (HAS)**

Indicação	Classe/nível
Investigar doença arterial coronariana (DAC) em hipertensos ou com mais de um fator de risco	I/A
Avaliar a pressão arterial (PA) no esforço em indivíduos com história familiar de HAS ou com suspeita de síndrome metabólica	IIa/B
Avaliar PA de pacientes com evidências de comportamento anômalo	IIb/B
Investigar DAC em hipertensos com sobrecarga ventricular esquerda no eletrocardiograma (ECG)	IIb/B
Diagnosticar DAC em hipertensos com uso de fármacos que alteram a resposta cardiovascular, como betabloqueadores, bloqueadores dos canais de cálcio e nitratos	IIb/B
Avaliar idosos hipertensos para atividade física	IIb/B
HAS descompensada (PA > 240/120 mmHg)	III/C

TABELA 4 **Indicação do teste ergométrico em valvopatias**

Indicação	Classe/nível
Avaliar a capacidade funcional (CF) e sintomas duvidosos ou não esclarecidos em pacientes com insuficiência aórtica	I/B
Esclarecer sintomas em pacientes com valvopatia leve a moderada	IIa/B
Avaliar a CF para indicar cirurgia	IIa/B
Avaliar a CF antes da participação em atividades físicas	IIa/B
Detectar piora da CF em pacientes com insuficiência aórtica	IIa/B
Avaliar estenose aórtica moderada a grave assintomática ou com sintomas atípicos	IIa/B
Avaliar pacientes com estenose mitral de área entre 1,5 e 2,0 cm^2 e classe funcional III/IV quando associadas ao ecocardiograma	IIb/B
Avaliar o comportamento hemodinâmico para determinar os efeitos da troca valvar na função ventricular	IIb/B
Avaliar o prognóstico antes da troca valvar em pacientes com insuficiência aórtica e ventricular esquerda	IIb/B
Diagnosticar doença arterial coronariana (DAC) em valvopatas	III/B
Avaliar a capacidade funcional de sintomáticos em estenose aórtica ou mitral grave	III/C

TABELA 5 **Indicação do teste ergométrico nos pacientes com insuficiência cardíaca (IC) e cardiomiopatias**

Indicação	Classe/nível
Investigar doença arterial coronariana (DAC) como causa de IC sem etiologia definida	I/B
Indicar pacientes para transplante cardíaco por meio do teste com análise dos gases expirados	I/B
Ajudar na elaboração da prescrição do exercício	IIb/B
Determinar o nível necessário de supervisão e monitoração do programa de exercício	IIb/B
Avaliar a gravidade da síndrome	IIb/B
Avaliar a resposta das intervenções terapêuticas	IIb/B
Identificar mecanismos fisiopatológicos e esclarecer sintomas	IIb/B
Miocardite ou pericardite aguda	III/C
Seleção de pacientes para transplante cardíaco com base nos valores estimados de VO_2 e não medidos diretamente	III/B
Diagnóstico de IC	III/C
Miocardiopatia hipertrófica com obstrução da via de saída do ventrículo esquerdo	III/C

TABELA 6 **Indicação do teste ergométrico na investigação das arritmias induzidas pelo estresse ou sintomas sugestivos de arritmias**

Indicação	Classe/nível
Palpitação, síncope, pré-síncope, equivalentes sincopais, mal-estar indefinido ou palidez relacionada a esforço físico	I/B
Assintomáticos com arritmia constatada ou suspeita durante ou imediatamente após esforço físico	I/B
Avaliar a terapêutica antiarrítmica instituída no tratamento das arritmias induzidas pelo esforço	IIa/B
Avaliar adultos com arritmias ventriculares que apresentem probabilidade intermediária a alta de doença arterial coronariana (DAC)	IIa/B

TABELA 7 **Indicação do teste ergométrico na estratificação de risco para morte súbita, síndromes arritmogênicas e síndromes elétricas primárias**

Indicação	Classe/nível
Adultos com arritmias ventriculares que apresentem probabilidade intermediária a alta de doença arterial coronariana (DAC)	I/B
Indivíduos com arritmias ventriculares conhecidas ou suspeitas durante o esforço, incluindo taquicardia ventricular catecolaminérgica	I/C
Avaliar terapêutica com betabloqueadores e verificar possibilidade de indicação de cardiodesfibrilador implantável em casos de taquicardias ventriculares catecolaminérgicas	I/C
Avaliar pacientes recuperados de parada cardiorrespiratória antes da liberação para vida normal e da programação da atividade física recreacional e da vida diária	IIa/B
Avaliar o comportamento da via anômala e do potencial arritmogênico induzido pelo esforço em pacientes com pré-excitação	IIb/C
Avaliar o potencial arritmogênico e liberar para atividade física pacientes com cardiomiopatia hipertrófica sem obstrução grave	IIb/C
Estratificar o risco, avaliar o potencial arritmogênico e liberar para atividades físicas pacientes com displasia arritmogênica do ventrículo direito com diagnóstico firmado por método de imagem	IIb/C
Estratificar o risco, avaliar o potencial arritmogênico e a terapêutica com betabloqueadores em pacientes com síndrome do QT longo	IIb/C
Avaliar pacientes assintomáticos com síndrome do QT longo e antecedentes familiares de morte súbita ou síncope	IIb/C
Avaliar periodicamente pacientes com arritmias conhecidas em programas de reabilitação	IIb/C
Adultos com baixa probabilidade de DAC e arritmia ventricular conhecida	IIb/C
Investigar pacientes de meia-idade ou idosos com extrassístoles ventriculares isoladas	IIb/C
Arritmia não controlada, sintomática ou com comprometimento hemodinâmico	III/C

TABELA 8 **Indicação do teste ergométrico na fibrilação atrial**

Indicação	Classe/nível
Avaliar a resposta cronotrópica durante o estresse para adequar a terapêutica farmacológica e programar atividade física ou reabilitação	IIb/C

TABELA 9 **Indicação do teste ergométrico em pacientes com disfunção do nó sinusal, bradiarritmias e marca-passo cardíaco**

Indicação	Classe/nível
Avaliar a resposta cronotrópica ao exercício em bloqueio atrioventricular total (BAVT) congênito	I/B
Avaliar a resposta cronotrópica atrial em BAVT congênito	I/C
Avaliar a resposta cronotrópica ao exercício na doença do nó sinusal	I/B
Avaliar portadores de marca-passo com biossensores	IIa/B
Avaliar portadores de desfibrilador cardíaco implantável	IIb/B
Avaliar portadores de marca-passo de frequência fixa	III/B
BAVT com baixa resposta da frequência ventricular	III/B

TABELA 10 Indicação de associar o teste ergométrico (TE) a métodos de imagem

Indicação	Classe
Infradesnível do segmento ST na vigência de boa capacidade funcional, em portadores de valvopatias, cardiopatias congênitas, cardiomiopatias e hipertrofia ventricular esquerda	IIa
Limitação na análise do segmento ST: bloqueio do ramo esquerdo, pré-excitação ventricular, supradesnível do segmento ST em área eletricamente inativa e utilização de fármacos específicos, como digitálicos e diuréticos espoliadores de potássio	IIa
Situações em que se precisa localizar a zona isquêmica: sintomáticos sugestivos de DAC com revascularização incompleta	IIa
Ausência de alterações do segmento ST em pacientes com incompetência cronotrópica e/ou capacidade funcional < 5 MET e/ou queda progressiva da pressão arterial sistólica (PAS) durante o exercício e/ou arritmias complexas induzidas pelo esforço	IIa
Discordância entre a probabilidade pré-teste e o resultado: pacientes com alta probabilidade pré-teste e TE normal ou baixa probabilidade e TE anormal	IIb

TABELA 11 Indicação de teste cardiopulmonar de exercício

Indicação	Classe/nível
Estratificação para indicação de transplante cardíaco	I/B
Prescrição otimizada de exercício por meio da determinação dos limiares ventilatórios, em atletas, indivíduos normais, cardiopatas e pneumopatas	IIa/B
Diagnóstico diferencial da etiologia da dispneia	IIa/B
Avaliação funcional em cardiopatas e pneumopatas	IIb/C

CONTRAINDICAÇÕES

As principais contraindicações absolutas e relativas para a realização do TE estão relacionadas na Tabela 12.

PREPARO PARA O TESTE DE ESFORÇO

Recomenda-se que o paciente compareça para realizar o exame usando roupas confortáveis e adequadas para exercício, calçando tênis e, no caso das mulheres, usando top ou sutiã (sem aro) que forneça sustentação para as mamas. O paciente não deve estar em jejum e deve evitar o consumo de cafeína. As medicações não devem ser suspensas, exceto se a intenção do exame for diagnóstica para DAC, sendo então recomendado solicitar a interrupção das medicações (Tabela 13).

O posicionamento mais utilizado para monitoração eletrocardiográfica no TE é o sistema de Mason-Likar modificado com as 12 derivações do eletrocardiograma. Nesse sistema, os eletrodos que seriam posicionados nos membros no ECG convencional (RA – braço direito; LA – braço esquerdo; RL – perna direita e LL – perna esquerda) são aproximados para o torso, enquanto os outros eletrodos (V1 a V6) permanecem no posicionamento padrão (Figura 1).

ERGÔMETROS E PROTOCOLOS

O TE pode ser realizado utilizando esteira rolante ou bicicleta. A bicicleta tem sido pouco utilizada por levar à exaustão precoce da musculatura dos membros inferiores, podendo causar interrupção do exame antes de atingir a FC máxima.

O protocolo deve ser escolhido conforme a capacidade do indivíduo, tendo como objetivo terminar a fase de exercício entre 8 e 12 minutos (ideal seria 10 minutos). Os protocolos mais frequentemente utilizados são os de Bruce e Ellestad (Tabela 14), porém existem outros, como Bruce modificado, Naughton, Rampa etc.

TABELA 12 Contraindicações para realizar o teste ergométrico

Absolutas	Relativas
Infarto agudo do miocárdio complicado	Valvopatias moderadas e graves em assintomáticos
Angina instável	Bloqueio atrioventricular avançado
Embolia pulmonar < 6 meses	Lesão equivalente de tronco
Enfermidade aguda, febril ou grave	Hipertensão arterial grave (PAS > 200 mmHg e/ou PAD > 110 mmHg)
Limitação física ou psicológica	Marca-passo artificial com frequência cardíaca (FC) fixa
Intoxicação medicamentosa	Cardiomiopatia restritiva
Gravidez	Insuficiência cardíaca (IC) moderada
Dissecção aórtica	Aneurisma aórtico
Arritmias cardíacas graves	Distúrbios hidroeletrolíticos e metabólicos não corrigidos
Pericardite ou miocardite aguda	Insuficiência vascular periférica grave
Endocardite	Pós-operatório recente de cirurgia de grande porte
Valvopatias graves sintomáticas	Acidente vascular cerebral recente
Cardiomiopatia hipertrófica obstrutiva sintomática	
Lesão significativa de tronco de coronária esquerda	
IC descompensada	
Hipertensão arterial grave (PAS > 240 mmHg e/ou pressão arterial diastólica [PAD] > 120 mmHg)	

TABELA 13 Medicações que devem ser interrompidas para um teste ergométrico diagnóstico

Medicação	Dias de suspensão prévia
Amiodarona	60
Betabloqueadores	7
Bloqueadores dos canais de cálcio	4
Digoxina	7
Antiarrítmicos	5
Nitrato	1
Metildopa e clonidina	1

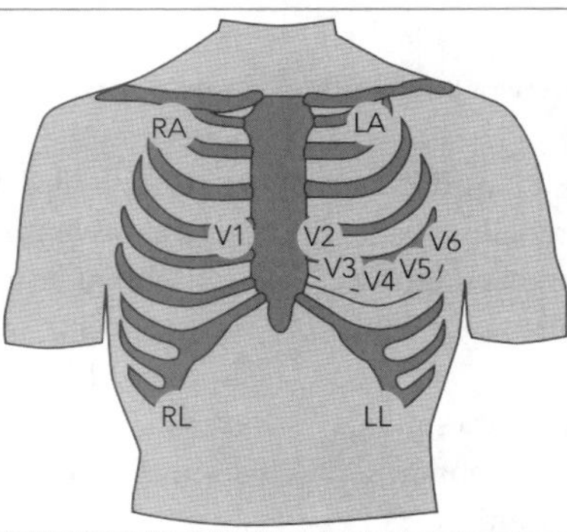

FIGURA 1 Posicionamento dos eletrodos conforme Mason-Likar modificado. RA (braço direito): na região infraclavicular direita próximo à linha hemiclavicular; LA (braço esquerdo): na região infraclavicular esquerda próximo à linha hemiclavicular; RL (perna direita): na interseção entre a linha hemiclavicular e o rebordo costal direito; LL (perna esquerda): na interseção entre a linha hemiclavicular e o rebordo costal esquerdo; V1 localizado no quarto espaço intercostal direito ao lado do esterno; V2 localizado no quarto espaço intercostal esquerdo ao lado do esterno; V4 no quinto espaço intercostal esquerdo ao nível da linha hemiclavicular esquerda; V3 no ponto médio entre V2 e V4; V5 no mesmo nível de V4 sobre a linha axilar anterior; V6 no mesmo nível de V5 sobre a linha axilar média.

TABELA 14 Protocolo de Bruce e Ellestad

Estágio	Protocolo Bruce			Protocolo Ellestad		
	Tempo (min)	Velocidade (mph)	Inclinação (%)	Tempo (min)	Velocidade (mph)	Inclinação (%)
1	03:00	1,7	10,0	03:00	1,7	10,0
2	03:00	2,5	12,0	02:00	3,0	10,0
3	03:00	3,4	14,0	02:00	4,0	10,0
4	03:00	4,2	16,0	02:00	5,0	10,0
5	03:00	5,0	18,0	02:00	5,0	15,0
6	03:00	5,5	20,0	02:00	6,0	15,0
7	03:00	6,0	22,0	02:00	7,0	15,0

CRITÉRIOS PARA INTERRUPÇÃO DO ESTRESSE

Os principais critérios de interrupção do exame são:

- Solicitação do paciente.
- Infradesnível do segmento ST ≥ 3 mm horizontal ou descendente.
- Supradesnível do segmento ST ≥ 2 mm em derivação sem onda Q.
- Dor torácica de intensidade moderada a forte.
- Presença de arritmias ventriculares e supraventriculares complexas.
- Aparecimento de bloqueios atrioventriculares de 2° e 3° graus.
- PAS ≥ 260 mmHg.
- PAD ≥ 120 mmHg (normotensos) ou PAD ≥ 140 mmHg (hipertensos).
- Queda persistente da PAS > 10 mmHg com o incremento da carga de trabalho.
- Queda persistente da FC durante o estresse.
- Alterações do sistema nervoso central (ataxia, vertigem e confusão).
- Sinais de insuficiência ventricular esquerda, como estertores crepitantes pulmonares.
- Problemas técnicos com a monitoração e/ou o registro.

VARIÁVEIS CLÍNICAS

Os sintomas relatados e sinais constatados durante o exame devem ser descritos. A ocorrência de dor implica a descrição de seu caráter: localização, irradiação, fatores de agravamento e alívio, duração, se foi limitante e as fases em que ela surgiu. A ocorrência de angina típica, por si só, é considerada como resposta isquêmica ao exercício.

As intercorrências que levaram à interrupção da fase de exercício devem ser mencionadas com o respectivo grau de percepção do esforço.

AVALIAÇÃO DAS ALTERAÇÕES MORFOLÓGICAS DO TRAÇADO ELETROCARDIOGRÁFICO

Na pesquisa de isquemia miocárdica, valorizam-se as modificações do segmento ST e onda U. As alterações do segmento ST incluem o infradesnível e o supradesnível aferidos em relação à linha de base (linha que une as junções PQ – final do segmento PR e início do complexo QRS – Figura 2) visualizados em pelo menos três complexos sucessivos de duas derivações contíguas.

O supradesnível e o infradesnível horizontal e descendente são aferidos medindo a distância do ponto J (final do QRS) à linha de base (Figuras 2B, 2C e 2D, respectivamente). No infradesnível ascendente afere-se a distância da linha de base ao ponto Y, que se localiza a 0,08 segundo após o ponto J (Figura 2E). O infradesnível convexo é aferido medindo a distância da linha basal ao ponto mais alto da convexidade do segmento ST (Figura 2F).

Considera-se alteração eletrocardiográfica compatível com resposta isquêmica a presença de uma das seguintes alterações:

- Supradesnível do segmento ST ≥ 1,0 mm (Figura 2B).
- Infradesnível do segmento ST com morfologia horizontal (Figura 2C) ou descendente (Figura 2D) ≥ 1,0 mm.
- Inversão da onda U (é rara e está associada a lesão de tronco de coronária esquerda ou lesão proximal de artéria coronária descendente anterior).

Outras alterações do segmento ST consideradas sugestivas de isquemia miocárdica, por serem menos relevantes, são:

- Infradesnível do segmento ST com morfologia ascendente lenta ≥ 1,5 mm em indivíduos com risco moderado a alto de DAC (Figura 2E) ou ≥ 2,0 mm nos de baixo risco.
- Infradesnível do segmento ST com morfologia convexa ≥ 2,0 mm (Figura 2F).

O infradesnível do segmento ST traduz isquemia subendocárdica. Quando ocorre infradesnível do segmento ST com morfologia convexa ≥ 2,0 mm e com retorno rápido à linha de base na recuperação, descreve-se como alteração frequentemente relacionada a insuficiência coronariana não obstrutiva (ICNO). Essas alterações são comumente observadas em situações em que a oferta sanguínea está normal, porém o consumo miocárdico está excessivo, como hipertrofia miocárdica, valvopatias, hipertensão arterial etc.

O supradesnível do segmento ST em derivações sem onda Q patológica (infarto prévio) traduz isquemia miocárdica grave (transmural) ou espasmo de coronária. Quando estiver presente em derivações com ondas Q patológicas, sugere anormalidade da contratilidade ventricular (acinesia ou discinesia) ou a presença de viabilidade residual.

O bloqueio do ramo direito também prejudica a análise do segmento ST, não sendo possível valorizar infradesnível nas derivações precordiais direitas (V1 a V4). No entanto, o supradesnível nessas derivações e o infradesnível em outras derivações devem ser considerados isquemia miocárdica manifesta.

A análise do segmento ST fica prejudicada para o diagnóstico de isquemia miocárdica na presença de bloqueio do ramo esquerdo, estimulação artificial ventricular e pré-excitação ventricular, não sendo possível sugerir doença isquêmica mesmo em alterações significativas do segmento ST.

AVALIAÇÃO DA RESPOSTA CRONOTRÓPICA

A fórmula de Karvonen (FC máxima = 220 – idade [± 11 bpm]) é a mais utilizada para previsão da FC máxima. Considera-se exame submáximo quando o paciente atinge de 85% até menos de 95% e máximo ao atingir ≥ 95% da FC máxima predita.

A FC pode não aumentar com a progressão do esforço em situações como treinamento físico, doenças do nó sinusal, hipotireoidismo, doença de Chagas e uso de medicações cronotrópicas negativas. Quando essas situações previsíveis de ascensão anormal da FC são descartadas, denomina-se como incompetência cronotrópica se: a) a FC não atingir dois desvios padrões da FC máxima prevista; b) não atingir 85% da FC máxima prevista; c) índice cronotrópico abaixo de 80%, definido pela fórmula:

$$\text{índice cronotrópico} = \frac{\text{FC atingida - FC de repouso}}{\text{FC máxima (220 - idade)-FC de repouso}} \times 100\%$$

A queda da FC durante o estresse é rara, porém apresenta alta correlação com doença isquêmica e é um dos critérios absolutos para interrupção do esforço.

A redução da FC pós-esforço é considerada normal se diminuir pelo menos 12 bpm no 1º minuto (FC pico – FC 1º minuto) de recuperação ativa (1,5 mi/h ou 2,4 km/h com 2,5% de inclinação), 18 bpm no 1º minuto de recuperação deitada ou 22 bpm no 2º minuto de recuperação sentada. A recuperação lenta da FC pós-esforço tem sido associada a maior mortalidade.

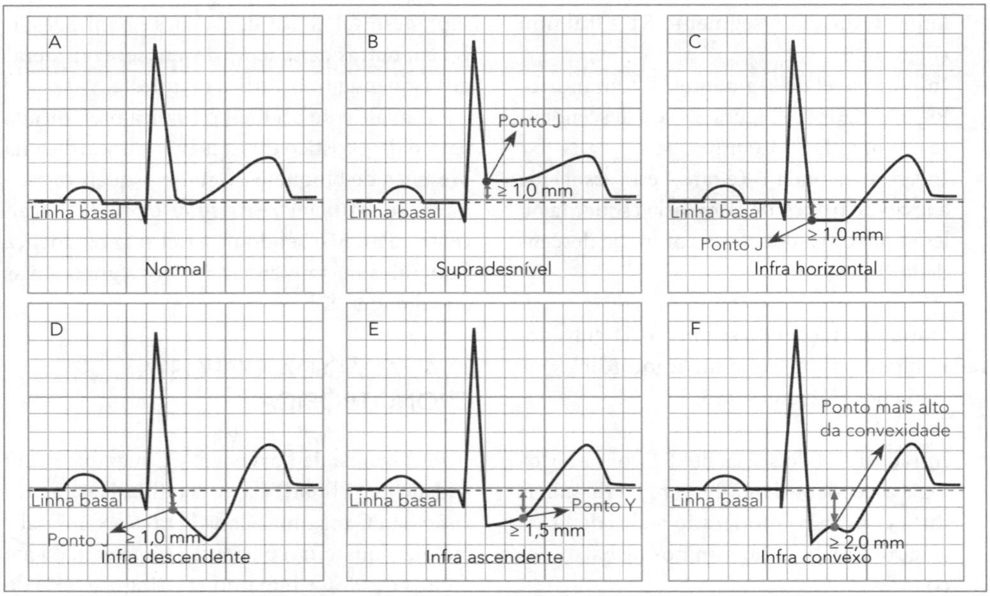

FIGURA 2 Exemplos das alterações do segmento ST. Infra: infradesnivelamento.

AVALIAÇÃO DO COMPORTAMENTO PRESSÓRICO

O comportamento da pressão arterial durante o TE é classificado conforme consta na Tabela 15.

O comportamento hiper-reativo indica probabilidade de 4 a 5 vezes de evolução com hipertensão futura e é um fator independente de risco para óbito cardiovascular.

Pacientes com disfunção contrátil ventricular podem apresentar comportamento deprimido da PAS ou em platô correspondendo à cardiopatia isquêmica. Em disfunções mais graves, pode haver hipotensão arterial com o aumento da carga de trabalho, indicando doença cardíaca grave e mau prognóstico.

Hipotensão arterial na recuperação geralmente está relacionada a resposta vasodepressora acentuada de indivíduos jovens exercitados até a exaustão, não tendo associação com doenças cardiovasculares.

A resposta paradoxal e a recuperação lenta na recuperação têm sido relacionadas à DAC.

AVALIAÇÃO DE ARRITMIAS

As taquicardias supraventriculares (fibrilação atrial, *flutter* atrial, taquicardia por reentrada nodal, taquicardia por reentrada atrioventricular e taquicardia atrial) induzidas durante o TE são eventos raros, aparecendo em torno de 0,1 a 3,5% dos exames. A presença dessas arritmias supraventriculares durante o exame indica risco relativo de 7,6 vezes de o paciente evoluir com fibrilação atrial paroxística no futuro, entretanto, sem influenciar na mortalidade.

As extrassístoles ventriculares estão presentes em 30 a 84% dos exames e geralmente são raras, isoladas e monomórficas. A presença de arritmias ventriculares complexas (grupos de 2 ou mais batimentos consecutivos ou extrassístoles ventriculares isoladas com frequência maior que 10% de qualquer período de 30 segundos do exame) indica maior risco de morte por eventos cardiovasculares.

As taquicardias supraventriculares e ventriculares dificultam a análise do segmento ST. Por efeito "memória", a própria arritmia pode oca-

TABELA 15 Comportamento da pressão arterial no teste ergométrico

Resposta	Descrição
Normal	PAS com aumento de pelo menos de 35 mmHg durante o exercício atingindo no máximo de 220 mmHg e variação da PAD de até 10 mmHg para mais ou para menos do valor em repouso
Deprimida	Incremento < 35 mmHg da PAS durante o exercício
Aumento acentuado	PAS > 220 mmHg durante o estresse ou aumento da PAD ≥ 15 mmHg
Hiper-reativa	Normotensos no repouso: com PAS ≥ 180 mmHg ou PAD ≥ 90 mmHg no segundo estágio de Bruce: no esforço máximo PAS > 220 mmHg e/ou aumento PAD ≥ 15 mmHg atingindo pelo menos 90 mmHg durante o estresse
Em platô	Ausência de elevação da PAS por dois estágios consecutivos
Hipotensão intraesforço	Queda persistente da PAS > 10 mmHg com o aumento da carga de trabalho
Hipotensão na recuperação	PAS ≤ 90 mmHg na recuperação ou redução ≥ 20 mmHg dos valores pré-exercício
Paradoxal	Aumento da PAS nos 3 primeiros minutos da recuperação acima do máximo atingido durante o esforço
Recuperação lenta	Relação da PAS 3° minuto da recuperação / PAS do pico > 0,95 ou relação PAS 3° minuto da recuperação / PAS 1° minuto da recuperação > 1,0

PAD: pressão arterial diastólica; PAS: pressão arterial sistólica.

sionar alterações persistentes na repolarização ventricular sem que se tenha relação com quadro de isquemia.

Em indivíduos com pré-excitação ventricular, as taquicardias supraventriculares podem ser conduzidas para o ventrículo ocasionando ritmos ventriculares graves. Pré-excitações que diminuem abruptamente durante o estresse demonstram que a condução da via acessória tem maior refratariedade que o nó atrioventricular, reduzindo a chance de conduzir as taquiarritmias supraventriculares para o ventrículo, indicando melhor prognóstico.

A medida do QT maior ou igual a 480 ms no 4º minuto da recuperação do TE favorece o diagnóstico de síndrome do QT longo. Essa medida, se presente, acrescenta um ponto nos critérios de Schwartz para o diagnóstico dessa síndrome.

AVALIAÇÃO DA CAPACIDADE FUNCIONAL

A avaliação da capacidade funcional detalhada deve ser realizada por meio do teste cardiopulmonar de exercício (ergoespirometria). O TE estima indiretamente o condicionamento físico por meio de equações, sendo a fórmula a seguir uma das mais utilizadas, em que a velocidade está em milhas/hora e a inclinação, em percentual:

$$\text{METs} = \frac{(\text{velocidade} \times 26{,}8 \times 0{,}1) + \left(\frac{\text{inclinação}}{100} \times 1{,}8 \times \text{velocidade} \times 26{,}8\right) + 3{,}5}{3{,}5}$$

O equivalente metabólico (MET) máximo alcançado durante o TE pode ser convertido para VO_2 máximo multiplicando por 3,5 (1 MET = 3,5 $mL.kg.min^{-1}$). A Tabela 16 mostra a classificação do desempenho físico de acordo com a American Heart Association.

CRITÉRIOS DE PIOR PROGNÓSTICO

Na pesquisa de DAC, considera-se pior prognóstico ou presença de lesão multiarterial ao observar:

- Incapacidade de atingir 5 MET.
- Incapacidade de atingir pelo menos 120 mmHg de PAS.
- Infradesnível do segmento ST ≥ 2,0 mm descendente persistente por ≥ 5 minutos da recuperação, em 5 ou mais derivações e < 6 MET de desempenho físico.
- Hipotensão arterial ≥ 10 mmHg com aumento da carga de trabalho.

- Supradesnível do segmento ST na ausência de área eletricamente inativa prévia (onda Q).
- Sintoma de angina típica limitante.
- Taquicardia ventricular sustentada.

EXEMPLO DE TESTE ERGOMÉTRICO COM ISQUEMIA MIOCÁRDICA

Homem de 56 anos, hipertenso, tabagista, realizou o TE para investigação de dor torácica considerada atípica. Interrompeu o estresse em virtude de dor torácica de forte intensidade progressiva com esforço, tendo atingido 4 MET. Houve queda da PAS durante o esforço. Na análise do comportamento eletrocardiográfico, observa-se infradesnivelamento do segmento ST em DI, DII, aVF, V3, V4, V5 e V6 (Figura 3), sendo a maior magnitude de 2,5 mm em DII com morfologia descendente. Além de as alterações do segmento ST serem consideradas isquêmicas, observam-se alguns critérios de pior prognóstico para DAC, como: a) capacidade funcional < 5 MET; b) queda da pressão sistólica com aumento da carga de trabalho; c) infradesnível do segmento ST 2,5 mm descendente verificado em 7 derivações; d) exame limitado por angina.

Questões orientadoras

1. O teste de esforço está indicado nas seguintes situações, exceto:
   a. Síndrome coronariana aguda de baixo risco após estabilização.
   b. Antes da alta hospitalar para avaliar risco e prescrever atividade física.
   c. Diagnóstico diferencial de sintomas atípicos em pacientes com possibilidade de doença arterial coronariana obstrutiva.
   d. Pesquisar doença arterial coronariana obstrutiva em pacientes com bloqueio de ramo esquerdo.
   e. Avaliar o prognóstico em pacientes com doença cardiovascular estável.
2. São contraindicações absolutas para a realização do teste de esforço, exceto:
   a. Dissecção aórtica.
   b. Bloqueio de ramo direito no eletrocardiograma de repouso.
   c. Pericardite ou miocardite aguda.
   d. Valvopatias graves sintomáticas.
   e. Limitação física ou psicológica.
3. Assinale a alternativa correta quanto ao tempo recomendado de suspensão das medicações para realizar um teste de esforço com fins diagnósticos de doença arterial coronariana:
   a. Amiodarona por 10 dias.
   b. Bloqueadores dos canais de cálcio por 1 dia.
   c. Betabloqueadores por 7 dias.
   d. Nitrato por 5 dias.
   e. Digoxina por 2 dias.
4. Qual das alternativas é uma indicação para interrupção do estresse no teste de esforço?
   a. Solicitação do paciente.
   b. Atingir a frequência cardíaca máxima prevista.
   c. Atingir a frequência cardíaca submáxima prevista.
   d. Atingir 12 minutos do protocolo de Bruce.
   e. Atingir 18 MET.
5. É considerada uma alteração eletrocardiográfica compatível com resposta isquêmica durante o teste de esforço:
   a. Infradesnível do segmento ST convexo de 1,0 mm.
   b. Infradesnível do segmento ST ascendente lento de 1,0 mm.
   c. Infradesnível do segmento ST descendente de 0,5 mm.
   d. Supradesnível do segmento ST de 1,5 mm em derivações com onda Q patológica.
   e. Supradesnível do segmento ST de 1,5 mm em derivações sem onda Q patológica.

Respostas

1. D
2. B
3. C
4. A
5. E

TABELA 16 Desempenho físico em MET para idade e sexo

Idade	Mulheres			Homens		
	Abaixo	Média	Acima	Abaixo	Média	Acima
20 a 29	< 8,3	8,3 a 12,3	> 12,3	< 10,2	10,2 a 14,3	> 14,3
30 a 39	< 7,9	7,9 a 11,5	> 11,5	< 10,0	10,0 a 14,0	> 14,0
40 a 49	< 7,4	7,4 a 10,9	> 10,9	< 9,4	9,4 a 13,5	> 13,5
50 a 59	< 6,7	6,7 a 9,8	> 9,8	< 8,3	8,3 a 12,3	> 12,3
60 a 69	< 6,4	6,4 a 9,1	> 9,1	< 7,3	7,3 a 11,5	> 11,5
70 a 79	< 6,1	6,1 a 9,4	> 9,4	< 6,2	6,2 a 10,4	> 10,4

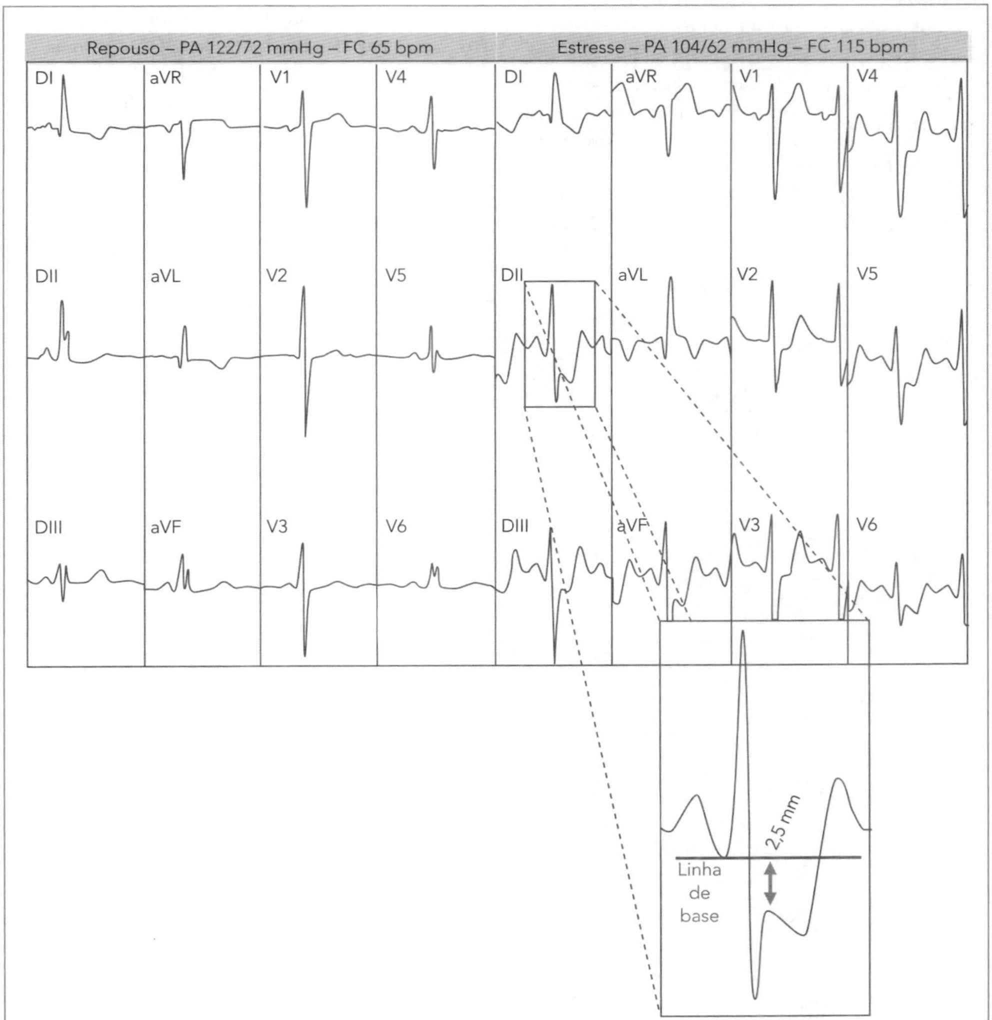

FIGURA 3 Exemplo de teste ergométrico compatível com isquemia miocárdica.

LEITURA SUGERIDA

1. Allison TG, Cordeiro MA, Miller TD, Daida H, Squires RW, Gau GT. Prognostic significance of exercise- induced systemic hypertension in healthy subjects. Am J Cardiol. 1999;83(3):371-5.
2. Beckerman J, Mathur A, Stahr S, Myers J, Chun S, Froelicher V. Exercise-induced ventricular arrhythmias and cardiovascular death. Ann Noninvasive Electrocardiol. 2005;10(1):47-52.
3. Bricker JT, Porter CJ, Garson A Jr, Gillette PC, McVey P, Traweek M, et al. Exercise testing in children with Wolff-Parkinson-White syndrome. Am J Cardiol. 1985;55(8):1001-4.
4. Fletcher GF, Balady GJ, Amsterdam EA, Chaitman B, Eckel R, Fleg J, et al. Exercise standards for testing and training: a statement for healthcare professionals from the American Heart Association. Circulation. 2001;104(14):1694-740.
5. Glass S, Gregory B. ACSM's metabolic calculations handbook. Baltimore: Lippincott Williams & Wikins; 2007. p. 25-74.
6. Jouven X, Zureik M, Desnos M, Courbon D, Ducimetière P. Long-term outcome in asymptomatic men with exercise-induced premature ventricular depolarizations. N Engl J Med. 2000;343(12):826-33.
7. Meneghelo RS, Araújo CGS, Stein R, Mastrocolla LE, Albuquerque PF, Serra SM, et al.; Sociedade Brasileira de Cardiologia. III Diretrizes da Sociedade Brasileira de Cardiologia sobre teste ergométrico. Arq Bras Cardiol. 2010;95(5supl.1):1-26.
8. Rosembaum MB, Blanco HH, Elizari MV, Lázzari JO, Davidenko JM. Electrotonic modulation of the T wave and cardiac memory. Am J Cardiol. 1982;50(2):213-22.
9. Schwartz PJ, Crotti L. QTc behavior during exercise and genetic testing for the long-QT syndrome. Circulation. 2011;124(20):2181-4.
10. Uchida A, Murad Neto A, Azem Chalela W. Ergometria. Teoria e prática. Barueri: Manole; 2013.

CAPÍTULO 4

Monitorização ambulatorial do eletrocardiograma (Holter e Looper)

Fábio Sândoli de Brito
Rodrigo de Paiva Muniz Ferreira

INTRODUÇÃO

Em 1965, quando começou na prática clínica a aplicação da eletrocardiografia ambulatorial pelo sistema Holter, ela representava apenas uma gravação de eletrocardiograma (ECG) por longos períodos durante as atividades habituais dos pacientes.

A evolução tecnológica propiciou progressos, tanto nos sistemas de gravações como naqueles de análise. Hoje estão disponíveis gravadores precisos, que captam e gravam o sinal eletrocardiográfico, usando técnicas digitais, propiciando a reprodução das informações e fornecendo dados sobre ritmo, frequência cardíaca, duração de intervalos RR, duração do intervalo QT, condições e funcionalidade das conduções atrioventriculares e intraventriculares, quantificação das arritmias ventriculares e supraventriculares, além da análise automática e quantitativa das depressões ou elevações do segmento ST.

Mais recentemente, foi incorporada a possibilidade de analisar os parâmetros da variabilidade da frequência cardíaca (VFC), propiciando a avaliação da modulação autonômica do coração, além de poder suspeitar da presença de hipopneia ou apneia do sono e mensurar a intensidade e a eventual relação com alterações do ritmo cardíaco.

Com tantos recursos disponibilizados, rapidamente o comportamento eletrocardiográfico durante as atividades diárias, registrado pelo sistema Holter, passou a integrar o arsenal de investigação diagnóstica, estratificação de risco e avaliação terapêutica em várias cardiopatias e situações comuns vistas na prática da cardiologia.

DERIVAÇÕES

As gravações são realizadas utilizando-se três derivações bipolares precordiais, obtidas a partir de 4 eletrodos posicionados no tórax. A derivação CM5 é a que possui maior acurácia e sensibilidade para a detecção de alterações. Estão disponíveis equipamentos capazes de reproduzir as 12 derivações convencionais, a partir da reconstrução de derivações ortogonais ou mesmo com o registro simultâneo das 12 derivações clássicas modificadas.

DURAÇÃO

A duração padrão do exame é de 24 horas. Entretanto, em situações especiais é necessário o prolongamento das gravações, podendo ser estendido para 48 horas. Estão disponíveis ainda equipamentos que podem gravar, de forma contínua, o ECG por 7 e até 14 dias, sendo utilizados, por exemplo, em avaliação de fibrilação atrial (FA) paroxística ou sintomas de ocorrência semanal.

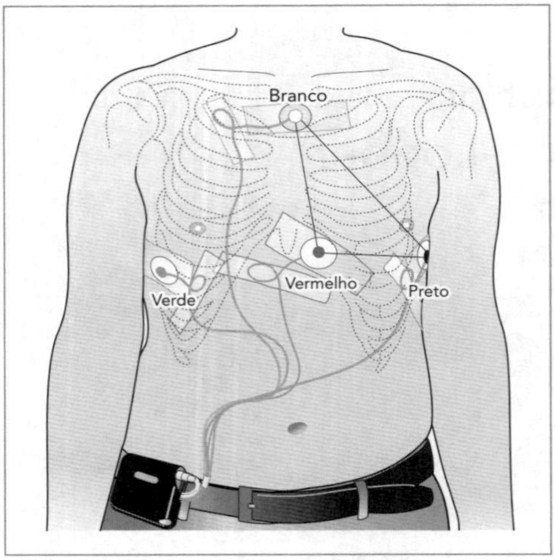

FIGURA 1 Branco Vermelho Ch1 MC2; Branco Preto Ch2 MC5; Vermelho Preto Ch3; Verde Terra.

INDICAÇÕES

As indicações para utilização do sistema Holter podem ser divididas em:

- Esclarecimento de sintomas, possivelmente relacionados às arritmias cardíacas.
- Avaliação de situações especiais como FA e apneia do sono.
- Estabelecimento de prognóstico, por meio das variáveis próprias do método que incluem isquemia miocárdica, VFC e arritmias ventriculares.
- Avaliação terapêutica, como em uso de fármacos antiarrítmicos, ablação por cateter, funcionamento de marca-passos, dentre outras.

Esclarecimento de sintomas provocados por arritmias cardíacas: (palpitações, síncope e pré-síncope)

No momento, estão disponíveis duas técnicas para o registro de eventuais alterações relacionadas aos sintomas referidos. A primeira grava continuamente o ECG, é o sistema Holter de monitoração ambulatorial do eletrocardiograma. Na segunda, a gravação é intermitente e recebe a sinonímia de gravador de eventos sintomáticos ou Looper e pode ter duração prolongada geralmente duas a três semanas ou ilimitada de acordo com o caso.

Palpitações, tonturas, síncope ou equivalentes sincopais (respiração ofegante em repouso e mal-estar indefinido) principalmente se acompanhados de palidez e sudorese, com frequência, podem estar relacionados às arritmias. A documentação do ritmo durante a ocorrência do sintoma é a meta a ser alcançada, confirmando ou afastando a natureza arrítmica.

O Looper é o recurso alternativo em relação ao sistema Holter, para o estudo dos sintomas potencialmente gerados por arritmias cardíacas. Conforme referido, podem permanecer com os pacientes por longos períodos, como semanas ou meses, permitindo o registro do ECG no momento de sintomas cuja ocorrência seja menos frequente. Ao ocorrer um sintoma, o paciente aciona um botão no aparelho, e este retém o último ou últimos minutos do ECG e o primeiro ou próximos em seguida. É também possível a utilização de pequenos gravadores que podem ser implantados no subcutâneo da região subclávia e capaz de operar por 18 meses (Looper implantável).

A escolha do método de registro dependerá da frequência com que os sintomas ocorrem, seja diariamente, semanalmente ou de forma esporádica.

Palpitações

Quanto mais frequentes forem os episódios de palpitação, maiores as possibilidades de serem registrados durante a monitoração ambulatorial. Pacientes com vários episódios diários terão grande possibilidade de sucesso diagnóstico com a monitoração de 24 horas, enquanto aqueles com crises semanais necessitarão de um registro mais prolongado.

Síncope e equivalentes

A avaliação diagnóstica da síncope é determinada por vários fatores clínicos. Infelizmen-

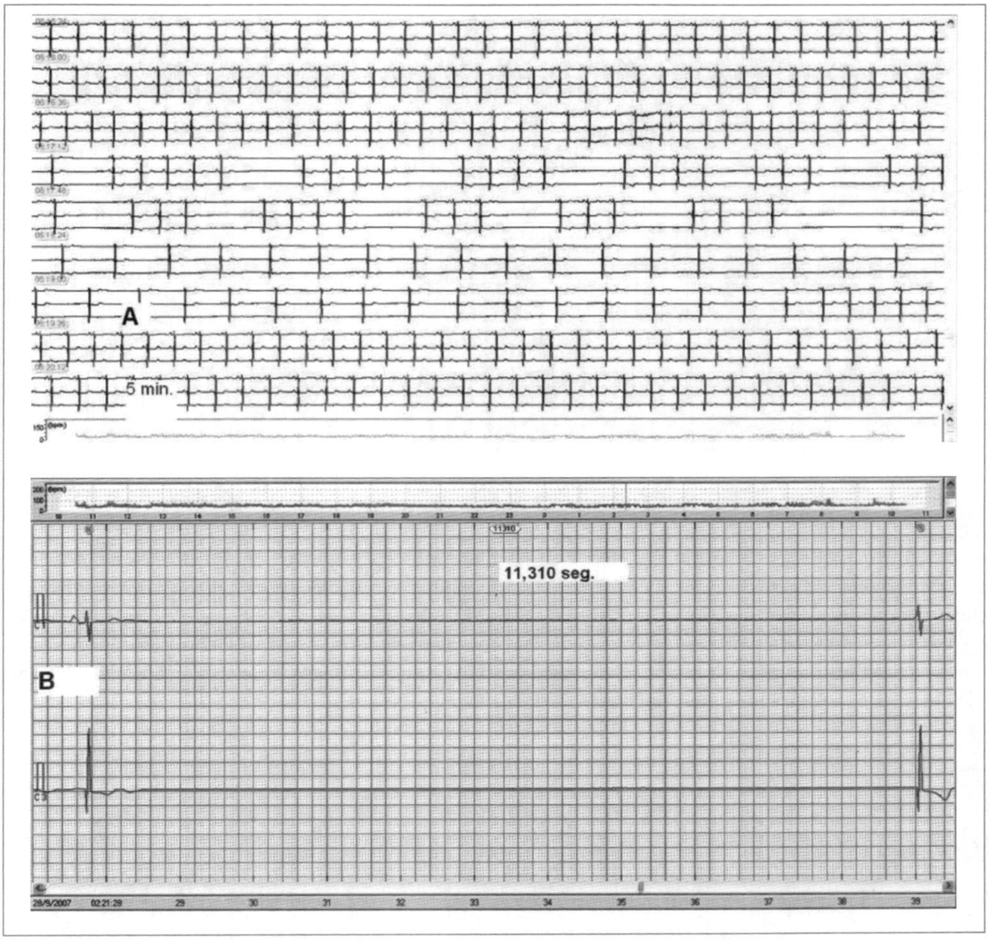

FIGURA 2 BSA síncope e pausa. O traçado A, contínuo com cerca de 5 minutos de duração, foi obtido do Holter do paciente AM, 74 anos, com queixas de cansaço e crises paroxísticas de mal-estar indefinido. O ECG convencional mostrava apenas bradicardia sinusal com 50 bpm, sinais de sobrecarga ventricular esquerda com alterações de ST/T secundárias. Traçado B extraído do Holter do mesmo paciente AM da Figura 1. Registrou na madrugada, durante o sono, assistolia de 11,31 segundos, interrompida por um escape juncional. Centenas de outras pausas com duração inferior foram observadas, sendo 10 com duração superior a 5 segundos. Os padrões do ritmo nos traçados A mostram períodos longos de sucessão rítmica e regular dos complexos QRS, intercalando-se com outros momentos em que os complexos QRS apresentam agrupamentos sucessivos separados por pausas com duração aproximadamente dupla ou múltipla em relação aos ciclos fundamentais. Essa condição é típica do bloqueio sinoatrial (BSA) do II grau e é um dos achados mais frequentes na doença do nó sinusal. Na sexta linha do traçado, há um período sustentado de BSA 2/1, resultando em frequência ventricular em torno de 30 bpm. Nesse caso, o BSA teve caráter paroxístico ocorrendo em surtos, tanto na vigília como durante o sono, e apesar das baixas frequências, o paciente não referiu sintomas durante o exame. As paradas sinusais e a ausência de escapes com ciclos de menor duração, como exibido no traçado B, são indicativas de BSA de elevado grau e traduzem a intensidade da doença do nó sinusal. Após o Holter, foi indicado o implante de marca-passo elétrico dupla câmara operando em modo AAI, pois a condução AV mostrou-se preservada.

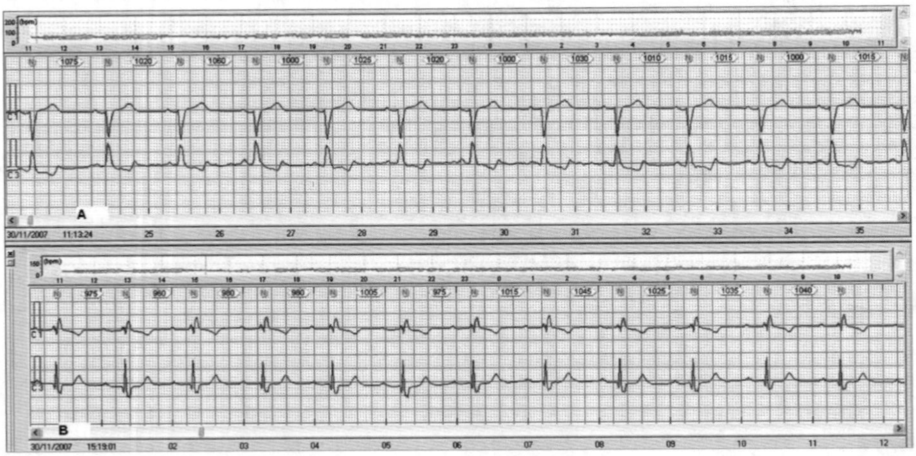

FIGURA 3 Traçados A e B obtidos do Holter da paciente MS de 62 anos e com história de um episódio de síncope e várias pré-síncopes. O ECG convencional mostrava BCRE e condução AV normal. No traçado A, registra-se este padrão às 11:32 horas. O traçado B registra às 15:19 horas bloqueio AV de primeiro grau com intervalo PR de 280 ms e bloqueio completo do ramo direito. Configura-se, portanto, o bloqueio de ramo bilateral alternante que indica condição crítica do sistema de condução AV e intraventricular. Outros exemplos desse caso nos traçados C, D, E e F.

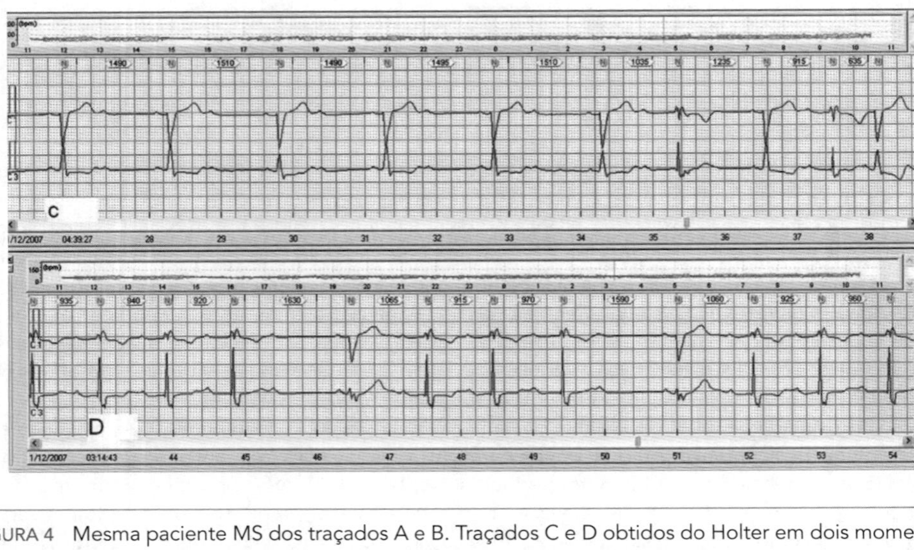

FIGURA 4 Mesma paciente MS dos traçados A e B. Traçados C e D obtidos do Holter em dois momentos na madrugada. No traçado C, bloqueio AV 2/1 nos primeiros cinco ciclos e QRS com padrão de BCRE. Nos últimos ciclos, aparece o bloqueio de ramo alternante com PR muito longo precedendo a morfologia de BCRD. No traçado D, bloqueio AV de II grau tipo II com morfologia de BCRD. Após a pausa, BCRE com PR normal.

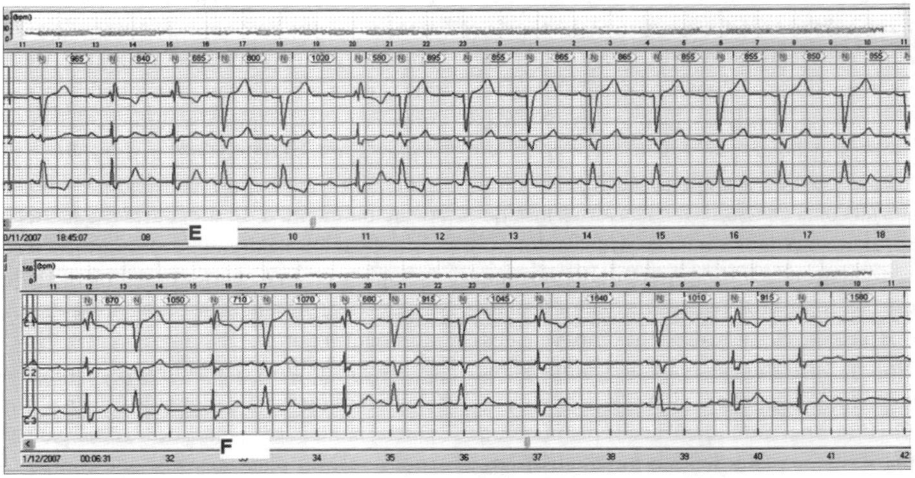

FIGURA 5 Traçados E e F obtidos do Holter da mesma paciente MS dos traçados A, B, C e D, respectivamente, no final da tarde e logo após a meia-noite. Persiste o padrão de bloqueio de ramo bilateral e alternante com bloqueio AV de I grau quando está presente o BCRD. Ainda nessas condições, no traçado F, episódios de BAV de II grau, condição que foi extremamente frequente durante todo o exame. Após o Holter, apesar de a paciente ter permanecido assintomática, foi indicado o implante de marca-passo.

te, a efetividade diagnóstica do Holter é baixa. A maioria dos pacientes não apresenta sintomas durante a monitoração, necessitando novos e mais prolongados períodos de gravação. Revisões de estudos retrospectivos com Holter para o diagnóstico de síncope mostrou que 4 a 30% dos pacientes destes estudos apresentaram arritmias assintomáticas que foram consideradas significativas pelos autores. Em estudos com monitor de eventos sintomáticos, a percentagem de pacientes em que se registrou o ECG durante o episódio sincopal variou de 6 a 31%.

Outros sintomas

Outros sintomas cardíacos, como dispneia, dor precordial inexplicada, mal-estar, surtos de fadiga ou sudorese noturna, podem estar relacionados a arritmias cardíacas o que justifica a indicação da monitoração ambulatorial do ECG. Outras condições como acidente vascular cerebral e episódios isquêmicos transitórios podem necessitar de monitoração ambulatorial se houver suspeita clínica de arritmia cardíaca, em especial a fibrilação ou o *flutter* atriais paroxísticos e assintomáticos.

AVALIAÇÃO DE SITUAÇÕES ESPECIAIS

Fibrilação atrial

A FA é a arritmia mais comum, sendo a arritmia sustentada mais frequente entre idosos.

Possui múltiplas variáveis envolvendo sintomas, controle da frequência cardíaca, reversão com manutenção do ritmo sinusal e risco de eventos tromboembólicos.

As indicações de Holter em FA vão desde a detecção, em pacientes com sintomas paroxísticos, até a avaliação pós-operatória daqueles submetidos à ablação utilizadas no tratamento.

O controle da frequência ventricular é uma das principais metas do tratamento de pacientes em que o ritmo sinusal não possa ser restabelecido. Em geral, as diretrizes recomendam que a FA permaneça com a frequência cardíaca entre 60 e 80 bpm, durante o repouso, e entre 90 e 115 bpm, durante as atividades de rotina do dia a dia, incluindo aquelas com exercícios leves.

É evidente que pela eletrocardiografia ambulatorial consegue-se a avaliação criteriosa do comportamento da frequência cardíaca durante as atividades de rotina. Além disso permite observar o comportamento circadiano, as pausas e os picos de elevação. Com base nos achados do Holter, poderão ser realizadas ajustes na terapêutica do paciente.

O Holter permite identificar episódios de FA paroxística, assintomáticos ou oligossintomáticos em pacientes com risco de fenômenos tromboembólicos ou mesmo surpreender essa arritmia naqueles que apresentaram acidentes vasculares sem evidência de aterotrombose.

Após a reversão elétrica ou farmacológica da FA, é importante a realização de gravações periódicas para o ajuste da terapia farmacológica ou para indicá-la.

Quando são encontrados complexos QRS largos em portadores de FA, deve-se fazer o diagnóstico diferencial entre ectopias ventriculares ou complexos supraventriculares com aberrância (fenômeno de Ashman). Algumas dicas para o diagnóstico de aberrância são a presença de ciclo longo, seguido por ciclo curto; a porção inicial de do QRS mais rápida; a aberrância imita a morfologia de bloqueio de ramo, principalmente o direito; curtas sequências de complexo QRS alargados, monomórficos e relacionados com os períodos de maior frequência cardíaca; ausência de pausa pós-extrassistólica, dentre outras.

Assim, pode-se concluir que a monitoração eletrocardiográfica na FA é de extrema importância, tanto para diagnosticar como para aferir todas as múltiplas variáveis que compõe este complexo universo, e sempre colaborará fornecendo inúmeros subsídios que se incorporarão aos parâmetros fundamentais para o adequado planejamento terapêutico e de seguimento.

Apneia do sono

A síndrome da apneia obstrutiva do sono (SAOS) é uma condição frequente, pouco diagnosticada, associada ao elevado risco cardiovascular e ao risco de arritmias cardíacas.

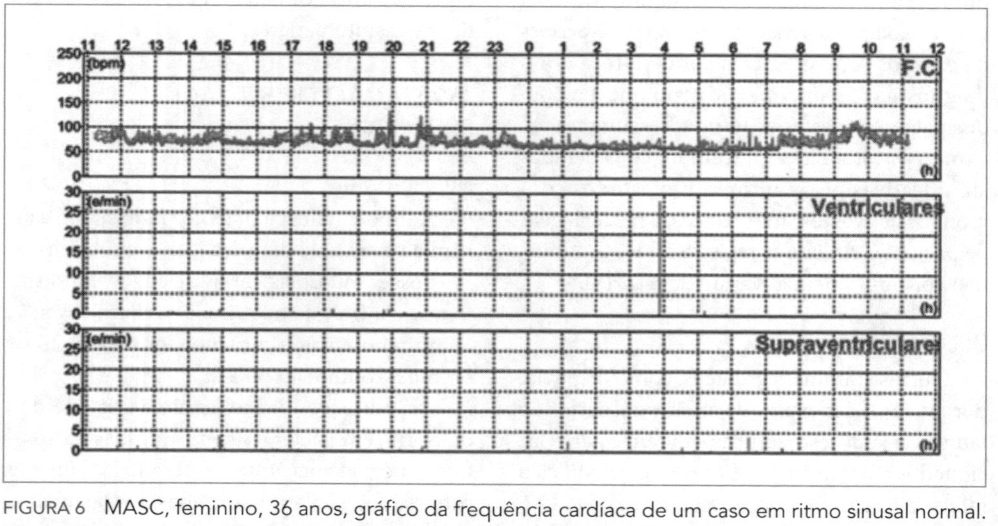

FIGURA 6 MASC, feminino, 36 anos, gráfico da frequência cardíaca de um caso em ritmo sinusal normal. Há praticamente uma superposição das linhas gráficas de frequência completamente diferente do observado na fibrilação atrial (ver Figura 7).

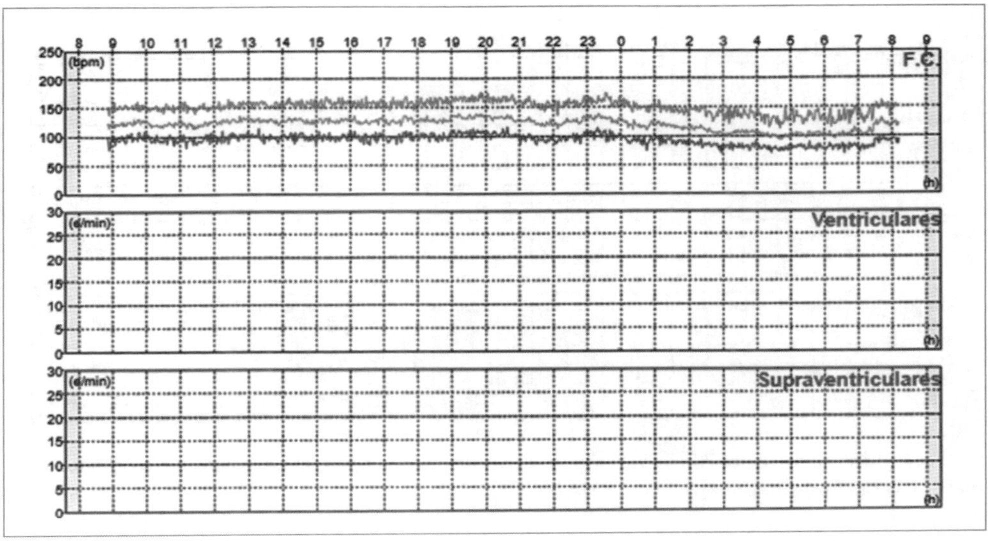

FIGURA 7 ACS, masculino, 70 anos, gráfico típico da fibrilação atrial permanente, grande separação das linhas gráficas de frequências cardíacas máximas, média e mínima.

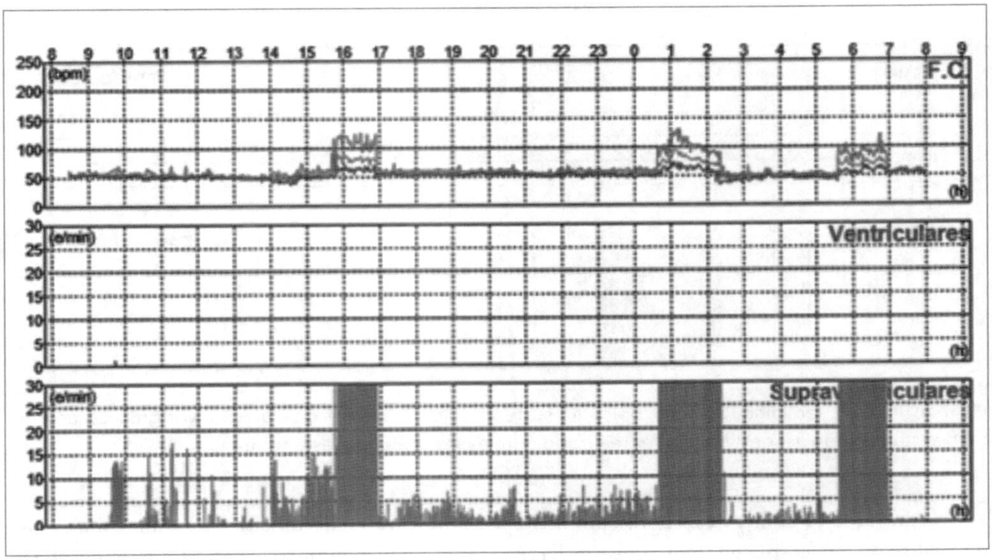

FIGURA 8 LCFK, masculino, 69 anos, três episódios sustentados assintomáticos com mais de uma hora de duração claramente identificados pelo típico gráfico da frequência cardíaca. Um à tarde, um na madrugada e um no início da manhã. Paciente internado por episódios repetidos em 10 dias de insuficiência vascular cerebral transitória (TIA).

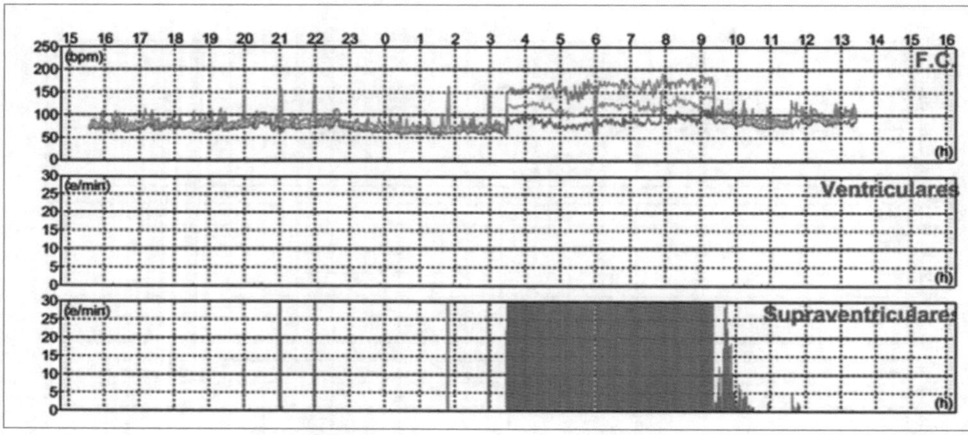

FIGURA 9 MFN, masculino, 77 anos, fibrilação atrial sustentada assintomática com 6 h de duração (ver gráfico) na madrugada. Um episódio de TIA há um ano.

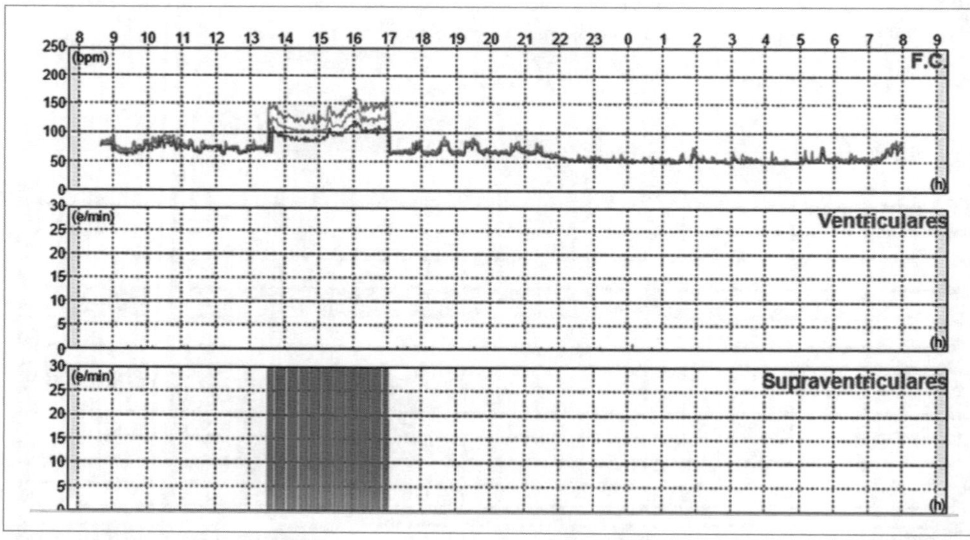

FIGURA 10 EGP, feminino, 56 anos, episódio sustentado de 3,5 horas de duração (ver gráfico), assintomático no período vespertino. Holter realizado para avaliar palpitações e tonturas.

Na gravação de Holter de 24 horas, por meio da análise do tacograma da frequência cardíaca de pacientes em ritmo sinusal, pode se ter uma ferramenta valiosa para a suspeita diagnóstica da SAOS.

A avaliação da SAOS pelo Holter não substitui a polissonografia, mas fornece importante informação adicional ao detectar pacientes com indícios de apresentar estes distúrbios, fazendo a indicação mais precisa para exame mais complexo e dispendioso como a polissonografia.

Estabelecimento de prognóstico

Entre os métodos eletrocardiográficos não invasivos, o Holter é talvez aquele que investiga um maior número de variáveis na ocorrência de eventos cardíacos futuros, pois pode estudar

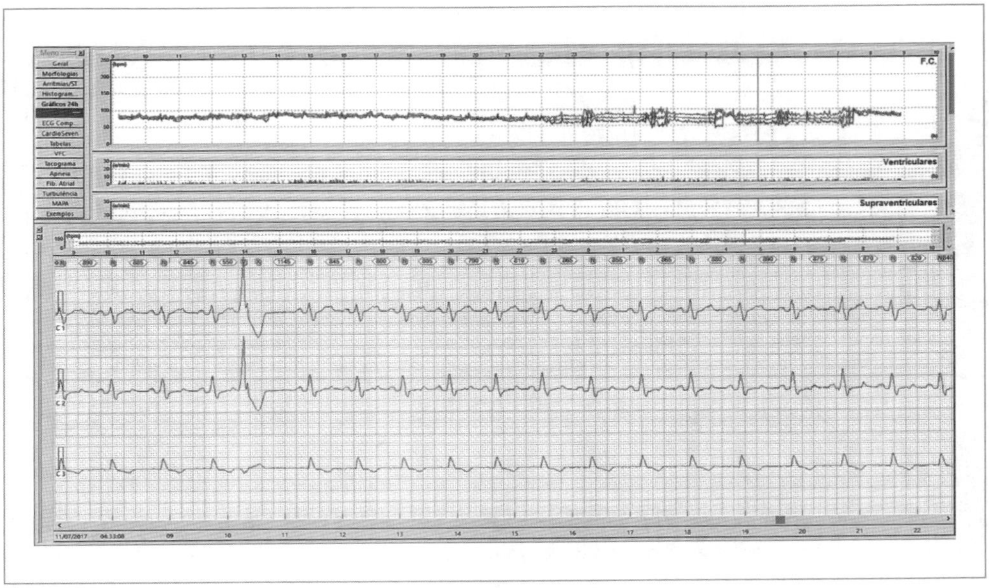

FIGURA 11 Gráfico da frequência cardíaca mostrando das 22 h até 7h30 grande separação da linha gráfica das frequências máximas médias e mínimas semelhantes à fibrilação atrial, porém correspondendo ao ritmo sinusal normal como constatado pelo traçado das 4h33 marcado pelo cursor no gráfico. Isto ocorre pois as frequências variam de forma contínua e cíclica. Ver tacograma nas próximas figuras.

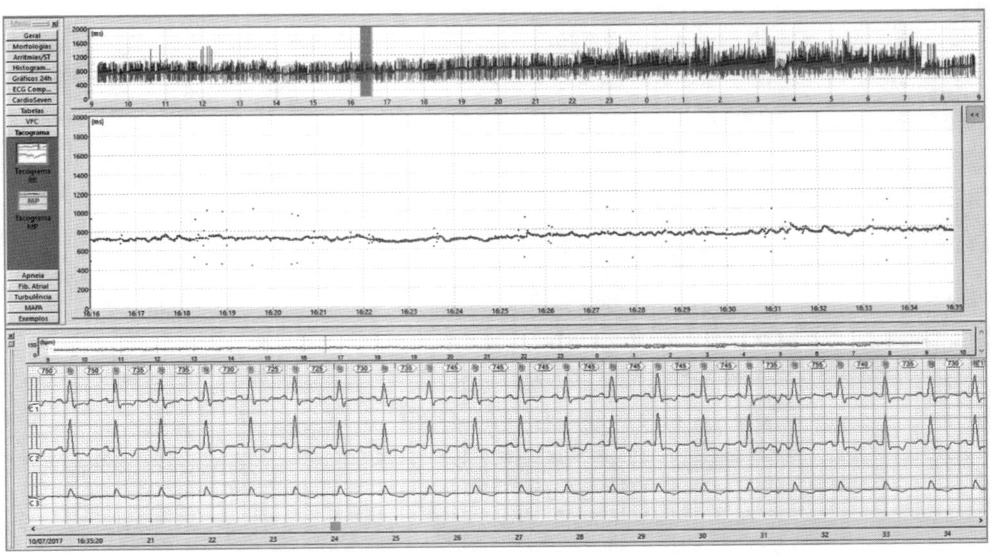

FIGURA 12 Na parte mediana do gráfico, o tacograma normal dos intervalos RR na vigília. Os pontos que representam cada um dos batimentos na sucessão do tempo praticamente se superpõem indicando mínimas oscilações da frequência cardíaca, como observado no eletrocardiograma, na parte inferior do gráfico.

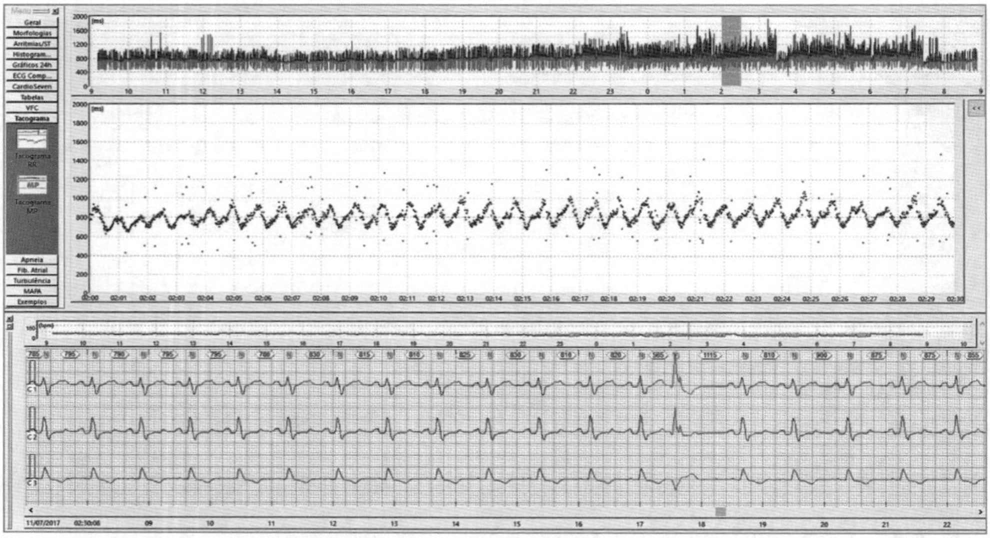

FIGURA 13 Na parte mediana do gráfico, tacograma durante o sono típico de apneia. Os pontos representativos de cada onda R normal se apresentam no decorrer do tempo com sucessão cíclica e fásica, com comportamento matemático previsível (ondas sinusoidais) e variações amplas minuto a minuto da frequência cardíaca (FC) entre 60 e 90 bpm. Essas oscilações explicam o aspecto do gráfico da FC deste caso mostrado anteriormente.

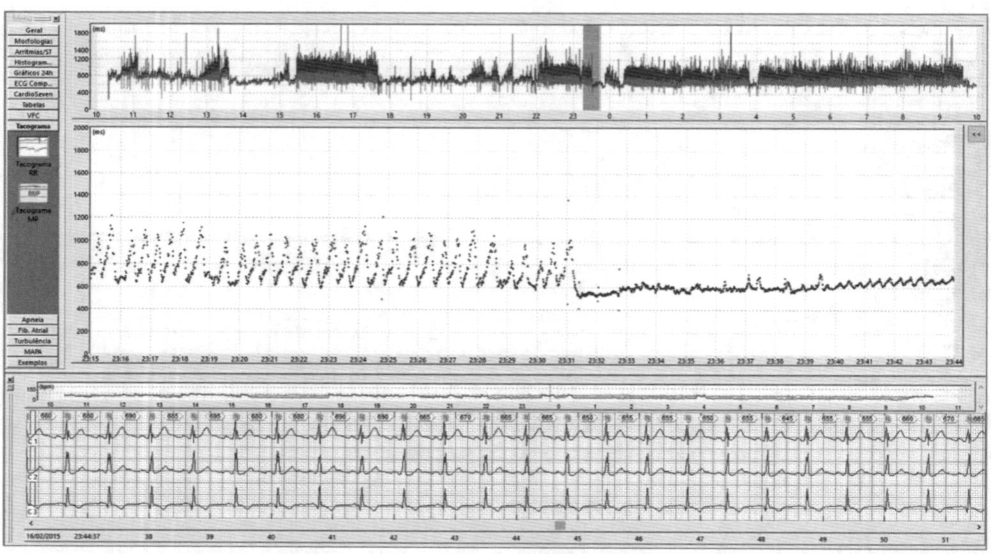

FIGURA 14 Na parte mediana do gráfico, tacograma típico de apneia na parte esquerda do gráfico até 23h31, com o paciente dormindo. Na sequência, até 23h44, tacograma normal com o paciente acordado, quando levantou para urinar. Durante todo o período descrito, ritmo sinusal normal na parte inferior do gráfico.

Horário	Duração (min:s)	FC (bpm)	Amplitude FC (bpm)	Duração dos Ciclos (s)	Desv. Pad. dos Ciclos (s)	Qtd. de Ciclos	Tipicidade (%)
22:10:47	10:09	67	46	42	9,9	14	
22:30:51	39:59	71	37	36	2,8	68	89
23:14:11	15:00	76	37	34	6,7	26	84
23:55:51	09:59	78	31	26	1,1	23	77
00:25:51	139:59	78	38	38	13,1	223	81
02:52:31	11:39	80	37	41	20,0	17	81
03:20:51	03:20	75	46	56	2,5	4	81
03:32:31	14:59	77	37	39	22,7	23	83
04:04:11	84:59	75	36	43	13,9	119	81
05:32:31	53:18	75	40	46	18,4	69	85
06:29:11	188:19	74	38	47	12,4	239	84

Totais

Tempo total estimado em apnei:	**09:31:40**
Quantidade de episódios:	**11**
Quantidade estimada de ciclos:	**825**
Episódios mais longo:	**03:08:19**

FIGURA 15 Tabela com sumário numérico dos episódios sugestivos de apneia. São importantes a amplitude das variações da frequência cardíaca (FC) em cada evento, a duração dos ciclos e a tipicidade matemática das curvas de cada evento avaliadas no tacograma. São valorizadas as variações de FC em cada evento, acima de 20 bpm, e a tipicidade acima de 70%. Este caso em especial preenche com sobras todos os parâmetros.

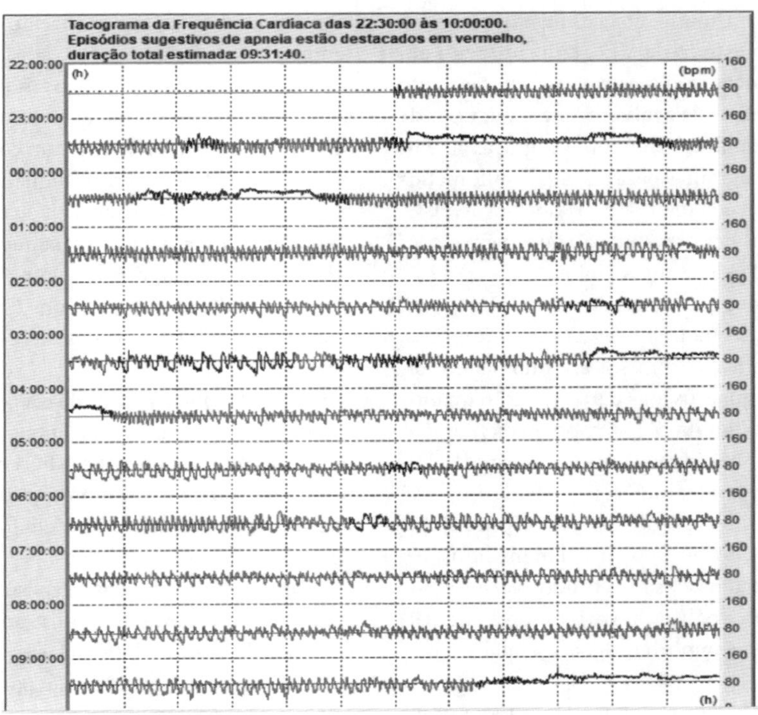

FIGURA 16 Gráfico compacto do tacograma do período completo do sono ou períodos que a análise matemática do *software* suspeitou de comportamento compatível ou sugestivo de hipopneia ou apneia (em cinza mais claro).

a atividade do sistema nervoso autônomo (VFC), o fator desencadeante das taquicardias (extrassístoles) e a ocorrência de isquemia miocárdica transitória.

Variabilidade da frequência cardíaca

Nas duas últimas décadas, foi reconhecida expressiva relação entre o sistema nervoso autônomo e a mortalidade cardiovascular, incluindo a morte súbita cardíaca. A VFC demonstrou ser um dos mais promissores marcadores da modulação autonômica.

Em modelos experimentais, quando se provoca um infarto agudo do miocárdio em cães, ocorre depressão da atividade do parassimpático (vagal), deslocando o equilíbrio autonômico para o predomínio do sistema simpático adrenérgico, demonstrando a importância da atividade vagal como protetora contra a indução de arritmias ventriculares em sobreviventes de infarto do miocárdio, também já conhecida em estudos experimentais sobre morte súbita e limiar de arritmias.

Logo, o estudo da VFC tem sido feito em muitas doenças cardíacas e não cardíacas, tanto com o objetivo de avaliar o risco quanto o de estudar o equilíbrio autonômico, graças ao emprego de programas para a medida automática e precisa de cada intervalo RR normal de ECG, em períodos de curta duração ou em gravações de 24 horas pelo sistema Holter.

Os termos variabilidade de RR e VFC vem sendo usados na literatura como sinônimos, sendo os índices expressos em milissegundos. As técnicas mais usadas para avaliação quantificam-na no domínio do tempo ou da frequência. Podem ser obtidas pelas gravações de Holter ou por programas especiais, em que se estabelece o tempo ou um número de ciclos (batimentos normais) para serem medidos. No domínio do tempo, são extraídos vários parâmetros para análise da variabilidade de RR, sendo os mais importantes para a análise:

- SDNN: desvio-padrão médio de todos os intervalos RR normais (NN). Expresso em ms.
- pNN > 50: porcentagem dos ciclos sucessivos que apresentam diferenças de duração acima de 50 ms. Expresso em percentual.

O índice SDNN por se basear na duração de cada ciclo normal, sofre grande influência das variações determinada pelo sono ou vigília. Já o índice pNN>50, por ser extraído do valor das diferenças da duração entre ciclos sucessivos, não sofrem o efeito sono/vigília, expressando de forma fiel a modulação do parassimpático.

Os valores de corte para os parâmetros da variabilidade de RR no domínio do tempo que resultaram em poder preditivo positivo para a morte ou eventos arrítmicos graves na população pós-infarto do miocárdio foram os seguintes: SDNN < 50 ms e pNN > 50 < 1%.

Por meio de artifícios matemáticos, a VFC pode ser analisada no domínio da frequência, obtendo-se, desta forma, a chamada análise espectral da variabilidade de RR, que se correlaciona muito bem com a análise no domínio do tempo.

Em indivíduos normais, os índices da VFC são extremamente constantes em avaliações seriadas. Esses dados contrastam com as outras variáveis do Holter, como frequência de batimentos ectópicos ventriculares ou episódios de isquemia. Não há também qualquer efeito placebo sobre esses parâmetros autonômicos, o que torna as medidas ideais para os estudos prospectivos sobre influência das medidas terapêuticas, principalmente de drogas. Foi mostrado, por exemplo, que a flecainide e a propafenona, duas drogas do grupo IC de antiarrítmicos, reduzem significativamente a VFC em especial o pNN > 50, sabidamente um indicador do tônus vagal, corroborando clássico efeito conhecido de pró-arritmia dessas drogas.

Vários estudos clínicos e experimentais pós-infarto do miocárdio tem mostrado que o risco maior de morte súbita está associado estreitamente aos sinais de depressão parassimpática e desequilíbrio autonômico. Nas cardiomiopatias dilatadas, por apresentarem distúrbios no controle autonômico do coração, os pacientes se comportam de maneira semelhante.

A baixa VFC tem se mostrado um índice independente para a estratificação do risco de sobreviventes de infarto do miocárdio. A maioria dos trabalhos avaliou o valor preditivo dos índices da VFC precocemente após um evento agudo. Estudos confirmaram que duas semanas após um infarto do miocárdio existe nítida depressão da atividade vagal e aumento da atividade simpática, comparativamente a controles normais. Reestudados após 6 meses e 1 ano, os dados tendem a se normalizar, coincidindo com o período de decréscimo dramático na ocorrência de eventos adversos, fatais ou não, na história natural do infarto agudo do miocárdio.

Arritmias ventriculares

O uso rotineiro da monitoração eletrocardiográfica ambulatorial na prática clínica, permitiu constatar, no entanto, que a simples presença de batimentos ectópicos ventriculares em exames de 24 horas não apresentava valor prognóstico. Essas ectopias ocorrem em percentual muito elevado, mesmo na população aparentemente sadia, constituindo marcadores muito insensíveis e inespecíficos para qualquer estratificação de risco, independentemente do grupo populacional ou da cardiopatia estudada.

Arritmias ventriculares complexas estão presentes em 10 a 20% de indivíduos aparentemente saudáveis com prevalência de 1 a 3% da taquicardia ventricular não sustentada. Em idosos, os números relativos à taquicardia ventricular chegam a 4%, elevando-se para 10 a 15% em pacientes com cardiopatia estrutural.

Na tentativa de encontrar relação entre arritmias ventriculares detectadas no Holter durante as atividades diárias, como morte súbita cardíaca ou eventos arrítmicos graves, foram propostas várias classificações. Hoje, classificam-se como frequentes os batimentos ectópicos ventriculares que ocorrem acima de 10 por hora para a média nas 24 horas ou 30 por hora em qualquer hora da monitoração, independentemente do número total.

O conceito de complexidade nas arritmias ventriculares leva em conta, de maneira geral, a presença de polimorfismo, pares, sequências de bigeminismo e salvas de 3 ou mais complexos sucessivos. O registro destes últimos, que correspondem à taquicardia ventricular não sustentada, demonstrou real valor preditivo positivo para eventos arrítmicos graves.

Na cardiomiopatia hipertrófica, foi demonstrado ser a taquicardia ventricular não sustentada no Holter, mesmo assintomática, o melhor preditor de morte súbita.

Os sobreviventes após um infarto do miocárdio apresentam risco aumentado de morte súbita, com incidência mais alta no primeiro ano após o evento. As principais causas de morte súbita nestes pacientes são a taquicardia e a fibrilação ventriculares. A presença de arritmias ventriculares frequentes e complexas, após a fase aguda do infarto do miocárdio é indicativa de mau prognóstico para a evolução em médio prazo.

Após um infarto do miocárdio, portanto, as arritmias ventriculares detectadas no Holter, segregam os pacientes em subgrupos com diferentes taxas, tanto para a mortalidade total como para morte súbita.

Além disso, a alta incidência de ectopias ventriculares por períodos longos pode ocasionar assincronismo da condução ventricular acarretando aumento dos diâmetros do ventrículo esquerdo e disfunção ventricular. Alguns estudos mostraram que houve melhora da função ventricular de pacientes foram submetidos ao tratamento de ablação por cateter.

Diagnóstico de isquemia miocárdica

Atualmente estima-se que, na da população de indivíduos com coronariopatia, seja com síndromes agudas, na evolução imediata ou em estados crônicos estáveis, os episódios isquêmicos assintomáticos alcançam até 80% da totalidade de todos os eventos e têm na monitoração contínua pelo sistema Holter o principal método de detecção e avaliação.

O aumento da demanda e/ou a diminuição da oferta de O_2 ao miocárdio são os determi-

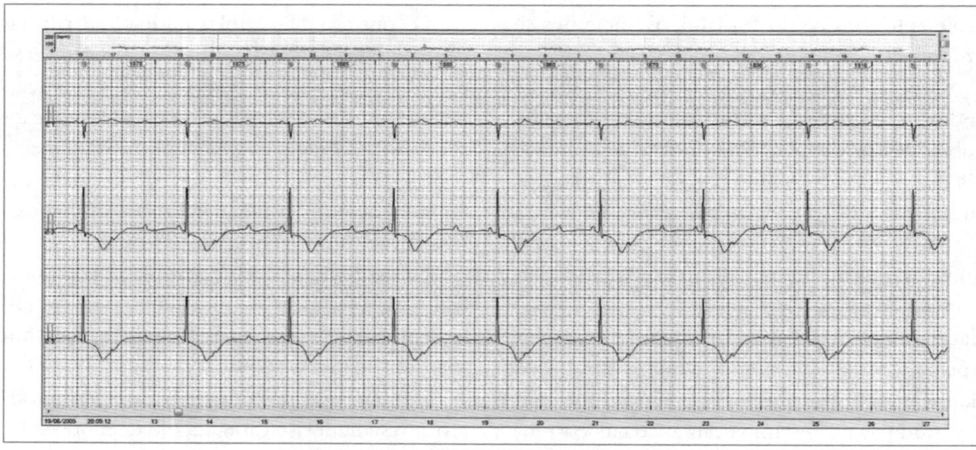

FIGURA 17 LFVTT, 72 anos, doença renal crônica em diálise. Traçado A, ritmo sinusal, BAV elevado, 3/1 onda T deformada atípica, intervalo QT 700 ms. Este padrão se manteve durante todo o exame.

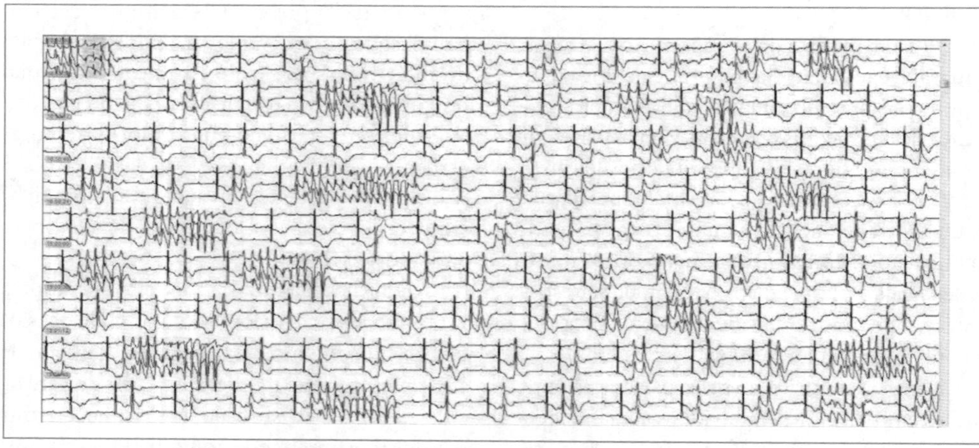

FIGURA 18 LFVTT, 72 anos, traçado B, mesmo Holter do traçado A. BAV e QT inalterados, múltiplos episódios de TVNS, a maioria com características de *torsades de pointes*.

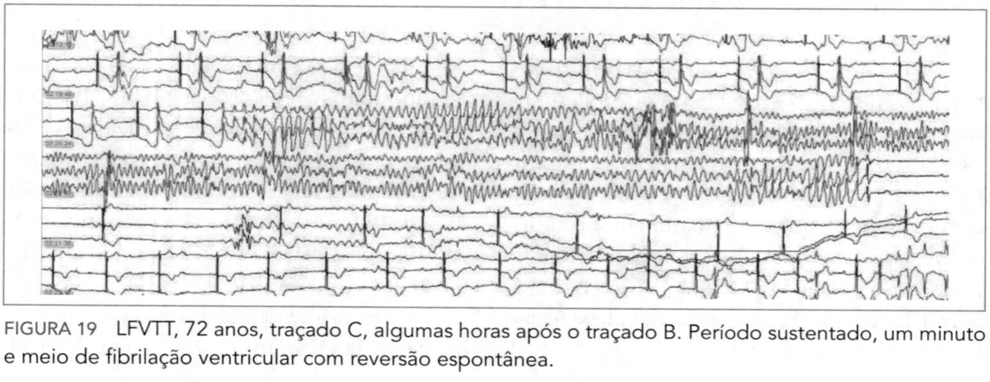

FIGURA 19 LFVTT, 72 anos, traçado C, algumas horas após o traçado B. Período sustentado, um minuto e meio de fibrilação ventricular com reversão espontânea.

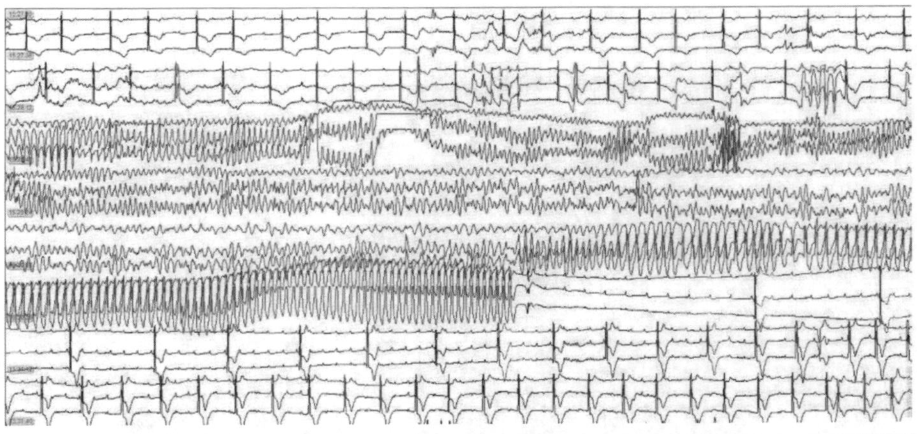

FIGURA 20 LFVTT, 72 anos, traçado D, algumas horas após traçado C. BAV e QT inalterados, período sustentado de fibrilação ventricular com cerca de 2 minutos e meio de duração, que reverte para *flutter* ventricular e TV e se esgota na 6ª tira do traçado seguido de BAV de elevado grau.

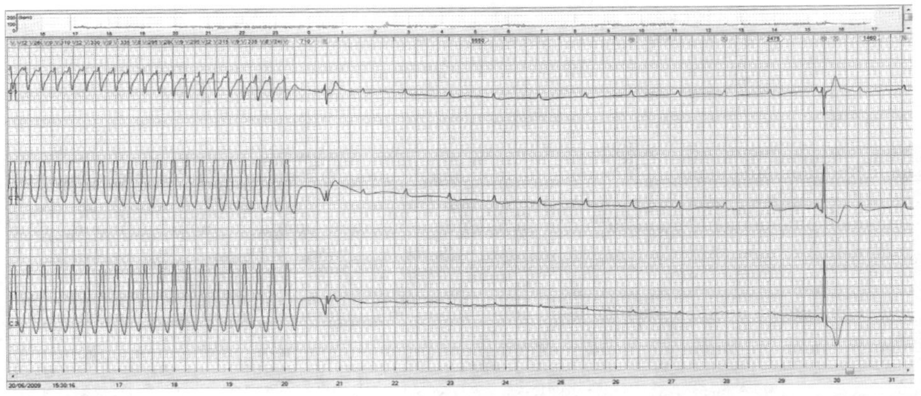

FIGURA 21 LFVTT, 72 anos, traçado E, sequência do traçado D, final das arritmias ventriculares, bloqueio AV muito avançado com 10 ondas P bloqueadas e, na sequência, ritmo sinusal com BAVT e alterações do intervalo QT como se vê na última linha do traçado.

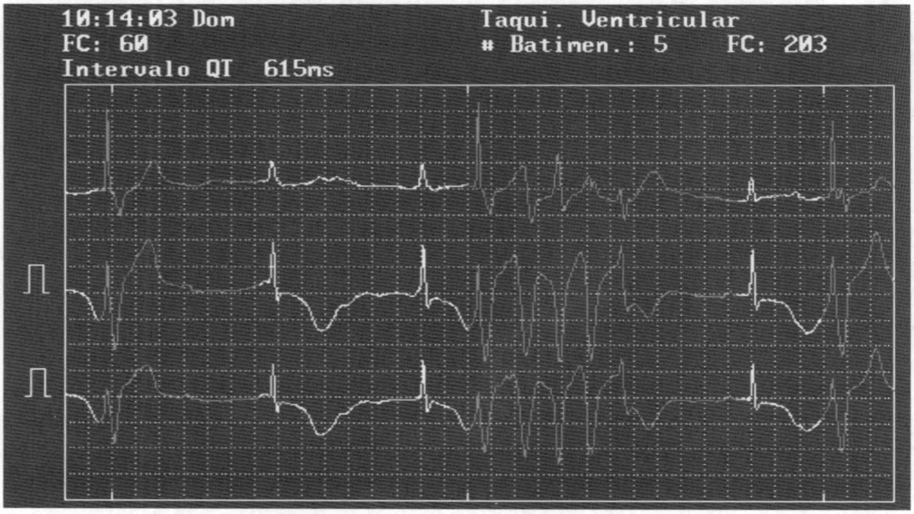

FIGURA 22 JZ, 72 anos, masculino, intervalo QT longo/*torsades*, síncope, ritmo juncional, FC 43 bpm, marca-passo provisório, episódios repetitivos de TVNS e algumas *torsades de pointes*.

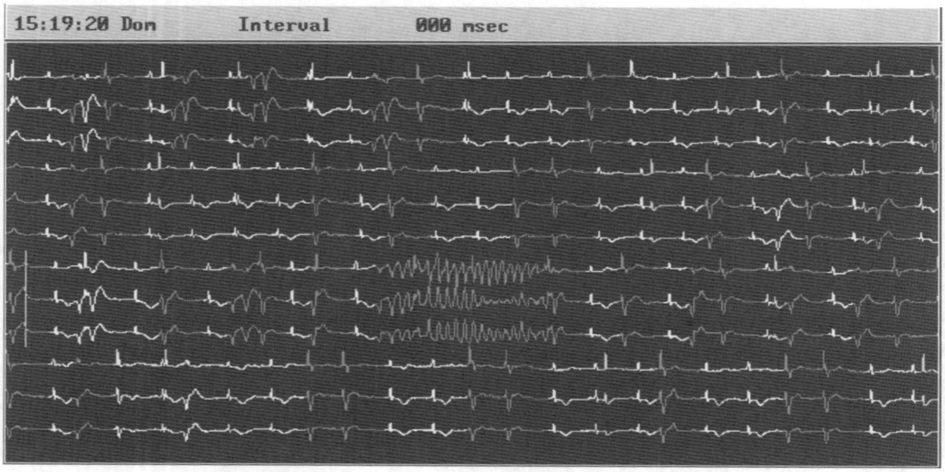

FIGURA 23 JZ, 72 anos, masculino. Intervalo QT longo/*torsades*, mesmo caso do exame da Figura 22, episódio de *torsades des pointes*.

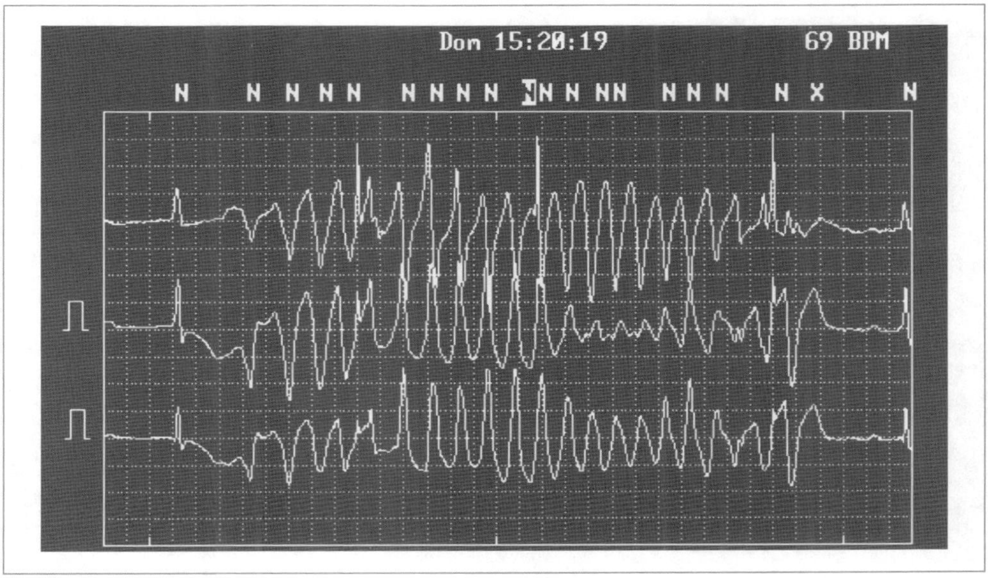

FIGURA 24 Intervalo QT longo/*torsades*. Ampliação do evento registrado na Figura 23.

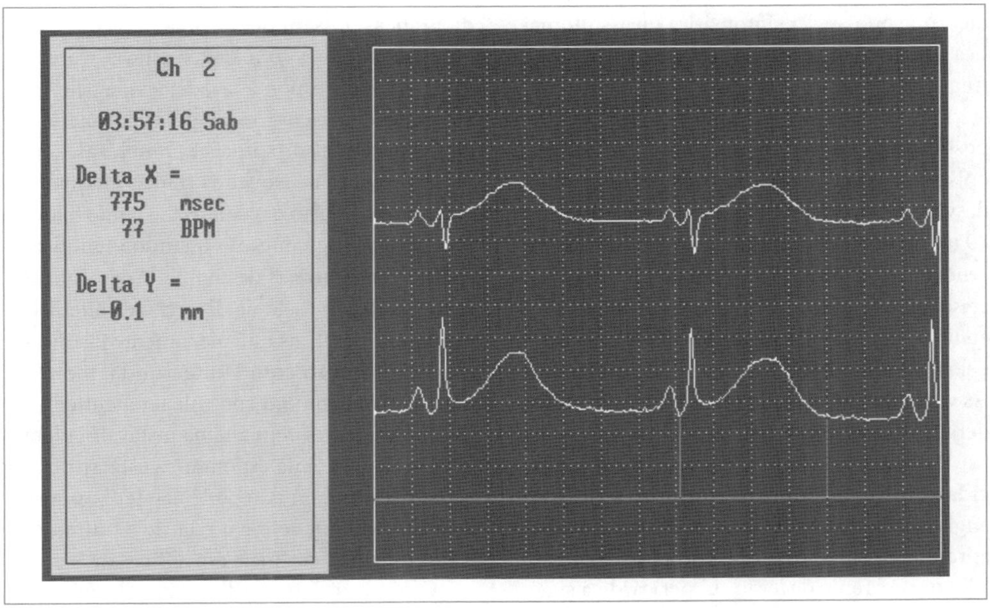

FIGURA 25 Em eletrocardiograma pré-operatório de hérnia, intervalo QT longo, 775 ms, sotalol 120 mg/dia por fibrilação atrial revertida. Assintomático, indicado Holter.

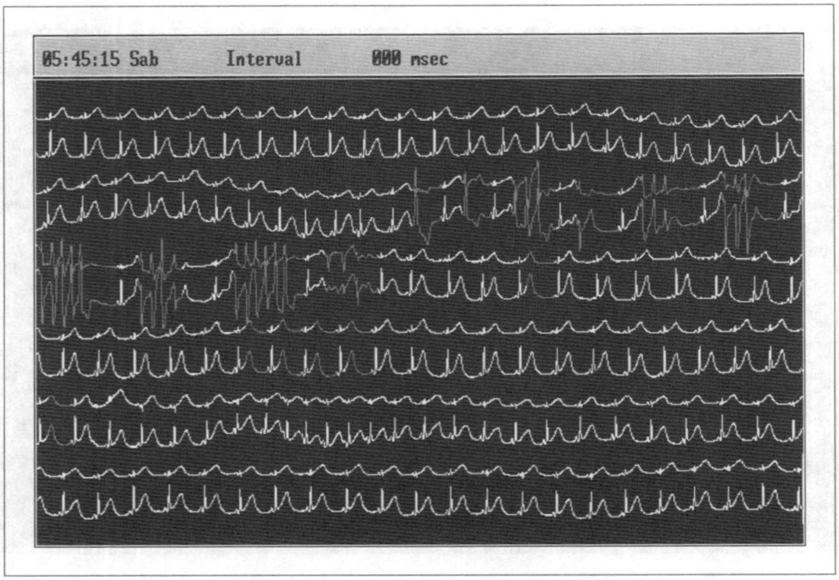

FIGURA 26 Intervalo QT longo/eventos arrítmicos únicos e isolados no Holter com TVNS tipo *torsades*. Sotalol/pró-arritmia

nantes para o surgimento de isquemia miocárdica, que poderá ser sintomática ou assintomática (silenciosa), sendo esta última a forma mais frequente.

Para o diagnóstico de isquemia no Holter, foi postulado que deveriam ser considerados como episódios isquêmicos todos os períodos com desvios do segmento ST de pelo menos 1 mm, a 80 ms do ponto J, morfologia horizontal ou descendente com duração mínima de 1 minuto. Tais episódios isquêmicos para serem individualizados como tal devem estar separados um do outro por pelo menos um minuto de traçado sem alteração. As variações isoladas da onda T não são consideradas diagnósticas.

Pacientes com angina vasoespástica, conhecida pela ocorrência dos sintomas típicos da angina pectoris, em repouso ou durante o sono, apresentam elevações transitórias do segmento ST, com corrente de lesão subpericárdica sugerindo muitas vezes um infarto agudo do miocárdio. O diagnóstico é feito pelo registro de um ECG no momento do sintoma. A eletrocardiografia ambulatorial é o método de escolha para que estas transitórias modificações eletrocardiográficas possam ser surpreendidas.

Para pacientes com angina estável, a presença de isquemia espontânea, detectada pelo Holter, pode identificar um grupo de coronarianos com mais lesões proximais e complexas.

A presença de isquemia miocárdica em pacientes pós-infarto é reconhecida como fator de pior prognóstico, mesmo quando identificada apenas por sintomas de angina. Assim, a insistente busca por meio da detecção de alterações eletrocardiográficas está plenamente justificada e a monitoração com Holter ajuda, tanto no diagnóstico como no controle terapêutico.

Em pacientes com angina instável, a identificação da isquemia espontânea está associada a alto risco, porém isso pode não ter boa correlação custo-benefício em relação a outros métodos diagnósticos mais específicos.

O registro eletrocardiográfico de episódios isquêmicos, com o Holter, podem sofrer diversas limitações. Resultados falso-positivos podem ser encontrados devido à preparação inadequada da pele e má fixação de eletrodos, presença

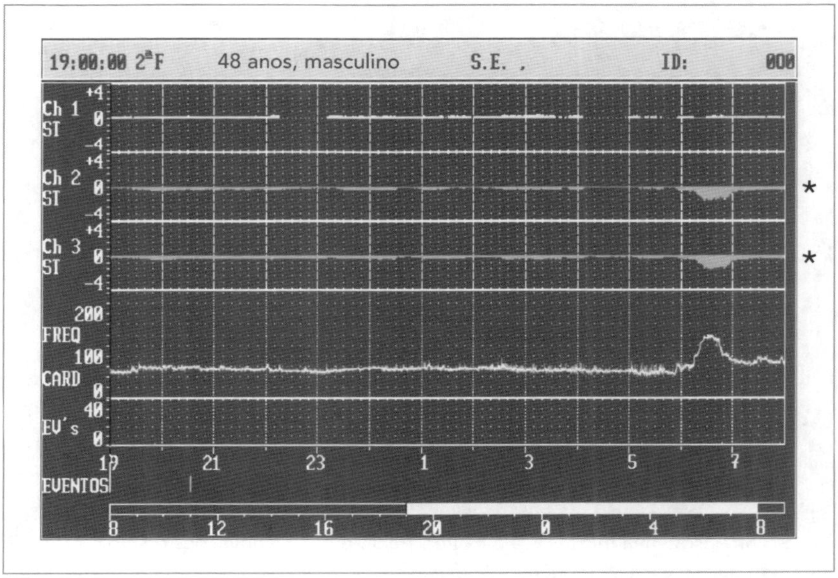

FIGURA 27 ST infra, isquemia miocárdica e Holter. Gráfico da frequência cardíaca (FC) e segmento ST. Paciente SE, 48 anos, masculino. Entre 6 e 7 h, observa-se elevação expressiva da FC alcançando 143 bpm. Nas duas linhas gráficas acima (*), registra-se infradesnivelamento do segmento ST nos canais Ch2 e Ch3, acompanhando o período de elevação da FC.

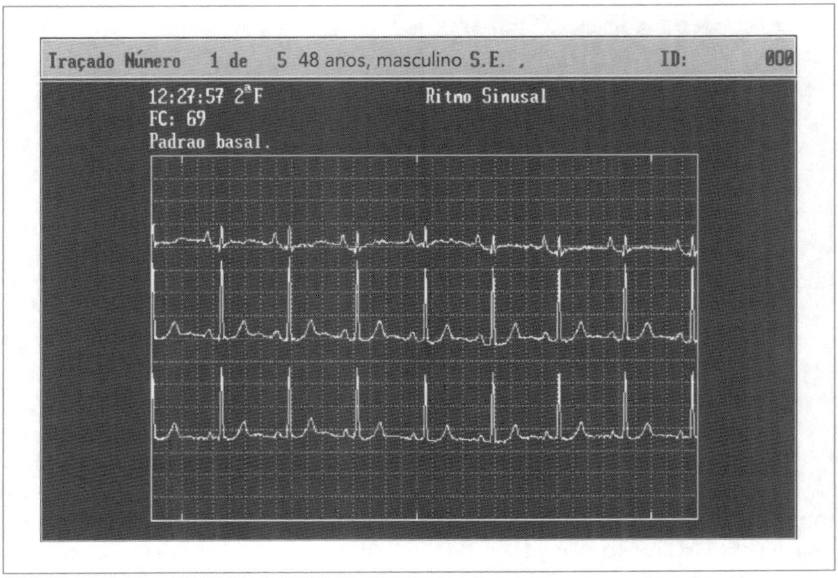

FIGURA 28 ST infra, isquemia miocárdica e Holter. Traçados padrão do paciente SE, 48 anos, masculino, ST normal sem infradesnivelamento e onda T positiva nas 3 derivações do Holter.

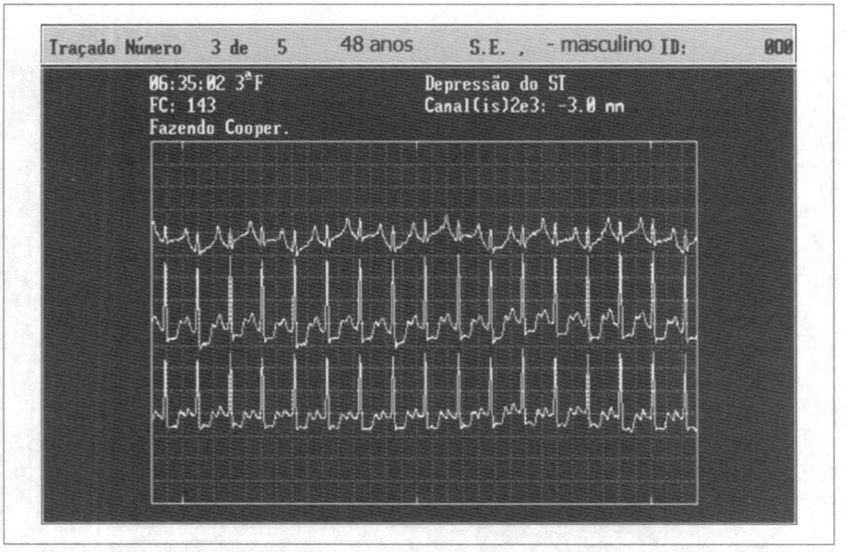

FIGURA 29 ST infra, isquemia miocárdica e Holter. Traçado nas 3 derivações do Holter do paciente SE no momento em que se eleva a frequência cardíaca (FC) entre 6:00 e 7:00 h durante exercício conforme descrito na figura do gráfico. Como se viu no gráfico do segmento ST para os canais Ch2 e Ch3, observa-se típico e intenso infradesnivelamento horizontal do segmento ST com padrões indiscutíveis de resposta isquêmica à elevação da FC durante o exercício.

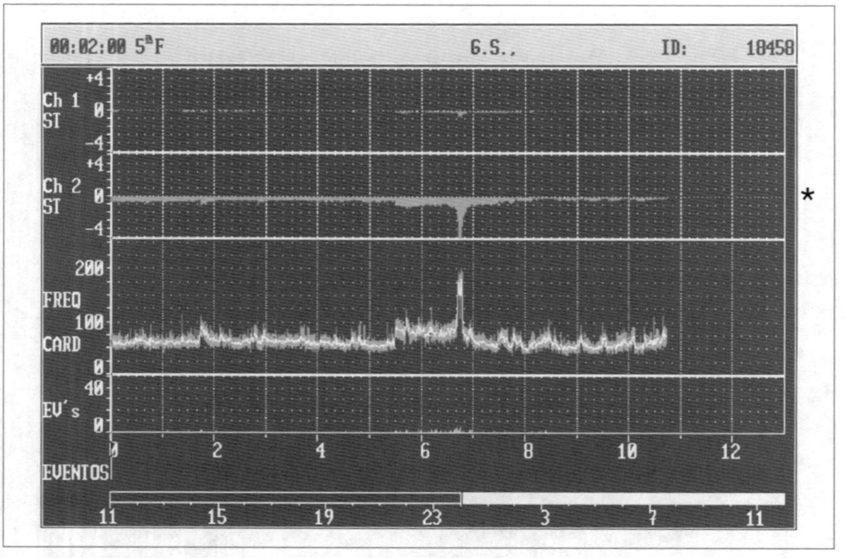

FIGURA 30 ST e FA, isquemia miocárdica e Holter. GS, 64 anos, masculino. Gráfico da frequência cardíaca (FC) e do segmento ST. O aspecto do gráfico da FC mostra grande separação das linhas gráficas máxima, média e mínima, condição típica da fibrilação atrial. Pouco antes das 7h00, observa-se um pico de taquicardia, que alcança quase 200 bpm. Concomitantemente, o gráfico do segmento ST para o Ch2 mostra um pico (*) para baixo indicando importante infradesnivelamento do segmento ST, superior a -5 mm.

Comentários referentes às Figuras 31 e 32, ST e FA, paciente GS, 64 anos, masculino.

- As intensas alterações do segmento ST são indicativas de isquemia miocárdica apesar da presença de FA. Houve posterior confirmação com cintilografia de perfusão miocárdica.
- Durante a FA é questionável valorizar os desnivelamentos do segmento ST, pois são frequentes os fenômenos de aberrância de condução que alteram a repolarização e propiciam os falsos-positivos, mas jamais na intensidade e na uniformidade das alterações exibidas por este caso.
- Neste caso, houve referência à dor no peito concomitante ao expressivo desnivelamento negativo do segmento ST e posteriormente a confirmação da isquemia com exame de imagem, o que sempre que possível deve ser cogitada.

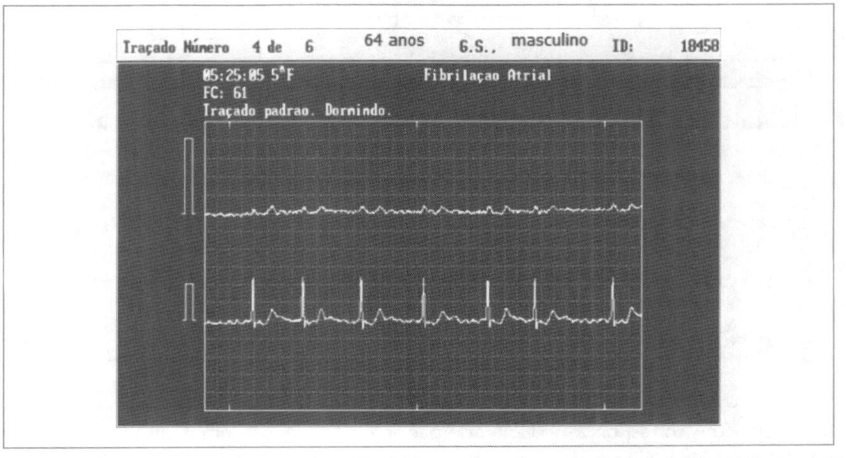

FIGURA 31 ST e FA – GS, 64 anos, masculino. Traçado-padrão do caso da Figura 16. Registra-se fibrilação atrial, frequência cardíaca de 61 bpm e repolarização normal com segmento ST em linha de base e onda T positiva.

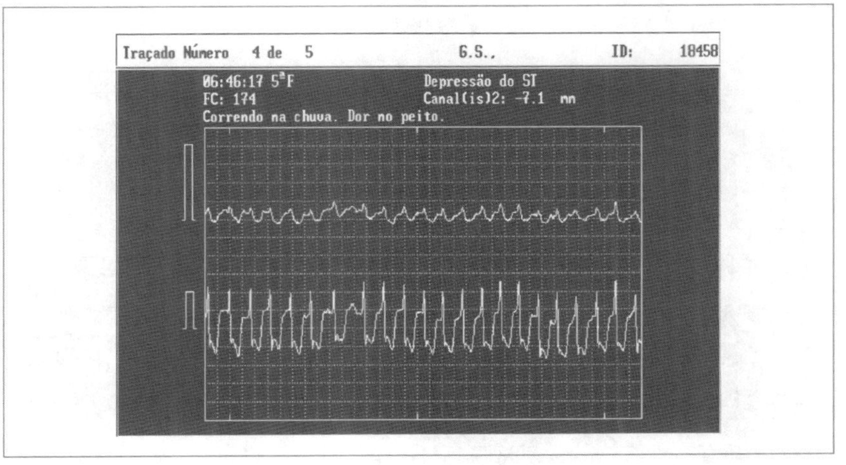

FIGURA 32 ST e FA, isquemia miocárdica e Holter. GS, 64 anos, masculino. Traçado do mesmo caso das Figuras ST e FA. O paciente anotou no diário "corrida na chuva", "dor no peito". Registra-se fibrilação atrial, frequência cardíaca de 174 bpm e importante infradesnivelamento do segmento ST, alcançando -7,1 mm com morfologia horizontal. Estes elementos estão de acordo com as observações anotadas pelo gráfico registrado na Figura 30.

Informações adicionais dos traçados A a G ST supra, Figuras 33, 34, 35 e 36:

- O aspecto morfológico da repolarização ventricular define as alterações como isquemia e lesão subepicárdica grave.
- Após esse exame, o paciente foi submetido à cineangiocoronariografia, que revelou lesão discreta em torno de 40% em artéria descendente anterior proximal. A ultrassonografia intravascular mostrou tratar-se de placa instável e complexa tendo sido indicada e realizada a colocação de *stent* farmacológico.
- Portanto, aceita-se o diagnóstico de lesão discreta com espasmo sobre a lesão, porém a hipótese de coronárias normais com espasmo (Prinzmetal) não poderia ser descartada sem a cinecoronariografia.

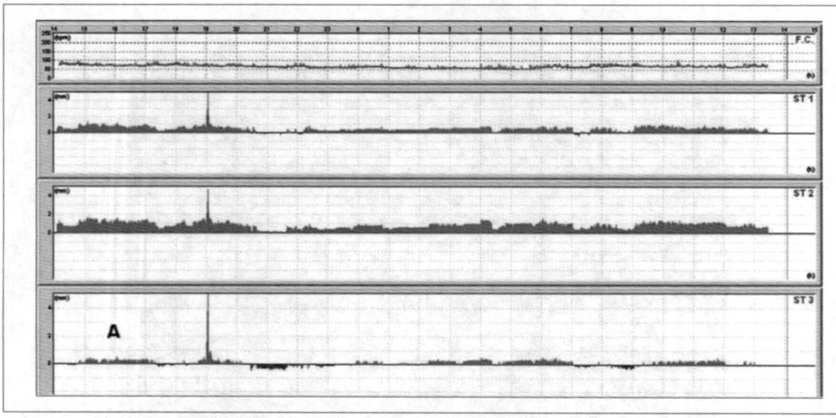

FIGURA 33 O gráfico A corresponde ao Holter do paciente LJ, 48 anos, com queixa de dor precordial sem relação com esforços. No gráfico correspondente ao segmento ST das três derivações, observa-se logo após as 19h00, pico vertical correspondente ao supradesnivelamento importante do segmento ST. O teste de esforço deste paciente e a cintilografia do miocárdio foram normais, negativos para isquemia e não apresentou dor durante os exames. No Holter, no momento assinalado, logo após as 19:00 horas, o examinado refere mal-estar, sensação de aperto na garganta e sudorese. Os sintomas regrediram espontaneamente após alguns minutos e sem qualquer medida ou ação; como atividade foi anotada apenas "evacuando".

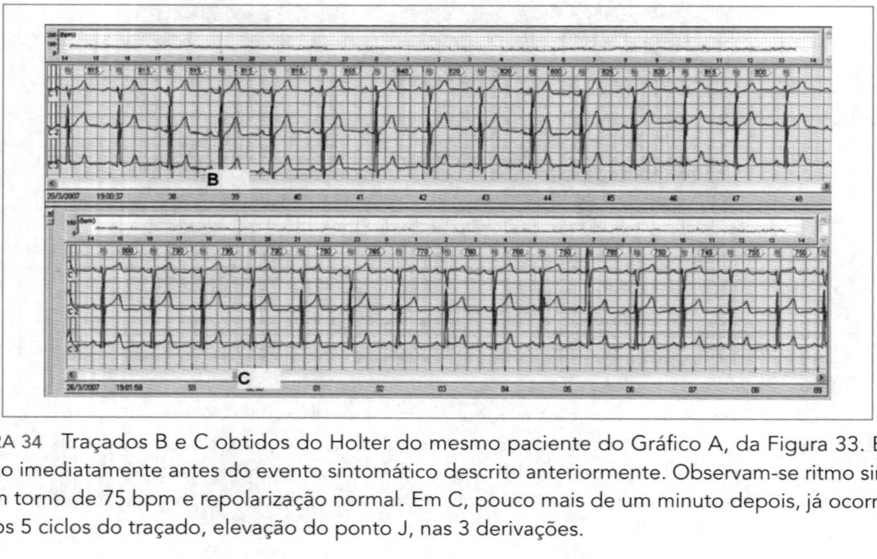

FIGURA 34 Traçados B e C obtidos do Holter do mesmo paciente do Gráfico A, da Figura 33. Em B, padrão imediatamente antes do evento sintomático descrito anteriormente. Observam-se ritmo sinusal, FC em torno de 75 bpm e repolarização normal. Em C, pouco mais de um minuto depois, já ocorre nos últimos 5 ciclos do traçado, elevação do ponto J, nas 3 derivações.

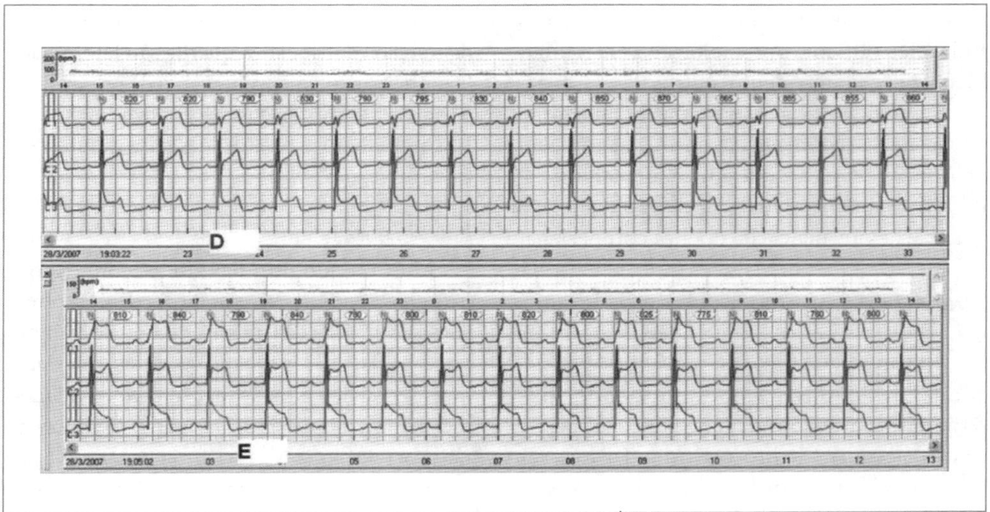

FIGURA 35 Traçados D e E obtidos do mesmo paciente dos traçados A, B e C, das Figuras 33 e 34, no momento em que está evacuando e que refere os sintomas descritos. No traçado D, a frequência cardíaca se mantém estável em torno de 75 bpm e há progressivo supradesnivelamento do segmento ST nas três derivações. No traçado E, menos de 2 minutos após o anterior, observa-se o supradesnivelamento máximo observado neste evento.

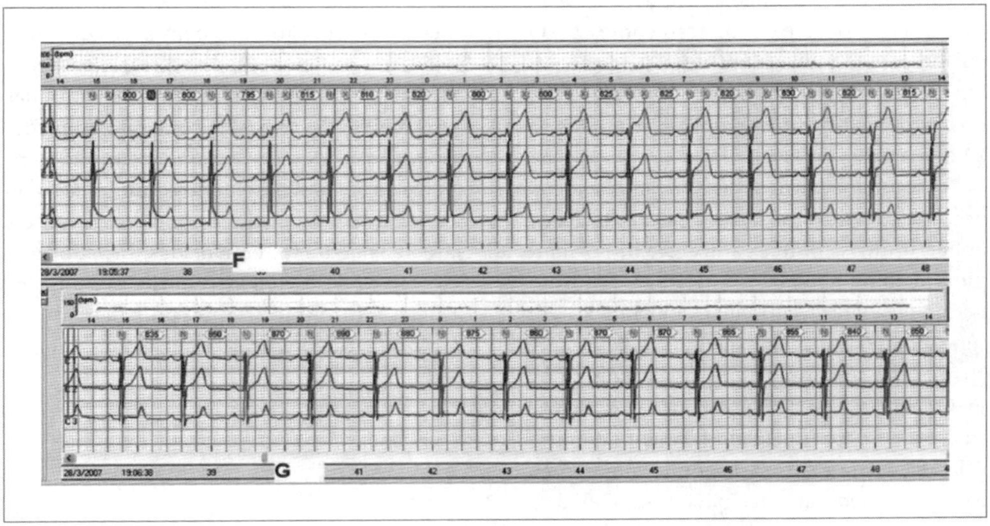

FIGURA 36 Traçados F e G obtidos do Holter do mesmo paciente dos traçados A a D, das Figuras 33 a 35. No traçado F, observa-se progressiva redução do supradesnivelamento do segmento ST praticamente normal nos últimos complexos. O traçado G, um minuto após o anterior, já mostra repolarização ventricular normal. A duração total do episódio isquêmico foi de pouco mais de 3 minutos.

de variações de amplitude do QRS, distúrbios hidroeletrolíticos, pré-excitação ventricular, bloqueios de ramo, dentre outros.

É consenso que a monitoração ambulatorial não é um procedimento adequado para triagem na isquemia miocárdica, principalmente quando forem considerados grupos populacionais com baixa prevalência da doença coronariana.

Avaliação terapêutica

Aplicação do Holter em pacientes com arritmias complexas é também de grande utilidade para a avaliação da terapêutica antiarrítmica e pesquisa de pró-arritmia. Devem ser consideradas não apenas como uma complementação da estratificação de risco, mas como um importante apoio na elaboração das estratégias terapêuticas.

Fármacos antiarrítmicos

O primeiro item a ser avaliado é a diminuição espontânea das arritmias, dependendo da variabilidade inerente a estes distúrbios do ritmo. Aceita-se que uma arritmia ventricular complexa esteja controlada com dada terapêutica, quando ocorre eliminação completa dos episódios de taquicardia ventricular não sustentada, redução acima de 90% dos pares e 50% no total de batimentos ectópicos, contados nas 24 horas.

O segundo item a ser considerado é a identificação dos efeitos pró-arrítmicos dos fármacos antiarrítmicos como: bradicardia importante, piora de bloqueio atrioventricular, distúrbios de condução intraventricular, aumento da ocorrência de arritmia, transformação de uma arritmia não sustentada em sustentada. O aumento da duração da repolarização ventricular, traduzida no ECG pelo alongamento do intervalo QT, é a única arma disponível no momento para se rastrear estes pacientes. O alargamento desse intervalo é o efeito pró-arrítmico mais grave, pois favorece a ocorrência de arritmias ventriculares polimórficas, como *torsades de pointes*.

Cardiopatia orgânica e principalmente a disfunção ventricular esquerda são fatores facilitadores para o desenvolvimento da pró-arritmia e representam indiscutível sinalizador de cautela quando do uso de drogas para o tratamento de arritmias.

Ablação por cateter

Muito usado nos dias atuais, com energia de altas frequências, esse procedimento tem eficácia varável e dependente do tipo de arritmia. Logo, os sistemas Holter e Looper são os exames mais indicados para avaliação de efetividade e esclarecimento de sintomas que possam ter ou não correlação com a arritmia tratada. Vários estudos em ablação para FA, indicam o Holter de 7 dias como método mais eficaz para detecção de possível recorrência da arritmia ou do sucesso do procedimento ablativo.

Marca-passos e cardiodesfibriladores implantáveis

Mesmo que alguns modelos sejam capazes de informar sobre parâmetros e até monitoração de ECG, o esclarecimento de sintomas relacionados à alteração de ritmo e falhas no sistema de estimulação são mais bem avaliados pelo Holter, que muitas vezes é necessário para melhorar a resposta e a eficácia do sistema. Falhas de sensibilidade, falhas de comando, inibições inadequadas, taquicardias mediadas por reentrada eletrônica são exemplos de anomalias do funcionamento do gerador que podem ser esclarecidas pelo Holter. Nos desfibriladores, a detecção de descargas inapropriadas é uma indicação muito importante, pois permitirá a reprogramação do cardiodesfibrilador implantável (CDI).

Questões orientadoras

1. Como a eletrocardiografia ambulatorial (Holter e Looper) pode ajudar nos esclarecimento de sintomas provocados por arritmias cardíacas?

2. Como o sistema Holter pode auxiliar na avaliação do paciente com fibrilação atrial?
3. Como o sistema Holter pode auxiliar o diagnóstico de isquemia miocárdica durante as atividades diárias?
4. Como a análise da variabilidade da frequência cardíaca pode complementar a estratificação de risco para a morte súbita e para a morte cardíaca pós infarto e na insuficiência cardíaca?
5. Como o sistema Holter pode complementar a avaliação de arritmias ventriculares durante as atividades diárias? Bem como análise da terapêutica antiarrítmica para tratamento das mesmas.

LEITURA SUGERIDA

1. Brito FS, Brito Jr FS Informações Prognósticas Obtidas com Auxílio do Holter. In: Barreto ACP, Souza AGMR, editors. SOCESP Cardiologia Atualização e Reciclagem. São Paulo: Atheneu; 1996.
2. Brito FS, Brito Jr FS. Eletrocardiografia Ambulatorial Sistema Holter. In: Barreto ACP, Souza AGMR, editors. SOCESP Cardiologia Atualização e Reciclagem. Rio de Janeiro: Atheneu; 1994.
3. Crawford MH, Bernstein SJ, Deedwania PC, DiMarco JP, Ferrick KJ, Garson A Jr, et al. ACC/AHA Guidelines for Ambulatory Electrocardiography. A Report of the American College of Cardiology/American Heart Association Task Force on Practice Guidelines for Ambulatory Electrocardiography. J Am Coll Cardiol. 1999;34(3):912-48.
4. Scanavaca MI, Brito FS, Grupi CJ, et al. Diretriz da Sociedade Brasileira de Cardiologia para Diagnóstico e Tratamento das Arritmias Cardíacas. Arq Bras Cardiol. 2002;79(Suppl V):12-7.
5. Steinberg JS, Varma N, Cygankiewicz I, Aziz P, Balsam P, Baranchuk A, Krol J. 2017 ISHNE-HRS expert consensus statement on ambulatory ECG and external cardiac monitoring/telemetry. Ann Noninvasive Electrocardiol. 2017;22(3).
6. Zipes DP, Camm AJ, Borggrefe M, Buxton AE, Chaitman B, Fromer M, et al.; American College of Cardiology; American Heart Association Task Force; European Society of Cardiology Committee for Practice Guidelines; European Heart Rhythm Association; Heart Rhythm Society. ACC/AHA/ESC 2006 guidelines for management of patients with ventricular arrhythmias and the prevention of sudden cardiac death: a report of the American College of Cardiology/American Heart Association Task Force and the European Society of Cardiology Committee for Practice Guidelines (Writing Committee to Develop guidelines for management of patients with ventricular arrhythmias and the prevention of sudden cardiac death) developed in collaboration with the European Heart Rhythm Association and the Heart Rhythm Society. Euro Pace. 2006;8(9):746-837.

CAPÍTULO 5

Ecodopplercardiograma

Adriana Brentegani
Fábio de Cerqueira Lario
Luiz Mário Baptista Martinelli
Marcela Momesso

INTRODUÇÃO

O ecodopplercardiograma é o exame de imagem mais utilizado em cardiologia. O exame transtorácico não é invasivo e tem um papel bem estabelecido no diagnóstico de numerosas doenças cardiovasculares, além de fornecer informações qualitativas e quantitativas sobre prognóstico e processos fisiopatológicos. O ecocardiograma transesofágico e as novas tecnologias (*speckle tracking*, técnica tridimensional) são métodos complementares para avaliação diagnóstica.

PRINCÍPIOS BÁSICOS

A representação do coração em imagens é o fundamento da ecocardiografia. A imagem é formada por um transdutor que utiliza cristais com características piezoelétricas para transformar os pulsos de ultrassom em impulsos elétricos e vice-versa. Esses impulsos elétricos são digitalizados para a formação das imagens, que podem então ser devidamente interpretadas. A formação da imagem se baseia na diferença de tempo entre a transmissão e retorno do sinal refletido. Estruturas mais profundas apresentam um tempo de trânsito superior ao de estruturas superficiais (Figura 1).

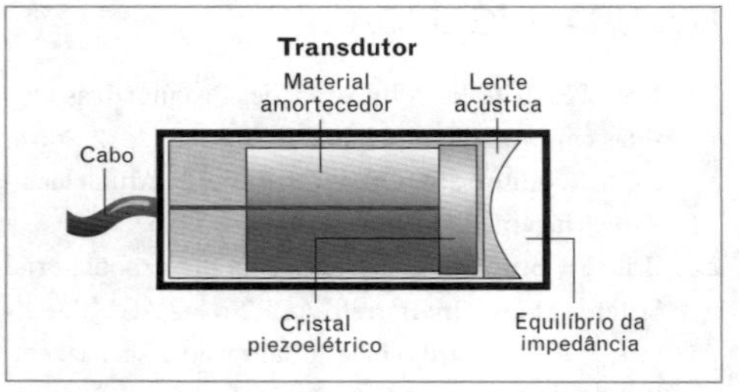

FIGURA 1 Diagrama esquemático de um transdutor de ultrassom.
Fonte: Otto CM. Fundamentos de ecocardiografia clínica. 5ª ed. 2014.

Ondas ultrassonográficas

As ondas são vibrações mecânicas que induzem expansões e compressões alternadas do meio físico que atravessam e têm as seguintes propriedades (Figura 2):

- Frequência: ciclos por segundo ou Hertz (Hz).
- Comprimento de onda – milímetros (mm).
- Intensidade – decibéis (dB).
- Velocidade de propagação – metros por segundo (m/s).

A velocidade de propagação depende de cada meio e é de aproximadamente de 1.540 m/s no sangue.

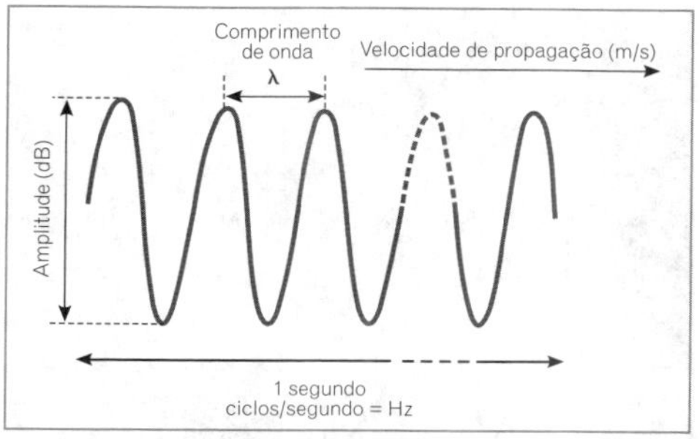

FIGURA 2 Diagrama esquemático de uma onda de ultrassom.

Fonte: Otto CM. Fundamentos de ecocardiografia clínica. 5ª ed. 2014.

A ultrassonografia para diagnóstico médico usa transdutores com frequência entre 1 e 20 MHz (milhões de Hertz).

A multiplicação do comprimento de onda pela frequência do ultrassom é igual à velocidade de propagação.

O comprimento de onda determina a resolução da imagem, que em geral é igual a 1 ou 2 vezes o comprimento de onda (em geral cerca de 1 mm).

A profundidade da penetração da onda de ultrassom é diretamente proporcional ao comprimento de onda e, portanto, inversamente proporcional à frequência do ultrassom. Por isso, transdutores de alta frequência têm melhor resolução espacial, mas têm também a limitação de avaliar pequenas profundidades. Transdutores de baixa frequência têm menor resolução espacial, mas capacidade de avaliar estruturas mais profundas (Figura 3).

Interação das ondas de ultrassom com os tecidos

Nos tecidos, as ondas de ultrassom podem sofrer: reflexão, dispersão, refração e atenuação, com isso, a qualidade da imagem gerada pode ser degradada. Pode ainda acontecer a criação de ecos e, consequentemente, de "imagens-fantasmas" ou outros artefatos (Figura 4).

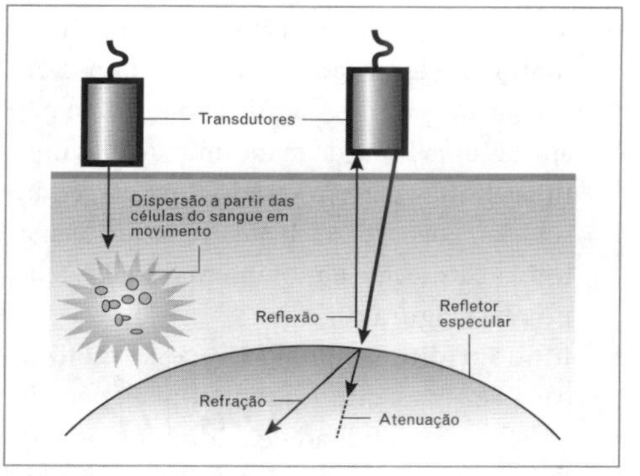

FIGURA 4 Diagrama de interação entre o ultrassom e os tecidos.

Fonte: Otto CM. Fundamentos de ecocardiografia clínica. 5ª ed. 2014.

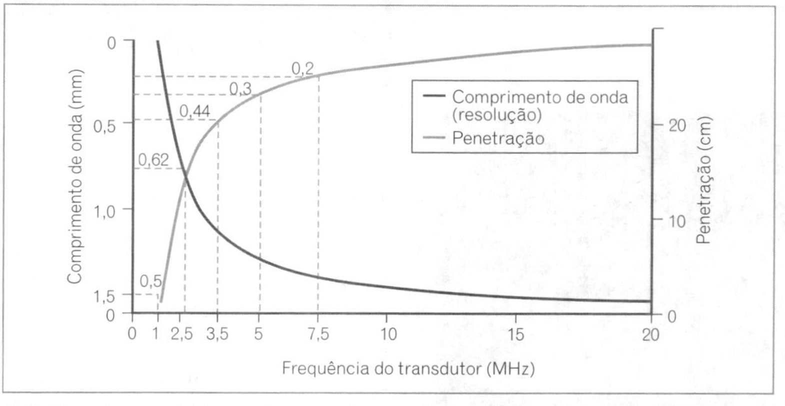

FIGURA 3 Gráfico de correlação entre comprimento de onda, frequência e penetração nos tecidos.

Fonte: Otto CM. Fundamentos de ecocardiografia clínica. 5ª ed. 2014.

MODALIDADES DE IMAGEM

São três as principais formas de registros de imagem: modos M (movimento), B (bidimensional) e 3D (tridimensional).

- Modo M: uma única linha de sinais investiga o campo de interesse. Apresenta como vantagem a alta definição das estruturas analisadas pela alta frequência de repetição de pulso. Extremamente útil na investigação dos movimentos rápidos como os valvares, os do endocárdio ventricular e do septo ventricular. A aquisição deve ser orientada pela imagem bidimensional (2D) (Figura 5).
- Modo bidimensional (2D): é o modo habitualmente lembrado quando se pensa em ecocardiograma. A aquisição envolve não apenas uma linha de mapeamento, mas múltiplas linhas determinando uma varredura setorial. Fornece excelente avaliação da anatomia cardíaca e a movimentação em tempo real (Figura 6).
- Modo tridimensional (3D): esse método, cada vez mais difundido no Brasil, permite a definição detalhada e tridimensional de diversas estruturas cardíacas. Particularmente útil na determinação da relação espacial entre as estruturas, análise mais acurada das válvulas cardíacas e cardiopatias congênitas, quantificação dos volumes cavitários e da massa ventricular (Figura 7).

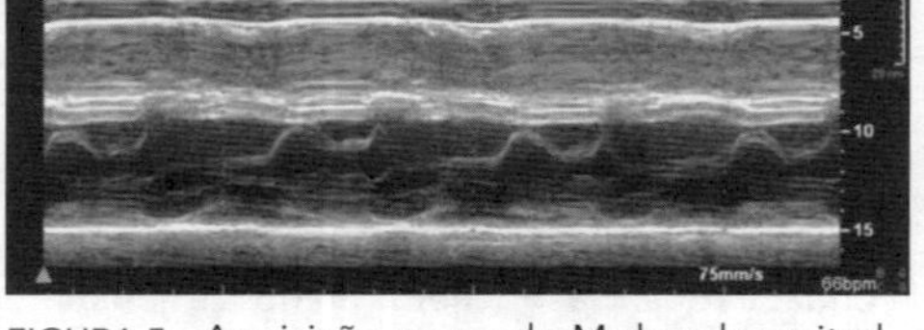

FIGURA 5 Aquisição ao modo M da valva mitral.

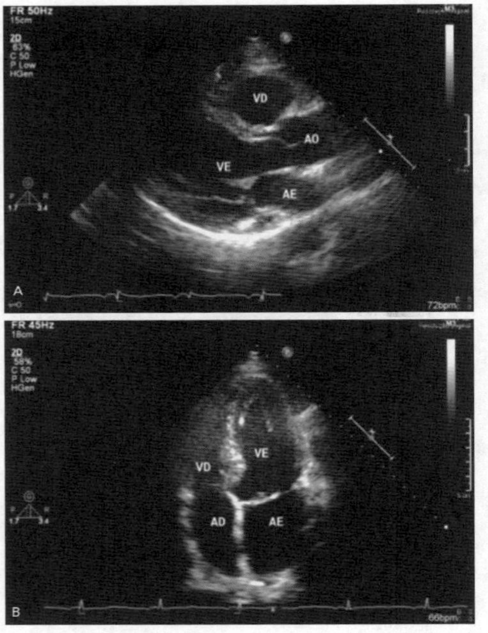

FIGURA 6 Aquisição ao modo 2D. Paraesternal longitudinal (B) e 4 câmaras (A).
AO: raiz aórtica; VD: ventrículo direito; VE: ventrículo esquerdo; AE: átrio esquerdo; AD: átrio direito.

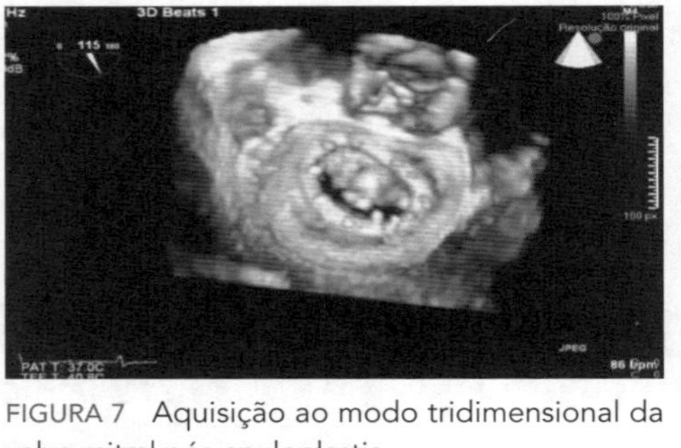

FIGURA 7 Aquisição ao modo tridimensional da valva mitral pós-anuloplastia.

TÉCNICA DOPPLER

O emprego do Doppler complementa avaliação bidimensional. Enquanto o modo 2D avalia a anatomia cardíaca, a técnica do Doppler avalia o fluxo de sangue de acordo com a direção e a velocidade (ou seja, a hemodinâmica e a fisiologia cardíaca). Por convenção, as estruturas que se afastam do transdutor são mostradas em tons de azul e as que se aproximam, em tons de vermelho. São quatro os empregos:

1. Doppler pulsado: avalia fluxos em um ponto determinado pelo método bidimensional. A principal limitação é para fluxos de alta velocidade. Útil para cálculo de débito cardíaco, volume ejetado, volume regurgitante e análise da função diastólica.
2. Doppler contínuo: avalia fluxos de velocidades mais altas que o Doppler pulsado. Como a emissão é contínua, não é possível a análise de um ponto predeterminando e sim de todos os sinais ao longo do feixe de ultrassom. Utilizado principalmente para a avaliação dos gradientes pressóricos transvalvares e da pressão da artéria pulmonar.
3. Doppler colorido: tem como base o Doppler pulsado. A velocidade, a direção e a variação dos fluxos são mostradas em cores (Figura 8).
4. Doppler tecidual: avalia a direção e a velocidade do movimento miocárdico usando o Doppler tecidual (analisar um só local) ou o Doppler colorido (movimento do miocárdio em todo o plano da imagem) (Figura 9).

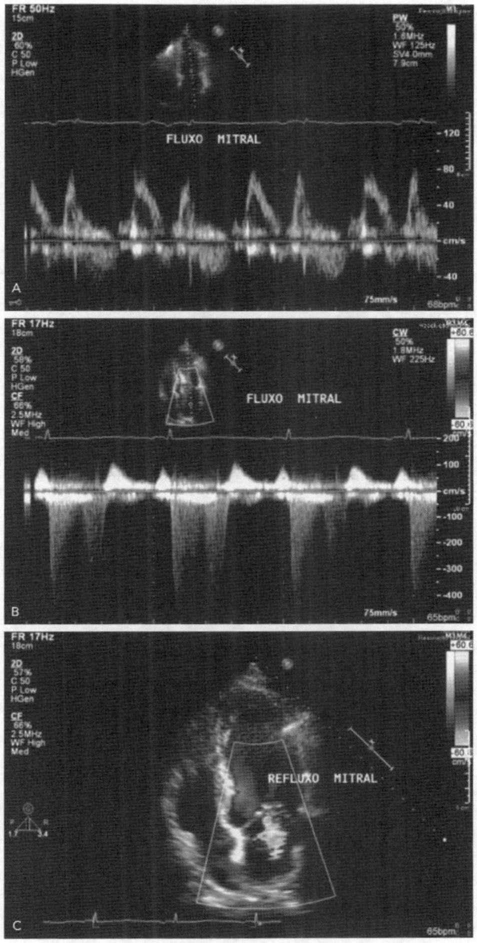

FIGURA 8 Fluxo pulsado (A); fluxo contínuo da mitral (B) e Doppler colorido (C).

AQUISIÇÃO DE IMAGENS

Para uma boa qualidade no exame, é necessário posicionar o paciente em decúbito lateral esquerdo com o braço esquerdo fletido abaixo da cabeça e o direito estendido sobre o corpo (Figura 10).

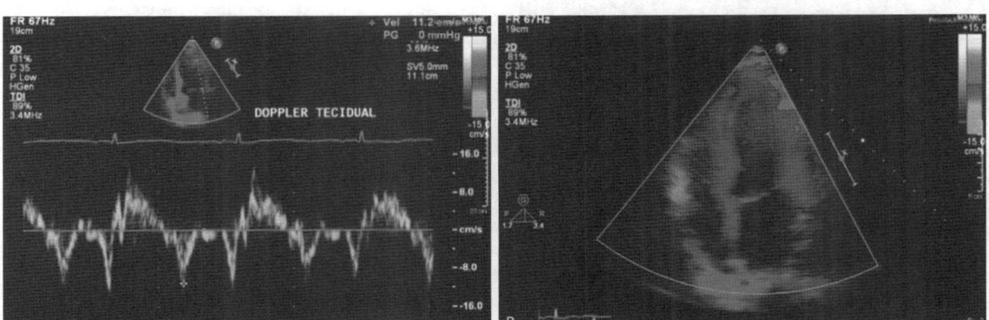

FIGURA 9 Doppler tecidual do anel mitral (B) e Doppler tecidual (A).

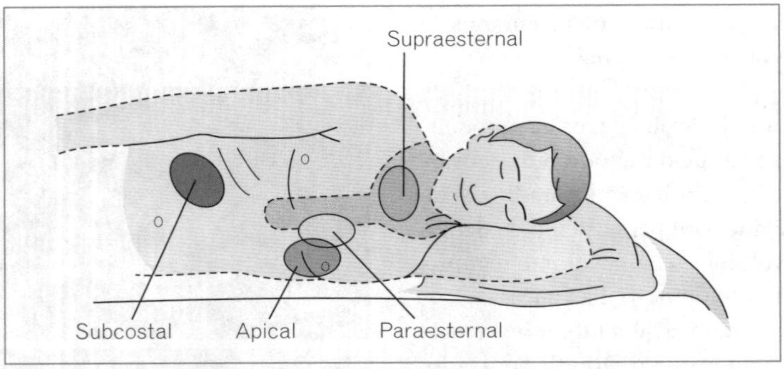

FIGURA 10 Janelas paraesternais e apicais são obtidas com o paciente em decúbito lateral esquerdo; janelas subcostal e supraesternal com o paciente em decúbito dorsal.

JANELAS ACÚSTICAS E PLANOS DE IMAGEM

A primeira imagem adquirida, na maioria dos exames, é a janela paraesternal, geralmente adquirida no terceiro espaço intercostal esquerdo. A partir dela obtém-se os planos longitudinal (Figura 11) e transversal (Figuras 12 e 13).

Para aquisição da janela apical deve-se posicionar o transdutor no *ictus cordis*, geralmente no quinto espaço intercostal. As imagens obtidas são: quatro câmaras (Figura 14), cinco câmaras (Figura 14), duas câmaras (Figura 15) e três câmaras (Figura 15).

A janela subcostal é adquirida pelo transdutor posicionado na região epigástrica, abaixo do apêndice xifoide. É uma janela preferencial em situações de emergência, já que é de fácil e rápida obtenção e auxilia o médico intensivista na visualização das câmaras cardíacas, do pericárdio e da veia cava inferior (Figura 16).

Por fim, para aquisição da janela supraesternal, o transdutor é colocado na região da fúrcula. Tal janela avalia principalmente o arco aórtico, aorta descendente e os dois ramos da artéria pulmonar (Figura 17).

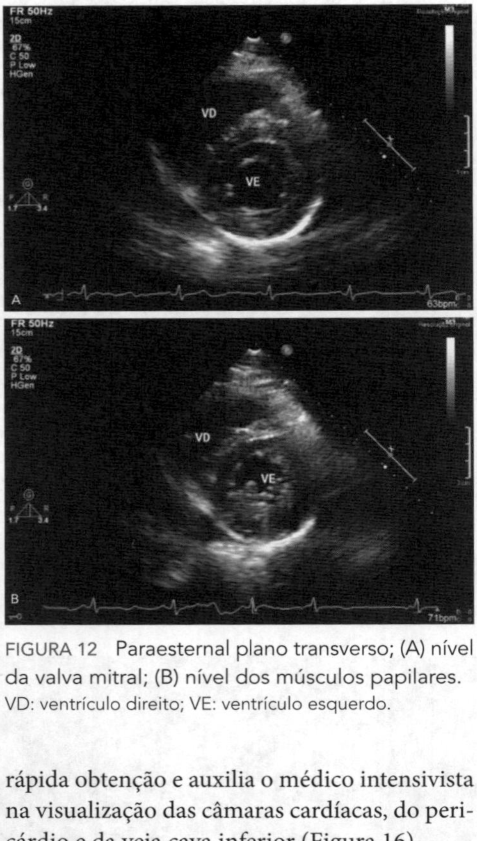

FIGURA 12 Paraesternal plano transverso; (A) nível da valva mitral; (B) nível dos músculos papilares.
VD: ventrículo direito; VE: ventrículo esquerdo.

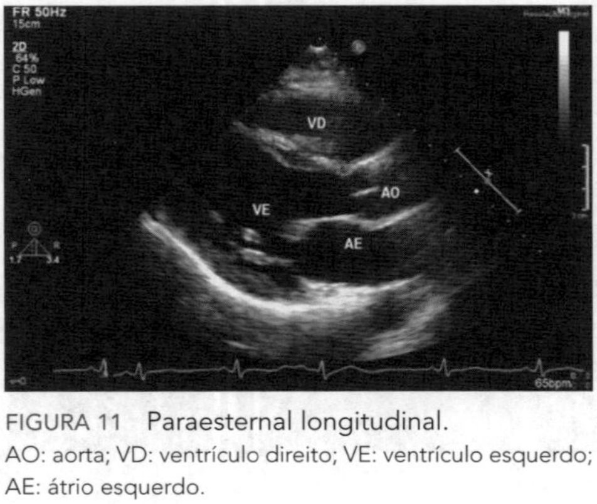

FIGURA 11 Paraesternal longitudinal.
AO: aorta; VD: ventrículo direito; VE: ventrículo esquerdo; AE: átrio esquerdo.

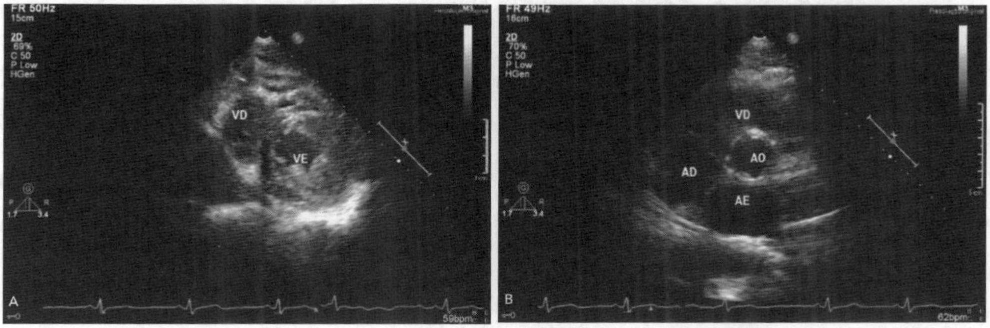

FIGURA 13 Paraesternal plano transverso; (A) nível do ápice; (B) nível dos vasos da base.
VD: ventrículo direito; VE: ventrículo esquerdo; AO: aorta; AD: átrio direito; AE: átrio esquerdo.

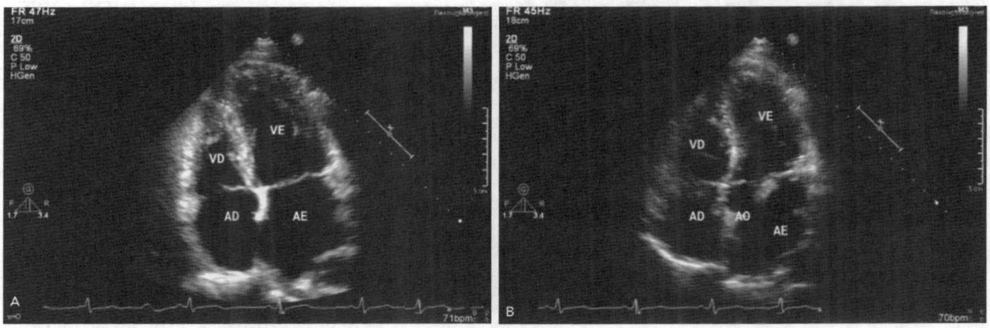

FIGURA 14 Apical quatro câmaras (A) e cinco câmaras (B).
AD: átrio direito; VD: ventrículo direito; AE: átrio esquerdo; VE: ventrículo esquerdo; AO: aorta.

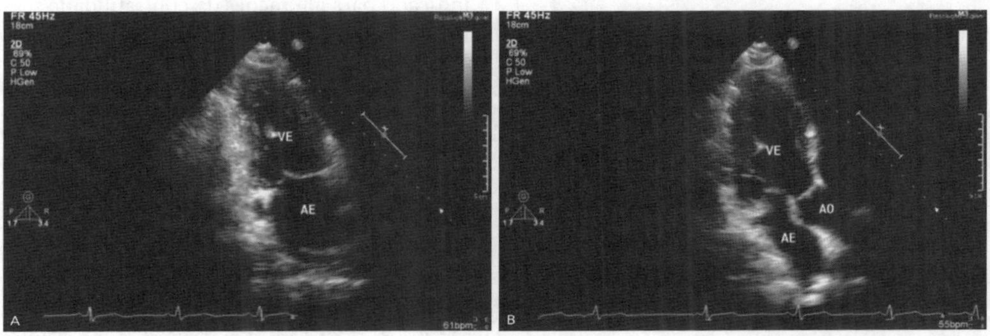

FIGURA 15 Apical duas câmaras (A) e três câmaras (B).
VE: ventrículo esquerdo; AE: átrio esquerdo; AO: aorta.

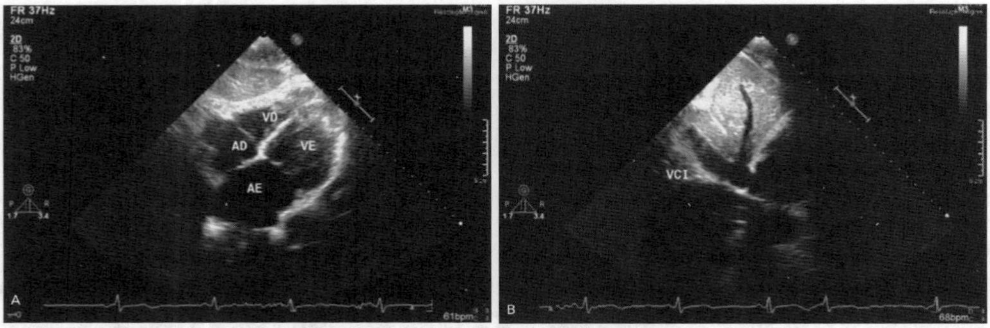

FIGURA 16 (A) Quatro câmaras e (B) a veia cava inferior.
AD: átrio direito; AE: átrio esquerdo; VD: ventrículo direito; VE: ventrículo esquerdo; VCi: veia cava inferior.

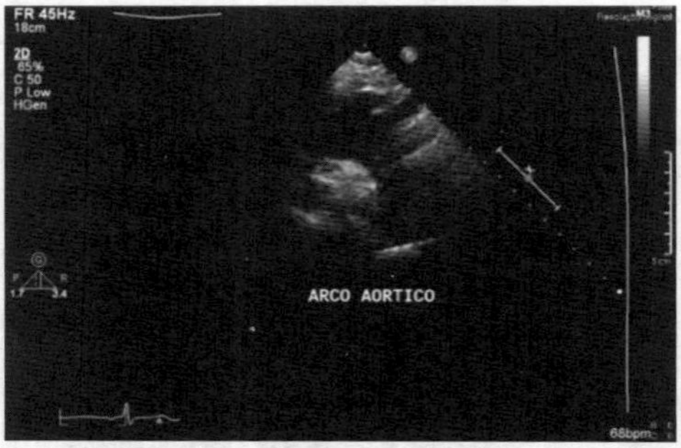

FIGURA 17 Janela supraesternal.

PRINCIPAIS AVALIAÇÕES MORFOLÓGICAS E FUNCIONAIS EM ECOCARDIOGRAFIA

Avaliação da função ventricular

A avaliação da função sistólica ventricular ao ecocardiograma é preditora de desfechos clínicos nas mais diversas cardiopatias. Pode ser avaliada de modo qualitativo ou quantitativo.

Função sistólica do ventrículo esquerdo

Fórmula de Teicholz: baseia-se na premissa de que o ventrículo esquerdo (VE) tem formato elíptico. O cálculo dos volumes ventriculares diastólico (VDF) e sistólico (VSF) finais é realizado a partir das medidas dos respectivos diâmetros diastólico e sistólico finais pela janela paraesternal de eixo longo, que podem ser adquiridos pelo modo unidimensional ou bidimensional. A partir desses valores, calcula-se a fração de ejeção do VE por: FE = [(VDF – VSF)/VDF] × 100. Esse método é impreciso na presença de alteração segmentar da contratilidade do VE, tendo em vista que a forma geométrica do coração é alterada (Figuras 18 e 19).

Método de Simpson: baseia-se na planimetria da cavidade ventricular esquerda a partir da delimitação, pelo ecocardiografista, das bordas endocárdicas do VE na diástole e na sístole nos planos apical quatro e duas câmaras. O ventrículo é divido em cilindros e a fração de ejeção é calculada para cada cilindro. A média da fração de ejeção dos diversos cilindros representa a fração de ejeção do VE. Esse método é o mais indicado para alterações da contratilidade segmentar ou da geometria do VE (Figura 20).

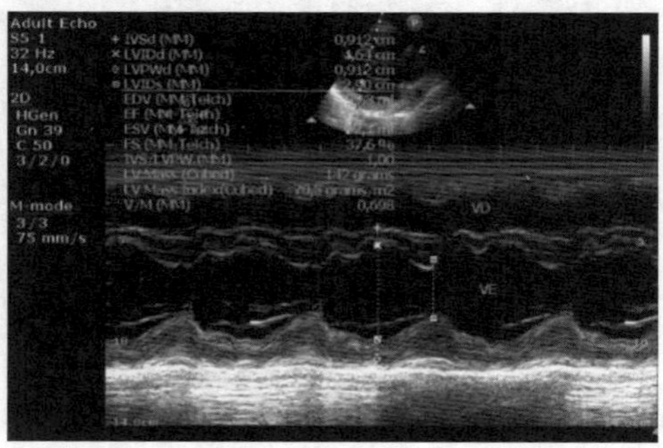

FIGURA 18 Medidas dos diâmetros diastólico e sistólico a partir do modo unidimensional.
VD: ventrículo direito; VE: ventrículo esquerdo.

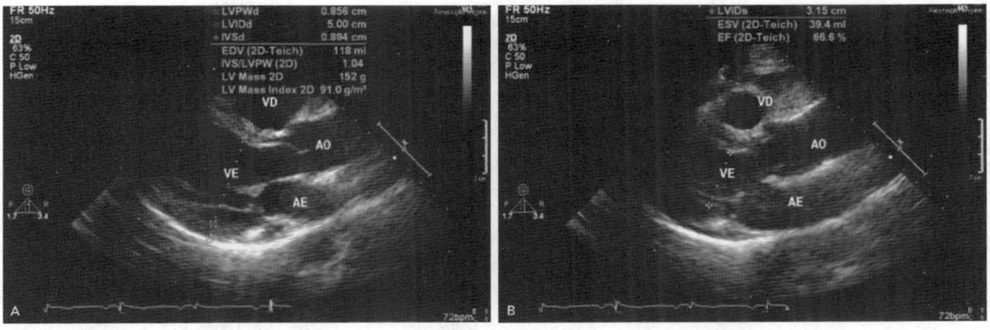

FIGURA 19 Medidas dos diâmetros diastólico e sistólico a partir do modo bidimensional. Ao: aorta; VE: ventrículo esquerdo; VD: ventrículo direito; AE: átrio esquerdo.

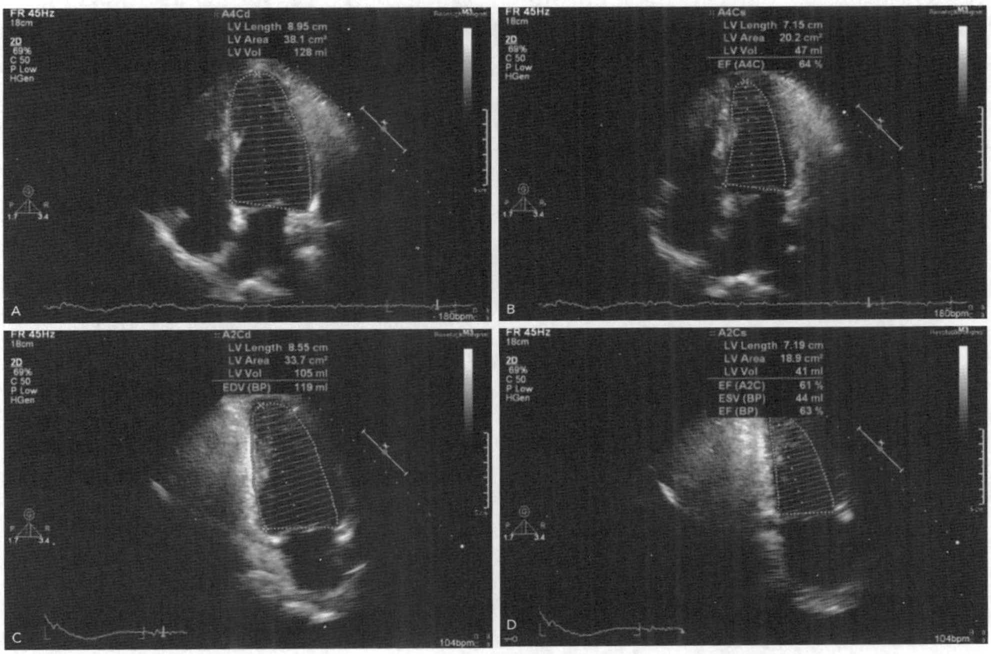

FIGURA 20 Planimetria do ventrículo esquerdo na diástole e na sístole nos planos apical quatro e duas câmaras para o cálculo da fração de ejeção pelo método de Simpson.

Avaliação qualitativa (estimativa da fração de ejeção): método subjetivo no qual o ecocardiografista estima a fração de ejeção baseada na impressão visual da contratilidade do miocárdio. A estimativa realizada por ecocardiografista experiente tem aplicação prática no exame e apresenta boa confiabilidade de acordo com dados da literatura.

Os valores de referência para a graduação da função sistólica do VE encontram-se na Tabela 1.

Função sistólica do ventrículo direito

Variação da área fracional do ventrículo direito (FAC): baseia-se na planimetria da cavidade ventricular direita a partir da delimitação,

TABELA 1 Faixa de valores normais e pontos de corte de gravidade para a fração de ejeção do VE

	Normal	Disfunção leve	Disfunção moderada	Disfunção importante
Homem	52 a 72%	41 a 51%	30 a 40%	< 30%
Mulher	54 a 74%	41 a 53%	30 a 40%	< 30%

pelo ecocardiografista, das bordas endocárdicas do ventrículo direito (VD) na diástole e na sístole no plano apical quatro câmaras. Estima-se as áreas diastólica (AD) e sistólica (AS) do VD. A partir desses valores, estima-se a variação da área fracional do VD por: FAC = [(AD – AS)/AD] × 100. Considera-se anormal valores < 35%. A FAC tem boa correção com a fração de ejeção do VD avaliada por ressonância magnética do coração e é identificada como preditora de complicações graves após embolia pulmonar e infarto do miocárdio (Figura 21).

Excursão sistólica do plano do anel tricúspide (TAPSE): mede a distância longitudinal que o anel tricúspide lateral percorre na sístole ventricular no corte apical quatro câmaras, adquirido pelo posicionamento do cursor do modo M no anel tricúspide lateral. Boa correlação com a função sistólica do VD na ausência de alterações segmentares da contratilidade da parede lateral. Consideram-se anormais valores < 17 mm (Figura 22).

Avaliação da onda S' do anel tricúspide lateral ao Doppler tecidual: avalia a velocidade sistólica do anel tricúspide lateral (onda S') pelas técnicas de Doppler tecidual com a amostra posicionada na região citada. Consideram-se anormais valores < 9,5 cm/s (Figura 23).

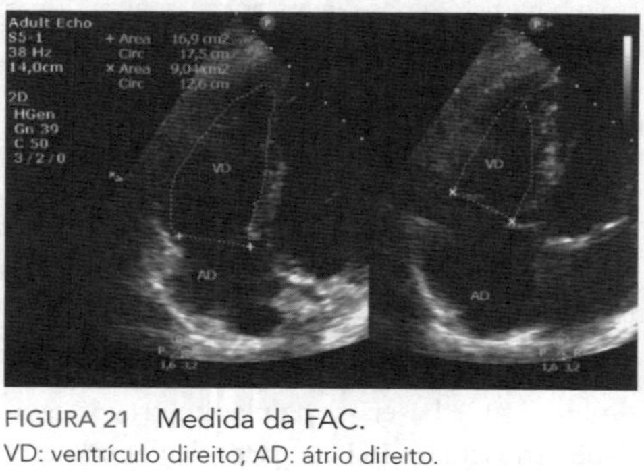

FIGURA 21 Medida da FAC.
VD: ventrículo direito; AD: átrio direito.

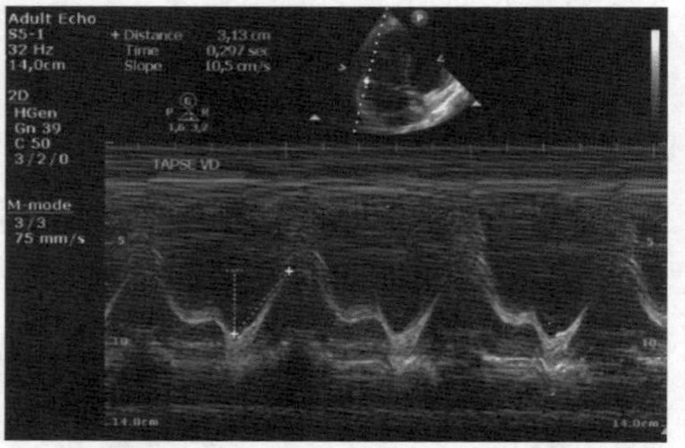

FIGURA 22 Excursão sistólica do plano do anel tricúspide (TAPSE).

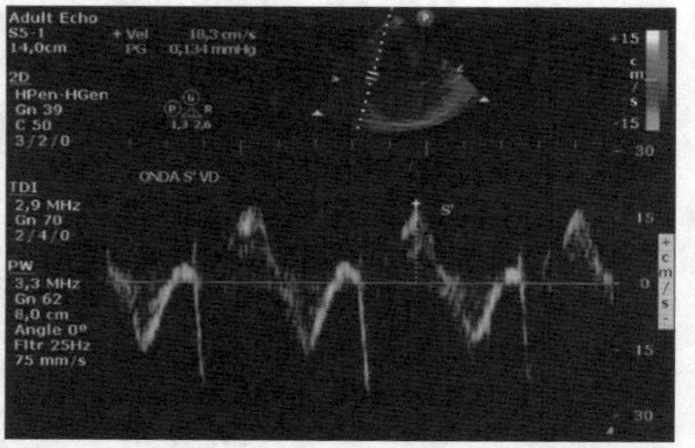

FIGURA 23 Medida da onda S' do anel tricúspide lateral pelo Doppler tecidual.

Avaliação qualitativa (estimativa da fração de ejeção): avaliação subjetiva da função do VD nas diversas projeções realizadas por ecocardiografista experiente.

Função diastólica

A análise da função diastólica do VE é uma parte importante do exame de ecocardiografia, pois a disfunção diastólica precede a sistólica em diversas cardiopatias. A avaliação é baseada em diversos parâmetros adquiridos por cortes apicais ao método bidimensional: fluxo diastólico mitral ao Doppler pulsátil; Doppler tecidual do anel mitral septal e lateral; volume indexado do átrio esquerdo e velocidade do jato regurgitante da valva tricúspide. A varredura do influxo mitral pelo Doppler colorido utilizando o modo unidimensional (para medida da velocidade de propagação do fluxo mitral) e o Doppler pulsátil da veia pulmonar superior direita (para avaliação das ondas S – sistólica – e D – diastólica) são métodos adicionais para avaliação e graduação da disfunção diastólica. A função diastólica pode ser classificada em normal, disfunção diastólica leve ou grau I (alteração de relaxamento), disfunção diastólica moderada ou grau II e disfunção diastólica grau III ou de padrão restritivo.

A avaliação da função diastólica do VD tem pouca aplicabilidade na prática clínica atual e fica restrita a pesquisas clínicas.

Cálculos hemodinâmicos mais utilizados

Estimativa da pressão média do átrio direito (PAD): pela janela subcostal, mede-se o diâmetro da veia cava inferior (VCI) ao final da expiração, próximo à junção das veias hepáticas e à desembocadura no átrio direito. Avalia-se posteriormente a variação respiratória espontânea no diâmetro do vaso (Figura 24 e Tabela 2).

Tal avaliação é prejudicada nos pacientes em ventilação mecânica.

Índice de distensibilidade da VCI: útil na avaliação da resposta do paciente à expansão volêmica. Cálculo: [(diâmetro máximo expirado – diâmetro mínimo inspirado)/diâmetro máximo expirado] × 100.

Variação > 18% da VCI identifica paciente com potencial para aumento do débito cardíaco após expansão volêmica.

Pressão sistólica da artéria pulmonar (ou pressão sistólica do VD): estimada a partir do cálculo do gradiente máximo de pressão entre o VD e o átrio direito (obtido pela medida da velocidade sistólica máxima do refluxo tricúspide) somada à estimativa da PAD obtida pela avaliação da VCI. Utiliza-se a fórmula $4xV^2$ + PAD (V: velocidade do jato regurgitante tricúspide em metros por segundo). Consideram-se normais valores de até 35 mmHg (Figura 25).

Cálculo do volume sistólico do VE: sabe-se que o volume de sangue que passa através de

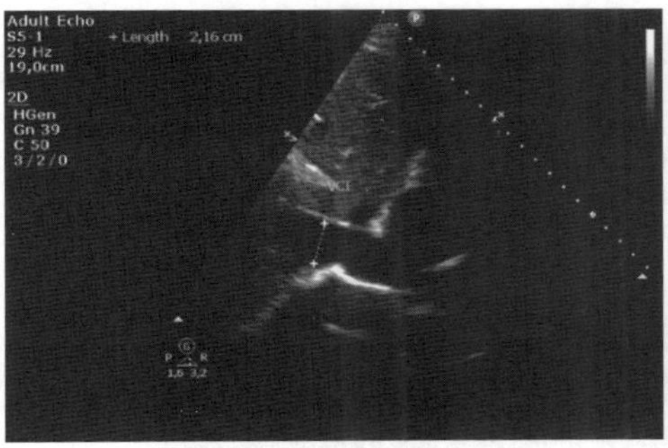

FIGURA 24 Medida do diâmetro da veia cava inferior.

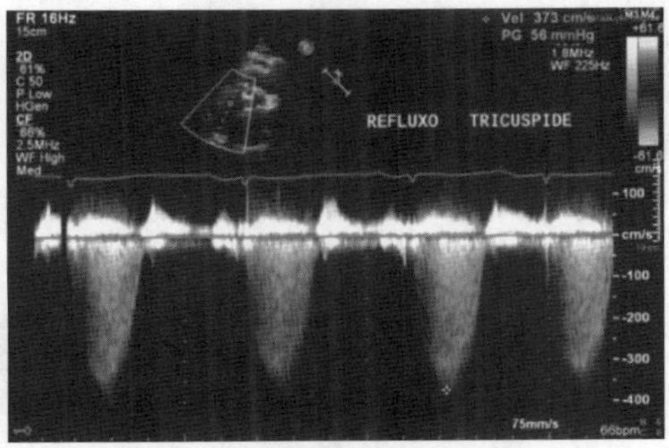

FIGURA 25 Medida da velocidade sistólica máxima do refluxo tricúspide.

TABELA 2 Estimativa da PAD baseada no diâmetro e na variação respiratória da VCI

Pressão média do AD (mmHg)	0 a 5 mmHg – normal	5 a 10 mmHg – intermediário	> 15 mmHg – alta
Diâmetro da VCI	< 2,1 cm	≤ 2,1 cm e < 50% ou ≥ 2,1 cm e > 50%	> 2,1 cm
Variação respiratória	> 50 %		< 50%

PAD: pressão média do átrio direito; VCI: veia cava inferior.

um orifício fixo pode ser determinado a partir de técnicas bidimensionais, pelo produto da área de secção transversa do orifício pela integral da velocidade pelo tempo (VTI – adquirido pelo traçado do espectro Doppler de terminado fluxo). Para o cálculo do volume sistólico do VE, estima-se a área de secção transversa da via de saída do VE (VSVE) a partir do cálculo do diâmetro desta área obtido pelo corte paraesternal longitudinal (Figura 26).

Posteriormente, adquire-se a VTI do fluxo sistólico da VSVE (unidade em cm) pelo Doppler pulsátil posicionado nessa região a partir do corte apical cinco câmaras (Figura 27).

Pelo cálculo $[\pi \times (D/2)^2] \times$ VTI VSVE, em que D é o diâmetro da VSVE (em cm) e π: 3,14, calcula-se o volume sistólico do VE (VS) a cada batimento (em cm^3 ou mL).

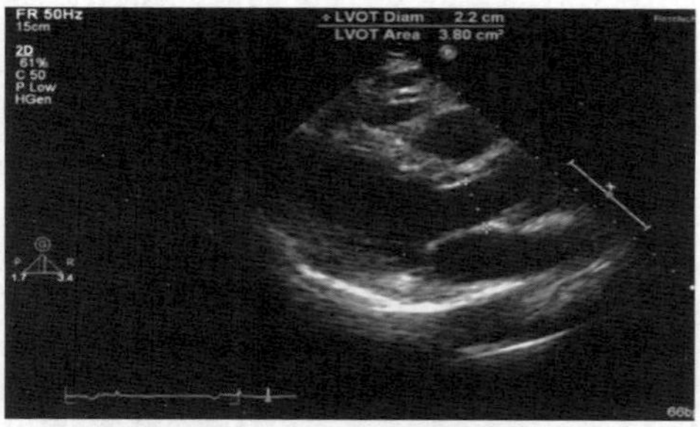

FIGURA 26 Medida do diâmetro da VSVE.

Cálculo do débito cardíaco

DC (mL/minuto) = VS × FC, em que FC é o número de batimentos por minuto.

PRINCIPAIS INDICAÇÕES DO ECOCARDIOGRAMA TRANSTORÁCICO

- Investigação de dor torácica, dispneia, síncope/pré-síncope, palpitações.
- Investigação de sopro cardíaco anormal.
- Avaliação de arritmias.
- Acompanhamento de valvopatias previamente conhecidas e na suspeita de endocardite.
- Avaliação inicial de cardiopatia hipertensiva.
- Avaliação de função ventricular após síndrome coronariana aguda.
- Suspeita e acompanhamento de paciente com insuficiência cardíaca.
- Suspeita e acompanhamento de pacientes com cardiomiopatias.
- Rastreamento de parentes de pacientes com cardiomiopatias hereditárias.
- Avaliação inicial e acompanhamento de paciente em quimioterapia com agentes cardiotóxicos.
- Acompanhamento de paciente com marca-passo, desfibrilador implantável, ressincronizador.

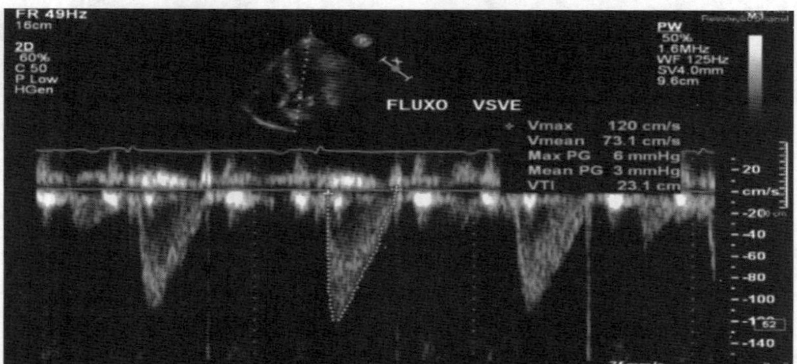

FIGURA 27 Medida do VTI do fluxo sistólico da VSVE.

- Avaliação de indicação, otimização e complicações de dispositivos de assistência ventricular.
- Avaliação de potencial doador de coração e monitoração de rejeição após transplante cardíaco.
- Guiar procedimentos intervencionistas não coronarianos.
- Suspeita de massa intracardíaca ou fonte emboligênica.
- Acompanhamento de derrame pericárdico previamente conhecido.
- Suspeita e acompanhamento de doenças da aorta.
- Avaliação e acompanhamento de cardiopatias congênitas.
- Em urgência/emergência: suspeita de acidente vascular encefálico/acidente isquêmico transitório (AVC/AIT) ou evento embólico sistêmico, instabilidade hemodinâmica de causa desconhecida, dor torácica com suspeita de evento coronariano e eletrocardiograma não diagnóstico, elevação isolada de marcadores de necrose do miocárdio (sem suspeita de síndrome coronariana aguda), suspeita de complicações após infarto agudo do miocárdio, insuficiência respiratória de causa indefinida, avaliação após trauma torácico grave por desaceleração.

OUTRAS MODALIDADES

- Ecocardiograma tridimensional.
- Ecocardiograma transesofágico.
- Ecocardiograma de estresse farmacológico ou físico.

Questões orientadoras

1. Quais as principais vantagens do uso de ecocardiograma transtorácico?
2. Quais as três principais modalidades de registro de imagem do ecocardiograma?
3. Cite as janelas ecocardiográficas mais usadas habitualmente no ecocardiograma transtorácico?
4. Quais os principais métodos de avaliação da função sistólica do ventrículo direito?
5. Quais as principais indicações do ecocardiograma transtorácico?

LEITURA SUGERIDA

1. Boyd AC, Schiller NB, Thomas L. Principles of transthoracic echocardiographic evaluation. Nat Rev Cardiol. 2015;12(7):426-40.
2. Lang RM, Badano LP, Mor-Avi V, Afilalo J, Armstrong A, Ernande L, et al. Recommendations for cardiac chamber quantification by echocardiography in adults: an update from the American Society of Echocardiography and the European Association of Cardiovascular Imaging. J Am Soc Echocardiogr. 2015;28(1):1-39.e14.
3. Mathias Jr W, editor. Manual de ecocardiografia. 3ª ed. Barueri: Manole; 2013.
4. Nagueh SF, Smiseth OA, Appleton CP, Byrd BF 3rd, Dokainish H, Edvardsen T, et al. Recommendations for the evaluation of left ventricular diastolic function by echocardiography: an update from the American Society of Echocardiography and the European Association of Cardiovascular Imaging. J Am Soc Echocardiogr. 2016;29(4):277-314.
5. Otto CM, editor. Fundamentos de ecocardiografia clínica. 5ª ed. Elsevier: 2014.
6. Rudski LG, Lai WW, Afilalo J, Hua L, Handschumacher MD, Chandrasekaran K, et al. Diretrizes para Avaliação Ecocardiográfica do Coração Direito em Adultos: um Informe da Sociedade Americana de Ecocardiografia. J Am Soc Echocardiogr. 2010;23(7):685-713.
7. Santos ECL, Figuinha FCR, Lima AGS, Henares BB, Mastrocola F, editores. Manual de Cardiologia Cardiopapers. São Paulo: Atheneu; 2013.

CAPÍTULO 6

Medicina nuclear: princípios gerais, indicações e interpretação

Carlos Alberto Buchpiguel

INTRODUÇÃO

A medicina nuclear é uma especialidade médica que possui aplicações na área de diagnóstico por imagem e na área terapêutica de forma complementar e específica. O princípio se baseia no uso de isótopos radioativos que possuem a propriedade de emitir radiação eletromagnética ou particulada, o que permite a detecção por meio de equipamentos específicos denominados câmaras à cintilação. Portanto, pela administração destes agentes no paciente, seja por uma via intravenosa ou mesmo por via oral, esses compostos são captados, concentrados ou mesmo eliminados por órgãos específicos, o que permite gerar imagens por meio do equipamento.

Portanto, é impreterível que o paciente esteja em plenas condições vitais para que as imagens possam ser obtidas, o que não necessariamente é verdadeiro quando se obtém uma imagem de radiografia ou tomografia, visto que imagens de cadáveres podem ser obtidas com essas técnicas. Isso traduz o princípio maior das imagens cintilográficas em medicina nuclear, pois revelam essencialmente os aspectos fisiológicos de distintos órgãos do interior do corpo humano.

Conforme a característica do tipo de metodologia e energia liberada pelo isótopo radioativo, podem ser divididas de forma mais didática a medicina nuclear em dois tipos principais: (1) medicina nuclear convencional: que emprega isótopos radioativos emissores de fótons simples (cintilografia); e (2) tomografia por emissão de pósitrons: que emprega isótopos emissores de pósitrons (excesso de carga positiva) e que necessita de equipamentos especiais denominados tomógrafos por emissão de pósitrons (PET).

Este capítulo concentrará maior profundidade nos exames que são atualmente realizados e aprovados para uso clínico no Brasil, com breve menção dos exames que já são aprovados para uso clínico em outros países, porém ainda não estão disponíveis no Brasil.

Os principais exames disponíveis na área cardiológica são a cintilografia de perfusão miocárdica, a cintilografia cardíaca com gálio-67, a cintilografia cardíaca com MIBG e a PET. Com maior atenção à cintilografia de perfusão miocárdica, pela importância na inserção propedêutica cardiológica.

CINTILOGRAFIA DE PERFUSÃO MIOCÁRDICA

A cintilografia de perfusão miocárdica é um dos métodos de imagem não invasivo que permite avaliar a perfusão miocárdica em condição de repouso e sob distintas condições de estresse.

O princípio se baseia na utilização de compostos ou substâncias que são concentrados na célula miocárdica em proporção ao fluxo coronariano. Alguns isótopos são captados pela célula miocárdica diretamente pelo transporte ativo pela bomba de Na^- e K^+ de forma similar com o que ocorre com o influxo de íons potássio na fibra muscular cardíaca. O isótopo radioativo do elemento tálio (tálio-201) é um análogo do potássio e se comporta biologicamente de forma idêntica, portanto, a concentração no músculo cardíaco logo após a administração endovenosa é proporcional ao fluxo e à perfusão gerada pelo fluxo coronariano.

O padrão normal de uma cintilografia de perfusão miocárdica é observar a captação simétrica e homogênea do marcador nos diferentes territórios coronarianos nas imagens precoces (imediatamente após a administração do radioindicador) e nas imagens tardias (obtidas 4 horas após a administração intravenosa do radiofármaco). As imagens precoces representam, portanto, o fluxo coronariano.

Após a administração, ocorre uma redistribuição desse elemento que está em circulação no sangue e parte do que já se concentrou no miocárdio, visto que segmentos de miocárdio isquêmico podem lentamente incorporar quantidades maiores do marcador, promovendo reversibilidade do defeito de perfusão identificado nas imagens iniciais que representam o estado hemodinâmico de um território coronariano. Sendo assim, um defeito de perfusão transitório – que é identificado nas imagens precoces, porém desaparece, parcial ou totalmente, nas imagens tardias obtidas 4 horas após a injeção inicial – representa um defeito isquêmico naquele território específico, como será mostrado mais adiante neste capítulo. Um defeito de perfusão que persiste nas imagens tardias de redistribuição representa um território infartado ou uma sequela isquêmica.

Embora o tálio-201 seja um ótimo biomarcador de perfusão miocárdica, apresenta algumas desvantagens, como meia-vida física (tempo de decaimento radioativo) relativamente longa e energia que sofre muito com grandes espessuras de tecido adiposo, limitando assim a dose a ser administrada. Outro fator limitante é que este isótopo radioativo tem que ser produzido em ciclotrons, o que eleva o custo e limita a disponibilidade.

Considerando as desvantagens do tálio-201, foram desenvolvidos agentes marcados com tecnécio-99m, integralmente disponíveis em laboratórios de medicina nuclear e de custo relativamente mais baixo. Dentre esses biomarcadores destacam-se os compostos catiônicos (isonitrilas e tetrofosmin), que podem ser marcados no próprio serviço de medicina nuclear com eluato de geradores de tecnécio-99m. Ao contrário do tálio-201, quando se administra por via endovenosa o sestamibi marcado com tecnécio-99m, não ocorre o processo de redistribuição, sendo portanto necessárias duas injeções de sestamibi, uma em condição de repouso e outra em condição de máximo estresse. De forma distinta ao que ocorre com o tálio-201, o processo de concentração do sestamibi no músculo cardíaco se faz de acordo com o potencial elétrico transmembrana, e não é influenciado pela atividade da bomba de Na^+ e K^-.

Imagens e interpretação

O miocárdio tem três territórios de irrigação: o da artéria descendente anterior e seus ramos, que irriga preferencialmente as paredes anterior, septal e apical do ventrículo esquerdo; o da artéria circunflexa e seus ramos (ambas sendo originadas no tronco da coronária esquerda), que irriga a parede lateral do ventrículo esquerdo; e o da artéria coronária direita e seus ramos, que irriga a parede inferior e porção inferior da parede septal. As imagens tomográficas de perfusão miocárdica (Spect) são reconstruídas e orientadas em planos ortogonais de acordo com o eixo curto do coração (imagens com cortes do ápice até a base do coração), e de acordo com o eixo longo do coração, planos horizontal (imagens com cortes da parede inferior até a parede anterior) e vertical (com imagens sendo cortadas da parede septal à parede lateral). Assim é obtida uma representação de todos os territórios coronarianos nos diferentes planos, tanto em condição de estresse como em condição de repouso.

Quando não existem obstruções críticas nas artérias coronárias, o radiofármaco é distribuído no miocárdio de forma homogênea e simétrica nas fases basal e após estresse (Figura 1).

Quando existe redução no fluxo sanguíneo miocárdico pela presença de estenose crítica na luz da artéria coronária, pode-se observar perfusão homogênea na fase basal, em repouso. Porém, se o indivíduo for submetido a estresse (físico ou farmacológico), dependendo do grau de obstrução e, portanto, da redução do fluxo sanguíneo marcado com o radiofármaco, observa-se menor concentração do radiofármaco pelo miocárdio irrigado por esta artéria. Essa hipoconcentração transitória do radiofármaco visualizada apenas na fase de estresse sugere a presença de isquemia miocárdica (Figura 2).

Porém, existem situações em que o defeito de perfusão é identificado tanto na fase de estresse como na fase de repouso, o que mais usualmente traduz uma sequela isquêmica, caracterizando um defeito perfusional persistente (Figura 3).

Pode-se, ainda, observar situações em que áreas de hipocaptação persistente estejam associadas à hipocaptação transitória sugerindo fibrose com isquemia associada.

A interpretação pode ser feita de forma qualitativa (visual), descrevendo-se apenas a intensidade (discreta, moderada e grave) e a extensão (pequena, média e grande) do defeito de perfusão.

Pela análise semiquantitativa pode-se avaliar o miocárdio em 17 segmentos, avaliando-se a intensidade e a extensão do defeito de perfusão por meio de escores.

Os escores são divididos em quatro categorias: escores 0 (ausência de defeito), 1 (defeito discreto de perfusão), 2 (defeito moderado de perfusão), 3 (defeito moderado de perfusão) e 4 (ausência de perfusão). A soma dos escores na fase de estresse (*summed stress score* [SSS]), na fase de repouso (*summed rest score* [SRS]) e

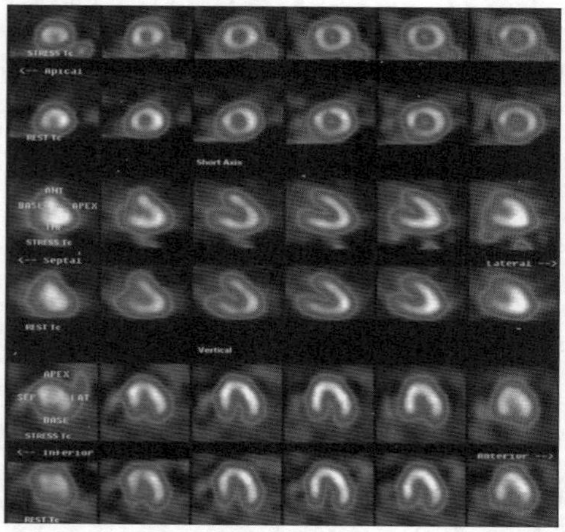

FIGURA 1 Exemplo de cintilografia de perfusão miocárdica normal. Notar padrão simétrico e normal de concentração do radiofármaco nos três planos, nas imagens de estresse e repouso.

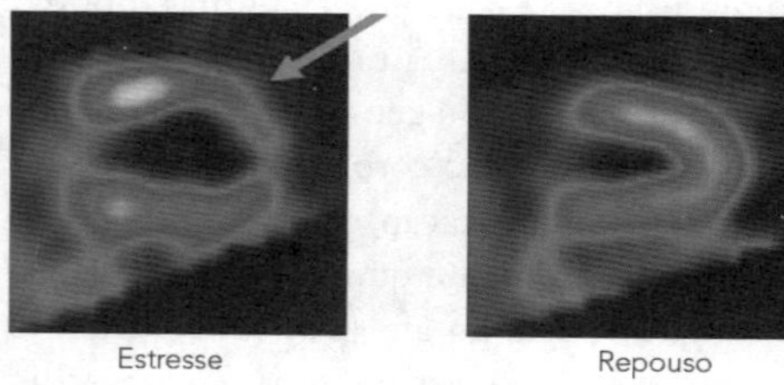

FIGURA 2 Exemplo de cintilografia de perfusão miocárdica anormal. Plano eixo maior vertical. Observar na imagem à esquerda (estresse) defeito acentuado de perfusão na parede anteroapical e inferoapical, com dilatação transitória do ventrículo esquerdo. Esse mesmo defeito não é observado mais nas imagens de repouso, confirmando a presença de isquemia neste território.

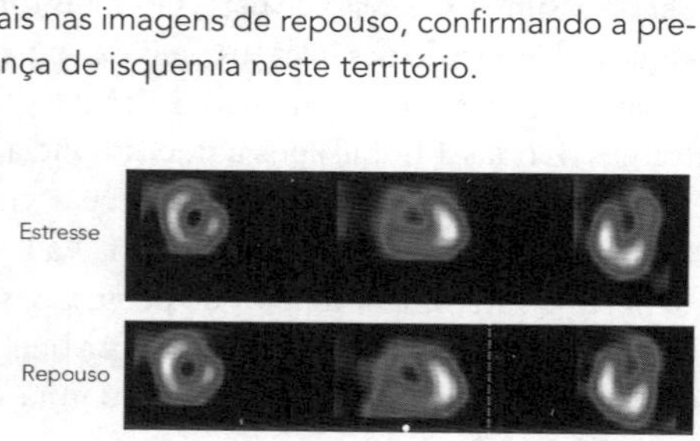

FIGURA 3 Exemplo de cintilografia de perfusão miocárdica anormal. Imagens mostram defeito de perfusão persistente (fixo) nos três planos ortogonais, na parede inferolaterodorsal do ventrículo esquerdo, consistente com sequela isquêmica.

o diferencial entre a soma dos escores no estresse e no repouso (*summed diferencial score* [SDS]), possibilitam padronizar de forma menos subjetiva a interpretação das imagens perfusionais. Assim, o SRS reflete a área de fibrose e está mais associado à mortalidade cardiovascular, e o SDS, que reflete a área de isquemia, está mais associado a eventos isquêmicos na evolução ou ao prognóstico.

Outro método de se quantificar a área de defeito de perfusão é pelo cálculo da porcentagem de miocárdio acometido. Para tanto, calcula-se a nota máxima do miocárdio com 17 segmentos nos 4 planos ortogonais selecionados ($17 \times 4 = 68$). Se 68 refletem 100% do miocárdio, o número do escore obtido em relação ao total representa a porcentagem de miocárdio acometido.

Como alguns trabalhos da literatura propuseram definir um número de corte de extensão para classificar os pacientes como de baixo ou alto risco, alguns definindo até o limite de 10% de todo o miocárdio perfundido, atualmente tem-se observado com frequência cada vez maior o uso de indicadores semiquantitativos.

Com os novos desenvolvimentos tecnológicos, o estudo da perfusão passou a ser sincronizado com o eletrocardiograma (*gated*-Spect) e, dessa forma, passou-se a fornecer informações da função contrátil do ventrículo esquerdo em repouso e após o estresse, além dos dados de perfusão. Com esse desenvolvimento foi possível informar dados da fração de ejeção do ventrículo esquerdo (FEVE) em repouso e após o estresse (visto que as imagens são adquiridas minutos após o término das provas de estresse). O cálculo baseia-se na determinação da variação dos volumes diastólico e sistólico finais, delimitando-se os contornos do epicárdio e do endocárdio de forma semiautomática por programa específico de processamento. Vários estudos demonstraram validação destes valores quando comparados aos obtidos com o ecocardiograma.

Achados de relevância, como a queda da FEVE (se > 5%) ou a dilatação da cavidade do VE após o estresse, podem ser indicativos de doença coronariana, inclusive na situação de comprometimento multiarterial, especialmente na ausência de defeitos de perfusão. A dilatação da cavidade do VE após o estresse também pode ser avaliada de forma qualitativa (presente ou ausente) ou quantitativa (*transient ischemic dilation* [TID] > 1,23). Contudo, queda de FEVE e mesmo dilatação transitória do ventrículo esquerdo devem ser analisados com critério e cautela, pois algumas condições não isquêmicas podem favorecer o aparecimento destes achados mesmo na ausência de coronariopatia obstrutiva.

Tipos de estresse associados à cintilografia de perfusão miocárdica

A cintilografia miocárdica deve ser usualmente realizada em duas fases, uma etapa em repouso e outra após o estresse, que pode ser físico (teste ergométrico) ou farmacológico (dipiridamol, adenosina, agentes A2 seletivos e dobutamina).

O estresse físico realizado pelo teste ergométrico é sempre preferencial, por fornecer informações importantes, como capacidade funcional, curva de pressão arterial, avaliação de arritmias desencadeadas pelo esforço, reprodução de sintomas e a análise eletrocardiográfica ao exercício em relação ao basal.

As provas farmacológicas são indicadas quando houver impossibilidade para a realização do esforço ou na presença de bloqueio de ramo esquerdo, que induz alterações perfusionais na parede septal pelo dessincronismo nesta mesma parede induzida de pelo defeito de condução. Com estresse farmacológico (dipiridamol) se identifica menos esse tipo de artefato.

A prova farmacológica pode ser empregada com substâncias vasodilatadoras (dipiridamol, adenosina e agentes A2 seletivos) e com inotrópicos (dobutamina).

As drogas vasodilatadoras agem promovendo redirecionamento do fluxo sanguíneo ou, em alguns casos, isquemia pelo fenômeno de "roubo de fluxo". São consideradas a segunda opção para agentes de estímulo farmacológico e têm como indicações: a impossibilidade de realizar um teste ergométrico efetivo, problemas ou dificuldades musculoesqueléticas, doença vascular periférica, doenças musculares degenerativas e em outras situações que limitem a realização de um esforço por parte do paciente.

Contudo, existem também algumas contraindicações para a utilização de agentes farmacológicos, como asma, cefaleia importante, hipotensão arterial (abaixo de 90 × 60 mmHg), bloqueios atrioventriculares de alto grau e obstruções carotídeas graves bilaterais. É muito importante não utilizar nas últimas 24 horas, preferencialmente nas últimas 36 horas, qualquer substância que contenha xantina e cafeína na composição, pois podem negativar o efeito do dipiridamol.

Alterações eletrocardiográficas sugestivas de isquemia durante o estímulo farmacológico com dipiridamol ou adenosina possuem poder prognóstico maior, pois identificam um grupo de pacientes de maior risco para eventos adversos futuros.

A dobutamina, conhecida droga inotrópica, atua promovendo aumento no trabalho e, portanto, no consumo cardíaco de oxigênio. Em casos em que a frequência cardíaca ou o duplo produto não se elevaram o suficiente, pode-se associar atropina para que 85% da frequência cardíaca máxima preconizada seja atingida. Está mais indicada em casos de impossibilidade de realizar exercício físico ou estímulo farmacológico com vasodilatadores. As principais contraindicações são a presença de arritmia ventricular complexa, hipertensão arterial grave, angina instável ou infarto do miocárdio recente, aneurismas ou dissecções da aorta, estenose aórtica grave ou na cardiopatia hipertrófica de forma obstrutiva.

Os valores de sensibilidade e especificidade encontrados para imagens obtidas sob estímulo farmacológico são semelhantes aos do exercício, com pequena e não significativa variação entre os agentes de estresse discutidos.

Algumas situações fisiológicas podem diminuir a acurácia diagnóstica da cintilografia, entre as quais se destaca o bloqueio de ramo esquerdo. No bloqueio de ramo esquerdo, o agente de estímulo deve ser o farmacológico com vasodilatador. Não é incomum observar alterações perfusionais transitórias da parede septal e por vezes da parede anterosseptal, promovidas muito mais pelo dessincronismo nesta parede induzido pelo bloqueio completo do ramo esquerdo do que pela presença da coronariopatia obstrutiva. A realização do teste farmacológico com dipiridamol promove efeito cronotrópico positivo muito menor, com pouca repercussão na motilidade da parede septal, o que reduz de forma significativa o aparecimento deste defeito induzido pelo bloqueio.

Existem outras situações que podem cursar com redução da reserva de fluxo coronariano, como é o caso das cardiomiopatias dilatadas e situações que cursam com disfunção endotelial, que na verdade refletem uma situação fisiológica microvascular verdadeira, porém sem representação de doença coronariana epicárdica pelos métodos convencionais, como a cinecoronariografia.

Aplicações clínicas

As principais aplicações clínicas da cintilografia de perfusão miocárdica são: (1) diagnóstico de doença arterial coronariana; (2) prognóstico e estratificação de risco; (3) avaliação funcional de lesões anatômicas conhecidas; (4) avaliação após revascularização (percutânea e cirúrgica); (5) monitoração terapêutica; (6) avaliação em síndromes coronarianas agudas; e (7) investigação de viabilidade miocárdica.

Diagnóstico de doença arterial coronariana

A maior e mais bem definida indicação da cintilografia de perfusão miocárdica é no diagnóstico de doença arterial coronariana. Confirmar a presença ou a ausência de repercussão hemodinâmica ou funcional de determinada estenose coronariana é um dos principais objetivos da técnica. A definição de estenose superior a 50% como significativa resulta de estudos demonstrando que, a partir desse valor, ocorre perda da reserva de fluxo sanguíneo miocárdico, com possível aparecimento de sintomas desencadeados pelo esforço. Os métodos anatômicos de imagem mostram e quantificam a estenose que determinada placa coronariana produz, enquanto a cintilografia avalia a repercussão funcional que essa mesma placa induz sob determinado tipo de estresse. Portanto, a presença de um defeito de perfusão no estresse em um ou mais territórios coronarianos na imagem de estresse que não for replicada na fase de repouso infere a presença de uma isquemia miocárdica induzida por estresse naquele território específico.

Embora haja controvérsias sobre a teoria da cascata isquêmica, espera-se normalmente que alterações da perfusão miocárdica precedam as alterações da função ventricular, das alterações eletrocardiográficas e até mesmo do aparecimento de sintomas. Contudo, nem sempre isso é verdadeiro, pois podem ser observados pacientes com quadros sintomáticos típicos induzidos por estresse e com padrões de perfusão absolutamente inalterados. Isso pode decorrer de vários fatores, como comprometimento triarterial balanceado, em que alterações isquêmicas nos três territórios limitam a identificação de alguma assimetria de perfusão no estudo de perfusão miocárdica, ou mesmo porque toda técnica pode apresentam resultados falso-negativos, especialmente técnicas de imagem não invasiva como a cintilografia de perfusão miocárdica.

Especialmente nessas situações, a técnica de *gated*-Spect tem mostrado grande valor diagnóstico incremental, não apenas para a diferenciação de defeitos de perfusão e artefatos técnicos, mas também para confirmar presença de comprometimento coronariano quando a perfusão é duvidosa ou mesmo normal. Por meio de análises semiquantitativas e quantitativas, calculando-se a porcentagem de miocárdio acometido, é possível obter informações funcionais de grande valor na escolha da conduta e no acompanhamento clínico de pacientes com doença arterial coronariana.

Na literatura, estudos sugerem sensibilidade média para detecção de doença arterial coronariana (> 50%) de 85 a 87% e especificidade baseada em pacientes encaminhados para cinecoronariografia de 73 a 75%. No entanto, como poucos pacientes com perfusão normal são encaminhados para cinecoronariografia, esse valor está prejudicado pelo viés de referência pós-teste. Deve-se, então, usar como indicador a razão de normalidade, definida como a porcentagem de pacientes com probabilidade pré-teste menor que 5% e com cintilografia normal, que exclui a influência da indicação para cinecoronariografia e tem média de valores de 91%. São, também, conhecidas as limitações desses valores que usam métodos anatômicos como padrão de referência para se estimar valores de sensibilidade e especificidade de método basicamente funcional. Muitos territórios irrigados por artérias com estenoses importantes são nutridos por circulação colateral ou por outras artérias.

A grande indicação diagnóstica da cintilografia de perfusão miocárdica é para situações nas quais o resultado do exame puder mudar de forma significativa a probabilidade diagnóstica da presença de doença arterial coronariana, ou seja, pacientes nos quais existe uma probabilidade pré-teste intermediária (20 a 80%). Naqueles com muito baixa probabilidade pré-teste de doença arterial coronariana, um teste positivo ainda colocará o paciente em situação de probabilidade intermediária. Num paciente com alta probabilidade, é melhor partir direto para um estudo cinecoronariográfico. Uma situação bastante frequente é quando existem discordâncias entre a clínica e a prova funcional previamente realizada.

Com aplicação diagnóstica cada vez mais estabelecida, a cintilografia vem sendo mais empregada em grupos especiais, como pacientes do sexo feminino, diabéticos e idosos, entre outros. Sabe-se que no sexo feminino o teste ergométrico tem valor limitado com baixa capacidade funcional ou com alterações no eletrocardiograma basal, sendo a cintilografia, nesses casos, a técnica preferível. A cintilografia pode também ser importante para pacientes diabéticos, que, em decorrência de frequente vasculopatia e neuropatia periférica, podem ser avaliados com relativa alta eficácia pelo emprego de agentes estressantes farmacológicos. Sabe-se, também, que a população está envelhecendo e que idosos podem apresentar maiores fatores de comorbidade e pior prognóstico cardiovascular, devendo, portanto, ter investigação de doença arterial coronariana. Pelas limitações funcionais à atividade física, são também candidatos frequentes à cintilografia sob estímulo farmacológico, sendo a realização dessa técnica segura para idosos.

Avaliação prognóstica e estratificação de risco

Atualmente, com a proliferação e o desenvolvimento cada vez maior de *stents* coronarianos e técnicas de reperfusão menos invasivas, é importante selecionar pacientes que realmente se beneficiarão do procedimento de revascularização miocárdica, não apenas para garantir o sucesso do procedimento, mas também o melhor desfecho clínico com o menor custo incorporado possível, no conceito atual de medicina baseada em "valor". A presença de uma placa coronariana não necessariamente é garantia de que o paciente apresentará um desfecho clínico desfavorável ou que poderá evoluir com maior taxa de infarto ou mortalidade.

O principal objetivo da estratificação de risco de pacientes com dor torácica e doença arterial coronariana conhecida é identificar os que possuem elevado risco de eventos cardíacos adversos, como morte e infarto do miocárdio, pois são os que devem ser rapidamente encaminhados para cinecoronariografia e, posteriormente, para terapia de revascularização. Por outro lado, os considerados de baixo risco pelos achados da cintilografia podem, em geral, ser mantidos em terapia clínica conservadora.

Algumas variáveis da cintilografia revelam importante comprometimento funcional, como múltiplos defeitos de perfusão em território irrigado por mais de uma artéria coronária (sugerindo doença multiarterial), área de hipoperfusão extensa após o estresse (sugerindo acometimento mais proximal na artéria e mais acentuado), dilatação transitória isquêmica da cavidade ventricular esquerda após o estresse, índices de FEVE inferiores a 40%; queda dos índices da FEVE superior a 5% após o estresse em relação ao basal, e aumento da captação pulmonar do radiofármaco (geralmente usando-se como radioisótopo o tálio-201), entre outras. Esses parâmetros, associados a sintomas sugestivos de isquemia, alterações eletrocardiográficas em baixa carga de exercício ou alterações do eletrocardiograma durante o estímulo farmacológico com vasodilatadores, conferem risco ainda maior.

Vários estudos, desde o início de 1980, demonstraram a importante associação entre a extensão e a magnitude das alterações da perfusão e a probabilidade de eventos cardíacos adversos na evolução. Tal achado é válido para indivíduos com suspeita ou com doença arterial coronariana conhecida.

A cintilografia de perfusão miocárdica de estresse tem valor prognóstico incremental sobre o escore de Duke, que é ferramenta bem validada e que incorpora informações da capacidade funcional, sintomas e alterações de eletrocardiograma durante o teste ergométrico. Tal escore acaba por deixar um grupo grande de pacientes com escore intermediário. A cintilografia consegue discriminar, nesse grupo intermediário (quase 70% dos pacientes avaliados pelo escore de Duke têm perfusão normal), quem é de baixo risco e pode permanecer em terapia conservadora e quem é de elevado risco e deve ser submetido a procedimento intervencionista.

Avaliação funcional de lesões anatômicas conhecidas

Outra indicação importante da cintilografia de perfusão miocárdica é na avaliação da repercussão hemodinâmica funcional de lesões coronarianas anatômicas conhecidas.

Para pacientes com lesões consideradas moderadas e, principalmente, em pacientes assintomáticos, faz-se necessária a avaliação da repercussão funcional das referidas obstruções para que a conduta e/ou o acompanhamento clínicos sejam definidos.

Embora seja possível estimar o grau de repercussão funcional num estudo cinecoronariográfico com o cálculo da reserva de fluxo fracionado (FFR), nem todos os serviços realizam de forma rotineira esse cálculo e muitas vezes o paciente vem com o diagnóstico baseado em uma angiotomografia de artérias coronárias.

Avaliação após revascularização cirúrgica

No acompanhamento de paciente submetido à revascularização miocárdica é fundamental que se conheça a anatomia pré-operatória das artérias coronárias, ou seja, a localização e o grau das lesões obstrutivas, a qualidade do leito distal arterial, a função ventricular global e regional, e a cirurgia realizada. É fundamental saber se a revascularização foi completa ou incompleta, o tempo de evolução pós-operatória e os dados esperados de enxertos pérvios, sabendo-se que a taxa de oclusão de pontes de safena é de 3 a 12% na fase hospitalar, 15% no primeiro ano e 40% em dez anos de evolução. A patência dos enxertos arteriais é de 90 a 95% para a artéria torácica interna esquerda em dez anos e de cerca de 87% para os enxertos de artéria radial em cinco anos. Além disso, deve-se considerar a progressão da doença arterial coronariana no leito nativo. Todas essas informações são fundamentais para a valorização dos sintomas e dos resultados da prova funcional, quando realizada.

Estudos anteriores realizados em pacientes que apresentam sintomas recorrentes após revascularização miocárdica demonstraram que a cintilografia miocárdica identificou com acurácia a presença e a localização das estenoses, mesmo nos portadores de sintomas atípicos ou em indivíduos assintomáticos.

Como o risco de eventos na evolução é relativamente baixo nos primeiros anos, a investigação de rotina para pacientes assintomáticos não é recomendada. Para os sintomáticos, a investigação de isquemia pode guiar a necessidade de cateterismo cardíaco e nova intervenção.

Após revascularização percutânea

Vários estudos avaliaram a acurácia da cintilografia na investigação de reestenose após implante de *stent*, considerando reestenose as obstruções de 50 e 70%. Foram encontrados valores de sensibilidade e preditivo positivo de 71 e 92% para lesões de 50%, e de 95 e 88% para aquelas de 70%.

A cintilografia miocárdica ao exercício é superior ao teste ergométrico na detecção e na localização de reestenose após dilatação percutânea, sendo, portanto, recomendada para indivíduos sintomáticos.

O teste ergométrico tem sensibilidade média de 40 a 59% e especificidade de 50 a 71% para a detecção de reestenose. Muitos pacientes podem apresentar testes sugestivos de isquemia sem que sejam decorrentes de reestenose. Portanto, deve ser recomendado apenas quando houver um teste prévio à dilatação percutânea para que as alterações sejam comparadas.

Deve-se ter em mente que muitas vezes a ausência de sintomas não significa ausência de alterações perfusionais, e que nem sempre é um fator excludente de reestenose. Estudo que avaliou a presença e a extensão de isquemia em pacientes assintomáticos comparados a sintomáticos após intervenção coronariana mostrou que a reestenose funcional, avaliada pela cintilografia, estava presente em 61% dos assintomáticos e em 59% dos sintomáticos.

Assim, mesmo que a avaliação de rotina para pacientes assintomáticos após dilatação percutânea não seja recomendada, informações importantes podem ser oferecidas para os que apresentam sintomas, podendo, inclusive, ser de grande auxílio na decisão de nova intervenção e na seleção de pacientes de maior risco para eventos adversos.

Estudos sugerem, ainda, que a cintilografia muito precoce após dilatação percutânea pode demonstrar alterações da perfusão em território do vaso tratado (em geral, de menor gravidade que as alterações anteriores à dilatação). Esses achados podem ser decorrentes do retorno lento da reserva coronariana após a angioplastia/

implante de *stent* ou por disfunção endotelial transitória que se segue nos primeiros meses após a revascularização percutânea e, portanto, deve ser considerado fenômeno fisiológico.

Com o advento dos *stents* farmacológicos, a prevalência de reestenose é muito menor, devendo-se então deixar as provas funcionais para acompanhamento apenas para indivíduos que apresentem sintomas típicos de isquemia, quando houver redução da capacidade funcional ou alteração duvidosa em algum outro tipo de teste diagnóstico.

As diretrizes do American College of Cardiology/American Heart Association Task Force on Practice Guidelines (ACC/AHA/ASNC) recomendam que a avaliação de pacientes após revascularização percutânea seja realizada de forma seletiva, baseada na presença de sintomas, na complexidade da intervenção e na probabilidade de reestenose, com a finalidade de estratificar o risco de eventos cardíacos futuros e auxiliar na decisão terapêutica.

Monitoração terapêutica

Apesar de alguns estudos relatarem que a extensão e a magnitude das alterações da perfusão estão associadas à evolução, poucos estudos documentaram redução de risco de eventos segundo uma terapia em particular. O subgrupo do estudo COURAGE, que avalia o papel da cintilografia no auxílio à decisão terapêutica, sugere que moderadas/importantes magnitudes de isquemia devam ser conduzidas à terapia intervencionista, sendo esses pacientes candidatos preferencialmente à revascularização.

O acompanhamento após cinco anos do estudo Detection of Ischemia in Asymptomatic Diabetics (DIAD) também sugere benefício do controle dos fatores de risco e da mudança dos hábitos de vida na redução da área em risco para pacientes diabéticos sem sintomas cardiovasculares que aderiram à terapia medicamentosa.

Muitas vezes não se tem a intenção de alterar o manejo clínico do paciente portador de doença arterial coronariana. Pode-se, então, realizar uma prova terapêutica, em que a cintilografia seja realizada na vigência da medicação proposta para se verificar se está sendo suficiente para proteger o miocárdio ou se precisa ser otimizada, como é o caso de uso de betabloqueadores.

No controle evolutivo, a periodicidade do exame deve ser anual, na mudança de terapêutica ou se novos sintomas surgirem.

Uma importante diferença que deve ser conhecida é que no preparo para a realização da cintilografia miocárdica com finalidade diagnóstica os medicamentos cardioprotetores devem ser suspensos, já para monitoração terapêutica, não. Por isso a importância de estar especificado de forma clara e objetiva no pedido de solicitação do exame.

Avaliação de síndromes coronarianas agudas

O diagnóstico diferencial da dor torácica aguda numa unidade de emergência é um dos grandes desafios diagnósticos, com implicações prognósticas importantes se não reconhecida de forma assertiva no momento crítico do processo. Por outro lado, retenção de paciente num ambiente hospitalar e mesmo realização de múltiplos testes num paciente com baixa probabilidade de dor torácica de origem cardiovascular podem trazer altos custos sem impacto em desfecho clínico.

O eletrocardiograma na porta da emergência pode muitas vezes ser normal ou inespecífico. As enzimas cardíacas também podem trazer dúvidas diagnósticas. Considerando a alta morbimortalidade das doenças cardiovasculares, entre os principais diagnósticos diferenciais a serem afastados diante do sintoma dor torácica estão as síndromes coronarianas agudas (infarto agudo do miocárdio ou angina instável).

Uma evolução na abordagem dos pacientes que procuram as unidades de emergência com suspeita de insuficiência coronariana aguda foi a criação das unidades de dor torácica, na década de 1980, nos Estados Unidos, mais recentemente adotadas em alguns centros no Brasil, com o objetivo de oferecer estratégia diagnóstica rápida, padronizada, eficiente e de baixo custo.

A injeção do radiofármaco pode ser realizada no momento do sintoma ou em até três horas do término, e a imagem pode ser adquirida horas depois, porém representando o *status* hemodinâmico no momento da injeção. Isso permite que o paciente possa ser medicado, controlado, até que outras informações de natureza diagnóstica estejam disponibilizadas.

Uma cintilografia de repouso negativa na vigência de dor torácica aguda praticamente exclui síndrome coronariana aguda, sendo o valor preditivo negativo maior que 98%, permite-se a liberação imediata do paciente com consequente redução dos custos hospitalares.

Com o objetivo de abreviar a decisão da conduta clínica adequada, bem como de diminuir custos, diversas diretrizes suportam o uso da cintilografia como ferramenta decisiva no diagnóstico da dor torácica. A diretriz do ACC/AHA/ASNC considera que a cintilografia em repouso no diagnóstico diferencial de dor torácica para pacientes com marcadores séricos normais e eletrocardiograma não diagnóstico tem como indicação a classe I e o nível de evidência A.

Investigação de viabilidade miocárdica

A disfunção contrátil segmentar ou global do ventrículo esquerdo – que pode ser observada em situações de isquemia aguda pós-reperfusão coronariana ou mesmo após infarto agudo do miocárdio – é passível de reversibilidade caso seja comprovada a presença de miocárdio viável em permeio às fibras miocárdicas que foram afetadas pelo quadro de insuficiência coronariana. Esse fenômeno é chamado miocárdio atordoado ou hibernante, respectivamente, e é de extrema importância o reconhecimento, pois no caso do miocárdio hibernante, a insuficiência cardíaca que pode coexistir certamente será tratada e atenuada com a revascularização do vaso ou do território suspeito.

Os casos com função do miocárdio potencialmente recuperada têm em comum a preservação da integridade da membrana celular e suficiente preservação da atividade metabólica que mantém a função celular mesmo na ausência de contratilidade dos miócitos secundária às isquemias de repetição.

Mesmo considerando o transplante cardíaco como uma alternativa de regaste do paciente com um quadro de cardiomiopatia isquêmica avançado, o pequeno número de doadores e a não inserção do transplante no rol de procedimentos que são cobertos pelas operadoras de saúde acabam limitando a disponibilidade deste tipo de tratamento a todos.

É importante determinar previamente se haverá realmente benefício com o procedimento, pois sabe-se que a cirurgia de revascularização miocárdica é considerada de risco nesse grupo de pacientes. Por isso a importância de se estabelecer se existe miocárdio viável e se a quantidade de miocárdio viável promoverá algum benefício caso o paciente seja submetido à revascularização das artérias coronárias responsáveis pelo quadro de hibernação.

Um importante indicador prognóstico e de melhora após o tratamento é a FEVE, a qual pode ser mensurada e determinada por diferentes métodos diagnósticos atualmente disponíveis em cardiologia, com destaque para o ecocardiograma, a ressonância magnética e mesmo a cintilografia.

Para a investigação de viabilidade miocárdica, três tipos de análises são importantes: da função ventricular, de magnitude das alterações na perfusão miocárdica e, ainda, das imagens de metabolismo miocárdico.

Na área da medicina nuclear, tais informações podem ser obtidas pela cintilografia de perfusão miocárdica com tálio-201 e pela PET.

Cintilografia de perfusão com tálio-201

Como já discutido no início deste capítulo, o tálio-201 é captado na célula do miocárdio por mecanismo de transporte ativo, com certo gasto de ATP, e pela funcionalidade da bomba de Na^+/K^-. Portanto, a captação reflete, além da perfusão e do fluxo de sangue pelas artérias coronárias, a viabilidade das células de captar ativamente e reter o tálio no miocárdio.

Para a detecção de miocárdio viável é necessário adaptar o protocolo habitual para detecção de isquemia miocárdica, adicionando-se uma fase de imagem de redistribuição tardia com uma reinjeção do tálio-201 após o término das imagens de repouso e realização das imagens 24 horas após a primeira injeção, realizada sob estresse físico ou farmacológico. É a única situação em que se faz duas injeções de tálio-201 num mesmo estudo, o que é comum quando se realiza a cintilografia com sestamibi marcado com tecnécio-99m.

A captação tardia ocorre devido à exposição contínua da membrana do miócito a níveis maiores do traçador que circula pela corrente sanguínea. Acredita-se que uma concentração suficiente do tálio-201 seja necessária para permitir a visualização da redistribuição em defeitos perfusionais importantes, o que justifica a reinjeção e a obtenção de imagens após 24 horas (Figura 4).

Outra alternativa é realizar o estudo em repouso e redistribuição, com imagens adquiridas imediatamente após injeção do tálio-201 em repouso e depois de 4 horas (imagens de redistribuição). Esse protocolo é mais adequado para aqueles pacientes com quadros muito graves e que não podem se submeter a qualquer tipo de prova de estresse.

Estudos demonstraram que o valor preditivo positivo da cintilografia de perfusão miocárdica com tálio-201 (associado à reinjeção e à

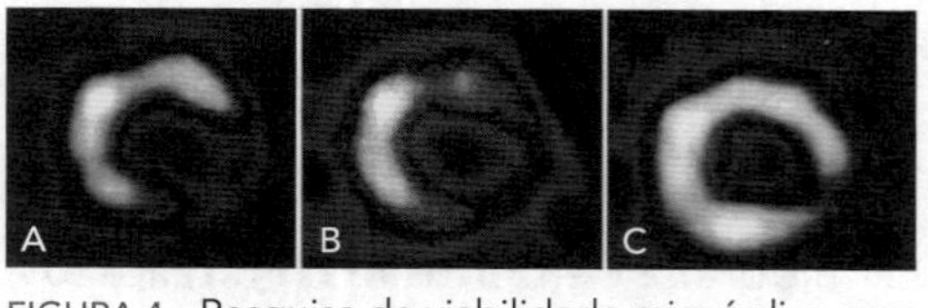

FIGURA 4 Pesquisa de viabilidade miocárdica com tálio-201. Imagens no eixo menor. (A) Acentuado defeito na parede inferolateral induzido por estresse farmacológico. Nas imagens de redistribuição de 4 horas (B), observa-se mínima melhora parcial no padrão de perfusão. Nas imagens de redistribuição tardia após reinjeção do tálio-201 (C), observa-se melhora quase completa da perfusão, confirmando presença de viabilidade no referido território coronariano.

obtenção de imagens após 24 horas) em relação à melhora funcional após revascularização do miocárdio é de 80 a 87% e o valor preditivo negativo, de 82 a 100%.

CINTILOGRAFIA CARDÍACA COM GÁLIO-67

O gálio-67 é um radioisótopo que ao ser administrado na circulação sanguínea se ligará a proteínas plasmáticas transportadoras de ferro, como a transferrina, a ferritina e a lactoferrina. É marcador de processo inflamatório e de certos processos neoplásicos. Na cardiologia, tem sido empregado na avaliação da miocardite ou da endocardite, quando outros métodos falham na determinação do processo inflamatório ativo no coração.

As imagens planas ou tomográficas são obtidas 48 até 96 horas após a administração endovenosa, visto que a meia-vida física de 72 horas permite a obtenção de imagens tardias. Isso é importante pois com a obtenção de imagens mais tardiamente é possível comprovar que a captação cardíaca está ocorrendo em nível do miocárdio ou do endocárdio, e não refletindo material circulante em *pool* sanguíneo.

Contudo, alguns grupos consideram que a grande indicação está no valor de predição negativo do método, mais do que no valor de predição positivo, como o que ocorre na avaliação do paciente transplantado. A rejeição do enxerto cardíaco se traduz, entre outras formas, em processo inflamatório cardíaco (Figura 5).

Como o paciente se submete a várias biópsias endomiocárdicas para detectar a rejeição em fase precoce, a cintilografia cardíaca com gálio-67 negativa pode fazer com que se reduza este número, levando a menor sofrimento do músculo cardíaco e do próprio paciente.

Outra potencial aplicação está no monitoramento do tratamento de crianças com quadro de miocardite ou endocardite. O recrudescimento do processo inflamatório detectado pela cintilografia com gálio-67 pode ser um bom indicador de resposta ao tratamento.

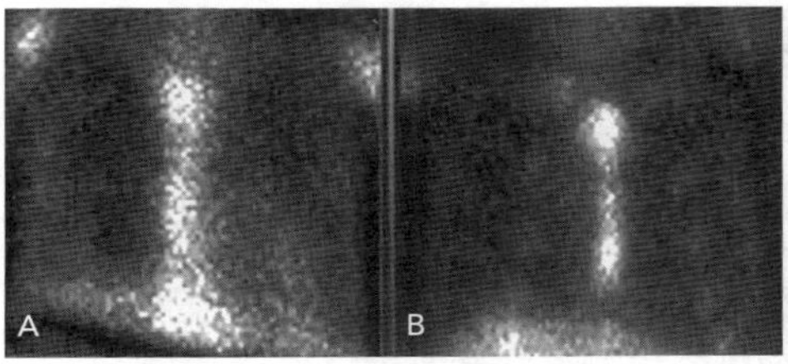

FIGURA 5 Cintilografia cardíaca com gálio-67, projeção anterior de tórax. (A) Discreta captação na projeção cardíaca, confirmando presença de processo inflamatório ativo. (B) Exemplo normal, sem captação cardíaca de gálio-67.

CINTILOGRAFIA CARDÍACA COM MIBG-IODO 123 OU 131

A avaliação da inervação autônoma cardíaca pode ser realizada com cintilografia empregando um radiofármaco que seja análogo da norepinefrina, principal mediador químico da função simpática cardíaca. É sabido que a inervação simpática cardíaca tem papel fundamental na regulação da frequência cardíaca, da função e do fluxo sanguíneo miocárdico, e que a deficiência é sinônimo de doença, podendo preceder alterações na contratilidade e mesmo refletir gravidade.

O exame consiste na administração endovenosa de metaiodobenzilguanidina, um análogo da norepinefrina, que é marcada com iodo-123 ou iodo-131. De preferência opta-se pela marcação com iodo-123, pois a biocinética deste radiofármaco e a qualidade de imagem são mais adequadas para estimar a função simpática cardíaca.

Por meio das imagens, se quantifica a relação da atividade cardíaca em comparação com a atividade em mediastino. Se a relação for inferior a 1.6 existe um quadro de denervação cardíaca mais significativa.

TOMOGRAFIA POR EMISSÃO DE PÓSITRONS

É considerado exame mais funcional e molecular como método não invasivo de detecção de viabilidade miocárdica, pois oferece informações simultâneas de perfusão e metabolismo miocárdico.

A célula miocárdica utiliza o ácido graxo como principal substrato energético quando em jejum, sendo substituído pela glicose após as refeições. Células cronicamente isquêmicas são hipóxicas e, portanto, incapazes de realizar metabolismo oxidativo dos ácidos graxos, dependendo exclusivamente da glicólise anaeróbica para manter a viabilidade. Desse modo, miócitos hipoperfundidos apresentam maior fração de extração de glicose.

Os traçadores mais usados para estudos da perfusão são $^{13}NH_3$, ^{82}Rb, $H_2{}^{15o}$ (perfusão) e para o metabolismo é o fluordeoxiglicose-^{18}F (FDG-^{18}F). Nitrogênio-13-amônia possui meia-vida aproximada de 10 minutos, mas ainda é indisponível no Brasil. Alguns radioisótopos com meia-vida muito curta, como é o caso do nitrogênio (10 minutos), oxigênio (127 segundos), rubídio-82 (76 segundos) podem ser empregados no Brasil, o estudo de perfusão utiliza o tálio-201 ou sestamibi/tetrofosmin marcados com tecnécio-99m.

O FDG marcado com flúor-18 é usado para avaliar a presença ou não de metabolismo celular.

Por esta técnica, os pacientes que se beneficiam de revascularização apresentam perfusão e metabolismo preservados ou dissociação entre perfusão e metabolismo (PET *mismatch)*, ou seja, hipoperfusão associada à captação de glicose normal ou elevada. Imagens demonstrando redução concordante de perfusão e captação de FDG indicam presença de cicatriz ou fibrose e possível dano miocárdico irreversível (Figura 6).

O protocolo mais utilizado consiste na obtenção de imagem de perfusão em repouso seguido pela captação de FDG.

Estudos demonstraram valor preditivo positivo e negativo de 48 a 94% e 73 a 96%, respectivamente, para detecção de miocárdio viável, além de sensibilidade de 85 a 90% e especificidade de 75 a 80% como preditor de melhora funcional após revascularização.

Estudos de viabilidade comparativos entre PET e tálio-201-Spect demonstraram concordância de resultados em 80% dos casos.

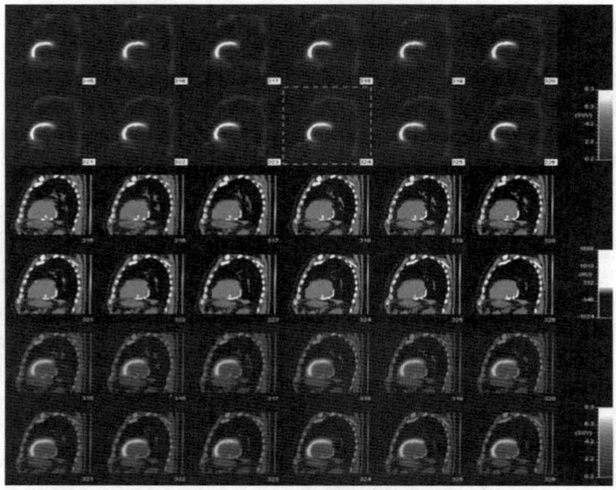

FIGURA 6 Pesquisa de viabilidade miocárdica em área de prévio infarto na parede inferior do ventrículo esquerdo. Observar ausência completa de metabolismo da glicose na referida parede, confirmando ausência de viabilidade miocárdica no referido território.

PET-CT EM CARDIOLOGIA

Com o desenvolvimento tecnológico surgiu o uso de PET-CT no diagnóstico, no prognóstico e no acompanhamento terapêutico de portadores de coronariopatias.

Comparado com Spect, o PET-CT oferece inúmeras vantagens técnicas. Pode medir concentrações radioativas no músculo cardíaco com melhor resolução espacial com correção de atenuação já validada. O fluxo sanguíneo miocárdico pode ser medido em mL/minuto/g de tecido, tanto no repouso como no estresse, mostrando em números absolutos a reserva miocárdica regional. A dose de radiação para os profissionais é menor em comparação ao Spect. A integração do PET com o tomografia com multidetectores juntou tecnologias que permitem delinear a extensão e a gravidade dos achados funcionais e anatômicos em um só exame, realizado em 30 minutos. Permite ainda a detecção e a quantificação da gravidade da extensão de placas calcificadas ou não, quantificação da reatividade vascular endotelial e identificação do fluxo limite relacionado ao grau de estenose. Juntas, essas tecnologias indicam a gravidade e a localização das lesões e o significado fisiológico, além da composição da placa, fornecendo informações que lapidam o diagnóstico não invasivo da doença arterial coronariana predizendo o risco cardiovascular.

A perfusão miocárdica com PET, conforme literatura, em lesões arteriais acima de 50% tem sensibilidade da ordem de 91% e especificidade de 89%. Torna o método ainda mais sensível, a medida da reserva coronariana em mL/minuto/g de tecido. A análise da perfusão de repouso e estresse, função cardíaca, reserva coronariana, índice de cálcio, anatomia das artérias epicárdicas usando o PET/CT para imagens híbridas proporciona um prognóstico de alto impacto na conduta dos pacientes.

LEITURA SUGERIDA

1. Cerqueira MD. Pharmacologic stress versus maximal-exercise stress for perfusion imaging: which, when, and why? J Nucl Cardiol. 1996;3(6 Pt 2):S10-4.
2. Gullberg GT, Di Bella EVR, Sinusas AJ. Estimation of coronary flow reserve: can SPECT compete with other modalities? J Nucl Cardiol. 2001;8(5):620-5.
3. Hachamovitch R, Berman D, Kiat H, Cohen I, Cabico JA, Friedman J, et al. Exercise myocardial per-

fusion SPECT in patient without known coronary artery disease: incremental prognostic value and use in risk stratification. Circulation. 1996;93(5):905-14.

4. Meneguetti JC, Camargo EE, Soares J Jr, Bellotti G, Bocchi E, Higuchi ML, et al. Gallium-67 imaging in human heart transplantation: correlation with endomyocardial biopsy. J Heart Transplant. 1987;6(3):171-6.
5. Salata BM, Singh P. Role of cardiac PET in clinical practice. Curr Treat Options Cardiovasc Med. 2017;19(12):93.
6. Verna E, Ceriani L, Giovanella L, Binaghi G, Garancini S. "False-positive" myocardial perfusion scintigraphy findings in patients with angiographically normal coronary arteries: insights from intravascular sonography studies. J Nucl Med. 2000;41(12):1935-40.
7. Verschure DO, de Groot JR, Mirzaei S, Gheysens O, Nakajima K, van Eck-Smit BLF, et al. Cardiac 123I-mIBG scintigraphy is associated with freedom of appropriate ICD therapy in stable chronic heart failure patients. Int J Cardiol. 2017;248:403-8.
8. Watson DD. Quantitative SPECT techniques. Sem Nucl Med. 1999;29(3):192-203.
9. Wilson RF. Validation of noninvasive studies for detecting coronary artery disease: beauty versus blood flow. J Nucl Cardiol. 1996;3(6 Pt 2):S1-S9.

CAPÍTULO 7

Tomografia computadorizada cardiovascular

José Rodrigues Parga Filho
Roberto Nery Dantas Júnior

INTRODUÇÃO

A doença arterial coronariana (DAC) permanece com prevalência e incidência elevadas, sendo responsável por alta morbimortalidade e grande impacto econômico e social. A informação anatômica a respeito das artérias coronárias e a carga isquêmica envolvida são fatores prognósticos importantes independentes em pacientes com DAC estável (Figura 1). Em razão dos avanços tecnológicos recentes e da crescente disponibilidade, a tomografia computadorizada (TC) cardiovascular se destaca na investigação de DAC, permitindo avaliação anatômica completa da árvore coronariana e impacto funcional em um único estudo, pela avaliação perfusional (MPI).

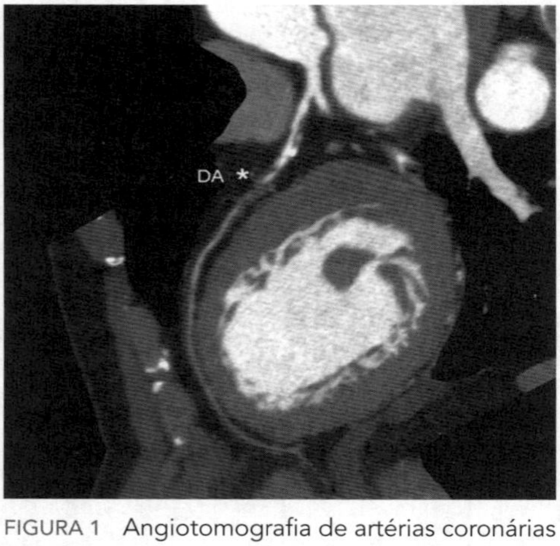

FIGURA 1 Angiotomografia de artérias coronárias demonstrando placa predominantemente não calcificada (*) no terço médio da artéria descendente anterior (DA), determinando oclusão arterial. Acervo pessoal.

TC cardiovascular na investigação de DAC

Existem duas modalidades de TC cardiovascular: o escore de cálcio (EC) e a angiotomografia de artérias coronárias (ATC), com diferentes indicações clínicas e técnicas envolvidas. O EC possui valor prognóstico importante e tem significado independente na estratificação de risco de pacientes assintomáticos. Já a ATC tem como destaque a identificação, a classificação de composição e a graduação de estenose de lesões coronarianas ateroscleróticas. Recentemente, a ATC se estabeleceu como excelente alternativa à cineangiocoronariografia invasiva (CATE) diagnóstica, com alta acurácia e valor preditivo negativo próximo a 100%.

ESCORE DE CÁLCIO CORONARIANO

O EC tem uso principal na predição de risco cardiovascular, que é fundamental para definir prognóstico e traçar metas de tratamento e prevenção, mesmo de indivíduos sem DAC manifesta ou assintomáticos. A estratificação é rotineiramente realizada por escores clínicos, como o de risco de Framingham, mas que apresentam diversas limitações, principalmente para indivíduos de risco intermediário. A pesquisa de aterosclerose subclínica na avaliação de risco individual pode alterar a classificação de pacientes em todas as faixas de risco, destacando-se os de risco intermediário e os de baixo risco com história familiar de DAC precoce.

A calcificação na parede vascular é um fenômeno bastante específico do processo de aterosclerose e mostra relação com a carga total de placas ateroscleróticas do indivíduo. O EC por TC é um método preciso e reprodutível para a quantificação do cálcio depositado na parede das coronárias e está intimamente relacionado à presença de calcificação histologicamente demonstrável.

Indicações

A principal indicação do EC é a estratificação de risco pela detecção de aterosclerose subclínica, especialmente em assintomáticos de risco intermediário. De acordo com a última edição das Diretrizes da Sociedade Brasileira de Cardiologia (SBC), de 2014, o exame está indicado em assintomáticos:

- De risco intermediário pelo escore de Framingham (10 a 20% em 10 anos) ou pelo escore de risco global (homens: 5 a 20%; mulheres: 5 a 10% em 10 anos).
- De baixo risco pelo escore de Framingham (< 10% em 10 anos) ou pelo escore de risco Global (homens ou mulheres: < 5% em 10 anos) e antecedente familiar de DAC precoce (parentes de primeiro grau, homens < 55 anos e mulheres < 65 anos).
- Diabéticos de baixo risco.

No momento, a utilização do EC não está indicada para estratificação de síndromes coronarianas agudas (SCA), para pacientes assintomáticos de baixo risco sem história familiar de DAC precoce, para pacientes de alto risco cardiovascular ou com DAC estabelecida conhecida, acompanhamento da evolução da calcificação coronariana ou pacientes sintomáticos.

Aspectos técnicos e classificação

O EC se baseia na medida da atenuação de raios X na área dos depósitos cálcicos. De forma semiautomática, o *software* da estação de trabalho detecta e apresenta por meio de sinal colorido as regiões coronarianas com atenuação ≥ 130 unidades Hounsfield (UH) e área de, pelo menos, três pixels adjacentes (no mínimo 1 mm^2), correspondentes às áreas preenchidas por cálcio, sendo atribuído um escore, que resulta do produto da área da calcificação pela densidade. Depois de somados os escores de cada uma dessas regiões, obtém-se o EC total de Agatston (Figura 2). Para o EC, não é necessário o uso de contraste, assim como há baixa dose de radiação.

Os valores de EC obtidos são ainda ajustados para idade, sexo e etnia, na forma de percentis

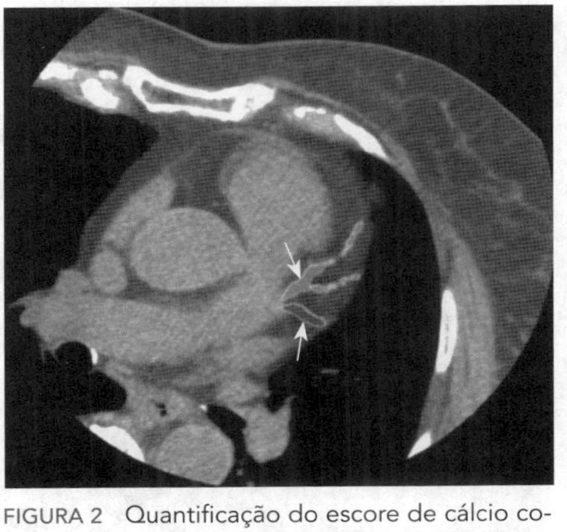

FIGURA 2 Quantificação do escore de cálcio coronariano por tomografia computadorizada. A seta superior indica placas calcificadas em território de DA. A seta inferior, placa calcificada em território de Cx.
Acervo pessoal.

populacionais, sendo atualmente recomendada a utilização dos valores do escore de Agatston de 100 ou percentil 75 como pontos de corte acima dos quais se considera a revisão da estratificação de risco cardiovascular. Quanto aos valores de EC individuais, classificam-se como demonstrado na Tabela 1.

TABELA 1 Classificação do escore de cálcio quanto aos valores absolutos e risco relativo

Escore de cálcio	Classificação	Risco relativo
0	Ausente	-
1 a 100	Discreto	1,9 (1,3 a 2,8)
101 a 400	Moderado	4,3 (3,1 a 6,1)
401 a 1.000	Alto	7,2 (5,2 a 9,9)
> 1.000	Muito alto	10,8 (4,2 a 27,7)

Valor prognóstico do escore de cálcio

Estudos multicêntricos e metanálises já estabeleceram o EC como preditor independente de eventos cardiovasculares, morte cardíaca ou por todas as causas. EC = zero em assintomáticos correlaciona-se à taxa muito baixa de eventos (< 0,1% por ano), enquanto valores elevados (> 100 ou > percentil 75) significa fator agravante para DAC e risco alto de eventos clínicos em 2 a 5 anos. Embora haja relação entre o EC e a probabilidade de existência de estenoses significativas, o EC mostrou especificidade e valor preditivo positivo muito baixos para esta detecção. EC = 0 traduz baixa probabilidade de estenose coronariana, especialmente em pacientes assintomáticos, mas a presença de calcificação não significa necessariamente a existência de estenose luminal significativa.

Sugere-se que pacientes submetidos à ATC não se beneficiem dos dados do EC, uma vez que a ATC compreende toda informação necessária para o manejo e o prognóstico de indivíduos em investigação de DAC. Entretanto, a não realização do EC nesse contexto ainda é controversa.

ANGIOTOMOGRAFIA DE ARTÉRIAS CORONÁRIAS

A TC ampliou nas últimas duas décadas o crescimento tecnológico e a importância diagnóstica, estabelecendo-se como método não invasivo acurado para o manuseio e o prognóstico da DAC. O papel na avaliação da árvore coronariana se consolidou rapidamente, sendo alternativa considerável ao CATE diagnóstico, em um exame rápido, com baixa dose de contraste e de radiação ionizante, cada vez mais disponível no arsenal utilizado pelo cardiologista clínico (Figura 3). Diferentemente do que

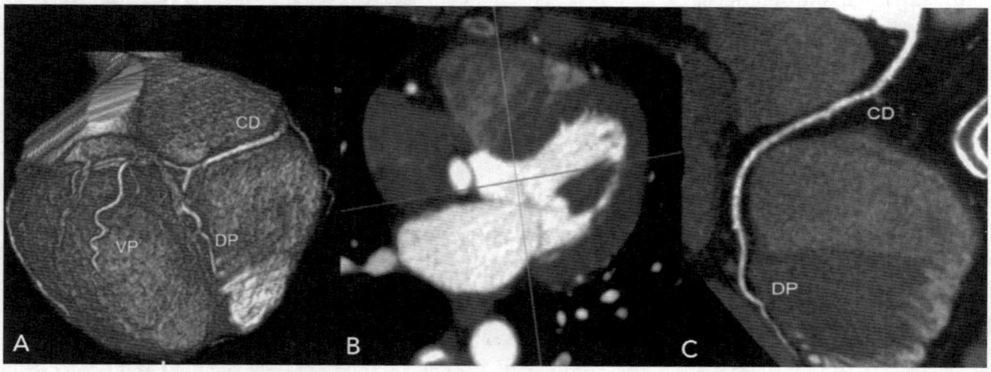

FIGURA 3 Angiotomografia de artérias coronárias. Reformatações 3D (A), multiplanar em quatro câmaras (B) e curva (C), sendo esta última da artéria coronária direita (CD), que apresenta irregularidades parietais. DP: descendente posterior; VP: ventricular posterior.
Acervo pessoal.

ocorre com o CATE, uma luminografia invasiva das artérias coronárias, a ATC avalia não apenas a presença e o grau de estenoses coronarianas, mas também exibe a parede do vaso, a extensão e a composição das placas ateroscleróticas, e até mesmo a repercussão funcional das placas. *Stents* e enxertos cirúrgicos previamente implantados também podem ser avaliados com segurança e resultados confiáveis.

A avaliação anatômica coronariana se ampliou mais fortemente após o advento da TC com 64 colunas de detectores (TC64), geração de aparelhos mais antiga, porém amplamente difundida nos centros diagnósticos. A acurácia na identificação de estenoses superiores a 50% é considerável quando comparada ao CATE (sensibilidade de 85% e especificidade de 90%, com valor preditivo negativo de 83% e positivo de 91%), com dose de radiação efetiva próxima dos 15 mSv. Aparelhos mais modernos e com melhor resolução temporal e espacial - como a TC com 320 colunas de detectores (TC320) e a TC com dupla fonte de raios X (TCDF) - têm demonstrado resultados mais acurados e com acentuada redução da dose de radiação.

A TC320 pertence a uma geração mais nova de aparelhos e permite uma área de cobertura de até 16 cm durante a aquisição de imagens (a maior da atualidade), com resolução temporal de 175 ms. Possibilita imagem com maior resolução espacial (320 × 0,5 mm), menor ocorrência de artefatos de desalinhamento e menor dose de radiação (obtendo-se exames completos com uso de doses inferiores a 1 mSv).

As estenoses consideradas hemodinamicamente significativas são aquelas que reduzem o lúmen coronariano em ≥ 50%. Pode-se ainda subdividir as reduções luminais coronarianas em outros subgrupos, como recomendado pela Sociedade Americana de Tomografia Cardiovascular:

- Ausentes.
- Mínimas (< 25%) (Figura 4).
- Discretas (de 25% a 49%).
- Moderadas (de 50% a 69%).
- Importantes (de 70% a 99%).
- Oclusão arterial (100%).

Indicações e limitações da ATC

Atualmente, a ATC se encontra indicada nos mais diversos cenários, abrangendo desde o ambulatorial até a sala de emergência na estratificação da dor torácica. Não é opção viável em pacientes assintomáticos ou de alto risco. De acordo com a última edição das Diretrizes da SBC, de 2014, as principais indicações do exame de ATC são:

- Avaliação de DAC crônica em pacientes sintomáticos com probabilidade pré-teste intermediária (10 a 90%) calculada pelos critérios de Diamond-Forrester.
- Pacientes com suspeita de DAC crônica com:
  - Testes de isquemia prévios conflitantes ou inconclusivos.

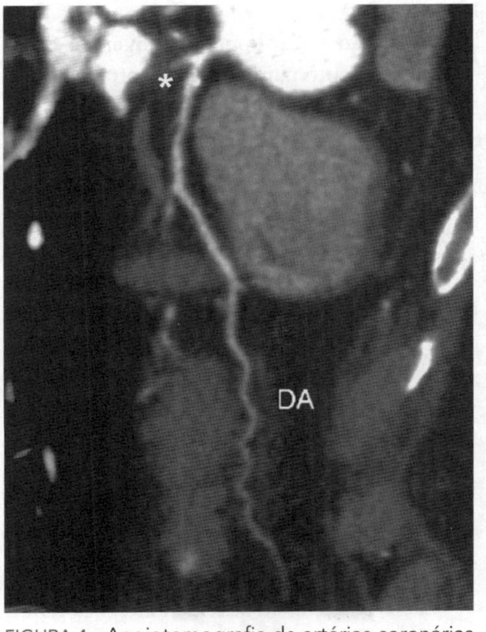

FIGURA 4 Angiotomografia de artérias coronárias demonstrando pequena placa calcificada excêntrica no terço proximal da artéria descendente anterior, determinando redução luminal mínima. Acervo pessoal.

- Sintomas contínuos e testes de isquemia prévios normais ou inconclusivos.
- Discordância entre a clínica e testes de isquemia prévios.

- Suspeita de SCA de baixo/intermediário risco, eletrocardiograma normal/não diagnóstico e laboratorial com marcadores de necrose miocárdica negativos.
- Avaliação da patência de enxertos de revascularização miocárdica em indivíduos sintomáticos com probabilidade pré-teste intermediária calculada pelos critérios de Diamond-Forrester.
- Avaliação pré-operatória de cirurgia cardíaca não coronariana (paciente de risco baixo/moderado).
- Opção à angiografia invasiva no acompanhamento de pacientes com Kawasaki.
- Opção à angiografia invasiva na diferenciação entre cardiopatias isquêmicas e não isquêmicas.
- Avaliação de coronária anômala (origem e trajeto).
- Avaliação de cardiopatias congênitas complexas, tanto para planejamento cirúrgico quanto para avaliação pós-operatória.

Fatores limitadores da realização ou da qualidade do exame de ATC, associados aos pacientes ou à técnica empregada, devem ser relacionados nesse momento:

- Índice de massa corpórea elevado (> 30 kg/m²), frequência cardíaca > 70 bpm, ritmo cardíaco irregular ou presença de arritmias (fibrilação atrial, batimentos ectópicos frequentes), incapacidade de realizar apneia adequada (aproximadamente 10 segundos).
- Acentuada tortuosidade das coronárias, artérias/ramos de fino calibre, presença de artefatos de movimento ou metálicos ocasionados por *stents*, lesões em bifurcações, ramos estreitos e/ou com elevada carga de cálcio.

A avaliação de *stents* pela ATC é factível, entretanto, deve-se observar que a malha metálica causa artefatos que podem dificultar a avaliação luminal, gerando falsos positivos/negativos. *Stents* presentes em segmentos coronários proximais e de maior diâmetro (> 3 mm) geralmente não apresentam limitações à avaliação. Nos indivíduos que possuem enxertos cirúrgicos, a ATC avalia adequadamente os mesmos, principalmente por serem menos móveis que as artérias nativas.

O preparo do paciente

Por necessitar de contraste iodado (aproximadamente 70 mL) e medicações, como vasodilatadores e betabloqueadores, uma anamnese completa dirigida deve identificar contraindicações, como reação alérgica prévia que justifique um preparo antialérgico antes do exame ou até mesmo acompanhamento da equipe de alergologia. Outros fatores que devem ser identificados são:

- Presença de DAC conhecida (revascularização miocárdica cirúrgica ou percutânea), pacientes em SCA ou insuficiência cardíaca descompensada (NYHA > II), portadores de desfibriladores ou marca-passos, portadores de arritmias (fibrilação e *flutter* atriais, especialmente), transplantados, obesos, gestação em curso.
- Contraindicação ao uso de contraste iodado: pacientes com creatinina sérica > 1,5 mg/dL em indivíduos não dialíticos (ou *clearance* de creatinina abaixo de 60 mL/minuto), história reacional prévia.
- Contraindicação aos betabloqueadores: portadores de asma brônquica ou doença pulmonar obstrutiva crônica em uso de broncodilatadores, bloqueios atrioventriculares de alto grau, bradicardia (< 50 bpm), estenose aórtica importante.
- Contraindicação a nitratos: hipotensão, uso crônico de inibidores da 5-fosfodiesterase.

O preparo inclui jejum de 4 horas, acesso venoso periférico calibre 18 no membro superior direito, monitoração eletrocardiográfica contínua em sala, verificação da pressão arterial antes e após o exame e explicar aos pacientes os procedimentos a serem realizados, incluindo a realização de apneia inspiratória de acordo com os comandos verbais. Vasodilatador coronariano (isossorbida sublingual 2,5 a 5 mg) é administrado a todos os indivíduos, salvo quando contraindicado.

É fundamental controlar a frequência cardíaca antes da injeção de contraste, sendo 60 bpm o alvo a ser alcançado em todos os pacientes, uma vez que esse é o principal determinante da ocorrência de artefatos de movimento que degradam de forma substancial a imagem. Para isso, utilizam-se mais frequentemente o tartarato de metoprolol (oral até 200 mg/dia e endovenoso até 20 mg em sala), assim como a ivabradina (15 a 30 mg/dia) e o diltiazem (até 180 mg/dia).

OUTRAS APLICAÇÕES

Análise de placa

Os eventos agudos estão frequentemente relacionados à instabilidade da placa aterosclerótica, levando aos quadros de emergência de angina instável, infarto agudo do miocárdio ou até mesmo ao óbito. A ATC, que iniciou com a identificação da calcificação coronariana, que já tem a comprovação do risco associado e possibilita ainda a detecção de outros componentes da placa aterosclerótica, como o centro necrótico, a capa fibrosa e o conteúdo lipídico, participantes da eventual rotura da placa.

Estudos recentes nesse campo possibilitaram a identificação de marcadores bem definidos de pior prognóstico presentes na composição da placa, com boa correlação com a ultrassonografia intracoronariana e associados a eventos. São eles: placas de baixa atenuação (< 30 UH), presença de remodelamento positivo, de calcificações difusas (*spotty calcification*) e do sinal de porta-guardanapo (*napkin ring sign*) (Figura 5). Ainda que a identificação da placa de alto risco tenha associação apenas moderada com a ocorrência de eventos, a identificação pode ser de interesse clínico, visto que a ocorrência de eventos na ausência é extremamente rara.

Avaliação perfusional

Além do desempenho anatômico, quando considerada para avaliação perfusional, a TC64 encontra como principais desvantagens as doses

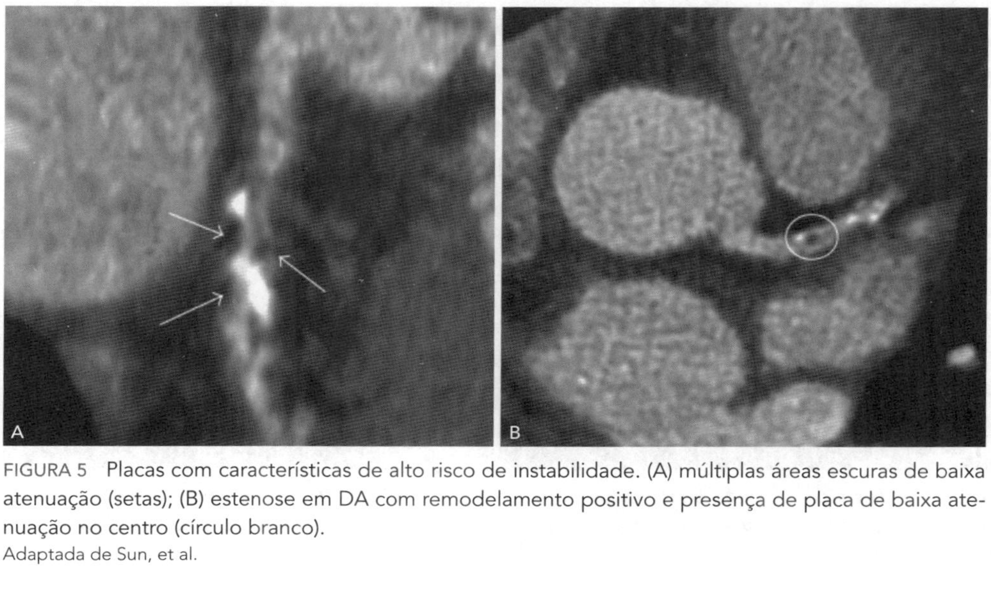

FIGURA 5 Placas com características de alto risco de instabilidade. (A) múltiplas áreas escuras de baixa atenuação (setas); (B) estenose em DA com remodelamento positivo e presença de placa de baixa atenuação no centro (círculo branco).
Adaptada de Sun, et al.

elevadas de radiação e a presença exacerbada de artefatos, limitando a acurácia, embora seja tecnicamente factível. George et al., utilizando estresse farmacológico com adenosina e em comparação com a cintilografia (Spect), demonstraram valor adicional da perfusão miocárdica qualitativa (MPI) em comparação com a informação anatômica isolada pela TC64.

A TC320 e a TCDF têm demonstrado resultados mais acurados. A TC320 possui aquisição volumétrica de alta resolução, particularmente vantajosa no estudo de perfusão miocárdica, que exige velocidade na captura da primeira passagem do contraste iodado pelo miocárdio e identificação de pequenos déficits subendocárdicos. Alguns estudos iniciais investigaram a acurácia da TC320 na avaliação da MPI comparada ao Spect, mostrando ser factível e segura (Figura 6). George et al. demonstraram que a TC320 é um método preciso de detecção de isquemia, com sensibilidade de 100%, especificidade de 81%, valor preditivo negativo de 100% e valor preditivo positivo de 50%. O CORE 320, maior estudo a esse respeito até o momento avaliando a acurácia diagnóstica da MPI pela TC320 *versus* Spect e CATE no diagnóstico de DAC obstrutiva (redução luminal ≥ 50%), relatou superioridade da perfusão por TC320 em relação ao Spect, com valor incremental à acurácia da ATC isolada. Com o advento da FFR-TC, atualmente em desenvolvimento e em uso restrito à pesquisa, o papel da avaliação perfusional pela TC será redefinido.

CONCLUSÕES

A TC cardiovascular desponta como método não invasivo de excelência na avaliação de DAC suspeita ou confirmada, sendo método seguro, acurado, com baixa radiação e baixo volume de contraste iodado. Avanços tecnológicos que possibilitaram melhora da resolução temporal e especial, assim como maior disponibilidade, tornaram-na ferramenta indispensável no arsenal rotineiro do cardiologista clínico.

Questões orientadoras

1. Quais as principais indicações do escore de cálcio e da angiotomografia de artérias coronárias?
2. Cite os principais fatores que podem determinar artefatos de imagem nesses exames.
3. Qual o preparo do paciente indicado para realização da angiotomografia de coronárias?
4. Qual a importância do elevado valor preditivo negativo do exame de angiotomografia de coronárias?

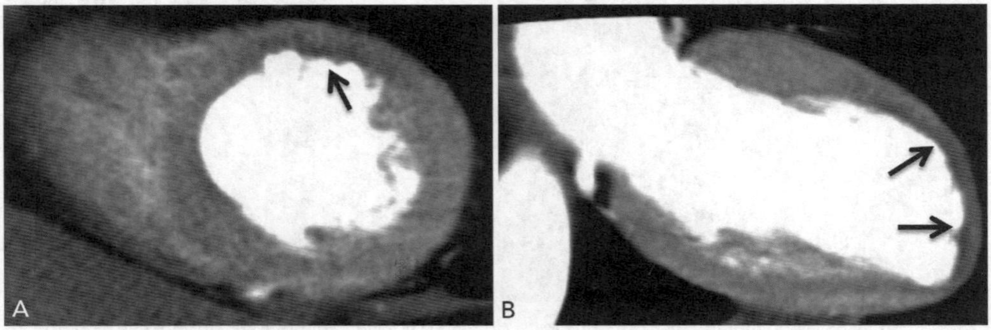

FIGURA 6 Avaliação de perfusão miocárdica qualitativa por TC320. Defeito perfusional na parede anterior no pico do estresse farmacológico, representado pelas setas. (A) em eixo curto; (B) na visão em duas câmaras. Acervo pessoal.

5. Quais as características de vulnerabilidade que podem ser observadas quando se analisam as placas coronarianas no exame de angiotomografia?

LEITURA SUGERIDA

1. Abbara S, Blanke P, Maroules CD, Cheezum M, Choi AD, Han BK, et al. SCCT Guidelines for the performance and acquisition of coronary computed tomographic angiography: A report of the society of Cardiovascular Computed Tomography Guidelines Committee: Endorsed by the North American Society for Cardiovascular Imaging (NASCI). J Cardiovasc Comput Tomogr. 2016;10(6):435-49.
2. Cremer P, Hachamovitch R, Tamarappoo B. Clinical decision making with myocardial perfusion imaging in patients with known or suspected coronary artery disease. Semin Nucl Med. 2014;44(4):320-9.
3. George RT, Arbab-Zadeh A, Miller JM, Kitagawa K, Chang HJ, Bluemke DA, et al. Adenosine stress 64- and 256-row detector computed tomography angiography and perfusion imaging: a pilot study evaluating the transmural extent of perfusion abnormalities to predict atherosclerosis causing myocardial ischemia. Circ Cardiovasc Imaging. 2009;2(3):174-82.
4. George RT, Arbab-Zadeh A, Miller JM, Vavere AL, Bengel FM, Lardo AC, et al. Computed tomography myocardial perfusion imaging with 320-row detector computed tomography accurately detects myocardial ischemia in patients with obstructive coronary artery disease. Circ Cardiovasc Imaging. 2012;5(3):333-40.
5. Hecht HS, Achenbach S, Kondo T, Narula J. High-risk plaque features on coronary CT angiography. JACC Cardiovasc Imaging. 2015;8(11):1336-9.
6. Hsiao EM, Rybicki FJ, Steigner M. CT coronary angiography: 256-slice and 320-detector row scanners. Curr Cardiol Rep. 2010;12(1):68-75.
7. Miller JM, Rochitte CE, Dewey M, Arbab-Zadeh A, Niinuma H, Gottlieb I, et al. Diagnostic Performance of Coronary Angiography by 64-Row CT. N Engl J Med. 2008;359(22):2324-36.
8. Rochitte CE, George RT, Chen MY, Arbab-Zadeh A, Dewey M, Miller JM, et al. Computed tomography angiography and perfusion to assess coronary artery stenosis causing perfusion defects by single photon emission computed tomography: the CORE320 study. Eur Heart J. 2014;35(17):1120-30.
9. Sara L, Szarf G, Tachibana A, Shiozaki AA, Villa AV, de Oliveira AC, et al. II Diretriz De Ressonância Magnética E Tomografia Computadorizada Cardiovascular Da Sociedade Brasileira De Cardiologia E Do Colégio Brasileiro De Radiologia. Arq Bras Cardiol. 2014;103(6 Suppl 1 3):1-86.
10. Sun Z, Xu L. Coronary CT angiography in the quantitative assessment of coronary plaques. Biomed Res Int. 2014;2014:346380.

CAPÍTULO 8

Ressonância magnética

Thaís Pinheiro Lima
Luiz Francisco Rodrigues de Ávila

INTRODUÇÃO

Os métodos diagnósticos de forma geral têm por objetivo realizar avaliações anatômicas/funcionais utilizando o maior número de informações possíveis para detectar alterações estruturais, funcionais ou metabólicas.

A ressonância magnética atualmente é o padrão de referência para avaliação de função ventricular esquerda e direita, avaliação de fibrose miocárdica nas diversas doenças e também é o método mais preciso para caracterização tecidual do miocárdio.

Em razão da crescente disponibilidade e da redução de custos, a ressonância magnética cardiovascular (RMC) está se tornando um método mais acessível. Este capítulo tem como objetivo revisar os princípios básicos do método, as principais indicações, contraindicações e limitações para utilizá-lo de forma adequada na prática clínica diária.

PRINCÍPIOS BÁSICOS

Imagem

Pode-se compreender a RMC como um grande ímã, em que por um campo magnético de alta intensidade há interação com os átomos dos órgãos e tecidos, com consequente formação da imagem. Ao contrário da tomografia e da cintilografia miocárdica, a RM não utiliza radiação ionizante.

Contraste

O gadolínio é o meio de contraste utilizado nos exames de ressonância. Não é nefrotóxico, mas deve ser evitado em pacientes com insuficiência renal e *clearance* de creatinina abaixo de 30 mL/minuto. O risco potencial é de desenvolver fibrose nefrogênica sistêmica – uma síndrome cutânea rara, semelhante à esclerodermia – que se dá pelo depósito de contraste nos tecidos. Nos pacientes em hemodiálise, recomenda-se realizar uma sessão em até 2 horas do procedimento e ao menos mais uma no dia subsequente, sendo a diálise peritoneal menos efetiva.

Contraindicações

A RM é bastante segura de forma geral. É necessário ter atenção especial para pacientes mais difíceis, como os muito obesos, com claustrofobias e com arritmias frequentes durante o exame. Esses quadros não são contraindicação para a realização do exame, mas podem atrapalhar a experiência do paciente e prejudicar a acurácia do método.

De forma geral, *stents*, endopróteses de aorta e próteses valvares não contraindicam o exame. A maioria dos marca-passos e cardiodesfibriladores implantáveis da nova geração é compatível com a ressonância e o exame pode ser realizado, desde que seguido protocolo com a equipe de eletrofisiologia e após a leitura do marca-passo. Recomenda-se verificar a marca e o tipo de dispositivo com o fabricante e citar tanto os sites das empresas como o www.mrisafety.com, bastante utilizado para este fim.

INDICAÇÕES DA RESSONÂNCIA CARDIOVASCULAR

Avaliação de função, volumes e massas ventriculares

A RMC é considerada o método padrão de referência para análise de fração de ejeção, volumes e massas biventriculares. É especialmente importante nas análises do ventrículo direito, no qual muitas vezes apresenta avaliação limitada por outros métodos.

Por ser um método tridimensional e não ser operador-dependente, o cálculo da fração de ejeção é feito pelo método de Simpson verdadeiro, sem utilizar nenhuma fórmula geométrica.

Avaliação nas cardiomiopatias isquêmicas

Isquemia (perfusão) miocárdica – ressonância de estresse

A indicação e o protocolo da RM de estresse são bastante semelhantes aos da cintilografia de estresse. Porém, o tempo de exame de ressonância é em média de 30 minutos e o da cintilografia, de 4 a 6 horas.

A aquisição é realizada sob estímulo farmacológico (adenosina ou dipiridamol) e em repouso. Compara-se a distribuição do contraste no miocárdio durante essas duas fases: se houver hipoperfusão observada durante estresse farmacológico em um território coronariano, com distribuição homogênea do contraste na fase de repouso nesse mesmo território = isquemia miocárdica. Diversos estudos têm revelado boa acurácia da perfusão miocárdica por RMC na detecção de isquemia miocárdica em relação à medicina nuclear e na detecção de estenose coronariana pela cineangiocoronariografia. Os problemas relacionados à cintilografia em coronariopatas de padrão triarterial balanceado ou com alterações eletrocardiográficas, como bloqueio de ramo esquerdo, não interferem na imagem de ressonância, pois a RMC, além de não expor o paciente à radiação, tem resolução espacial superior.

Viabilidade miocárdica – realce tardio

O diagnóstico de infarto e outras cardiomiopatias pela ressonância baseia-se na técnica de realce tardio. O realce tardio nas cardiomiopatias isquêmicas geralmente começa do subendocárdico para o subepicárdico e respeita o território coronariano. No infarto agudo, quando se evidenciam áreas de hipossinal entremeadas à área de fibrose, dá-se o nome de obstrução microvascular (*no reflow*), correlacionado com maiores taxas de eventos cardiovasculares e pior prognóstico. Na fase crônica, o tecido fibroso substitui o necrótico, tornando as áreas de infarto realçadas em branco (hipersinal, assim como na necrose) e o tecido miocárdico normal escuro (hipossinal).

O realce tardio pela RMC é o método não invasivo mais preciso para detectar e quantificar o infarto, mesmo os de menor extensão, bem como avaliar a viabilidade miocárdica. A RMC é o método mais acurado para avaliação da massa de fibrose, superando inclusive o PET-CT, pois detecta melhor infartos subendocárdicos.

A pesquisa de viabilidade miocárdica é indicada para pacientes com cardiomiopatia isquêmica, cujo interesse é saber se um eventual procedimento de revascularização promoverá melhora da função sistólica do ventrículo esquerdo. Assim, o potencial de melhora depende de duas condições: o músculo deve estar vivo (ausência ou pequena área de realce) ou isquêmico.

Há algum tempo, vários estudos correlacionam a quantificação da massa infartada com prognóstico desfavorável, de forma que, quanto maior a massa de fibrose, maior o risco de morte súbita por taquiarritmias ventriculares, com pior prognóstico para o paciente.

Avaliação nas cardiomiopatias não isquêmicas

Diversos estudos demonstraram que, independentemente da cardiomiopatia, a presença de realce tardio, assim como a quantidade da massa de fibrose, está diretamente relacionada ao prognóstico desfavorável.

A seguir estão listadas as principais indicações de ressonância nas cardiomiopatias não isquêmicas.

Miocardite/pericardite

O realce tardio (necrose/fibrose) na miocardite é variável e com múltiplas apresentações. Na prática, o realce nas cardiomiopatias não isquêmicas é mesocárdico ou subepicárdico, heterogêneo e não respeita o território das artérias coronárias. É possível diferenciar os casos de miocardites agudas/subagudas das crônicas, pela presença de edema miocárdico visualizado nas miocardites recentes (com sequência específica para visualização de edema – T2 e MAPA T2).

Cardiomiopatia hipertrófica

A ressonância deve ser realizada em todos os pacientes com evidência de hipertrofia ventricular esquerda, discrepância eletrocardiográfica e ecocardiográfica. É útil para diferenciar doenças estruturais (cardiomiopatia hipertrófica [CMH], hipertensiva) das hipertrofias fisiológicas (coração de atleta).

O padrão de fibrose geralmente é mesocárdico multifocal, frequentemente localizado na região septal. A quantidade acima de 15% da massa de fibrose do ventrículo esquerdo correlacionou-se de forma linear com os outros indicadores prognósticos de morte súbita na CMH, como: comportamento anormal da pressão arterial no teste ergométrico, espessura septal > 30 mm, taquicardia ventricular não sustentada no Holter, síncope não explicada e morte súbita na família. Há a tendência de se reclassificar o risco arritmogênico pela extensão da fibrose miocárdica, especialmente nos assintomáticos.

Investigação de arritmias

As arritmias ventriculares podem ser de etiologia isquêmica ou não isquêmica. Se o paciente tiver probabilidade pré-teste intermediária a alta para doença arterial coronariana, recomenda-se solicitar ressonância de estresse com dipiridamol na investigação das arritmias, pois no mesmo exame realiza-se a pesquisa de isquemia e fibrose miocárdica de etiologia não isquêmica como causa da arritmia.

Uma das principais aplicações da RM é na investigação da cardiomiopatia/displasia arritmogênica do ventrículo direito (C/DAVD). Os critérios avaliados na ressonância para diagnóstico são alterações do volume, contratilidade global ou regional do VD e fração de ejeção.

OUTRAS

Outras indicações frequentes para a realização de RMC na prática clínica são:

- Investigação da etiologia da insuficiência cardíaca.
- Suspeita de cardiomiopatia secundária à quimioterapia.
- Cardiomiopatias restritivas/infiltrativas, p. ex., amiloidose, sarcoidose, hemocromatose, doença de Fabry, doença de Gaucher, secundária a radioterapia, endomiocardiofibrose etc.
- Avaliação das doenças do pericárdio.
- Avaliação de massas/tumores cardíacos.
- Cardiopatias congênitas, p. ex., avaliação dos volumes ventriculares na tetralogia de Fallot.
- Valvopatias.

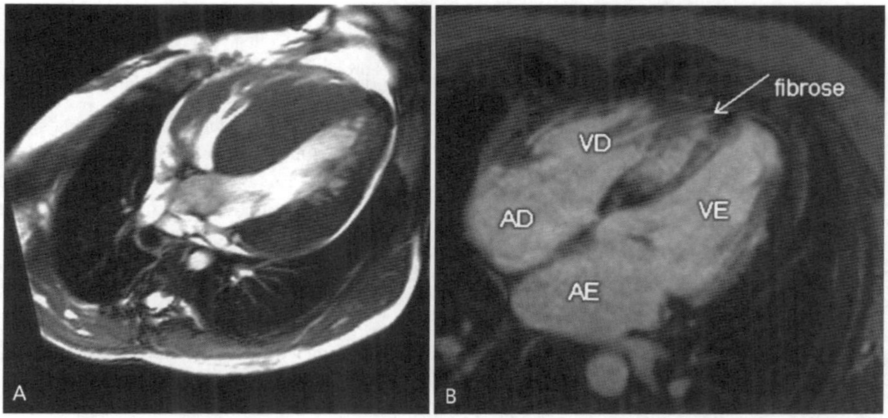

FIGURA 1 (A) Sequência *spin eco* (T2) para avaliar edema: a seta indica área de edema miocárdico causado por processo inflamatório agudo; (B) sequência de realce tardio. A seta aponta as áreas de necrose/fibrose (branca) nos segmentos anterior, anterolateral, inferolateral e inferior.

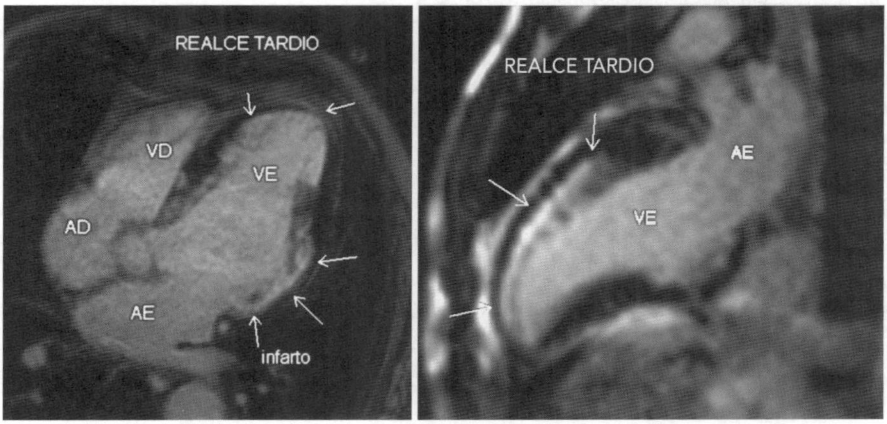

FIGURA 2 Áreas de realce tardio subendocárdico – infarto.

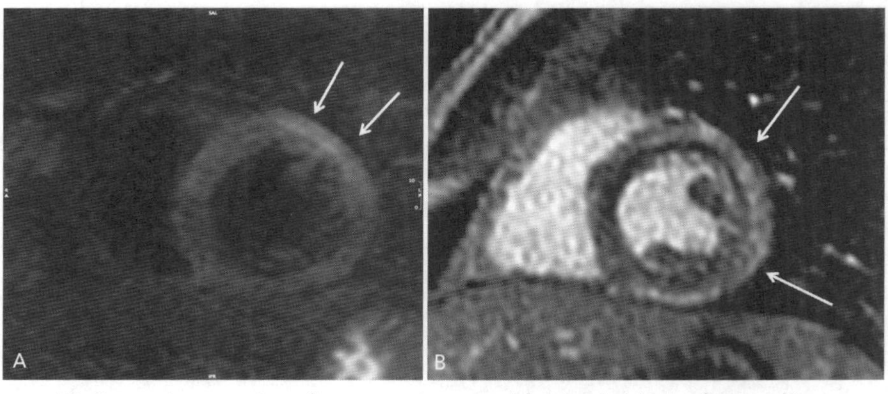

FIGURA 3 (A) Cineangiocoronariografia quatro câmaras evidenciando hipertrofia septal importante; (B) realce tardio quatro câmaras com grande massa de fibrose mesocárdica septal.

LEITURA SUGERIDA

1. Chan RH, Maron BJ, Olivotto I, Pencina MJ, Assenza GE, Haas T, et al. Prognostic value of quantitative contrast-enhanced cardiovascular magnetic resonance for the evaluation of sudden death risk in patients with hypertrophic cardiomyopathy. Circulation. 2014;130(6):484-95.
2. Hendel RC, Patel MR, Kramer CM, Poon M, Hendel RC, Carr JC, et al. ACCF/ACR/SCCT/SCMR/ASNC/NASCI/SCAI/SIR 2006 appropriateness criteria for cardiac computed tomography and cardiac magnetic resonance imaging: a report of the American College of Cardiology Foundation Quality Strategic Directions Committee Appropriateness Criteria Working Group, American College of Radiology, Society of Cardiovascular Computed Tomography, Society for Cardiovascular Magnetic Resonance, American Society of Nuclear Cardiology, North American Society for Cardiac Imaging, Society for Cardiovascular Angiography and Interventions, and Society of Interventional Radiology. J Am Coll Cardiol. 2006;48(7):1475-97.
3. Hundley WG, Bluemke DA, Finn JP, Flamm SD, Fogel MA, Friedrich MG, et al. ACCF/ACR/AHA/NASCI/SCMR 2010 expert consensus document on cardiovascular magnetic resonance: a report of the American College of Cardiology Foundation Task Force on Expert Consensus Documents. Circulation. 2010;121(22):2462-508.
4. Kaewlai R, Abujudeh H. Nephrogenic systemic fibrosis. Am J Roentgenol. 2012;199(1):W17-W23.
5. Kim HW, Farzaneh-Far A, Kim RJ. Cardiovascular magnetic resonance in patients with myocardial infarction. J Am Coll Cardiol. 2010;55(1):1-16.
6. Nandalur KR, Dwamena BA, Choudhri AF, Nandalur MR, Carlos RC. Diagnostic performance of stress cardiac magnetic resonance imaging in the detection of coronary artery disease: a meta-analysis. J Am Coll Cardiol. 2007;50(14):1343-53.
7. Pennell DJ. Cardiovascular magnetic resonance. Circulation. 2010;121(5):692-705.
8. Rochitte CE, Pinto IM, Fernandes JL, Filho CF, Jatene A, Carvalho AC, et al. Cardiovascular magnetic resonance and computed tomography imaging guidelines of the Brazilian Society of Cardiology. Arq Bras Cardiol. 2006;87(3):e60-100.
9. Schelbert EB, Cao JJ, Sigurdsson S, Aspelund T, Kellman P, Aletras AH, et al. Prevalence and prognosis of unrecognized myocardial infarction determined by cardiac magnetic resonance in older adults. JAMA. 2012;308(9):890-6.

CAPÍTULO 9

Hemodinâmica

Cristiano Guedes Bezerra
Fábio Augusto Pinton

INTRODUÇÃO

A hemodinâmica e cardiologia intervencionista é uma subespecialidade da cardiologia que consiste em procedimentos diagnósticos e terapêuticos. As modalidades diagnósticas se baseiam em duas perspectivas: medidas invasivas de pressão e injeção seletiva de contraste radiopaco nas estruturas de interesse (coronárias, ventrículos, átrios, aorta).

Seguindo a hierarquia dos exames diagnósticos da cardiologia, o estudo hemodinâmico ou cateterismo cardíaco tem o papel final de dirimir eventuais divergências entre a impressão clínica e os métodos não invasivos ou confirmar alterações encontradas nestes últimos.

O cateterismo cardíaco é um procedimento invasivo caracterizado por punção de uma artéria ou veia, a canalização para que, através de um cateter dedicado, se possa alcançar as estruturas cardíacas de interesse e analisar dados hemodinâmicos, como curvas de pressão cavitárias, débito cardíaco, oximetria ou acessar dados anatômicos do coração ou das artérias coronárias pela angiografia.

No cateterismo direito, pela punção venosa (em geral, veia central), se atinge o coração através de cateteres específicos (Swan-Ganz, *multipurpose* etc.) e são realizadas medidas de pressão do átrio direito (AD), ventrículo direito (VD), artéria pulmonar (AP) e capilar pulmonar (CP), além de coletas de gasometria para estudo oximétrico e medidas de débito cardíaco.

Por meio do cateterismo cardíaco esquerdo e da cineangiocoronariografia, pela punção arterial (em geral, radial ou femoral), por cateteres dedicados, mede-se a pressão do ventrículo esquerdo (VE) e da aorta (importante no diagnóstico da estenose aórtica, por exemplo) e visualiza-se a anatomia coronariana pela injeção seletiva de contraste, sendo considerado o método padrão de referência para diagnóstico da doença arterial coronariana (DAC).

CATETERISMO CARDÍACO E CINEANGIOCORONARIOGRAFIA

O termo cineangiocoronariografia refere-se ao cateterismo cardíaco esquerdo com cateterização seletiva de artérias coronárias e, utilizando-se da injeção de contraste radiopaco intracoronariano, obtenção de imagens por um tubo de raios X e um intensificador de imagens.

Cada incidência é definida com base na posição do intensificador de imagens em relação à rotação (oblíquas direita ou esquerda) e inclinação no plano sagital (cranial ou caudal).

Atualmente, com a introdução de novas técnicas e equipamentos, é possível ir além da análise angiográfica pura e simples. Por meio de cateteres especiais obtêm-se imagens de ultrassom e medidas de fluxo intracoronariano, o que proporciona análise detalhada da parede dos vasos e o estudo da fisiologia coronariana com a repercussão funcional da estenose.

Artérias coronárias

As coronárias são vasos epicárdicos de médio calibre que se originam dos seios aórticos e se ramificam sobre toda a superfície cardíaca, garantindo o aporte sanguíneo. Em situações normais, a aorta dá origem a duas coronárias e seus ramos: artéria coronária esquerda (que se divide em artéria descendente anterior e artéria circunflexa) e artéria coronária direita.

- **Tronco da coronária esquerda (TCE)**: tem origem no seio aórtico esquerdo, passa pela via de saída do VD e dá origem à coronária descendente anterior e à artéria circunflexa. Eventualmente, pode dar origem a um terceiro ramo, denominado *diagonalis* ou intermédio (≈ 20%).
- **Artéria descendente anterior (ADA):** localiza-se anteriormente sobre o septo interventricular em direção ao ápex, dando origem aos ramos diagonais (que irrigam a parede livre do VE) e septais (que irrigam os dois terços superiores do septo).
- **Artéria circunflexa (ACx):** localiza-se no sulco atrioventricular esquerdo e dá origem aos ramos marginais esquerdos e ao ramo atrioventricular. Irriga a parede lateral e posterior do VE.
- **Artéria coronária direita (ACD):** origina-se no seio aórtico direito, dando origem a diversos ramos, entre eles: (1) ramo do cone; (2) artéria do nó sinusal; (3) ramos marginais direitos (irrigam a parede livre do VD); (4) artéria descendente posterior (irriga o terço inferior do septo e a parede inferior); e (5) artéria ventricular posterior (irriga a parede posterolateral).

A definição de dominância refere-se ao vaso que cruza a região do *crux cordis*, dando origem aos ramos descendente posterior e ventricular posterior. A dominância pode ser direita (cerca de 80% dos casos), esquerda (os ramos DP e VP originam-se da porção distal da artéria circunflexa em 10 a 15%) ou balanceada (codominância em, aproximadamente, 7%).

São utilizados cateteres pré-moldados, de diferentes formatos, que permitem a cateterização seletiva dos óstios das coronárias com maior facilidade (JR, JL, TIG etc.).

As artérias devem ser avaliadas em pelo menos duas projeções ortogonais. As projeções utilizadas rotineiramente para avaliação da coronária esquerda são oblíqua anterior direita (OAD) cranial e caudal e oblíqua anterior esquerda cranial e caudal. Para a coronária direita, habitualmente se utilizam OAE e OAD. Vale ressaltar que a angulação em cada uma das projeções variará com base no biótipo do indivíduo, da anatomia coronariana e da localização das lesões a serem estudadas.

As projeções caudais são boas para avaliação da ACx e as craniais, para avaliação ADA.

Nas projeções craniais, o diafragma aparece mais do que nas projeções caudais.

PROJEÇÕES ANGIOGRÁFICAS

Coronária esquerda

- OAD caudal: projeção utilizada para avaliação de ACx e ramos marginais esquerdos, além do terço proximal da ADA e TCE (Figura 1).
- OAD cranial: permite a análise dos terços médio e distal da ADA, dos ramos diagonais e terço distal da ACx (Figura 2).
- OAE cranial: possibilita a avaliação do terço médio e distal da ADA, dos ramos diagonais e terço distal da ACx. Boa visualização de DP e VP quando dominância esquerda (Figura 3).
- OAE caudal (*spider*): oferece boa visualização do TCE, do terço proximal da ADA e do

terço proximal da ACx, além da região proximal e média dos ramos marginais esquerdos (Figura 4).

Coronária direita

- OAE: avalia-se toda a coronária direita em forma de "C", DP e VP direitas (quando dominância direita) (Figura 5).
- OAD: avaliam-se terço médio de ACD e terço distal da DP, além de colaterais para coronária esquerda, quando presentes (Figura 6).
- OAE cranial: avalia-se o terço distal da ACD e bifurcação entre DP e VP direitas (quando dominância direita) (Figura 7).

As lesões coronarianas são observadas como imagens negativas na luz coronariana e devem ser caracterizadas quanto à localização (vaso e segmento acometido), extensão (tamanho), gravidade (grau de obstrução) e calcificação. As obstruções que acometem mais de 70% da luz do vaso são consideradas significativas.

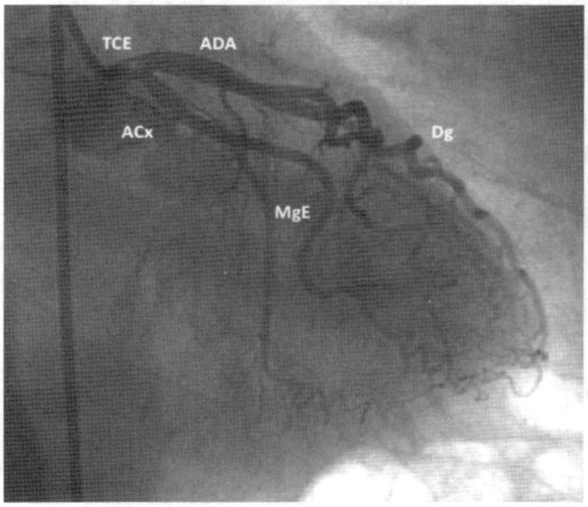

FIGURA 1 OAD caudal da coronária esquerda.

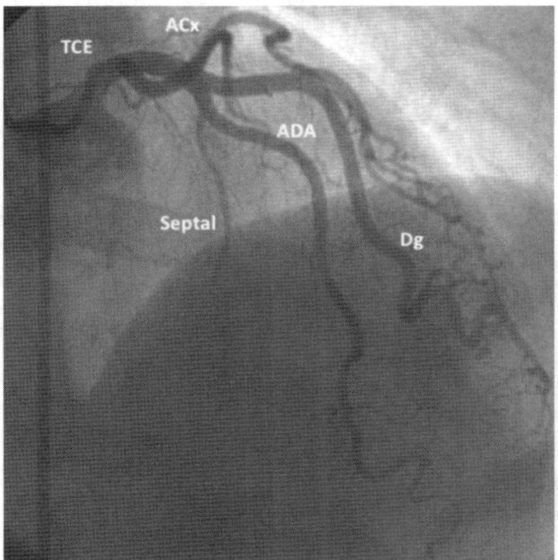

FIGURA 2 OAD cranial da coronária esquerda.

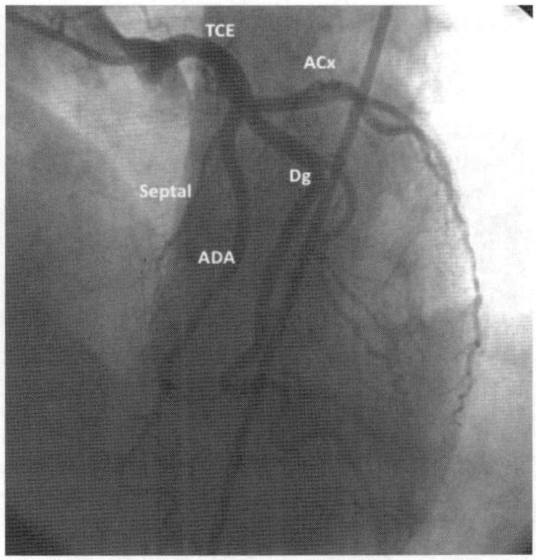

FIGURA 3 OAE cranial da coronária esquerda.

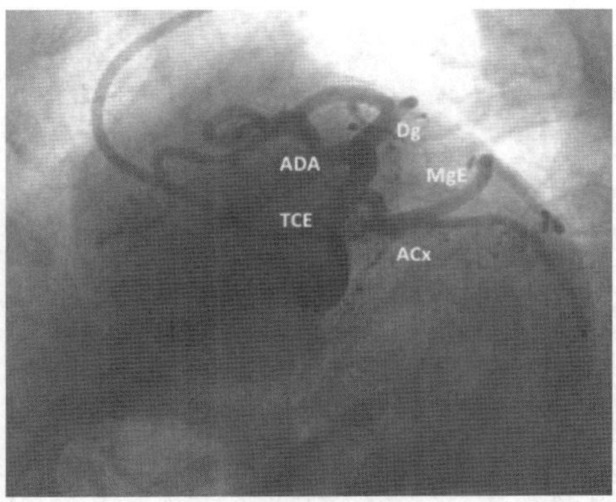

FIGURA 4 OAE caudal (*spider*) da coronária esquerda.

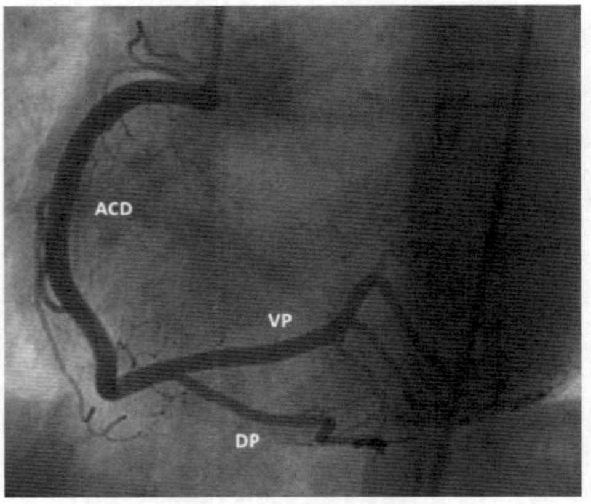

FIGURA 5 OAE da coronária direita.

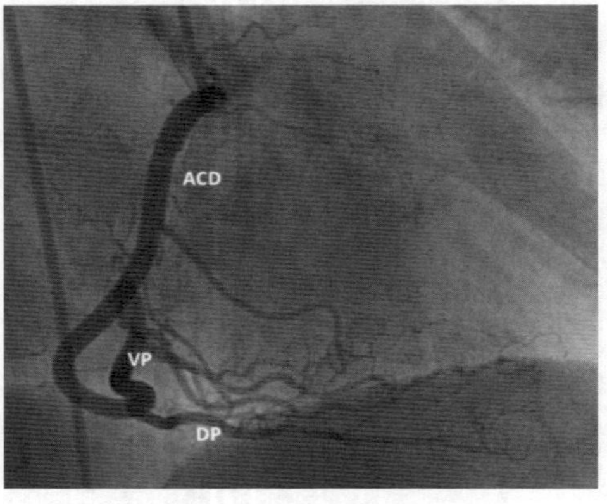

FIGURA 6 OAD da coronária direita.

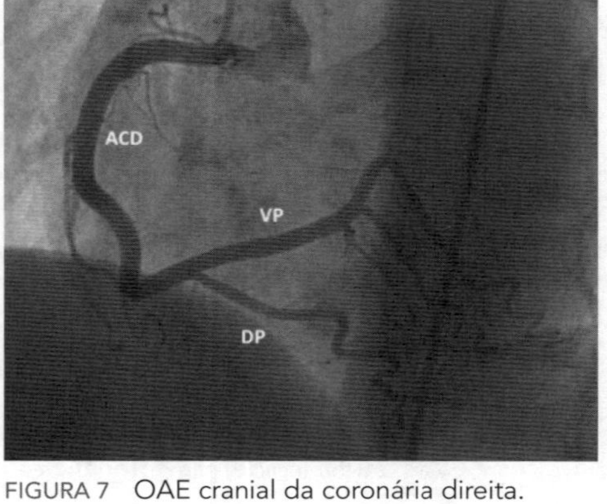

FIGURA 7 OAE cranial da coronária direita.

ESTUDO DE PONTES

No caso de pacientes revascularizados cirurgicamente, a cateterização de enxertos venosos e/ou arteriais é geralmente realizada logo em seguida ao estudo das coronárias.

Também estão disponíveis cateteres pré-moldados de diferentes formatos para cateterização dos enxertos (safena, mamária etc.).

É importante que sejam fornecidas, se possível, informações sobre a cirurgia: número de enxertos, tipo (mamária esquerda ou direita, safena, radial, gastroepiploica) e local da anastomose, pois auxilia a localização e a cateterização dos enxertos na aorta, possibilitando, assim, menor exposição do paciente aos raios X e menor uso de contraste.

As projeções a serem estudadas dependem do enxerto e da artéria em que foi realizada a anastomose.

VENTRICULOGRAFIA ESQUERDA E AORTOGRAFIA

A ventriculografia permite, entre outros, a avaliação do tamanho do VE e de sua função global, presença de alterações segmentares, trombos, quantificação da insuficiência mitral e defeitos do septo ventricular.

Normalmente, observa-se o VE em OAD, podendo-se utilizar a OAE para análise mais detalhada da parede lateral e septo (caso seja necessária uma análise mais acurada da parede lateral ou do septo, a projeção OAE é a mais indicada).

Na quantificação da insuficiência mitral, compara-se o grau de contrastação do átrio esquerdo em relação ao VE: quanto mais intensa, mais acentuada é a insuficiência mitral.

A aortografia está indicada nas avaliações de lesões valvares aórticas, principalmente na quantificação da insuficiência aórtica e análise de enxertos aortocoronarianos, além das doenças da aorta como aneurisma, dissecção e coarctação.

A aortografia clássica é obtida em OAE.

Na quantificação da insuficiência aórtica, compara-se o grau de contrastação do VE em relação à aorta: quanto mais intensa, mais acentuada é a insuficiência aórtica.

CATETERISMO DE CÂMARAS DIREITAS

É a medida de pressão do AD, VD, AP e CP.

Necessita de punção venosa para realização (geralmente veia jugular interna ou veia femoral).

Pode ser realizado com cateteres angiográficos ou também pelo cateter de Swan-Ganz, conectados a uma linha de pressão arterial invasiva.

A coleta de gasometrias para avaliação da saturação de O_2 em cada câmara cardíaca permite a avaliação de *shunts* intracardíacos e também de sua localização.

O débito cardíaco pode ser aferido por termodiluição ou pelo método de Fick (padrão de referência). Ele permite o cálculo das resistências pulmonares e sistêmicas, além do cálculo da área valvar.

A análise das curvas de pressão possibilita também o diagnóstico de gradientes pressóricos entre as câmaras cardíacas, hipertensão pulmonar, cardiomiopatias ou pericardiopatias.

Para o cálculo das resistências vasculares, faz-se uma analogia à lei de Ohm para circuitos elétricos: a resistência hidráulica de um circuito é definida pela razão entre o gradiente de pressão e o fluxo através do circuito. Assim, tem-se que:

- RVS (unidade Wood) = (PAM – PAD)/DC.
- RVP (unidade Wood) = (PAP – PAE)/DC.

Em que: RVS: resistência vascular sistêmica; RVP: resistência vascular pulmonar; PAM: pressão arterial sistêmica média (mmHg); PAD: pressão do AD média (mmHg); DC: débito cardíaco (L/minuto); PAP: pressão da AP média (mmHg); PAE: pressão do átrio esquerdo média (mmHg). Como substituto da PAE, pode-se utilizar a PCP como estimativa do valor da pressão atrial esquerda média.

TABELA 1 Pressões de câmaras cardíacas direitas normais

Local	Pressão sistólica (mmHg)	Pressão diastólica (mmHg)	Pressão média (mmHg)
Átrio direito	–	–	0 a 5
Ventrículo direito	17 a 32	1 a 7	–
Artéria pulmonar	17 a 32	4 a 13	9 a 19
Pressão capilar pulmonar	–	–	4 a 12

CATETERISMO DE CÂMARAS ESQUERDAS

- É a medida de pressão do VE e da aorta, aferida por meio de um cateter, que é conectado a um sistema de medida de pressão invasiva.
- Utilizado para avaliar a presença de estenose aórtica (gradiente entre o pico sistólico no VE e na aorta) e de gradiente intraventricular (gradiente entre o ápex cardíaco e a via de saída do VE).
- A fim de evitar uma punção transeptal, a medida da pressão do AE é estimada pela pressão CP (PCP) quando não há alteração do leito vascular pulmonar.
- A pressão diastólica final do VE (Pd2 do VE) é utilizada para cálculo da estenose mitral, dada pelo gradiente entre a pressão do átrio esquerdo (ou simplesmente PCP) e a Pd2 do VE.

TABELA 2 Estenose aórtica

	Leve	Moderada	Grave
Gradiente (mmHg)	< 25	25-40	> 40
Área valvar (cm^2)	> 1,5	1,0-1,5	< 1,0

TABELA 3 Estenose mitral

	Leve	Moderada	Grave
Gradiente (mmHg)	< 5	5-10	> 10
Área valvar (cm^2)	> 1,5	1 a 1,5	< 1
Pressão sistólica da artéria pulmonar (PSAP – mmHg)	< 30	30 a 50	> 50

VIAS DE ACESSO

A escolha da via de acesso depende de uma série de fatores, principalmente da experiência do operador.

O cateterismo pode ser realizado principalmente por punção das artérias radial e/ou femoral, menos comumente por dissecção da artéria braquial.

A via femoral possibilita o uso de cateteres mais calibrosos necessários em procedimentos terapêuticos complexos (angioplastia de bifurcação, por exemplo) e de dispositivos de assistência circulatória (balão intra-aórtico ou Impella®), geralmente necessários em pacientes hemodinamicamente instáveis ou em procedimentos terapêuticos de alto risco.

A via radial apresenta como vantagens menores taxas de sangramento e complicações vasculares, como pseudoaneurismas, fístulas arteriovenosas, hematoma retroperitoneal e hematomas dolorosos, quando comparada à via femoral.

Além disso, oferece maior conforto ao paciente, pois permite a deambulação imediata após o procedimento, possibilitando alta mais precoce, reduzindo os custos com internação, diferentemente da via femoral, que exige repouso no leito por, pelo menos, 4 a 6 horas.

Uma desvantagem da via radial comparada à femoral é a exposição à radiação pouco maior.

A via radial não pode ser usada em pacientes com insuficiência de colaterais para o arco palmar, arterites e possível necessidade de fístula para hemodiálise. A perda de pulso radial pode ocorrer em 3 a 9% dos casos.

A via femoral apresenta maior incidência de sangramento e complicações vasculares, devendo ser evitada em pacientes obesos ou com insuficiência arterial periférica.

INDICAÇÕES

O cateterismo cardíaco para fins diagnósticos está indicado em todas as situações nas quais a definição de lesão anatômica cardíaca não seja possível utilizando outros métodos não invasivos ou quando houver necessidade de confirmação de achados clínicos ou anatômicos com maior acurácia para a definição de tratamento cirúrgico.

Estão resumidas na Tabela 4 as principais indicações para realização do cateterismo cardíaco.

CONTRAINDICAÇÕES

A única contraindicação absoluta é a não aceitação por parte do paciente. Apesar de ser um procedimento considerado seguro, algumas situações podem predispor a complicações durante ou após o procedimento.

Contraindicações relativas à cineangiocoronariografia:

- Diátese hemorrágica (INR ≥ 1,6) ou sangramento ativo.
- Anemia importante (Hb < 8 g/dL).
- Plaquetopenia ≤ 50.000/mm³.
- Febre de origem indeterminada, possivelmente infecciosa.
- Infecção ativa não tratada.
- Distúrbio eletrolítico grave não corrigido.
- Distúrbio psiquiátrico grave não compensado.
- Intoxicação digitálica grave.
- Endocardite ativa (principalmente de valva aórtica).
- Hipertensão arterial sistêmica grave não compensada.
- Acidente vascular cerebral recente.
- Taquiarritmia não controlada.
- Insuficiência renal aguda.
- Insuficiência cardíaca descompensada.

COMPLICAÇÕES

O risco de complicações graves é infrequente (< 1%) e vem sendo reduzido nos últimos 15 anos. A literatura descreve morte em 1:1.000 casos, acidente vascular cerebral em 1:1.000 casos e infarto agudo do miocárdio (IAM) em 1:2.000 casos (considerando procedimentos diagnósticos e terapêuticos). As intercorrências descritas como mais frequentes, com variáveis

TABELA 4 **Principais indicações para realização do cateterismo cardíaco**

Coronária	Na investigação de dor torácica	Nos pacientes com dor torácica anginosa típica e com alto risco de doença arterial coronariana
		Nos indivíduos com dor torácica, risco intermediário de doença arterial coronariana e avaliação não invasiva (angiotomografia ou prova isquêmica) positiva ou não definida
	Síndromes coronarianas sem elevação do segmento ST	Estratificação invasiva com coronariografia de pacientes de alto risco com abordagem intervencionista precoce (nas primeiras 48 a 72 horas)
	Síndromes coronarianas com elevação do segmento ST	Cateterismo coronariano com angioplastia primária, como primeira escolha quando disponível, nos pacientes com início dos sintomas há < 12 horas e tempo porta-balão menor que 90 minutos
		Estratificação invasiva com coronariografia nos pacientes não elegíveis para angioplastia primária antes da alta hospitalar (de preferência nas primeiras 48 a 72 horas)
Valvopatias	Cineangiocoronariografia antes do tratamento cirúrgico/percutâneo valvar em pacientes com fatores de risco para doença arterial coronariana	
	Insuficiência mitral	Ventriculografia esquerda e medidas hemodinâmicas quando os testes não invasivos são inconclusivos em relação à gravidade da insuficiência mitral em função do VE ou necessidade de cirurgia
		Estudo hemodinâmico quando a pressão da artéria pulmonar é desproporcional à gravidade do refluxo mitral na avaliação por testes não invasivos
	Estenose aórtica	Cateterismo cardíaco para realização de medidas hemodinâmicas para avaliação da gravidade da estenose aórtica de pacientes sintomáticos quando os testes não invasivos forem inconclusivos
	Estenose mitral	Para avaliação da gravidade da estenose mitral quando os testes não invasivos são inconclusivos
Insuficiência cardíaca	Avaliação para transplante cardíaco	Indicado formalmente o cateterismo direito quando a pressão sistólica da artéria pulmonar é > 45 mmHg ao ecodopplercardiograma
	Avaliação de cardiomiopatia isquêmica	Coronariografia de paciente com insuficiência cardíaca e angina típica
		Coronariografia no paciente com IC, sem angina, com fatores de risco para DAC ou com história de IAM
	Insuficiência aórtica	Cateterismo cardíaco com aortografia e medida das pressões no VE para avaliação da gravidade da regurgitação, função ventricular e dilatação da raiz da aorta quando os testes não invasivos são inconclusivos
Cardiopatias congênitas	Coronariografia é indicada a pacientes com suspeita de anomalias congênitas das artérias coronárias (estenoses congênitas, hipoplasias, origem anômala da coronária esquerda ou fístulas) e a pacientes com risco para doença coronariana com evidências de isquemia, alterações segmentares ou sintomas anginosos	
	Cateterismo direito é essencial na avaliação e decisão terapêutica nas cardiopatias com *shunt* e/ou na hipertensão pulmonar	
Outras	Pós-morte súbita revertida de causa não esclarecida	
	Nas doenças aórticas (dissecção, aneurisma aórtico com DAC já diagnosticada, Takayasu) quando se suspeita de acometimento de óstios coronarianos ou o conhecimento da anatomia coronária se torna importante no planejamento cirúrgico	
	Na miocardiopatia hipertrófica, quando a angina é refratária ao tratamento clínico e o conhecimento da anatomia coronariana pode mudar o tratamento clínico Na miocardiopatia hipertrófica com sintomas anginosos, antes de cirurgia cardíaca	

graus de complexidade, são as vasculares relacionadas à via de acesso, entre elas hemorragias e hematomas locais ou retroperitoneais (1), trombose aguda (principalmente acesso radial) (2), embolização distal (3), dissecções (4), pseudoaneurismas (5) e fístulas arteriovenosas (6).

MÉTODOS COMPLEMENTARES INVASIVOS PARA AVALIAÇÃO DA DOENÇA ARTERIAL CORONARIANA

Embora seja considerado o exame padrão de referência para o diagnóstico da DAC, a cineangiocoronariografia tem limitações inerentes ao método.

Por se tratar de um estudo do lúmen vascular, a coronariografia identifica a presença de obstrução coronariana a partir de falhas do preenchimento da luz do vaso pelo contraste. Consequentemente, não possibilita uma melhor definição dos fenômenos ateroscleróticos que acontecem nas camadas arteriais subjacentes.

Além disso, a coronariografia é indicada para definir a presença ou não de obstrução coronariana, mas não avalia a repercussão funcional que a obstrução provoca ao fluxo sanguíneo coronariano.

Sendo assim, existem dois grupos de exames complementares que podem ser realizados durante o procedimento do cateterismo cardíaco e que permitem caracterizar de forma mais precisa os aspectos histológicos das placas de ateroma (estudos anatômicos) ou a repercussão hemodinâmica das obstruções coronarianas (estudos funcionais).

Dentre os estudos anatômicos, destacam-se a ultrassonografia intracoronariana (USIC) e a tomografia de coerência óptica (OCT), que podem ser realizadas para melhorar a precisão do cateterismo diagnóstico, retirar dúvidas quanto à existência ou não de lesão em regiões de difícil caracterização pela angiografía (lesões ambíguas) ou durante o procedimento de angioplastia coronariana guiando a escolha mais adequada dos *stents*, dos balões de pré-dilatação ou pós-dilatação etc.

A avaliação do mecanismo etiológico da falência precoce ou tardia dos *stents* (reestenose e trombose) também é uma das aplicações dos métodos de imagem, neste caso, identificando a existência de subexpansão do *stent*, má aposição das hastes, dissecções de bordas etc.

O USIC é um dispositivo que, ao ser introduzido no lúmen da artéria, emite ondas sono-

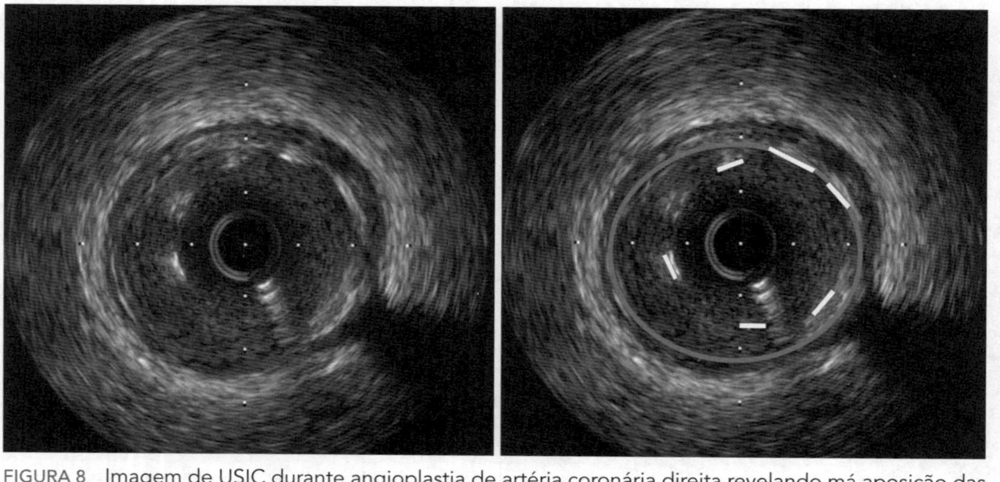

FIGURA 8 Imagem de USIC durante angioplastia de artéria coronária direita revelando má aposição das hastes do *stent* recém-implantado. Após insuflação de balão com maior diâmetro baseado nas medidas do USIC, as hastes ficaram bem apostas e o procedimento foi finalizado com sucesso.

ras, como qualquer outro equipamento de ultrassom. Com as imagens obtidas por meio da reverberação das ondas sonoras, o USIC permite que o intervencionista observe, em um monitor, a placa de ateroma com precisão, podendo inclusive medir o tamanho, a extensão e a forma histológica de como a placa é composta. Por sua vez, a OCT é um dispositivo que utiliza como mecanismo de aquisição da imagem a varredura do interior do vaso por luz infravermelha. Isso permite que a nitidez da imagem com a OCT seja melhor, obtendo uma resolução cerca de 10 vezes maior que o USIC.

Ao contrário dos métodos anatômicos, que permitem uma análise morfológica da placa aterosclerótica, a medida da reserva de fluxo fracionada (FFR [do inglês, *fractional flow reserve*]) avalia o impacto de uma estenose coronariana epicárdica no fluxo coronariano.

A FFR é um índice invasivo, pelo qual, por meio de um fio-guia especializado para medir a pressão dentro de uma artéria coronária (guia de pressão), se consegue estabelecer mais que a gravidade da estenose, mas também leva em consideração o território miocárdico irrigado, a viabilidade miocárdica, circulação colateral, efeito de estenoses sequenciais e lesões multiarteriais.

A FFR pode ser entendida como a relação entre o fluxo máximo na presença de uma estenose coronariana epicárdica e o fluxo máximo considerado normal para a mesma artéria. Para calcular a FFR, é fundamental estabelecer regime de hiperemia miocárdica máxima para que seja alcançada uma correlação quase linear entre pressão coronariana e fluxo sanguíneo, sendo, portanto, fidedigno medir a pressão para inferir o fluxo. Portanto, pode-se calcular a FFR pela divisão entre a pressão distal à estenose (Pd) e a pressão proximal à estenose (Pa) em regime de hiperemia máxima; logo, FFR = Pd/Pa. As pressões são aferidas por um guia de pressão (Pd) e pelo cateter-guia (Pa).

A droga mais usada para indução de hiperemia máxima é a adenosina administrada de forma intravenosa, porém, evidências recentes sugerem que a adenosina intracoronariana (bolo em doses elevadas) tem efeito semelhante.

Recentemente, foi desenvolvido um índice que permite avaliar a proporção Pd/Pa em repouso, sem a necessidade de indução de hiperemia miocárdica máxima (uso de adenosina). O iFR (do inglês, *instant wave-free ratio*) é a proporção Pd/Pa medida em uma fase específica da diástole, chamada período livre de ondas (do inglês, *wave-free period*) em que a resistência coronariana é estável e a pressão se correlaciona com o fluxo coronariano. A revascularização guiada por iFR não foi inferior à revascularização guiada por FFR para eventos cardíacos adversos maiores (MACE) em acompanhamento de 1 ano (SWEDEHEART – 2.037 pacientes e DEFINE–FLAIR – 2.492 pacientes, total de 4.529 pacientes), tornando ainda mais robusta a evidência de usar a fisiologia coronariana para orientar a necessidade ou não de revascularização na doença coronariana crônica. A avaliação

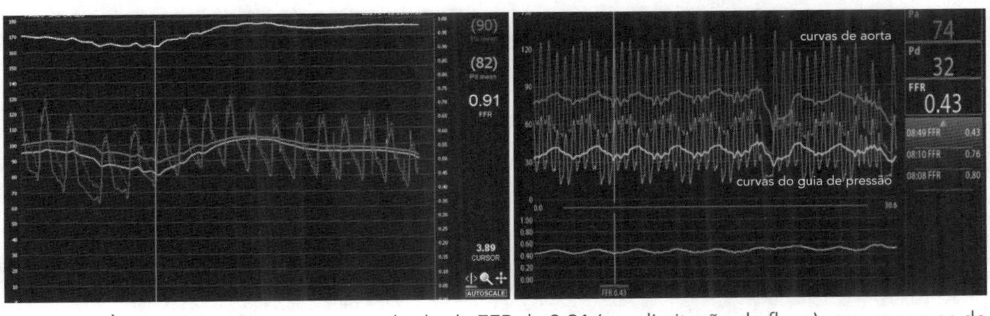

FIGURA 9 À esquerda, observa-se o resultado da FFR de 0,91 (sem limitação de fluxo) com as curvas de aorta e do guia de pressão próximas, ao passo que, à direita, observa-se o resultado de FFR de 0,43 (com limitação significativa) e curvas de aorta e do guia de pressão separadas.

fisiológica com iFR oferece o benefício de não necessitar de drogas vasodilatadoras, mantendo uma precisão comparável à FFR. O ponto de corte do iFR de 0,89 é o que melhor se correlaciona com FFR isquêmica (≤ 0,80).

CUIDADOS ESPECIAIS COM PACIENTES ENCAMINHADOS PARA CATETERISMO CARDÍACO

Nefropatia induzida pelo contraste

A prevenção da nefropatia por contraste se inicia na identificação de pacientes de alto risco (diabéticos, nefropatas, cardiopatas, cirróticos, usuários de drogas nefrotóxicas etc.), seguida da compensação clínica e da suspensão de drogas nefrotóxicas, dando preferência ao uso do menor volume possível de contrastes não iônicos e de baixa osmolaridade ou isosmolares. A única medida adicional com benefício evidente

TABELA 5 Principais indicações para a ultrassonografia intracoronariana (USIC)

Recomendações	Classe	Nível de evidência
Avaliar lesões intermediárias/ambíguas em TCE e para guiar o tratamento	IIa	B
Em casos selecionados, para guiar implante de *stents* coronarianos	IIa	B
Determinar o mecanismo de falência dos *stents* (reestenose e trombose), auxiliando na decisão sobre a melhor terapêutica a ser instituída	IIa	C
Avaliar precocemente (4 semanas a 12 meses) a presença de doença vascular do enxerto em pacientes submetidos a transplante cardíaco, inclusive fornecendo informações com valor prognóstico	IIa	B
Avaliar lesões intermediárias (40 a 70%) em coronárias nativas, à exceção do trauma cranioencefálico (TCE)	IIb	B

Fonte: adaptada de Feres et al., 2017.

TABELA 6 Principais indicações para a tomografia de coerência óptica (OCT)

Recomendações	Classe	Nível de evidência
A OCT pode ser utilizada para a identificação de lesões culpadas no cenário de SCA, quando essa informação não pode ser obtida pela avaliação clínica ou eletrocardiográfica	IIa	B
Em casos selecionados, para guiar e otimizar o implante de *stents* metálicos	IIa	B
Em casos selecionados, para guiar e otimizar o implante de suportes vasculares bioabsorvíveis	IIa	C
Determinar o mecanismo de falência dos *stents* (reestenose e trombose) de *stents* metálicos e suportes vasculares bioabsorvíveis, assim como a integridade estrutural dos suportes bioabsorvíveis após o implante e em longo prazo	IIa	B
Avaliar lesões intermediárias (40 a 70%) em coronárias nativas, à exceção do trauma cranioencefálico	IIb	B

Fonte: adaptada de Feres et al., 2017.

TABELA 7 Principais indicações para a reserva de fluxo fracionada/*instant wave-free ratio* (FFR/iFR)

Recomendações	Classe	Nível de evidência
FFR e iFR são recomendadas como ferramentas acuradas para identificar estenoses coronarianas hemodinamicamente significativas em pacientes sem evidência de isquemia por métodos não invasivos ou em casos em que esses métodos sejam inconclusivos, indisponíveis ou discordantes	I	A
FFR e iFR para guiar procedimentos de angioplastia em pacientes com doença coronariana multiarterial estável, em estenoses > 50% e < 90% à angiografia	I	A

Fonte: adaptada de Feres et.al., 2017.

na prevenção da nefropatia e apoiada pela literatura é a hidratação com cloreto de sódio a 0,9%, nas 12 horas que precedem o procedimento e mantida nas 12 horas subsequentes. Em revisão recente, o uso de acetilcisteína e a alcalinização com infusão de bicarbonato de sódio se mostraram neutros, podendo ser utilizados em casos selecionados de pacientes de muito alto risco e que possuam contraindicações para hidratação com soro.

Apesar da baixa incidência de acidose lática relacionada ao uso de metformina, essa droga deve sempre ser suspensa um dia antes do uso de contraste iodado e reiniciada apenas 48 horas depois, na ausência de sinais de insuficiência renal.

Reações adversas relacionadas ao contraste iodado

A profilaxia (ou dessensibilização) está indicada a indivíduos com risco de desenvolvimento de reações ao uso de contraste iodado (alergia documentada ao iodo) e, principalmente, nos que apresentaram reações prévias de qualquer intensidade após uso do contraste. Não há indicação de profilaxia em pacientes com história de alergia a mariscos ou frutos do mar. Apesar de não existir consenso sobre quais drogas devem ser utilizadas na profilaxia medicamentosa, geralmente está indicado um anti-histamínico (inibidor H1), um inibidor H2 e um corticosteroide administrados 3 dias antes por via oral e pré-procedimento por via endovenosa.

É importante ressaltar que, mesmo com preparo adequado, o risco de recorrência de reação anafilática não está descartado.

Manejo de drogas

- **Cumarínicos:** interromper cumarínicos cinco dias antes do procedimento, até RNI < 1,5 a 1,8. Se houver alto risco de fenômeno tromboembólico, considerar heparinização plena até a realização do procedimento. No caso de procedimento de urgência, oferecer vitamina K e garantir reserva de plasma fresco antes do procedimento. Preferir via radial.
- **Novos anticoagulantes:**
  - Rivaroxaban ou apixaban: interromper o uso 24 horas antes do procedimento e reiniciar de 12 a 24 horas depois.
  - Dabigatran: interromper 24 horas antes (48 horas se insuficiência renal) e reiniciar de 12 a 24 horas depois.
- **Heparinização:** pacientes heparinizados podem ser submetidos a procedimento percutâneo com segurança, ao custo de requerer uma hemostasia mais rigorosa e eventualmente dose de protamina no final do procedimento. Se em uso de heparina de baixo peso molecular (HBPM) e no caso de procedimento eletivo, programar a suspensão nas 12 horas anteriores ao procedimento. Preferir via radial.
- **Antiagregantes plaquetários:** orais ou endovenosos, não devem ser interrompidos antes do procedimento.
- **Metformina:** se função renal estiver normal ou for desconhecida, suspender por 24 a 48 horas antes do procedimento, reiniciando após 48 horas ou com a normalização da função renal. O procedimento não precisa ser interrompido em caso de dose inadvertida de metformina nas últimas 24 a 48 horas e função renal normal: a vigilância deve ser intensificada após o procedimento e deve ser oferecida hidratação adequada antes e depois do procedimento.
- **Diabéticos insulinodependentes:** oferecer metade a um terço da dose de insulina NPH pela manhã. Manter jejum e oferecer solução glicosada venosa contínua. Utilizar insulina regular, dependendo dos níveis glicêmicos.
- **Anti-hipertensivos:** não devem ser suspensos para o procedimento.

LEITURA SUGERIDA

1. Bashore TM, Bates ER, Berger PB, Clark DA, Cusma JT, Dehmer GJ, et al.; American College of Cardio-

logy. Task Force on Clinical Expert Consensus Documents. American College of Cardiology/Society for Cardiac Angiography and Interventions. Clinical Expert Consensus Document on Cardiac Catheterization Laboratory Standards. J Am Coll Cardiol. 2001;37(8):2170-214.

2. Bonow RO, Mann DL, Zipes DP, et al. Braunwald's heart disease: a textbook of cardiovascular medicine. 9th ed. Philadelphia: Elsevier Saunders; 2011.
3. Davies JE, Sen S, Dehbi HM, Al-Lamee R, Petraco R, Nijjer SS, et al. Use of the instantaneous wave-free ratio or fractional flow reserve in PCI. N Engl J Med. 2017;376(19):1824-34.
4. De Bruyne B, Pijls NH, Kalesan B, Barbato E, Tonino PA, Piroth Z, et al.; FAME 2 Trial Investigators. Fractional flow reserve–guided PCI versus medical therapy in stable coronary disease. N Engl J Med. 2012;367(11):991-1001.
5. Diretrizes da Sociedade Brasileira de Cardiologia – Intervenção Coronária Percutânea e Métodos Adjuntos Diagnósticos em Cardiologia Intervencionista (II Edição – 2008). Arq Bras Cardiol. 2008;91(6 Suppl 1):1-58.
6. Evan Shlofmitz DO, et al. FFR in 2017: Current Status in PCI Management. JACC. 2017.
7. Fearon WF, Shilane D, Pijls NH, Boothroyd DB, Tonino PA, Barbato E, et al.; Fractional flow reserve versus angiography for multivessel evaluation 2 (fame 2) investigators. cost-effectiveness of percutaneous coronary intervention in patients with stable coronary artery disease and abnormal fractional flow reserve. Circulation. 2013;128(12):1335-40
8. Feres F, Costa RA, Siqueira D, Costa Jr JR, Chamié D, Staico R, et.al. Diretriz da Sociedade Brasileira de Cardiologia e da Sociedade Brasileira de Cardiologia Intervencionista sobre Intervenção Coronária Percutânea. Arq Bras Cardiol. 2017;109(1 Suppl 1):1-81.
9. Götberg M, Christiansen EH, Gudmundsdottir IJ, Sandhall L, Danielewicz M, Jakobsen L, et al.; iFR-SWEDEHEART Investigators. Instantaneous wave-free ratio versus fractional flow reserve to guide PCI. N Engl J Med. 2017;376(19):1813-23.
10. Kolh P, Windecker S, Alfonso F, Collet JP, Cremer J, Falk V, et al.; Task Force on Myocardial Revascularization of the European Society of Cardiology and the European Association for Cardiothoracic Surgery; European Association of Percutaneous Cardiovascular Interventions. 2014 ESC/EACTS Guidelines on myocardial revascularization: the Task Force on Myocardial Revascularization of the European Society of Cardiology (ESC) and the European Association for Cardiothoracic Surgery (EACTS). Developed with the special contribution of the European Association of Percutaneous Cardiovascular Interventions (EAPCI). Eur J Cardiothorac Surg. 2014;46(4):517-92.
11. Kushner FG, Hand M, Smith SCJ, King SB 3rd, Anderson JL, Antman EM, et al. 2009 focused updates: ACC/AHA guidelines for the management of patients with ST-elevation myocardial infarction (updating the 2004 guideline and 2007 focused update) and ACC/AHA/SCAI guidelines on percutaneous coronary intervention (updating the 2005 guideline and 2007 focused update): a report of the American College of Cardiology Foundation/American Heart Association Task Force on Practice Guidelines. J Am Coll Cardiol. 2009;54(23):2205-41.
12. Levine GN, Bates ER, Blankenship JC, Bailey SR, Bittl JA, Cercek B, et al. 2011 ACCF/AHA/SCAI. Guideline for Percutaneous Coronary Intervention: a report of the American College of Cardiology Foundation/American Heart Association Task Force on Practice Guidelines and the Society for Cardiovascular Angiography and Interventions. Circulation. 2011;124(8):e574-651.
13. Lotfi A, Jeremias A, Fearon WF, Feldman MD, Mehran R, Messenger JC, et al.; Society of Cardiovascular Angiography and Interventions. Expert consensus statement on the use of fractional flow reserve, intravascular ultrasound, and optical coherence tomography: a consensus statement of the Society of Cardiovascular Angiography and Interventions. Catheter Cardiovasc Interv. 2014;83(4):509-18.
14. Patel MR, Bailey SR, Bonow RO, Chambers CE, Chan PS, Dehmer GJ, et al. ACCF/SCAI/AATS/AHA/ASE/ASNC/HFSA/HRS/SCCM/SCCT/SCMR/STS 2012 Appropriate Use Criteria for Diagnostic Catheterization: a report of the American College of Cardiology Foundation Appropriate Use Criteria Task Force, Society for Cardiovascular Angiography and Interventions, American Association for Thoracic Surgery, American Heart Association, American Society of Echocardiography, American Society of Nuclear Cardiology, Heart Failure Society of America, Heart Rhythm Society, Society of Critical Care Medicine, Society of Cardiovascular Computed Tomography, Society for Cardiovascular Magnetic Resonance, and Society of Thoracic Surgeons. J Am Coll Cardiol. 2012;59(22):1995-2027.
15. Patel MR, Calhoon JH, Dehmer GJ, Grantham JA, Maddox TM, Maron DJ, Smith PK. ACC/AATS/

AHA/ASE/ASNC/SCAI/SCCT/STS 2017 Appropriate Use Criteria for Coronary Revascularization in Patients With Stable Ischemic Heart Disease: A Report of the American College of Cardiology Appropriate Use Criteria Task Force, American Association for Thoracic Surgery, American Heart Association, American Society of Echocardiography, American Society of Nuclear Cardiology, Society for Cardiovascular Angiography and Interventions, Society of Cardiovascular Computed Tomography, and Society of Thoracic Surgeons. J Am Coll Cardiol. 2017;69(17):2212-41.

16. Piegas LS, Feitosa G, Mattos LA, et al. Sociedade Brasileira de Cardiologia. Diretriz Brasileira de Cardiologia sobre o Tratamento do Infarto Agudo do Miocárdio com Supradesnível do Segmento ST. Arq Bras Cardiol. 2009;93(6 Suppl 2):e179-264.
17. Pijls NH, Fearon WF, Tonino PA, Siebert U, Ikeno F, Bornschein B, et al.; FAME Study Investigators. Fractional flow reserve versus angiography for guiding percutaneous coronary intervention in patients with multivessel coronary artery disease: 2-year follow-up of the FAME (Fractional Flow Reserve Versus Angiography for Multivessel Evaluation) study. J Am Coll Cardiol. 2010;56(3):177-84.
18. Pijls NH, Sels JW. Functional measurement of coronary stenosis. JACC. 2012;59(12):1045-57.
19. Pijls NHJ, van Schaardenburgh P, Manoharan G, Boersma E, Bech JW, van't Veer M, Bär F, et al. Percutaneous coronary intervention of functionally non-significant stenosis: 5-year follow-up of the DEFER study. J Am Coll Cardiol. 2007;49(21):2105-11.
20. Shaw LJ, Heller GV, Casperson P, Miranda-Peats R, Slomka P, Friedman J, et al.; COURAGE investigators. Gated myocardial perfusion single photon emission computed tomography in the Clinical Outcomes Utilizing Revascularization and Agressive drug Evaluation. (COURAGE) trial, Veterans Administration Cooperative study no. 424. J Nucl Cardiol. 2006;13(5):685-98.
21. Silber S, Albertsson P, Avilés FF, Camici PG, Colombo A, Hamm C, et al.; Task Force for Percutaneous Coronary Interventions of the European Society of Cardiology. Guidelines for Percutaneous Coronary Interventions. The Task Force for Percutaneous Coronary Interventions of the European Society of Cardiology. Eur Heart J. 2005;26(8):804-47.
22. Stone GW, Maehara A, Lansky AJ, de Bruyne B, Cristea E, Mintz GS, et al.; PROSPECT Investigators. A Prospective natural-history study of coronary atherosclerosis – prospect trial. N Engl J Med. 2011;364(21):226-35.
23. Tonino PAL, De Bruyne B, Pijls NH, Siebert U, Ikeno F, van' t Veer M, et al. Fractional flow reserve versus angiography for guiding percutaneous coronary angiography. N Engl J Med. 2009;360(3):213-24.
24. Van Belle E, Rioufol G, Pouillot C, Cuisset T, Bougrini K, Teiger E, et al.; Investigators of the Registre Français de la FFR–R3F. Outcome impact of coronary revascularization strategy reclassification with fractional flow reserve at time of diagnostic angiography: insights from a large French multicenter fractional flow reserve registry. Circulation. 2014;129(2):173-85.
25. Werf FV, Bax J, Betriu A, Blomstrom-Lundqvist C, Crea F, Falk V, et al.; ESC Committee for Practice Guidelines (CPG). Management of acute myocardial infarction in patients with persistent ST segment elevation. Eur Heart J. 2008;29(23):2909-45.

SEÇÃO 2

CARDIOLOGIA PREVENTIVA

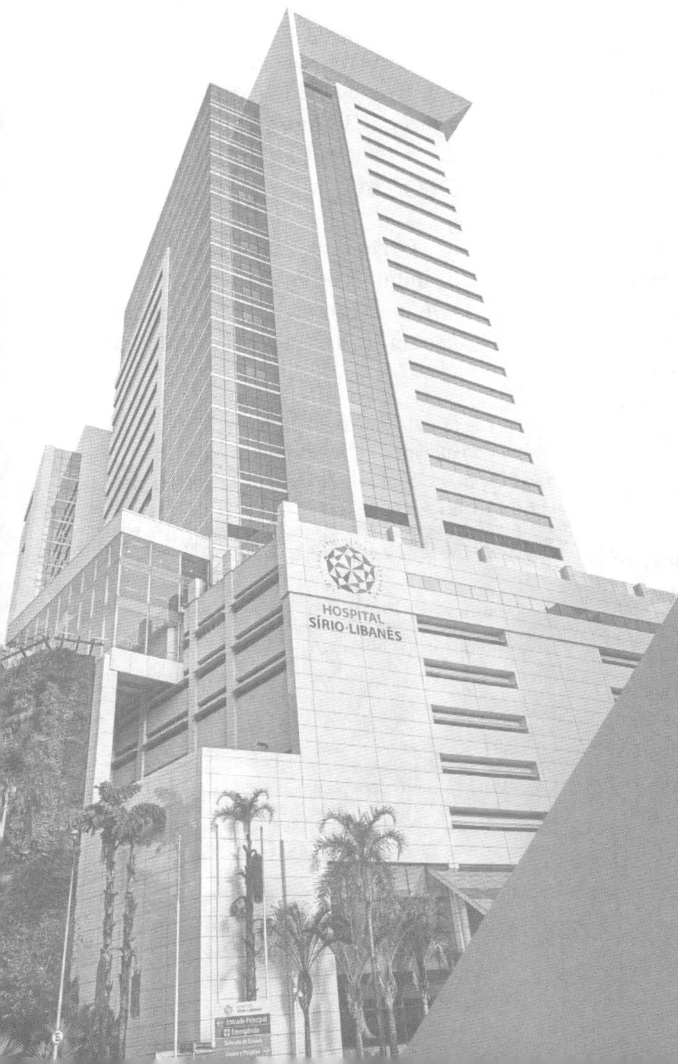

CAPÍTULO 10

Hipertensão arterial sistêmica

Alessandra Carvalho Goulart

DEFINIÇÃO

A hipertensão arterial sistêmica (HAS) é definida classicamente pela presença de níveis de pressão arterial sistólica (PAS) ≥ 140 mmHg, pressão arterial diastólica (PAD) ≥ 90 mmHg, ou pelo uso de terapia anti-hipertensiva. Esses níveis de pressão arterial (PA) devem ser detectados em duas ou mais consultas, das quais devem ser obtidas médias de duas ou mais aferições em ocasiões distintas. Ponderações podem ser feitas a respeito da definição de hipertensão, em especial após a publicação das diretrizes do Joint National Committee 8 (JNC 8), que estabeleceu uma meta diferenciada para o tratamento da hipertensão em indivíduos com ≥ 60 anos de idade para PAS < 150 mmHg e/ou PAD < 90 mmHg. Além disso, a nova diretriz para HAS publicada em 2017, do American College of Cardiology/American Heart Association, recomenda uma nova abordagem para a classificação da PA, sendo postulados como hipertensos adultos com valores médios de PAS ≥ 130 mmHg ou PAD ≥ 80 mmHg. Além disso, indivíduos com PAS entre 120 e 129 mmHg e PAD < 80 mmHg seriam designados como tendo PA elevada.

Neste texto, serão usadas as principais definições presentes na 7ª Diretriz Brasileira de Hipertensão Arterial, como descritas na Tabela 1.

Ainda, como forma de padronizar condutas em relação à abordagem e ao tratamento, a 7ª Diretriz de Hipertensão adota a classificação relativa a nível de evidência (NE) e grau de recomendação (GR) mostrada na Tabela 2.

EPIDEMIOLOGIA

Segundo a Organização Mundial da Saúde, a prevalência mundial de PA elevada (PAS e/ou PAD ≥ 140/90 mmHg) foi de 22% em adultos com ≥ 18 anos em 2014. Dados mais atualizados

TABELA 1 Pressão arterial pela medição casual ou no consultório em adultos acima de 18 anos de acordo com a 7ª Diretriz Brasileira de Hipertensão Arterial, 2016

Classificação	PAS (mmHg)	PAS (mmHg)
Normal	≤ 120	≤ 80
Pré-hipertensão	121 a 139	81 a 89
HAS estágio 1	140 a 159	90 a 99
HAS estágio 2	160 a 179	100 a 109
HAS estágio 3	≥ 180	≥ 110

Se PAS e PAD estiverem em categorias diferentes, a maior deverá ser considerada para a classificação da PA. Considera-se hipertensão sistólica isolada se PAS ≥ 140 mmHg e PAD < 90 mmHg, devendo a hipertensão ser classificada em estágios 1, 2 e 3. HAS: hipertensão arterial sistêmica; PAD: pressão arterial diastólica; PAS: pressão arterial sistólica.

TABELA 2 Graus de recomendação e níveis de evidência de acordo com 7ª Diretriz Brasileira de Hipertensão, 2016

Graus de recomendação	
Classe I	Evidências conclusivas de que o procedimento é seguro ou eficaz
Classe II	Evidências conflitantes ou divergentes sobre a segurança e a eficácia do procedimento
Classe IIa	Evidência/opinião a favor do procedimento. A maioria aprova
Classe IIb	Segurança e eficácia menos bem estabelecidas, sem predomínio de opiniões a favor
Classe III	Condições para as quais há evidências e/ou consenso de que o procedimento não é eficaz e pode ser até prejudicial
Níveis de evidência	
Nível A	Dados obtidos a partir de vários estudos randomizados bem delineados, concordantes e/ou de metanálise robusta de estudos clínicos randomizados
Nível B	Dados obtidos a partir de metanálise menos robusta, a partir de um único estudo randomizado ou de estudos não randomizados (observacionais)
Nível C	Dados obtidos de opiniões consensuais de especialistas

do Global Burden of Disease 2015 (GBD 2015) revelaram haver cerca de 874 milhões de adultos com PAS ≥ 140 mmHg. Entre os anos de 2005 e 2015, a mortalidade total associada à PAS elevada aumentou em 16,2%. Além disso, um maior número de óbitos por causas específicas foi associado à PAS elevada, como doença arterial coronariana (DAC) (4,9 milhões, 54,5%), acidente vascular cerebral (AVC) hemorrágico (2,0 milhões, 58,3%) e AVC isquêmico (1,5 milhão, 50,0%). Em 2015, a PAS elevada esteve associada a 211,8 milhões de anos de vida ajustados para incapacidade (DALY, *disability-adjusted life years*) para uma população adulta estimada de 8,69 milhões. A PAS foi o fator de risco associado à maior carga de doença para ambos os sexos, tanto nos países desenvolvidos como em desenvolvimento, incluindo o Brasil.

Dados nacionais recentes sobre HAS na população adulta demonstram prevalências que variaram em torno de 21 a 46%, sendo os idosos os mais acometidos. De acordo com a Pesquisa Nacional de Saúde 2013 (PSN 2013), a prevalência de HAS foi de 21,4% (intervalo de confiança [IC] 95% 20,8-22,0), sendo maior em mulheres (24,2%; IC 95% 23,4-24,9), em idosos acima dos 75 anos de idade (55,0%; IC 95% 51,8-58,3), naqueles com menor nível de escolaridade (31,1%; IC 95% 30,1-32,2), de raça/cor preta (24,2%; IC 95% 22,2-26,3), residentes na zona urbana (21,7%; IC 95% 21,0-22,3), no Rio Grande do Sul (24,9%; IC 95% 22,7-27,1) e na região Sudeste (23,3%; IC 95% 23,3-24,3).

FISIOPATOLOGIA

A PA, fisiologicamente, é determinada por dois componentes: o débito cardíaco e a resistência vascular periférica. Esses dois componentes têm pesos diferenciados na patogênese da elevação ou da queda da PA, nas diversas condições clínicas em que esse parâmetro vital está alterado. A maior parte dos indivíduos com HAS apresenta quadro de hipertensão primária ou essencial. Nesses casos, não há doença ou condição clínica subjacente causando a elevação da PA. Essa definição contrasta com o conceito de hipertensão secundária, no qual a elevação da PA faz parte da constelação de sinais e sintomas de uma determinada condição clínica. A fisiopatologia da HAS primária é pouco compreendida, porém considera-se que ela seja resultado de uma série de fatores de risco genéticos, ambientais e comportamentais.

FATORES DE RISCO

Os principais fatores de risco para HAS essencial são:

- Envelhecimento: o aumento da idade tem uma associação direta e linear com o desenvolvimento de HAS.

- Sexo e raça: existe maior prevalência de HAS em pessoas negras e em mulheres.
- Excesso de peso: existe aumento do risco de HAS a partir do índice de massa corpórea (IMC) ≥ 25 kg/m^2.
- Consumo excessivo de sal: ingestão de sódio acima do recomendado (2 g/dia) associa-se a níveis pressóricos elevados.
- Consumo abusivo de álcool: o consumo acima de 30 a 40 g/dia está associado ao risco de HAS em ambos os sexos. Estima-se que um aumento de 10 g/dia na ingestão de álcool eleve a PA em 1 mmHg.
- Baixo nível de atividade física: o sedentarismo está associado a maior risco de HAS.
- Baixa escolaridade: indivíduos analfabetos ou com ensino fundamental incompleto apresentam maior prevalência de HAS.

Embora a maior parte deste texto seja dedicada à HAS essencial, por causa de sua maior prevalência, a hipertensão arterial pode estar associada a algumas causas secundárias, sendo as mais relevantes: uso de medicamentos (corticosteroides, anti-inflamatórios não hormonais, anfetamina); doenças renais, como as glomerulonefrites e a doença renal terminal; doenças da tireoide (hipotireoidismo e hipertireoidismo); neoplasias (feocromocitoma, adenoma de adrenal), doença renovascular (displasia fibromuscular em jovens e aterosclerose nos idosos); apneia obstrutiva do sono e hiperaldosteronismo primário.

RASTREAMENTO/DETECÇÃO NA PRÁTICA CLÍNICA

Há evidências científicas consistentes do benefício do rastreamento de hipertensão arterial na população adulta assintomática. Em 2015, a United States Preventive Services Task Force (USPSTF) revisou sua recomendação de rastreamento de hipertensão em adultos a partir de 18 anos e manteve recomendação A (alta certeza de benefício) para a prática ambulatorial de mensuração de PA. A estratégia é baseada na medida realizada em consultório (ao menos 2 medidas na consulta com 5 minutos de intervalo), mas reconhece-se que o uso da monitoração ambulatorial da pressão arterial (MAPA) ou das medidas residenciais da pressão arterial (MRPA) também podem ser utilizadas, em geral após um rastreamento inicial. Ainda, a USPSTF sugere que indivíduos com idade ≥ 40 anos que tiveram uma medida de PA limítrofe anterior sejam submetidos a rastreamento anual. Os demais adultos podem ser rastreados a cada 3 a 5 anos.

No consultório

A PA deve ser medida em toda avaliação por médicos ou profissionais da saúde devidamente capacitados. Recomenda-se, pelo menos, a medição da PA a cada 2 anos para os adultos com PA ≤ 120/80 mmHg, e anualmente para aqueles com PA > 120/80 mmHg e < 140/90 mmHg, segundo diretrizes de HAS. A técnica padronizada de aferição da PA tem como objetivo estabelecer o diagnóstico de hipertensão em uma consulta ambulatorial.

Fora do consultório

Pode-se estabelecer o diagnóstico de HAS além da consulta ambulatorial regular pela MAPA, na qual a pressão é aferida em intervalos regulares (geralmente a cada 15 a 20 minutos/dia e 30 a 60 minutos/noite) por 24 horas. Esse protocolo permite identificar dois grupos de pacientes cujas medidas em consultório podem não captar. A primeira delas é a hipertensão do jaleco branco. Nesses casos, as medidas de PA no consultório são altas, mas isso não reflete o comportamento da PA do paciente na maior parte do dia. Outra situação identificada pela MAPA é a hipertensão mascarada. Nesses pacientes, as medidas em consultório são normais, ao passo que, ao longo do dia, há elevações importantes da PA. Uma alternativa ao uso da MAPA é a MRPA. Nessa estratégia de aferição, o paciente deve realizar medidas domiciliares da PA, com um esfigmomanômetro validado e automático, 2 a 3 vezes ao dia, em horários diferentes, durante 4 a 7 dias. Tanto no caso do MAPA quanto da MRPA, os níveis de corte para diagnóstico de hipertensão são modificados. Não há consenso absoluto nos valores a serem utilizados, mas sugere-se o uso dos níveis adotados pela 7ª Diretriz Brasileira de Hipertensão, que utiliza o corte de 130/85 mmHg para a média das medidas de MAPA em vigília ou da MRPA.

EXAMES COMPLEMENTARES PARA HAS PRIMÁRIA

Alguns exames de rotina estão indicados no acompanhamento ambulatorial do paciente hipertenso (Tabela 3).

EXAMES COMPLEMENTARES PARA HAS SECUNDÁRIA

Devem ser solicitados apenas se a história e o exame clínico direcionarem para algum diagnóstico específico, como a presença de estigmas das doenças tireoidianas (intolerância térmica, alteração de peso, alteração da frequência cardíaca, edema e bócio) ou a presença de hipertensão de difícil controle com início fora da faixa etária típica da HAS essencial (30 a 50 anos), que pode estar associada à presença de hipertensão renovascular. Entretanto, é necessário ter em mente que, em boa parte desses casos, a elevação da PA ainda poderá ser decorrente de HAS primária.

TABELA 3 Exames de rotina para HAS de acordo com a 7ª Diretriz Brasileira de Hipertensão, 2016

Análise de urina	GR: I; NE: C
Potássio	GR: I; NE: C
Glicemia de jejum	GR: I; NE: C
Hemoglobina glicada (HbA1c)	GR: I; NE: C
Ritmo de filtração glomerular estimado	GR: I; NE: B
Colesterol total, HDL-colesterol e triglicérides	GR: I; NE: C
Eletrocardiograma de repouso	GR: I; NE: B

GR: grau de recomendação; HAS: hipertensão arterial sistêmica; NE: nível de evidência.

METAS PARA CONTROLE DA PRESSÃO ARTERIAL

Para hipertensos estágios 1 e 2, com risco cardiovascular baixo e moderado, e aqueles com HAS estágio 3, a meta de controle da PA é PAS < 140 mmHg e PAD < 90 mmHg (GR: I; NE: A). Em hipertensos com risco cardiovascular alto (presença de lesões de órgãos-alvo, diabete melito, síndrome metabólica, insuficiência renal com proteinúria > 1 g/dia ou outros três fatores de risco para doença cardiovascular [DCV]), sugere-se manter PAS < 130 mmHg e PAD < 80 mmHg (GR: I; NE: A). Entretanto, para pacientes com DAC, não são aconselháveis reduções dos níveis pressóricos < 120/70 mmHg, pelo risco de baixo fluxo coronariano.

Em 2014, o JNC 8 propôs recomendações diferentes para a meta de controle da PA. Segundo essas diretrizes, a meta de controle para indivíduos com mais de 60 anos, sem diabete ou insuficiência renal, seria obter PAS < 150 mmHg e PAD < 90 mmHg. A base para essa recomendação é que não há evidências de boa qualidade mostrando que estabelecer a meta de PAS < 140 mmHg nesse grupo etário traga benefício adicional na incidência ou na progressão das lesões de órgãos-alvo comparado à meta de PAS < 150 mmHg. Entretanto, os autores ressalvam que, em pacientes já sob tratamento, caso os níveis de PA estejam abaixo dessa recomendação (inclusive com PAS < 140 mmHg), mas o tratamento seja bem tolerado, não existiria motivo para um ajuste (diminuição) da dose dos medicamentos.

TRATAMENTO NÃO FARMACOLÓGICO

Está indicada para todos os indivíduos hipertensos a orientação quanto às mudanças de estilo de vida, que incluem uma dieta saudável e a prática regular de atividade física (GR: I; NE: A). Seguem as principais recomendações.

Dieta

- Redução no consumo de gorduras, em especial de origem animal, dando preferência ao consumo de óleo vegetal, alimentos cozidos, assados e/ou grelhados.
- Consumo diário de pelo menos três porções de frutas e hortaliças (uma porção = 1 laranja média, 1 maçã média ou 1 fatia média de abacaxi).
- Consumo de alimentos integrais como pães, cereais e massas. Pacientes com sobrepeso ou obesidade devem ser encorajados a adotar uma dieta hipocalórica, pois a perda de peso não apenas diminui o risco cardiovascular associado à obesidade, mas também auxilia no controle da PA.
- Redução do consumo diário de sódio para 2,0 g (GR: IIa; NE: B). A AHA estabelece como meta ideal um consumo de sódio abaixo de 1.500 mg/dia.
- Moderação no consumo de álcool (GR: I; NE: B). Deve ser limitado a 30 g de etanol por dia para os homens (aproximadamente 250 a 300 mL de vinho ou 600 mL de cerveja) e 15 g por dia para as mulheres.

Prática de atividade física

Deve ser incentivada em toda a população, não havendo necessidade de nenhum exame prévio. O indivíduo deve ser orientado a procurar um médico se sentir algum desconforto durante a execução (GR: I; NE: A). A meta a ser alcançada deverá ser de 150 minutos de atividade aeróbica moderada semanal (contínua ou fracionada).

TRATAMENTO FARMACOLÓGICO

Abordagem para níveis de PA de 130-139/85-89 mmHg

O tratamento medicamentoso pode ser considerado nos pré-hipertensos com PA de 130-139/85-89 mmHg e história prévia de DCV ou alto risco cardiovascular (GR: IIb; NE: B), porém, não há evidências de benefício naqueles com os mesmos níveis pressóricos e risco cardiovascular moderado. Portanto, para esse último grupo de pacientes, a decisão de instituir terapia farmacológica deve ser individualizada.

Abordagem de hipertensos estágio 1 de risco cardiovascular baixo e moderado

Em hipertensos estágio 1 e moderado ou baixo risco cardiovascular, a terapia não farmacológica exclusiva deve ser tentada por 3 a 6 meses (GR: IIa; NE: B). Após esse período, a falta de controle da PA condicionará o início da terapia farmacológica. Faz-se imperativo, contudo, acompanhar esses indivíduos com avaliação periódica da adesão às medidas não farmacológicas. Uma vez constatada a falta de adesão ou a piora do controle dos níveis pressóricos, a terapia farmacológica deverá ser instituída precocemente.

Abordagem de hipertensos estágios 2 e 3 e/ou de alto risco

Está recomendado para os pacientes: a) no momento do diagnóstico para os que apresentam HAS estágio 2 ou 3, presença de lesões de órgãos-alvo, diabete melito, síndrome metabólica, ou outros três fatores de risco para DCV; ou b) após 3 a 6 meses nos demais pacientes, se não for atingida a meta de controle com o tratamento não farmacológico. As evidências provenientes de estudos que avaliaram desfechos clinicamente relevantes demonstram redução de morbidade e mortalidade com diuréticos, betabloqueadores, inibidores da enzima conversora de angiotensina (IECA), antagonistas de receptores de angiotensina II (BRA) e bloqueadores dos canais de cálcio. Por esse motivo, na ausência de contraindicações ou de indicações absolutas de alguma classe de anti-hipertensivos, a 7ª Diretriz Brasileira de Hipertensão indica essas classes de medicamentos como de primeira linha para o controle da PA. Indicações absolutas incluem, por exemplo, os anti-hipertensivos utilizados para tratamento da insuficiência cardíaca e da DAC, como os betabloqueadores, os IECA ou os BRA. Caso o controle não seja atingido em 1 mês, deve-se proceder ao aumento da dose ou acrescentar outra classe de medicamentos, com a ressalva de não se utilizar concomitantemente IECA e BRA. Esgotadas as classes de medicamentos de primeira linha (ou as indicações absolutas), podem ser utilizadas outras classes de medicamentos. Entretanto, diante de um paciente com hipertensão resistente, que necessita de três anti-hipertensivos sem controle adequado, ou quatro anti-hipertensivos independentemente do controle obtido, deve-se avaliar: a) adesão ao tratamento não farmacológico e farmacológico; b) efeito do jaleco branco (podendo ser uma indicação de MAPA e/ou MRPA); ou c) presença de quadro clínico que sugira HAS secundária. A Tabela 4 apresenta um resumo das drogas preconizadas para o tratamento da hipertensão arterial.

TABELA 4 Principais drogas preconizadas para o tratamento da hipertensão arterial sistêmica

Classes de 1ª linha	Medicamentos	Posologia mínima a máxima (frequência)
Diuréticos	Tiazídicos	
	Hidroclorotiazida	12,5 a 50 mg (1 vez/dia)
	Clortalidona	12,5 a 25 mg (1 vez/dia)
	Indapamida	2,5 a 5 mg (1 vez/dia)
	Poupadores de potássio	
	Amilorida**	2,5 a 25 mg (1 vez/dia)
	Espironolactona	50 a 100 mg (1 a 3 vezes/dia)
	Triantereno**	50 a 150 (1 vez/dia)
Betabloqueadores†	Atenolol	25-100 mg (1-2 x/dia)
	Bisoprolol	2,5-10 mg (1-2 x/dia)
	Metoprolol	50-200 mg (1-2 x/dia)
	Nadolol	20-80 mg (1-2 x/dia)
	Propranolol	40-240 mg (2-3 x/dia)
	Pindolol*	5-20 mg (1-3 x/dia)
Inibidores da enzima conversora de angiotensina	Benazepril	5 a 20 mg (1 a 2 vezes/dia)
	Captopril	25 a 150 mg (2 a 3 vezes/dia)
	Enalapril	5 a 40 mg (1 a 2 vezes/dia)
	Fosinopril	10 a 20 mg (1 a 2 vezes/dia)
	Lisinopril	5 a 20 mg (1 a 2 vezes/dia)
	Perindopril	4 a 8 mg (1 a 2 vezes/dia)
	Ramipril	2,5 a 10 mg (1 a 2 vezes/dia)
	Trandolapril	2 a 4 mg (1 vez/dia)
Antagonistas de receptores de angiotensina II	Candesartana	4 a 16 mg (1 vez/dia)
	Irbesartana	75 a 300 mg (1 vez/dia)
	Losartana	50 a 100 mg (1 vez/dia)
	Valsartana	80 a 160 mg (1 vez/dia)
Antagonistas de canais de cálcio	Di-hidropiridinas	
	Anlodipina	2,5 a 10 mg (1 vez/dia)
	Felodipina	5 a 20 mg (1 vez/dia)
	Antagonistas do canal L	
	Verapamil	120 a 360 mg (1 a 2 vezes/dia)
	Diltiazem	120 a 360 mg (1 a 2 vezes/dia)

(continua)

TABELA 4 Principais drogas preconizadas para o tratamento da hipertensão arterial sistêmica *(continuação)*

Classes de 2ª linha	Medicamentos	Posologia mínima a máxima (frequência)
Inibidores adrenérgicos de ação central	Alfametildopa	250 a 1.500 mg (2 a 3 vezes/dia)
	Clonidina	0,1 a 0,6 mg (2 a 3 vezes/dia)
Alfabloqueadores	Doxazosina	2 a 4 mg (2 a 3 vezes/dia)
	Prazosina	1 a 10 mg (2 a 3 vezes/dia)
Vasodilatadores diretos	Hidralazina	50 a 200 mg (2 a 3 vezes/dia)
	Minoxidil	2,5 a 40 mg (2 a 3 vezes/dia)

* Atividade simpaticomimética intrínseca.
** Uso em associação.
† O betabloqueador poderá ser considerado fármaco inicial em situações específicas, como a associação de arritmias supraventriculares, enxaqueca, insuficiência cardíaca e DAC, e, nas duas últimas condições, deverá estar associado a outros fármacos.

LEITURA SUGERIDA

1. Andrade SSA, Stopa SR, Brito AS, Chueri PS, Szwarcwald CL, Malta DC. Self-reported hypertension prevalence in the Brazilian population: analysis of the National Health Survey, 2013. Epidemiol Serv Saúde. 2015;24(2):297-304.
2. GBD 2015 Risk Factors Collaborators. Global, regional, and national comparative risk assessment of 79 behavioural, environmental and occupational, and metabolic risks or clusters of risks, 1990-2015: a systematic analysis for the Global Burden of Disease Study 2015. Lancet. 2016;388(10053):1659-724.
3. James PA, Oparil S, Carter BL, Cushman WC, Dennison-Himmelfarb C, Handler J, et al. 2014 evidence-based guideline for the management of high blood pressure in adults: report from the panel members appointed to the Eighth Joint National Committee (JNC 8). JAMA. 2014;311(5):507-20.
4. Scala LC, Magalhães LB, Machado A. Epidemiologia da hipertensão arterial sistêmica. In: Moreira SM, Paola AV; Sociedade Brasileira de Cardiologia. Livro-texto da Sociedade Brasileira de Cardiologia. 2. ed. Barueri: Manole; 2015. p. 780-5.
5. Siu AL; U.S. Preventive Services Task Force. Screening for high blood pressure in adults: U.S. Preventive Services Task Force recommendation statement. Ann Intern Med. 2015;163(10):778-86.
6. Sociedade Brasileira de Cardiologia. 7ª Diretriz Brasileira de Hipertensão. Arq Bras Cardiol. 2016;107(3 Supl.3):1-83.
7. U.S. Preventive Services Task Force. Screening for high blood pressure: U.S. Preventive Services Task Force reaffirmation recommendation statement. Ann Intern Med. 2007;147(11):783-6.
8. Veiga EV, Nogueira MS, Cárnio EC, Marques S, Lavrador MA, de Moraes SA, et al. Assessment of the techniques of blood pressure measurement by health professionals. Arq Bras Cardiol. 2003;80(1):89-93.
9. Vigitel Brasil 2014. Vigilância de fatores de risco e proteção para doenças crônicas por inquérito telefônico. Disponível em: http://portalsaude.saude.gov.br/images/pdf/2015/abril/15/PPT-Vigitel-2014-.pdf. Acesso em: 9/2/2018.
10. Whelton PK, Carey RM, Aronow WS, Casey DE Jr, Collins KJ, Dennison Himmelfarb C, et al. 2017 ACC/AHA/AAPA/ABC/ACPM/AGS/APhA/ASH/ASPC/NMA/PCNA Guideline for the prevention, detection, evaluation, and management of high blood pressure in adults: executive summary: a report of the American College of Cardiology/American Heart Association Task Force on Clinical Practice Guidelines. Hypertension. 2018 Jun;71(6):1269-1324.
11. World Health Organization (WHO). Global status report on noncommunicable diseases. 2014. Available: http://apps.who.int/iris/bitstream/10665/148114/1/9789241564854_eng.pdf?ua=1. Acesso em: 9/2/2018.

CAPÍTULO 11

Diabete melito

Leonardo Luís Torres Bianchi
Denise Iezzi

DEFINIÇÃO

O termo diabete melito (DM) descreve um conjunto de doenças caracterizadas por hiperglicemia e deficiência relativa ou absoluta de insulina, com graus variados de resistência periférica a esse hormônio.

EPIDEMIOLOGIA

O DM é uma doença em franca expansão no Brasil e no mundo. Em 2013, a Pesquisa Nacional de Saúde (PNS) estimou que, no Brasil, 6,2% da população com 18 anos ou mais de idade referiram diagnóstico médico de diabete, sendo 7,0% nas mulheres e 5,4% nos homens. Esse número só tende a crescer com o aumento na incidência de obesidade, além do envelhecimento da população. Além disso, o diabete aumenta em mais que o dobro o risco de doenças cardiovasculares (DCV). Aproximadamente 50 a 70% dos diabéticos morrem de causas cardíacas. O registro ACEPT-SCA mostra que um terço dos pacientes que se internam no Brasil com síndrome coronariana aguda são diabéticos. O risco de infarto do miocárdio em pacientes diabéticos sem histórico de eventos isquêmicos prévios é tão alto quanto o de pacientes não diabéticos que já apresentaram um infarto. Esses dados epidemiológicos reforçam o conceito de se tratar agressivamente os pacientes diabéticos, visando à redução de complicações micro e macrovasculares.

DIAGNÓSTICO

Em indivíduos com sintomas evidentes de diabete (poliúria, polidipsia, noctúria, emagrecimento), uma única dosagem de glicemia ao acaso ≥ 200 mg/dL é suficiente para o diagnóstico de DM sem outros testes confirmatórios. No entanto, em mais de 90% dos indivíduos o diabete é assintomático na fase inicial. Nesse cenário, podem-se utilizar a glicemia de jejum, o teste de tolerância à glicose oral (TTGO) ou a hemoglobina (Hb) glicada como critérios diagnósticos, conforme resumido na Tabela 1.

Os critérios diagnósticos e a própria definição de estados de risco de desenvolver diabete foram recentemente aglutinados. Estados anteriormente denominados como "glicemia de jejum alterada" e "tolerância diminuída à glicose" foram agrupados como pré-diabete, conforme resumido na Tabela 2. O pré-diabete, assim como o diabete, está associado fortemente com obesidade (especialmente obesidade abdominal), hipertensão arterial sistêmica e alterações no perfil lipídico, notadamente hipertrigliceridemia e redução do HDL-C. Vale ressaltar que diversas análises mostram que o pré-diabete também

TABELA 1 Critérios diagnósticos de diabete melito

Critérios	Comentários
Hb glicada ≥ 6,5%	O teste deve ser realizado por meio de método rastreável devidamente certificado pelo National Glycohemoglobin Standardization Program (NGSP) (http://www.ngsp.org/certified.asp)
Glicemia de jejum ≥ 126 mg/dL	O período de jejum deve ser definido como ausência de ingestão calórica por pelo menos 8 horas. Na ausência de hiperglicemia comprovada, os resultados devem ser confirmados com a repetição dos testes
Glicemia 2 h após sobrecarga com 75 g de glicose: ≥ 200 mg/dL	Esse teste deverá ser conduzido com a ingestão de uma sobrecarga de 75 g de glicose anidra, dissolvida em água, em todos os indivíduos com glicemia de jejum entre 100 mg/dL e 125 mg/dL
Glicemia ao acaso ≥ 200 mg/dL	Em pacientes com sintomas clássicos de hiperglicemia, ou em crise hiperglicêmica, ou 2 glicemias elevadas randômicas

- A menos que haja sintomas claros de hiperglicemia em pacientes com glicemia ao acaso ≥ 200 mg/dL, o teste usado para o diagnóstico deve ser repetido para confirmação.
- No entanto, se dois testes distintos apontarem o diagnóstico de diabete, não há necessidade de repetição.
- Em caso de testes discordantes, deve-se repeti-los. Se o teste inicialmente alterado persistir alterado, pode-se confirmar o diagnóstico de diabete.

TABELA 2 Critérios diagnósticos para pré-diabete

Critérios	Comentários
Glicemia de jejum entre 100 e 125 mg/dL	Condição anteriormente denominada "glicemia de jejum alterada"
Glicemia 2 h após sobrecarga com 75 g de glicose: de 140 a 199 mg/dL	Condição anteriormente denominada "tolerância diminuída à glicose" ou "intolerância à glicose"
Hb glicada entre 5,7 e 6,4%	De acordo com recomendação recente para o uso da Hb glicada no diagnóstico do diabete e do pré-diabete

A positividade de **qualquer** um dos parâmetros diagnósticos descritos confirma o diagnóstico de pré-diabete.

está relacionado ao aumento na incidência de complicações cardiovasculares e microvasculares como neuropatias – mono ou polineurites.

CLASSIFICAÇÃO ETIOLÓGICA

O DM pode ser classificado nos tipos descritos a seguir.

Diabete tipo 1

Geralmente se deve à destruição autoimune das células beta pancreáticas.

Diabete tipo 1A ocorre em 90% dos indivíduos com essa forma de diabete. Podem ser detectados anticorpos anti-insulina, antidescarboxilase do ácido glutâmico (GAD 65), antitirosina-fosfatases (IA2 e IA2B) e antitransportador de zinco (Znt8). A taxa de destruição das células beta é variável, sendo, em geral, mais rápida entre as crianças, nas quais a apresentação é a cetoacidose em um terço dos casos.

A forma lentamente progressiva ocorre em adultos, a qual é denominada diabete autoimune latente do adulto (LADA, do inglês *latent autoimmune diabetes in adults*).

No tipo 1B, o anticorpo é negativo, mas a evolução é semelhante, assim como a faixa etária de aparecimento. Acredita-se haver outro marcador de autoimunidade ainda não conhecido.

Diabete tipo 2

Ocorre em virtude da secreção progressivamente reduzida de insulina, geralmente no contexto de resistência periférica a esse hormônio.

Representa 90% dos casos de diabete. Tem etiologia multifatorial, com conjunção de fatores genéticos e ambientais (sedentarismo, obesidade, envelhecimento). Pode ocorrer em qualquer idade, mas geralmente o diagnóstico é feito depois dos 40 anos. Com o aumento da prevalência de obesidade, vem ocorrendo em faixa etária mais baixa, e nos Estados Unidos chega a ocorrer em 25% das crianças com obesidade.

Diabete gestacional

É a intolerância aos carboidratos, diagnosticada pela primeira vez durante a gestação e que pode ou não persistir após o parto. Assim como o diabete tipo 2, o diabete gestacional associa-se tanto à resistência à insulina quanto à diminuição da função das células beta. Os critérios diagnósticos mais utilizados são: glicemia de jejum ≥ 92 mg/dL ou glicemia ≥ 180 mg/dL na primeira hora após TTGO-75g ou glicemia ≥ 153 mg/dL após segunda hora. Recomenda-se que o TTGO-75 g seja realizado com 24 a 28 semanas de gestação. O quadro de diabete tende a se resolver após a gestação, no entanto, as pacientes têm risco aumentado desenvolver diabete tipo 2 no futuro.

Outros tipos específicos de diabete

Ocorre quando se identificam fatores causadores específicos. Podem-se citar nessa categoria defeitos genéticos na função das células beta, defeitos genéticos na ação da insulina, doenças do pâncreas exócrino e outras condições listadas na Tabela 3. Este grupo representa a minoria dos casos de diabete.

AVALIAÇÃO COMPLEMENTAR

Após o diagnóstico de diabete, o paciente deve ser avaliado em relação à presença ou não de lesões microvasculares (retinopatia, nefropatia e neuropatia) ou macrovasculares (aterosclerose). Essas complicações podem estar presentes já ao diagnóstico, especialmente no DM tipo 2, em que os indivíduos acometidos experimentam

TABELA 3 Outros tipos específicos de diabete

Defeitos genéticos na função das células beta	MODY 1 (defeitos no gene *HNF4A*) MODY 2 (defeitos no gene *GCK*) MODY 3 (defeitos no gene *HNF1A*) MODY 4 (defeitos no gene *IPF1*) MODY 5 (defeitos no gene HNF1B) MODY 6 (defeitos no gene *NEUROD1*) Diabete neonatal transitório Diabete neonatal permanente DM mitocondrial Outros
Defeitos genéticos na ação da insulina	Resistência à insulina do tipo A Leprechaunismo Síndrome de Rabson-Mendenhall DM lipoatrófico Outros
Doenças do pâncreas exócrino	Pancreatite Pancreatectomia ou trauma Neoplasia Fibrose cística Pancreatopatia fibrocalculosa
Endocrinopatias	Acromegalia Síndrome de Cushing Endocrinopatias Glucagonoma Feocromocitoma Somatostinoma Aldosteronoma
Induzido por medicamentos ou agentes químicos	Determinadas toxinas Pentamidina Ácido nicotínico Glicocorticoides Hormônio tireoidiano Diazóxido Agonistas beta-adrenérgicos Tiazídicos Interferona
Infecções	Rubéola congênita Citomegalovírus Outros
Formas incomuns de DM autoimune	Síndrome de Stiff-Man Anticorpos antirreceptores de insulina
Outras síndromes genéticas por vezes associadas ao DM	Síndrome de Down Síndrome de Klinefelter Síndrome de Turner Síndrome de Wolfram Ataxia de Friedreich Coreia de Huntington Síndrome de Laurence-Moon-Biedl Distrofia miotônica Síndrome de Prader-Willi

uma longa fase assintomática. Os exames complementares e as avaliações iniciais para todo paciente diabético são resumidos na Tabela 4.

ESTRATIFICAÇÃO DE RISCO CARDIOVASCULAR

De longa data, sabe-se que os pacientes diabéticos estão sob risco aumentado de eventos cardiovasculares (infarto do miocárdio, acidente vascular cerebral [AVC] e doença arterial periférica) no longo prazo. No entanto, eles constituem um grupo heterogêneo de pacientes, com alguns indivíduos sob risco ainda mais significativo. Identificar esses pacientes é de fundamental importância para o cardiologista, visando à prevenção de complicações vasculares por meio de terapias mais agressivas.

Em 2017, a Sociedade Brasileira de Cardiologia (SBC), a Sociedade Brasileira de Diabetes (SBD) e a Sociedade Brasileira de Endocrinologia e Metabologia (SBEM) unificaram suas recomendações para a estratificação de risco cardiovascular no paciente diabético. Quatro categorias de risco foram criadas para a estimativa de eventos em 10 anos:

- Risco baixo: taxa de eventos cardiovasculares menor que 10%.
- Risco intermediário: taxa de eventos entre 10 e 20%.
- Risco alto: taxa de eventos entre 20 e 30%.
- Risco muito alto: taxa de eventos > 30%.

A presença de qualquer doença aterosclerótica clínica (DACL) classifica o indivíduo diabético como de muito alto risco (Tabela 5).

A idade passou a ser critério para estratificação de risco. Homens < 38 anos e mulheres < 46 anos podem ser considerados de baixo risco. A transição do risco baixo para intermediário ocorre aos 38 e 46 anos, para homens e mulheres, respectivamente, desde que não apresentem estratificadores de risco (ER) (Tabela 6) ou doença aterosclerótica subclínica (DASC) (Tabela 7). Caso contrário, são classificados como de alto risco.

TABELA 4 Exames e avaliações iniciais nos pacientes diabéticos

Avaliação	Procedimentos	Periodicidade
Exames gerais	▪ Hemograma completo ▪ Ureia, creatinina, sódio e potássio ▪ Enzimas hepáticas ▪ Perfil lipídico ▪ Bilirrubinas, albumina ▪ Hormônio tireoestimulante ▪ Hb glicada e glicemia de jejum ▪ Sedimento urinário ▪ Eletrocardiograma (ECG)	No diagnóstico e pelo menos uma vez ao ano
Avaliação oftalmológica	Mapeamento de retina Avaliação de glaucoma e catarata	Até 5 anos após o diagnóstico de diabete tipo 1 e imediatamente no caso de diabete tipo 2. Depois, a cada 1 a 2 anos se normal
Avaliação dos pés	Palpação de pulsos Testes de sensibilidade: ▪ Monofilamento de 10 g (Semmes--Weinstein) ▪ Sensibilidade vibratória (diapasão 128 Hz) ▪ Sensibilidade térmica	A cada consulta
Albuminúria	Dosagem de albumina e creatinina em amostra isolada (normal: < 30 mg/g) Microalbuminúria: 30 a 300 mg/g Macroalbumúria: > 300 mg/g	Até 5 anos após o diagnóstico de diabete tipo 1 e imediatamente no caso de diabete tipo 2. Depois, anualmente se normal

TABELA 5 Doença aterosclerótica clínica

▪ Síndrome coronariana aguda (infarto agudo do miocárdio [IAM] ou angina instável)
▪ Doença arterial crônica (angina estável) ou IAM antigo
▪ AVC aterotrombótico ou ataque isquêmico transitório
▪ Revascularização coronariana, carotídea ou periférica
▪ Insuficiência vascular periférica ou amputação de membros
▪ Doença aterosclerótica grave (estenose > 50%) em qualquer território vascular

TABELA 6 Estratificadores de risco no paciente diabético

A presença de qualquer um desses fatores classifica o indivíduo como de alto risco para eventos cardiovasculares
▪ Idade > 49 anos para homens ou > 56 anos para mulheres
▪ Duração do diabete superior a 10 anos
▪ História familiar de doença arterial coronariana prematura
▪ Presença de síndrome metabólica definida pelo International Diabetes Federation (IDF)
▪ Hipertensão arterial tratada ou não tratada
▪ Taxa de filtração glomerular estimada abaixo de 60 mL/min/1,73 m^2
▪ Albuminúria > 30 mg/g de creatinina
▪ Neuropatia autonômica
▪ Retinopatia diabética

TABELA 7 Doença aterosclerótica subclínica

A presença de qualquer um desses fatores classifica o indivíduo como de alto risco para eventos cardiovasculares
▪ Escore de cálcio arterial coronariano (CAC) > 10 U Agatston
▪ Placa carotídea (espessura íntima média > 1,5 mm)
▪ Angiotomografia coronária computadorizada com presença de placa
▪ Índice tornozelo-braquial < 0,9
▪ Aneurisma da aorta abdominal

O escore de CAC tem as melhores taxas de reclassificação de risco, se comparado a outros marcadores, quando adicionado ao escore de risco global. Isso pode ser especialmente útil para reclassificar os pacientes de risco intermediário em categorias de risco mais alto ou mais baixo. Pode-se resumir a estratificação de risco cardiovascular no paciente diabético conforme esquematizado na Figura 1.

Um ECG de repouso deve ser considerado, pelo menos anualmente, em pacientes assintomáticos com diabete, com risco intermediário, alto e muito alto.

Apesar de os pacientes diabéticos estarem sob risco de isquemia miocárdica silenciosa, não se recomenda a realização de teste ergométrico ou outro método de estresse miocárdico para a pesquisa de isquemia em indivíduos assintomáticos e sem anormalidades no ECG de repouso (notadamente alterações do segmento ST-T). De maneira semelhante, a angiotomografia de artérias coronárias não é recomendada em indivíduos assintomáticos, mas pode ser útil na pesquisa de DAC significativa em indivíduos com dor torácica ou outros equivalentes isquêmicos.

Deve-se considerar a investigação de isquemia miocárdica em pacientes com diabete, assintomáticos e na presença de alterações de ECG de repouso ou em pacientes que apresentam sintomas atípicos (dispneia inexplicada, dor torácica atípica ou desconforto), evidência de doença vascular associada (sopros carotídeos, ataque isquêmico transitório, AVC, doença arterial periférica) e CAC muito alta (> 400).

TRATAMENTO

O tratamento do diabete envolve equipe multidisciplinar (médico, enfermeiro, nutricionista, psicólogo) e deve abranger melhora na qualidade de vida, redução das complicações macro e microvasculares (por meio do controle glicêmico adequado), controle das comorbidades (hipertensão arterial, dislipidemia etc.) e redução da mortalidade.

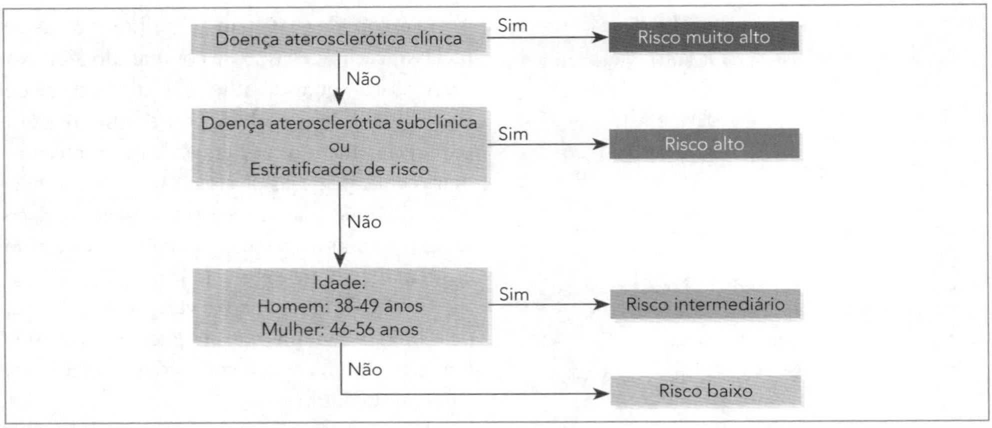

FIGURA 1 Algoritmo de estratificação de risco cardiovascular no paciente diabético.

Alvos terapêuticos no controle glicêmico

O controle da glicemia deve ser individualizado de acordo com idade do paciente, expectativa de vida, presença de comorbidades e complicações micro/macrovasculares. De maneira geral, podem-se resumir as metas de controle glicêmico conforme esquematizado na Tabela 8.

As metas devem ser individualizadas. Assim, pacientes com isquemia coronariana ativa não devem ter hipoglicemia e, para tal, aceita-se meta de Hb glicada de 8,5%. Pacientes idosos, idem, principalmente os com fenótipo frágil. Jovens com DM tipo 1 devem ser estimulados a ter Hb glicada de 6,5% quando virgens de complicações.

Medidas não farmacológicas

Todos os pacientes diabéticos devem ser orientados para modificações de estilo de vida, como prática regular de atividade física (pelo menos 150 minutos/semana de atividade física moderada), redução do peso, cessação de tabagismo e modificações dietéticas.

Embora estudo recente envolvendo 5.145 pacientes com DM tipo 2 e índice de massa corpórea (IMC) > 25 kg/m^2, randomizados para modificação intensiva do estilo de vida ou seguimento padrão, tenha falhado em demonstrar redução de eventos cardiovasculares, os pacientes agressivamente tratados apresentaram melhor controle glicêmico e tiveram menor taxa de microalbuminúria, redução da apneia do sono e de incontinência urinária e menor ocorrência de depressão, com melhora em escores de qualidade de vida.

Vale ressaltar que a redução do peso pode não só melhorar o controle da hipertensão arterial, mas também a evolução da esteato-hepatite não alcoólica, uma condição frequentemente associada ao diabete tipo 2.

Medidas farmacológicas para controle glicêmico no DM tipo 2

No caso de pacientes com DM tipo 2, metformina é a droga inicial de escolha pela eficácia, ausência de hipoglicemia e de ganho de peso e boa tolerabilidade. Pode ser iniciada em monoterapia para pacientes com Hb glicada < 7,5%. Em até 3 meses, o paciente deve ser reavaliado. A Figura 2 resume as principais estratégias de controle glicêmico em pacientes com DM tipo 2.

A necessidade de controle da glicemia pré e pós-prandial é crescente conforme a gravidade do diabete e a instituição de mais fármacos ao esquema inicial.

O tratamento do diabete evoluiu significativamente nas últimas décadas, com o surgi-

TABELA 8 Metas glicêmicas no paciente com diabete melito

Parâmetros	Ideal	Tolerável
Hb glicada	Abaixo de 7,0%	Entre 7,5 e 8,5% em idosos, dependendo do estado de saúde As metas devem ser individualizadas de acordo com: ▪ Duração do diabete ▪ Idade/expectativa de vida ▪ Comorbidades ▪ DCV ▪ Complicações microvasculares ▪ Hipoglicemia não percebida
Glicemia de jejum	70 a 100 mg/dL	70 a 120 mg/dL
Glicemia pré-prandial	70 a 120 mg/dL	70 a 140 mg/dL
Glicemia pós-prandial (2 horas)	100 a 140 mg/dL	100 a 160 mg/dL

mento de novos fármacos por via oral e injetável. Em dezembro de 2008, o Food and Drug Administration (FDA) definiu que a avaliação da segurança cardiovascular nos ensaios clínicos envolvendo pacientes diabéticos é obrigatória, em razão da alta incidência e da prevalência de eventos cardiovasculares nessa população.

A busca por fármacos que proporcionem não só adequado controle glicêmico, mas também redução da mortalidade vascular, constitui um dos principais alvos na pesquisa clínica atual. Nesse contexto, devem-se destacar alguns estudos com resultados positivos em termos de redução de eventos:

- O estudo **EMPA-REG** (Empagliflozin, Cardiovascular Outcomes, and Mortality in Type 2 Diabetes) com a empagliflozina, um inibidor do cotransportador de glicose e sódio (SGLT-2), avaliou 7.020 pacientes de alto risco portadores de diabete tipo 2. Após 3,1 anos, a terapia com empagliflozina foi associada à redução de 14% no desfecho primário, composto de mortalidade cardiovascular, IAM não fatal e AVC não fatal, bem como redução na mortalidade por todas as causas; houve também redução na mortalidade cardiovascular.
- O estudo **LEADER** (Liraglutide and Cardiovascular Outcomes in Type 2 Diabetes), com liraglutida, um análogo de peptídeo semelhante a glucagon 1 (GLP-1), analisou 9.340 pacientes com DM tipo 2 com perfil de alto risco cardiovascular. Após 3,8 anos de seguimento, a liraglutida foi associada à redução de 13% no desfecho primário, composto de mortalidade cardiovascular, IAM não fatal e AVC não fatal. Houve reduções na mortalidade cardiovascular. Não houve redução na incidência de IAM não fatal, AVC não fatal ou hospitalização por insuficiência cardíaca.
- O estudo **SUSTAIN-6** (Semaglutide and Cardiovascular Outcomes in Patients with Type 2 Diabetes) analisou 3.297 pacientes com diabete tipo 2 de longa data (duração média da doença de 13,9 anos) e DCV estabelecida, doença renal crônica (DRC) ou ambos, em um regime de cuidados padrão. Esses pacientes foram distribuídos aleatoriamente para receber semaglutida semanalmente (0,5 ou 1,0 mg) ou placebo durante 104 semanas. Após acompanhamento de 2 anos, houve redução de 26% no desfecho primário composto ou mortalidade cardiovascular, IAM não fatal e AVC não fatal. O AVC não fatal foi o principal responsável pelo desfecho primário composto. A retinopatia diabética foi mais frequente no grupo semaglutida.

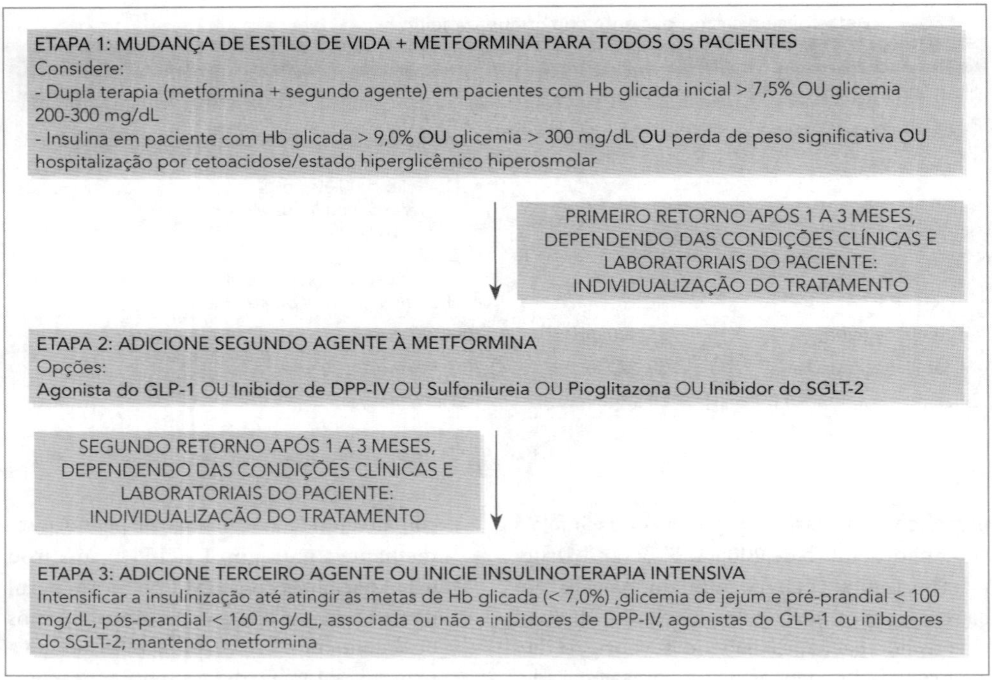

FIGURA 2 Estratégia de controle glicêmico no paciente com DM tipo 2.
DPP-IV: dipeptidil peptidase IV; GLP-1: peptídeo semelhante a glucagon 1; SGLT-2: cotransportador de glicose e sódio.

Com base nesses estudos, a Diretriz Brasileira Baseada em Evidências sobre Prevenção de DCV em Pacientes com Diabetes, de 2017, estabelece que a adição de inibidores do SGLT-2 (empaglifozina) e/ou agonistas do GLP-1 (liraglutida, semaglutida) pode ser útil em pacientes de muito alto risco cardiovascular, visando à redução de eventos nessa população. A introdução de SGLT-2 muitas vezes não visa a atingir alvo glicêmico, já que tem pouco poder de baixar a Hb glicada isoladamente (0,5 a 0,6%).

Controle da dislipidemia

A terapia hipolipemiante deve ser guiada conforme o perfil de risco cardiovascular. Para pacientes de baixo risco, as medidas não farmacológicas (estilo de vida) são aceitáveis como abordagem inicial, desde que seja atingido e mantido um alvo LDL-colesterol < 100 mg/dL. Pacientes de risco intermediário, alto e muito alto devem ser inicialmente manejados com estatinas, uma vez que as metas frequentemente não são atingidas sem o uso de terapia farmacológica. A Tabela 9 resume as principais metas terapêuticas nos pacientes diabéticos. Pacientes com diabete na categoria de muito alto risco devem iniciar estatinas o mais rápido possível e na dose mais alta tolerável.

O uso de inibidores de pró-proteína convertase subtilisina-kexina tipo 9 (PCSK9, do inglês *proprotein convertase subtilisin-kexin type* 9) pode ser considerado em pacientes com muito alto risco, que não atingiram metas de LDL-colesterol, apesar do uso de estatina de alta potência. A decisão de usar inibidores de PCSK9, no entanto, deve ser cuidadosamente avaliada por análise de custo-benefício.

Os fibratos são recomendados quando triglicérides (TG) > 500 mg/dL, pelo risco de pancreatite aguda. No entanto, mesmo em pacientes sem hipertrigliceridemia importante, o uso de

TABELA 9 Metas terapêuticas de LDL e colesterol não HDL em pacientes diabéticos

Nível de risco	Redução sem estatina (%)	Em uso de estatina	
		LDL (mg/dL)	Não HDL (mg/dL)
Baixo	30 a 50%	100	130
Intermediário	30 a 50%	100	130
Alto	> 50%	70	100
Muito alto	> 50%	50	80

fibratos reduz o risco de complicações microvasculares no diabete. Além disso, dados do estudo ACCORD-LIPID mostrou que em pacientes diabéticos com TG > 204 mg/dL e HDL < 34 mg/dL houve redução de desfechos clínicos. Na associação com estatina, deve-se evitar a genfibrozila, pela maior incidência de eventos adversos.

Controle da hipertensão arterial

As metas de pressão arterial para os pacientes diabéticos foram recentemente revisadas pelas diretrizes nacionais. É razoável adotar 130 x 80 mmHg para a maioria dos pacientes diabéticos (recomendação IIb). Em pacientes com DACL, não é recomendado reduzir a pressão arterial abaixo de 120 x 70 mmHg. Em geral, diuréticos, inibidores da enzima conversora da angiotensina (IECA), bloqueadores dos receptores da angiotensina (BRA) ou bloqueadores dos canais de cálcio (BCC) podem ser úteis como monoterapia inicial. No entanto, é fortemente indicado o uso de IECA ou BRA em pacientes com albuminúria > 30 mg/g como estratégia para evitar progressão de nefropatia diabética. Não se recomenda combinação de IECA/BRA com inibidor da renina em razão do maior risco de perda de função renal, síncope e hipercalemia.

Terapia antiplaquetária

Recomenda-se o uso de ácido acetilsalicílico (AAS) em todos os pacientes de muito alto risco cardiovascular, ou seja, os que já apresentaram um evento coronariano/cerebrovascular (prevenção secundária) ou que possuem aterosclerose grave (estenose > 50%) em qualquer território vascular. Dupla antiagregação plaquetária deve ser utilizada por pelo menos 1 ano após uma síndrome coronariana aguda.

Em pacientes com diabete sem DACL, isto é, na prevenção primária, a terapia antiplaquetária geralmente não é recomendada. Em pacientes com mais 65 anos, classificados como alto risco, o uso de AAS pode ser considerado desde que o risco de sangramento seja baixo.

Vacinação

Pacientes com DM apresentam maior risco de infecção pneumocócica grave e complicações decorrentes de *influenza*. Logo, os pacientes diabéticos devem receber vacina para *influenza* sazonal anualmente e antipneumocócica 23-valente (após os 65 anos, apenas uma dose). As demais vacinas seguem o calendário de vacinação do adulto.

PREVENÇÃO

As medidas de prevenção no diabete visam a evitar o desenvolvimento da doença em indivíduos suscetíveis (prevenção primária) e diagnosticar precocemente para evitar complicações (prevenção secundária).

Adotar um estilo de vida saudável, com dieta balanceada, prática regular de atividade física e redução da obesidade abdominal, são medidas que devem ser estimuladas no cenário da prevenção primária.

Com relação ao diagnóstico precoce, é recomendado o rastreamento de DM nas seguintes situações:

- Todos os indivíduos com mais de 45 anos – caso os primeiros testes sejam normais, é razoável repetir o rastreamento a cada 3 anos.
- Anualmente em todos os pacientes com pré-diabete já diagnosticado.
- Mulheres com diagnóstico de diabete gestacional devem ser testadas a cada 3 anos, pelo resto da vida.
- Em todos os indivíduos que estão acima do peso (IMC > 25 kg/m^2) e que têm um ou mais dos seguintes fatores: parente de primeiro grau com diabete, história de DCV prévia, hipertensão ou dislipidemia, sedentarismo, síndrome de ovários policísticos, obesidade importante, acantose *nigricans*.

Questões orientadoras

1. Quais os métodos disponíveis para diagnóstico e seguimento do diabete melito?
2. Que ferramentas diagnósticas podem ser utilizadas para melhorar a estratificação de risco cardiovascular nos pacientes diabéticos? Qual delas tem o melhor desempenho nesse sentido?
3. Quais pacientes devem receber estatinas o mais precocemente possível?
4. Quais fármacos hipoglicemiantes têm eficácia comprovada em estudos recentes na redução da mortalidade cardiovascular?
5. Em quem se deve realizar o rastreamento rotineiro de diabete?

LEITURA SUGERIDA

1. Abdul-Ghani M, Del Prato S, Chilton R, DeFronzo RA. SGLT2 inhibitors and cardiovascular risk: lessons learned from the EMPA-REG OUTCOME study. Diabetes Care. 2016;39(5):717-25.
2. American Diabetes Association. Standards of Medical Care in Diabetes – 2017. Diabetes Care. 2017;40(Suppl 1). Disponível em: http://care.diabetesjournals.org/content/diacare/suppl/2016/12/15/40.Supplement_1.DC1/DC_40_S1_final.pdf. Acesso em: 02 jul. 2018.
3. Faludi AA, Izar MCO, Saraiva JFK, Bianco HT, Chacra APM, Bertoluci MC, et al. Diretriz brasileira baseada em evidências sobre prevenção de doenças cardiovasculares em pacientes com diabetes: posicionamento da Sociedade Brasileira de Diabetes (SBD), da Sociedade Brasileira de Cardiologia (SBC) e da Sociedade Brasileira de Endocrinologia e Metabologia (SBEM). Arq Bras Cardiol. 2017;109(6 Supl.1):1-31.
4. Marso SP, Bain SC, Consoli A, Eliaschewitz FG, Jódar E, Leiter LA, et al.; USTAIN-6 Investigators. Semaglutide and cardiovascular outcomes in patients with type 2 diabetes. N Engl J Med. 2016;375(19):1834-44.
5. Marso SP, Daniels GH, Brown-Frandsen K, Kristensen P, Mann JF, Nauck MA, et al.; LEADER Steering Committee; LEADER Trial Investigators. Liraglutide and cardiovascular outcomes in type 2 diabetes. N Engl J Med. 2016;375(4):311-22.
6. Oliveira JEP, Vencio S, organizadores. Diretrizes da Sociedade Brasileira de Diabetes (2015-2016). São Paulo: A.C. Farmacêutica; 2016.
7. Posicionamento oficial da SBD 02/2017. Conduta terapêutica no diabetes tipo 2. Algoritimo SBD 2017. Disponível em: http://www.diabetes.org.br/profissionais/images/2017/POSICIONAMENTO-OFICIAL-SBD-02-2017-ALGORITMO-SBD-2017.pdf. Acesso em: 02 jul. 2018.
8. The Look AHEAD Research Group, Wing RR, Bolin P, Brancati FL, Bray GA, Clark JM, et al. Cardiovascular effects of intensive lifestyle intervention in type 2 diabetes. N Engl J Med. 2013;369(2):145-54.

CAPÍTULO 12

Cardiologia preventiva: dislipidemias

Marcio Hiroshi Miname

INTRODUÇÃO

A doença cardiovascular (DCV) representa a principal causa de morbidade e mortalidade no mundo. A DCV aterosclerótica é uma condição multifatorial e sua prevenção é baseada na identificação e no controle dos fatores de risco cardiovasculares, como a dislipidemia, o tabagismo, a hipertensão arterial sistêmica, o diabete melito, entre outros.

A identificação e o tratamento da dislipidemia representa importante ferramenta na prevenção cardiovascular tanto em pacientes de prevenção secundária quanto nos de prevenção primária.

DEFINIÇÃO

Dislipidemias são provocadas por alguma perturbação no metabolismo lipídico que gera repercussão nos níveis séricos das lipoproteínas.

CLASSIFICAÇÃO

As dislipidemias podem ser classificadas de acordo com três critérios principais:

- Laboratorial.
- Fredrickson.
- Etiológica.

Classificação laboratorial

Classifica a dislipidemia segundo o fenótipo laboratorial:

- Hipercolesterolemia isolada: elevação isolada do LDL-colesterol (LDL-c ≥ 160 mg/dL).
- Hipertrigliceridemia isolada: elevação isolada dos triglicérides (≥ 150 mg/dL), que reflete o aumento do volume de partículas ricas em triglicérides como VLDL, IDL e quilomícrons (QM).
- Hiperlipidemia mista: valores aumentados de ambos LDL-c (≥ 160 mg/dL) e triglicérides (≥ 150 mg/dL).
- HDL-colesterol (HDL-c) baixo: redução do HDL-c (homens < 40 mg/dL e mulheres < 50 mg/dL) isolada ou em associação com aumento do LDL-c ou de triglicérides.

Classificação de Fredrickson

Classifica a dislipidemia segundo a eletroforese de lipoproteínas:

- Tipo I: colesterol total (CT) normal ou pouco elevado, trigliceridemia bastante elevada à custa de QM. Aparência do soro com presença de camada cremosa sobre a coluna líquida de plasma transparente.

- Tipo IIa: aumento de CT com elevação de betalipoproteínas da eletroforese e triglicérides normal. O plasma de jejum é límpido. Elevação de LDL.
- Tipo IIb: elevação concomitante de CT e triglicérides à custa de aumento de pré-beta e betalipoproteínas. O plasma de jejum é límpido ou turvo. Elevação de LDL e VLDL.
- Tipo III: aumento de CT e triglicérides, à custa da betalarga da eletroforese, correspondendo à elevação da IDL. A relação CT e triglicérides é em torno de 1. O plasma de jejum é frequentemente turvo e, às vezes, com tênue camada de QM.
- Tipo IV: aumento dos triglicérides em decorrência do acúmulo das pré-betalipoproteínas, correspondendo à elevação das VLDL. O CT é normal ou pouco aumentado, à custa do colesterol contido nas VLDL. O soro tem aspecto turvo.
- Tipo V: CT pouco aumentado e aumento importante dos triglicérides por elevação concomitante de QM e pré-betalipoproteínas. O plasma de jejum é turvo, com camada de QM presente.

Classificação etiológica

Classifica a dislipidemia segundo seu possível agente causal. Na prática clínica é a classificação mais importante, pois define conduta. Todo paciente dislipidêmico deve ser classificado em relação à etiologia de sua dislipidemia e ter instituída terapia específica, se necessário. Por exemplo, caso um paciente apresente elevação de LDL-c secundária a hipotireoidismo, a conduta inicial será tratar o hipotireoidismo.

Primária

É associada a causas genéticas; divide-se em hiperlipidemias e hipolipidemias. Dentre as hiperlipidemias primárias, destacam-se a hipercolesterolemia familiar e a hipercolesterolemia familiar combinada. Em relação às hipolipidemias, deve-se destacar a hipoalfalipoproteinemia (HDL-c baixo), pois pode estar associada ao aumento do risco de DCV.

Secundária

Divide-se em três categorias (Tabela 1): secundária a doenças, secundária a medicamentos e secundária a hábitos de vida inadequados (dieta, tabagismo e etilismo).

TABELA 1 Classificação etiológica secundária

Doenças que provocam dislipidemia
Diabete melito tipo 2 e síndrome metabólica: triglicérides elevados e HDL-c baixo; apresenta LDL pequena e densa (maior potencial aterogênico)
Hipotireoidismo: LDL-c muito elevado, triglicérides discretamente elevados; existe redução do *clearance* de LDL e diminuição da atividade da lipase lipoproteica e lipase hepática
Insuficiência renal crônica: elevação de triglicérides e redução do HDL-c
Síndrome nefrótica: hipercolesterolemia e hipertrigliceridemia
Hepatopatias colestáticas crônicas: ocorre redução na síntese de ácido biliar com consequente declínio na função dos receptores de LDL-c por dano hepático
HIV: a infecção pelo vírus pode provocar redução do HDL-c e elevação de triglicérides; também podem ocorrer alterações metabólicas pelos inibidores de protease (hiperlipidemia, hipertrigliceridemia e obesidade central)
Medicações que provocam dislipidemia
Diuréticos e betabloqueadores: podem aumentar triglicérides e reduzir HDL-c
Corticosteroides: podem aumentar colesterol e triglicérides
Anabolizantes: podem reduzir HDL-c
Isotretinoína: pode aumentar colesterol e triglicérides
Ciclosporina: pode aumentar triglicérides
Estilo de vida inadequado
Etilismo: álcool inibe a oxidação de ácidos graxos no fígado e aumenta sua síntese; consequentemente, ocorre aumento na produção de VLDL
Tabagismo: reduz HDL-c
Muitas vezes ocorre sobreposição das etiologias, por exemplo, o paciente apresenta hipotireoidismo e utiliza betabloqueador

ESTRATIFICAÇÃO DE RISCO E METAS DE TRATAMENTO

A decisão do tratamento farmacológico será baseada no risco do paciente. Quanto maior o risco, maior o benefício de um tratamento mais intensivo.

A estratificação de risco e as metas de tratamento descritas a seguir são baseadas nas orientações da Atualização da Diretriz Brasileira de Dislipidemia e Prevenção da Aterosclerose 2017.

Os pacientes que já apresentaram evento cardiovascular aterosclerótico manifesto (prevenção secundária) automaticamente são considerados como de muito alto risco. Já os pacientes que nunca apresentaram evento cardiovascular aterosclerótico (prevenção primária) deverão ser submetidos à estratificação de risco. Existem diversos algoritmos e calculadoras de risco na literatura médica. Neste capítulo será feita orientação do uso do escore de risco global (ERG), conforme preconizado na Diretriz Brasileira de Dislipidemia. O ERG avalia risco de infarto do miocárdio, acidente vascular cerebral (AVC) ou insuficiência cardíaca, fatais ou não fatais, ou insuficiência vascular periférica em 10 anos. Ele é baseado na avaliação dos seguintes fatores: idade, sexo, CT, HDL-colesterol, pressão arterial sistólica, tratada ou não, tabagismo e diabete melito. Existem aplicativos para seu cálculo disponíveis em celular/*tablet* ou *links* na internet.

Dessa forma, deve-se classificar o paciente nas seguintes categorias de risco:

- Muito alto risco: indivíduos que apresentem doença aterosclerótica significativa (coronária, cerebrovascular, vascular periférica), com ou sem eventos clínicos, ou obstrução ≥ 50% em qualquer território arterial.
- Alto risco: portadores de aterosclerose na forma subclínica documentada por metodologia diagnóstica: ultrassonografia de carótidas com presença de placa; índice tornozelo-braquial (ITB) < 0,9; escore de cálcio arterial coronariano (CAC) > 100 ou a presença de placas ateroscleróticas na angiotomografia (angio-TC) de coronárias. Aneurisma de aorta abdominal. Doença renal crônica definida por taxa de filtração glomerular (TFG) < 60 mL/min, e em fase não dialítica. Concentrações de LDL-c ≥ 190 mg/dL. Presença de diabete melito tipos 1 ou 2 e com LDL-c entre 70 e 189 mg/dL e presença de estratificadores de risco ou doença aterosclerótica subclínica.
- Observação: estratificador de risco no paciente diabético segundo a Diretriz Brasileira de Dislipidemia de 2017 é definido como: idade ≥ 48 anos no homem e ≥ 54 anos na mulher; tempo de diagnóstico do diabete > 10 anos; história familiar de parente de primeiro grau com DCV prematura (< 55 anos para homem e < 65 anos para mulher); tabagismo (pelo menos um cigarro no último mês); hipertensão arterial sistêmica; síndrome metabólica, de acordo com a International Diabetes Federation; presença de albuminúria > 30 mg/g de creatinina e/ou retinopatia; TFG < 60 mL/min.
- Risco intermediário: ERG entre 5 e 20% no sexo masculino e entre 5 e 10% no sexo feminino.
- Baixo risco: pacientes do sexo masculino e feminino com risco em 10 anos < 5%, calculado pelo ERG.

De acordo com a estratificação de risco do paciente, devem-se definir metas de tratamento (Tabela 2). A meta primária será baseada no LDL-c, pois as maiores evidências em estudos epidemiológicos e em ensaios clínicos randomizados apontam para benefício na redução dessa lipoproteína. A meta secundária de tratamento será baseada no colesterol não HDL-c, sendo definida como 30 mg/dL acima da meta do LDL-c. No momento não existem evidências para elevação farmacológica do HDL-c. Os triglicérides devem ser tratados quando acima de 500 mg/dL pelo risco de pancreatite. A elevação moderada de triglicérides (150 a 499 mg/dL) deve ser tratada primordialmente com modificação do estilo de

TABELA 2 Metas terapêuticas segundo a Atualização da Diretriz Brasileira de Dislipidemia e Prevenção da Aterosclerose 2017

Risco	Sem estatina: redução %	Com estatina: meta de LDL-c (mg/dL)	Com estatina: meta de não HDL-c (mg/dL)
Muito alto	> 50	< 50	< 80
Alto	> 50	< 70	< 100
Intermediário	30 a 50	< 100	< 130
Baixo	> 30	< 130	< 160

vida. O uso de fibrato nessa situação deve ser avaliado individualmente, porém, ainda se aguarda maior evidência de estudos clínicos que estão em andamento para trazer maior embasamento sobre o benefício do tratamento farmacológico nesse cenário.

Tratamento não farmacológico

O tratamento não farmacológico das dislipidemias é baseado em atividade física regular e dieta adequada.

Pacientes com hipercolesterolemia devem seguir dieta isenta de ácidos graxos trans. O consumo de ácidos graxos saturados deve ser < 10% do valor calórico total para indivíduos saudáveis e < 7% para indivíduos com risco cardiovascular elevado. A associação do consumo de colesterol dietético com DCV é controversa. Uma revisão sistemática publicada em 2015 concluiu que os estudos são heterogêneos e que carecem de rigor metodológico que permita chegar a uma conclusão definitiva sobre esse tema.

Pacientes com hipertrigliceridemia devem evitar consumo de bebida alcoólica, pois o álcool pode elevar os níveis de triglicérides. Também se recomendam controle de peso e adequação no consumo de carboidratos.

Tratamento farmacológico

A escolha do tratamento farmacológico das dislipidemias deve ser baseada no risco do paciente e no tipo de dislipidemia predominante. A seguir, serão revistas brevemente as principais medicações utilizadas na prática clínica.

Medicações que atuam na redução do LDL-c:

- Estatinas: as estatinas são uma classe de medicações que atuam inibindo a síntese endógena do colesterol por meio da inibição da enzima hidroximetilglutaril coenzima A redutase. Além disso, as estatinas promovem aumento na expressão de receptores de LDL na superfície do hepatócito. O benefício das estatinas sobre a morbimortalidade da DCV aterosclerótica pode ser muito bem sintetizada na metanálise do grupo Cholesterol Treatment Trialists' (CTT). Os autores verificaram que, para cada 39 mg/dL de redução no LDL-c, ocorre 22% de redução de eventos vasculares maiores (definido por morte coronariana, infarto miocárdico não fatal, revascularização coronariana ou AVC) e 10% de redução da mortalidade por todas as causas com uma mediana de acompanhamento de 5,1 anos. Existem diversas estatinas no mercado, com variação em relação à potência na redução do LDL-c. Podem-se colocar na sequência da mais potente para a menos potente: rosuvastatina > atorvastatina = pitavastatina > sinvastatina > pravastatina = lovastatina > fluvastatina. Como definido previamente, a meta primária de tratamento da dislipidemia é o LDL-c; a medicação inicial de escolha, caso indicado tratamento farmacológico, serão as estatinas. As estatinas em geral são bem toleradas, porém o efeito colateral mais limitante na prática clínica é a miopatia. Podem ocorrer diversas apresentações de miopatia por estatinas, desde dor muscular sem elevação da enzima muscular creatinofosfoquinase (CPK) até formas graves com rabdomiólise ou a miopatia autoimune das estatinas. Felizmente essas apresentações mais graves são extremamente raras. O diagnóstico da dor muscular por estatinas é baseado em sintomas clínicos, pois não existe um exame específico para esse diagnóstico. Geralmente, a dor muscular é simétrica e acomete grandes grupos musculares, surge no início do tratamento e melhora após a suspensão da medicação. Outro possível efeito colateral é elevação de enzima hepática. Tal efeito pode ocorrer, mas em geral são de pequena magnitude e mesmo transitórias. Elevações mais importantes que necessitam da suspensão das estatinas são bem raras.

- Ezetimibe: o ezetimibe atua inibindo a absorção entérica do colesterol. Dessa forma, apresenta ação sinérgica com as estatinas. Pode ser utilizado em pacientes que ainda não alcançaram a meta de LDL-c a despeito da dose máxima tolerada de estatinas potentes. Também serve como monoterapia em pacientes intolerantes a estatinas. A redução de LDL-c ocorre na média em 15 a 20%.
- Resinas: no Brasil há disponível a colestiramina. Atua reduzindo a absorção enteral de ácidos biliares. Pode ser utilizada na gestação. Entretanto, apresenta efeitos colaterais gastrointestinais e pode interferir na absorção de vitaminas lipossolúveis (A, D, K e E) e de ácido fólico. A redução do LDL-c é dose-dependente e pode variar de 5 a 30% nas doses de 4 a 24 g ao dia.
- Inibidores do PCSK9: o anticorpo monoclonal contra PCSK9 liga-se ao PCSK9 circulante, neutraliza sua atividade e, dessa forma, impede a degradação do receptor de LDL mediada pelo PCSK9. O número de receptores na superfície do hepatócito aumenta e mais LDL-c circulante é removido. Os inibidores do PCSK9 promovem uma redução do LDL-c ao redor de 60%. Podem ser indicados em alguns cenários clínicos, como terapia adicional em pacientes com evento aterosclerótico prévio que persistem com LDL-c elevado ou que são intolerantes a qualquer estatina; em portadores de hipercolesterolemia familiar que mantêm LDL-c muito elevados a despeito de terapia hipolipemiante máxima tolerada.

Medicações que atuam na redução de triglicérides:

- Fibratos: agem por ligação a receptores hormonais do núcleo celular, o denominado PPAR-alfa (*peroxisome proliferator activated receptor*), que modula a transcrição ou a inibição de genes específicos. Dessa forma, os fibratos agem sobre tecidos metabolicamente ativos que expressam PPAR-alfa, como fígado, rins, musculatura esquelética, coração, gordura marrom, mas também monócitos, células musculares lisas e endoteliais vasculares. Essa medicação promove a diminuição da síntese hepática de triglicérides e VLDL e estimula a lipase lipoproteica periférica. Esta última é fundamental no catabolismo de VLDL e IDL por meio da hidrólise de triglicérides, e disponibiliza ácidos graxos para tecidos adiposos e musculatura esquelética. Os fibratos também aumentam o catabolismo betaoxidativo dos ácidos graxos em tecidos periféricos, o que contribui para seu efeito redutor de triglicérides. A principal indicação dos fibratos é para pacientes com hipertrigliceridemia grave (> 500 mg/dL), pelo risco de pancreatite. Abaixo desses valores seu emprego deve ser individualizado, pois ainda faltam evidências para uso dessa medicação. Existe estudo em andamento para verificar a hipótese de que os fibratos podem ser benéficos no cenário de pacientes com hipertrigliceridemia entre 200 e 500 mg/dL.
- Ômega 3: diminui a síntese de triglicérides a partir de carboidratos, aumenta a betaoxidação dos ácidos graxos e aumenta a síntese de fosfolípides em vez de triglicérides.

Está indicado em pacientes com níveis de triglicérides acima de 500 mg/dL, com redução esperada de 20 a 45% nos níveis iniciais. Não há evidências para uso do ômega 3 de rotina para a prevenção cardiovascular no cenário da prevenção primária. Existem estudos que demonstram benefício em pacientes com insuficiência cardíaca e pós-infarto agudo do miocárdio, porém há estudos em andamento que corroboram essas evidências.

CONSIDERAÇÕES FINAIS

A dislipidemia é importante fator de risco que deve ser identificado e tratado de forma pertinente. O diagnóstico etiológico é de suma importância para seu manejo clínico. Deve-se realizar estratificação de risco cardiovascular dos pacientes para instituir o melhor tratamento.

Questões orientadoras

1. A abordagem inicial da dislipidemia envolve sua classificação etiológica. Qual a importância dessa classificação e como pode ser realizada?
2. Como fazer a estratificação de risco do paciente com dislipidemia?
3. Quais são as metas de tratamento do paciente dislipidêmico?
4. Comente sobre o tratamento farmacológico do paciente com hipercolesterolemia.
5. Comente sobre o tratamento farmacológico do paciente com hipertrigliceridemia.

LEITURA SUGERIDA

1. Berger S, Raman G, Vishwanathan R, Jacques PF, Johnson EJ. Dietary cholesterol and cardiovascular disease: a systematic review and meta-analysis. Am J Clin Nutr. 2015;102(2):276-94.
2. Cholesterol Treatment Trialists' (CTT) Collaboration; Baigent C, Blackwell L, Emberson J, Holland LE, Reith C, et al. Efficacy and safety of more intensive lowering of LDL cholesterol: a meta-analysis of data from 170,000 participants in 26 randomised trials. Lancet. 2010;376(9753):1670-81.
3. Faludi AA, Izar MCO, Saraiva JFK, Chacra APM, Bianco HT, Afiune A Neto, et al. Atualização da Diretriz Brasileira de Dislipidemias e Prevenção da Aterosclerose – 2017. Arq Bras Cardiol. 2017;109(2 Supl 1):1-76.
4. Santos RD, Gagliardi AC, Xavier HT, Magnoni CD, Cassani R, Lottenberg AM, et al.; Sociedade Brasileira de Cardiologia. First guidelines on fat consumption and cardiovascular health. Arq Bras Cardiol. 2013;100(1 Suppl 3):1-40.

CAPÍTULO 13

Tabagismo

Jaqueline Ribeiro Scholz
Thiago Arthur Oliveira Machado
Larissa Baracho Macena

EPIDEMIOLOGIA

O tabagismo é um dos maiores fatores de risco para doenças crônicas não transmissíveis, sendo também a principal causa de morbimortalidade a ser prevenida.

É responsável por cerca de 6 milhões de mortes no mundo, com previsão de 7,5 milhões em 2020. Outro dado relevante aponta que o tabagismo é responsável por 12% das mortes na população economicamente ativa do mundo, e essa proporção é ainda maior na Europa e nas Américas.

A relação de causalidade do tabaco relaciona cerca de 50 doenças; destaque estão as cardiovasculares, e 45% dos óbitos relacionados ao infarto agudo do miocárdio podem ser atribuídos ao consumo de derivados do tabaco.

A prevalência geral do tabagismo indica redução nas últimas décadas, porém, em contrapartida, vem aumentando em determinados subgrupos, como as mulheres jovens.

Além do dano direto na saúde, naturalmente, o impacto econômico direto e indireto do tabagismo é considerável. Goodchild et al. quantificaram o impacto financeiro, por danos tanto (hospitalização e medicação) quanto indiretos (perda de produtividade por morbimortalidade). Foram avaliados dados de 150 países, chegando à conclusão de que o impacto financeiro direto é de 422 bilhões de dólares (5,7% do gasto global com saúde) e o indireto é de 1.014 bilhões de dólares (incapacidade computando 357 bilhões e mortalidade, 657 bilhões), representando 1,8% do PIB global. Desse montante, o Brasil tem participação importante, já que os países do BRIC (Brasil, Rússia, Índia e China) representam 25% desse gasto com tabagismo. Entretanto, em análise proporcional, o impacto é maior na Europa Ocidental (3,6% do PIB regional) e nos Estados Unidos e Canadá (3,0% do PIB dos dois países somados).

POLÍTICAS DE SAÚDE

Dado tamanho impacto em morbimortalidade e custos do tabagismo, políticas governamentais eficazes e efetivas para combater o cigarro ainda se fazem necessárias.

Essa preocupação global levou a Organização das Nações Unidas (ONU), em sua Assembleia Geral de 2012, a fazer uma declaração política de prevenção e controle das doenças não transmissíveis. Nela, a maior preocupação se dá com o gasto de longo prazo com tratamento de doenças relacionadas ao tabagismo e com a perda de produtividade que ele pode levar aos lares do mundo todo.

Em nova declaração, de 2015, a ONU desenvolveu a Agenda para Desenvolvimento Sustentável de 2030. Nela, constam metas diretamente relacionadas ao tabagismo: redução em um terço da mortalidade prematura das doenças não transmissíveis e fortalecimento da implantação da política de controle oficial: The WHO Framework Convention on Tobacco Control (FCTC), da qual o Brasil é signatário e é um dos países que melhor se destaca no cumprimento das estratégias, capitaneadas pelo Instituto Nacional do Câncer (Inca), responsável pela implantação das políticas de saúde contra o tabaco, em conjunto com o Ministério da Saúde.

DEPENDÊNCIA

A nicotina, alcaloide presente nas folhas de tabaco, é uma potente substância psicoativa que atua principalmente nos receptores colinérgicos, em destaque os nicotínicos, gerando efeitos tanto estimuladores quanto inibitórios.

Entre os efeitos, um dos principais é a sensação de prazer, associado a euforia, melhora da cognição e maior estabilidade do humor. Além disso, em maior prazo, pode levar à redução do apetite, que, associada a um possível aumento da lipólise, gera perda ponderal.

A nicotina gera neuroadaptação, induzindo tolerância (necessidade crescente da substância para atingir o efeito desejado), com consequente surgimento de dependência química em muitos pacientes.

A dependência química é notada com a cessação ou a redução do uso de nicotina, que produz uma síndrome de abstinência, que inclui quatro ou mais dos seguintes sintomas: humor disfórico ou deprimido; insônia; irritabilidade; ansiedade; dificuldade de concentração; inquietação ou impaciência; bradicardia; aumento do apetite ou ganho ponderal.

Algumas escalas podem ser aplicadas para avaliação do grau de dependência da nicotina, sendo uma das mais conhecidas a escala de Fagerström (Tabela 1).

TRATAMENTO

Dadas as características multifatoriais do tabagismo, com influências do grau de dependência da nicotina e do impacto nos hábitos e na vida social, o tratamento naturalmente não é simples e, em muitos casos, é interdisciplinar.

O fator preponderante para cessar o tabagismo acaba sendo o desejo da pessoa em parar de fumar, sendo a abordagem cognitivo-comportamental o primeiro passo para conseguir o objetivo. Pode-se dividir essa etapa nas seguintes fases: pré-contemplação, contemplação, preparação, ação e manutenção.

Trata-se, portanto, de um caminho complexo, que envolve aprendizado de um novo comportamento, a construção de uma nova identidade da qual o cigarro não faz parte. É fundamental informar o tabagista dos malefícios do seu hábito, por mais que se acredite que ele já saiba disso, auxiliá-lo durante o processo e estimulá-lo com os benefícios que o abandono do cigarro trará para sua vida, tanto na saúde quanto nos vínculos de amizade/família, e mesmo economia financeira.

A parada abrupta do cigarro é estimulada e sempre mais eficaz, especialmente naqueles com menor grau de dependência à nicotina. Em caso de falha, ou mesmo nos casos de alto grau de dependência, considera-se o encaminhamento para tratamento especializado.

O tratamento medicamentoso com fármacos que diminuem os sintomas de abstinência triplica a chance de o paciente parar de fumar, sempre associado às orientações de mudanças comportamentais. Os medicamentos auxiliam a reduzir fissura, além de outros sintomas de abstinência da nicotina, e evitam ganho excessivo de peso.

As medicações de primeira linha utilizadas no controle do tabagismo são: reposição de nicotina (adesivos, gomas, *spray* nasal, pastilhas e inalatórios), bupropiona e varenicilina. A recomendação é fazer sempre o uso conforme a orientação médica, preferencialmente em algum local especializado para esse fim.

TABELA 1 Escala de dependência à nicotina de Fagerström

Questão	Respostas	Pontos
Quanto tempo depois de acordar você fuma seu primeiro cigarro?	Dentro de 5 minutos	3 pontos
	Entre 6 e 30 minutos	2 pontos
	Entre 31 e 60 minutos	1 ponto
	Após 60 minutos	0 ponto
Você acha difícil não fumar em locais onde o fumo é proibido?	Sim	1 ponto
	Não	0 ponto
Qual cigarro do dia lhe traz maior satisfação?	O primeiro da manhã	1 ponto
	Qualquer outro	0 ponto
Quantos cigarros você fuma por dia?	10 ou menos	0 ponto
	Entre 11 e 20	1 ponto
	Entre 20 e 30	2 pontos
	Mais do que 30	3 pontos
Você fuma mais frequentemente de manhã do que no restante do dia?	Sim	1 ponto
	Não	0 ponto
Você fuma mesmo quando está tão doente que precisa ficar acamado a maior parte do tempo?	Sim	1 ponto
	Não	0 ponto
Classificação do grau de dependência à nicotina		
Muito baixa	0 a 2 pontos	
Baixa	3 a 4 pontos	
Média	5 pontos	
Elevada	6 a 7 pontos	
Muito elevada	8 a 10 pontos	

A terapia de reposição nicotínica (TRN) deve ser utilizada com cautela em pacientes com história de infarto do miocárdio recente (últimas 2 semanas), portadores de arritmias graves e história de angina instável atual. A TRN é indicada em pacientes hospitalizados que manifestam sintomas agudos de abstinência.

A bupropiona é um antidepressivo que reduz importantemente os sintomas de abstinência à nicotina. Pode ser prescrita isoladamente ou associada à TRN, podendo ser uma escolha em paciente com história de depressão e naqueles que requerem um cuidado especial com o peso.

A vareniciclina é o medicamento mais potente para parar de fumar, sendo seu uso restrito a pacientes com doenças psiquiátricas instáveis, mas podendo ser usada em quadros estáveis. Pode ser usada em associação com bupropiona para pacientes com alta dependência.

É importante ressaltar que a frequência de comorbidades psiquiátricas associadas ao tabagismo, como distúrbio de ansiedade, depressão e bipolaridade, é elevada. O diagnóstico correto e tratamento desses distúrbios é fundamental para o sucesso no tratamento do tabagismo, por isso a necessidade de muitas vezes usar antidepressivos e estabilizadores de humor associados às drogas antitabaco.

LEITURA SUGERIDA

1. Bazzano LA, He J, Muntner P, Vupputuri S, Whelton PK. Relationship between cigarette smoking and novel risk factors for cardiovascular disease in the United States. Ann Inform Med. 2003;138(11):891-7.

2. GBD 2015 Tobacco Collaborators. Smoking prevalence and attributable disease burden in 195 countries and territories, 1990-2015: a systematic analysis from the Global Burden of Disease Study 2015. Lancet. 2017;389(10082):1885-906.
3. Goodchild M, Nargis N, Tursan d'Espaignet E. Global economic cost of smoking-attributable diseases. Tob Control. 2018;27(1):58-64.
4. Issa JS, Abe TO, Moura S, Santos PC, Pereira AC. Effectiveness of coadministration of varenicline, bupropion, and serotonin reuptake inhibitors in a smoking cessation program in the real-life setting. Nicotine Tob Res. 2013;15(6):1146-50.
5. Nunes SOV, Castro MRP, organizadoras. Tabagismo: abordagem, prevenção e tratamento [online]. Londrina: EDUEL; 2011. 224 p. Disponível em: http://books.scielo.org/id/sj9xk/pdf/nunes-9788572166751.pdf. Acesso em: 6/2/2018.
6. Pinto M, Pichon-Riviere A, Bardach A. O peso das doenças relacionadas ao tabagismo no Brasil: mortalidade, morbidade e custos. Cad Saúde Pública. 2015;31(6):1283-97.
7. United Nations. Political declaration of the high-level meeting of the general assembly on the prevention and control of non-communicable diseases. New York: United Nations 32 General Assembly; 2012.
8. United Nations. Transforming our world: the 2030 agenda for sustainable development. New York: United National General Assembly; 2015.

CAPÍTULO 14

Síndrome da apneia obstrutiva do sono

Mauricio da Cunha Bagnato
Bruna Bernardes Henares
Thais Baccili Cury Megid

INTRODUÇÃO

A síndrome da apneia obstrutiva do sono (SAOS) é um distúrbio respiratório caracterizado por episódios recorrentes de obstrução parcial ou total da via aérea superior durante o sono. É caracterizada pela redução ou ausência de fluxo aéreo, apesar da manutenção dos esforços respiratórios, geralmente resultando em hipoxemia e despertares noturnos frequentes, com consequente sonolência diurna excessiva.

EPIDEMIOLOGIA

É o transtorno respiratório mais comum do sono. Sua prevalência vem se elevando e pode estar ligada ao aumento da obesidade. Aproximadamente 3 a 7,5% dos homens e 1,2 a 4,5% das mulheres apresentam SAOS. Acredita-se que a distinção entre os sexos se dê pela diferença de distribuição da gordura corporal, comprimento e colapsabilidade da via aérea superior, mecanismos do controle neuroventilatório e resposta de despertar.

Esse número tende a aumentar com a idade, sendo mais frequente em populações acima de 50 anos e em mulheres pós-menopausa.

A prevalência da SAOS é variável entre as populações, o que se atribui aos diferentes métodos de diagnósticos empregados nos estudos.

FATORES DE RISCO

QUADRO 1 Recomendações para o diagnóstico e tratamento da síndrome da apneia obstrutiva do sono (2013) – Associação Brasileira de Medicina do Sono

Fatores de risco
▪ Idade > 50 anos
▪ Sexo masculino
▪ Índice de massa corporal (IMC) > 30 kg/m^2
▪ Circunferência do pescoço > 40 cm
▪ Alterações craniofaciais*
▪ Tabagismo e etilismo
▪ Alterações hormonais**

*Alterações craniofaciais incluem: macroglossia, hipertrofia adenoideana e amigdaliana, alterações de palato mole, retrognatia mandibular ou micrognatia.
**Hipotireoidismo, menopausa e gestação.

FISIOPATOLOGIA

A fisiopatologia é complexa. Envolve fatores mecânicos que aumentam a colapsabilidade da via aérea superior, bem como fatores que levam à instabilidade de controle ventilatório durante o sono.

A SAOS ocorre por obstrução total ou parcial das vias aéreas superiores durante o sono, mais frequentemente associada a um colapso da faringe. A presença de tecidos moles e estruturas ósseas, que aumentam as pressões dos tecidos extraluminais em torno da via aérea superior, pode predispor a faringe a entrar em colapso. Por outro lado, as ações dos músculos dilatadores faríngeos mantêm a permeabilidade faríngea em virtude de vias reflexas do sistema nervoso central (SNC). Portanto, existe um componente de diminuição das respostas neuromusculares dinâmicas à obstrução das vias aéreas superiores durante o sono. Acredita-se que essa diminuição se deva ao colapso repetitivo e à abertura da via aérea superior ao longo do tempo, resultando em traumatismo na via aérea superior por lesões de fibras musculares e neuronais. A lesão sensorial da região poderia atenuar a resposta dos músculos dilatadores das vias aéreas superiores.

DIAGNÓSTICO

O diagnóstico de SAOS é feito pela combinação de sintomas clínicos e polissonográficos a partir de critérios diagnósticos. Questionários contribuem, porém, isoladamente, não diagnosticam SAOS.

Anamnese e exame físico

A avaliação clínica deve incluir história completa do sono e exame físico que englobe os sistemas respiratório, cardiovascular e neurológico. Deve-se investigar presença de ronco, apneias testemunhadas, engasgamento noturno, agitação e sonolência excessiva. Também é importante o detalhamento do sono, pois muitos pacientes apresentam mais de um distúrbio ou apresentam sintomas de apneia atípica do sono. Além disso, obesidade, hipertensão arterial, acidente vascular cerebral (AVC) e insuficiência cardíaca congestiva (ICC) devem ser identificados.

Quadro clínico

O quadro clínico é diverso:

- Sintomas: ronco severo, sonolência diurna excessiva; tendência a adormecer em situações inadequadas (p. ex., durante a condução de veículos, em palestras), fadiga, cefaleia matinal, refluxo gastroesofágico, disfunção erétil.
- Sinais: aumento da circunferência cervical, pontuação Mallampati igual ou superior a 3, amígdalas aumentadas, macroglossia, úvula alongada, anormalidades faciais e obesidade.

Questionários

Recomendam-se na anamnese ferramentas clínicas, como questionários e algoritmos de predição de SAOS. Elas não devem ser usadas para diagnosticar, mas sim como apoio para suspeita de SAOS. São alguns desses questionários: Questionário de Berlim (Quadro 2), Escala de sonolência de Epworth, Questionário Stop etc.

Polissonografia

A polissonografia (PSG) tem sido utilizada como padrão de referência para o diagnóstico da SAOS. Existem algumas modalidades de PSG: de noite inteira, Split-Night e monitoração portátil.

Para o diagnóstico de apneia do sono é necessário que a PSG contemple os seguintes parâmetros: número de apneias e hipopneias obstrutivas, centrais e mistas, índice de apneia e hipopneia (IAH) e saturação de oxigênio. Outros parâmetros – como número de despertares, índice de despertares, percentuais dos estágios de sono, média da frequência cardíaca e ocorrência de arritmias cardíacas – integram o laudo.

- PSG de noite inteira: é realizado em clínica de sono, sob supervisão, por no mínimo 6 horas. Esse exame monitora o estágio do sono por eletroencefalograma, frequência cardíaca, movimentos de membros inferiores, oximetria e movimentação respiratória. Permite, além do diagnóstico de SAOS, excluir ou identificar outros distúrbios do sono.

QUADRO 2 Questionário de Berlim

Categoria 1	
1. Você ronca? ( ) Sim ( ) Não ( ) Não sei	
2. Seu ronco é: Pouco mais alto que sua respiração? Muito mais alto que sua respiração? Mais alto do que falando? Muito alto que pode ser ouvido nos quartos próximos?	
3. Com que frequência você ronca? Praticamente todos os dias 3 a 4 vezes por semana 1 a 2 vezes por semana Nunca ou praticamente nunca	
4. O seu ronco incomoda alguém? ( ) Sim	( ) Não
5. Alguém notou que você para de respirar enquanto dorme? Praticamente todos os dias 3 a 4 vezes por semana 1 a 2 vezes por semana Nunca ou praticamente nunca	
Categoria 2	
6. Quantas vezes você se sente cansado ou com fadiga depois de acordar? Praticamente todos os dias 3 a 4 vezes por semana 1 a 2 vezes por semana Nunca ou praticamente nunca	
7. Quando você está acordado, você se sente cansado, fatigado ou não se sente bem? Praticamente todos os dias 3 a 4 vezes por semana 1 a 2 vezes por semana Nunca ou praticamente nunca	
8. Alguma vez você cochilou ou caiu no sono enquanto dirigia? ( ) Sim	( ) Não
Categoria 3	
9. Você tem pressão alta? ( ) Sim ( ) Não ( ) Não sei	

IMC =
Pontuação das perguntas: qualquer resposta circulada é considerada positiva.
Pontuação das categorias: categoria 1 é positiva com 2 ou mais respostas positivas para as questões 1 a 5; categoria 2 é positiva com 2 ou mais respostas positivas para as questões 6 a 8; categoria 3 é positiva se a resposta para a questão 9 é positiva ou o IMC > 30.
Resultado final: 2 ou mais categorias positivas indicam alto risco para apneia obstrutiva do sono.

- PSG Split-Night: exame realizado em dois tempos. No primeiro tempo é feito o diagnóstico de SAOS e, no segundo, a titulação da pressão positiva nas vias aéreas, determinando, assim, o tratamento.
- Monitoração portátil: trata-se de monitoração de frequência cardíaca, fluxo aéreo, oximetria e movimentação respiratória em aparelho portátil e pode ser feita em domicílio. A indicação está restrita a pacientes sem comorbidades, com alta probabilidade de SAOS, investigados a partir de anamnese, questionários e exame físico por meio de aparelhos portáteis.

A opção pela PSG de noite inteira ou Split-Night – em vez de monitoração com aparelhos portáteis – é recomendada nos seguintes casos: doença pulmonar grave, doença neuromuscular, ICC, IMC > 50 kg/m^2, AVC, transtorno cognitivo ou suspeita de outro distúrbio do sono (movimento periódico de perna, transtorno comportamental do sono REM, narcolepsia ou história de apneia do sono central).

CLASSIFICAÇÃO

A classificação da gravidade da SAOS é baseada em critérios clínicos e polissonográficos (Quadro 3):

- Leve: sonolência diurna ou episódios de sono involuntários ocorrem durante atividades que requerem pouca atenção, como assistir à televisão, ler ou andar em veículo como passageiro. Nesse grau de doença, os sintomas produzem discreta alteração da função social ou ocupacional. Na PSG, o IAH é maior ou igual a 5 e menor ou igual a 15 por hora de sono.
- Moderada: a sonolência ou os episódios involuntários do sono ocorrem durante atividades que requerem alguma atenção, como assistir a eventos sociais. Os sintomas produzem alteração na função social ou ocupacional. Na PSG, o IAH é maior que 15 e menor ou igual a 30 por hora de sono.

- Grave: a sonolência diurna ou os episódios de sono involuntários ocorrem durante atividades que requerem maior atenção, como comer, conversar, andar ou dirigir. Os sintomas provocam marcada alteração na função social ou ocupacional. Na PSG, o IAH é habitualmente maior que 30 por hora de sono.

TRATAMENTO

Tratamentos para a apneia obstrutiva do sono podem ser categorizados com base nos mecanismos fisiopatológicos, isto é, anatômicos, controle neuromuscular, ventilatório e controle de fatores de risco, conforme Figura 1.

Medidas comportamentais

Medidas comportamentais, como evitar a ingestão de bebidas alcoólicas e sedativos e cessação de tabagismo, são sugeridas como terapias complementares no tratamento da SAOS. A perda de peso é recomendada para pacientes

QUADRO 3 Critérios diagnósticos da American Academy of Sleep Medicine

(A + B + D) ou (C + D), descritos abaixo
A. No mínimo um dos critérios: ▪ Episódios de sono não intencionais durante a vigília, sono não reparador, sonolência diurna excessiva, fadiga ▪ Acordar com pausas respiratórias, engasgos ou asfixia ▪ Companheiro(a) relata ronco alto e ou pausas respiratórias durante o sono
B. PSG apresentando: ▪ 5 ou mais eventos respiratórios detectáveis (apneias e/ou hipopneias e/ou despertar relacionado ao esforço respiratório) por hora de sono ▪ Evidência de esforço respiratório durante todo ou parte de cada evento
C. PSG apresentando: ▪ 15 ou mais eventos respiratórios detectáveis (apneia e/ou hipopneia) por hora de sono ▪ Evidência de esforço respiratório durante todo ou parte de cada evento
D. O distúrbio não pode ser mais bem explicado por outro distúrbio do sono, doenças médicas ou neurológicas, uso de medicamentos ou substâncias químicas

Fonte: American Academy of Sleep Medicine.

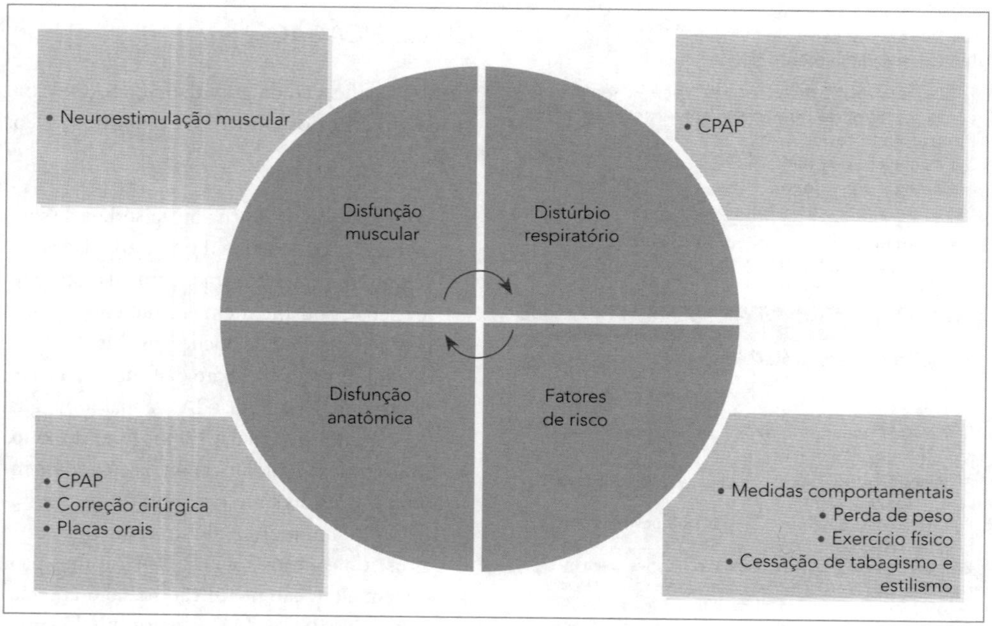

FIGURA 1 Tratamentos para a apneia obstrutiva do sono. CPAP: pressão positiva contínua na via aérea, do inglês *continuous positive airway pressure*.

com sobrepeso e obesidade. O exercício físico é recomendado para perda de peso.

Ventilação com pressão positiva contínua na via aérea

O CPAP (*continuous positive airway pressure*) é um dispositivo de pressão positiva contínua, que promove um fluxo de ar que impede o fechamento da faringe.

CPAP é a terapia de primeira linha para pacientes com SAOS moderada a grave, especialmente para reduzir os eventos respiratórios anormais na PSG e a sonolência diurna.

A prescrição e a titulação do CPAP podem ser realizadas logo após a PSG (Split-Night), determinando as pressões durante todos os estágios do sono.

Os dispositivos que avaliam o fluxo de ar inspiratório e ajustam automaticamente a pressão positiva da via aérea são chamados de aparelhos de pressão positiva autotituláveis (APAP). Não ha inferioridade do APAP em relação ao CPAP.

Aparelhos orais de avanço mandibular

Os dispositivos para avanço mandibular são aparelhos ortodônticos intraorais que deslocam a mandíbula para a frente, aumentando assim o diâmetro anteroposterior das vias aéreas superiores, com redução da possibilidade de ocorrência de colapso faríngeo.

Aparelhos orais têm indicação em ronco primário (sem apneia obstrutiva do sono). Recomenda-se a prescrição de aparelhos orais para pacientes adultos com apneia obstrutiva do sono somente se intolerantes à terapia CPAP ou se preferirem terapia alternativa.

Oxigenoterapia

A terapia com oxigênio sozinha não mostrou melhorar os resultados na SAOS e ainda tem sido associada a maior duração dos episódios apneicos e desenvolvimento de hipercapnia.

Terapias alternativas

Terapias alternativas, como a neuroestimulação muscular, devem ser consideradas em casos de não aceitação às terapias de primeira linha. É ainda experimental, pela pouca evidência em literatura.

Tratamento cirúrgico

A cirurgia nasal pode melhorar o ronco e a qualidade de vida dos pacientes com obstrução nasal, porém não é efetiva como abordagem única para tratamento da SAOS.

Os procedimentos sobre a base da língua associados a cirurgias faríngeas podem ser alternativas para os pacientes com SAOS moderada a grave quando não houver tolerância ou houver recusa do CPAP.

A cirurgia craniofacial de avanço maxilomandibular está indicada em indivíduos portadores de SAOS moderada e grave, que não têm adesão às terapias de pressão positiva da via aérea ou aos aparelhos intraorais e que apresentem deformidades craniofaciais (retrognatismo mandibular/deficiência maxilar anteroposterior e transversal). Adultos jovens, indivíduos não obesos e com menor IAH apresentaram maior benefício com a cirurgia.

QUADRO 4 Condições associadas à SAOS
▪ Hipertensão arterial
▪ Infarto agudo do miocárdio
▪ AVC
▪ Diabete melito
▪ Doença pulmonar obstrutiva crônica (DPOC)
▪ Depressão
▪ Insuficiência cardíaca
▪ Fibrilação atrial
▪ Acidentes de trânsito
▪ Mortalidade

Adaptada de Kryger et al., 2016.

PROGNÓSTICO

Existem evidências demonstrando importante associação da SAOS com hipertensão arterial sistêmica (HAS), AVC, arritmias (fibrilação atrial) e doença cardíaca coronariana, assim como mortalidade cardiovascular. Pode-se encontrar também estudos que analisam a redução de eventos com o uso de CPAP. Entretanto, há muita controvérsia em relação aos estudos.

A associação da SAOS com essas comorbidades é maior nos pacientes com SAOS moderada a acentuada e em indivíduos mais jovens em relação aos indivíduos com idade superior a 65 anos.

Hipertensão arterial

As reduções na pressão arterial tendem a ser maiores em pacientes com hipertensão não tratada e naqueles com melhor adesão à terapia.

O CPAP pode ser utilizado como terapia coadjuvante ao paciente com HAS, especialmente nos casos de maior gravidade, com refratariedade ao tratamento clínico convencional.

Acidente vascular encefálico

Devem ser investigados quanto à presença de SAOS e podem ter benefícios quando tratados.

Diabete melito

Indivíduos com SAOS moderada a acentuada têm maiores valores da glicose no teste de tolerância à glicose e maior prevalência de diabete melito tipo 2. Embora alguns estudos possam causar confusão por existirem fatores de risco em comum (obesidade), em alguns deles demonstrou-se que a SAOS predispõe à resistência insulínica, independentemente da obesidade.

A resposta ao tratamento com CPAP em indivíduos obesos com resistência insulínica parece ser primariamente determinada pela obesidade e, em menor grau, pela presença da SAOS. Sonolência excessiva pode estar associada a maior resistência insulínica e poderia ter benefício com o CPAP. Embora a informação atual disponível seja limitada, sugere-se que a reversão da apneia via CPAP poderia melhorar o controle do metabolismo da glicose.

Fibrilação atrial

A pesquisa da presença de SAOS, bem como seu tratamento, pode minimizar a taxa de recorrência clínica de pacientes portadores de fibrilação atrial em tratamento clínico.

Mortalidade

Em um grande grupo de adultos com doenças cardiovasculares e apneia obstrutiva do sono moderada a grave, o uso de terapia com CPAP não teve efeito significativo na prevenção de eventos cardiovasculares graves recorrentes, apesar da redução significativa da sonolência e de outros sintomas de obstrução apneia do sono e melhores medidas de qualidade de vida.

LIMITAÇÕES AO TRATAMENTO

A maior limitação ao tratamento é a adesão ao CPAP. Deve-se avaliar a adaptação do paciente ao CPAP frequentemente no início da prescrição e, posterioremente, pelo menos uma vez ao ano.

Nas consultas, deve-se sempre motivar o paciente a continuar a terapêutica e a identificar possíveis causas de má aderência à terapia, tentando ajustá-las.

Questões orientadoras

1. O que é apneia do sono?
2. Quais são os fatores de riscos cardiovasculares associados à apneia do sono?
3. Quais são os sinais e sintomas?
4. Como é feito o diagnóstico?
5. Quais são as opções de tratamento?

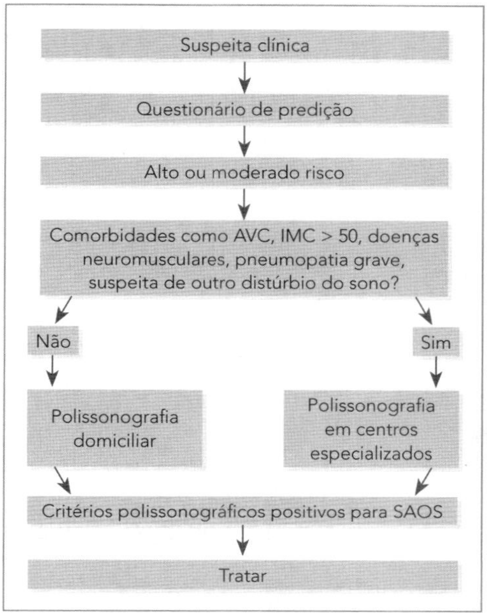

FIGURA 2 Diagnóstico da síndrome da apneia obstrutiva do sono.
Fonte: adaptada de Kapur et al., 2017.

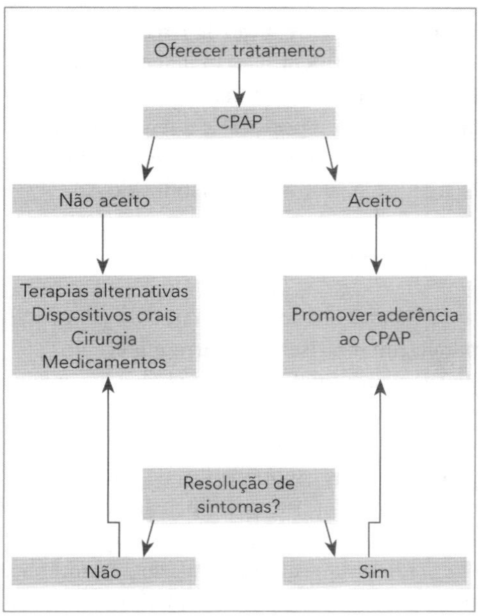

FIGURA 3 Tratamento da síndrome da apneia obstrutiva do sono.
Fonte: adaptada de Kapur et al., 2017.

LEITURA SUGERIDA

1. Associação Brasileira do Sono. Publicações. Disponível em: <http://www.absono.com.br/abms/wp-content/uploads/newcontent/apneiaadulto.pdf>. Acesso em: 18 jul. 2013.
2. Eckert DJ, Malhotra A. Pathophysiology of adult obstructive sleep apnea. Proc Am Thorac Soc. 2008;5(2):144-53.
3. Epstein LJ, Kristo D, Strollo PJ, Friedman N, Malhotra A, Patil SP, et al. Evaluation, management and long-term care of OSA in adults. American Academy of Sleep Medicine, 2015. Disponível em: https://j2v-jt3dnbra3ps7ll1clb4q2-wpengine.netdna-ssl.com/wp-content/uploads/2017/07/Evaluation-Management-and-Long-Term-Care-of-OSA-in-Adults-1.pdf. Acesso em: 01 dez. 2017.
4. Kapur VK, Auckley DH, Chowdhuri S, Kuhlmann DC, Mehra R, Ramar K, et al. Clinical practice guideline for diagnostic testing for adult obstructive sleep apnea: an American Academy of Sleep Medicine clinical practice guideline. J Clin Sleep Med. 2017;13(3):479-504.
5. Kryger M, Roth T, Dement W. Principles and practice of sleep medicine. 6. ed. [S.L.]: Elsevier; 2016.
6. Martínez-Ceron E, Fernández-Navarro I, Garcia-Rio F. Effects of continuous positive airway pressure treatment on glucose metabolism in patients with obstructive sleep apnea. Sleep Med Rev. 2016;25:121-30.
7. McEvoy RD, Antic NA, Heeley E, Luo Y, Ou Q, Zhang X, et al. CPAP for prevention of cardiovascular events in obstructive sleep apnea. N Engl J Med. 2016;375(10):919-31.
8. Morgenthaler TI, Kapen S, Lee-Chiong T, Alessi C, Boehlecke B, Brown T, et al. Practice parameters for the medical therapy of obstructive sleep apnea. Sleep. 2006;29(8):1031-5. Disponível em: <https://aasm.org/resources/practiceparameters/pp_medicaltherapyosa.pdf>. Acesso em: 01 dez. 2017.
9. Ramar K, Dort LC, Katz SG, Lettieri CJ, Harrod CG, Thomas SM, et al. Clinical practice guideline for the treatment of obstructive sleep apnea and snoring with oral appliance therapy: an update for 2015. J Clin Sleep Med. 2015;11(7):773-827.
10. Reutrakul S, Mokhlesi B. Obstructive sleep apnea and diabetes: a state of the art review. CHEST. 2017;152(5):1070-86.

CAPÍTULO 15

Check-up cardiológico

Marcos Rienzo

INTRODUÇÃO

As doenças cardiovasculares (DCV) estão entre as principais causas de morbimortalidade na população adulta. Segundo dados da Organização Mundial da Saúde (OMS), houve cerca de 15 milhões de mortes por doenças do aparelho circulatório no mundo no ano de 2015, com a estimativa de 23 milhões de óbitos pela mesma causa no ano de 2030. Destes, 80% dos casos estarão concentrados nos países pobres e emergentes. Conclui-se, portanto, que medidas de prevenção e rastreamento de estágios iniciais de DCV estejam no topo das prioridades de saúde pública. Com efeito, a maior parte dos casos de afecções do aparelho circulatório é evitável e está associada a fatores de risco modificáveis, como tabagismo, transtornos alimentares e obesidade, hipertensão arterial, diabete melito, alterações das lipoproteínas plasmáticas (dislipidemias) e sedentarismo. Portanto, deriva da alta incidência e do fato de serem as doenças cardiovasculares em grande parte evitáveis, a ideia de haver algum tipo de rastreamento ou *check-up* cardiológico ou, ainda, num conceito mais amplo, rastreamento cardiovascular.

RASTREAMENTO CARDIOVASCULAR

Anamnese e exame físico

Passo inicial e indispensável para a prevenção e o diagnóstico prematuro de DCV, é uma ferramenta poderosa para definir estratégias de intervenção para redução do risco cardiovascular a partir da identificação de fatores de risco, como antecedentes familiares de doenças circulatórias, história pessoal de doenças ou fatores de risco predisponentes, sintomas e sinais ao exame físico, assim como hábitos de vida.

Medida do risco cardiovascular

Diversas ferramentas têm sido propostas para estimar o risco de ocorrerem eventos cardiovasculares em determinado indivíduo em um dado período, geralmente dez anos, entre elas os escores de Framingham, de Reynolds, 10-Year ASCVD Risk e Escore de Risco Global (ERG), este último proposto pela Sociedade Brasileira de Cardiologia (SBC) a partir do ano de 2013.

O ERG estima o risco de infarto do miocárdio, morte cardiovascular, acidente vascular cerebral, arteriopatia periférica e insuficiência cardíaca em dez anos em homens e mulheres. O risco varia entre baixo, moderado e alto. A partir de 2017, propõe-se a utilização também da categoria de muito alto risco (Tabela 1), reservada para os casos de aterosclerose significativa, sintomática ou não, com obstrução arterial ≥ 50% em qualquer território vascular, ou seja, DCV definitiva.

Para o cálculo do risco estimado pelo ERG, são utilizados dados simples: idade, sexo, tabagismo, presença ou não de diabete melito, pressão arterial, dosagens de colesterol total e fração HDL do colesterol. São considerados de alto risco, independentemente do valor calculado no ERG, os casos de portadores de aterosclerose na forma subclínica documentada por metodologia diagnóstica: ultrassonografia de carótidas com presença de placa, índice tornozelo-braquial (ITB) < 0,9, escore de cálcio coronariano (ECC) > 100; presença de placas ateroscleróticas na angiotomografia de coronárias; presença de aneurisma de aorta abdominal; doença renal crônica definida por taxa de filtração glomerular (TFG) < 60 mL/minuto em fase não dialítica; concentrações de LDL-c ≥ 190 mg/dL; presença de diabete melito tipos 1 ou 2, com LDL-c entre 70 e 189 mg/dL, e presença de estratificadores de risco ou doença aterosclerótica subclínica (ver capítulo Diabete Melito desta seção para maiores detalhes). Lembrando que o cálculo do ERG, assim como as demais ferramentas de estimativa do risco cardiovascular mencionadas, somente é utilizado para pacientes sem história pessoal de DCV manifesta, na faixa etária entre 20 e 79 anos.

Exames subsidiários

Exames de laboratório

Além dos já tradicionais fatores de risco cardiovascular possíveis de serem detectados a partir de simples medidas no sangue, como dosagens de colesterol, triglicérides, glicemia e função renal, recentemente novos biomarcadores de risco têm sido descritos e comprovadamente agregam informação ao arsenal de dados para medida do risco cardiovascular, entre os mais usados destacam-se a proteína C-reativa ultrassensível, homocisteína, interleucina-6 e lipoproteína (a). A despeito da comprovada associação entre estes marcadores e o risco de desenvolvimento de DCV, pouco ainda é conhecido a respeito do real valor preditor destes marcadores quando agregados às ferramentas mencionadas de cálculo de risco cardiovascular, e não há, até o momento, terapias direcionadas para essas substâncias com comprovada redução do risco de eventos cardiovasculares futuros.

Eletrocardiograma de repouso (ECG)

Trata-se de exame simples, barato e não invasivo, que permite ter uma ideia da condição cardíaca do indivíduo, detectar indícios de doença cardíaca já estabelecida (zonas eletricamente inativas, por exemplo) e identificar situações de risco de morte súbita (p.ex., intervalo QT longo, síndrome de Brugada). Alguns autores sugerem que todo indivíduo realize apenas um ECG na vida, repetindo-o apenas se houver indicação clínica. Diretrizes colocam como indicação IIb para a realização do ECG em indivíduos assintomáticos da população geral, e classe IIa na presença de hipertensão arterial ou diabete melito.

Teste ergométrico (TE)

O TE ou teste de esforço é um procedimento em que o indivíduo é submetido a esforço físico programado com a finalidade de avaliar respostas clínica, hemodinâmica, autonômica, eletrocardiográfica e metabólica, possibilitando

TABELA 1 Escore de risco global, segundo a atualização da Diretriz Brasileira de Dislipidemias e Prevenção da Aterosclerose, 2017

Escore de risco global	Baixo	Moderado	Alto*	Muito alto
Homens	< 5%	5 a 20%	> 20%	DCV definitiva
Mulheres	< 5%	5 a 10%	> 10%	DCV definitiva

* Ver texto para detalhes.

assim detectar isquemia miocárdica, reconhecer arritmias cardíacas e alterações hemodinâmicas induzidas pelo exercício, avaliar a capacidade funcional e a condição aeróbica, estabelecer o prognóstico de determinadas doenças cardiovasculares e prescrever exercício. A sensibilidade e a especificidade médias do TE para o diagnóstico de doença coronariana obstrutiva (DAC) obtidas de vários estudos são de 67 e 71%, respectivamente. As indicações do TE, segundo a classe de indicação e o grau de evidência, são as seguintes:

- Classe I: pacientes com probabilidade intermediária de DAC, segundo a classificação de Diamond e Forrester (nível B); após síndrome coronariana aguda (SCA) de baixo risco (nível B); dor torácica atípica com possibilidade de DAC (nível B); prescrição de exercício para portadores de DAC estável (nível B).
- Classe IIa: após cineangiocoronariografia para avaliação de lesões intermediárias (nível B); pacientes assintomáticos com mais de dois fatores clássicos de risco cardiovascular (nível B).
- Classe IIb: pacientes com alta ou baixa probabilidade de DAC, segundo a classificação de Diamond e Forrester (nível B); investigação de alterações da repolarização ventricular no ECG (nível C); avaliação prognóstica e evolutiva de portadores de DAC (nível B).
- Classe III: para diagnóstico de DAC em portadores de bloqueio de ramo esquerdo, Wolff-Parkinson-White, ritmo de marca-passo, depressão do segmento ST > 1 mm no ECG de repouso, presença de sobrecarga ventricular esquerda ao ECG e terapia com digitálicos (nível B); presença de SCA de médio ou alto risco (nível B); presença de lesão de tronco da coronária esquerda ou o equivalente conhecido (nível B).

Medicina nuclear

Durante o rastreamento cardiovascular, pode-se utilizar a medicina nuclear como método diagnóstico de pacientes sintomáticos ou não, sendo a cintilografia de perfusão miocárdica (CPM) em repouso e sob estresse – este último pode ser físico (TE) ou farmacológico (dipiridamol, adenosina e dobutamina são os fármacos mais comumente utilizados) – o método mais utilizado. A CPM tem a sensibilidade para o diagnóstico de DAC de até 90%, no entanto, trata-se de método pouco disponível fora dos grandes centros e ainda de custo elevado. A CPM para o diagnóstico de DAC obstrutiva é considerada nas seguintes condições, de acordo com o critério de adequação:

- É apropriada para pacientes sintomáticos com: baixa probabilidade pré-teste de DAC com ECG não interpretável ou incapaz de realizar o TE; probabilidade pré-teste intermediária de DAC com ECG interpretável e capaz de realizar o TE; probabilidade pré-teste intermediária de DAC com ECG não interpretável ou incapaz de realizar o TE; alta probabilidade pré-teste de DAC com ECG interpretável e capaz de realizar o TE; alta probabilidade pré-teste de DAC com ECG não interpretável ou incapaz de realizar o TE.
- Pode ser apropriada para pacientes assintomáticos com: risco cardiovascular moderado com ECG não interpretável ou incapaz de realizar o TE; alto risco cardiovascular com ECG interpretável e capaz de realizar o TE; alto risco cardiovascular com ECG não interpretável ou incapaz de realizar o TE; TE prévio anormal.
- É apropriada, independentemente dos sintomas, nas seguintes condições: ECG anormal (bloqueio do ramo esquerdo, alterações da repolarização ventricular); insuficiência cardíaca de início recente; arritmias ventriculares; síncope com risco cardiovascular moderado ou alto.

Ressonância magnética

A utilização da ressonância magnética cardíaca (RMC) para detecção de DAC obstrutiva é realizada pela avaliação basal e sob estímulo farmacológico, sendo a dobutamina o agente mais utilizado. Tem sensibilidade de 83% e especificidade de 86% para diagnóstico de lesões coronarianas significativas em pacientes de alto risco para DAC. A presença de disfunção segmentar do ventrículo esquerdo identifica pacientes de risco para IAM e morte de causa cardíaca. Tem como principais limitações a dificuldade na monitorização contínua do ECG e dos dados vitais do paciente durante o exame, além das contraindicações próprias da infusão da dobutamina e a presença de próteses metálicas no paciente. A RMC para o diagnóstico de DAC obstrutiva é considerada nas seguintes condições, de acordo com o critério de adequação:

- É apropriada para pacientes sintomáticos com probabilidade pré-teste intermediária ou elevada de DAC com ECG não interpretável ou incapaz de realizar o TE.
- Pode ser apropriada para pacientes assintomáticos com alto risco cardiovascular com ECG não interpretável ou incapaz de realizar o TE, TE prévio anormal.
- É apropriada, independentemente dos sintomas, nas seguintes condições: ECG anormal (bloqueio do ramo esquerdo, alterações da repolarização ventricular), insuficiência cardíaca de início recente, avaliação de arritmias ventriculares.

Ecocardiograma

O ecocardiograma transtorácico, sem o uso de estresse, pode evidenciar sinais de doença coronariana em pacientes assintomáticos, como alterações segmentares de contratilidade, pela análise do ventrículo esquerdo ou, ainda, evidenciar hipertrofia ventricular esquerda, um forte marcador de risco cardiovascular.

A ecocardiografia sob estresse é um método não invasivo e estabelecido para avaliação de pacientes com DAC suspeita. O estresse cardiovascular causa isquemia miocárdica em regiões supridas por uma artéria com grau significativo de estenose, fenômeno manifestado por alteração transitória da contração segmentar. Os métodos disponíveis para a indução do estresse são o esforço físico (esteira ou bicicleta ergométrica) ou farmacológico (dobutamina, dipiridamol e adenosina), além da estimulação atrial transesofágica (técnica pouco utilizada). A ecocardiografia sob estresse apresenta boa acurácia para detecção de isquemia miocárdica induzida em pacientes com probabilidade pré-teste intermediária ou alta de DAC obstrutiva, como sensibilidade que varia de 81 a 90%. A ecocardiografia sob estresse para o diagnóstico de DAC obstrutiva é considerada nas seguintes condições, de acordo com o critério de adequação:

- É apropriada para pacientes sintomáticos com: baixa probabilidade pré-teste de DAC com ECG não interpretável ou incapaz de realizar o TE; probabilidade pré-teste intermediária de DAC com ECG interpretável e capaz de realizar o TE; probabilidade pré-teste intermediária de DAC com ECG não interpretável ou incapaz de realizar o TE; alta probabilidade pré-teste de DAC com ECG interpretável e capaz de realizar o TE; alta probabilidade pré-teste de DAC com ECG não interpretável ou incapaz de realizar o TE.
- Pode ser apropriada para pacientes assintomáticos com: risco cardiovascular moderado com ECG não interpretável ou incapaz de realizar o TE; alto risco cardiovascular com ECG interpretável e capaz de realizar o TE; alto risco cardiovascular com ECG não interpretável ou incapaz de realizar o TE; TE prévio anormal.
- É apropriada, independentemente dos sintomas, nas seguintes condições: ECG anormal (bloqueio do ramo esquerdo, alterações da repolarização ventricular); insuficiência cardíaca de início recente; arritmias ventriculares; síncope com risco cardiovascular moderado ou alto.

Angiotomografia das artérias coronárias

Trata-se de técnica que permite a avaliação de maneira não invasiva, rápida e segura da luz e das paredes arteriais. A crescente aplicação na prática clínica tem grande relação com os recentes avanços tecnológicos dos tomógrafos com múltiplos detectores, com consequente melhora da resolução espacial e temporal, associada à progressiva redução da dose de radiação. A angiotomografia das artérias coronárias (angio-TC coronariana) tem elevada acurácia diagnóstica, com sensibilidade entre 91 e 99% e especificidade de 74 a 96% (em populações com prevalência média de DAC de 61%). Vale destacar o alto valor preditivo negativo (96 a 100%) como ferramenta importante para exclusão da presença de DAC. Além do valor diagnóstico, a ângio-TC coronariana tem elevado poder prognóstico definido por metanálises – ausência de DAC associa-se a excelente prognóstico, assim como a presença é fator de pior prognóstico de modo independente de outros fatores de risco cardiovascular. As indicações da ângio-TC coronariana, segundo a classe de indicação e o grau de evidência, no contexto de rastreamento cardiovascular ambulatorial e/ou avaliação primária de dor torácica ou equivalentes, são as seguintes:

- Diagnóstico de DAC de pacientes sintomáticos com probabilidade pré-teste intermediária segundo a classificação de Diamond e Forrester; suspeita de DAC e testes de isquemia com resultados conflitantes ou inconclusivos; discordância entre sintomas e resultados prévios de testes de isquemia (classe I, nível A).
- Avaliação da patência de enxertos coronarianos de pacientes sintomáticos com probabilidade pré-teste intermediária pelos critérios de Diamond e Forrester; avaliação pré-operatória de cirurgia cardíaca não coronariana (paciente de risco baixo ou moderado); alternativa à angiografia invasiva na diferenciação entre cardiopatias isquêmicas e não isquêmicas (classe IIa, nível B).
- Pacientes sintomáticos com probabilidade intermediária de DAC e com teste de isquemia positivo; pacientes sintomáticos com probabilidade baixa de DAC e com teste de isquemia negativo; avaliação pré-operatória de cirurgia não cardíaca de risco moderado a alto (classe IIb, nível C).
- Avaliação de reestenose intra-*stent* de indivíduos sintomáticos com probabilidade pré-teste intermediária pelos critérios de Diamond e Forrester (classe IIb, nível B).
- Contraindicada (classe III, nível C) para pacientes sintomáticos com probabilidade alta de DAC; avaliação de DAC de pacientes assintomáticos e capazes de realizar exercício e com ECG interpretável.
- Ângio-TC coronariana de pacientes assintomáticos: a despeito de não haver indicação deste método nesta parcela de indivíduos, a identificação não invasiva da aterosclerose subclínica é um objetivo por muito tempo procurado na cardiologia, já que a presença e as características das placas têm implicação prognóstica e na mensuração do risco cardiovascular. Entretanto, ainda faltam dados expressivos que justifiquem a utilização rotineira da ângio-TC coronariana em pacientes assintomáticos.

Escore de cálcio coronariano

Os fatores de risco clássicos para DCV (idade, tabagismo, hipertensão arterial sistêmica, diabete melito e dislipidemia) auxiliam na identificação de indivíduos sob risco, porém metade dos indivíduos que desenvolvem doença coronariana não apresenta nenhum fator de risco ou no máximo um fator. Nesse contexto, o estudo da aterosclerose subclínica pode trazer informações adicionais para estratificação de risco individual.

A calcificação na parede vascular é um fenômeno bastante específico do processo de aterosclerose e tem íntima relação com o processo inflamatório arterial. Além disso, a quantidade de calcificação coronariana se relaciona com a carga de placa aterosclerótica total do indivíduo. Os valores do escore de cálcio coronariano (ECC) podem ser descritos tanto em números absolutos quanto por valores ajustados para idade, sexo e etnia (percentis de distribuição na população geral calculados por vários bancos de dados populacionais como o do estudo MESA, entre outros [Tabelas 2 e 3]).

Vários estudos, tanto retrospectivos quanto prospectivos, demonstraram a capacidade do ECC na predição de mortalidade e eventos cardiovasculares de maneira independente e aditiva aos fatores de risco tradicionais e com maior poder preditor do que escores tradicionalmente utilizados, como o escore de Framingham.

TABELA 2 Riscos relativos para eventos cardiovasculares e grau de calcificação, de acordo com ECC

Valores absolutos do ECC	RR para eventos cardiovasculares	Grau de calcificação
0		Ausência de calcificação
1 a 100	1,9 (1,3 a 2,8)	Discreto
101 a 400	4,3 (3,1 a 6,1)	Moderado
401 a 1000	7,2 (5,2 a 9,9)	Alto
> 1.000	10,8 (4,2 a 27,7)	Muito alto

TABELA 3 Interpretação clínica do ECC (em valores absolutos e percentis para sexo, idade e raça) para indivíduos assintomáticos

Grau de calcificação	Interpretação clínica
Escore de cálcio zero	Risco muito baixo de eventos coronarianos futuros
EC < 100 e < percentil 75 para sexo, idade e raça	Risco baixo de eventos coronarianos futuros. Baixa probabilidade de isquemia miocárdica
EC > 100 ou > percentil 75 para sexo, idade e raça	Maior risco de eventos coronarianos futuros (fator agravante) Considerar reclassificação do indivíduo para alto risco
EC > 400	Maior probabilidade de isquemia miocárdica

Uso do ECC em pacientes diabéticos assintomáticos: em razão da elevada incidência de DCV em pacientes diabéticos, há muitos estudos com diferentes estratégias de avaliação nesta população com objetivo de reduzir a morbimortalidade cardiovascular associada ao diabete melito. Pacientes diabéticos assintomáticos com elevado ECC têm maior prevalência de isquemia miocárdica, portanto pior prognóstico. Além disso, o ECC demonstrou superioridade em relação aos marcadores de risco tradicionais como preditor de isquemia miocárdica e eventos cardíacos nessa população, possibilitando melhor estratificação do risco cardiovascular neste heterogêneo grupo de pacientes. Apoiadas nesses dados, algumas diretrizes internacionais já recomendam o uso rotineiro do ECC para diabéticos de baixo risco.

As indicações do ECC, segundo a classe de indicação e o grau de evidência, são as seguintes:

- Assintomáticos com ERG moderado: classe I, nível A.
- Assintomáticos com ERG baixo e antecedente familiar de DAC prematura; diabéticos assintomáticos de baixo risco: classe IIa, nível B.
- Suspeita de síndrome coronariana aguda de baixo risco: classe IIb, nível B.
- Contraindicação: assintomáticos de baixo risco pelo ERG e sem antecedente familiar de DAC prematura; assintomáticos de alto risco pelo ERG ou com DCV manifesta; pacientes sintomáticos; acompanhamento de calcificação coronariana previamente conhecida.

Outros métodos de avaliação de aterosclerose subclínica

- Doppler de carótidas: a maior parte das sociedades médicas contraindica o rastreamento de indivíduos assintomáticos para obstrução das artérias carótidas, no entanto, seria razoável a realização do método em pacientes assintomáticos com sopro carotídeo, com DCV manifesta em outro leito arterial ou com dois ou mais fatores de risco cardiovascular.

- Índice tornozelo-braquial (ITB): a medida do ITB é um método relativamente simples e de baixo custo para detecção de doença arterial oclusiva dos membros inferiores e, por conseguinte, para detecção de aterosclerose subclínica. A pressão sistólica no tornozelo é comparada com a pressão sistólica medida no braço, ambas por dispositivo de Doppler de onda contínua, e o índice é estabelecido pela relação da primeira sobre a segunda medida. Valores normais de ITB são > 0,90 e < 1,30. ITB > 1,30 é sugestivo de calcificação arterial importante e ITB ≤ 0,90 é diagnóstico de doença arterial oclusiva em pacientes com claudicação intermitente ou outros sinais de isquemia (sensibilidade de 95% para detecção de obstruções ≥ 50%). Existe forte correlação entre ITB alterado e prevalência de DAC e doença cerebrovascular comprovada por vários estudos de coorte, com razão de chances (*odds ratio*) variando de 1,3 a 4,2, ou seja, trata-se de método útil para pacientes assintomáticos para incremento de categorização de risco além dos escores tradicionalmente utilizados.

Questões orientadoras

1. Descrever a importância da prevenção cardiovascular no Brasil.
2. Quais são os principais fatores de risco cardiovascular modificáveis e não modificáveis?
3. Citar os modelos de predição do risco cardiovascular utilizados em prevenção primária.
4. Quais métodos diagnósticos podem ser utilizados em prevenção cardiovascular com comprovada eficácia e valor prognóstico em pacientes assintomáticos? Quais são as indicações de acordo com diretrizes nacionais e internacionais?

LEITURA SUGERIDA

1. Aboyans V, Criqui MH, Abraham P, Allison MA, Creager MA, Diehm C, et al.; American Heart Association Council on Peripheral Vascular Disease; Council on Epidemiology and Prevention; Council on Clinical Cardiology; Council on Cardiovascular Nursing; Council on Cardiovascular Radiology and Intervention, and Council on Cardiovascular Surgery and Anesthesia. Measurement and interpretation of the ankle-brachial index: a scientific statement from the American Heart Association. Circulation. 2012;126(24):2890-909.
2. Bertoluci MC, Moreira RO, Faludi A, Izar MC, Schaan BD, Valerio CM, et al. Brazilian guidelines on prevention of cardiovascular disease in patients with diabetes: a position statement from the Brazilian Diabetes Society (SBD), the Brazilian Cardiology Society (SBC) and the Brazilian Endocrinology and Metabolism Society (SBEM). Diabetol Metab Syndr. 2017;14;9:53.
3. Faludi AA, Izar MCO, Saraiva JFK, Chacra APM, Bianco HT, Afiune A Neto, et al. Atualização da Diretriz Brasileira de Dislipidemias e Prevenção da Aterosclerose – 2017. Arq Bras Cardiol. 2017;109(2 Suppl 1):1-76.
4. Leonardo S, Szarf G, Tachibana A, Shiozaki AA, Villa AV, Oliveira AC, et al. II Diretriz de Ressonância Magnética e Tomografia Computadorizada Cardiovascular da Sociedade Brasileira de Cardiologia e do Colégio Brasileiro de Radiologia. Arq Bras Cardiologia. 2014;103(6):1-86.
5. Multimodality Writing Group for Stable Ischemic Heart Disease, Wolk MJ, Bailey SR, Doherty JU, Douglas PS, Hendel RC, Kramer CM, et al. ACCF/AHA/ASE/ASNC/HFSA/HRS/SCAI/SCCT/SCMR/STS 2013 multimodality appropriate use criteria for the detection and risk assessment of stable ischemic heart disease: a report of the American College of Cardiology Foundation Appropriate Use Criteria Task Force, American Heart Association, American Society of Echocardiography, American Society of Nuclear Cardiology, Heart Failure Society of America, Heart Rhythm Society, Society for Cardiovascular Angiography and Interventions, Society of Cardiovascular. J Cardiac Failure. 2014;20(2):65-90.
6. Simão AF, Precoma DB, Andrade JP, Correa FH, Saraiva JF, Oliveira GM, et al.; Sociedade Brasileira de Cardiologia. I Diretriz Brasileira de Prevenção Cardiovascular. Arq Bras Cardiol. 2013;101(6 Suppl 2):1-63.
7. Sociedade Brasileira de Cardiologia. III Diretrizes Brasileiras Sobre Teste Ergométrico. Arq Bras Cardiol. 2010;95(5 Suppl 1):1-26.

SEÇÃO 3

DOENÇA ARTERIAL CORONARIANA

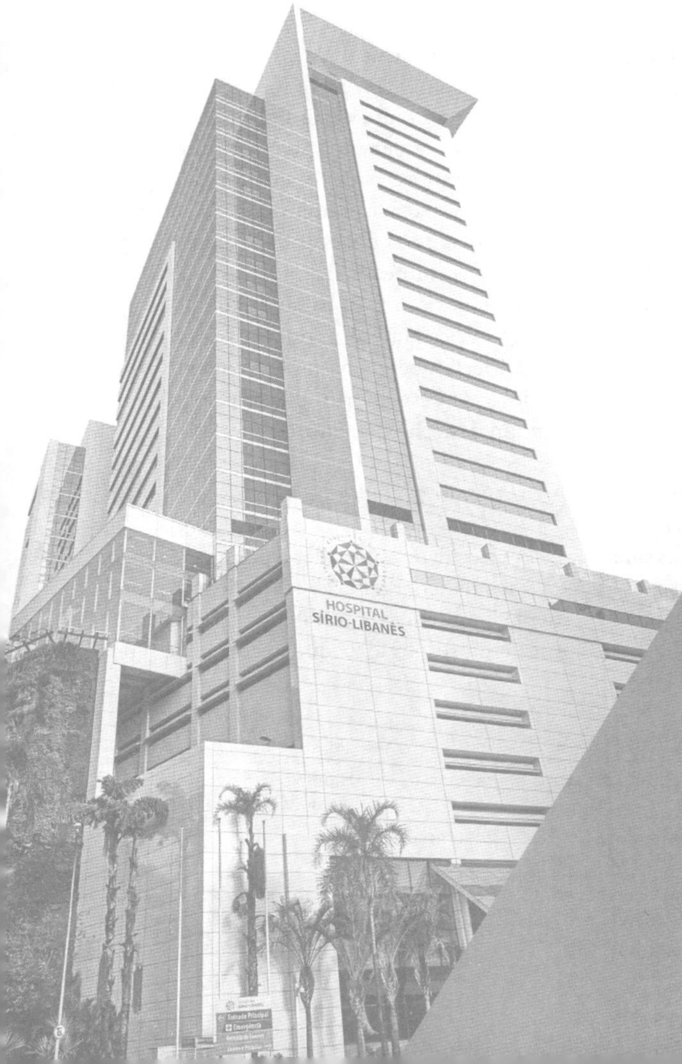

CAPÍTULO 16

Dor torácica na emergência

Fernanda Willemann Ungaretti
Lucas Trindade Cantú Ribeiro
Fernando de Paula Machado

INTRODUÇÃO

A dor torácica é uma das queixas mais prevalentes no pronto-socorro (PS) e representa um desafio diagnóstico ao emergencista, uma vez que muitos órgãos e sistemas podem ser responsáveis por deflagrar esse sintoma. O objetivo do médico diante dessa queixa na unidade de emergência é pensar prontamente nas causas mais graves e potencialmente fatais, para que possa ser feito um diagnóstico rápido e assim instituir precocemente o tratamento adequado.

Nos pacientes de alto risco, o atraso no diagnóstico ou a alta inapropriada poderão implicar em piores resultados e consequente aumento da morbimortalidade. Já em pacientes de baixo risco, devem ser considerados os aspectos negativos de uma internação, os custos e os riscos de submetê-lo a exames e procedimentos que não alterem o desfecho clínico. Todos esses aspectos podem ser evitados com uma adequada avaliação do paciente.

CAUSAS DE DOR TORÁCICA

As mais diversas doenças podem estar envolvidas na etiologia da dor torácica. Apesar de não representarem as causas mais comuns, as doenças com origem no sistema cardiovascular são geralmente as condições clínicas mais graves e que colocam o paciente em situação de maior risco, enquanto as doenças dos sistemas respiratório, gastrointestinal e musculoesquelético apresentam risco mais baixo de complicações. A dor torácica por causas psiquiátricas e psicossomáticas também é bastante frequente no PS e, apesar do desconforto sofrido pelo paciente, tem um desfecho benigno.

AVALIAÇÃO CLÍNICA INICIAL

A prioridade ao atender o paciente com dor torácica na emergência é identificar precocemente a presença de instabilidade hemodinâmica e/ou respiratória que necessite de inter-

TABELA 1 Causas de dor torácica

Cardíaca	Síndrome coronariana aguda	Dissecção de aorta	Pericardite	Hipertrofia de ventrículo esquerdo/crise hipertensiva
Pulmonar	Tromboembolismo pulmonar	Dor pleurítica (pneumonia)	Pneumotórax espontâneo	
Outras	Gastrointestinal	Trauma/costocondrite	Herpes-zóster	Ansiedade

venção imediata, ou se o paciente corre risco de evoluir para este desfecho nas próximas horas.

História, comorbidades, risco cardiovascular, exame físico completo e exames complementares devem ser coletados durante e após avaliação de estabilidade e domínio sobre o cenário crítico, buscando o diagnóstico de doenças graves e ameaçadoras à vida – como doença coronariana aguda, embolia pulmonar e dissecção de aorta – para rápida intervenção e melhores desfechos.

História

A anamnese faz parte da avaliação inicial e, apesar da simples execução, é ferramenta fundamental para o melhor direcionamento ao diagnóstico correto.

A caracterização da dor deve ser detalhada, incluindo modo de instalação e evolução, localização, qualidade, duração, fatores de alívio e agravo. Fatores de risco para doenças cardiovasculares devem ser investigados, como idade avançada, hipertensão arterial sistêmica, diabete melito, dislipidemia, tabagismo, doença arterial coronariana (DAC) conhecida, insuficiência cardíaca (IC) ou história familiar de DAC precoce.

A dor torácica anginosa, caracterizada por ser retroesternal, precipitada por estresse físico ou emocional e que alivia com repouso ou uso de nitratos, representa o achado clínico com maior valor preditivo positivo para a síndrome coronariana aguda (SCA). Duas dessas características definem a angina atípica e apenas uma ou nenhuma delas a dor não anginosa. A dor relacionada à insuficiência coronariana é relatada pelo paciente como sendo em queimação, aperto ou, ainda, como um mal-estar indefinido.

Outros fatores precipitantes de dor anginosa são a exposição ao frio, o ato de fumar e a alimentação. Pacientes com dor torácica semelhante a um episódio prévio de infarto agudo do miocárdio (IAM) devem ser examinados com atenção.

Caracterizar a duração da dor auxilia a diferenciar as diferentes etiologias. A angina costuma durar entre 2 e 10 minutos e dificilmente supera 20 minutos. Se essa dor se prolongar por mais de 30 minutos, provavelmente se está diante de um episódio de IAM. Dores com duração de segundos ou horas (desde que não confirmado o IAM) não têm como origem a isquemia miocárdica.

Dor torácica com duração de horas a dias pode estar presente na pericardite aguda. Essa dor geralmente apresenta como fator de alívio a inclinação do dorso para a frente, também chamada posição de prece maometana, e piora com o decúbito dorsal ou a inspiração profunda.

Delimitar a localização da dor também é importante nesse contexto. Dores retroesternais sem localização exata são mais prováveis de terem origem cardíaca, diferente daquelas localizadas pontualmente e reprodutíveis à palpação, que levam a pensar em causas osteomusculares.

Outra característica a ser questionada e que pode guiar o diagnóstico é a irradiação da dor. Dores irradiadas para baixo da cicatriz umbilical ou acima da mandíbula não têm origem cardíaca isquêmica. Doenças da aorta costumam causar dor de início súbito, lancinantes, persistentes e que irradiam para o dorso.

A dor torácica ventilatório-dependente, ou dor pleurítica, associada à dispneia e à hemoptise, é característica de embolia pulmonar (EP) com infarto pulmonar justapleural associado. Diante da suspeição diagnóstica, deve ser aplicado escore de Wells, que prediz a probabilidade de pré-teste. É importante lembrar que a EP também pode ser um achado incidental, e o paciente, assintomático.

A dor pleurítica associada à dispneia de início súbito também são os sintomas mais comuns do paciente com pneumotórax espontâneo. Tosse, febre e dispneia sugerem o diagnóstico de pneumonia e outras doenças infecciosas respiratórias.

A dor torácica relacionada à ansiedade, como a síndrome do pânico, geralmente é constante, em aperto, podendo estar associada à sensação de morte iminente e parestesia de lábios e extremidades. É preciso lembrar que esses pacientes também podem apresentar outras causas mais graves de dor torácica e, portanto, não devem ser negligenciados.

Para finalizar, é preciso atentar para a SCA, mesmo na ausência de dor torácica. Sintomas inespecíficos de mal-estar, epigastralgia, dispneia e sudorese podem representar um equivalente isquêmico, principalmente em mulheres, idosos e diabéticos.

Exame físico

Exame físico detalhado e direcionado é essencial na abordagem do paciente com dor torácica aguda no PS. O exame físico no contexto de isquemia miocárdica geralmente é normal, muitas vezes com alterações não expressivas. Achados como assimetria de pulsos, atrito pericárdico, sopro sistólico em foco aórtico e alteração em ausculta pulmonar são sinais que sugerem outras etiologias, redirecionando o raciocínio para outros diagnósticos.

Diagnóstico diferencial para exclusão de causas de dor torácica não isquêmicas também apresenta grande importância no exame físico inicial, uma vez que muitas vezes o paciente apresenta outras doenças, de diversas etiologias, como esofágicas, musculoesqueléticas, pulmonares, psicológicas, entre outras.

EXAMES COMPLEMENTARES

Eletrocardiograma

O eletrocardiograma (ECG) de 12 derivações é fundamental na avaliação do paciente com dor torácica. É preconizada a realização em até dez minutos da admissão do paciente e a interpretação deve ser executada por profissional qualificado. O ECG completamente normal não pode excluir a possibilidade de SCA e, na suspeita desse diagnóstico, o exame deve ser seriado e, quando possível, comparado com ECG anteriores.

TABELA 2

A	Definitivamente anginosa	Dor/desconforto retroesternal, irradiação para ombro/mandíbula, membro superior, aliviada por nitrato ou repouso
B	Provavelmente anginosa	Tem a maioria das características da dor tipo A
C	Provavelmente não anginosa	Dor atípica
D	Definitivamente não anginosa	Características de outra causa

Na SCA, os achados variam conforme o tempo de isquemia, extensão do acometimento miocárdico, topografia e presença de alterações subjacentes que possam alterar a análise do ECG, por exemplo, bloqueios de ramo, presença de Wolf-Parkinson-White e ritmo de marca-passo.

Em pacientes com SCA, são comumente encontradas inversões de onda T, que podem estar isoladas ou em associação com depressão de segmento ST. Inversões de onda T significativas geralmente têm profundidade > 1 mm e estão presentes em pelo menos duas derivações consecutivas. Dois padrões de inversão de T estão associados ao maior risco de infarto de parede anterior e, portanto, esses pacientes devem ser submetidos à estratégia invasiva precoce.

Esses padrões representam eletrocardiograficamente a síndrome de Wellens, e são eles a onda T invertida, profunda e simétrica ou onda T bifásica na parede anterior.

No IAM sem supradesnivelamento de segmento ST (IAMsSST), em que há isquemia subendocárdica, o ECG pode ser absolutamente normal ou ainda apresentar infradesnivelamento do segmento ST na topografia acometida. As morfologias mais consistentes com isquemia são o infradesnivelamento horizontal ou descendente. O grau de depressão considerado significativo é > 0,5 mm, medido a partir do ponto J.

No IAM com supradesnivelamento de segmento ST (IAMcSST), que cursa com isquemia transmural, podem ser percebidas na fase mais inicial a presença de ondas T altas e positivas, também chamadas ondas T hiperagudas e, mais tardiamente, o supradesnivelamento do ST na topografia acometida. É importante ressaltar que o infradesnivelamento do segmento ST nas derivações anteriores pode representar a imagem em espelho de um infarto transmural de parede posterior, nesse caso, deve-se utilizar derivações posteriores como V7, V8 e V9 para fechar o diagnóstico. De forma similar, na presença de infarto de parede inferior, devem ser realizadas as derivações direitas V3R e V4R para se avaliar o ventrículo direito.

A presença do padrão de infradesnivelamento de ST difuso com supradesnivelamento isolado de aVR e/ou V1 não preenche critérios para IAMcSST, porém devem ser manejados com estratégia invasiva precoce, pois podem estar associados com doença de tronco de coronária esquerda (TCE) ou doença multiarterial.

Pacientes com dor torácica e que apresentam áreas eletricamente inativas no ECG, representadas por ondas Q patológicas, devem ser considerados de alto risco, pois esse achado pode refletir DAC estabelecida.

Outras doenças além da SCA podem causar alterações eletrocardiográficas. A elevação difusa de ST, sem respeitar a anatomia coronariana, com infradesnivelamento de segmento PR, é sugestiva de pericardite.

O acidente vascular cerebral e a hemorragia subaracnóidea podem cursar com infradesnivelamento do segmento ST, em razão da estimulação simpática excessiva mediada pelo hipotálamo.

Em casos raros de EP, geralmente mais graves e com repercussão ao ventrículo direito, podem ser observados no ECG desvio de eixo para a direita, bloqueio do ramo direito, inversão de onda T de V1 a V4, presença de onda S em D1, onda Q em D3 e inversão de onda T em D3.

Radiografia de tórax

É um exame de baixo custo, alta disponibilidade e poucos efeitos colaterais, que deve ser solicitado a quase todos os pacientes com dor torácica na emergência. Não faz diagnóstico de SCA, porém pode revelar congestão pulmonar por disfunção sistólica ou diastólica presente em um quadro isquêmico agudo.

Também é possível detectar alargamento do mediastino e do botão aórtico, que são sugestivos de dissecção de aorta. Em pacientes com EP, geralmente observa-se uma radiografia de tórax normal, no entanto, podem ser vistos atelectasia, elevação da hemicúpula diafragmática, derrame pleural e, mais raramente, sinal da corcova de Hampton ou sinal de Westermark. Outros diagnósticos que podem ser sugeridos por achados radiográficos são: pneumonia, pneumotórax, derrame pericárdico e fraturas.

Biomarcadores

Os marcadores bioquímicos de necrose miocárdica possuem papel mandatório no diagnóstico de isquemia miocárdica, especialmente na SCA sem supradesnivelamento do segmento ST, o que inclui angina instável e IAMsSST. Os principais são troponina e CK-MB. São proteínas intracelulares que se elevam após dano aos cardiomiócitos, com importante valor prognóstico. Possuem diferentes valores de sensibilidade e especificidade, com necessidade de mensuração seriada para melhor acurácia diagnóstica.

A troponina (TnTc, TnIc) é o marcador mais específico de lesão miocárdica, determinante no diagnóstico diferencial de pacientes com dor torácica no PS. Possui elevação em nível sérico já detectada em até 4 horas do início dos sintomas, podendo manter a elevação por até 14 dias, com o pico em 72 horas.

A troponina ultrassensível (cTn-US), que já está disponível no mercado há alguns anos, apresenta capacidade de detecção de quantidades até 100 vezes menores, quando em comparação com método convencional. Essa característica a transforma em um excelente método para exclusão de IAM, em associação com história, exame físico e ECG, pelo elevado valor preditivo negativo (VPN) de 95% em 1 hora, e muito próximo a 100% em até 3 horas do início dos sintomas, permitindo alta precoce, com segurança, de pacientes com dor torácica nos quais não se confirma IAM.

Outra grande vantagem do método é a precocidade de detecção da cTn-US, diminuindo em até 9 horas o tempo necessário para realização de análise seriada, mantendo elevadas sensibilidade e especificidade, o que permite que a equipe médica decida rapidamente a conduta para o paciente, agilizando início da terapêutica adequada.

Diversos ensaios clínicos, entretanto, demonstraram aumento significativo no número de diagnósticos falso-positivos, uma vez que apresenta capacidade de detecção dos níveis séricos de troponina em até 50% de pacientes saudáveis e em diversas outras doenças, cardiológicas ou não, como dissecação de aorta e doença renal crônica, sendo, portanto, positivo em casos não confirmados de isquemia miocárdica. Isso demonstra a necessidade do uso criterioso, com avaliação detalhada de antecedentes pessoais, probabilidade de doença coronariana e exame físico.

A CK-MB (massa e atividade) também é um biomarcador de necrose miocárdica tradicionalmente utilizado na prática clínica. Apesar de menor especificidade e sensibilidade (90 e 97%, respectivamente) quando comparado à troponina, a avaliação seriada também se mantém como ferramenta essencial para melhor acurácia diagnóstica. A elevação é mais precoce, iniciando em até 60 minutos, com pico em até 24 horas, e normalização também mais precoce, em 48 a 72 horas.

Pelas maiores vantagens da troponina em comparação com esse método, o maior benefício atualmente se encontra no diagnóstico de reinfarto precoce, pela meia-vida mais curta.

Teste ergométrico

A aplicação de teste ergométrico (TE) faz parte de protocolos de dor torácica no PS há pelo menos 30 anos, sendo um dos pilares da estratégia de estratificação coronariana não invasiva, permitindo alta hospitalar precoce e diminuição de custos, além de ser um exame eficiente e seguro. Tem indicação baseada em diversos estudos randomizados em todo o mundo, demonstrando a aplicabilidade como primeira escolha em pacientes com baixa e moderada probabilidade de doença coronariana. Pode ser realizado ainda nas primeiras horas após a admissão.

Além de identificação de isquemia miocárdica, utilizando os mesmos paradigmas utilizados em pacientes com DAC estável, a avaliação prognóstica baseada em escores e capacidade funcional auxilia o médico na decisão de melhor conduta. O alto VPN e a elevada sensibilidade, acima de 90%, permitem descartar isquemia miocárdica com segurança.

Contraindicações aos testes, além das já preconizadas tradicionalmente em diretrizes de ergometria, incluem, em pacientes admitidos com suspeita de isquemia miocárdica: angina ou dispneia em repouso, alteração em marcadores de necrose miocárdica nas primeiras 6 a 12 horas após início dos sintomas e instabilidade hemodinâmica.

Ecocardiograma

O ecocardiograma transtorácico (ECOTT) de repouso é um exame não invasivo, de baixo custo, que permite a rápida avaliação da função cardíaca global no paciente com dor torácica. Em associação à história, ao exame físico e aos outros exames complementares, tem grande valor para confirmação da hipótese diagnóstica inicial, principalmente na suspeita de isquemia miocárdica, identificando alterações na contratilidade segmentar e extensão da disfunção ventricular, com boas sensibilidade e especificidade, obtendo VPN de até 95% em alguns estudos.

Permite também a realização de diagnóstico diferencial, evidenciando alterações e sinais indiretos de outras etiologias de dor torácica, como dissecção de aorta, IC aguda, alterações valvares, EP, cardiomiopatia hipertrófica.

Ecocardiograma sob estresse

O ecocardiograma sob estresse, pela avaliação da função e da reserva de fluxo miocárdico, se mostrou excelente método diagnóstico não invasivo para identificação de DAC em pacientes de baixo e moderado risco, que não apresentam ECG diagnóstico. Pode ser realizado por estresse físico (esteira rolante ou cicloergômetro), farmacológico (dobutamina ou adenosina) e, mais recentemente, com desenvolvimento de novas técnicas, utilizando contraste ecocardiográfico com microbolhas.

Deve ser realizado pelo menos após 12 horas da melhora completa da dor e na ausência de contraindicações formais, como alterações de segmento ST suspeitas de isquemia, alterações de marcadores de necrose miocárdica, hipertensão não controlada, instabilidade hemodinâmica, DAC significativa conhecida, entre outros. Apesar de as limitações do teste, como experiência do serviço e dificuldades técnicas, apresenta elevado VPN, apesar de moderadas sensibilidade e especificidade.

Cintilografia miocárdica de repouso e com estresse

A cintilografia miocárdica de repouso realizada no PS após admissão de pacientes com dor torácica isquêmica, sem ECG diagnóstico ou alteração de troponina, apresenta elevado VPN em pacientes de baixo a moderado risco, acima de 95%, excluindo diagnóstico de IAM, permitindo alta hospitalar precoce, reduzindo custos.

A detecção de alterações na contratilidade segmentar e da reserva funcional ventricular esquerda na medicina nuclear estão bem consolidadas na literatura mundial. Dessa forma, novos protocolos de estratificação não invasiva vêm demonstrando a aplicabilidade e a eficácia do método, com administração do radiofármaco em até 6 horas do início da dor torácica, aumentado o uso nos grandes centros, apesar ainda da baixa disponibilidade e do alto custo. A principal limitação é a presença de infartos prévios, com a impossibilidade de definir com eficácia presença de evento agudo ou crônico.

A utilização da cintilografia miocárdica com estresse físico ou farmacológico, indicada para pacientes que se apresentam com mais de 6 horas do início dos sintomas ou com infarto prévio, apresenta as mesmas contraindicações aos outros testes de estresse no PS, ressaltando-se a necessidade de ausência de sintomas, ECG não diagnóstico e marcadores de necrose miocárdica negativos em tempo hábil, mantendo elevado valor preditivo negativo.

Angiotomografia de coronárias

A angiotomografia computadorizada de artérias coronárias, exame essencialmente anatômico, permite a avaliação de calcificação coronariana e a análise milimétrica do lúmen, além de gravidade e extensão de placas ateroscleróticas, fornecendo informações de extrema importância para diagnóstico, prognóstico e conduta terapêutica.

O grande desenvolvimento nos últimos anos, pelo aumento da resolução de imagem e redução de radiação ao que o paciente é submetido, apresenta vantagens que a transformaram numa das principais ferramentas na estratificação de dor torácica no PS.

O escore de cálcio (EC) obtido no teste é inversamente proporcional à presença e à extensão de DAC. Dessa forma, EC de 0 apresenta elevado VPN (99%), sendo demonstrada diminuição importante de tempo de internação após alta precoce desses pacientes.

Estudos demonstraram maior benefício na população de baixa a moderada probabilidade de DAC, com grau de recomendação IA nas últimas diretrizes internacionais. Grandes estudos também evidenciaram maior especificidade quando comparado aos outros métodos, mantendo excelente VPN.

Variáveis como aparelhos de última geração com até 320 detectores e melhor controle de frequência cardíaca, preferencialmente próxima a 70 batimentos por minuto, são características importantes para melhor resolução espacial e temporal, aumentando a acurácia. O alto custo e a baixa disponibilidade ainda não permitem maior acessibilidade em todos os hospitais do país.

Com protocolos específicos, outro uso importante da angiotomografia na emergência é o "triplo descarte", no qual a avaliação completa das imagens com contraste iodado permite o diagnóstico diferencial de três doenças de alta morbimortalidade: lesão coronariana obstrutiva, EP e dissecção de aorta. O grande VPN permite descarte de tais etiologias de dor torácica com elevada acurácia, também levando à alta precoce e à diminuição de custos.

UNIDADE DE DOR TORÁCICA

Unidades de dor torácica em grandes centros de emergência têm se mostrado altamente eficazes no reconhecimento da gravidade da dor torácica, além da rápida investigação de fatores de risco e definição etiológica para introdução de imediata terapia, principalmente relacionados ao IAM.

Uma equipe médica e de enfermagem treinada e especializada neste cenário é essencial para a condução do paciente, identificando sinais de gravidade, diminuindo o tempo entre a primeira avaliação e a intervenção, otimizando desfechos.

A importância do atendimento direcionado também se encontra na identificação de pacientes de baixo e moderado risco, que possam ser observados e monitorados por até 6 horas, com coleta de marcadores de necrose miocárdica em série e realização de testes de esforço e imagem.

A rápida estratificação de risco e a observação clínica/laboratorial, descartando doenças graves, permite que esses pacientes sejam prontamente encaminhados para acompanhamento, recebendo alta hospitalar precoce, o que diminui o tempo de internação, taxas de procedimentos invasivos desnecessários e custos hospitalares.

Protocolos e fluxogramas devem ser estudados, atualizados e aprimorados por toda equipe multidisciplinar, alinhados com estrutura física hospitalar adequada para essa demanda, para rápida aplicação de condutas, como trombólise e transferência para setor de hemodinâmica, e realização de exames laboratoriais e de imagem, como ecocardiograma, TE, medicina nuclear e angiotomografia computadorizada de coronárias.

LEITURA SUGERIDA

1. Bassan R, Pimenta L, Leãos PE, Timerman A, Volschan A, Polanczyk C, et al. I Diretriz de Dor Torácica na Sala de Emergência. Arq Bras Cardiol. 2002;79(Suppl II).
2. Erhardt L, Herlitz J, Bossaert L, Halinen M, Keltai M, Koster R, et al.; Task Force on the management of chest pain. Task force on the management of chest pain. Euro Heart J. 2002;23(15):1153-76.
3. National Institute for Health and Care Excellence. Chest pain of recent onset: assessment and diagnosis. November 2016. Available in: https://www.nice.org.uk/guidance/cg95.

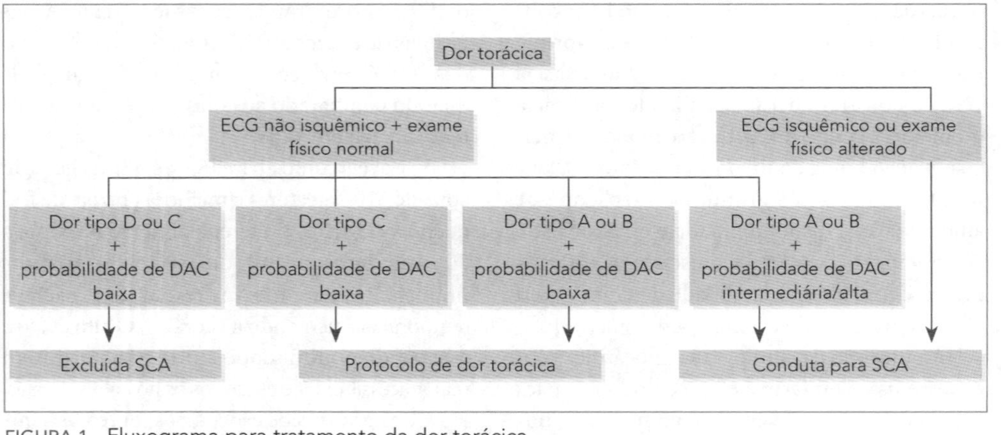

FIGURA 1 Fluxograma para tratamento da dor torácica.
DAC: doença arterial coronariana; SCA: síndrome coronariana aguda.

CAPÍTULO 17

Síndrome coronariana sem supradesnivelamento do segmento ST

Aline Gehlen Ferrari
Luci Ana Duarte
Fernando Ganem

DEFINIÇÃO

O termo síndrome coronariana sem supradesnivelamento do segmento ST (SCASSST) compreende duas entidades: angina instável (AI) e infarto agudo do miocárdio sem supradesnivelamento do segmento ST (IAMSSST).

AI é definida como isquemia miocárdica em repouso ou esforço mínimo na ausência de necrose de cardiomiócitos. Aproximadamente metade dos casos de SCASSST apresenta evidência de necrose de cardiomiócitos, com base na elevação de marcadores de necrose miocárdica (MNM), e, portanto, são classificados como IAMSSST.

EPIDEMIOLOGIA

No Brasil, a doença isquêmica do coração é a principal causa de morte, sendo responsável por 31% das mortes cardiovasculares, ultrapassando a taxa de morte por acidente vascular cerebral (AVC), estimada em 30%.

Entre os pacientes com síndrome coronariana aguda (SCA), as mulheres apresentam AI mais frequentemente.

Quando comparados aos pacientes com infarto agudo do miocárdio com supradesnivelamento do segmento ST (IAMCSST), os pacientes com SCASSST são mais velhos e apresentam altas taxas de IAM prévio, AI, diabete, história de revascularização miocárdica e doença vascular periférica. Aproximadamente 80% dos pacientes com SCASSST apresentam história de doença coronariana antes do evento agudo.

FISIOPATOLOGIA

O principal processo fisiopatológico envolvido na ocorrência de uma SCASSST compreende a ruptura ou a erosão da placa aterosclerótica com formação de um trombo não oclusivo sobrejacente, causando obstrução grave da artéria coronária envolvida. Já no IAMCSST, geralmente há oclusão aguda total de uma artéria coronária. Assim, enquanto no IAMCSST o trombo é rígido, mais organizado, nas SCASSST o trombo é friável e desfaz-se espontaneamente, o que tem importante implicação terapêutica.

DIAGNÓSTICO

História clínica

Nos casos de SCASSST, a dor anginosa terá uma das características relacionadas a seguir:

A. Dor prolongada em repouso (geralmente com duração maior que 20 minutos).
B. Angina de início recente (*de novo*) classificada como II ou III pela classificação da Canadian Cardiovascular Society (CCS).
C. Recente desestabilização de angina estável prévia, com pelo menos classificação III da CCS ("angina em crescendo").
D. Angina pós-IAM.

Outros sintomas podem estar presentes: sudorese, náusea, dor epigástrica, dispneia e/ou síncope. Apresentações atípicas são mais comuns em idosos e mulheres.

Deve-se avaliar também a existência de fatores de risco para doença cardiovascular (diabete, dislipidemia, hipertensão arterial, insuficiência renal, entre outros).

Exame físico

O exame físico pode ou não apresentar alterações diante de um quadro de SCASSST. Na grande maioria das vezes, o exame físico não contribui para o diagnóstico. Seu papel mais importante é na detecção de complicações relacionadas ao evento isquêmico agudo.

Outra importante função do exame físico é contribuir para o diagnóstico diferencial com outras doenças que causam dor torácica (p. ex., doenças osteomusculares).

Eletrocardiograma

O eletrocardiograma (ECG) de 12 derivações é o primeiro exame a ser realizado em um cenário de possível SCA. Recomenda-se a realização do ECG nos 10 minutos após o início do atendimento ao paciente.

Na SCASSST, um grande número de alterações pode ser encontrado no ECG, como infradesnivelamento de ST e/ou alterações na onda T. O ECG pode ser normal em até um terço dos pacientes, principalmente o primeiro traçado realizado, o que deve levar à repetição do exame em 15 a 30 minutos.

Marcadores de necrose miocárdica

Os MNM, troponina e creatinofosfoquinase MB (CK-MB) complementam a avaliação clínica e o ECG no diagnóstico, na estratificação de risco e na definição de tratamento dos pacientes com SCASSST.

As troponinas cardíacas (T e I) são mais sensíveis e marcadores mais específicos de lesão dos cardiomiócitos em relação à CK-MB e à mioglobina. Diante de uma apresentação clínica compatível, uma elevação de troponina acima do percentil 99 indica IAM.

Nos últimos anos, foram desenvolvidos testes de troponina com melhor capacidade de detectar e quantificar a injúria miocárdica. O teste de troponina ultrassensível foi incluído nas diretrizes da Sociedade Europeia de Cardiologia de 2015 sobre esse tema, inclusive em novos algoritmos de intervalo entre as dosagens dos MNM (0 h e 3 h/0 h e 1 h). Já a diretriz da Sociedade Brasileira de Cardiologia de 2014 recomenda a dosagem de MNM (CK-MB e troponina) na admissão e 6 horas após, caso a primeira seja normal, reservando a troponina ultrassensível como exame adicional aos demais para casos em que o paciente chega à emergência precocemente (antes de 6 horas do início dos sintomas) – recomendação classe IIb, nível de evidência B.

ESTRATIFICAÇÃO DE RISCO

Os escores utilizados para avaliação do risco isquêmico são:

- GRACE 2.0 (http://www.gracescore.org): estima a mortalidade intra-hospitalar em 6 meses, 1 ano e 3 anos. Engloba variáveis de história clínica, exame físico e exames complementares.
- TIMI (Figura 1): estima o desfecho composto por óbito, IAM ou necessidade de revascularização urgente em 14 dias. É mais simples e fácil de aplicar que o GRACE, porém com menor acurácia.

Característica	Pontuação
Idade > 65 anos	1
≥ 3 fatores de risco	1
Lesão coronariana ≥ 50%	1
Uso de AAS < 7 dias	1
2 crises de angina < 24 horas	1
Desvio de ST ≥ 0,5 mm	1
↑ marcador de necrose	1
Total	0 a 7

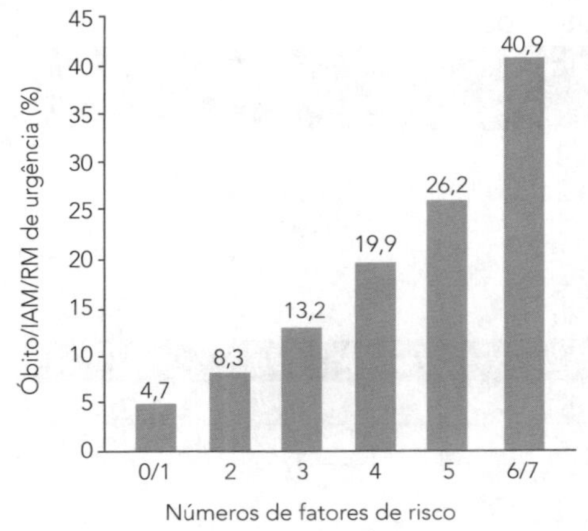

FIGURA 1 Escore de risco TIMI.
AAS: ácido acetilsalicílico; IAM: infarto agudo do miocárdio; RM: ressonância magnética.
Fonte: adaptada de Antman et al., 2000.

Como serão utilizadas drogas antitrombóticas potentes no tratamento, também é importante estimar o risco de sangramento baseado nos escores CRUSADE (sangramento maior intra-hospitalar - Tabela 1) e/ou ROXANA (sangramento maior em 30 dias - Tabela 2) para pacientes submetidos à intervenção coronária percutânea (ICP).

TRATAMENTO CLÍNICO

Medidas gerais

Todos os pacientes devem inicialmente ser admitidos em uma unidade com monitoração eletrocardiográfica contínua (unidade de dor torácica ou unidade coronariana). Deve-se oferecer oxigênio suplementar para pacientes com saturação de oxigênio menor que 90% e/ou na presença de desconforto respiratório.

O alívio da dor torácica é o objetivo inicial do tratamento. Podem-se utilizar nitratos, betabloqueador para tratamento inicial da dor torácica e, em casos refratários, opioides (morfina).

Os nitratos intravenosos (nitroglicerinas) são mais eficazes que os nitratos sublinguais em relação ao alívio da dor. A dose deve ser titulada até que ocorra controle dos sintomas, desde que o paciente não apresente efeitos colaterais decorrentes da medicação (cefaleia, hipotensão arterial).

Os nitratos são contraindicados em pacientes que fizeram uso recente de inibidores de fosfodiesterase (dentro de 24 h para o sildenafil e 48 h para o tadalafil).

Os betabloqueadores agem reduzindo o consumo de oxigênio por meio da redução de frequência cardíaca, pressão arterial e contratilidade miocárdica.

O tratamento com betabloqueadores orais deve ser iniciado nas primeiras 24 horas em pacientes que não apresentem um ou mais dos seguintes: (1) sinais de insuficiência cardíaca; (2) evidência de um estado de baixo débito cardíaco; (3) risco aumentado de choque cardiogênico ou (4) outras contraindicações relativas ao uso dos betabloqueadores (intervalo PR > 0,24 s, bloqueio atrioventricular de II e III graus, asma ativa, doença reativa das vias aéreas).

Terapia antiplaquetária

Ácido acetilsalicílico (AAS) deve ser prescrito a todos os pacientes (exceto naqueles com história de reação alérgica grave), na dose de

TABELA 1 Escore de risco de sangramento CRUSADE

Fator prognóstico	Escores
Hematócrito basal (%)	
< 31	9
31 a 33,9	7
34 a 36,9	3
37 a 39,9	2
> 40	0
***Clearance* de creatinina (mL/min)**	
< 15	39
16 a 30	35
31 a 60	28
61 a 90	17
91 a 120	7
> 120	0
Frequência cardíaca (bpm)	
< 70	0
71-80	1
81-90	3
91-100	6
101-110	8
111-120	10
> 120	11
Sexo	
Masculino	0
Feminino	8
Sinais de IC na apresentação	
Não	0
Sim	7
Doença vascular prévia	
Não	0
Sim	6
Diabete melito	
Não	0
Sim	6
Pressão arterial sistólica (mmHg)	
< 90	10
91 a 100	8
101 a 120	5
121 a 180	1
181 a 200	3
> 200	5

(continua)

TABELA 1 Escore de risco de sangramento CRUSADE (*continuação*)

CRUSADE: Can Rapid risk stratification of Unstable angina patients Supress Adverse outcomes with Early implementation of the American College of Cardiology/guidelines; IC: insuficiência cardíaca.
1 a 20: risco muito baixo (3,1%)
21 a 30: risco baixo (5,5%)
31 a 40: risco moderado (8,6%)
41 a 50: risco alto (11,9%)
51 a 91: risco muito alto (19,5%)

Fonte: adaptada de Subherwal et al., 2009.

ataque de 162 a 300 mg, seguida de dose de manutenção de 81 a 100 mg/dia.

Em associação ao AAS, deve-se utilizar um derivado tienopiridínico (clopidogrel ou prasugrel) ou um derivado da ciclopentiltriazolopirimidina (inibidor $P2Y_{12}$ – ticagrelor). Na Tabela 3 consta um resumo das formas de administração dos antiplaquetários nas SCASSST.

Avaliando as evidências acerca desses medicamentos, o ticagrelor apresentou redução de 16% no desfecho primário de eficácia, composto por óbito por causas vasculares, (re)infarto do miocárdio não fatal ou AVC em 12 meses quando comparado ao clopidogrel no estudo PLATO, sem diferença na incidência de sangramento grave. Já o prasugrel apresentou redução de 19% no desfecho primário de eficácia, composto por morte cardiovascular, IAM ou AVC quando comparado ao clopidogrel, sem diferença quanto ao desfecho principal de segurança (sangramento grave) no estudo TRITON; entretanto, o benefício líquido foi inferior ao do clopidogrel em pacientes com AVC ou AIT prévios e neutro em pacientes com idade ≥ 75 anos e/ou peso < 60 kg. Com base nesse estudo e em outros dois (TRILOGY e ACCOAST), o prasugrel não é recomendado pelas diretrizes atuais como medicação de primeira linha no tratamento de SCASSST.

A utilização de inibidores da glicoproteína IIbIIIa não é recomendada de rotina, sendo reservada para pacientes com baixo risco de san-

TABELA 2 Escore de risco de sangramento ROXANA

								Soma
Sexo			Homens 0		Mulheres +8			
Idade (anos)	< 50 0	50 a 59 +3		60 a 69 +6	70 a 79 +9		≥ 80 +12	
Creatinina sérica (mg/dL)	< 1 0	1- +2	1,2- +3	1,4- +5	1,6- +6	1,8- +8	≥ 2 +10	
Leucócitos totais (giga/mL)	< 10 0	10- +2	12- +3	14- +5	16- +6	18- +8	≥ 20 +10	
Anemia			Não 0		Sim +6			
Apresentação da SCA	IAM com supra +6			IAM sem supra +2		Angina estável 0		
Medicações antitrombóticas		Heparina 0		+		IGP IIb/IIIa bivalirudina -5		
							Valor total	

IAM: infarto agudo do miocárdio; IGP: inibidor de glicoproteína; SCA: síndrome coronariana aguda.
Algoritmo usado para determinar o escore de risco para sangramento:
< 10: risco baixo (1,9%)
10 a 14: risco moderado (3,6%)
15 a 19: risco alto (6,0%)
> 20: risco muito alto (13%)
Fonte: adaptada de Mehran et al., 2010.

TABELA 3

Medicação	Dose de ataque	Dose de manutenção	Observação
Ticagrelor	180 mg	90 mg a cada12 h	
Clopidogrel	300 mg	75 mg/dia	
Prasugrel	60 mg	10 mg/dia	Apenas para pacientes submetidos à ICP que não apresentem contraindicações (idade ≥ 75 anos, peso < 60 kg, AVC ou AIT prévios)

AIT: ataque isquêmico transitório; AVC: acidente vascular cerebral.

gramento submetidos à ICP de alto risco (presença de alta carga trombótica ou complicações trombóticas da ICP).

Terapia anticoagulante

Anticoagulação deve ser iniciada com a terapia antiplaquetária para os pacientes com SCASSST de risco intermediário e alto.

Preferencialmente, utiliza-se a enoxaparina (heparina de baixo molecular) na dose de 1 mg/kg subcutâneo (SC) a cada 12 horas. Para pacientes com *clearance* de creatinina (ClCr) entre 15 e 30 mL/min, reduzir a dose para 1 mg/kg SC 1 vez ao dia. A diretriz brasileira também recomenda redução de 25% na dose habitual para pacientes idosos. O monitoramento da atividade anti-Xa não é necessária, exceto em pacientes com ClCr entre 15 e 30 mL/min ou com peso > 100 kg. Caso o paciente seja submetido à ICP, se ele recebeu a última dose de enoxaparina até 8 horas antes do procedimento, não há necessidade de anticoagulação adicional; já para os que receberam a última dose entre 8 e 12 horas antes, deve-se administrar dose adicional de 0,3 mg/kg endovenosa (EV).

Como alternativa, pode-se utilizar o fondaparinux, na dose de 2,5 mg SC uma vez ao dia (não recomendado para pacientes com ClCr < 20 mL/min). Caso o paciente seja submetido à ICP, é necessária a utilização de heparina não fracionada (HNF) durante o procedimento (85 UI/kg), para reduzir o risco de trombose de cateter.

Para pacientes com insuficiência renal estágio 5 (ClCr < 15 mL/min), deve-se utilizar a HNF EV, na dose de ataque de 60 UI/kg (máximo 5.000 UI), seguida de dose de manutenção de 12 UI/kg/h (máximo 1.000 UI/h), guiada pelo tempo parcial de tromboplastina ativada (TTPa), que deve ser mantido em 1,5 a 2,5 vezes o valor de referência.

A bivalirudina não é comercializada no Brasil, portanto não será abordada neste tópico.

Deve-se evitar a troca de heparinas (enoxaparina e HNF) durante o tratamento, em virtude do maior risco de sangramento nessa situação.

Estratificação com métodos complementares

Estratificação invasiva: cinecoronariografia

É o método preferencial de estratificação para pacientes com SCASSST de risco intermediário e alto, devendo ser realizada precocemente em 24 a 72 horas ou mesmo em até 2 horas em pacientes de muito alto risco. Possibilita avaliação anatômica direta, com avaliação da extensão e gravidade das lesões, além de orientar a abordagem terapêutica.

Estratificação não invasiva

Para pacientes de baixo risco (ou em casos selecionados de pacientes com risco intermediário), testes funcionais podem ser utilizados para a estratificação. Alguns dos exames mais utilizados para esse fim são: teste ergométrico, ecocardiograma de estresse e/ou com contraste, cintilografia miocárdica e ressonância nuclear magnética.

Como regra, para realização de estratificação não invasiva, o paciente deve apresentar-se sem alterações isquêmicas no ECG e MNM negativos, estável clinicamente, sem angina nas últimas 24 a 48 horas. Exames de imagem são preferíveis ao teste ergométrico por causa da melhor acurácia.

Alguns desses testes também podem ser utilizados como complementação da cinecoronariografia em casos selecionados, quando necessário.

Revascularização miocárdica

A escolha do método de revascularização (ICP ou revascularização cirúrgica) deve considerar a urgência e a anatomia coronariana. Em casos de anatomia coronariana complexa, a decisão deve passar idealmente por discussão de equipe cardiológica multidisciplinar ("*heart team*").

De modo geral, para pacientes com lesão em um vaso, a ICP está indicada. Para aqueles com lesão em dois vasos, deve-se avaliar o envolvimento da artéria descendente anterior (ADA) proximal; se esta estiver envolvida, dá-se preferência para cirurgia. Em casos de lesão de três vasos, deve-se avaliar o escore SYNTAX; a cirurgia tem maior benefício se escore SYNTAX > 22. Em casos de lesão de tronco de coronária esquerda, prefere-se a cirurgia de revascularização miocárdica, exceto quando o paciente apresenta alto risco cirúrgico ou não é candidato à cirurgia.

LEITURA SUGERIDA

1. Amsterdam EA, Wenger NK, Brindis RG, Casey DE Jr, Ganiats TG, Holmes DR Jr, et al. 2014 AHA/ACC Guideline for the management of patients with non--ST-elevation acute coronary syndromes. J Am Coll Cardiol. 2014;64(24):e139-e228.
2. Antman EM, Cohen M, Bernink PJ, McCabe CH, Horacek T, Papuchis G, et al. The TIMI risk score for unstable angina/non-ST elevation MI: a method for prognostication and therapeutic decision making. JAMA. 2000;284:835-42.
3. Fox KA, Dabbous OH, Goldberg RJ, Pieper KS, Eagle KA, Van de Werf F, et al. Prediction of risk of death and myocardial infarction in the six months after presentation with acute coronary syndrome:

prospective multinational observational study (GRACE). BMJ. 2006;333(7578):1091.

4. Granger CB, Goldberg RJ, Dabbous O, Pieper KS, Eagle KA, Cannon CP, et al.; Global Registry of Acute Coronary Events Investigators. Predictors of hospital mortality in the global registry of acute coronary events. Arch Intern Med. 2003;163(19):2345-53.
5. Mehran R, Pocock SJ, Nikolsky E, Clayton T, Dangas GD, Kirtane AJ, et al. A risk score to predict bleeding in patients with acute coronary syndromes. JACC. 2010;55:2556-66.
6. Nicolau JC, Timerman A, Marin-Neto JA, Piegas LS, Barbosa CJDG, Franci A; Sociedade Brasileira de Cardiologia. Diretrizes da Sociedade Brasileira de Cardiologia sobre Angina Instável e Infarto Agudo do Miocárdio sem Supradesnível do Segmento ST. Arq Bras Cardiol. 2014;102(3Supl.1):1-61.
7. Roffi M, Patrono C, Collet JP, Mueller C, Valgimigli M, Andreotti F, et al.; ESC Scientific Document Group. 2015 ESC Guidelines for the management of acute coronary syndromes in patients presenting without persistent ST-segment elevation: Task Force for the Management of Acute Coronary Syndromes in Patients Presenting without Persistent ST-Segment Elevation of the European Society of Cardiology (ESC). Eur Heart J. 2016;37(3):267-315.
8. Subherwal S, Bach RG, Chen AY, Gage BF, Rao SV, Newby LK, et al. Baseline risk of major bleeding in non-ST-segment-elevation myocardial infarction: the CRUSADE (Can Rapid risk stratification of Unstable angina patients Suppress ADverse outcomes with Early implementation of the ACC/AHA guidelines) bleeding score. Circulation. 2009;119:1873-82.
9. Wallentin L, Becker RC, Budaj A, Cannon CP, Emanuelsson H, Held C, et al. Ticagrelor versus clopidogrel in patients with acute coronary syndromes. NEJM. 2009;361:1045-57.
10. Wiviott SD, Braunwald E, McCabe CH, Montalescot G, Ruzyllo W, Gottlieb S, et al. Prasugrel versus clopidogrel in patients with acute coronary syndromes. NEJM. 2007;357:2001-15.

CAPÍTULO 18

Síndrome coronariana aguda

André Franci
Roberta Saretta
Ludhmila Abrahão Hajjar

INTRODUÇÃO

As síndromes coronarianas agudas (SCA) incluem os diagnósticos de angina instável (AI), infarto agudo do miocárdio (IAM) com e sem elevação do segmento ST. Para respeitar algumas particularidades da abordagem e do tratamento, esse protocolo está dividido em 2 partes, sendo a primeira sobre IAM com elevação do segmento ST e a segunda sobre AI e IAM sem elevação do segmento ST.

INFARTO AGUDO DO MIOCÁRDIO COM ELEVAÇÃO DO SEGMENTO ST

Diagnóstico

Fundamenta-se na associação de sintomas sugestivos de isquemia miocárdica com alterações eletrocardiográficas. Os sintomas classicamente relacionados à isquemia miocárdica incluem dor torácica persistente, de caráter opressivo e com irradiação para o pescoço, membro superior esquerdo ou mandíbula. Porém, a apresentação com sintomas menos típicos como dor torácica em pontada ou queimação, cansaço e dispneia, náuseas e vômitos, palpitações ou síncope também deve ser valorizada.

Nos pacientes com suspeita de IAM, a monitoração eletrocardiográfica contínua deve ser iniciada o quanto antes com o objetivo de identificar arritmias malignas, permitindo intervenções precoces e salvadoras como a desfibrilação nos casos indicados. Um eletrocardiograma (ECG) de 12 derivações deve ser obtido em no máximo 10 minutos após a chegada do paciente à emergência.

Dentro de um contexto clínico compatível, a elevação do segmento ST é considerada sugestiva de oclusão coronariana aguda quando for ≥ 1 mm em duas derivações contíguas, com a exceção das derivações V2 e V3 em que se deve considerar elevações ≥ 2 mm para homens e ≥ 1,5 mm para mulheres. Nos pacientes com IAM de parede inferior, é recomendado traçar as derivações V3R e V4R para identificar um eventual comprometimento do ventrículo direito. Em pacientes com infradesnivelamento do segmento ST, nas derivações precordiais direitas (V1 a V3), notadamente quando associado a ondas T positivas, as derivações V7 a V9 devem ser traçadas na tentativa de identificar um IAM de parede posterior. Os pacientes com suspeita clínica de IAM e presença de bloqueio de ramo esquerdo (BRE) novo ou presumivelmente novo devem receber o mesmo tratamento de pacientes com elevação do segmento ST ao ECG.

A coleta de sangue para dosagem dos marcadores de necrose miocárdica deve ser realizada o quanto antes, porém não deve atrasar a terapia de reperfusão.

Estratégias de reperfusão

Angioplastia primária

Uma vez feito o diagnóstico de IAM com elevação do segmento ST é de suma importância a eleição de adequada estratégia de reperfusão visando à obtenção de fluxo efetivo no território da artéria acometida. A escolha da terapia de reperfusão depende da disponibilidade e da experiência de cada centro com a estratégia a ser desempenhada. No HSL, recomenda-se a realização de angioplastia primária como primeira abordagem objetivando a diminuição do tempo de isquemia desde que a previsão do tempo entre o diagnóstico do IAM e a recanalização percutânea seja inferior a 120 minutos, e que o início dos sintomas não tenha ultrapassado a janela de 12 horas. Como justificativas para a adoção desta estratégia salienta-se que a angioplastia primária:

- Implica maior índice de patência e fluxo da artéria relacionada ao infarto (> 90% em 90 minutos frente 70% da média da terapia fibrinolítica) acarretando menor comprometimento da função miocárdica.
- Redução de mortalidade em condições específicas como no choque cardiogênico.
- Menor índice de complicações imediatas relacionadas à técnica de reperfusão (menor incidência de acidente vascular cerebral [AVC] hemorrágico particularmente em pacientes > 65 anos de idade).
- Menor taxa de complicações tardias (reinfarto, reoclusão, ruptura ventricular, internações decorrentes de disfunção ventricular).
- Definição precoce da anatomia coronariana.
- Menor período de permanência hospitalar com redução do custo global do tratamento.

Cabe salientar também que a angioplastia primária constituirá a única terapia de reperfusão possível nos casos em que houver contraindicação à administração de fibrinolíticos.

Terapia fibrinolítica

Na impossibilidade da realização de angioplastia primária dentro de 120 minutos após o diagnóstico de IAM com elevação do segmento ST e ausência de contraindicações, estará indicada a terapia fibrinolítica.

Tipos de fibrinolíticos e modos de utilização

Alteplase

Deverá ser administrada intravenosa (IV) na forma "acelerada":

- 15 mg IV em bolo.
- 0,75 mg/kg – máximo de 50 mg – em 30 minutos.
- 0,50 mg/kg – máximo de 35 mg – em 60 minutos.

Tenecteplase

Administração em bolo endovenoso (EV) único, em 5 a 10 segundos, com dose ajustada pelo peso do paciente:

- < 60 kg: 30 mg 60 a 69 kg: 35 mg.
- 70 a 79 kg: 40 mg.
- 80 a 89 kg: 45 mg.
- ≥ 90 kg: 50 mg.

Estreptoquinase

Dose total de infusão de 1.500.000 UI IV, diluída em 100 mL de solução fisiológica 0,9%. Infundir em 30 a 60 minutos. Caso ocorram efeitos colaterais, diminuir a velocidade ou suspender a infusão temporiariamente. O uso está restrito aos pacientes com idade superior a 75 anos. A contraindicação à estreptoquinase ocorre em pacientes com reação alérgica anterior.

Contraindicações aos fibrinolíticos

Contraindicações absolutas

- Doença terminal.
- Lesão vascular ou neoplasia do sistema nervoso central (SNC).

- História prévia de coagulopatia hemorrágica.
- AVC hemorrágico em qualquer tempo ou AVC isquêmico nos últimos 3 meses.
- Importante trauma, cirurgia ou lesão craniana nos últimos 3 meses.
- Sangramento gastrointestinal ativo.
- Dissecção aguda da aorta.

Contraindicações relativas

- Idade funcional > 75 anos.
- Gravidez ou < 1 mês pós-parto.
- Punção de vaso não compressível.
- Hipertensão arterial (180 x 110 mmHg) não responsiva às medidas terapêuticas habituais.
- Uso de anticoagulante oral.
- Ressuscitação traumática e prolongada.
- Doença hepática avançada.
- Endocardite infecciosa.
- Úlcera péptica ativa.
- AVC isquêmico há mais de 3 meses ou outras doenças do SNC não listadas como contraindicações absolutas.
- Para estreptoquinase: exposição prévia (principalmente entre 5 dias e 2 anos) ou reação alérgica.

Tratamento medicamentoso

Inibidores da agregação plaquetária

Está sempre indicada a terapia de dupla antiagregação plaquetária com ácido acetilsalicílico (AAS) (exceto nos casos de intolerância ou reação anafilática prévia) e um inibidor P2Y12.

O AAS deve ser administrado na dose de ataque de 200 mg (mastigado ou macerado) e mantido com dose de 100 mg uma vez ao dia, após o almoço.

O ticagrelor na dose de ataque de 180 mg e manutenção de 90 mg a cada 12 horas é o inibidor P2Y12 de primeira escolha em associação ao AAS. Os dados científicos apontam menor incidência de eventos cardiovasculares graves, incluindo menor mortalidade quando comparado ao clopidogrel.

O prasugrel na dose de ataque de 60 mg e manutenção de 10 mg uma vez ao dia é uma alternativa ao ticagrelor. Também se demonstrou superior ao clopidogrel na redução de eventos cardiovasculares graves nos ensaios clínicos. É contraindicado em pacientes com AVC prévio, peso < 60 kg e idade > 75 anos.

O clopidogrel na dose de ataque de 600 mg e manutenção de 75 mg uma vez ao dia nos pacientes submetidos à angioplastia primária é a terceira opção e deve ser considerada principalmente em pacientes com risco muito alto de eventos hemorrágicos. O clopidogrel na dose de ataque de 300 mg e manutenção de 75 mg uma vez ao dia nos pacientes < 75 anos ou 75 mg uma vez ao dia sem dose de ataque nos pacientes > 75 anos é a única opção para pacientes submetidos à terapia fibrinolítica.

Anticoagulação

A anticoagulação parenteral deve ser utilizada rotineiramente em pacientes com diagnóstico de SCA de riscos intermediário e alto. A preferência deve ser pela enoxaparina, porém a heparina não fracionada (HNF) pode ser uma opção para obesos ou portadores de disfunção renal grave.

A enoxaparina deve ser administrada na dose de 1 mg/kg subcutânea (SC) a cada 12 horas para todos os pacientes, exceto aqueles > 75 anos, que deverão receber 0,75 mg/kg SC a cada 12 horas e aqueles com *clearance* de creatinina menor que 30 mL/minuto, que deverão receber 1 mg/kg SC uma vez ao dia.

A HNF deve ser titulada para manter um TTPa entre 50 e 70 segundos ou 1,5 a 2 vezes o valor do controle laboratorial. Um bolo inicial de 60 U/kg IV (máximo 4.000 UI) e manutenção inicial com 12 U/kg/hora IV (máximo 1.000 U/hora) em BIC é o regime recomendado.

A anticoagulação deve ser mantida até a realização da estratificação coronariana invasiva e eventual angioplastia; até 8 dias ou a alta hospitalar (o que ocorrer primeiro), nos pacientes mantidos em tratamento clínico ou até 6 horas antes da cirurgia de revascularização miocárdica, se em uso de HNF ou 8 horas se em uso de enoxaparina.

Estatinas

Iniciar tratamento farmacológico precoce com estatina em doses altas em todos os pacientes sem contraindicações conhecidas e manter indefinidamente, sendo a dose ajustada de acordo com o perfil lipídico, objetivando valores de LDL abaixo de 70 mg/dL ou ao menos a redução de 50% em relação aos níveis basais do paciente.

Inibidores da enzima conversora de angiotensina/bloqueadores dos receptores de angiotensina

Devem ser iniciados em até 24 horas do IAM nos pacientes com sinais clínicos de insuficiência cardíaca, disfunção ventricular esquerda (fração de ejeção [FE] < 40%), IAM de parede anterior ou diabete, desde que estáveis hemodinamicamente.

Antagonista do receptor de aldosterona

Recomendado para pacientes com FE ≤ 40% e sinais clínicos de insuficiência cardíaca ou diabete. Evitar para pacientes com disfunção renal (creatinina > 2,5 em homens ou > 2,0 em mulheres) e hipercalemia (K > 5,0).

Betabloqueadores

Iniciar tratamento com betabloqueadores por via oral nas primeiras 24 horas do IAM em pacientes com FE ≤ 40%, na ausência de contraindicações como insuficiência cardíaca descompensada, instabilidade hemodinâmica, risco aumentado de evolução para choque cardiogênico (frequência cardíaca [FC] > 110, pressão arterial sistólica [PAS] < 120, idade > 70 anos e Killip ≥ 2) ou bloqueio atrioventricular [BAV] avançado.

Profilaxia de sangramento gastrointestinal

Pacientes em uso de dupla antiagregação plaquetária devem ser considerados para profilaxia de sangramentos digestivos com inibidores de bomba de prótons (IBP) ou inibidores dos receptores H_2. Deve-se optar pela ranitidina 150 mg a cada 12 horas, para pacientes em uso de clopidogrel que não apresentem risco de sangramento muito alto e sem história de sangramento gastroduodenal prévio ou úlcera péptica recente. Em pacientes utilizando ticagrelor ou prasugrel, ou em uso de clopidogrel com risco de sangramento muito alto ou história de sangramento/úlcera péptica com indicação de uso de IBP, a escolha deve ser pelo pantoprazol 40 mg/dia.

Situações especiais

Pacientes em uso de anticoagulantes orais

A associação de anticoagulação oral com dupla antiagregação plaquetária aumenta em 2 a 3 vezes o risco de ocorrência de complicações hemorrágicas. Os pacientes em uso de anticoagulação oral que apresentam IAM com elevação de segmento ST devem ser submetidos à angioplastia primária preferencialmente por via radial e devem receber as doses habituais de AAS e clopidogrel. Não prescrever prasugrel ou ticagrelor nessa situação. A duração da terapia tripla não deve se estender além de 30 dias, quando preferencialmente o AAS deve ser suspenso. Esses pacientes devem receber prescrição de IBP.

Pacientes com doença renal crônica

Essa população apresenta tanto u maior risco para ocorrência de eventos isquêmicos quanto hemorrágicos. A correção da dose de enoxaparina já foi descrita, porém nenhum antiagregante plaquetário deve ter a dose corrigida neste contexto.

Exames

Eletrocardiograma

O primeiro ECG deve ser feito no pronto atendimento imediatamente após a chegada (em no máximo 10 minutos). O segundo ECG deve ser feito após a administração de nitratos e após terapia de reperfusão (trombólise ou angioplastia primária). A partir de então deve ser realizado um ECG diário até a alta para o quarto, sempre que houver suspeita de recorrência de isquemia ou instabilidade clínica e/ou hemodinâmica.

Ecodopplercardiograma

Recomenda-se a realização de ecodopplercardiograma (ECO) no primeiro dia de internação e no dia da alta para o quarto (a critério médico). Repetir o ECO a qualquer momento na suspeita de complicação mecânica ou instabilidade clínica e/ou hemodinâmica.

Marcadores bioquímicos

Colher troponina e CK-MB massa na chegada ao hospital e a cada 6 horas nas primeiras 24 horas. A partir daí, diariamente até a normalização.

Encaminhamento do paciente

Após o atendimento inicial, diagnóstico, definição e execução da estratégia de reperfusão e prescrição dos medicamentos adjuvantes ao tratamento, o paciente deverá ser encaminhado à unidade de terapia intensiva cardiológica, onde permanecerá ao menos 48 horas em monitoração contínua e suporte clínico intensivo, além da realização de exames complementares (exames laboratoriais seriados, ecocardiograma etc.) necessários à condução do caso.

ANGINA INSTÁVEL E INFARTO AGUDO DO MIOCÁRDIO SEM ELEVAÇÃO DO SEGMENTO ST

Diagnóstico e estratificação de risco

A síndrome isquêmica aguda sem supradesnivelamento do segmento ST engloba pacientes com AI ou com IAM sem elevação do segmento ST. Ela é caracterizada pela desproporção abrupta entre a oferta e a demanda de oxigênio pelo miocárdio. Está geralmente associada à instabilização de uma placa aterosclerótica coronariana acompanhada de estreitamento da artéria coronária devido a um trombo não oclusivo e também ao risco aumentado de morte cardíaca. A AI e o IAMSSST são condições clínicas muito semelhantes e dependendo da intensidade da isquemia podem provocar lesão miocárdica e a presença de marcadores de lesão na corrente sanguínea. Contudo, a apresentação clínica desses pacientes frequentemente se sobrepõe com a daqueles que não apresentam doença coronariana aguda. Dessa forma, a abordagem inicial adequada e o diagnóstico eficiente são importantes na condução do caso.

Os sintomas classicamente relacionados à isquemia miocárdica incluem dor torácica persistente (precordial ou retroesternal), de caráter opressivo e com irradiação para o pescoço, membro superior esquerdo (e menos frequentemente para ambos os membros superiores) ou mandíbula. Também podem estar associados sudorese, dispneia, náuseas e vômitos, dor abdominal e síncope. A apresentação com sintomas atípicos é observada com maior frequência em idosos, mulheres, diabéticos, pacientes com doença renal crônica e com síndromes demenciais. A melhora dos sintomas após a administração de nitratos não é específica para caracterização de dor anginosa, sendo descrita também em outras causas de dor torácica. Fatores como idade avançada, sexo masculino, história familiar para DAC, diabete, dislipidemia, hipertensão arterial, insuficiência renal crônica e doença vascular periférica aumentam muito a probabilidade de os sintomas serem decorrentes de uma SCA.

A estratificação do risco deve ser feita levando-se em conta a classificação de risco "pontual" e o escore TIMI. Na tomada de decisão terapêutica, deve ser levado em conta o risco maior obtido nos métodos analisados (pior cenário). É importante salientar que a classificação vale para o momento da avaliação, o que significa que um paciente de baixo risco pode, num momento posterior, vir a ser classificado como de risco intermediário ou alto, na dependência das avaliações sequenciais (Tabelas 1 e 2).

TABELA 1 Escore de risco pontual para eventos isquêmicos na síndrome coronariana aguda sem elevação do segmento ST

	Alto (pelo menos um dos seguintes)	Intermediário (nenhum dos de alto risco, mas pelo menos um dos seguintes)	Baixo (nenhum dos de risco alto ou intermediário, mas pode ter um ou mais dos seguintes)
História	▪ Idade > 75 anos ▪ Diabete melito ▪ Sintomas de isquemia progressiva nas últimas 48 horas	▪ Idade: > 70 e ≤ 75 anos ▪ IAM ou CRM prévios ▪ Doença vascular periférica ou cerebrovascular ▪ Uso prévio de AAS (última semana)	
Dor precordial	▪ Prolongada (> 20 min.), em repouso, ainda com dor na avaliação	▪ Prolongada (> 20 min), em repouso, assintomático no momento da avaliação ▪ Dor em repouso < 20 min, aliviada com repouso ou nitrato SL	▪ Sintomas novos ou progressivos de angina classe III ou IV da CCS nas últimas 2 semanas, sem dor em repouso prolongada (> 20 min), mas com risco moderado/alto de DAC
Exame físico	▪ Edema pulmonar provavelmente relacionado à isquemia ▪ Piora ou surgimento de sopro de regurgitação mitral ou estertores pulmonares ▪ B3, hipotensão, bradicardia, taquicardia		
ECG	▪ Infradesnivelamento do segmento ST > 0,5 mm (associado ou não a episódio anginoso) ▪ Alteração dinâmica do segmento ST ▪ Bloqueio de ramo novo ou presumivelmente novo ▪ Taquicardia ventricular sustentada	▪ Inversão da onda T > 2 mm ▪ Ondas Q patológicas	Normal ou inalterado durante o episódio de dor
Marcadores bioquímicos de dano miocárdico	▪ Acentuadamente elevados*	▪ Elevados discretamente*	▪ Negativos*

TABELA 2 Escore de risco TIMI na SCA sem elevação do segmento ST*

Idade ≥ 65 anos (1 ponto)	Baixo risco: 0-2 pontos
Elevação de MNM (1 ponto)	
Depressão do segmento ST (1 ponto)	Risco intermediário: 3-4 pontos
≥ 3 fatores de risco para DAC** (1 ponto)	
Uso de AAS nos últimos 7 dias (1 ponto)	Alto risco: 5-7 pontos
Angina grave < 24 horas*** (1 ponto)	
DAC conhecida: estenose ≥ 50% (1 ponto)	

* Avalia o risco de morte, reinfarto ou isquemia recorrentes necessitando revascularização urgente em 14 dias: 0-1 ponto = 4,7%; 2 pontos = 8,3%; 3 pontos = 13,2%; 4 pontos = 19,9%; 5 pontos = 26,2%; 6-7 pontos = 40,9%.
** HAS, hipercolesterolemia, diabete, tabagismo, história familiar de DAC.
*** ≥ 2 episódios de angina em 24h.

CONDUTAS NOS PACIENTES DE RISCO INTERMEDIÁRIO E ALTO

Tratamento medicamentoso

Inibidores da agregação plaquetária

Está sempre indicada a terapia de dupla antiagregação plaquetária com AAS (exceto nos casos de intolerância ou reação anafilática prévia) e um inibidor P2Y12.

O AAS deve ser administrado na dose de ataque de 200 mg (mastigado ou macerado) e mantido com dose de 100 mg uma vez ao dia, após o almoço.

O ticagrelor na dose de ataque de 180 mg e manutenção de 90 mg a cada 12 horas é o inibidor P2Y12 de primeira escolha em associação ao AAS. Os dados científicos apontam menor incidência de eventos cardiovasculares graves, incluindo menor mortalidade quando comparado ao clopidogrel.

O prasugrel na dose de ataque de 60 mg e manutenção de 10 mg uma vez ao dia pode ser uma alternativa ao ticagrelor, desde que seja optado por estratificação invasiva de urgência com posterior angioplastia coronariana. Também se demonstrou superior ao clopidogrel na redução de eventos cardiovasculares graves nos ensaios clínicos, porém não é indicado em pacientes com SCA sem elevação do segmento ST que permanecerem inicialmente em tratamento clínico. É contraindicado em pacientes com AVC prévio, peso < 60 kg e idade > 75 anos.

O clopidogrel na dose de ataque de 300 a 600 mg e a manutenção de 75 mg uma vez ao dia é uma opção que pode ser considerada principalmente para pacientes com rsisco muito alto de eventos hemorrágicos. Não se deve fazer correções na dose de ataque do clopidogrel nos pacientes com SCA sem elevação do segmento ST.

Anticoagulação

A anticoagulação parenteral deve ser utilizada rotineiramente em pacientes com diagnóstico de SCA de riscos intermediário e alto. A preferência deve ser pela enoxaparina, porém a HNF pode ser uma opção em pacientes obesos ou portadores de disfunção renal grave.

A enoxaparina deve ser administrada na dose de 1 mg/kg SC a cada 12 horas para todos os pacientes, exceto aqueles > 75 anos, que deverão receber 0,75 mg/kg SC a cada 12 horas e os pacientes com *clearance* de creatinina menor que 30 mL/minuto, que deverão receber 1 mg/kg SC uma vez ao dia.

A HNF deve ser titulada para manter um TTPa entre 50 e 70 segundos ou 1,5 a 2,0 vezes o valor do controle laboratorial. Um bolo inicial de 60 U/kg IV (máximo 4.000 UI) e manutenção inicial com 12 U/kg/h IV (máximo 1.000 U/h) em BIC é o regime recomendado.

A anticoagulação deve ser mantida até a realização da estratificação coronariana invasiva e eventual angioplastia; até 8 dias ou a alta hospitalar (o que ocorrer primeiro), nos pacientes mantidos em tratamento clínico ou até 6 horas antes da cirurgia de revascularização miocárdica se em uso de HNF ou 8 horas se em uso de enoxaparina.

Estatinas

Iniciar tratamento farmacológico precoce com estatina em doses altas em todos os pacientes sem contraindicações conhecidas ao seu uso e manter indefinidamente, sendo a sua dose ajustada de acordo com o perfil lipídico, objetivando valores de LDL abaixo de 70 mg/dL ou ao menos a redução de 50% em relação aos níveis basais do paciente.

Inibidores da enzima conversora de angiotensina/bloqueadores dos receptores de angiotensina

Devem ser iniciados em até 24 horas do IAM nos pacientes com sinais clínicos de insuficiência cardíaca, disfunção ventricular esquerda (FE < 40%), IAM de parede anterior ou diabete, desde que estáveis hemodinamicamente.

Antagonista do receptor de aldosterona

Recomendado em pacientes com FE ≤ 40% e sinais clínicos de insuficiência cardíaca ou diabete. Evitar para pacientes com disfunção renal (creatinina > 2,5 em homens ou > 2,0 em mulheres) e hipercalemia (K > 5,0).

Betabloqueadores

Iniciar tratamento com betabloqueadores por via oral nas primeiras 24h do IAM em pacientes com FE ≤ 40%, na ausência de contraindicações como insuficiência cardíaca descompensada, instabilidade hemodinâmica, risco aumentado de evolução para choque cardiogênico (FC > 110, PAS <120, idade > 70 anos e Killip ≥ 2) ou BAV avançado.

Profilaxia de sangramento gastrointestinal

Pacientes em uso de dupla antiagregação plaquetária devem ser considerados para profilaxia de sangramentos digestivos com IBP ou inibidores dos receptores H2. Deve-se optar pela ranitidina 150 mg a cada 12 horas nos pacientes em uso de clopidogrel que não apresentem risco de sangramento muito alto e sem história de sangramento gastroduodenal prévio ou úlcera péptica recente. Em pacientes utilizando ticagrelor ou prasugrel, ou pacientes em uso de clopidogrel com risco de sangramento muito alto ou história de sangramento/úlcera péptica com indicação de uso de IBP, a escolha deve ser pelo pantoprazol 40 mg/dia.

Estratificação invasiva

A estratificação invasiva deve ser realizada em pacientes de alto risco e pode ser realizada em pacientes de risco intermediário. O momento da realização do estudo hemodinâmico dependerá da apresentação clínica do paciente:

- Emergência: pacientes de muito alto risco devem ser encaminhados para estudo hemodinâmico de emergência (imediatamente quando da chegada do paciente ao hospital ou em até 2 horas da avaliação):
  - Isquemia persistente/dor torácica refratária;
  - Instabilidade hemodinâmica;
  - Instabilidade elétrica/arritmia ventricular maligna revertida;
  - Parada cardiorrespiratória (PCR);
  - Insuficiência Cardíaca Aguda;
  - Elevação transitória do segmento ST.
- Urgência: pacientes de alto risco que apresentam as características descritas abaixo devem ser encaminhados para estudo hemodinâmico em até 24h:
  - Isquemia recorrente (não persistente).
  - Evidência eletro e/ou ecocardiográfica de extensa área de miocárdio em risco.
  - Elevação dos marcadores de necrose miocárdica.
  - Alterações dinâmicas de onda T e do segmento ST.
- Eletiva: quando não houver nenhuma das complicações referidas, o estudo hemodinâmico deve ser programado conforme critério da equipe médica assistente.

Estratificação não invasiva

A estratificação inicial não invasiva deve ser reservada para pacientes com risco muito elevado para estudo hemodinâmico (e que não apresentem as indicações para estudo hemodinâmico de urgência ou emergência) podendo ser realizada por meio de estudo cintilográfico, ecocardiografia ou ressonância magnética, sempre com estresse farmacológico, de preferência entre 48 e 72 horas pós-estabilização do quadro.

Condutas nos pacientes de baixo risco

Os pacientes classificados como de baixo risco devem receber AAS 200 mg via oral (VO) macerados (ataque), seguidos de 100 mg/dia. Pode-se considerar betabloqueador por via oral para pacientes hipertensos e/ou taquicárdicos e terapia com estatinas para pacientes sem contraindicação. A estratificação deve ser realizada preferencialmente com o emprego de métodos não invasivos (teste ergométrico, cintilografia miocárdica ou ecocardiograma de estresse.

Critérios de alta nas primeiras 12 horas: clinicamente estáveis (sem dor torácica, sem instabilidade hemodinâmica ou elétrica), ECG normal ou sem alteração isquêmica aguda, marcadores de necrose miocárdica normais em tempo hábil e, se realizado, teste provocador de isquemia negativo.

LEITURA SUGERIDA

1. EUGenMed Cardiovascular Clinical Study Group, Regitz-Zagrosek V, Oertelt-Prigione S, Prescott E, Franconi F, Gerdts E, Foryst-Ludwig A, et al. Gender in cardiovascular diseases: impact on clinical manifestations, management, and outcomes. Eur Heart J. 2016;37(1):24-34.
2. Fokkema ML, James SK, Albertsson P, Akerblom A, Calais F, Eriksson P, et al. Population trends in percutaneous coronary intervention: 20-year results from the SCAAR (Swedish Coronary Angiography and Angioplasty Registry). J Am Coll Cardiol. 2013;61(12):1222-30.
3. Gehrie ER, Reynolds HR, Chen AY, Neelon BH, Roe MT, Gibler WB, et al. Characterization and outcomes of women and men with non-ST-segment elevation myocardial infarction and nonobstructive coronary artery disease: results from the Can Rapid Risk Stratification of Unstable Angina Patients Suppress Adverse Outcomes with Early Implementation of the ACC/AHA Guidelines (CRUSADE) quality improvement initiative. Am Heart J. 2009;158(4):688-94.
4. Ibanez B, James S, Agewall S, Antunes MJ, Bucciarelli-Ducci C, Bueno H, et al.; ESC Scientific Document Group. 2017 ESC Guidelines for the management of acute myocardial infarction in patients presenting with ST-segment elevation. The Task Force for the management of acute myocardial infarction in patients presenting with ST-segment elevation of the European Society of Cardiology (ESC). Euro Heart J. 2018;39(2):119-177.
5. Pasupathy S, Air T, Dreyer RP, Tavella R, Beltrame JF. Systematic review of patients presenting with suspected myocardial infarction and nonobstructive coronary arteries. Circulation 2015;131(10):861–870. 11. Niccoli G, Scalone G, Crea F. Acute myocardial infarction with no obstructive coronary atherosclerosis: mechanisms and management. Eur Heart J. 2015;36(8):475-81.
6. Pedersen F, Butrymovich V, Kelbaek H, Wachtell K, Helqvist S, Kastrup J, et al. Short- and long-term cause of death in patients treated with primary PCI for STEMI. J Am Coll Cardiol. 2014;64(20):2101-8.
7. Ponikowski P, Voors AA, Anker SD, Bueno H, Cleland JG, Coats AJ, et al. 2016 ESC Guidelines for the diagnosis and treatment of acute and chronic heart failure: The Task Force for the diagnosis and treatment of acute and chronic heart failure of the European Society of Cardiology (ESC). Developed with the special contribution of the Heart Failure Association (HFA) of the ESC. Eur Heart J. 2016;37(27):2129-200.
8. Roffi M, Patrono C, Collet JP, Mueller C, Valgimigli M, Andreotti F, et al. 2015 ESC Guidelines for the management of acute coronary syndromes in patients presenting without persistent ST-segment elevation: Task Force for the Management of Acute Coronary Syndromes in Patients Presenting without Persistent ST-Segment Elevation of the European Society of Cardiology (ESC). Eur Heart J. 2016;37(3):267-315.
9. Thygesen K, Alpert JS, Jaffe AS, Simoons ML, Chaitman BR, White HD, et al.; Writing Group on the Joint ESC/ACCF/AHA/WHF Task Force for the Universal Definition of Myocardial Infarction, ESC Committee for Practice Guidelines. Third universal definition of myocardial infarction. Eur Heart J. 2012;33(20):2551-67.
10. Windecker S, Kolh P, Alfonso F, Collet JP, Cremer J, Falk V, et al. 2014 ESC/ EACTS Guidelines on myocardial revascularization: The Task Force on Myocardial Revascularization of the European Society of Cardiology (ESC) and the European Association for Cardio-Thoracic Surgery (EACTS). Developed with the special contribution of the European Association of Percutaneous Cardiovascular Interventions (EAPCI). Eur Heart J 2014;35(37):2541–2619.

CAPÍTULO 19

Complicações agudas e tardias do infarto agudo do miocárdio

Marcello Simaro Barduco
Fábio de Cerqueira Lario

COMPLICAÇÕES DO INFARTO AGUDO DO MIOCÁRDIO

As complicações do infarto agudo do miocárdio (IAM) podem ser divididas em 5 categorias: mecânicas, elétricas, inflamatórias, isquêmicas e embólicas (Tabela 1). O conhecimento detalhado dessas possíveis complicações e dos fatores de risco podem ajudar o cardiologista no diagnóstico precoce e na rápida indicação do tratamento apropriado, fatores fundamentais para o sucesso da recuperação do paciente.

Insuficiência cardíaca

Os pacientes com insuficiência cardíaca devem receber monitoração contínua do ritmo cardíaco, pressão arterial e débito urinário. O mecanismo da insuficiência cardíaca deve ser identificado pelo exame físico, eletrocardiograma, ecocardiografia e, quando não identificado e corrigido rapidamente, com monitoração hemodinâmica invasiva.

Pacientes com congestão pulmonar ou saturação de oxigênio < 90% ou pressão arterial parcial de oxigênio < 60 mmHg devem receber oxigênio suplementar com objetivo de manter $SatO_2 > 94\%$.

O tratamento da causa é essencial: a revascularização miocárdica apropriada deve ser assegurada o mais rapidamente possível, se houver doença arterial coronariana (DAC) obstrutiva significativa a ser corrigida.

Distúrbios de ritmo, disfunções valvares e hipertensão devem ser corrigidos o mais rapididamente possível.

As linhas gerais de tratamento farmacológico estão descritas na Tabela 2.

Choque cardiogênico

O choque cardiogênico é a complicação mecânica mais frequente e também a causa de morte mais comum após o infarto agudo do miocárdio.

TABELA 1 Tipos de complicações após o infarto agudo do miocárdio

Complicações	Tipos
Mecânicas	Insuficiência cardíaca, choque cardiogênico, ruptura de parede livre, ruptura do septo ventricular, insuficiência mitral aguda, aneurisma ventricular
Elétricas	Bradiarritmias, taquiarritmias, bloqueios de ramo e fasciculares
Inflamatórias	Pericardite peri-infarto do miocárdio e síndrome de Dressler
Isquêmicas	Angina pós-infarto (extensão do infarto e reinfarto)
Embólicas	Trombo mural e embolia sistêmica

TABELA 2 Recomendações para o tratamento da insuficiência cardíaca aguda no IAM com supradesnivelamento do segmento ST

Recomendações	Classe[a]	Nível[b]
iECA (ou BRA) – iniciar assim que houver estabilidade hemodinâmica em todos pacientes com FEVE < 40% e/ou insuficiência cardíaca	I	A
Betabloqueadores – recomendados para pacientes com FEVE < 40% e/ou insuficiência cardíaca, após estabilização hemodinâmica	I	A
ARM – recomendado para os pacientes com FEVE < 40% na ausência de insuficiência renal e hipercalemia	I	B
Diuréticos de alça – recomendados para pacientes com IC aguda e sintomas/sinais de sobrecarga volêmica (redução de sintomas)	I	C
Nitratos – recomendados nos pacientes com IC sintomática e PAS > 90 mmHg para melhora dos sintomas ou redução da congestão	I	C
Oxigênio é indicado para os pacientes com $SatO_2$ < 90% (manter > 95%)	I	C
Intubação é indicada para pacientes com insuficiência respiratória ou exaustão, que leva a hipoxemia, hipercapnia ou acidose (e se VNI não for tolerada)	I	C
VNI deve ser considerada para pacientes com desconforto respiratório (FR > 25 ipm, $SatO_2$ < 90% sem hipotensão	IIa	B
Nitratos IV ou nitroprussiato de sódio devem ser considerados em pacientes com IC e PA elevada para controle pressórico e dos sintomas	IIa	C
Opioides podem ser utilizados para aliviar a dispneia e a ansiedade de pacientes com edema pulmonar e dispneia grave	IIb	B
Agentes inotrópicos podem ser considerados para pacientes com IC grave e hipotensão refratária ao tratamento médico convencional	IIb	C

ARM: antagonista dos receptores de mineralocorticoide; BRA: bloqueadores dos receptores da angiotensina; FEVE: fração de ejeção do ventrículo esquerdo; IAM: Infarto agudo do miocárdio; IC: insuficiência cardíaca; iECA: inibidores da enzima de conversão da angiotensina; PAS: pressão arterial sistólica.
[a] Classe de recomendação; [b] Nível de evidência.

Definição

O choque cardiogênico é um estado de perfusão tecidual inadequado, secundário ao baixo débito cardíaco.

Pode ser definido como hipotensão persistente (pressão sistólica < 90 mmHg ou pressão arterial média abaixo de 30 mmHg em relação à pressão arterial de base), com redução importante do índice cardíaco (< 1,8 $mL/min/m^2$ sem suporte hemodinâmico ou < 2,2 mL/min $/m^2$ com suporte e pressões de enchimento adequadas ou elevadas: pressão diastólica final do ventrículo esquerdo (VE) > 18 mmHg ou pressão diastólica final do ventrículo direito (VD) > 10 mmHg.

A resistência vascular sistêmica varia amplamente no choque cardiogênico e frequentemente há predomínio de vasodilatação, devido ao estado inflamatório desencadeado pelo IAM (IAM).

Não há correlação entre a gravidade do choque cardiogênico e a fração de ejeção do VE (FEVE), entretanto esta última e também a presença de alterações segmentares da contração miocárdica são importantes determinantes do prognóstico.

Etiologia

A causa mais comum é a disfunção do VE, secundária a infarto extenso do miocárdio.

A disfunção isolada do VD contribui somente para 5% de todos os casos de choque cardiogênico.

Outras causas incluem: ruptura do septo ventricular, ruptura de músculo papilar e ruptura de parede livre, que juntas contribuem para aproximadamente 12% de todas as causas.

Incidência

A incidência do choque cardiogênico varia de 6,5 a 10,1% dos casos de IAM e a maioria dos registros internacionais tem demonstrado queda nessa incidência após a introdução das terapias de reperfusão: trombólise e sobretudo após a era da angioplastia primária.

Além disso, o choque cardiogênico ocorre mais frequentemente no infarto agudo com supradesnivelamento do segmento ST (6,9 a 7,2%) em relação ao IAM sem supradesnivelamento do segmento ST (2,5 a 3,4%).

Fatores de risco

Os preditores independentes do choque cardiogênico são: idade > 65 anos, FEVE < 35%; CKMB > 160 U/L, infarto de parede anterior, história de diabete melito, bloqueio de ramo esquerdo, doença multiarterial e infarto agudo com supradesnivelamento do segmento ST.

Apresentação clínica

A apresentação clássica consiste de edema pulmonar, hipotensão, sinais de hipoperfusão (confusão mental, torpor, redução do volume urinário e pele fria e úmida).

Taquicardia também pode acompanhar o quadro.

Até 5,2% dos pacientes podem apresentar baixo débito cardíaco na ausência de hipotensão e quase 20% não manifestam congestão pulmonar.

A maioria dos pacientes com IAM com supradesnivelamento do segmento ST que apresenta choque cardiogênico o desenvolve nas primeiras 24 horas (tempo médio para apresentação clínica de 5,5 horas). Entretanto, a apresentação tardia do choque cardiogênico está associada com maior mortalidade.

No infarto sem supradesnivelamento do segmento ST, o desenvolvimento do choque cardiogênico é em média mais tardio que no IAM com supra.

Tratamento

Revascularização de emergência precisa ser considerada caso ainda não tenha sido realizada (preferencialmente angioplastia ou revascularização cirúrgica, quando indicada).

Na ausência de contraindicações, e se o tempo estimado para a angioplastia for maior que 120 minutos, deve ser administrada terapia fibrinolítica aos pacientes com IAM com supradenivelamento de ST e choque cardiogênico.

Se houver necessidade de ventilação mecânica, utilizar o menor volume corrente e também pressão expiratória final que permitam manter a saturação de oxigênio acima de 92%.

Inotrópicos negativos devem ser evitados (betabloqueadores e bloqueadores de canais de cálcio) até que o estado hemodinâmico seja estabilizado.

Vasopressores (noradrenalina) e inotrópicos (dobutamina ou milrinona) podem ser utilizados para manter a pressão arterial média e evitar dano tecidual (em geral recomenda-se iniciar dobutamina se a pressão arterial sistólica estiver entre 70 e 100 mmHg e noradrenalina caso a pressão arterial sistólica estiver abaixo de 70 mmHg).

Monitoração invasiva da pressão arterial é recomendada e o uso de cateter arterial pulmonar (*swan-ganz*) pode ser considerado para auxiliar a guiar o tratamento e a manutenção de volemia e pressões de enchimento ótimas.

Embora a utilização de rotina de balão de contrapulsação intra-aórtico não seja recomendado rotineiramente, a utilização pode ser recomendada para os pacientes que forem refratários às medidas iniciais de estabilização clínica.

O uso de dispositivos de assistência circulatória de curta duração (ECMO, bombas de fluxo axial) pode ser considerado até a recuperação do quadro ou como ponte para outros tratamentos avançados, por exemplo, transplante cardíaco ou dispositivos de assistência ventricular como terapia de destino (para os pacientes em que a recuperação da função ventricular seja considerada improvável).

Prognóstico

Os pacientes que desenvolvem choque cardiogênico apresentam altas taxas de mortalidade (aproximadamente 40%, em 30 dias, e 51,5%, em um ano). A taxa de mortalidade intra-hospitalar geral caiu de 62,8 para 47,7% com a utilização de terapia de reperfusão apropriada.

Ruptura de parede livre, ruptura do septo ventricular e ruptura de músculo papilar

As características principais, métodos diagnósticos e tratamentos dessas complicações mecânicas podem ser encontradas na Tabela 3.

Aneurisma do ventrículo esquerdo

A formação de aneurismas verdadeiros do VE ocorre em < 5% dos pacientes e é mais frequente naqueles com infarto anterior. A incidência tem diminuído após instituição de terapia de reperfusão adequada.

A cirurgia para correção do aneurisma do VE raramente é necessária, mas pode ser considerada para tratamento de insuficiência cardíaca refratária, arritmias ventriculares refratárias a drogas ou ablação ou tromboembolismo recorrentes, a despeito da terapia anticoagulante apropriada.

Insuficiência mitral isquêmica

A insuficiência mitral isquêmica é mais comum que a ruptura do músculo papilar e tem importante significado prognóstico em curto e longo prazos. Pacientes com insuficiência mitral mais acentuada têm taxas de mortalidade em 30 dias e 1 ano significativamente mais elevadas.

A isquemia provoca tracionamento da cúspide valvar e consequente falha de coaptação e fechamento inadequado.

Acontece mais comumente em mulheres, idosos, paciente com doença multiarterial e com infarto prévio.

O tratamento clínico (controle do duplo produto) tem papel fundamental na insuficiência mitral isquêmica, ao contrário da ruptura de músculo papilar, que requer tratamento cirúrgico.

Revascularização miocárdica deve ser assegurada e, para os casos refratários, pode-se considerar o tratamento cirúrgico (reparo ou troca valvar mitral com manutenção de cordoalhas).

Para os casos refratários ao tratamento clínico e revascularização que apresentem alto risco de complicações cirúrgicas para expectativa de vida maior que 1 ano, pode-se considerar o uso do tratamento percutâneo – clipe mitral).

Infarto do ventrículo direito

Incidência

O infarto do VD acontece aproximadamente em 50% dos infartos de parede inferior. Raramente acontece de forma isolada (3% dos casos de infarto).

Diagnóstico

Os sinais e sintomas do IAM de VD são variáveis, desde pacientes assintomáticos até choque cardiogênico. A tríade clássica de hipotensão, distensão de veias cervicais e pulmões livres no IAM de parede inferior tem sensibilidade baixa (25%) para diagnóstico de infarto de VD. Pressão jugular elevada e sinal de Kussmaul durante IAM de parede inferior têm alta sensibilidade e especificidade.

Durante o infarto de parede inferior, devem ser realizadas derivações precordiais direitas (V1 a V6R) para diagnóstico de IAM de VD. A elevação isolada em V4R do segmento ST de 1 mm ou mais é suficiente para diagnóstico de infarto de VD e critério de indicação de terapia de reperfusão.

Tratamento

O tratamento do IAM do VD segue o mesmo princípio do tratamento do IAM: antiagregação plaquetária dupla, estatinas, anticoagulantes e terapia de reperfusão precoce.

TABELA 3 Características da RPL, RSV e RMP

Características	Ruptura de parede livre	Ruptura do septo ventricular	Ruptura de músculo papilar
Incidência	2 a 6,2% antes da era trombolítica e 0,2% na era da ATC	1 a 3% na era pré-trombolítica e 0,3% na era da ATC	1 a 3% antes da era trombolítica e 0,26% na era da ATC
Efeito de trombolíticos	Reduz risco Pode aumentar risco se início após 14 horas	Reduz risco	–
Efeito da ATC	Reduz risco	Reduz risco	–
Mortalidade	15% da mortalidade total no IAM	5%	5%
Tempo para apresentação	1 a 14 dias, pico em 3 a 5 dias 12 a 24 horas na era trombolítica	3 a 14 dias, pico em 3 a 7 dias 24 horas na era trombolítica	1 a 14 dias Pico em 2 a 7 dias
Fatores de risco	Idade > 55 anos, mulheres, primeiro IAM, oclusão total, DA, baixa TFG, onda-Q, HAS, Killip > 2, elevação persistente ST	HAS, idade avançada, mulheres, ausência de angina, IAM prévio, IAM extenso, doença uniarterial	Primeiro IAM, doença uniarterial
Sintomas clínicos	Morte súbita, dor torácica recorrente, hipotensão, vômitos persistentes, agitação	Dor torácica recorrente, dispneia, hipotensão	Dispneia, edema pulmonar, hipotensão
Exame físico	Dissociação eletromecânica, hipotensão, EJ, pulso paradoxal, bradicardia	Hipotensão, sopro rude e alto, sopro holossistólico com frêmito	Hipotensão, sopro suave holossistólico sem frêmito, edema pulmonar
Métodos diagnósticos (imagem)	ETT com derrame pericárdico > 5 mm com ecos intrapericárdicos Pericardiocentese pode ser necessária	ETT alta sensibilidade Cateter arterial pulmonar pode ser necessário (Sat > 10 do AD para o VD)	ETT tem sensibilidade de 65 a 85% ETE tem sensibilidade de 100%
Tratamento	Considerar tratamento cirúrgico imediato Revascularização cirúrgica sincrônica se possível	Considerar tratamento cirúrgico imediato Revascularização cirúrgica sincrônica se possível	Considerar cirurgia imediata (troca valvar mitral) Revascularização cirúrgica sincrônica se possível

ATC: angioplastia coronariana; ATFG: taxa de filtração glomerular; EJ: estase jugular; ETT: ecocardiograma transtorácico; IAM: infarto do miocárdio; RPL: ruptura da parede livre; RSV: ruptura do septo ventricular; RMP: ruptura do músculo papilar.

Opioides, nitratos e betabloqueadores devem ser evitados.

Esses pacientes têm débito cardíaco fixo e a frequência cardíaca adequada deve ser mantida, bom como a sincronia atrioventricular (alguns pacientes poder requerer marca-passo provisório para isso).

Em pacientes com choque refratário, a utilização de balão de contrapulsação intra-aórtico ou dispositivos de assistência ventricular (percutâneos ou cirúrgicos) pode ser útil e garantir a recuperação da função do VD ou servir de ponte para tratamentos definitivos.

Prognóstico

O IAM de VD é um preditor independente de mortalidade após IAM de parede inferior (hospitalar e em 30 dias), entretanto, o prognóstico de longo prazo desses pacientes é bom.

ARRITMIAS E DISTÚRBIOS DA CONDUÇÃO

As arritmias e os distúrbios de condução são comuns durante as primeiras horas do IAM com supradesnivelamento do segmento ST e também são importantes fatores prognósticos.

A evidência de benefício de drogas antiarrítmicas no IAM é limitada e alguns efeitos deletérios da utilização nesse contexto já foram demonstrados.

Correção dos distúrbios eletrolíticos e tratamento inicial com betabloqueadores, inibidores da enzima de conversão da angiotensina/bloqueadores dos receptores da angiotensina (ECA/BRA) e estatinas são estratégias recomendadas.

Arritmias ventriculares

A fibrilação ventricular ou a taquicardia ventricular ocorrem em aproximadamente 6 a 8% dos pacientes na fase aguda do IAM.

A taquicardia ventricular sustentada e a fibrilação ventricular quando ocorrem após o período inicial (> 48 horas) e não são desencadeadas por isquemia recorrente, denotam mau prognóstico e deve-se considerar a avaliação para prevenção secundária com implante de cardioversor-desfibrilador implantável (CDI).

As extrassístoles ventriculares são frequentes na fase aguda do IAM e em geral não é necessário tratamento antiarrítmico específico.

Tratamento

A fibrilação ventricular e a taquicardia ventricular sem pulso devem ser tratadas com desfibrilação. Preferencialmente com uso de energia bifásica (primeiro choque com 120 a 200 J) e choques subsequentes em energia máxima. Se não estiver disponível energia bifásica, utilizar 360 J para desfibrilação.

A taquicardia ventricular sustentada com pulso e sinais de instabilidade clínica (angina, congestão pulmonar, hipotensão, rebaixamento do nível de consciência) deve ser tratada com cardioversão elétrica (CVE) sincronizada com 100 J (bifásico), seguidos de 150 e 200 J, se necessário.

Revascularização rápida e completa é recomendada para o tratamento da isquemia miocárdica que pode estar presente em pacientes com TV ou FV recorrentes.

Correção dos distúrbios eletrolíticos (especialmente hipocalemia e hipomagnesemia) é recomendada para os pacientes com TV ou FV.

O uso de betabloqueadores é indicado para TV ou FV, salvo contraindicações.

Amiodarona endovenosa é recomendada para o tratamento da TV polimórfica recorrente e deve ser considerada nos casos de TV recorrente mal tolerada, a despeito da CVE.

Marca-passo provisório para controle por *overdrive* pode ser considerado, se a TV não puder ser controlada a despeito de CVE repetidas.

Ablação por cateter de rádio-frequência seguida de implante de CDI deve ser considerada em pacientes com TV, FV ou tempestade elétrica após revascularização miocárdica e terapia medicamentosa otimizada.

A TV recorrente com repercussão hemodinâmica a despeito de CVE repetidas pode ser tratada com lidocaína se betabloqueador, amiodarona ou *overdrive* (MP) não forem eficazes.

O implante de CDI é recomendado como profilaxia primária nos pacientes com IC (NYHA classe II-III) e FEVE < 35% a despeito de tratamento clínico ajustado e após 6 semanas do IAM. Pode ser considerado antes dos 40 dias após o IAM em pacientes selecionados: revascularização incompleta, disfunção ventricular grave preexistente, ocorrência de arritmias > 48 horas do IAM (TV polimórfica ou FV).

Arritmias supraventriculares

A arritmia supraventricular mais frequente é a fibrilação atrial, presente em até 21% dos pacientes com IAM.

Tratamento

A linha geral de tratamento envolve o controle da frequência cardíaca para os pacientes estáveis e o controle do ritmo para os pacientes com instabilidade clínica (sinais de isquemia, insuficiência cardíaca ou instabilidade hemodinâmica).

O controle do ritmo para os pacientes instáveis deve ser realizado com CVE sincronizada. A energia bifásica recomendada para o início é de 50 J para o *flutter* atrial e 120 J para a fibrilação atrial.

Para o controle da frequência cardíaca deve-se considerar o uso de betabloqueadores (se não houver sinais de congestão pulmonar ou hipotensão) ou amiodarona quando houver disfunção ventricular, congestão pulmonar, na ausência de hipotensão.

A anticoagulação deve ser considerada conforme o risco embólico e hemorrágico do paciente.

TABELA 4 Incidência de bloqueios AV e IV de acordo com a localização do IAM

Bloqueio	Inferior	Anterior
BAV de 1° grau	Comum	Raro
BAV de 2° grau tipo I	Comum	Nunca
BAV de 2° grau tipo II	Nunca	Comum
BAV de 2° grau 2:1 (II)	Wenckebach extremo	Tipo II
BAVT	Bloqueio nodal	Bloqueio infranodal
Bloqueio IV	Não usual	Comum

AV: atrioventricular; BAVT: bloqueio atrioventricular total; IAM: infarto agudo do miocárdio; IV: intraventricular.

TABELA 5. Características do BAV de acordo com a localização nos infartos inferior e anterior

Características do BAV	Inferior	Anterior
Localização do bloqueio	Nodal	Infranodal
Frequência ventricular	40 a 60 bpm	25 a 40 bpm
Ritmo de escape	Estável	Instável
Complexo QRS	Estreito	Largo

BAV: bloqueio atrioventricular.

Recomenda-se a utilização de escores (CHA2DS2-VASc, HAS-BLED, por exemplo), para auxílio na decisão de anticoagulação.

Quando a anticoagulação de longo prazo for indicada, recomenda-se reavaliar o uso de dupla antiagregação concomitante, com opção de manutenção de terapia tripla pelo menor tempo possível, conforme diretrizes.

Bradiarritmias, bloqueio atrioventricular total e indicações para marca-passos provisório e permanente

Os distúrbios do sistema de condução, que podem ocorrer durante o IAM, estão relacionados com a sua irrigação. Um ramo da artéria coronária direita (ACD) é responsável pela irrigação do nó sinusal em 60% dos casos e nos outros 40% é a artéria coronária circunflexa. Em 90% dos casos, um ramo da ACD irriga o nó AV, o que explica a ocorrência de bloqueios a esse nível no IAM de parede inferior entre 5 a 15% dos casos.

Todo o sistema de condução His-Purkinje é irrigado pela artéria coronária esquerda descendente anterior e seus ramos septais, sendo o IAM de parede anterior o responsável pela ocorrência de bloqueio atrioventricular (BAV) distal de conotação mais grave e pior prognóstico.

A atropina pode ser utilizada principalmente na bradicardia sinusal do IAM de parede inferior e nos BAV de localização nodal, como BAV de segundo grau tipo I (Wenckebach), no Wenckebach extremo (Wenckebach que evolui com BAV de segundo grau 2:1 fixo) e BAV total com escape juncional e complexos QRS estreitos.

Está contraindicada a utilização quando o bloqueio for distal, ao nível do sistema His-Purkinje.

Em geral, deve-se esperar 15 dias antes de se definir a indicação de marca-passo cardíaco definitivo após IAM. Toda bradicardia persistente, seja sinusal ou devido a BAV, que necessitou de marca-passo provisório e que persiste após a fase aguda, tem indicação de marca-passo definitivo. Isso se aplica também para BAV persistentes, que ocorreram devido ao IAM.

Pericardite

Pericardite pós-infarto agudo do miocárdio precoce

Constitui a forma mais frequente e costuma se manifestar em torno de 24 horas após o início do evento agudo.

Clinicamente, a pericardite deve ser suspeitada quando for detectada dor torácica ventilatório-dependente, agravada por inspiração profunda, tosse e deglutição, e aliviada quando o paciente flete o tórax anteriormente.

Pode ser acompanhada de febrícula, sem alterações hematológicas compatíveis com infecção. A ausculta de atrito pericárdico é comum e facilita o diagnóstico definitivo.

O exame eletrocardiográfico pode levar à suspeita de pericardite quando apresenta elevação do segmento ST em precordiais esquerdas, com concavidade superior preservada.

A ecocardiografia pode detectar e quantificar o tamanho do derrame, e se presente, excluir derrame hemorrágico com tamponamento.

O tratamento da pericardite clássica precoce inclui:

- Analgésicos comuns, ácido acetilsalicílico, paracetamol ou colchicina.
- A dose de ácido acetilsalicílico (tratamento de escolha) recomendada é 500 mg, a cada 4 horas.
- Anti-inflamatórios não esteroides (Aines) devem ser evitados por reduzir o efeito antiplaquetário do ácido acetilsalicílico e aumentar o risco de complicações cardíacas na fase aguda do IAM.
- Os corticosteroides também devem ser evitados, fundamentalmente por aumentar o risco de ruptura cardíaca, desenvolvimento de aneurisma de VE e recorrência dos sintomas após a suspensão.
- Deve ser mantida a anticoagulação, avaliando-se a relação risco-benefício.

QUADRO 1 Indicações de implante de MP provisório no IAM

Bradicardia sinusal sintomática não responsiva à atropina
BAV de segundo grau tipo Wenckebach sintomático, BAV de segundo grau 2:1 fixo e BAV de segundo grau tipo II (Mobitz II)
BAV total
Bloqueio de ramo alternante (bloqueio de ramo esquerdo alternando com bloqueio de ramo direito, ou bloqueio de ramo direito fixo e bloqueio divisional anterossuperior esquerdo alternando com bloqueio divisional posteroinferior esquerdo)
Aparecimento de bloqueio bifascicular
Arritmia ventricular dependente de bradicardia e TV incessante por mecanismo de reentrada

BAV: bloqueio atrioventricular; IAM: infarto agudo do miocárdio; MP: marca-passo.

Pericardite tardia: síndrome de Dressler

Ocorre tardiamente após o evento agudo (2 a 12 semanas). Modificações dinâmicas de segmento ST podem ser detectadas, como elevação ou depressão inespecíficas.

Acompanha-se de dor pleurítica e febre. Atrito pericárdico à ausculta costuma estar presente, podendo ser detectado também derrame pleural, tipicamente hemorrágico.

O tratamento pode ser farmacológico (semelhante ao tratamento da pericardite precoce, mas corticoide pode ser necessário em casos refratários) ou cirúrgico.

O processo costuma ser autolimitado, com baixa incidência de complicações. O tratamento deve ser sintomático e de suporte, com o objetivo de prevenir complicações.

Os derrames pericárdicos volumosos são raros, mas quando presentes necessitam de intervenção precoce.

Complicações embólicas: trombo no ventrículo esquerdo

O desenvolvimento de trombo no VE é uma complicação importante do IAM.

Os principais fatores de risco são o infarto de parede anterior e infartos extensos, com fração de ejeção < 30%, além do aneurisma do VE.

A incidência na era pré-reperfusão era de até 40% nos pacientes com infarto agudo de parede anterior. A maioria dos trombos se desenvolveu nas duas primeiras semanas (mediana de 5 a 7 dias) após o IAM.

O ecocardiograma é a ferramenta diagnóstica fundamental e quando a janela transtorácica for inadequada pode ser necessária a utilização de contraste ecocardiográfico, ou a realização de ecocardiograma transesofágico ou mesmo ressonância magnética (considerada padrão-ouro), quando a suspeita clínica for alta e o ecocardiograma não diagnóstico.

As principais complicações são os fenômenos embólicos e, para a prevenção, é recomendada a anticoagulação (anticoagulação plena com heparina não fracionada ou enoxaparina na fase aguda, seguida de anticoagulação oral com varfarina, assim que o paciente estiver estável, com faixa terapêutica alvo de INR entre 2,0 e 3,0). Recomenda-se manter a anticoagulação pelo período mínimo de 3 meses. Deve-se considerar prolongamento do anticoagulante oral, caso haja trombo residual ou outra indicação formal (por exemplo, fibrilação atrial com alto risco embólico).

Não é recomendado o uso dos anticoagulantes orais de ação direta para essa finalidade.

Questões orientadoras

1. Em relação às complicações agudas e tardias do IAM, em que categorias podem ser divididas? Citar 2 exemplos de cada.
2. De todas as intervenções terapêuticas indicadas no tratamento dos IAM, qual é considerada a mais importante para prevenção de todas as complicações tardias e precoces?
3. Além da determinação da causa do desenvolvimento de insuficiência cardíaca no pós-infarto do miocárdio, quais medicações/procedimentos são considerados recomendados como classes I e II?
4. Quanto ao tratamento das arritmias ventriculares complexas no pós-IAM, há indicação de profilaxia primária com implante de CDI em quais situações?
5. A arritmia mais frequente no pós-IAM é a fibrilação atrial, que chega a ocorrer em 21% dos casos. Quais devem ser os cuidados com os pacientes que venham a desenvolver tal arritmia?
6. Quais as diferenças entre bloqueios atrioventriculares são encontrados no IAM de parede inferior e anterior?

LEITURA SUGERIDA

1. American College of Emergency Physicians; Society for Cardiovascular Angiography and Interventions, O'Gara PT, Kushner FG, Ascheim DD, Casey DE Jr, Chung MK, de Lemos JA, et al. 2013 ACCF/AHA guideline for the management of ST-elevation myocardial infarction: a report of the American College of Cardiology Foundation/American Heart Association Task Force on Practice Guidelines. J Am Coll Cardiol. 2013;61(4):e78-140.
2. Avezum Junior A, Feldman A, Carvalho AC, Sousa AC, Mansur Ade P, Bozza AE, et al.; Brazilian Society of Cardiology. V Guideline of the Brazilian Society of Cardiology on Acute Myocardial Infarction Treatment with ST Segment Elevation. Arq Bras Cardiol. 2015;105(2 Suppl 1):1-105.
3. Bajaj A, Sethi A, Rathor P, Suppogu N, Sethi A. Acute complications of myocardial infarction in the current era: diagnosis and management. J Investig Med. 2015;63(7):844-55.
4. Gianstefani S, Douiri A, Delithanasis I, Rogers T, Sen A, Kalra S, et al. Incidence and predictors of early left ventricular thrombus after ST-elevation myocardial infarction in the contemporary era of primary percutaneous coronary intervention. Am J Cardiol. 2014;113(7):1111-6.
5. Ibanez B, James S, Agewall S, Antunes MJ, Bucciarelli-Ducci C, et al.; ESC Scientific Document Group. 2017 ESC Guidelines for the management of acute myocardial infarction in patients presenting with

ST-segment elevation: The Task Force for the management of acute myocardial infarction in patients presenting with ST-segment elevation of the European Society of Cardiology (ESC). Eur Heart J. 2018;39(2): 119-77.

6. Patel MR, Meine TJ, Lindblad L, Griffin J, Granger CB, Becker RC, et al. Cardiac tamponade in the fibrinolytic era: analysis of >100,000 patients with ST-segment elevation myocardial infarction. Am Heart J. 2006;151(2):316-322.

CAPÍTULO 20

Infarto do miocárdio com artérias coronárias sem lesões obstrutivas

Sergio Ferreira de Oliveira

INTRODUÇÃO

Em pacientes com infarto agudo do miocárdio (IAM) com supradesnivelamento do segmento ST, 90% apresentam artérias coronárias ocluídas nas primeiras horas de dor. Por outro lado, de pacientes sem supradesnivelamento de ST apenas 26% apresentam artéria coronária ocluída nas primeiras 24 horas após início da dor.

DEFINIÇÃO

Os diagnósticos clínico (sinais clínicos de isquemia) e laboratorial de IAM (elevação de enzimas) são um enigma cada vez mais reconhecido com uso frequente de angiografia após IAM (1 a 13%).

DIAGNÓSTICO ANGIOGRÁFICO DE ARTÉRIAS CORONÁRIAS SEM OBSTRUÇÃO LUMINAL

Características clínicas

Pacientes com *myocardial infarction with non-obstructive coronary arteries* (MINOCA) geralmente são mais jovens e têm distribuição de sexo diferente em relação a pacientes com doença arterial coronariana (DAC) obstrutiva.

Avalição clínica

O diagnóstico é trabalhoso e induz a investigação de causas subjacentes. Ventriculografia esquerda ou ecocardiografia devem ser feitas para avaliar a motilidade da parede ventricular na fase aguda da isquemia. Pode mostrar ao clínico se a cardiomiopatia de Takotsubo pode ser considerada como diagnóstico.

A ressonância magnética cardíaca permite localizar dano de área miocárdica pela captação tardia do gadolínio (*late gadolinium enhacement* [LGE]). No subendocárdio sugere presença de isquemia aguda, mas não identifica causas de isquemia como ruptura, vasoespasmo, tromboembolismo ou dissecção. No subepicárdio sugere cardiomiopatia. Ausência de LGE sugere diagnóstico de miocardite ou doença infiltrativa. Imagem de edema miocárdico e disfunção contrátil localiza a área afetada, mas não ajuda a elucidar o mecanismo responsável.

A obtenção de imagens intracoronarianas durante o cateterismo cardíaco com ultrassonografia intravascular (IVUS) ou tomografia de coerência óptica (OCT) tem sido útil para identificar ruptura ou erosão da placa aterosclerótica ou dissecção e trombose coronariana; fornece subsídios não detectáveis pela angiografia coronariana. A angiotomografia de artérias coronárias pode fornecer informações sobre a aterosclerose subjacente, mas não identifica placa ou erosão.

Considerar embolia pulmonar como possível causa de dano miocárdico. O aumento de D-dímero pode ajudar no diagnóstico que pode ser confirmado pela angiotomografia de artérias pulmonares.

DIAGNÓSTICO DIFERENCIAL ETIOLÓGICO

Ruptura de placa

É causa frequente (5 a 20%) de MINOCA em pacientes com infarto tipo 1 mesmo quando trombo não é achado. A presença de ruptura pode estar presente em 40% associada à ulceração, à erosão e à hemorragia intraplaca. Trombose e/ou tromboembolismo são importantes na patogenia da MINOCA com ruptura de placa. O uso de duplo antiplaquetário é recomendado por 12 meses. Estatina também é indicada. O prognóstico dessa modalidade de MINOCA com ruptura de placa não tem sido investigado como o de outros subtipos. O achado de ruptura em exames de OCT foi associado a eventos cardiovasculares maiores em síndrome coronariana aguda. O risco de infarto recorrente ou morte em MINOCA é de 2%, em 12 meses.

Espasmo coronariano

Pode estar associado à DAC obstrutiva e não obstrutiva. Isso reflete o espasmo da musculatura lisa vascular e substâncias vasoespásticas endógenas. Teste provocativo tem demonstrado espasmo induzível em 27% dos pacientes com MINOCA, sugerindo-o com importante mecanismo patogenético nesses casos. O uso de vasodilatadores (nitratos de ação curta e antagonistas dos canais de cálcio) é de grande valia nesses casos.

Tromboembolismo coronariano

É considerado um mecanismo contribuidor associado à ruptura da placa ou ao espasmo coronariano ou surge isoladamente sem esses fatores associados. A trombose coronariana pode ser hereditária ou adquirida. Êmbolo coronariano pode ocorrer vindo da coronária ou da circulação sistêmica. Trombofilia hereditária inclui o fator V de Leyden, deficiências de proteínas S e C. A prevalência dessas alterações ocorre em 14% dos casos de MINOCA. A síndrome antifosfolípide e as doenças mieloproliferativas não têm sido investigadas rotineiramente em MINOCA. Embolia coronariana pode ocorrer em trombofilia, fibrilação atrial, valvopatias, vegetações valvulares, fibroelastoma, válvulas calcificadas e embolia aérea iatrogênica.

Dissecção coronariana

Pode causar IAM via obstrução intraluminal, embora não esteja sempre aparente na angiografia coronariana. Hematoma intramural das artérias coronárias sem vazamento intimal tem aspecto semelhante. Essa condição é mais comum em mulheres. A origem da dissecção não está esclarecida, mas a displasia fibromuscular pode estar presente. Alterações na composição da camada íntima-média devido a hormônios, gravidez e parto são relacionadas a essas alterações. O tratamento clínico conservador é recomendável, enquanto a intervenção angiográfica e a colocação de *stent* podem aumentar a dissecção.

Cardiomiopatia de Takotsubo

É caracterizada por insuficiência cardíaca aguda, reversível, associada ao miocárdio *stunning* em ausência de DAC oclusiva. Os critérios diagnósticos são: (1) hipocinesia, acinesia ou discinesia dos segmentos médios do ventrículo esquerdo; (2) ausência de DAC obstrutiva ou evidência angiográfica de ruptura de placa; (3) presença de novas alterações eletrocardiográficas (ECG) ST-T e elevação discreta de troponina; e (4) ausência de feocromocitoma e miocardite.

Para o tratamento é recomendável betabloqueadores e inibidores de enzima de conversão da angiotensina.

MIOCARDITE

A prevalência de miocardite em pacientes com MINOCA é de 33%, segundo metanálise recente. É a etiologia mais comum demonstrada por biópsia confirmada por ensaio de reação em cadeia de polimerase (PCR) de patógeno DNA/RNA obtido por biópsia. Outras causas de miocardite são autoimune, distúrbios endócrinos, drogas e toxinas. A investigação inicial pode ser feita por ressonância magnética cardíaca; esta informação é muito importante, representa 79% de identificação em relação à biópsia endomiocárdica que é o padrão-ouro. A importância diagnóstica de miocardite em MINOCA se relaciona ao prognóstico e ao tratamento; 50% dos pacientes melhoram em 2 a 4 semanas, 12 a 25% podem deteriorar agudamente e morrer de insuficiência cardíaca fulminante ou progredir para o estado final de cardiomiopatia dilatada, necessitando de transplante cardíaco.

A miocardite de células gigantes é associada ao pior prognóstico. A ausência de infecção miocárdica demonstrada pela biópsia é fundamental para iniciar o tratamento imunossupressor nas formas autoimunes, como miocardite de células gigantes, sarcoidose cardíaca, miocardite eosinofílica ou linfocitária refratária a outros tratamentos.

A biópsia pode ser também importante em estabelecer o diagnóstico diferencial entre diversas formas de miocardite e cardiomiopatia de Takotsubo.

OUTRAS FORMAS DE INFARTO AGUDO DO MIOCÁRDIO TIPO 2

É devido ao desbalanço entre oferta e consumo de O_2 pelo miocárdio. Os maiores determinantes do consumo de oxigênio pelo miocárdio são tensão sistólica da parede, contratilidade e frequência cardíaca. Enquanto a oferta depende do fluxo sanguíneo miocárdico e do conteúdo de oxigênio. Condições clínicas como anemia, taqui e bradiarritmia, insuficiência respiratória, hipotensão, choque, hipertensão arterial grave, estenose aórtica grave, insuficiência cardíaca, toxinas (sepses) e drogas (catecolaminas) podem levar ao desbalanço entre aumento do consumo e redução da oferta, causando IAM. Essas condições podem ser revertidas. Ácido acetilsalicílico e betabloqueadores podem ser úteis. O ECG pode ser semelhante ao do IAM sem supradesnivelamento de ST em 97% dos casos.

INFARTO DO MIOCÁRDIO SEM OBSTRUÇÃO DE ARTÉRIAS CORONÁRIAS DE ETIOLOGIA DESCONHECIDA

Critério de ressonância magnética cardíaca confirma o diagnóstico de IAM e auxilia na identificação das causas.

Presença de realce tardio com gadolínio, edema miocárdico e anormalidades da contratilidade segmentar podem comprovar a validade da elevação dos níveis de troponina (> 100 vezes o valor normal para surgir a imagem de realce tardio).

Pacientes com ruptura de placa, espasmo coronariano ou tromboembolismo geralmente têm MINOCA com ressonância normal. Aumentos de troponina com ressonância normal podem estar relacionados a tromboembolismo pulmonar e miocardite.

LEITURA SUGERIDA

1. Agewall S, Beltrame JF, Reynolds HR, Niessner A, Rosano G, Caforio AL, et al.; WG on Cardiovascular Pharmacotherapy. ESC Working group position paper on myocardial infarction with non-obstructive coronary arteries. Eur Heart J. 2017;38(3):143-53.
2. Pasupathy S, Tavella R, Beltrame JF. Myocardial infarction with nonobstructive coronary ateries. Past, presente and future management. Circulation. 2017;135(16):1490-3.

CAPÍTULO 21

Doença coronariana crônica

Juscelio Trajano de Sousa Filho
Edson Stefanini

INTRODUÇÃO

Entre os portadores de doença coronariana crônica (DCC), incluem-se todos os indivíduos que tiveram um evento coronariano agudo (tratados ou não) e sobreviveram, além daqueles submetidos à revascularição miocárdica (percutânea ou cirúrgica) após diagnóstico de doença arterial coronariana (DAC). Pertencem também a esse grupo pacientes que não tiveram eventos ou foram tratados, mas apresentam coronariopatia subclínica, isquemia silenciosa ou são portadores de angina estável crônica.

EPIDEMIOLOGIA

A DAC é uma das principais causas de morbimortalidade cardiovascular em todo o mundo. Apenas nos Estados Unidos, 9 milhões de pessoas sofrem com angina e estima-se, com base na observação de estudos, que a prevalência alcance de 12 a 14% dos homens e 10 a 12% das mulheres com idades entre 65 e 84 anos. Na maioria, esses indivíduos têm uma trajetória imprevisível, uma vez que a incidência de eventos cardiovasculares primários e secundários pode variar substancialmente.

FISIOPATOLOGIA

De forma resumida, a insuficiência coronariana tem como substrato fisiopatológico um desequilíbrio entre a oferta e o consumo de oxigênio para a manutenção plena das necessidades metabólicas do miocárdio, ocasionando isquemia de diversos graus de intensidade. Apesar de inúmeras causas (valvopatia, insuficiência cardíaca, vasoespasmo, disfunção da microcirculação), a doença aterosclerótica ainda é a principal variável relacionada à isquemia e à dor torácica anginosa.

MANIFESTAÇÕES CLÍNICAS E EXAME FÍSICO

O principal sintoma é a angina, habitualmente caracterizada por desconforto torácico em aperto ou queimação, desencadeado por esforço físico ou estresse emocional, com duração de minutos e melhora com repouso ou nitroglicerina; irradiação para os membros superiores é comum. Pacientes mais idosos, mulheres e diabéticos podem ter apresentações atípicas caracterizadas como equivalentes anginosos (dispneia, síncope, fadiga e eructações), logo, cabe ao médico valorizar sintomas inespecíficos nestes grupos, principalmente se houver alta probabilidade de doença aterosclerótica.

O exame físico é frequentemente normal e tem, na verdade, maior importância na avaliação de diagnósticos diferenciais de angina. A gravidade, levando em conta as circunstâncias em que ocorrem os episódios de dor precordial, pode ser avaliada de acordo com a classificação da Canadian Cardiovascular Society (CCS) (Tabela 1).

DIAGNÓSTICO E ESTRATIFICAÇÃO DE RISCO

Ambos, diagnóstico e estratificação de risco de eventos isquêmicos agudos, podem ser feitos de diversas maneiras, desde a avaliação clínica (sempre muito importante) até a realização de exames funcionais (estresse cardiovascular) ou métodos que permitam a visualização direta (invasiva) ou indireta da anatomia coronariana.

Qualquer teste em pacientes com DCC deve ser baseado na probabilidade de DAC significativa, avaliada a partir da idade, do sexo, das comorbidades (diabetes, tabagismo, dislipidemia) e das características da dor do paciente (Tabela 2).

Eletrocardiograma (ECG)

É um método imprescindível, porém limitado na avaliação do paciente com DCC. Deve-se lembrar que um ECG normal não exclui a presença de obstrução coronariana com manifestações de isquemia miocárdica, e que nem toda alteração de repolarização ventricular obrigatoriamente representa doença coronariana.

Radiografia de tórax

Importante na avaliação de diagnósticos diferencias de dor torácica, como doenças pulmonares, pleurais ou aórticas.

Teste ergométrico (TE)

Tem importância diagnóstica e prognóstica em pacientes com DCC. Indicado para avaliação

TABELA 1 Classificação de angina segundo a Canadian Cardiovascular Society (CCS)

Classe I	Atividade física habitual, como caminhar e subir escadas, não provoca angina. Ela ocorre com esforços físicos prolongados e intensos
Classe II	Discreta limitação para atividades habituais. A angina ocorre ao caminhar ou subir escadas rapidamente/caminhar em aclives, sob estresse emocional ou apenas durante poucas horas após o despertar; também ocorre após caminhar dois quarteirões planos ou subir mais de um lance de escada em condições normais
Classe III	Limitação com atividades habituais. A angina ocorre ao caminhar um quarteirão plano ou subir um lance de escada
Classe IV	Incapacidade de realizar qualquer atividade habitual sem desconforto. Os sintomas anginosos podem estar presentes no repouso

TABELA 2 Probabilidade pré-teste de DAC baseada em idade, sexo e sintomas

Idade	Sexo	Angina típica Dor definitivamente anginosa	Angina atípica Dor provavelmente anginosa	Dor torácica não anginosa	Assintomático
30 a 39	M	Intermediária	Intermediária	Baixa	Muito baixa
	F	Intermediária	Muito baixa	Muito baixa	Muito baixa
40 a 49	M	Alta	Intermediária	Intermediária	Baixa
	F	Intermediária	Baixa	Muito baixa	Muito baixa
50 a 59	M	Alta	Intermediária	Intermediária	Baixa
	F	Intermediária	Intermediária	Baixa	Muito baixa
60 a 69	M	Alta	Intermediária	Intermediária	Baixa
	F	Alta	Intermediária	Intermediária	Baixa

Alta probabilidade > 90%; intermediário 10 a 90%; baixo < 10%; muito baixo < 5%.
Não há dados para pacientes com mais de 70 anos, mas por conta da relação entre idade e DAC, pode-se supor aumento de risco para cada década de vida.
Adaptada de Gibbons, et al., 1997.

de pacientes com probabilidade intermediária pré-teste para obstrução coronariana. Achados muito sugestivos de DAC obstrutiva são depressão do segmento ST ≥ 1 mm com configuração horizontal ou descendente e a presença da dor anginosa durante o teste. Perde muita especificidade em alguns pacientes com anormalidades do ECG basal: síndrome de pré-excitação ou de Wolff-Parkinson-White (WPW), ritmo de marca-passo, depressão do segmento ST > 1 mm no repouso e bloqueio completo de ramo esquerdo. Nessas condições, a indicação do TE deve ser evitada.

Ecocardiograma transtorácico (ECOT)

Relevante na avaliação de pacientes com DCC em episódios de dor torácica aguda anginosa (novas alterações da motilidade segmentar sugerem isquemia) ou não (dissecção de aorta, embolia pulmonar e pericardite). Importante no segmento de médio e longo prazos de coronariopatas, com ênfase na função do ventrículo esquerdo (VE), que tem forte impacto prognóstico e terapêutico. Não se pode também esquecer o papel no reconhecimento de doenças concomitantes à DAC (disfunção diastólica, hipertensão pulmonar, valvopatias e aneurisma de VE).

ECOT sob estresse

Útil para pacientes com DAC obstrutiva, suspeita ou conhecida, para a determinação do diagnóstico, a detecção de viabilidade miocárdica e da avaliação do prognóstico, auxiliando nas decisões terapêuticas. Os melhores métodos para indução do estresse são o esforço físico (esteira ou bicicleta ergométrica) e a dobutamina; como alternativa, podem-se usar drogas vasodilatadoras (dipiridamol e adenosina). O método apresenta boa acurácia para detecção de isquemia miocárdica induzida em pacientes com probabilidade pré-teste intermediária, sendo o estresse farmacológico uma ótima alternativa para pacientes com alterações eletrocardiográficas que dificultem o TE ou para indivíduos com contraindicação ao esforço físico.

Cintilografia de perfusão miocárdica (CPM)

Utiliza a captação de radioatividade de um radiotraçador (o mais utilizado é o sestamibi:tecnécio-99m), cuja diferença de distribuição no miocárdio, durante o repouso e após o estresse, pode dar informações sobre a presença de isquemia miocárdica, contribuindo não somente para o diagnóstico como também para prognóstico. Novamente aqui o estresse físico é preferencial, mas diferentemente do ECOT sob estresse, os vasodilatadores (dipiridamol e adenosina) ganham destaque. É outro método com boa acurácia para pacientes com probabilidade pré-teste intermediária a alta e com ECG não interpretável ou intolerância ao esforço físico.

Tomografia de coronárias – escore de cálcio (EC) e angiotomografia coronariana (ângio-TC)

O EC é utilizado atualmente como ferramenta para estratificação de risco cardiovascular por meio da detecção de aterosclerose subclínica, especialmente em pacientes assintomáticos de risco intermediário. Apesar de valorizado pelas Diretrizes de DCC Estável e Dislipidemias da Sociedade Brasileira de Cardiologia (SBC), não tem o mesmo nível de recomendação em publicações estrangeiras.

A ângio-TC é um método não invasivo e com boa acurácia para avaliar a luz coronariana, apesar de não substituir a cineangiocoronariografia (Cine). Tem papel importante na avaliação de pacientes com DCC e testes de isquemia prévios conflitantes/inconclusivos ou quando há discordância entre a clínica e os resultados. É útil também na diferenciação de cardiomiopatias isquêmicas e não isquêmicas e para apreciação de patência de enxertos de revascularização miocárdica de indivíduos sintomáticos com probabilidade pré-teste intermediária. Vale lembrar a importância na estratificação de risco de pacientes com dor torácica aguda e probabilidade de DAC baixa ou intermediária nos setores de urgência e emergência hospitalares, alcançando alto valor preditivo negativo e permitindo a alta desses pacientes sem a necessidade de internação. Destaca-se que, atualmente, não há evidências atuais que apontem o uso da ângio-TC como método para rastreamento de DCC para pacientes assintomáticos.

Ressonância magnética cardiovascular

Método diagnóstico que ganhou muita importância nos últimos anos justamente por permitir, em único exame, avaliar com acurácia as anatomias cardíaca e vascular, a função ventricular, a perfusão miocárdica e a caracterização tecidual, diferenciando áreas de isquemia ou fibrose. A disponibilidade e o custo ainda são limitantes à ressonância magnética cardiovascular (RMC). Assim como no ECOT sob estresse e na CPM, pode-se avaliar a contratilidade miocárdica com dobutamina ou a perfusão miocárdica com vasodilatadores (dipiridamol e adenosina). A técnica de realce tardio (com contraste baseado em gadolínio) tem permitido o diagnóstico e a caracterização das regiões de infarto/necrose/fibrose do miocárdio pela RMC, tornando-se hoje uma ferramenta indispensável na avaliação da viabilidade miocárdica (padrão-ouro), tanto na fase aguda como tardia de pacientes com infarto agudo do miocárdio.

Cineangiocoronariografia

Apesar de ser o método mais preciso para o diagnóstico de lesões coronarianas obstrutivas, é um exame invasivo, portanto indicado para casos de alta probabilidade pré-teste ou angina acompanhada de complicações – arritmias ventriculares graves, parada cardíaca ou sinais de insuficiência cardíaca. Em situações em que os testes não invasivos são conflituosos ou há contraindicações aos métodos, o exame torna-se uma alternativa viável – os benefícios devem superar os riscos de uma Cine. Também pode ser reservado como primeira linha de estratificação para indivíduos que precisam de um diagnóstico preciso por conta de risco populacional da ocupação (piloto de avião, por exemplo).

TRATAMENTO

Tratamento não farmacológico

Modificar o estilo de vida é fundamental para pacientes com DCC. Orientações clássicas – como dieta adequada, perda de peso, atividade física regular e cessação do tabagismo – devem ser recomendadas a todos os indivíduos, já que modificam a progressão da DAC.

Tratamento farmacológico para reduzir risco de infarto agudo do miocárdio e mortalidade

Antiagregantes plaquetários

O ácido acetilsalicílico (AAS) está indicado para todos os portadores de DCC. Quando contraindicado (alergia ou intolerância), deve ser substituído por outros antiagregantes, como clopidogrel e ticagrelor. Em indivíduos submetidos a tratamento percutâneo com *stents*, a associação do AAS a outro antiagregante (clopidogrel, prasugrel, ticagrelor) é imperativa. O tempo ideal de dupla antiagregação depende do evento, tipo de *stent* empregado, risco cardiovascular e risco de sangramento.

Hipolipemiantes

As estatinas são as drogas mais utilizadas no tratamento das dislipidemias, principalmente para o controle da lipoproteína de baixa densidade-colesterol (LDL-c). Têm papel importante, comprovado em inúmeros estudos, em pacientes com DCC, portanto são os medicamentos de escolha para prevenção primária e secundária de eventos nesses indivíduos. As metas de LDL-c variam de acordo com o risco cardiovascular e a diretriz abordada. Os pacientes com coronariopatia habitualmente se encaixam em grupos de mais alto risco, portanto, têm metas mais agressivas (LDL-c < 50 mg/dL), de acordo com a última Diretriz de Dislipidemia da SBC, por exemplo. Outras drogas podem ser associadas para alcançar as metas propostas, como a ezetimiba e os recentes inibidores da PCSK9 (evolocumabe) em condições especiais.

Inibidor da enzima conversora da angiotensina I (iECA)

Os maiores estudos que demonstraram benefício avaliaram pacientes com DAC assintomáticos e com fração de ejeção reduzida do VE ou indivíduos com disfunção ventricular pós-IAM. Atualmente discute-se seu papel em pacientes com DCC e função ventricular preservada, especialmente em diabéticos, com redução inclusive de morte e infarto do miocárdio nesta população. É razoável atribuir aos bloqueadores do receptor de angiotensina efeito semelhante, se levado em conta que tais achados estão relacionados ao sistema renina-angiotensina.

Tratamento farmacológico para reduzir isquemia e sintomas

Bloqueadores beta-adrenérgicos

Ainda são os medicamentos de primeira escolha no tratamento da angina estável. Há inúmeros estudos demonstrando que são capazes de reduzir mortalidade de pacientes com angina estável pós-infarto (fato questionado em poucos trabalhos mais recentes e foco de novas discussões). As drogas desta classe diferem entre si de acordo com cardiosseletividade, atividade simpatomimética intrínseca e propriedades vasodilatadores. Atenolol, bisiprolol, carvedilol, metoprolol e nebivolol (ordem alfabética) estão entre os mais prescritos.

Bloqueadores dos canais de cálcio

Grupo heterogêneo de medicamentos que quimicamente podem ser classificados entre diidropiridínicos (nifedipina, anlodipino e outros) e não diidropiridínicos (diltiazem e verapamil). Todas as classes são efetivas para redução dos episódios de angina e da necessidade de nitrato sublingual, aumentando a capacidade funcional e a tolerância ao exercício. Há, no entanto, diferentes efeitos sobre frequência cardíaca, condução atrioventricular e contratilidade miocárdica, portanto, a escolha da droga deve ser individualizada. Distintamente dos bloqueadores beta-adrenérgicos, os bloqueadores dos canais de cálcio (BCC) não reduziram mortalidade quando utilizados pós-infarto do miocárdio, por isso, estão locados como segunda opção de tratamento ou se tornam preferenciais apenas quando betabloqueadores estão contraindicados. A exceção se dá para pacientes com angina vasoespástica, quando o uso é imperativo.

Os BCC diidropiridínicos relaxam a musculatura lisa vascular, não modificam a velocidade da condução atrioventricular e, por mecanismos reflexos, aumentam a frequência cardíaca. Já os BCC não diidropiridínicos apresentam efeito cronotrópico e inotrópico negativos preponderantes, impedindo o uso em pacientes com disfunção ventricular. O verapamil tem efeito antianginoso comparado ao metoprolol, mas com aumento significativo de risco para bradicardia, bloqueio atrioventricular e insuficiência cardíaca, enquanto o diltiazem tem efeito terapêutico similar com menos efeitos colaterais.

Nitratos

Os nitratos de ação rápida (isossorbida 5 mg ou propatilnitrato 10 mg sublinguais) são as drogas de escolha para as crises anginosas. O alívio dos sintomas advém da venodilatação que contribui para a redução da pré-carga, da redução da pós-carga diminuindo o consumo de oxigênio e da vasodilatação coronariana. Os nitratos de ação prolongada (mononitrato e dinitrato de isossorbitol) representam drogas de segunda linha para o tratamento de angina, usados apenas quando há contraindicação a betabloqueadores e BBC ou como terapia complementar. Além do desenvolvimento de tolerância medicamentosa, há piora da disfunção endotelial, aumento da produção de endotelina, radicais livres e da atividade da fosfodiesterase com uso crônico de nitratos.

Ivabradina

Inibidor específico da corrente *If* no nó sinusal produzindo exclusivamente redução da frequência cardíaca, sem afetar os níveis pressóricos, a contratilidade miocárdica, a condução intracardíaca e a repolarização ventricular. Em alguns estudos, tem eficácia antianginosa semelhante ao atenolol ou anlodipino. Utilizada como alternativa ou em associação a betabloqueadores para paciente com angina e frequência cardíaca > 60 bpm, e para pacientes com disfunção ventricular (fração de ejeção < 40%) em terapia clínica otimizada e frequência cardíaca > 70 bpm.

Trimetazidina

Agente sem mecanismo de ação completamente definido, promove mudanças no metabolismo celular sem qualquer efeito na hemodinâmica cardiovascular. Há poucos dados sobre o prognóstico de pacientes anginosos em longo prazo. Pode ser utilizada em pacientes com angina estável sintomática em uso de betabloqueadores (isolado ou em associação com outros agentes antianginosos) e naqueles com angina estável e disfunção de ventrículo esquerdo com terapia clínica otimizada. Deve ser usada com cautela em pacientes com disfunção renal moderada e a dose deve ser ajustada para os mais idosos.

Ranalozina

Tem efeitos sobre o metabolismo celular de glicose (reduz inclusive HbA1C em pacientes com ou sem diabete), mas atribui-se a inibição da corrente tardia de sódio o principal mecanismo antianginoso. Opção de segunda linha como terapia adjuvante a betabloqueadores ou BCC. Por ser metabolizada no citocromo CYP3A4 tem interação com inúmeras drogas (verapamil, diltiazem, digoxina). Também pode prolongar o intervalo QT.

Nicorandil

Derivado da nicotinamida com eficácia antianginosa similar a betabloqueadores, BCC e nitratos. Reservado ao tratamento de segunda linha como medicação de associação em razão do desenvolvimento de tolerância e efeitos colaterais – úlceras graves de pele e mucosas (incluindo sangramento digestivo e perfuração em associação com AAS) e olhos.

A Tabela 3 apresenta um resumo dos principais efeitos das medicações utilizadas no tratamento da DCC e respectivas recomendações das diretrizes nacional e internacionais.

Revascularização miocárdica

Em pacientes com DCC, o objetivo da revascularização é aliviar sintomas e aumentar a sobrevida livre de eventos isquêmico agudos. A decisão deve se basear em vários fatores, entre eles, destacam-se a limitação funcional gerada

TABELA 3 Tratamento farmacológico para DCC

Drogas	Redução de mortalidade	Redução de sintomas	ESC	AACC/AHA	SBC
Betabloqueadores	Não	Sim	IA	IB	IA
BCC diidropiridínicos	Não	Sim	IA	IB	IIA
BBC não diidripiridínicos	Não	Sim	IA	IIaB	IIA
Nitratos de longa duração	Não	Sim	IIaB	IB	IIaB
Ivabradina	Não	Sim	IIaB	–	IIaB
Ranolazina	Não	Sim	IIaB	IIb	–
Nicorandil	Não	Sim	IIaB	–	–
Trimetazidina	Não	Sim	IIaB	–	IIaB

AACC/AHA: American College of Cardiology/American Heart Association; ESC: European Society of Cardiology; SBC: Sociedade Brasileira de Cardiologia.

por dor/dispneia, a anatomia coronariana e o grau de obstrução arterial, o percentual ou a extensão da isquemia em métodos funcionais e o benefício/prognóstico esperados com o tratamento. Não é uma decisão habitualmente simples, ao contrário, às vezes é muito complexa; sempre que possível, é recomendada uma avaliação consensual entre o cardiologista, o cirurgião cardíaco e o hemodinamicista (*heart team*). Estão resumidas em linhas gerais no Quadro 1 e nas Figuras 1 e 2 as indicações de revascularização e o método de escolha, intervenção percutânea ou cirúrgica.

QUADRO 1 Indicações de revascularização em pacientes com DCC
Obstrução arterial significativa caracterizada por lesões angiográficas com grau de obstrução entre 50 e 90% para TCE e 70 e 90% para demais vasos, desde que haja prova isquêmica positiva ou FFR < 0,8
Obstrução arterial caracterizada por lesão angiográfica com grau de obstrução > 90%, independentemente de prova isquêmica funcional ou FFR
Na presença de obstrução arterial significativa em pacientes com angina limitante a despeito do tratamento clínico otimizado para melhora de sintomas
Na presença de obstrução arterial significativa com angina limitante, mas com contraindicações ou limitações à terapêutica medicamentosa, para melhora de sintomas

FFR: *fractional flow reserve*/reserva de fluxo fracionada; TCE: tronco de coronária esquerda.

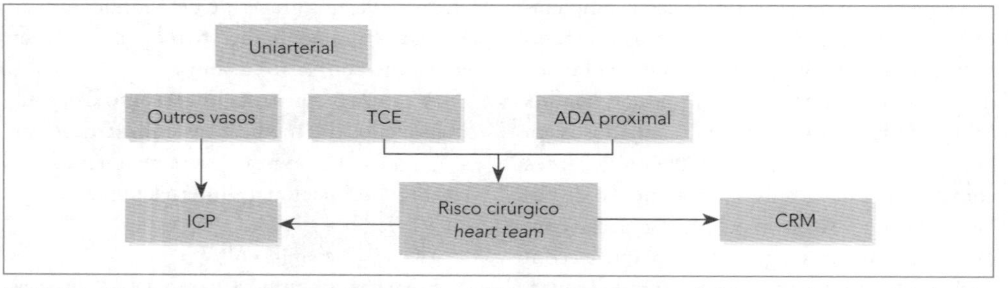

FIGURA 1 Fluxograma de revascularização miocárdica no paciente com DAC estável uniarterial.
ADA: artéria descendente anterior; CRM: cirurgia de revascularização miocárdica; ICP: intervenção coronariana percutânea; TCE: tronco de coronária esquerda.

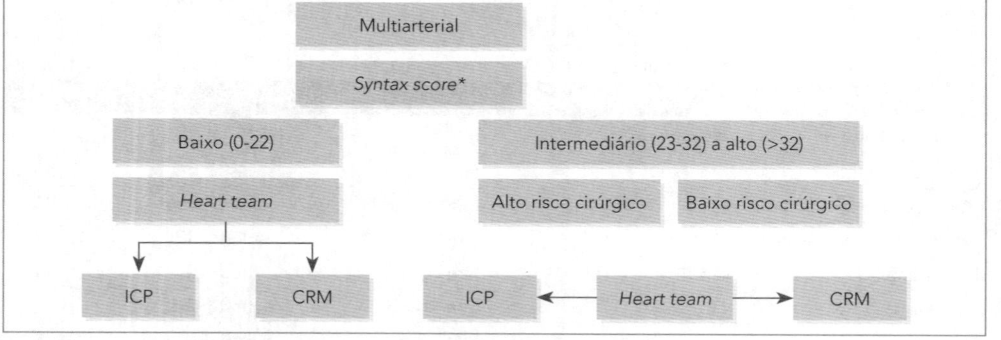

FIGURA 2 Fluxograma de revascularização miocárdica no paciente com DAC estável multiarterial.
ADA: artéria descendente anterior; CRM: cirurgia de revascularização miocárdica; ICP: intervenção coronariana percutânea; TCE: tronco de coronária esquerda.
* Mohr, et al., 2013.

LEITURA SUGERIDA

1. Albus C, Barkhausen J, Fleck E, Haasenritter J, Lindner O, Silber S. The Diagnosis of Chronic Coronary Heart Disease. Dtsch Ärztebl Int. 2017;114(42):712-9.
2. Cassar A, Holmes DR, Rihal CS, Gersh BJ. Chronic coronary artery disease: diagnosis and management. Mayo Clinic Proc. 2009;84(12):1130-46.
3. Cesar LA, Ferreira JF, Armaganijan D, Gowdak LH, Mansur AP, Bodanese LC, et al. Diretriz de Doença Coronária Estável. Arq Bras Cardiol. 2014;103(2 Suppl 2):1-59.
4. Fihn SD, Blankenship JC, Alexander KP, Bittl JA, Byrne JG, Fletcher BJ, et al.; American College of Cardiology/Americal Heart Association Task Force on Practice Guidelines; American Association for Thoracic Surgery; Preventive Cardiovascular Nurses Association; Society for Cardiovascular Angiography and Interventions; Society of Thoracic Surgeons. 2014 ACC/AHA/AATS/PCNA/SCAI/STS Focused Update of the Guideline for the Diagnosis and Management of Patients With Stable Ischemic Heart Disease. J Am Coll Cardiol. 2014;64(18):1929-49.
5. Gibbons RJ, Balady GJ, Beasley JW, Bricker JT, Duvernoy WF, Froelicher VF, et al. ACC/AHA guidelines for exercise testing: Executive summary. A report of the American College of Cardiology/American Heart Association Task Force on Practice Guidelines (Committee on Exercise Testing). Circulation. 1997;96(1):345-54.
6. Mohr FW, Morice MC, Kappetein AP, Feldman TE, Ståhle E, Colombo A, et al. Coronary artery bypass graft surgery versus percutaneous coronary intervention in patients with three-vessel disease and left main coronary disease: 5-year follow-up of the randomised, clinical SYNTAX trial. Lancet. 2013;381(9867):629-38.
7. Task Force Members, Montalescot G, Sechtem U, Achenbach S, Andreotti F, Arden C, Budaj A, et al. 2013 ESC guidelines on the management of stable coronary artery disease: the Task Force on the management of stable coronary artery disease of the European Society of Cardiology. Eur Heart J. 2013;34(38):2949-3003.

CAPÍTULO 22

Intervenção coronariana percutânea

Alexandre Antônio Cunha Abizaid
José de Ribamar Costa Jr.
Ricardo A. Costa
Marco Antônio Perin
Pedro Henrique Melo
Fábio Sândoli de Brito

INTRODUÇÃO

A partir do final da década de 1980, o advento dos *stents* para o tratamento de obstruções no leito coronariano revolucionou a terapêutica percutânea da doença aterosclerótica. Na era pré-*stent* coronariano, a ATC com balão era limitada pela incidência relativamente alta de oclusão aguda do vaso (~ 4 a 5%), a qual estava associada à ocorrência de graves complicações ainda na fase intra-hospitalar, incluindo morte, infarto agudo do miocárdio (IAM) e necessidade de cirurgia de revascularização miocárdica (CRM) de emergência. Nesse período, várias séries clínicas identificaram certas características morfológicas/anatômicas nas lesões coronarianas que adicionavam complexidade ao procedimento e também se associavam à falência e ao insucesso do tratamento percutâneo (p. ex., excentricidade, extensão longa, calcificação, localização ostial, bifurcação, tortuosidade proximal, trombo, oclusão crônica etc.). O uso dos *stents* metálicos reduziu significativamente a retração elástica e o remodelamento negativo, dois importantes mecanismos responsáveis pelo insucesso da terapêutica percutânea com cateter-balão.[1-3]

Mais recentemente, a introdução dos *stents* farmacológicos e a marcante supressão da hiperplasia neointimal em seu interior consolidaram a utilização como tratamento de escolha na abordagem percutânea da doença coronariana, ampliando o cenário de aplicação clínica. Na prática, esses novos dispositivos reduziram em 50 a 70% a necessidade de nova revascularização da lesão-alvo, quando comparados aos *stents* metálicos sem fármaco.

Na última década, essa nova tecnologia sofreu marcante evolução com o surgimento de novas plataformas, polímeros e fármacos antiproliferativos. Também, mais recentemente, os suportes vasculares bioabsorvíveis (ou *stents* absorvíveis) tiveram sua introdução no cenário clínico, representando um novo marco nessa área da cardiologia intervencionista.

STENTS METÁLICOS

O termo *stent* foi utilizado pela primeira vez em 1916, pelo cirurgião plástico holandês Jan Esser, em alusão a uma prótese dentária desenvolvida pelo odontólogo inglês Thomas Stent.

Os primeiros protótipos de *stents* coronarianos surgiram de um projeto desenvolvido pelo engenheiro Hans Wallstent e pelo cirurgião cardíaco Ake Senning. Esse projeto resultou no primeiro *stent* metálico coronariano autoexpansível, o *Wallstent*, implantado em humanos pela primeira vez em 1986 pelo cardiologista francês Jacques Puel.

Entretanto, várias limitações daquele dispositivo inicial, inclusive relacionadas à forma de liberação, não permitiram sua adoção mais difundida entre os cardiologistas intervencionistas da época. Somente em outubro de 1987, Dr. Eduardo Sousa, no Instituto Dante Pazzanese em São Paulo, viria a implantar em humanos o primeiro *stent* metálico balão-expansivo de Palmaz-Schatz, que se mostrou eficaz e alavancou a intervenção coronariana percutânea, superando as principais limitações da então preponderante angioplastia com cateter-balão.

Desde então, os *stents* passaram por amplas mudanças, desde a composição metálica, até o desenho e a forma de liberação, conforme se verá a seguir.

Composição metálica

No início, vários metais foram testados na fabricação dos *stents*, incluindo nitinol, tântalo e platina. Entretanto, até recentemente a maioria dos *stents* metálicos era feita a partir de uma liga metálica de aço inoxidável (L316), de fácil manipulação, boa força radial e baixo recolhimento agudo (*acute recoil* < 5%). Porém, o aço inoxidável também tem limitações, sendo as principais a baixa radiopacidade, pouca flexibilidade e teor de níquel relativamente alto, o que pode resultar em fenômenos alérgicos locais e elevar as taxas de reestenose.

Posteriormente, a liga de cromo-cobalto (L605) despontou como uma alternativa ao aço inoxidável, hoje o material utilizado na maioria dos *stents* metálicos. Por ser mais resistente, a liga de cromo-cobalto permite ser produzida com hastes mais finas (e melhor perfil de entrega), sem comprometer a força radial. Também são mais visíveis que os *stents* de aço e possuem menos níquel na composição.

Embora não haja evidência direta da superioridade de uma liga metálica sobre a outra no sentido de reduzir a reestenose, existem estudos que demonstraram que hastes mais finas reduzem a agressão à parede vascular e minimizam a resposta inflamatória, podendo resultar em reduzida resposta neointimal proliferativa[4] e menor propensão à formação de trombo.

Mais recentemente, ligas de platina passaram a ser incorporadas às ligas de cromo na confecção de *stents* metálicos. A platina é duas vezes mais radiopaca que o ferro e o cobalto, sendo mais maleável e resistente à corrosão e à fratura. Estudos de bancada demonstraram que ligas feitas a partir dessa combinação são mais flexíveis, têm melhor conformabilidade com a anatomia vascular e menos *recoil* que as ligas de aço inoxidável e cobalto-cromo. Por fim, essa nova liga tem o menor teor de níquel entre as utilizadas para a confecção dos *stents*.

Desenho da plataforma

As plataformas podem ter desenho tubular ou de mola e podem variar quanto à abertura, ao número, à espessura e ao formato das células.

A maioria dos *stents* utilizados hoje tem desenho tubular e varia quanto à abertura das células. Endopróteses de células mais fechadas promovem maior cobertura tecidual, tendo maior força radial. Entretanto, têm menos flexibilidade, o que pode dificultar a entrega em anatomias mais desafiadoras e também por questões inerentes ao desenho, dificultam o acesso aos ramos laterais.

O contrário é verdade para as próteses de células abertas. Enquanto elas têm maior flexibilidade e melhor acesso aos ramos laterais, possuem menos força radial e menor cobertura tecidual.

Sistema de entrega

A maioria dos *stents* utilizados hoje é de balão-expansíveis, sendo os autoexpansíveis reservados para cenários específicos em que ainda se pesquisa se trariam vantagens sobre o outro sistema (p. ex., bifurcações, IAM com supradesnivelamento de ST e vasos finos).

Os *stents* autoexpansíveis são feitos a partir de nitinol, graças a algumas propriedades específicas dessa liga metálica, como memória de forma, hiperelasticidade, resistência à fadiga e biocompatibilidade.

Estudos de bancada e pré-clínicos demonstraram que *stents* autoexpansíveis, quando comparados aos balão-expansíveis, causam menos dissecção de bordas e fechamento de ramos laterais e o implante mais "suave" resulta em menos distúrbios de fluxo coronariano (*slow/no-reflow*). Entretanto, o uso clínico mais difundido é limitado por algumas características negativas, como: (1) dificuldade em manusear os sistemas de liberação destas próteses; e (2) dificuldade em dimensionar corretamente o *stent* em relação ao vaso e à lesão, em razão do "crescimento" progressivo da endoprótese após a liberação e do encurtamento que em geral sofrem após liberadas.

STENTS FARMACOLÓGICOS

Os *stents* farmacológicos surgiram da combinação do aumento do entendimento da biologia da reestenose com a escolha de fármacos direcionados a uma ou mais séries de modificações biológicas do processo restenótico. Desde meados da década de 1990, foram testados, no ambiente pré-clínico, diferentes tipos de fármacos, dotados de ação anti-inflamatória (dexametasona), antiproliferativa (sirolimo, paclitaxel, actinomicina D, angiopeptina, ácido micofenólico, everolimo), antimigratória (batimastate) e pró-endotelial (estrógeno). Alguns desses fármacos inclusive chegaram a ser testados no cenário clínico e a maioria sem um resultado satisfatório no que se refere à prevenção da reestenose.

O primeiro *stent* farmacológico a demonstrar efetividade clínica foi o stent Cypher® (Cordis, Johnson & Johnson, Warren, NJ, EUA), com sirolimo, testado de forma pioneira em humanos no Instituto Dante Pazzanese, no ano de 1999. O acompanhamento dos primeiros 30 pacientes tratados com esse dispositivo demonstrou hiperplasia neointimal insignificante aos 4, 12, 24 e 48 meses.

Isso foi confirmado no estudo randomizado e multicêntrico RAVEL (A Randomized Comparison of a Sirolimus-Eluting Stent with a Standard Stent for Coronary Revascularization).

A seguir, surgiu também o *stent* Taxus® (*stent* com eluição de paclitaxel: Boston Scientific Corporation, Natick, MA, EUA), que teve a eficácia demonstrada em diversos ensaios clínicos controlados (série de estudos TAXUS®), sendo também aprovado para uso comercial.

Diante dos excelentes resultados clínicos obtidos com os *stents* Cypher® e Taxus®, as indicações de intervenção coronariana percutânea se expandiram, e essa modalidade de revascularização pôde, pela primeira vez, comparar-se, em condições de igualdade, à cirurgia, nos mais diversos complexos cenários clínicos e angiográficos. Hoje, observando a história após 10 anos, pode-se afirmar que a intervenção percutânea não estaria no patamar de excelência que ocupa se não fosse o desempenho dessa primeira geração de *stents* farmacológicos.

Entretanto, embora tenham atingido o objetivo principal de maneira eficaz, com a redução da ocorrência da reestenose, a segurança dos *stents* farmacológicos de primeira geração foi questionada pela biocompatibilidade subótima do polímero e da endotelização tardia do *stent*, algo imperfeita, podendo, em alguns raros casos, resultar em tromboses tardias e muito tardias. Ambos os *stents*, Cypher® e Taxus®, utilizam polímeros duráveis e espessos para o transporte e a liberação de agentes antiproliferativos.

Em razão dessas observações, surgiu a chamada 2ª geração dos *stents* farmacológicos, atualmente predominante na prática clínica, representada pelos *stents* com novos polímeros mais biocompatíveis (Xience® Prime®, Promus Element®, Rezolute Integrity®) ou mesmo com polímeros bioabsorvíveis (Bioametrix®, Nobori®).

Do parágrafo anterior, é possível depreender que, além da plataforma, existem dois outros componentes essenciais em um *stent* farmacológico, que têm implicação direta na eficácia e na segurança do dispositivo: o polímero e o fármaco antiproliferativo. Uma vez que as plataformas já foram previamente discutidas, serão discutidos, a seguir, os dois outros componentes.

Além de reduzir drasticamente as taxas de reestenose, os *stents* farmacológios alteraram o padrão de classificação de reestenose reportado com *stents* não farmacológicos, passando de uma morfologia difusa e proliferativa na maioria (pior prognóstico) para um tipo focal (> 70%) com evolução mais benigna. Mesmo assim, o padrão morfológico de recorrência ainda aparenta impactar de maneira significativa a evolução clínica de pacientes com reestenose pós-*stents* farmacológicos.

Polímeros

Os polímeros são elementos centrais para o desenvolvimento dos *stents* farmacológicos, pois, além de servirem como reservatório e carrearem o fármaco antiproliferativo, controlam a liberação.

As coberturas poliméricas em geral consistem em uma ou mais camadas, sendo o polímero em si a mais importante, por conter o fármaco e controlar a cinética de liberação. Entretanto, outras camadas muitas vezes se fazem necessárias para aumentar a aderência do polímero à superfície do *stent* (camadas basais) ou retardar a liberação do fármaco (camadas localizadas acima do polímero ou *top coating*).

A maioria dos polímeros é durável, embora adiante serão vistos alguns sistemas que utilizam tecnologia biodegradável ou mesmo abolem o uso desse componente.

Há diversos mecanismos de liberação do fármaco a partir do polímero, sendo os mais frequentes: difusão, reação química e ativação do solvente.

Os primeiros polímeros desenvolvidos para *stents* farmacológicos (utilizados na chamada 1ª geração, Cypher® e Taxus®) geravam, em alguns casos, inflamação excessiva local na coronária, podendo, eventualmente, resultar em trombose e reestenose tardias. Degradação inapropriada desses polímeros e alto peso molecular respondiam em parte pelos problemas.

Os novos polímeros presentes nas gerações atuais de *stents* farmacológicos (Xience Prime®, Promus Element® e Resolute Integrity®) geram mínima resposta inflamatória, em parte pelos novos elementos utilizados para a confecção, mas também por serem aplicados apenas na superfície abluminal (externa) do *stent*, o que reduz significativamente a massa polimérica utilizada. A Tabela 1 contém uma breve descrição dos *stents* farmacológicos com polímero durável de 1ª e 2ª gerações.

Stents farmacológicos com polímeros bioabsorvíveis

Conforme já mencionado, o polímero durável presente na maioria dos *stents* farmacológicos pode ter um papel central na perpetuação do processo inflamatório local na parede vascular, podendo induzir à ocorrência de trombose tardia e muito tardia dessas endopróteses.

Uma das maneiras de minimizar esse efeito negativo seria desenvolver sistemas com polímeros absorvíveis que, uma vez tendo cumprido a finalidade seminal de transportar e controlar a liberação dos fármacos antiproliferativos, iniciariam um processo biológico de fragmentação e absorção pelo organismo do indivíduo tratado. A maioria desses novos *stents* farmacológicos utiliza os ácidos poli L-lactídeo (PLLA) e ácido poli DL-lactídeo-coglicolídeo (PGLA), que progressivamente se decompõem em ésteres até finalmente serem degradados em ácido lático. Nos *stents* farmacológicos com polímero degradável, a liberação do fármaco ocorre não somente pela difusão, mas também pela degradação da matriz polimérica.

O benefício dessa nova tecnologia foi demonstrado no estudo LEADERS (Trial Limus Eluted A Durable Versus ERodable Sent Coating), que comparou o *stent* Biomatrix®, com polímero bioabsorvível de PLLA ao *stent* Cypher®, de 1ª geração, com polímero durável. Ao final de 5 anos de seguimento clínico, o grupo de pacientes tratados com o novo *stent* com polímero absorvível apresentou tendência a menor quantidade de eventos cardíacos adversos (22,3 *vs.* 26,1%; Psup = 0,071) e uma significativa redução na taxa de trombose após o primeiro ano

TABELA 1 Principais *stents* farmacológicos com polímeros duráveis

Stent farmacológico	Plataforma	Fármaco antiproliferativo	Polímero
1ª geração			
Cypher® (Cordis, J & J)	Bx Velocity: *stent* de aço inoxidável com células fechadas. Espessura de haste de 140 mcm Diâmetro máximo de abertura da célula de 3 mm	Sirolimo (140 mcg/cm^2). 80% liberado em 30 dias	Acetato de polietileno covinil e metacrilato de poli-n-butil. Espessura de 12 mcm
Taxus® Express/ Libertè (Boston Scientific Corporation)	Plataforma de aço inoxidável com células abertas (Express) e híbridas (Libertè). Espessura de haste de 132 e 97 mcm, respectivamente. Diâmetro máximo de abertura da célula de 3,8 e 4,4 mm, respectivamente	Paclitaxel (100 mcg/cm^2). < 10% liberado em 30 dias	Poliestireno-b-isobutileno-b-estireno. Espessura 16 mcm
2ª geração			
Xience V/Prime® (Abbott Vascular)	Vision: plataforma de cromo-cobalto com células abertas. Espessura de haste de 81 mcm. Diâmetro máximo de abertura da célula de 4 mm		
Promus Element® (Boston Scientific Corporation)	Plataforma de platina e cromo com células abertas. Espessura de haste de 81 mcm	Everolimo (100 mcg/cm^2); 80% liberado em 30 dias	Polímero de flúor e acrílico. Espessura de 7,6 mcm
Endeavor® (Medtronic)	Plataforma de cromo-cobalto com células abertas. Espessura das hastes de 91 mm. Diâmetro máximo de abertura da célula de 6,3 mm	Zotarolimo (100 mcg/cm^2); 95% liberado em 30 dias	Fosforilcolina. Espessura de 4,1 mcm
Resolute® (Medtronic)	Plataforma de cromo-cobalto com células abertas e desenho sinusoidal. Espessura das hastes de 81 mcm	Zotarolimo (100 mcg/cm^2); 85% liberado em 60 dias	BioLinx (mistura de 3 polímeros: C10 que é hidrofóbico e controla a liberação tardia do fármaco, C19 e polivinil pirrolidona, hidrofóbicos, que permitem liberação rápida precoce (*burst release*)

do procedimento (0,66 vs. 2,5%; Psup = 0,003) [Serruys, comunicação oral, Miami, TCT 2012]. Entretanto, não existe até o momento comprovação da superioridade desses *stents* com polímero absorvível, quando comparados às novas gerações de *stents* farmacológicos com polímeros duráveis de melhor biocompatibilidade (2ª geração: Xience Prime®, Promus Element®, Resolute Integrity®).

A Tabela 2 contém uma breve descrição dos principais componentes de sistema de *stents* farmacológicos com polímeros bioabsorvíveis.

Stents farmacológicos sem polímeros

Em teoria, melhor que utilizar um sistema de polímero absorvível seria desenvolver um *stent* farmacológico sem polímero. Entretanto, conforme já mencionado, a presença do polímero está intimamente relacionada não somente ao transporte do fármaco antiproliferativo ao sítio da lesão aterosclerótica a ser tratada, mas também a um papel central no controle da liberação do fármaco, o que pode ser decisivo para a eficácia ou a falência de um *stent* farmacológico.

TABELA 2 Principais *stents* farmacológicos com polímeros absorvíveis

Stent farmacológico	Plataforma	Fármaco antiproliferativo	Polímero
BioMatrix Flex® (Biosensors Inc.) / Nobori® (Terumo Inc.)	*Stent* de aço inoxidável (316 L) – com espessura de haste de 137 mcm	Biolimo A9 (~ 15,6 mcg/mm de *stent*)	Ácido polilático (PLLA) aplicado à superfície abluminal (externa) Absorção do polímero entre 6 e 9 meses
Cardiomind 0.014" Sparrow™ (CardioMind, Inc.)	Plataforma autoexpansível de nitinol com espessura da haste de 61 mcm	Sirolimo (~ 5,2 mcg/mm de *stent*). Nova versão com biolimo A9 em avaliação pré-clínica	Bloco de copolímeros: PLLA/PLGA. Absorção aos 9 meses
ELIXIR BD (Elixir Medical Corporation)	*Stent* de cromo-cobalto (L605) com espessura de haste de 81 mcm	Novolimo (~ 5 mcg/mm de *stent*) Miolimo (~ 2 a 3 mcg/mm de *stent*)	PLLA e poliéster. Absorção no 3° mês
Synergy (Boston Scientific Corporation)	Plataforma de platina-cromo com espessura de haste de 75 mcm	Everolimo (dose e cinética de liberação similar ao Promus Element®)	PLGA na superfície abluminal. Absorção aos 4 meses
Supralimus-Core™ (Sahajanand Medical Technologies Pvt. Ltd.)	Plataforma de cromo-cobalto (L605) com espessura de haste de 60 mcm	Sirolimo (~ 4,7 mcg/mm de *stent lenght*)	PLLA/PLGA 50/50 e polivinil pirrolidona

A maioria dos sistemas não poliméricos utiliza modificações microscópicas na superfície do *stent* a fim de criar microporos capazes de carrear o fármaco. Entretanto, *sprays*, colas e outras tecnologias também têm sido testadas.

Cabe lembrar que esse ainda é um campo incipiente da cardiologia intervencionista, estando a maioria dos dispositivos em fase inicial de avaliação, com poucos dados clínicos de eficácia e segurança disponíveis.

A Tabela 3 apresenta uma breve descrição acerca dos principais componentes dos sistemas de *stents* farmacológicos sem polímeros.

Fármacos antiproliferativos

O fármaco ideal, em teoria, deveria ter ampla janela terapêutica (minimizando, assim, possíveis efeitos tóxicos sistêmicos e locais), baixo potencial inflamatório, promover supressão seletiva das células musculares lisas (sem atingir células de média e adventícia) e promover a reendotelização local.

Não é somente a atividade biológica do fármaco que responde pelo sucesso, mas também propriedades fisicoquímicas e de farmacocinética. Nesse complexo balanço, também tem participação a plataforma (*stents* de células mais fechadas promovem distribuição mais homogênea do fármaco) e o polímero.

Fármacos mais hidrofílicos, como a heparina, são rapidamente absorvidos pelo tecido local, mas também são rapidamente metabolizados. De forma oposta, fármacos lipofílicos (como paclitaxel e membros da família limo) permanecem mais tempo aderidos à parede vascular. Quanto mais lipofílico o fármaco, melhor a biodisponibilidade e mais homogênea será a absorção na parede vascular.

Na prática contemporânea, os fármacos da família limo e o paclitaxel são os agentes mais utilizados nos *stents* farmacológicos e, nos últimos anos, a família limo tem sido a mais utilizada.

Família limo

A maioria dos representantes dessa categoria é análoga ao sirolimo. Os principais exemplos são everolimo, zotarolimo, biolimo A9, novolimo e miolimo). Esses agentes se unem aos receptores FKBP-12 e inibem o receptor da m-Tor (*mammalian target of rapamycin*) e, consequen-

TABELA 3 *Stents* farmacológicos não poliméricos

Stent farmacológico	Plataforma	Fármaco antiproliferativo	Meio de transporte do fármaco
Amazon Pax® (MINVASYS)	Amazonia CroCo® (605 L) cromo-cobalto (Co-Cr) com espessura de haste de 0,0028" (73 mcm)	Paclitaxel (~ 2,5 mcg/mm de *stent)*	"Cola" formando uma camada de 5 mm) na superfície externa (abluminal) da plataforma
BioFreedom™ (Biosensors Inc)	Stent BioFlex II® de aço inoxidável (316 L) com espessura de haste de 0,0047" (119 mcm)	Biolimo A9 (~ 15,6 mcg/mm de *stent*)	Modificação ("ranhuras") na superfície externa da plataforma metálica
OPTIMA™ (CID S.r.l.)	Plataforma de aço inoxidável (316 L) com espessura de haste de 0,0054" (137 mcm)	Tacrolimo (~ 2,3 mcg/mm de *stent*)	Cobertura passiva com Carbofilm revestindo reservatórios na superfície externa (abluminal) do *stent*
YUKON® Choice[DES] (Translumina)	Plataforma de aço inoxidável (316 L) com espessura de haste de 0,0034" (87 mcm)	Sirolimo (120 mcg/cm^2) + probucol (100 mg/cm^2) ou apenas sirolimo	Modificação na superfície externa na plataforma metálica

temente, inibem de forma reversível o fator de crescimento e a citocina estimuladora da proliferação celular na fase G1 do ciclo celular. Portanto, as células musculares lisas permanecem quiescentes, na fase G0 do ciclo.

Embora também pertençam à família limo, o tacrolimo e o pimecrolimo apresentam mecanismo distinto de ação, ligando-se ao FKBP-506 e tendo papel mais imunossupressor que antiproliferativo, o que explica o insucesso quando utilizados em *stents* farmacológicos.

Paclitaxel

Ao contrário da família limo, este fármaco age no interior do citoplasma, bloqueando de forma irreversível a replicação celular, sobretudo nas fases G0/G1 e G2/M do ciclo celular. Trata-se de um fármaco altamente lipofílico, capaz de atingir efeito com baixa dose, permanecendo biodisponível por longos períodos. Entretanto, tem sido associado, ainda que raramente, a efeitos citotóxicos locais, como redução da espessura da camada medial e indução de hemorragia focal neointimal e medial, além de promover necrose celular.

O mais conhecido *stent* farmacológico deste grupo é o Taxus®, um dos pioneiros entre os *stents* farmacológicos (1ª geração) e possivelmente o mais testado em ensaios clínicos controlados.

Como escolher o *stent* "ideal"?

Foge ao escopo deste capítulo discutir em detalhes os estudos científicos e procurar evidências claras para apoiar o uso de um *versus* os demais *stents*.

O que se pode claramente afirmar, diante do conhecimento que se dispõe hoje, é:

- Os *stents* farmacológicos em geral (1ª e 2ª gerações) são mais eficazes que os não farmacológicos no sentido de reduzir a reestenose, independentemente do cenário clínico em questão. O benefício será maior na proporção que aumenta a chance de reestenose.
- Exceto em casos em que haja restrição ao uso prolongado de terapia antiplaquetária dupla (risco aumentado de sangramento, cirurgia planejada etc.) ou por questões de custo, os *stents* farmacológicos devem ser sempre preferidos em relação aos não farmacológicos.
- Em termos de segurança, os *stents* farmacológicos são pelo menos tão seguros quanto os não farmacológicos no que se refere a desfe-

chos duros (óbito e infarto). Com a 1ª geração de *stents* farmacológicos (Cypher® e Taxus®), há o incremento na taxa de trombose tardia e muito tardia, porém não parece influenciar na sobrevida. Com as novas gerações de *stents* farmacológicos, o perfil de segurança aumentou. Há evidências de que eles sejam mais seguros que os de 1ª geração em termos, inclusive de reduzir a mortalidade.

- Os *stents* farmacológicos de 2ª geração com polímero durável (Xience Prime®, Promus Element® e Resolute Integrity®) ou bioabsorvível (Bioametrix®, Nobori) devem ser preferidos em relação aos de 1ª geração, pelo melhor perfil de segurança.
    a. Entre os *stents* de 2ª geração, não há qualquer evidência mais robusta que indique a superioridade de um modelo sobre o outro, estando o uso condicionado a outras características do sistema (navegabilidade, abertura das hastes, visibilidade etc.), á questão de custos ou mesmo à preferência do operador.

SUPORTES VASCULARES BIOABSORVÍVEIS

Na última década, a ideia de um suporte vascular transitório que, por determinado período, impedisse a excessiva hiperplasia intimal reparativa e, ao mesmo tempo, evitasse o remodelamento negativo do vaso tratado e então fosse reabsorvido, fazendo com que o endotélio retornasse à condição funcional normal, vem ganhando destaque dentro da abordagem percutânea da doença coronariana.

Os suportes vasculares absorvíveis (SVA) seriam os dispositivos que preencheriam esses requisitos, mantendo as vantagens potenciais óbvias sobre a tecnologia atual dos *stents* farmacológicos, quais sejam: (1) possível redução da trombose tardia e muito tardia do *stent*, uma vez que a liberação dos fármacos e a presença de estruturas estranhas são temporárias, permanecendo somente até a cicatrização do vaso; (2) remoção, por meio da bioabsorção, de componentes rígidos da parede vascular (fibrina, cálcio etc.), juntamente com o *stent*, facilitando a restauração da vasomotricidade da artéria, com tensão de cisalhamento adaptativa, ampliação luminal tardia e remodelamento positivo tardio; (3) facilitação para realização tardia de novos procedimentos de revascularização, eliminando os arcabouços metálicos dos atuais *stents*; (4) potencial para ampla utilização na intervenção em cardiopediatria, para tratamento de estenoses das artérias pulmonares, coarctação da aorta etc. Uma vez que o dispositivo implantado será absorvido, em nada atrapalhará o crescimento da criança, e esta poderá receber vários dispositivos durante a vida, de acordo com as dimensões do vaso tratado; e (5) possibilidade do uso de técnicas de diagnóstico por imagem, como a angiografia por tomografia computadorizada ou ressonância magnética, durante o acompanhamento evolutivo desses casos. Atualmente, os *stents* metálicos podem causar artefatos nessas técnicas de diagnóstico por imagem, dificultando a interpretação dos resultados.

Os esforços para a criação de SVA começaram aproximadamente 20 anos atrás. Os primeiros estudos experimentais, empregando *stents* de malhas entrelaçadas de polietileno-tereftalato não biodegradável, em modelo animal porcino, foram publicados em 1992. Nos anos seguintes, van der Giessen, Lincoff e Yamakawa, trabalhando separadamente, conseguiram provar, em modelos experimentais, o conceito da bioabsorção.

Os atuais SVA são compostos por polímeros ou ligas metálicas absorvíveis. Existem diversos polímeros, cada um com composição química, propriedades mecânicas e subsequentes tempo de absorção diferentes. Entre eles, quatro são eluídos com fármacos antiproliferativos e já possuem alguma avaliação em seres humanos, estando, portanto, em um estágio mais avançado de investigação e com mais resultados disponíveis.

Da atual geração de SVA, o polímero mais frequentemente utilizado é o de ácido poli L-láctico (PLLA). Esse material já é bastante empregado clinicamente, sendo utilizado em fios de sutura reabsorvíveis, implante de tecidos moles, implantes ortopédicos e filtros de diálise. A Tabela 4 apresenta uma breve descrição, bem como o atual estágio de desenvolvimento, dos principais programas de pesquisa com suportes vasculares bioabsorvíveis em coronária.

Técnica de implante dos suportes vasculares absorvíveis

Apesar de representarem uma tecnologia relativamente incipiente, algumas informações já estão bastante claras em relação aos suportes

TABELA 4 Principais programas de pesquisa com suportes vasculares bioabsorvíveis em coronária

Companhia	Produto	Descrição	Farmacológico?	Situação atual	Principais estudos em humanos
Abbott	Absorb	SVA feito a partir de ácido polilático (PLLA), encontra-se na 2ª geração com desenho de células mais fechadas e maior força radial. Elui everolimo na mesma formulação do *stent* metálico Xience V. Absorção entre o 2º e 3º anos	Sim (everolimo)	Já obteve CE Mark e encontra-se em avaliação nos EUA para aprovação pelo FDA	Absorb coorte A (n = 30) 24 e B (n = 102). Absorb Extend (n = 800). Perda tardia em torno de 0,19 mm (2ª geração)
Amaranth Medical		SVA feito a partir de PLLA	Não	Avaliação pré-clínica	-
ART	ART BRS	SVA feito a partir de polímero amorfo com base de PLLA, programado para ser absorvido com 18 meses	Não	*First in men* em andamento	-
Biotronik	Dreams	SVA feito a partir de magnésio com absorção entre 12 e 18 meses. A 1ª versão não continha fármaco antiproliferativo e apresentou excessivo recolhimento (*recoil*), resultando em perda luminal tardia exacerbada. A 2ª versão, com paclitaxel e novo desenho, minimizou o *recoil* e reduziu a perda luminal no interior do SVA	Sim (inicialmente paclitaxel e na próxima versão sirolimo)	*First in men* concluído	Estudo Biosolve I (n = 46), testando a atual versão, com paclitaxel (Dreams). Perda tardia de 0,64 mm
Elixir	DESolve	SVA feito a partir de PLLA, recoberto com novolimo. Programado para ser absorvido entre 12 e 24 meses	Novolimo	Estudo para obtenção do CE Mark terminado	Estudo DESolve FIM (n = 15). Perda tardia de 0,20 mm
Huaan	Xinsorb	SVA feito a partir de PLLA, PCL (ácido poliglicólico)	Sim (sirolimo)	*First in men* concluído	-
Lifetech	Lifetech Iron Stent	SVA feito a partir de ferro	Não	Avaliação pré-clínica	-
Orbusneich	On-ABS	SVA com mistura de PLLA com cobertura de sirolimo e anticorpo + CD34 para captura de células progenitoras de endotélio	Sim (sirolimo)	Avaliação pré-clínica	-

(continua)

TABELA 4 Principais programas de pesquisa com suportes vasculares bioabsorvíveis em coronária *(continuação)*

Companhia	Produto	Descrição	Farmacológico?	Situação atual	Principais estudos em humanos
REVA Medical	ReSolve 2	SVA feito a partir de policarbonato de desaminotirosina (radiopaco à angiografia), com mecanismo de "trava" (*slide & lock*) para minimizar retração (*recoil*)	Sim (sirolimo 80 mcg/18 mm)	*First in men* concluído. Iniciado estudo para obtenção de CE Mark	-
Xenogenics	Ideal BioStent	SVA feito a partir de salicilato e recoberto com sirolimo	Sim (sirolimo)	*First in men* concluído	-
Zorion Medical	Fades	SVA feito a partir da combinação de liga de magnésio e PLGA		Avaliação pré-clínica	-

vasculares bioabsorvíveis atuais, em especial os mais testados, ou seja, os com base em PLLA. Por se tratar de um material polimérico de maior perfil de cruzamento, menos força radial que as ligas metálicas e menos resistentes às elevadas pressões no interior, são necessários alguns ajustes às técnicas contemporâneas de intervenção coronariana percutânea. A seguir, serão apresentadas as principais diferenças/ressalvas:

- Ao contrário dos *stents* metálicos contemporâneos, que frequentemente são implantados sem necessidade de pré-dilatação da lesão-alvo, os atuais suportes vasculares bioabsorvíveis necessitam de adequada "preparação" da lesão antes de serem implantados. Assim, as lesões em geral devem ser pré-dilatadas de forma mais intensa (relação balão-artéria em torno de 1:1) e, preferencialmente, com balões não complacentes. Na presença de lesões com características de maior componente fibrótico ou cálcio, se a opção for por utilizar esses novos, também se deve considerar o uso de dispositivos de ablação da placa, como *cutting-balloon*, *angiosculpt* ou mesmo aterectomia rotacional (*rotablator*).
- No que se refere à pós-dilatação, é possível realizá-la, porém com cautela para evitar "fratura" do dispositivo implantado. As recomendações quanto à forma de realizar a pós-dilatação variam conforme o dispositivo em questão. Por exemplo, para o Absorb (Abbott Vascular), recomenda-se a escolha de cateter-balão que não exceda 0,5 mm em relação ao diâmetro do suporte vascular implantado (p. ex., um Absorb de 3 mm deveria ser pós-dilatado com balão de, no máximo, 3,5 mm). Também é recomendado uso de balão não complacente, de extensão menor que o dispositivo implantado. É importante ter em mente que lesões residuais maiores que as frequentemente obtidas com *stents* metálicos serão notadas e deve-se "conter" o impulso de obter uma imagem final igual à de um *stent* metálico. É nesse momento que as "fraturas" ocorrem!
- Para a realização da intervenção, a farmacologia adjunta recomendada é igual à dos procedimentos com *stents* metálicos, devendo-se pré-tratar os pacientes com ácido acetilsalicílico e outro antiplaquetário (clopidogrel, prasugrel, ticagrelor etc.). Durante o procedimento, deve ser administrada a heparina (dose de 70 a 100 U/kg) a fim de manter o TCA > 250'. Outros fármacos adjuntos, como inibidores da glicoproteína IIbIIIa, podem ser utilizados a critério do ope-

rador. Após a intervenção, o paciente deve ser mantido em uso de ácido acetilsalicílico indefinidamente. Quanto ao segundo antiplaquetário, ainda não existe uma recomendação formal sobre a duração ideal da terapia dupla, porém na maioria dos estudos utilizou-se entre 6 e 12 meses.

- Entre o 1º e o 2º ano após o implante dos suportes vasculares absorvíveis, nota-se a recuperação da capacidade de remodelamento vascular do segmento tratado, o que pode resultar em expansão tardia da luz arterial. Do ponto de vista prático, mesmo que o paciente apresente perda tardia considerável dentro do 1º ano, há chance de que a luz arterial possa melhorar tardiamente, sem que haja necessidade de nova intervenção no segmento tratado. A título de ilustração, na coorte B do estudo Absorb (*A bioabsorbable everolimus eluting coronary stent system*), dois pacientes com reestenose binária (diâmetro de estenose > 50% no seguimento tratado), ao final do primeiro ano, já não mais apresentavam esse achado no reestudo angiográfico de 3 anos, graças ao aumento tardio da luz arterial.

LEITURA SUGERIDA

1. Colombo A, Drzewecki J, Banning A, Grube E, Hauptmann K, Silber S, et al.; TAXUS II Study Group. Randomized study to assess the effectiveness of slow and moderate-release polymer-based paclitaxel-eluting stent for coronary artery lesions. Circulation. 2003;108(7):788-94.
2. Dangas G, Cocke TP, Sharma SK, Vidhun RR, Kakarala VV, Marmur JD, Ambrose JA. Early changes in minimal luminar diameter after balloon angioplasty and directional coronary atherectomy. J Invasive Cardiol. 1998;10(7):372-5.
3. Finn AV, Nakazawa G, Joner M, Kolodgie FD, Mont EK, Gold HK, Virmani R. Vascular responses to drug eluting stents: importance of delayed healing. Arterioscler Thromb Vasc Biol. 2007;27(7):1500-10.
4. Kastrati a, Mehilli J, Dirschinger J, Dotzer F, Schühlen H, Neumann FJ, et al. Intracoronary stenting and angiographic results: strut thickness effect on restenosis outcome (ISAR-STEREO) trial. Circulation. 2001;103(23):2816-21.
5. Lüscher TF, Steffel J, Eberli FR, Joner M, Nakazawa G, Tanner FC, Virmani R. Drug-eluting stent and coronary thrombosis: biological mechanisms and clinical implications. Circulation. 2007;115(8):1051-8.
6. Mintz GS. Remodeling and restenosis: observations from serial intravascular ultrasound studies. Curr Interv Cardiol Rep. 2000;2(4):316-25.
7. Morice MC, Serruys PW, Sousa JE, Fajadet J, Ban Hayashi E, Perin M, et al.; RAVEL Study Group. A randomized comparison of a sirolimus-eluting stent with a standard stent for coronary revascularization. N. Engl J Med. 2002;346(23):1773-80.
8. Silva GV, Fernandes MR, Madonna R, Clubb F, Oliveira E, Jimenez-Quevedo P, et al. Comparative healing response after sirolimus and paclitaxel-eluting stent implantation in a pig model of restenosis. Catheter Cardiovasc Interv. 2009;73(6):801-8.
9. Sousa JE, Costa MA, Abizaid A, Abizaid AC, Seixas AC, Abizaid AS, et al. Two-year angiographic and intravascular ultrasound follow-up after implantation of sirolimus-eluting stents in human coronary arteries. Circulation. 2003;107(3):381-3.
10. Sousa JE, Costa MA, Abizaid A, Abizaid AS, Feres F, Pinto IM, et al. Lack of neointimal proliferation after implantation of sirolimus-coated stents in human coronary arteries: a quantitative coronary angiography and three-dimensional intravascular ultrasound study. Circulation. 2001;103(2):192-5.
11. Sousa JE, Costa MA, Abizaid A, Feres F, Seixas AC, Tanajura LF, et al. Four-year angiographic and intravascular ultrasound follow-up of patients treated with sirolimus-eluting stents. Circulation. 2005;111(18):2326-9.
12. Sousa JE, Costa MA, Abizaid A, Rensing BJ, Abizaid AS, Tanajura LF, et al. Sustained suppression of neointimal proliferation by sirolimus-eluting stents: one year angiographic and intravascular ultrasound follow-up. Circulation. 2001;104(17):2007-11.
13. Staab ME, Srivatsa SS, Lerman A, Sangiorgi G, Jeong MH, Edwards WD, et al. Arterial remodeling after experimental percutaneous injury is highly dependent on adventitial injury and histopathology. Int J Cardiol. 1997;58(1):31-40.
14. Stone GW, Ellis SG, Cox DA, Hermiller J, O'Shaughnessy C, Mann JT, et al.; TAXUS-IV Investigators. A polymer-based paclitaxel-eluting stent in patients with coronary artery disease. N Engl J Med. 2004;350(3):221-31.

CAPÍTULO 23

Revascularização do miocárdio

Fabio Biscegli Jatene
Ramez Anbar

INTRODUÇÃO

O infarto agudo do miocárdio é primeira causa de mortes no País, de acordo com a base de dados do Datasus, de Departamento de Informática do Sistema Único de Saúde (SUS), que registra cerca de 100 mil óbitos anuais devidos à doença, sendo a doença arterial coronariana (DAC) a principal causa de morte mundialmente.

A doença arterial coronariana é caracterizada pela presença de obstrução arterial causada por placas ateroscleróticas. Anomalias congênitas das coronárias (origem anômala com trajeto interarterial) e arterite coronariana associada às vasculites são causas menos frequentes no surgimento desta doença. A fisiopatologia resulta do desequilíbrio entre a oferta e a demanda de oxigênio para o miocárdio. Com a diminuição do suprimento e o aumento da demanda, tem-se a isquemia do miocárdio. Dessa maneira, a DAC pode determinar situações como angina instável, infarto agudo do miocárdio e complicações mecânicas agudas. A prevalência da doença coronariana pode estar relacionada ao sedentarismo, mudança de hábitos nutricionais, além dos fatores de risco clássicos para aterosclerose, tais como dislipidemia, tabagismo, hipertensão arterial sistêmica, diabete melito e o excesso de peso.

Dentre as alternativas para o tratamento da doença arterial coronariana, a cirurgia de revascularização do miocárdio pretende corrigir a isquemia miocárdica provocada pela obstrução das artérias coronárias, além de aliviar a angina do peito, melhorar a qualidade de vida, evitar o infarto do miocárdio e prolongar a vida.

HISTÓRICO

Em 1946, Arthur Vineberg implantou uma artéria mamária interna diretamente no miocárdio humano com objetivo de promover colateralização arterial entre a circulação sistêmica e coronariana. A introdução da coronariografia por Mason Sones, em 1959, constituiu uma das mais importantes contribuições para o avanço não somente da cirurgia cardíaca, mas também da cardiologia clínica, pois permitiu o conhecimento correto do tipo e da localização das lesões das artérias coronárias. A cirurgia de revascularização miocárdica foi realizada pela primeira vez na década de 1960, por Kolesov e Favaloro, e rapidamente se tornou a principal modalidade para o tratamento invasivo da DAC. Em 1968, Adib D. Jatene iniciou a cirurgia no Brasil, utilizando enxertos de veia safena sendo reproduzido por vários grupos no Brasil nos anos seguintes. Durante as últimas quatro décadas, esse procedimento sofreu grandes avanços tecnológicos. A utilização da novos condutos arteriais juntamente com melhorias na circulação extracorpórea (CEC), proteção miocárdica, técnicas de cirurgia sem CEC e aperfeiçoamento do pós-operatório resultaram em excelentes resultados.

INDICAÇÕES DA CIRURGIA

Os pacientes com DAC têm como opção de tratamento a angioplastia com implante de *stent* (IPC) ou a revascularização cirúrgica do miocárdio (CRM). A maioria dos estudos que randomiza a DAC descreve que a anatomia coronariana e a função ventricular são fatores que determinam o tipo de procedimento. Pacientes com lesões em menor número de vasos, função ventricular mais preservada e não diabéticos são preferencialmente tratados por revascularização percutânea. O emprego da revascularização cirúrgica deve levar em consideração a anatomia coronariana (grau de obstrução, localização da lesão e importância do vaso) e a função ventricular esquerda. Pacientes com lesão de tronco da coronária esquerda ou doença equivalente, lesões em maior número de vasos e comprometimento da função ventricular (FE < 40%), doença de dois vasos com estenose superior a 75% na artéria descendente anterior proximal são preferencialmente indicados para revascularização cirúrgica. A gravidade da doença coronariana deve ser quantificada utilizando métodos como a pontuação Syntax e risco cirúrgico (classificação de risco da Sociedade de Cirurgia Torácica [STS] ou Euroscore). Uma abordagem de uma equipe do coração (*heart team*) deve avaliar a complexidade da doença coronariana, comorbidades do paciente e experiências do serviço (Figuras 1 e 2).

CONDUTOS

Os resultados obtidos com revascularização miocárdica cirúrgica são excelentes no curto e médio prazos, mas esses benefícios podem estar relacionados à escolha dos enxertos utilizados na cirurgia. A prática mais difundida é utilizar a artéria torácica interna esquerda (ATIE) para revascularização da artéria coronária descendente anterior (DA) e a veia safena interna para revascularizar as demais artérias coronárias. A utilização de ATIE para revascularizar a DA melhora a sobrevida e reduz a frequência de novos eventos, como infartos do miocárdio, recorrência da angina e a necessidade de novas intervenções cardíacas. Há opções de utilização de outros enxertos arteriais, tais como artéria torácica interna direita (ATID); artéria radial (AR); artéria ulnar (AU); artéria gastroepiploica (AG); artéria epigástrica inferior (AEI) e veia safena magna (VS). Os condutos devem ser escolhidos levando-se em consideração o

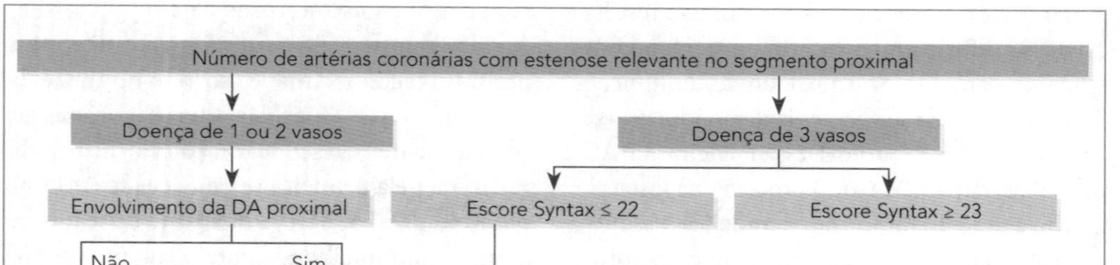

FIGURA 1 Intervenção percutânea (IPC) ou cirurgia de revascularização do miocárdio (CRM) em doença coronariana estável sem comprometimento do tronco da coronária esquerda.
Adaptada das Diretrizes ESC/EACTS para revascularização miocárdica, 2010.

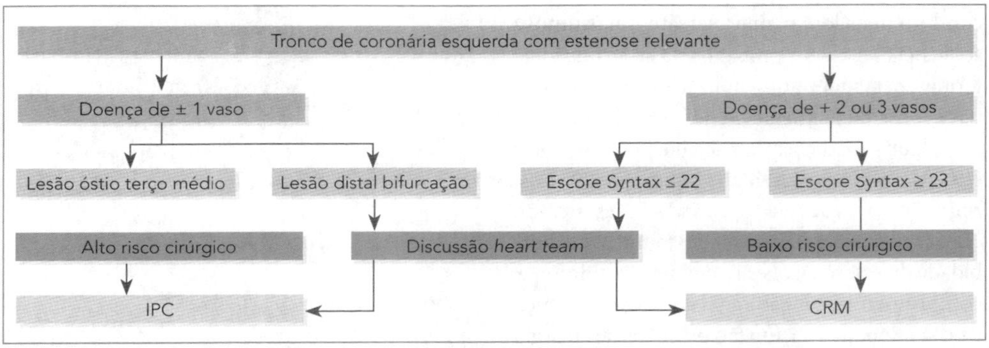

FIGURA 2 Intervenção percutânea (IPC) ou cirurgia de revascularização do miocárdio (CRM) em doença coronariana estável com comprometimento do tronco da coronária esquerda.
Adaptada das Diretrizes ESC/EACTS para revascularização miocárdica, 2010.

comprimento necessário para atingir a artéria desejada; um diâmetro interno em torno de 2 a 3 mm; uma boa relação entre o diâmetro da artéria nativa e o conduto a ser utilizado; espessura da parede do conduto < 1 mm e livre de placas de ateroma, calcificação ou fibrose; conduto pediculado (*in situ*) e que possua permeabilidade > 80% em 10 anos. Estudos sugerem o conceito de que múltiplos enxertos arteriais melhoram a sobrevida em longo prazo para pacientes com longevidade acima de 10 anos e que não possuam risco alto de infecção da ferida esternal (obesos, fumantes ativos, diabéticos insulino-dependentes pouco controlados ou aqueles recebendo imunossupressão com esteroides).

As terapêuticas medicamentosas para evitar a progressão da doença aterosclerótica também contribuíram para a preservação dos enxertos. A utilização do ácido acetilsalicílico, novos antiagregantes e a redução da concentração lipídica sanguínea mostraram-se eficazes no prolongamento da perviabilidade das pontes de safena.

Artérias torácicas internas (mamárias)

O emprego da artéria torácica interna tem como benefício a prolongada patência e resistência a aterosclerose. Barner et al. demonstraram experimentalmente que essas artérias são resistentes ao desenvolvimento de hiperplasia da íntima (fenômeno observado nos enxertos venosos), porque a membrana elástica interna não sofre roturas com o tempo, mecanismo etiológico precursor da aterosclerose. Sabe-se ainda que a prostaciclina, um potente vasodilatador e inibidor da agregação plaquetária, é produzida pelas células endoteliais da artéria torácica interna em maior quantidade do que é observado na veia safena. Estudos angiográficos demonstraram que esses enxertos são capazes de aumentar o calibre com o tempo, sugerindo que esse conduto arterial possa adaptar o fluxo às necessidades do miocárdio.

A utilização da artéria torácica interna esquerda como um enxerto pediculado para revascularização do território da artéria descendente anterior mostrou reduzir a mortalidade em longo prazo, mesmo além de 15 anos, em todas as faixas etárias. Esses dados, juntamente com os que sugeriram possíveis benefícios no emprego de ambas as artérias torácicas internas, aumentaram o interesse das equipes cirúrgicas para uma revascularização arterial com esses enxertos.

As artérias torácicas internas são dissecadas da parede torácica, seja como pedículo ou como vaso isolado (esqueletizado) (Figura 3). Alguns autores publicaram o aumento da incidência de mediastinite e deiscência esternal após o uso da dupla mamária interna. Embora a técnica esqueletizada tenha maior potencial teórico de lesão durante a dissecção, os benefícios incluem um conduto mais longo, mais versátil (anastomose sequencial) e menor problema na cicatrização de feridas, pela menor desvitalização do osso esternal e consequentemente menor risco de infecção.

Alguns condições do paciente podem limitar o uso desses enxertos: idade maior que 80 anos; redução da expectativa de vida (presença de doença maligna); diabete melito (aumenta a morbidade do esterno); obesidade; função pulmonar comprometida; função renal anormal; presença de coagulopatia e disfunção plaquetária; cirurgia de emergência ou urgência. O uso da ATI está relativamente contraindicado em pacientes com radiação torácica e estenose de subclávia.

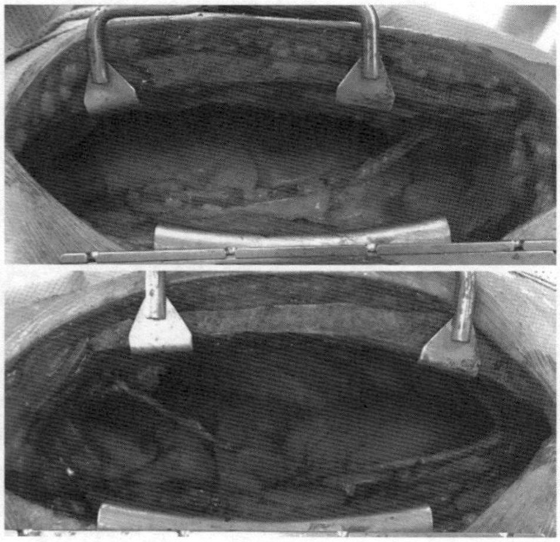

FIGURA 3 Artérias torácicas internas dissecadas da forma pediculada e esqueletizada

Veias safenas

A veia safena interna é historicamente o enxerto mais utilizado. A sua perviabilidade é muito dependente do fluxo distal da artéria coronária tratada; este escoamento distal é amplamente determinado pelo tamanho da artéria coronária nativa (Figura 4).

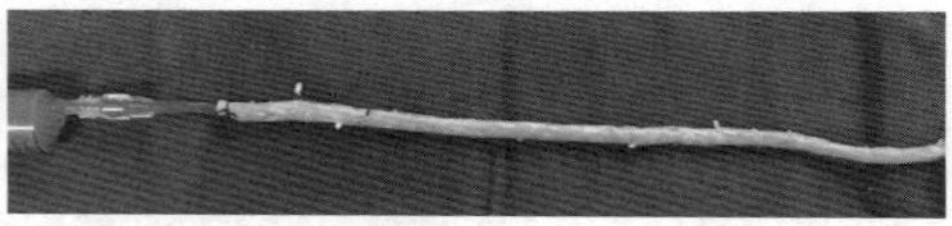

FIGURA 4 Veia safena.

A oclusão precoce da veia safena pode ocorrer nos primeiros 30 dias da cirurgia de revascularização do miocárdio em aproximadamente 10% dos enxertos. Essa complicação se deve geralmente à falha técnica (torções, comprimento excessivo do enxerto), características do conduto (calibre da veia com diâmetro < 1,5 mm, doença anterior da veia) ou escoamento distal ruim. Cada um desses pode contribuir para a estase no enxerto que conduz à trombose, além dos casos em que há hipercoagulabilidade.

A fisiopatologia da obstrução tardia inclui fatores como agregação de plaquetas, secreção do fator de crescimento, disfunção endotelial devido à redução da produção endotelial de óxido nítrico e prostaciclina e hiperplasia intimal. Um importante modulador desses eventos é a trombina. Os receptores de trombina foram demonstrados no endotélio e nas células musculares lisas da artéria torácica interna e da veia safena, promovendo a vasodilatação no enxerto arterial, porém resultando em contração e proliferação de células musculares lisas na veia safena.31 Essa hiperplasia intimal desenvolve deposição lipídica e, finalmente, uma placa semelhante à aterosclerótica.

A utilização de ultrassonografia Doppler antes da cirurgia pode demonstrar a anatomia da veia safena, para determinar a escolha de um bom enxerto com características ideais, como calibre em torno de 2 a 3 mm, ausência de varicosidades ou estreitamentos. Uma anamnese e um exame físico permitem verificar situações que possam comprometer o enxerto, tais como safenectomias prévias, doença de estase venosa, insuficiência vascular arterial, presença de feridas não cicatrizadas, varizes e história de tromboflebite superficial nos membros inferiores.

A dissecção da veia safena pode ser realizada usando técnicas abertas por incisão única sobre a veia ou várias pequenas incisões escalonadas com pontes de pele (Figura 5).

Na safenectomia realizada por incisões convencionais, a dissecção poderá de ser feita sem manuseio direto da veia (*no touch*), reduzindo

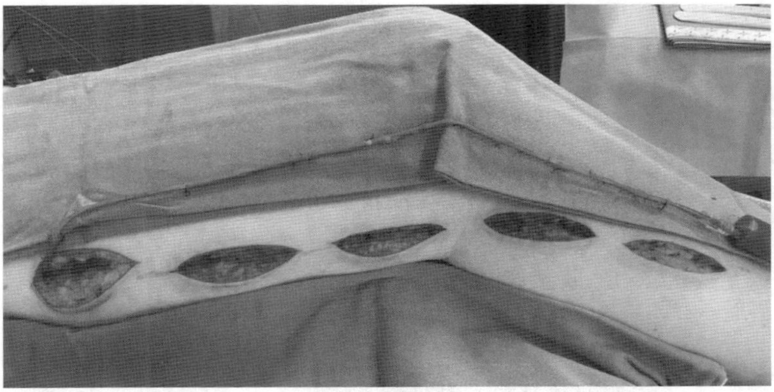

FIGURA 5 Dissecção de veia safena por incisões escalonadas.

a lesão do enxerto e melhorando a perviabilidade. A dissecção endoscópica de enxertos foi introduzida na prática cirúrgica na última década, com benefícios de melhor cicatrização cirúrgica, menor incisão cutânea, menos dor e redução de infecção das feridas operatórias nas pernas (Figura 6).

Artérias radiais

O uso da artéria radial requer uma avaliação para o fluxo adequado na artéria ulnar e arco palmar (teste de Allen) para evitar a perda da função da mão. Geralmente, há mínimas mudanças na função da mão, autolimitada na maioria dos pacientes, manifestada por discreta parestesia e formigamento do antebraço, mas sem alteração na função motora ou sensitiva.

A artéria radial oferece grande versatilidade, pois alcança todos os territórios coronarianos e pode ser utilizada como uma ponte de safena ou ser anastomosada à ATI (Figura 7). A anastomose desse enxerto proximalmente na ATIE evita manipulação da aorta nos casos de comprometimento ateromatoso. Uma desvantagem do uso da artéria radial é o desenvolvimento do espasmo do enxerto, que pode ocorrer em 4 a 10% destes imediatamente após a cirurgia. Essa propensão ao espasmo se deve à grande área de camada média elástica. A utilização de agentes vasodilatadores, mais comumente bloqueadores dos canais de cálcio poderão prevenir o espasmo de enxertos radiais após a implantação.

Os enxertos de artéria radial devem ser evitados em pacientes com doença renal crônica que futuramente poderão requerer diálise. A exérese da artéria radial nestes pacientes impede a utilização para o acesso vascular nas fístulas arteriovenosas.

Artéria gastroepiploica direita

Outro conduto arterial pediculado que pode ser empregado é a artéria gastroepiploica, mais apropriado para os vasos nas porções inferior e lateral do ventrículo esquerdo. As limitações associadas ao emprego desse enxerto incluem predileção para o vasoespasmo, torções, dobras e vulnerabilidade a erros técnicos no sítio anastomótico devido à fina parede arterial. Em geral, a artéria gastroepiploica é reservada para os pacientes com opções limitadas para condutos. Cirurgias abdominais prévias e obesidade contraindicam a utilização.

ENDARTERECTOMIA

A doença difusa nas artérias coronárias, presentes em alguns pacientes, pode tornar a técnica das anastomoses extremamente difícil, com escoamento distal praticamente inexistente.

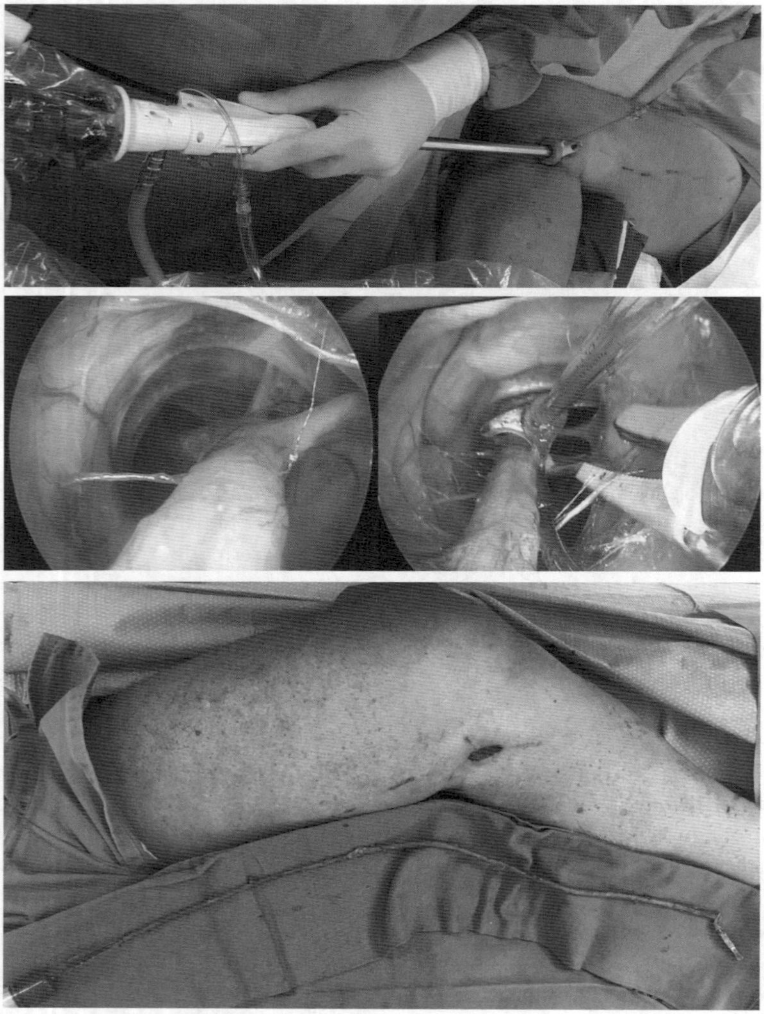

FIGURA 6 Dissecção endoscópica da veia safena.

Tais vasos são frequentemente identificados no pré-operatório pela cinecoronariografia. Se este comprometimento envolver um ou dois vasos de maior calibre e os outros apresentarem patência distal mais preservada, a decisão deve girar em torno da revascularização incompleta, enxerto para um vaso de pequeno calibre situado distalmente, ou da endarterectomia. O entusiasmo inicial envolvendo este último procedimento foi subsequentemente obscurecido pelos baixos índices de patência reportados e pelos altos índices de infartos perioperatórios, fazendo com que esta técnica seja empregada em apenas 1 a 2% dos operados.

CIRCULAÇÃO EXTRACORPÓREA

Dois estudos recentes, randomizados, grandes e internacionais mostraram que não houve diferença em desfechos clínicos de 30 dias ou

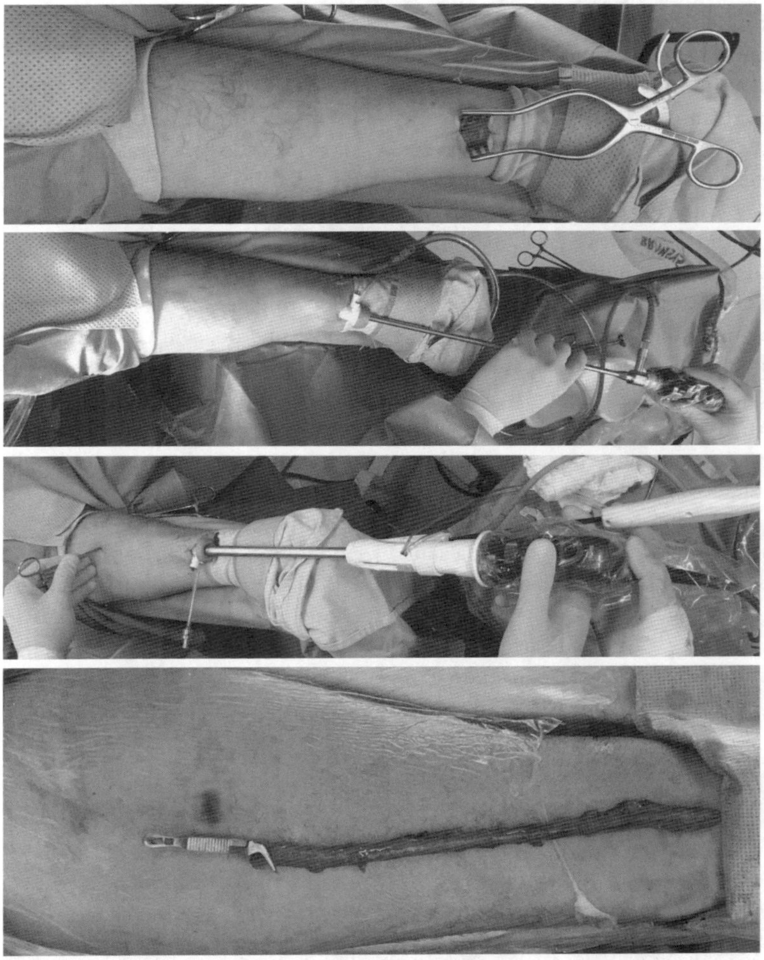

FIGURA 7 Dissecção de artéria radial via endoscópica.

de 1 ano entre as cirurgias com e sem CEC, quando realizada por cirurgiões experientes. Há também evidências suficientes para concluir que, para a maioria dos pacientes e cirurgiões, a revascularização do miocárdio com CEC fornece os melhores ou iguais resultados em curto e longo prazos.

Apesar das técnicas e experiência melhoradas, parte da morbidade relacionada à cirurgia de revascularização do miocárdio é causada pela CEC. Particularmente as complicações neurológicas são de maior importância no que tange à morbidade, correspondendo em 6,1% demonstrado por Roach et al., num recente estudo multicêntrico prospectivo de 2.108 pacientes. Essas complicações são atribuídas a embolias de placas de ateroma por manipulação da aorta ascendente, a microembolias ou baixas pressões de perfusão cerebral durante a CEC. No subgrupo de pacientes com alterações ateroscleróticas da aorta ascendente, a técnica sem toque (*no touch*), que evita qualquer manipulação da aorta ascendente, seja com ou sem CEC, é essencial para reduzir o risco de acidente vascular cerebral. A realização rotineira de tomografia computadorizada da aorta torácica antes da cirurgia de revascularização do miocárdio em pacientes com mais de 70 anos de idade ou naqueles com outros fatores de risco para aterosclerose extensa, pode determinar a estratégia da não utilização da CEC ou no planejamento do local de canulação, pinçamento aórtico e das anastomoses proximais, quando empregada a CEC.

Outra complicação da CEC está relacionada ao desenvolvimento da resposta inflamatória. Várias medidas foram instituídas para redução da consequência desta reação inflamatória, como o uso de corticosteroides ou aprotinina, impregnação de circuitos com heparina e a hemofiltração. Os resultados iniciais da revascularização cirúrgica sem CEC mostraram redução de complicações cerebrais, diminuição da perda sanguínea e hemotransfusão, menor incidência de fibrilação atrial e disfunção renal.

Os métodos de exposição de artérias coronárias em cirurgia com o coração batendo têm melhorado de forma constante (Figura 8) e isso permitiu rápida disseminação da cirurgia sem CEC, mas ainda há controvérsia sobre a qualidade das anastomoses realizadas e a patência inicial e tardia do enxerto. Estudos sugerem superioridade para revascularização do miocárdio com CEC com relação à permeabilidade da veia safena, quando comparada à cirurgia sem CEC.

O acesso cirúrgico para revascularização do miocárdio nas faces lateral e inferior do ventrículo esquerdo, sem CEC é dificultado na presença de hipertrofia ventricular e coração dilatado com função diminuída, de modo que a revascularização incompleta é mais comum nesta situação que quando utilizada a CEC. Artérias coronárias de fino calibre (menores que 1,2 mm), calcificadas e intramiocárdica também podem dificultar a abordagem sem auxílio da CEC. Na presença de arritmias graves, insuficiência cardíaca grave ou situações nas quais haja intenção de tratamento concomitante de aneurismas, valvas e CIV, a cirurgia sem CEC praticamente fica contraindicada.

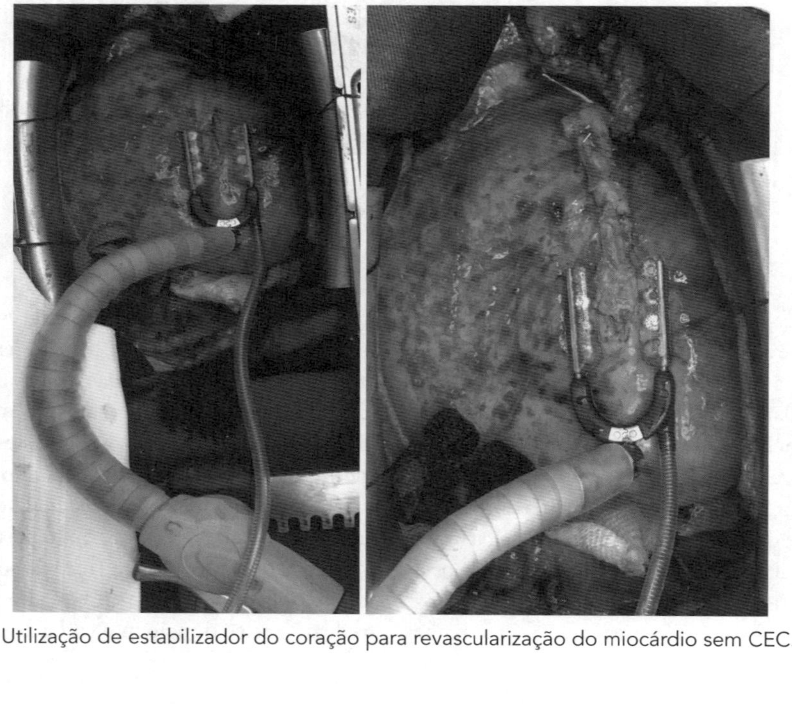

FIGURA 8 Utilização de estabilizador do coração para revascularização do miocárdio sem CEC.

REVASCULARIZAÇÃO MIOCÁRDICA HÍBRIDA

O avanço na técnica e na tecnologia nas últimas duas décadas ajudou a melhorar os resultados clínicos, tanto na revascularização miocárdica cirúrgica quanto na intervencionista. Procedimentos de revascularização miocárdica híbrida introduzidos em 2011 pela ACCF/AHA (American Heart Association/American College of Cardiology Foundation) atualizaram as diretrizes para cirurgia de revascularização miocárdica, associando a superioridade da revascularização da artéria descendente anterior (DA) pela artéria mamária interna esquerda (ATIE) com intervenção coronariana percutânea (ICP) por meio de stents farmacológicos para vasos não DA. Várias abordagens cirúrgicas minimamente invasivas são utilizadas para realização do enxerto de ATIE para DA. Incluem revascularização coronariana sem circulação extracorpórea, procedimentos roboticamente assistidos, minitoracotomia esquerda e esternotomia parcial.

A revascularização miocárdica híbrida ([RMH] definida como a combinação de enxerto de ATIE para artéria DA e implante de *stents* em artérias coronárias ≥ 1 não DA) está indicada para pacientes com limitações à revascularização miocárdica tradicional, como aorta proximal gravemente calcificada; calcificação importante do anel mitral; radiação torácica prévia; vasos não DA ruins para cirurgia de revascularização miocárdica (mas passíveis de ICP); falta de condutos (enxertos) adequados; artéria DA desfavorável para ICP (tortuosidade excessiva do vaso, calcificação ou oclusão total crônica). Outras indicações incluem pacientes de alto risco (IAM recente, AVC prévio, fragilidade, doença renal terminal em diálise), nos quais uma abordagem menos invasiva possa reduzir o tempo operatório e o tempo de isquemia.

Os procedimentos podem ser realizados consecutivamente em uma sala de cirurgia híbrida (Figura 9) ou sequencialmente em ocasiões distintas nos ambientes cirúrgico e sala de hemodinâmica convencionais. A discussão da equipe do coração (*heart team*) e o planejamento de uma estratégia conjunta determinarão a melhor sequência, interação entre as equipes e prevenção de complicações (risco potencial de sangramento cirúrgico após a administração de agentes antiplaquetários e risco de nefrotoxicidade induzida por contraste).

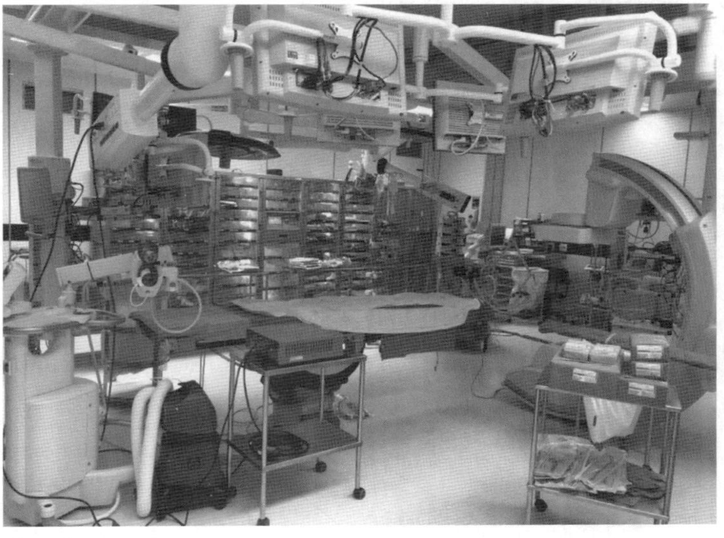

FIGURA 9 Sala híbrida.

LEITURA SUGERIDA

1. Anyanwu AC, Saeed I, Bustami M, Ilsley C, Yacoub MH, Amrani M. Does routine use of the radial artery increase complexity or morbidity of coronary bypass surgery? Ann Thorac Surg. 2001;71(2):555-9.
2. BARI Investigators. The final 10 year follow-up results from BARI randomized trial. J Am Coll Cardiol. 2007;49(15):1600-06.
3. Barner JB, Kaiser GC, Jellinek M, Hahn JW, Amako H, Otsubo M, Willman VL. Aorto-coronary vein graft and internal mammary coronary anastomosis. Arch Surg. 1972;105(6):908-11.
4. Brasil. Ministério da Saúde. Departamento de Informática do SUS [Datasus]. Infarto agudo do miocárdio é primeira causa de mortes no País. 2014. Disponível em: http://datasus.saude.gov.br/noticias/atualizacoes/559-infarto-agudo-do-miocardio-e-primeira-causa-de-mortes-no-pais-revela-dados-do-datasus.
5. Cameron A, Davis KB, Green G, Schaff HV. Coronary bypass surgery with internal thoracic artery grafts: effects on survival over a 15 year period. N Eng J Med. 1996;334(4):216-9.
6. Cameron A, Davis KB, Green G, Schaff HV. Coronary bypass surgery with internal-thoracic-artery-grafts: effects on survival over a 15-year period. N Engl J Med. 1996;334(4):216-9.
7. Carrel T, Horbe.r, Turina M. Operation for two-vessels coronary artery disease: midterm results of bilateral ITA grafting versus unilateral ITA and saphenous vein grafting. Ann Thorac Surg. 1996;62(5):1289-94.
8. Chaikhouni A, Crawford FA, Kochel PJ, Olanoff LS, Halushka PV. Human internal mammary artery produces more prostacyclin than saphenous vein. J Thorac Cardiovasc Surg. 1986;92(1):88-91.
9. Chello M, Mastroroberto P, Perticone F, Celi V, Colonna A. Nitric oxide modulation of neutrophil-endothelium interaction: difference between arterial and venous coronary bypass grafts. J Am Coll Cardiol. 1998;31(4):823-6.
10. Cohn WE. Advances in surgical treatment of acute and chronic coronary artery disease. Tex Heart Inst J. 2010;37(3):328-30.
11. Diegeler A, Borgermann J, Kappert U, Breuer M, Boning A, Ursulescu A, et al. Off-pump vs. on-pump coronary-artery bypass grafting in elderly patients. N Engl J Med. 2013;368(13):1189-98.
12. Dion R, Etienne PY, Verhelst R, Khoury G, Rubay J, Bettendorff P, et al. Bilateral mammary grafting: clinical functional and angiographic assessment in 400 consecutive patients. Eur J Cardiothorac Surg. 1993;7(6):287-93.
13. Dumanian GA, Segalman K, Mispireta LA, Walsh JA, Hendrickson MF, Wilgis EF. Radial artery use in bypass grafting does not change digital blood flow or hand function. Ann Thorac Surg. 1998;65(5):1284-7.
14. First-year results of CABRI (Coronary Angioplasty versus Bypass Revascularisation Investigation). CABRI Trial Participants. Lancet. 1995;346(8984):1179-84.
15. Hamm CW, Reimers J, Ischinger T, Rupprecht HJ, Berger J, Bleifeld W. A randomized study of coronary angioplasty compared with bypass surgery in patients with symptomatic multivessel coronary disease. German Angioplasty Bypass Surgery Investigation (GABI). N Engl J Med. 1994;331(16):1037-43.
16. Harskamp RE, Lopes RD, Baisden CE, de Winter RJ, Alexander JH. Saphenous vein graft failure after coronary artery bypass surgery: pathophysiology, management, and future directions. Ann Surg. 2013;257(5):824-33.
17. He GW, Ryan WH, Acuff TE, Bowman RT, Douthit MB, Yang CQ, et al. Risk factors for operative mortality and sternal wound infection in bilateral internal mammary artery grafting. J Thorac Cardiovasc Surg. 1994;107(1):196-202.
18. Henderson WG, Glodman S, Copeland JG, Moritz TE, Harker LA. Antiplatelet or anticoagulant therapy after coronary artery bypass surgery: a metaanalysis of clinical trials. Ann Intern Med. 1989;111(9):743-50.
19. Hillis LD, Smith PK, Anderson JL, Bittl JA, Bridges CR, Byrne JG, et al.; American College of Cardiology Foundation; American Heart Association Task Force on Practice Guidelines; American Association for Thoracic Surgery; Society of Cardiovascular Anesthesiologists; Society of Thoracic Surgeons. 2011 ACCF/AHA Guideline for Coronary Artery Bypass Graft Surgery: a report of the American College of Cardiology Foundation/American Heart Association Task Force on Practice Guidelines: developed in collaboration with the American Association for Thoracic Surgery, Society of Cardiovascular Anesthesiologists, and Society of Thoracic Surgeons. J Am Coll Cardiol. 2011;58(24):e123-e210.
20. Hillis LD, Smith PK, Anderson JL, Bittl JA, Bridges CR, Byrne JG, et al.; American College of Cardiology Foundation/American Heart Association Task Force on Practice Guideline 2011 ACCF/AHA guideline for coronary artery bypass graft surgery: executive summary: a report of the American Col-

lege of Cardiology Foundation/American Heart Association Task Force on Practice Guidelines. Circulation. 2011;124(23):2610-42.

21. Holzhey DM, Jacobs S, Mochalski M, Merk D, Walther T, Mohr FW, Falk V. Minimally invasive hybrid coronary artery revascularization. Ann Thorac Surg. 2008;86(6):1856-60.
22. Johansson BL, Souza DS, Bodin L, Filbey D, Loesch A, Geijer H, Bojo L. Slower progression of atherosclerosis in vein grafts harvested with 'no touch' technique compared with conventional harvesting technique in coronary artery bypass grafting: an angiographic and intravascular ultrasound study, Eur J Cardiothorac Surg. 2010;38(4):414-9.
23. Jones EI, Lattouf O, Lutz JF, King SB III. Important anatomic and physiological considarations in performance of complex mammary coronary artery operations. Ann Thorac Surg. 1987;43(5):469-77.
24. King SB 3rd, Lembo NJ, Weintraub WS, Kosinski AS, Barnhart HX, Kutner MH, et al. A randomized trial comparing coronary angioplasty with coronary bypass surgery. Emory Angioplasty versus Surgery Trial (EAST). N Engl J Med. 1994;331(16):1044-50.
25. Kirklin JK, Westaby S, Blackstone EH, Kirklin JW, Chenoweth DE, Pacifico AD. Complement and the damaging effects of cardiopulmonary bypass. J Thorac Cardiovasc Surg. 1983;86(6):845-57.
26. Kockx MM, De Meyer GR, Bortier H, de Meyere N, Muhring J, Bakker A, et al. Luminal foam cell accumulation is associated with smooth muscle cell death in the intimal thickening of human saphenous vein grafts. Circulation. 1996;94(6):1255-62.
27. Konstantinov IE. The first coronary artery bypass operation and forgotten pioneers. Ann Thorac Surg. 1997;64(5):1522-3.
28. Lamy A, Devereaux PJ, Prabhakaran D, Taggart DP, Hu S, Paolasso E, et al. Investigators CEffects of off-pump and on-pump coronary-artery bypass grafting at 1 year. N Engl J Med. 2013;368(13):1179-88.
29. Lima RC, Kubrusly LF, Nery ACS, Pinheiro BB, Brick AV, Souza DSR, et al. Diretrizes da cirurgia de revascularização miocárdica valvopatias e doenças da aorta. Arq Bras Cardiol. 2004;82(Suppl 5):1-26.
30. Locker C, Schaff HV, Dearani JA, Joyce LD, Park SJ, Burkhart HM, et al. Multiple arterial grafts improve late survival of patients undergoing coronary artery bypass graft surgery: analysis of 8622 patients with multivessel disease. Circulation. 2012;126(9):1023-30.
31. Loop FD, Lytle BW, Cosgrove DM, Stewart RW, Goormastic M, Williams GW, et al. Influence of the internal mammary artery graft on 10-year survival and other cardiac events. N Engl J Med. 1986;314(1):1-6.
32. Lüscher TF, Diederich D, Siebenmann R, Lehmann K, Stulz P, von Segesser L, et al. Difference between endothelium-dependent relaxation in arterial and in venous coronary bypass grafts. N Engl J Med. 1988;319(8):462-7.
33. Magee MJ, Alexander JH, Hafley G, Ferguson TB Jr, Gibson CM, Harrington RA, et al.; PREVENT IV Investigators. Coronary artery bypass graft failure after on-pump and off-pump coronary artery bypass: findings from PREVENT IV. Ann Thorac Surg. 2008;85(2):494-9.
34. Manasse E, Sperti G, Suma H, Canosa C, Kol A, Martinelli L, et al. Use of the radial artery for myocardial revascularization. Ann Thorac Surg. 1996;62(4):1076-82.
35. Mathers CD, Loncar D. Projections of global mortality and burden of disease from 2002 to 2030. PLoS Med. 2006;3(11):e442.
36. Misfeld M, Brereton RJ, Sweetman EA, Doig GS. Neurologic complications after off-pump coronary artery bypass grafting with and without aortic manipulation: meta-analysis of 11,398 cases from 8 studies, J Thorac Cardiovasc Surg. 2011;142(2):e11–7.
37. Mohr FW, Morice MC, Kappetein AP, Feldman TE, Ståhle E, Colombo A, et al. Coronary artery bypass graft surgery versus percutaneous coronary intervention in patients with three-vessel disease and left main coronary disease: 5-year follow-up of the randomised, clinical SYNTAX trial. Lancet. 2013;381(9867):629-38.
38. Moliterno DJ, Elliott JM. Randomized trials of myocardial revascularization. Curr Probl Cardiol. 1995;20(3):125-90.
39. Motwani JG, Topol EJ. Aortocoronary saphenous vein graft disease: pathogenesis, predisposition, and prevention. Circulation. 1998;97(9):916-31.
40. Parsonnet V, Gilbert L, Gielchinsky I, Bhaktan EK. Endarterectomy of the left anterior descending and mainstern coronary arteries: A technique for reconstruction of the inoperable arteries. Surgery. 1976;80(6):662-73.
41. Possati G, Gaudino M, Alessandrini F, Luciani N, Glieca F, Trani C, et al. Midterm clinical and angiographic results of radial artery grafts used for myocardial revascularization. J Thorac Cardiovasc Surg. 1998;116(6):1015-21.
42. Post Coronary Artery Bypass Graft Trial Investigators. The effect of aggressive lowering of low-density

lipoprotein cholesterol levels and low-dose anticoagulation on obstructive changes in saphenous vein coronary artery bypass grafts. N Engl J Med. 1997;336(3):153-62.

43. Reicher B, Poston RS, Mehra MR, Joshi A, Odonkor P, Kon Z, et al. Simultaneous "hybrid" percutaneous coronary intervention and minimally invasive surgical bypass grafting: feasibility, safety, and clinical outcomes. Am Heart J. 2008;155(4):661-7.
44. Roach GW, Kanchuger M, Mangano CM, Mewman M, Nussmeier N, Wolman R, et al. Adverse cerebral outcomes after coronary bypass surgery. N Engl J Med. 1996;335(25):1857-63.
45. Sones FM. Acquired heart disease: symposium on present and future cineangiocardiography. Am J Cardiol. 1959;3:710.
46. Task Force on Myocardial Revascularization of the European Society of Cardiology (ESC) and the European Association for Cardio-Thoracic Surgery (EACTS); European Association for Percutaneous Cardiovascular Interventions (EAPCI), Wijns W, Kolh P, Danchin N, Di Mario C, Falk V, Folliguet T, et al. Guidelines on myocardial revascularization. Eur Heart J. 2010;31(20):2501-55.
47. Vineberg AM. Development of anastomosis between coronary vessels and transplanted internal mammary artery. Can Med Assoc J. 1946;55(2):117-9.
48. Yang Z, Ruschitzka F, Rabelink TJ, Noll G, Julmy F, Joch H, et al. Different effects of thrombin receptor activation on endothelium and smooth muscle cells of human coronary bypass vessels. Implications for venous bypass graft failure. Circulation. 1997;95(7):1870-6.
49. Zenati MA, Shroyer AL, Collins JF, Hattler B, Ota T, Almassi GH, et al. Impact of endoscopic vs. open saphenous vein harvest technique on late coronary artery bypass grafting patient outcomes in the ROOBY (Randomized On/Off Bypass) Trial, J Thorac Cardiovasc Surg. 2011;41(2):338-44.
50. Zhao XQ, Brown BG, Stewart DK, Hillger LA, Barnhart HX, Kosinski AS, et al. Effectiveness of revascularization in the Emory angioplasty versus surgery trial. A randomized comparison of coronary angioplasty with bypass surgery. Circulation. 1996;93(11):1954-62.

SEÇÃO 4

INSUFICIÊNCIA CARDÍACA

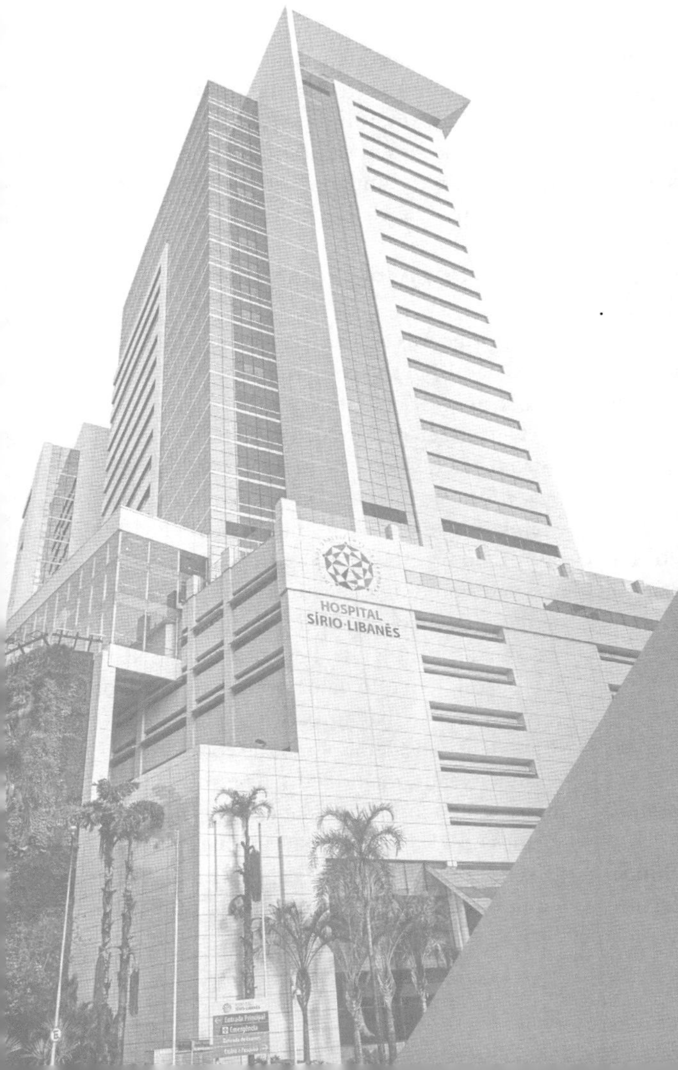

CAPÍTULO 24

Avaliação e tratamento da insuficiência cardíaca aguda

Adriana Brentegani
Adriely Andrade Rezende
Márcia Rodrigues Sundin Dias

INTRODUÇÃO

A insuficiência cardíaca (IC) aguda, ou IC descompensada, é uma síndrome clínica caracterizada por início súbito ou piora dos sinais e sintomas de IC, acarretando necessidade de procura ao pronto-socorro e/ou internação hospitalar.

A maioria dos pacientes, 70 a 80%, apresenta piora dos sintomas de doença cardíaca preexistente, sendo apenas 15 a 20% por disfunção aguda ("IC *de novo*").

Pode ocorrer em pacientes com disfunção ventricular sistólica ou com fração de ejeção (FE > 50%) preservada.

EPIDEMIOLOGIA

No Brasil, a IC descompensada é a terceira causa de internação nos pacientes acima de 60 anos. Apresenta alta taxa de mortalidade intra-hospitalar (15 a 20%) e reinternação (40% em 90 dias).

DIAGNÓSTICO

Sua apresentação é heterogênea e desafiadora. A principal queixa é dispneia.

Na avaliação inicial, uma história clínica detalhada deve ser obtida, dando essencial importância à busca da causa da IC, aos fatores desencadeantes da descompensação (Tabela 1) e aos diagnósticos diferenciais.

O diagnóstico é essencialmente clínico. Baseia-se em sinais e sintomas de congestão pulmonar ou sistêmica, associados ou não aos de baixo débito, amparados por exames complementares (Tabela 2).

EXAMES COMPLEMENTARES

Os principais exames são eletrocardiograma (ECG) de 12 derivações, radiografia (RX) de tórax e exames laboratoriais (Tabela 3).

O peptídeo natriurético cerebral (BNP) auxilia no diagnóstico e na monitoração terapêutica, e fornece informações sobre prognóstico e reinternação. Dosagens iniciais de BNP < 100 pg/mL ou proBNP < 300 pg/mL apresentam alto valor preditivo negativo, ou seja, praticamente excluem o diagnóstico de IC em pacientes com dispneia aguda. Por outro lado, BNP > 400 pg/mL tem alto valor preditivo positivo, corroborando o diagnóstico. A análise do pro-BNP deve considerar pontos de corte de acordo com a idade, maior que 450 pg/mL, 900 pg/mL e 1.800 pg/mL para idades > 50 anos, 50 a 75 anos e > 75 anos, respectivamente, com 90% de sensibilidade e 84% de especificidade. Vale lembrar os riscos de falso-positivo (insuficiên-

TABELA 1 **Causas e fatores mais comuns precipitantes de insuficiência cardíaca**

Má adesão ao tratamento e/ou falta de acesso ao medicamento e/ou prescrição inadequada	Insuficiência renal
Ingesta excessiva de sal, água ou álcool	Gravidez
Síndrome coronariana aguda	Uso de drogas ilícitas
Arritmias cardíacas	Disfunção tireoidiana
Hipertensão arterial sistêmica	Anemia e carências nutricionais
Tromboembolismo pulmonar	Miocardite
Disfunção valvar aguda (insuficiência mitral ou aórtica secundária a endocardite, rotura de cordoalha ou doença degenerativa, dissecção de aorta, disfunção ou trombose de prótese valvar, estenoses ou insuficiências valvares importantes)	Uso de medicamentos: anti-inflamatórios não hormonais, esteroides, clorpropamida, antidepressivos tricíclicos, adriamicina, trastuzumabe, bloqueadores do canal de cálcio
Infecção	

TABELA 2 **Sinais e sintomas clínicos**

Sinais e sintomas clínicos	
Congestão	Baixo débito
Dispneia* em repouso, aos esforços ou paroxística noturna	Tempo de enchimento capilar lentificado (> 3 segundos)
Ortopneia	Extremidades frias
Tosse	Tontura, turvação visual
Taquipneia	Síncope ou pré-síncope
Estase jugular	Confusão mental
Refluxo hepatojugular	Oligúria ou anúria
Derrames intracavitários (pleural, pericárdico, ascite)	Hipotensão
Edema de membros inferiores	Pulso fino
Terceira bulha cardíaca (B3)	Ausência de pulso pedioso
Estertores pulmonares**	Aumento de transaminases (ALT, AST)
Dor abdominal, sensação de plenitude pós-prandial, hepatomegalia, aumento de enzimas canaliculares (GGT/FA)	

* Dispneia apresenta um alto valor preditivo negativo, ou seja, se ausente, o diagnóstico de IC aguda está excluído.
** Estertores crepitantes estão ausentes em até 80% dos casos de IC crônica descompensada.
ALT: alanina aminotransferase; AST: aspartato aminotransferase; FA: fosfatase alcalina; GGT: gama glutamil transferase.

TABELA 3 **Exames complementares**

ECG	Sinais de isquemia aguda, arritmia, onda Q, bloqueio de ramo esquerdo, hipertrofia ventricular
Radiografia de tórax	Cardiomegalia, congestão pulmonar, derrame pleural, consolidação ou infiltrado (infecção)
BNP	< 100 pg/mL – diagnóstico improvável > 400 pg/mL – apoia o diagnóstico
ProBNP	< 300 pg/mL – diagnóstico pouco provável > 450 pg/mL > 1.800 pg/mL – varia com idade

(continua)

TABELA 3 Exames complementares (*continuação*)

Laboratoriais	Hemograma, ureia, creatinina, sódio, potássio, cálcio, magnésio, marcadores de necrose miocárdica, glicemia, coagulograma, enzimas hepáticas, TSH, T4 livre, PCR, urina I, culturas (se suspeita de infecção), colesterol total e frações. Gasometria arterial com lactato (se choque cardiogênico ou insuficiência respiratória)
Ecocardiograma	FE, função diastólica, diâmetros cavitários, contratilidade segmentar, pressão pulmonar, índice e débito cardíaco, pressão de enchimento ventricular esquerdo, pressão do átrio direito, alterações valvares, pericárdio
Ultrassonografia de tórax	Sinais de congestão (múltiplas linhas B bilateralmente, derrame pleural)
Outros	Conforme suspeita clínica (cineangiocoronariografia, ressonância, angiotomografia etc.)

FE: fração de ejeção; PCR: proteína C-reativa; TSH: hormônio estimulante da tireoide.

cia renal e choque séptico) e falso-negativo (obesidade, insuficiência mitral aguda, edema pulmonar em *flash*).

Na alta hospitalar, BNP > 750 pg/mL é um preditor de mortalidade e reinternação.

TRATAMENTO

O tratamento imediato da IC aguda é essencial para reduzir os riscos de morte e complicações intra-hospitalares, sendo as primeiras horas consideradas o "*golden moment*" para a intervenção.

Os objetivos terapêuticos dos pacientes que chegam ao setor de emergência com IC descompensada são:

- Aliviar os sintomas.
- Reverter as anormalidades hemodinâmicas agudas.
- Identificar causas tratáveis de descompensação.
- Reduzir a mortalidade.
- Iniciar tratamentos que aumentarão a sobrevida em longo prazo.

O tratamento pode ser dividido em duas fases:

- Fase precoce: período em que o paciente está na sala de emergência/unidade de terapia intensiva (UTI).
- Fase tardia: após estabilização inicial, já em quarto/enfermaria.

Neste capítulo será abordado essencialmente o tratamento da fase precoce.

Abordagem inicial

A abordagem inicial dependerá do grau e do tipo de descompensação. Para facilitar o manejo, utiliza-se uma classificação simples e rápida dos pacientes em quatro perfis clínico-hemodinâmicos, baseada em sinais e sintomas de acordo com o *status* da perfusão (quente ou fria) e os sinais de congestão (seca ou úmida) (Figura 1).

PERFIL CLÍNICO E HEMODINÂMICO

- Perfil A: boa perfusão periférica e sem sinais de congestão.
- Perfil B (60 a 80% dos casos): boa perfusão periférica, com sinais de congestão.
- Perfil C (25 a 35% dos casos): má perfusão periférica, com sinais de congestão.
- Perfil L (< 10% dos casos): má perfusão periférica, sem sinais de congestão.

A base do tratamento da IC aguda baseia-se em diuréticos, vasodilatador e oxigênio (ou ventilação mecânica não invasiva – VNI). O uso de drogas inotrópicas é útil nos pacientes com sinais de perfusão inadequada ou choque

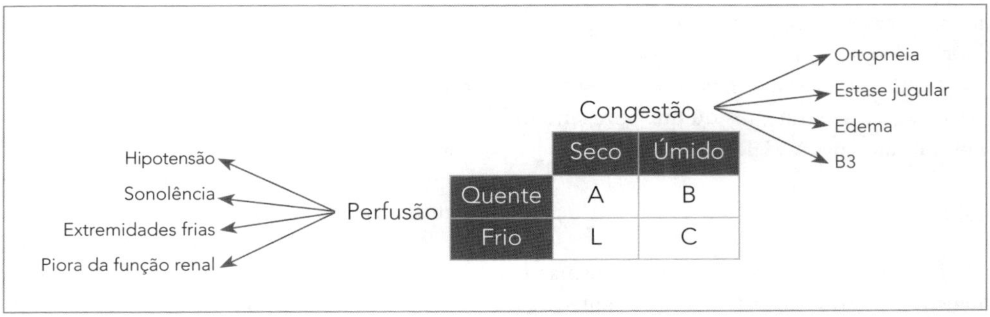

FIGURA 1 Perfis hemodinâmicos de Stevenson.

cardiogênico, sendo o objetivo do tratamento atingir o perfil A (quente e seco).

O local de tratamento da IC aguda dependerá da gravidade do quadro clínico apresentado, do grau de dispneia e da perfusão.

Pacientes instáveis hemodinamicamente ou com desconforto respiratório não responsivos ao tratamento inicial devem ser prontamente transferidos para a sala de emergência e UTI (Figura 2).

Oxigenoterapia

Caso o paciente apresente saturação periférica < 90%, uma fonte de oxigênio deve ser oferecida. Pacientes devem ser mantidos em decúbito elevado a 45°.

VNI deve ser prontamente considerada em caso de desconforto respiratório ou edema agudo. A VNI diminui o esforço respiratório, melhora

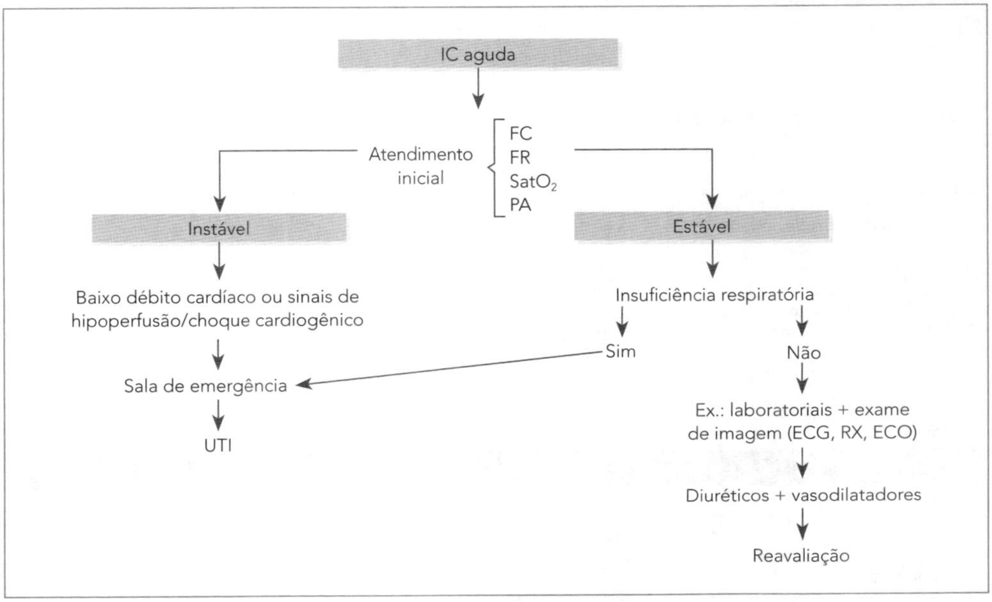

FIGURA 2 Abordagem inicial do paciente com insuficiência cardíaca aguda.
ECO: ecocardiograma; FC: frequência cardíaca; FR: frequência respiratória; PA: pressão arterial; $SatO_2$: saturação de oxigênio.

as trocas gasosas, reduz a pré e a pós-carga e melhora o desempenho ventricular esquerdo.

Ventilação mecânica invasiva fica reservada para os casos refratários ou que apresentem contraindicações à VNI.

Diuréticos

Diuréticos de alça são os agentes farmacológicos primários no tratamento da sobrecarga de volume e normalmente produzem um rápido alívio dos sintomas na maioria dos pacientes.

Furosemida é o diurético de alça de preferência em doentes com congestão (sistêmica ou pulmonar), por seu efeito venodilatador imediato e, subsequente, efeito diurético.

Dá-se preferência para a via endovenosa, em razão da baixa absorção pela via gastrointestinal no contexto de IC descompensada.

A dose inicial recomendada é de 0,5 a 1 mg/kg (20 a 40 mg) ou o dobro da dose oral usual. A dose de *bolus* pode ser repetida conforme a necessidade. Infusão contínua de furosemida pode ser necessária nos casos refratários. Outra opção aos casos de congestão refratária é a ultrafiltração.

Doses mais altas podem ser necessárias em pacientes que fazem uso crônico de diuréticos ou com insuficiência renal.

Alguns pacientes beneficiam-se da associação de diuréticos de alça com diuréticos tiazídicos (hidroclorotiazida ou clortalidona) e inibidores da aldosterona (espironolactona).

A diurese com frequência alivia os sintomas e sinais de pressão de enchimento elevados. Contudo, a terapia com vasodilatadores pode fornecer um alívio mais rápido nos pacientes altamente sintomáticos com evidência de congestão pulmonar.

Vasodilatadores

Na ausência de hipotensão, os vasodilatadores apresentam papel fundamental na terapia inicial do paciente com edema pulmonar e oxigenação pobre, associado à terapia diurética. São a terapia de escolha para pacientes não hipotensos com baixo débito cardíaco. Podem ser usados por via oral (captopril, hidralazina, losartan, dinitrato de isossorbida) ou endovenosa. A seleção do agente depende das condições clínicas.

TABELA 4 Contraindicações à VNI

Indicação de intubação orotraqueal	Não cooperação
Parada respiratória ou cardíaca	Rebaixamento do nível de consciência
Trauma ou deformidade facial	Sangramento gastrointestinal grave
Íleo paralítico	Alto risco de aspiração
Vômitos refratários	Pneumotórax
Oxigênio não é indicado de rotina em pacientes sem hipoxemia.	

TABELA 5

Diuréticos	Doses habituais
Furosemida	20 a 240 mg/dia, EV
Hidroclorotiazida	25 a 100 mg/dia, VO
Clortalidona	12,5 a 50 mg/dia, VO
Espironolactona	25 a 50 mg/dia, VO

EV: endovenoso; VO: via oral.

Deverão ser usados com cautela, pois podem causar hipotensão severa em pacientes dependentes da pré-carga ou da pós-carga.

- Nitratos (nitroglicerina): em baixas doses agem diminuindo as pressões de enchimento venosas e ventriculares e melhorando a congestão pulmonar, a dispneia e a demanda de oxigênio para o miocárdio. Em doses maiores agem como vasodilatadores arteriolares, reduzindo a pré-carga e o aumento do débito cardíaco. São utilizados preferencialmente nos quadros isquêmicos agudos.
- Nitroprussiato de sódio: eficiente na redução da pós-carga elevada (IC aguda hipertensiva) e regurgitação valvar mitral. Pela sua potente ação vasodilatadora arterial e venosa, deve ser utilizado com cautela, em ambiente de UTI ou na sala de emergência.
- Nesiritida: idêntica ao BNP endógeno, tem ação vasodilatadora, potente vasculatura arterial e nervosa, diminuindo as pressões de enchimento venosas e ventriculares e com discreto aumento do débito cardíaco.

INOTRÓPICOS E INODILATADORES

Agem aumentando o débito cardíaco, em paciente com ou sem congestão, visando a melhorar a perfusão tecidual e preservar função de órgãos vitais. São reservados ao uso em situações de hipoperfusão. Devem ser utilizados com monitoração hemodinâmica, pois podem aumentar a condução através do nó atrioventricular, provocando arritmias.

Além disso, podem ser utilizados em choque cardiogênico para dar suporte hemodinâmico como ponte para uma terapia definitiva, em pacientes aguardando transplante cardíaco, suporte circulatório mecânico ou dispositivos de assistência ventricular (Tabela 7).

- Dobutamina (agonista beta-adrenérgico): é o inotrópico mais utilizado. Produz melhora hemodinâmica pelo aumento do débito cardíaco. É o único inotrópico que pode ser utilizado em casos de hipotensão [pressão arterial sistólica (PAS) < 90 mmHg] ou choque cardiogênico.
- Milrinona (inibidor da fosfodiesterase): com propriedades inotrópicas e vasodilatadoras, promove aumento do débito cardíaco e queda da resistência vascular pulmonar, reduzindo a pré-carga e a pós-carga enquanto aumenta o inotropismo. Adequada em paciente com disfunção de ventrículo esquerdo (VE) e hipertensão pulmonar. Possui efeitos secundários, incluindo hipotensão e arritmias ventriculares.
- Levosimendana (sensibilizadores de cálcio): aumenta a contratilidade miocárdica e produz vasodilatação periférica. Utilizada em pacientes com diminuição da função sistólica do VE e hipoperfusão na ausência de hipotensão severa. Em alguns estudos, revelou aumentar significativamente o débito cardíaco, reduzir a pressão ocluída de artéria pulmonar (POAP) e a pós-carga.

Vasopressores

A hipotensão (PAS < 90 mmHg) é um mau sinal prognóstico em pacientes com IC aguda.

Vasoconstritores são geralmente utilizados em pacientes com hipotensão acentuada na qual seja evidente a hipoperfusão orgânica. Os mais comumente utilizados são noradrenalina e adrenalina.

Betabloqueadores

Pacientes que chegam ao pronto-socorro com IC descompensada geralmente fazem uso dessa medicação, e já é comprovado que a manutenção das doses ou apenas a diminuição estão relacionadas a menor mortalidade hospitalar e a maior taxa de adesão à medicação após a alta.

Vale ressaltar que em casos extremos, de baixo débito com hipoperfusão tecidual/choque cardiogênico, no qual ocorre a introdução de vasopressores (noradrenalina, adrenalina, vasopressina), é necessário suspender os betabloqueadores.

TABELA 6 Perfis hemodinâmicos dos vasodilatadores

Vasodilatadores	FC	PA	DC	PCP	Dose
Nitroglicerina	↑	↓↓	↑	↓↓↓	Iniciar com 20 mcg/min até 200 mcg/min
Nitroprussiato	↑	↓↓↓	↑↑↑	↓↓↓	Iniciar com 0,3 mcg/kg/min
Nesiritida	↑	↓↓	↑↑	↓↓↓	*Bolus* de 2 mcg/kg, infusão contínua de 0,015 a 0,003 mcg/kg/min

DC: débito cardíaco; FC: frequência cardíaca; PA: pressão arterial; PCP: pressão capilar pulmonar.
Adaptada de Montera et al., 2009.

TABELA 7 Doses de inotrópicos

Inotrópicos	Doses habituais (EV)
Dobutamina	2,5 mcg/kg/min a 20 mcg/kg/min
Milrinone	0,35 mcg/kg/min a 0,75 mcg/kg/min
Levosimendan	Ataque 6-12 mcg/kg em 10 min (evitar se PAS <110 mmHg). Manutenção 0,05 mcg/kg/min, por 24 h – máx 0,2 mcg/kg/min

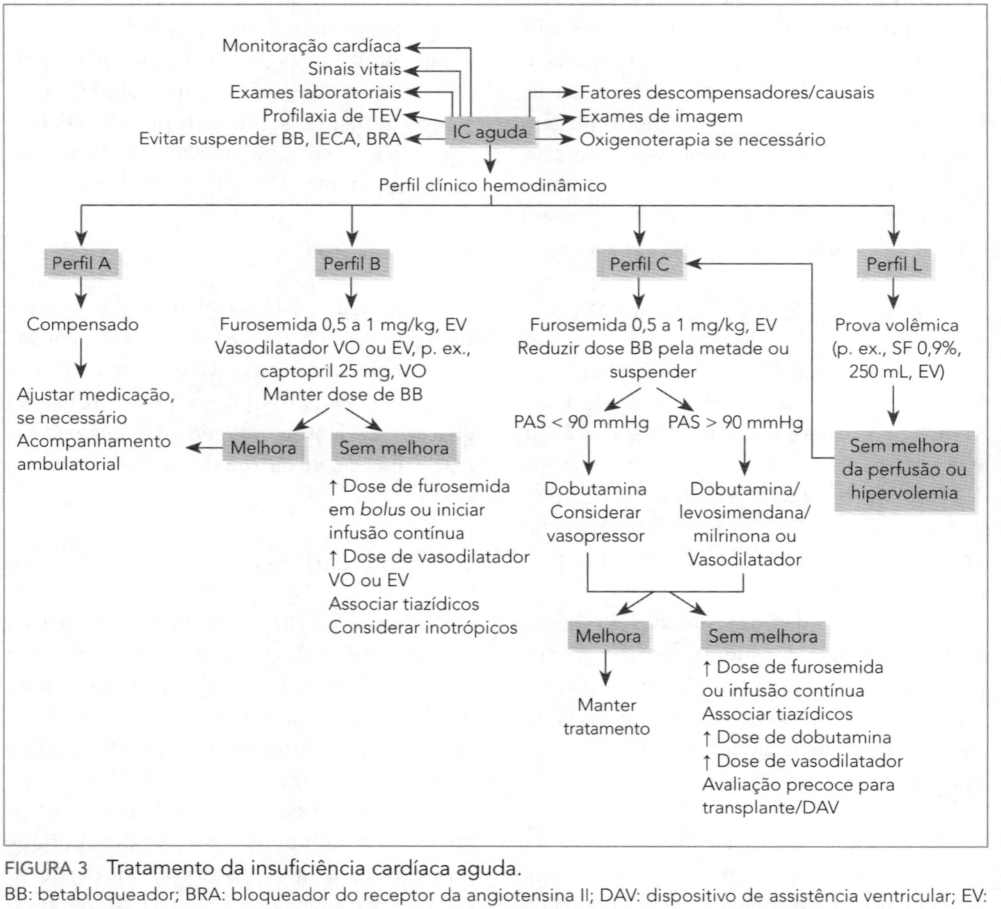

FIGURA 3 Tratamento da insuficiência cardíaca aguda.

BB: betabloqueador; BRA: bloqueador do receptor da angiotensina II; DAV: dispositivo de assistência ventricular; EV: endovenoso; IECA: inibidor da enzima conversora da angiotensina; SF: soro fisiológico; TEV: tromboembolismo venoso; VO: via oral.

A dose só deve ser reintroduzida quando o paciente estiver compensado hemodinamicamente.

Nos pacientes com IC de perfil frio e úmido ainda existem dúvidas quanto à manutenção da dose habitual ou redução de 50%.

CONCLUSÃO

Apesar das múltiplas faces da apresentação clínica da IC aguda, acredita-se que sua classificação em perfis hemodinâmicos, por ser uma abordagem simples e objetiva, ainda seja a melhor forma de guiar a terapêutica clínica no atendimento de emergência. O diagnóstico precoce e o tratamento imediato da IC aguda são os principais passos para reduzir mortalidade e tempo de internação.

Questões orientadoras

1. Quais são os sinais e sintomas clínicos apresentados no paciente com IC aguda?
2. Quais exames são realizados na avaliação da IC aguda?
3. Quais os principais fatores descompensadores da IC aguda?
4. Quais os perfis hemodinâmicos utilizados no paciente com IC aguda?
5. Quais as medicações primordiais para o tratamento da IC aguda?

LEITURA SUGERIDA

1. Mebazaa A, Tolppanen H, Mueller C, Lassus J, DiSomma S, Baksyte G, et al. Acute heart failure and cardiogenic shock: a multidisciplinary practical guidance. Intensive Care Med. 2016;42(2):147-63.
2. Chouihed T, Hollinger A, Mebazaa A. Adjuvant therapy in acute heart failure. Intensive Care Med. 2017.
3. Montera MW, Almeida DR, Tinoco EM, Rocha RM, Moura LAZ, Réa-Neto A, et al. II Diretriz Brasileira de Insuficiência Cardíaca Aguda. Arq Bras Cardiol. 2009;93(3 Suppl3):2-65.
4. Canesin MF, Oliveira Junior MT, Barretto ACP. Suporte avançado de vida em insuficiência cardíaca (SAVIC). 4. ed. Barueri: Manole; 2014.
5. Hassenfuss G, Teerlink JR. Cardiac inotropes: current agents and future directions. Eur Heart J. 2011;32(15):1838-45.

CAPÍTULO 25

Avaliação e tratamento do paciente com insuficiência cardíaca com fração de ejeção reduzida

Danilo Ribeiro Galantini
Fernanda Willemann Ungaretti

INTRODUÇÃO

A insuficiência cardíaca (IC) é uma síndrome clínica decorrente de uma anormalidade cardíaca funcional e/ou estrutural que prejudica o enchimento ou a ejeção ventricular, acarretando redução no débito cardíaco e/ou pressões intracardíacas elevadas, em repouso ou durante o exercício físico.

Essa síndrome é de grande importância devido à prevalência que vem aumentando significativamente e por ser uma condição que demanda muitos recursos em saúde, implica grande impacto na qualidade de vida e alta morbimortalidade.

A IC pode ser classificada de acordo com a função sistólica ventricular esquerda. Aproximadamente metade dos pacientes com IC se apresenta com fração de ejeção ventricular (FEVE) preservada e outros 50% com FEVE reduzida, definida pelo valor menor ou igual a 40%. Atualmente, pacientes com FEVE entre 41 e 49% são considerados com IC de fração de ejeção intermediária.

Novos estudos vêm redefinindo o cuidado desses pacientes por avanços no tratamento, incluindo terapias medicamentosas, dispositivos de assistência ventricular e estratégias no cuidado do doente com IC avançada em nível ambulatorial. Serão discutidas neste capítulo a avaliação clínica e as possiblidades de manejo do paciente com IC de fração de ejeção reduzida (ICFEr).

HISTÓRIA CLÍNICA E EXAME FÍSICO

Como em toda e qualquer doença, coletar história clínica completa e realizar detalhado exame físico ajudam a determinar o diagnóstico e a guiar os exames complementares a serem solicitados e as melhores opções terapêuticas disponíveis. Faz parte da história clínica questionar o paciente sobre sintomas, limitação funcional e também sobre doenças cardíacas prévias, fatores de risco, fatores de exacerbação, comorbidades e uso de drogas que possam induzir cardiomiopatia. Para realizar um exame físico detalhado devem ser avaliados os sinais vitais, o peso do paciente, o *status* de volume, coração, pulmões, abdome e sistema vascular periférico.

SINTOMAS DE INSUFICIÊNCIA CARDÍACA

Diversos são os sinais e sintomas que podem estar presentes nesta condição clínica e estão detalhados no Quadro 1. O surgimento ou a progressão da dispneia é fato de grande importância e deve ser levado em consideração para uma possível descompensação cardíaca. É um

QUADRO 1 Sinais e sintomas de insuficiência cardíaca

Fadiga
Dispneia
Taquipneia
Tosse
Redução da capacidade de exercício
Ortopneia
Dispneia paroxística noturna
Noctúria
Ganho/perda de peso
Edema
Aumento do volume abdominal
Perda de apetite ou saciedade precoce
Respiração de Cheyne-Stokes
Sonolência/redução da acuidade mental

sintoma que deve ser amplamente questionado ao paciente, que muitas vezes se adapta a uma nova condição clínica, limitando suas atividades diárias devido ao cansaço e acaba por não perceber e não mencionar este fato ao médico.

A intolerância ao decúbito dorsal surge na evolução da descompensação cardíaca, bem como o despertar após horas de sono em decúbito. Estes sintomas são denominados ortopneia e dispneia paroxística noturna, respectivamente. Todos esses sintomas, juntamente com a tosse noturna, refletem sinais de congestão pulmonar.

A dispneia ao repouso surge nos casos mais avançados e com frequência esses pacientes necessitam de internação hospitalar para compensação clínica. O paciente com IC costuma referir, além da dispneia, um cansaço, que pode refletir baixo débito cardíaco e inadequada resposta musculoesquelética ao exercício.

Nos pacientes com IC avançada, com frequência podem surgir sinais e sintomas de insuficiência cardíaca direita. São eles o edema de membros inferiores (MMII), turgência jugular, refluxo hepatojugular, dor em hipocôndrio direito e sensação de empachamento pós-prandial, todos resultados da congestão no leito venoso sistêmico.

A IC pode ser classificada em estágios A, B, C e D de acordo com a presença de doença cardíaca estrutural e sinais e sintomas de insuficiência cardíaca, conforme proposto pelos American College of Cardiology/American Heart Association (ACC/AHA) e exposto na Tabela 1. Também é possível avaliar o *status* funcional do doente com IC e classificá-lo de acordo com os sintomas apresentados na classificação da New York Heart Association (NYHA), explicado com detalhes na Tabela 2.

EXAME FÍSICO

De uma maneira geral, inicialmente deve ser realizada uma avaliação global do paciente, incluindo a ectoscopia, nível de consciência, avaliação do estado nutricional, estado de hidratação, *status* hemodinâmico e padrão respiratório.

TABELA 1 Estágio de insuficiência cardíaca (IC) conforme *American College of Cardiology/ American Heart Association* (ACC/AHA)

Estágio A	Sob risco de IC, mas sem doença estrutural ou sintomas de IC
Estágio B	Doença cardíaca estrutural, mas sem sinais ou sintomas de IC
Estágio C	Doença cardíaca estrutural, com sintomas atuais ou prévios de IC
Estágio D	IC refratária, requerendo intervenções especializadas

TABELA 2 Classe funcional da *New York Heart Association* (NYHA)

Classe I	Sem limitação para realizar atividade física. Atividades físicas habituais não causam sintomas de IC
Classe II	Discreta limitação para realizar atividade física. Confortável ao repouso, mas atividades físicas habituais resultam em sintomas de IC
Classe III	Limitação acentuada para realizar atividade física. Confortável ao repouso, porém atividades físicas menores que as habituais causam sintomas de IC
Classe IV	Incapaz de realizar qualquer atividade física sem apresentar sintomas de IC ou sintomas ao repouso

Na ausculta pulmonar, podem ser encontrados estertores ou roncos em bases ou difusamente, a depender do grau de congestão do paciente. Sibilância pode ocorrer por broncoconstrição reativa. É importante ressaltar que uma ausculta normal não exclui a possibilidade de o paciente estar congesto. A redução dos murmúrios ventilatórios em bases, bem como a macicez à percussão dessa região, pode indicar a presença de derrame pleural. Em casos mais avançados pode ser observado o padrão respiratório cíclico de Cheyne-Stokes.

Pode ser estimada a área cardíaca pela observação e/ou a palpação do impulso apical. Na ausculta cardíaca, é possível observar sopro sistólico regurgitativo devido à insuficiência mitral secundária que está presente em muitos pacientes com câmaras esquerdas dilatadas. Pode ocorrer a presença da terceira bulha cardíaca, refletindo um estado de aumento do volume de enchimento ventricular. A presença da quarta bulha ocorre com a rigidez ventricular e o ritmo de galope pode ser observado na sobreposição destas duas bulhas, geralmente em paciente com doença mais avançada.

A congestão do coração direito na maioria das vezes é reflexo da IC esquerda, porém, em casos de hipertensão arterial pulmonar ou insuficiência tricúspide isolada, o ventrículo esquerdo (VE) pode estar com pressões de enchimento normais. Sinais de congestão direita que podem ser encontrados são a estase ou a turgência jugular, o refluxo hepatojugular, dor à palpação do hipocôndrio direito e ascite de edema de MMII.

As pesquisas de hipotensão e hipoperfusão tecidual são de extrema importância para a determinação do perfil hemodinâmico em que o paciente se encontra. A pressão arterial é importante sinal de baixo débito, porém a hipotensão faz parte do quadro de IC e muitos pacientes vivem com pressão arterial sistólica (PAS) abaixo de 90 mmHg sem necessariamente estarem em descompensação clínica. Perfusão periférica lentificada, pele fria e pegajosa, pulsos finos, hipotensão arterial, rebaixamento do nível de consciência refletem a gravidade do quadro e a necessidade de instituição de tratamento imediato.

Os pacientes que apresentam congestão são classificados como "úmidos", enquanto pacientes sem congestão são chamados "secos". Pacientes com perfusão inadequada são classificados como "frios", ao passo que pacientes com boa perfusão são classificados como "quentes". Dessa forma, são definidos quatro perfis clínico-hemodinâmicos (Figura 1). A partir dessa avaliação clínica, observa-se que pacientes mais congestos são os com pior prognóstico, estando os congestos e frios num grupo com prognóstico particularmente pior.

EXAMES COMPLEMENTARES

Exames laboratoriais

De um modo geral, na suspeita do diagnóstico de IC e descompensação devem ser solicitados exames séricos e urina iniciais, com in-

QUADRO 2 Fatores mais comuns de descompensação da IC

Achados do exame físico na IC
Taquicardia
Extrassístole ou ritmo irregular
Pulso fino
Pulso alternante
Taquipneia
Extremidades frias e pegajosas
Aumento da pressão venosa jugular
Redução do murmúrio vesicular nas bases
Crepitações, roncos e/ou sibilos
Desvio do *ictus* para esquerda e/ou inferior
Aumento do impulso apical
Elevação paraesternal
B3 e B4 (audíveis e/ou palpáveis)
Regurgitação mitral ou tricúspide
Hepatomegalia/ascite
Edema sacral/edema de membros inferiores
Anasarca
Estase venosa crônica

Perfil clínico-hemodinâmico na IC		Congestão ao repouso? Ortopneia, estase jugular, crepitações pulmonares, B3, edema?	
		Não	Sim
Má perfusão ao repouso? Pulsos finos, extremidades frias, hipotensão?	Não	Quente e seco	Quente e úmido
	Sim	Frio e seco	Frio e úmido

FIGURA 1 Perfis clínico-hemodinâmicos.

vestigação de múltiplas funções orgânicas: renal, hepática, hematológica, tireoidiana, *status* nutricional (albumina), eletrólitos, BNP (não obrigatório para pacientes em uso de sacubitril-valsartana), glicemia, colesterol total e frações, gasometria, culturas (se sinais de infecção), marcadores de necrose miocárdica sorologia para doença de Chagas (se houver epidemiologia positiva para tal).

Pacientes com IC comumente se apresentam com distúrbios eletrolíticos. A hiponatremia é comum e considerada marcador de descompensação e progressão da insuficiência cardíaca. A hipocalemia pode ser vista associada ao uso de diuréticos e a hipercalemia pode refletir piora da função renal. As funções renal e hepática devem ser avaliadas pois podem estar alteradas em decorrência de congestão relacionada a IC direita ou mesmo pelo déficit perfusional associado a hipotensão.

Como mencionado, a síndrome cardíaca aguda (SCA) deve ser descartada, para tanto devem ser solicitados também os marcadores de necrose miocárdica, lembrando que podem estar alterados mesmo na ausência de isquemia miocárdica, apenas pela descompensação do quadro.

Existem diversos marcadores de IC sendo estudados na última década e que prometem auxiliar no estabelecimento rápido e preciso do diagnóstico de IC, bem como para fornecer informações prognósticas acuradas e avaliações da terapêutica. No cenário atual, os peptídeos natriuréticos são os únicos disponíveis e factíveis de serem utilizados na prática clínica. Podem aumentar em diversas situações clínicas que cursam com aumento das pressões de enchimento ventricular, porém apresentam alto valor preditivo negativo; pacientes com BNP < 100 pg/mL ou NT-pró-BNP < 300 pg/mL excluem o diagnóstico.

Radiografia de tórax (AP e P)

É um exame de fácil acesso, baixo custo, rápida execução e deve ser solicitado rotineiramente quando se desconfia de uma descompensação cardíaca. Podem ser visualizados sinais de congestão pulmonar como padrão de infiltrado intersticial e alveolar em borboleta, que se espalha para a periferia pulmonar; linhas B de Kerley; derrame pleural e cefalização da trama vascular, que representa a congestão venosa pulmonar. Além da congestão pulmonar pode ser feita uma estimativa da área cardíaca e o diagnóstico diferencial com outras causas de dispneia.

Eletrocardiograma

A maioria dos pacientes com IC apresenta alterações eletrocardiográficas, mas que em muitos casos serão inespecíficas. Podem ser observados sinais sugestivos da causa base da IC, bem como identificar possíveis fatores de descompensação do quadro. A SCA pode ser fator descompensador, e sempre deve ser investigada, assim como a presença de arritmias.

Ecocardiograma

O ecocardiograma (ECO) representa ferramenta de fácil utilização, sem efeitos colaterais, que pode ser realizado a beira leito e ainda fornecer informações importantes acerca da morfologia e do volume das câmaras cardíacas, função sistólica ventricular direita e esquerda, função diastólica, anatomia e função das valvas, estimar pressão da artéria pulmonar, bem como do coração direito de maneira não invasiva.

O ECO transtorácico 2D deve ser realizado em todos os pacientes com IC de início recente, pois possui altas sensibilidade e especificidade para o diagnóstico de disfunção miocárdica, podendo, também, estabelecer a etiologia da IC.

Ressonância magnética cardíaca

A ressonância magnética cardíaca está indicada nos casos suspeitos de miocardite ou insuficiência cardíaca de início recente sem etiologia definida. Pode ser extremamente útil na avaliação de miocardites (avaliação da função, geometria e morfologia ventricular na suspeita de miocardite aguda, subaguda e crônica; investigação diagnóstica de miocardite aguda, crônica e/ou suspeita de miocardite prévia e no acompanhamento de 4 a 12 semanas do episódio agudo); para distinguir a cardiopatia isquêmica da cardiomiopatia; quantificar o grau de fibrose, a presença de edema e inflamação e sugerir a etiologia específica da cardiomiopatia.

Apesar de não estar tão disponível quanto o ecocardiograma e a tomografia, a ressonância magnética é capaz de avaliar estrutura e função cardíaca com alta qualidade e ainda sem expor o paciente à radiação, vantagem que possui sobre a TC. Com este exame é possível avaliar o tecido miocárdico e determinar a viabilidade, além de distinguir a cardiomiopatia isquêmica das não isquêmicas.

Tomografia cardíaca

A principal utilização no paciente com IC é para a avaliação coronariana nos casos de baixa probabilidade de DAC, pela angiografia. Outra aplicação mais recente está na avaliação do leito venoso coronariano na programação de terapia de ressincronização cardíaca. Entre os pontos negativos do exame, estão o uso de contraste potencialmente deletério aos rins, principalmente para pacientes com IC que têm maior probabilidade de apresentar doença renal crônica.

Imagem nuclear

As tecnologias Spect e PET são opções para avaliação da função ventricular, bem como da viabilidade miocárdica.

Teste de esforço cardiopulmonar

O teste de esforço não invasivo, com ênfase no teste cardiopulmonar (ergoespirométrico), é um primeiro passo razoável, pois não somente fornece informações sobre a presença de cardiopatia isquêmica, mas também pode ser utilizado para estratificação de risco, prognóstico e terapêutica.

Cineangiocoronariografia

A cineangiocoronariografia está indicada em pacientes que preencham critérios para SCA, com angina, equivalentes isquêmico ou provas isquêmicas positivas. Em pacientes com alta probabilidades para DAC, a cineangiocoronariografia está indicada mesmo com provas funcionais negativas para isquemia. Mesmo em pacientes com um teste de esforço normal, a coronariografia deve ser considerada se a etiologia da IC for de outra forma inexplicável; se houver probabilidade razoável de que a DAC esteja presente e, sobretudo, se a revascularização miocárdica for factível e julgada benéfica, seja por meio de intervenção coronariana percutânea ou cirurgia.

Cateterização do coração direito

Biópsia endomiocárdica

A biópsia endomiocárdica deve ser indicada para os pacientes com IC de início recente (< 2 semanas), sem causa definida, não responsiva ao tratamento usual e com deterioração hemodinâmica. Também naqueles com IC de início recente (2 semanas a 3 meses), sem causa definida e associada a arritmias ventriculares ou bloqueios atrioventriculares de segundo ou terceiro graus. Em pacientes com IC com início > 3 meses e > 12 meses, sem causa definida e sem resposta à terapia padrão otimizada ou com IC decorrente de cardiomiopatia dilatada de qualquer duração, com suspeita de reação alérgica e/ou eosinofilia, a biópsia também deverá ser realizada.

Testes genéticos

Diversas cardiomiopatias (hipertrófica, dilatada, restritiva, arritmogênica do ventrículo direito e não compactada do VE) têm uma base genética substancial e tal característica possui implicações no diagnóstico e na abordagem terapêutica. Nesses casos, recomenda-se uma história familiar cuidadosa para pelo menos três gerações para todos os pacientes com cardiomiopatia; o rastreio clínico de cardiomiopatia em parente assintomático de primeiro grau e testes genéticos devem ser considerados para a pessoa mais claramente afetada para facilitar a triagem e o manejo da família.

TRATAMENTO

O objetivo do tratamento é a redução de morbidade, com alívio dos sintomas, melhora da qualidade de vida e do estado funcional e redução da taxa de hospitalização, bem com a redução da mortalidade.

O manejo da ICFEr deve abranger um programa multidisciplinar, especialmente para pacientes com alto risco de hospitalização, e ser desempenhado por meio de avaliação frequente e periódica dos seguintes aspectos:

- Abordagem da IC descompensada (aguda nova ou crônica agudizada) baseada na definição correta do perfil clínico hemodinâmico.
- Controle dos fatores de risco e condições associadas e/ou que contribuam para o agravamento: hipertensão arterial sistêmica, arritmias, diabete melito (DM), doença isquêmica do miocárdio, cardiopatia valvar, disfunção da tireoide, infecção, tromboembolismo pulmonar, distúrbio eletrolítico, anemias.
- Modificação do estilo de vida: cessação do tabagismo, restrição do consumo de álcool, restrição hidrossalina (conforme indicada), redução de peso para obesos, monitoramento diário de peso para detecção precoce de retenção e acúmulo hídrico e previamente à deterioração clínica e hospitalização.
- Terapia farmacológica, cujos propósitos são melhorar os sintomas incluindo o risco de hospitalização, impedir, reverter ou atenuar a deterioração da função miocárdica devido ao remodelamento patológico, reduzir a mortalidade.
- Terapia com dispositivos eletrônicos, conforme indicados: terapia de ressincronização cardíaca (TRC), cardiodesfibrilador elétrico implantável (CDI).
- Dispositivo de assistência ventricular (DAV) e/ou transplante cardíaco para pacientes com IC avançada/refratária, elegíveis para esses procedimentos.
- Reabilitação cardíaca para pacientes em classes funcionais II e III em condição clínica estável, sem arritmias complexas e sem outras limitações ao exercício.
- Cuidados paliativos e de fim de vida. Pacientes com IC refratária apesar da terapia ótima requerem cuidados avançados, incluindo opções como suporte circulatório mecânico, transplante cardíaco e cuidados paliativos.

Terapia medicamentosa na insuficiência cardíaca crônica

As terapias estabelecidas para ICFEr incluem os inibidores da enzima conversora de angiotensina (IECA), bloqueadores dos receptores de angiotensina (BRA), betabloqueadores, diuréticos de alça, antagonistas da aldosterona, hidralazina e dinitrato de isossorbida e com exceção do diurético de alça, todos fizeram parte de ensaios controlados que provaram melhora de sintomas, redução das hospitalizações e/ou aumento da sobrevida. Mais recentemente uma nova classe de medicamento foi aprovada para o tratamento da ICFEr, o inibidor da neprilisina, em associação com um inibidor direto do receptor da angiotensina, a valsartana. Essa associação pode substituir o IECA ou o BRA em pacientes estáveis, que se mantêm sintomáticos (NYHA classe funcional II-III). A ivabradina, medicamento que atua nos canais *if* do nó sinusal, também faz parte do arsenal terapêutico da ICFEr para os pacientes em ritmo sinusal.

No intuito de prevenir a progressão da doença ou mesmo reverter o remodelamento cardíaco, as classes de drogas fundamentais a serem iniciadas no paciente com ICFEr são os IECA ou BRA e os betabloqueadores.

Os IECA são inibidores do sistema renina-angiotensina-aldosterona, indicados para pacientes FEVE < 40% independentemente da classe funcional. Além de estabilizar o remodelamento do VE, aliviam sintomas, evitam internações e prolongam a sobrevida. A dose inicial deve ser baixa e titulada até as doses máximas toleradas ou até atingir as doses preconizadas nos ensaios clínicos. Devem ser monitorados a pressão arterial, função renal e níveis séricos de potássio, principalmente de pacientes com algum grau de disfunção renal ou diabete. Inicialmente podem causar azotemia leve, que são geralmente bem toleradas e sem necessidade de redução ou suspensão da droga. Em alguns casos pode haver necessidade de reduzir os diuréticos quando estiverem sendo usados em associação. Outros efeitos colaterais dessa classe são o angioedema (< 1% dos pacientes) e a tosse seca (10 a 15% dos pacientes).

Os BRA apresentam os mesmos efeitos positivos encontrados nos IECA, uma vez que também bloqueiam o sistema renina-angiotensina-aldosterona. São usados nas mesmas situações e são uma opção ao IECA quando o paciente apresenta efeitos como tosse, *rash* cutâneo e angioedema com o uso do último.

Os betabloqueadores, como o nome sugere, bloqueiam os efeitos deletérios da ação simpática mediada pelo receptor beta-adrenérgico. São também indicados para os pacientes com FEVE < 40% independentemente da classe funcional, pois em associação com IECA ou BRA interrompem ou revertem o remodelamento cardíaco, melhoram sintomas e reduzem internações e aumentam a sobrevida.

Os betabloqueadores, IECA e BRA aprovados para o tratamento da ICFEr, bem como as doses de início e doses-alvo, são apresentados nas figuras a seguir. É possível inicialmente introduzir apenas uma das classes ou mesmo as duas concomitantemente. Não existe recomendação para a associação de IECA e BRA. Como os pacientes com IC têm, geralmente, muitas comorbidades as doses iniciais devem ser baixas e o aumento deve ser feito a cada 2 semanas, conforme tolerância do paciente, com o objetivo de alcançar as doses máximas estudadas.

Os diuréticos entram no contexto da redução da sobrecarga volêmica de pacientes sintomáticos. Devem ser iniciados em doses pequenas e gradativamente aumentados conforme o quadro clínico. Os diuréticos de alça são os mais comumente utilizados e no Brasil a furosemida é a droga disponível tanto na via de administração endovenosa quanto oral. A dose inicial de furosemida de 40 mg, via oral, é uma boa opção, porém a depender do nível de sobrecarga hídrica do paciente doses maiores podem ser necessárias num primeiro momento até que seja atingida a euvolemia ou o peso seco do paciente. Outras classes de diuréticos, como os tiazídicos e os antagonistas da aldosterona, também podem ser associados para se obter um efeito maior ou mesmo substituir o diurético de alça na vigência de contraindicações ao último. É importante atentar para os efeitos colaterais dessas classes de medicamentos e vigiar a função renal, bem como a presença de distúrbios eletrolíticos.

Os antagonistas da aldosterona, como o próprio nome diz, além do mecanismo diurético, auxiliam os IECA no bloqueio dos efeitos da aldosterona e estão indicados aos pacientes com terapia otimizada (IECA ou BRA, betabloqueadores e diuréticos) FEVE ≤ 35% em classes funcionais de II a IV. Como são medicamentos poupadores de potássio, deve ser dada atenção especial para a vigilância da função renal e da hipercalemia. Na presença de creatinina ≥ 2,5 mg/dL, *clearance* de creatinina < 30 mg/dL, nível sérico de potássio ≥ 5,5, essa classe não é recomendada. Ginecomastia é outro efeito colateral que não representa gravidade, porém traz desconforto.

O controle da frequência cardíaca já se mostrou benéfico aos pacientes com IC, porém muitos não toleram doses suficientes de betabloqueadores para atingir uma FC entre 50 e 60 bpm ou mesmo apresentam contraindicação a esta droga. A ivabradina é um medicamento que reduz a FC pela ação nos canais *If* do nó sinusal e provou reduzir mortes cardiovasculares e internações de pacientes sintomáticos, com FEVE ≤ 35%, em ritmo sinusal com FC > 70 bpm e em tratamento clínico otimizado.

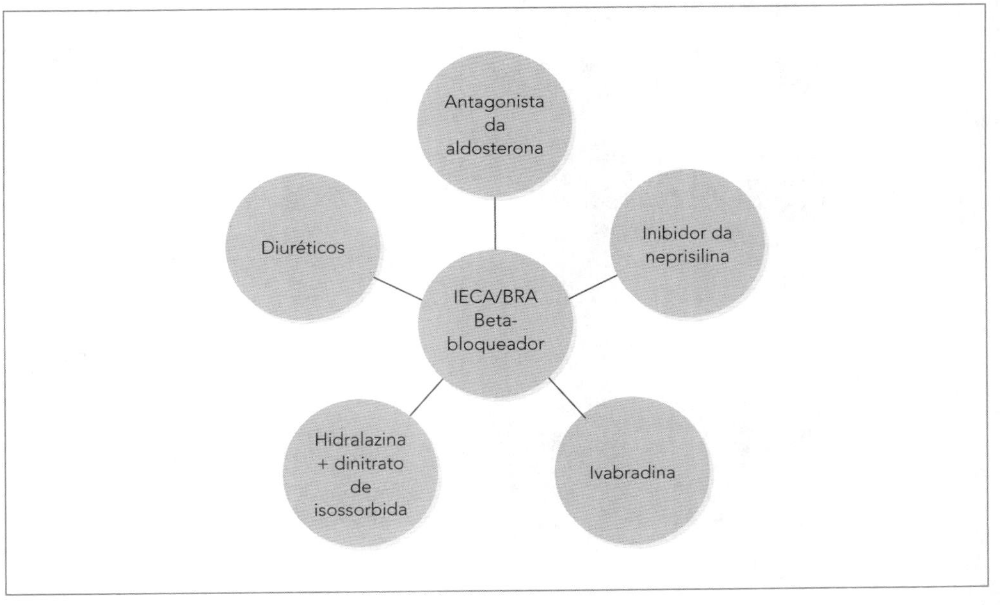

FIGURA 2

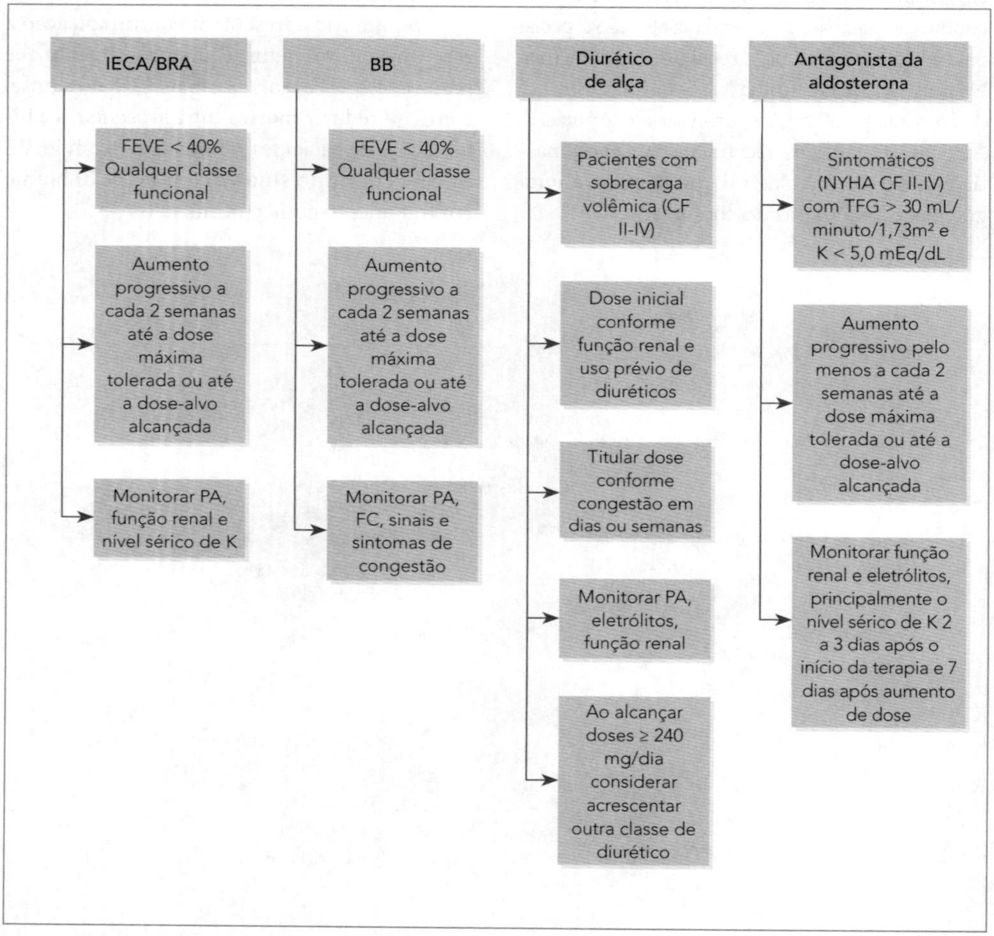

FIGURA 3 Esquema terapêutico da ICfer.

(continua)

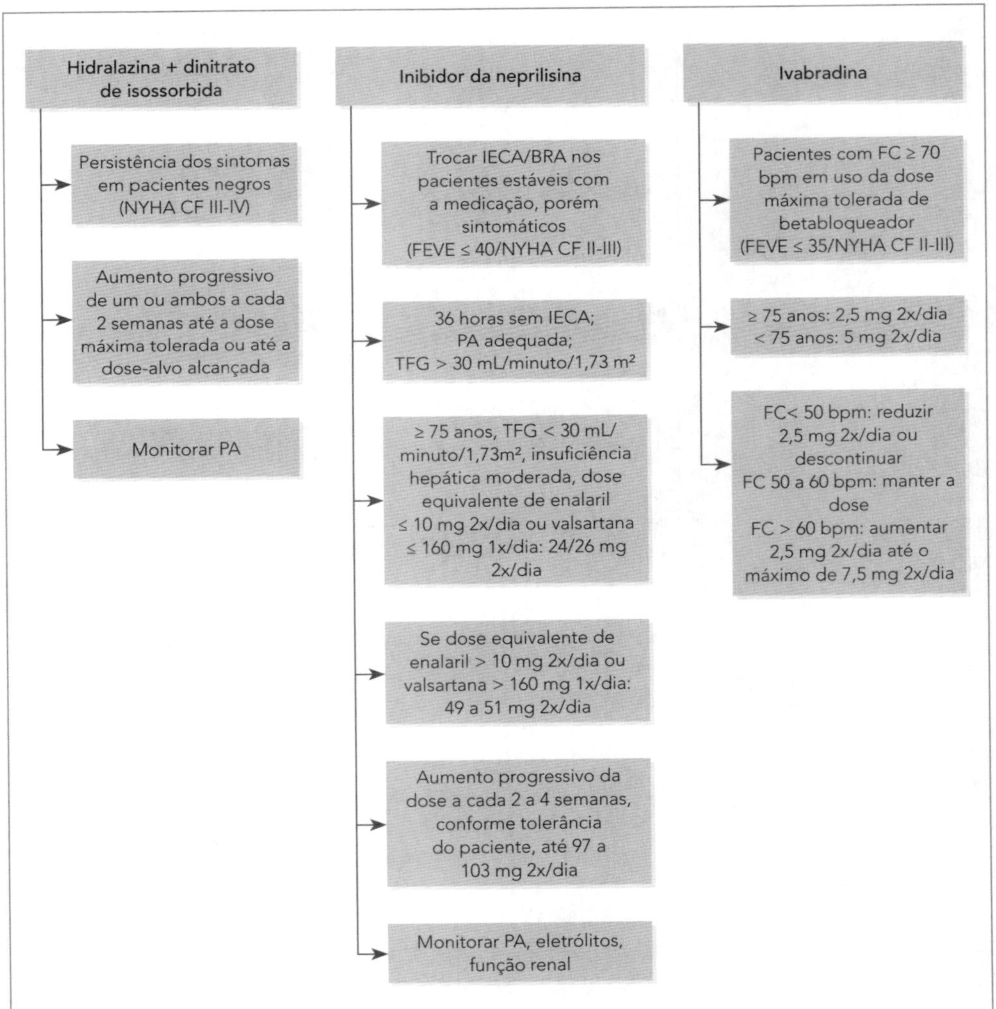

FIGURA 3 *(continuação)* Esquema terapêutico da ICfer.

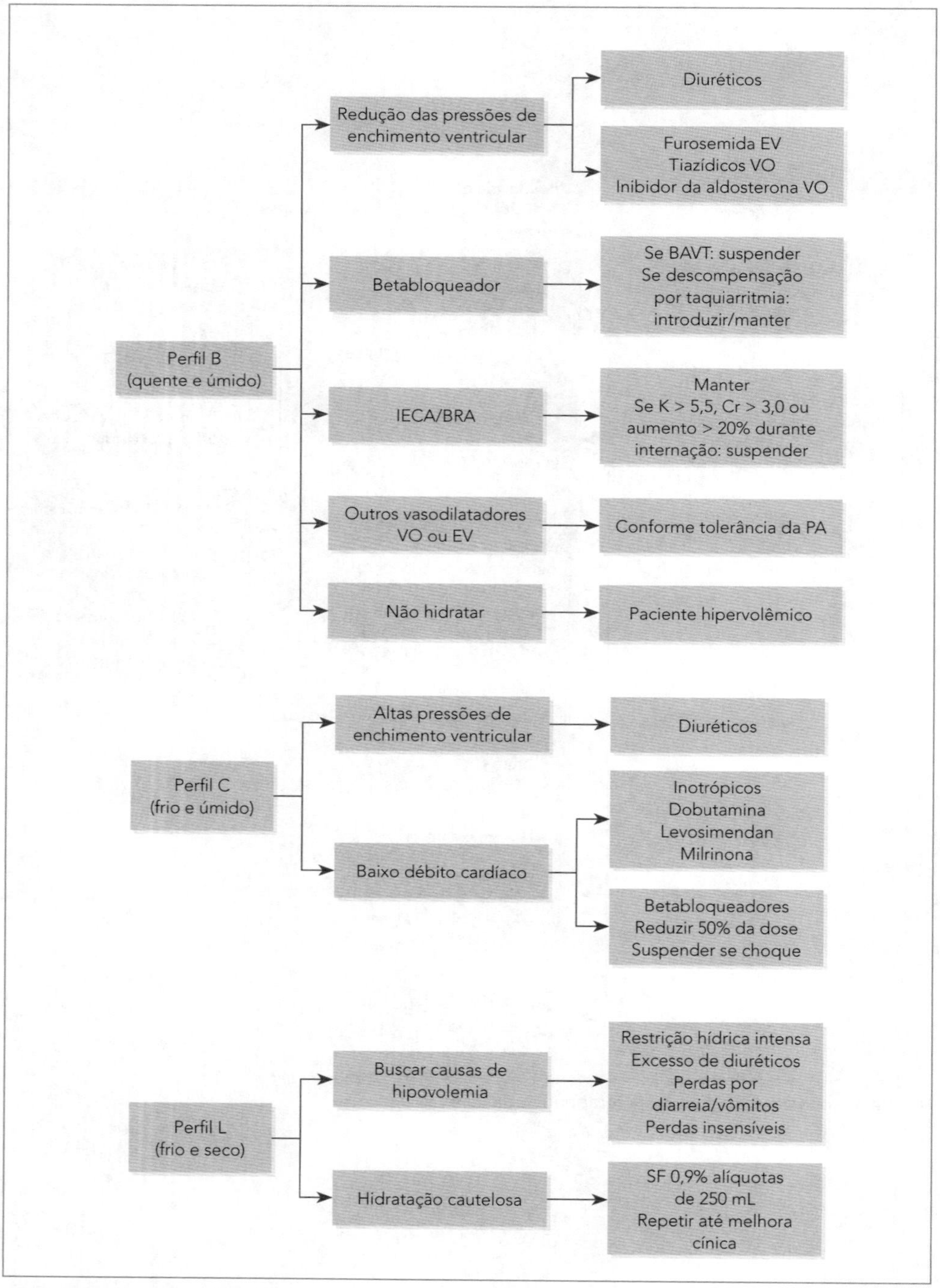

FIGURA 4 Tratamento da ICFEr descompensada.

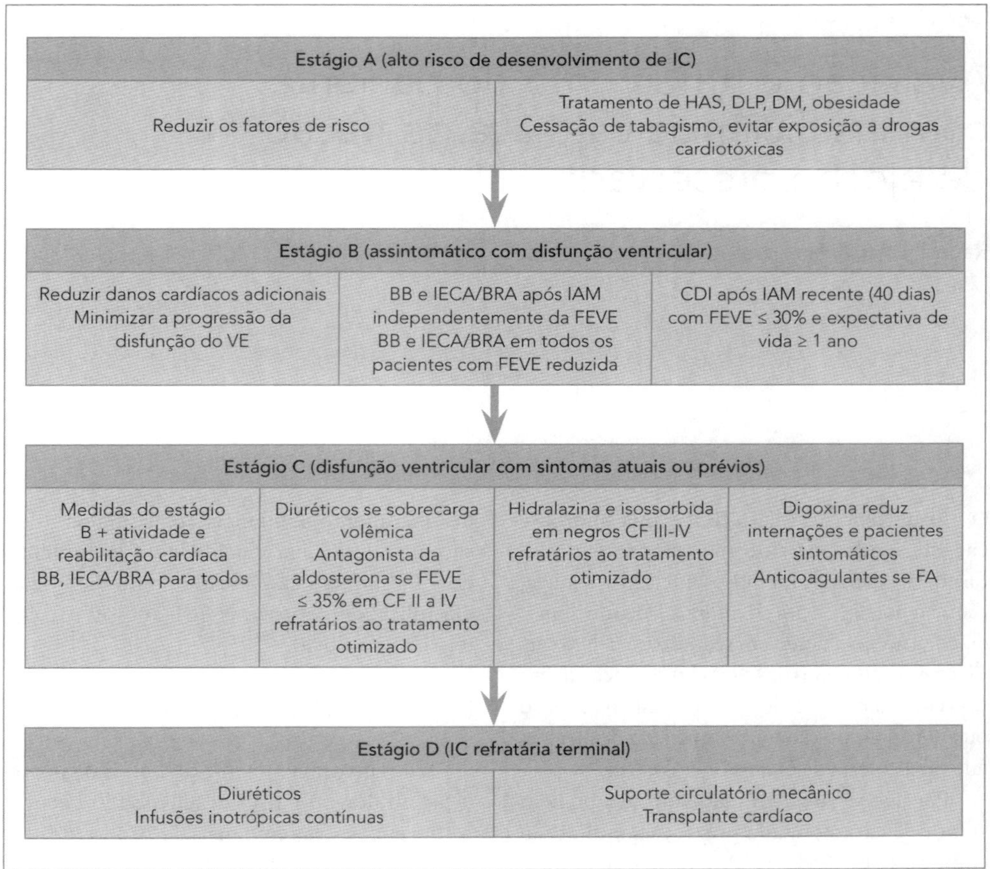

FIGURA 5

LEITURA SUGERIDA

1. Bonow RO, Mann DL, Zipes DP, et al. Braunwald's heart disease: a textbook of cardiovascular medicine. 9th ed. Philadelphia: Elsevier Saunders; 2011.
2. Ezekowitz JA, O'Meara E, McDonald MA, Abrams H, Chan M, Ducharme A, et al. 2017 Comprehensive update of the Canadian Cardiovascular Society guidelines for the management of heart failure. Can J Cardiol. 2017;33(11):1342-433.
3. Kalil V, Fuster Filho R, Albiquerque CP, editors. Medicina Cardiovascular Reduzindo o Impacto das Doenças. São Paulo: Atheneu; 2016.
4. Lund LH, Køber L, Swedberg K, Ruschitzka F. The year in cardiology 2017: heart failure. Euro Heart J. 2018;39(10):832-9.
5. Protocolo de IC HSL.
6. Yancy CW, Januzzi JL Jr, Allen LA, Butler J, Davis LL, Fonarow GC, et al. 2017 ACC expert consensus decision pathway for optimization of heart failure treatment: answers to 10 pivotal issues about heart failure with reduced ejection fraction: A Report of the American College of Cardiology Task Force on Expert Consensus Decision Pathways. J Am Coll Cardiol. 2018;71(2):201-30.

CAPÍTULO 26

Avaliação e tratamento do paciente com insuficiência cardíaca de fração de ejeção preservada

Renata Lopes Hames

Insuficiência cardíaca (IC) é uma síndrome caracterizada por sintomas clássicos como dispneia, edema de membros inferiores e fadiga, causada por alterações estruturais e/ou funcionais do coração, resultando em redução do débito cardíaco e/ou aumento das pressões de enchimento do ventrículo esquerdo (VE) durante o repouso ou esforço. O coração torna-se incapaz de oferecer adequada oferta de O_2 aos órgãos e tecidos.

Por não ser uma entidade única, a IC nem sempre é caracterizada por coração dilatado com fração de ejeção (FE) reduzida (disfunção sistólica). Ela pode se apresentar com FE preservada (disfunção diastólica).

Insuficiência cardíaca de fração de ejeção preservada (ICFEP) é uma síndrome clínica que abrange diversos achados de IC associada à FE normal ou quase normal (FE > 50%).

Diversas etiologias estão associadas à ICFEP (Quadro 1), sendo obrigatória a exclusão de etiologias não cardíacas (doença pulmonar obstrutiva crônica, obesidade, anemia, hipotireoidismo, insuficiência renal) que também poderiam ocasionar sintomas como dispneia e intolerância ao esforço.

Os pacientes com ICFEP normalmente não apresentam dilatação de VE, mas geralmente apresentam aumento na espessura da parede do VE e/ou aumento do tamanho do átrio esquerdo como sinal de aumento das pressões de enchimento. Evidencia-se, na maioria dos casos, prejuízo na capacidade de enchimento do VE, também classificado como disfunção diastólica, causa provável de IC nesses pacientes (IC diastólica).

EPIDEMIOLOGIA

É de aproximadamente de 1 a 2% da população adulta em países desenvolvidos, sendo > 10% em pessoas com mais de 70 anos de idade. No mínimo, metade desses pacientes apresentam insuficiência cardíaca de fração de ejeção reduzida (ICFER).

Ambas parecem ter diferentes epidemiologias e etiologias. Comparados com os pacientes de ICFER, aqueles com ICFEP são mais velhos e mais frequentemente são mulheres. Têm menor probabilidade de sofrer de doença cardíaca coronariana e maior probabilidade de apresentar hipertensão arterial e fibrilação atrial.

Sabe-se que indivíduos com IC apresentam alta taxa de mortalidade, independentemente de serem classificados em ICFER ou ICFEP. Os pacientes com ICFEP têm um prognóstico melhor que aqueles com ICFER.

A mortalidade por todas as causas é geralmente maior em ICFER que em ICFEP. As hospitalizações são frequentemente decorrentes de causas não cardiovasculares, particularmente

QUADRO 1 Etiologias da insuficiência cardíaca com função sistólica preservada

Arritmias Fibrilação atrial	**Hipertrofia ventricular esquerda** Cardiopatia hipertensiva Estenose aórtica
Cardiomiopatias Cardiomiopatia hipertrófica Cardiomiopatias infiltrativas: ▪ Sarcoidose ▪ Amiloidose ▪ Endomiocardiofibrose ▪ Hemocromatose ▪ Pós-radioterapia ▪ Idiopáticas ▪ Obesidade ▪ Diabete melito	**Valvopatias** Insuficiência mitral Estenose aórtica Estenose mitral **Pericardiopatias** Pericardite constritiva Tamponamento pericárdico **Síndrome de alto débito** Anemia Tireotoxicose Beribéri Fístulas arteriovenosas

em pacientes com ICFEP. Hospitalizações por causas cardiovasculares não mudaram de 2000 para 2010, ao passo que as de causas não cardiovasculares aumentaram.

FISIOPATOLOGIA

A ICFEP é uma síndrome que, por definição, não é causada por alterações na contratilidade miocárdica. Excluídas causas como valvopatias, arritmias, estados de alto débito cardíaco e insuficiência isolada de ventrículo direito, a ICFEP comumente é resultado de disfunção diastólica.

A redução da complacência do VE ocorre por vários mecanismos, incluindo fibrose miocárdica, secundária ao envelhecimento, isquemia, processos infiltrativos (hemocromatose, amiloidose, sarcoidose), hipertrofia ventricular esquerda presente na hipertensão arterial ou estenose aórtica.

O débito cardíaco normal só e alcançado por meio do aumento das pressões de enchimento do VE.

O aumento da contribuição da contração atrial para o enchimento ventricular é um importante mecanismo de adaptação, reduzindo a pressão dentro do átrio esquerdo e no território venocapilar do pulmão. Durante um episódio de fibrilação atrial, a perda da contração atrial pode causar importante piora clínica e de baixo débito cardíaco em paciente com ICFEP.

DIAGNÓSTICO

O diagnóstico da ICFEP é mais desafiador que o da ICFER.

Pode se apresentar por três formas: diminuição de tolerância aos esforços, retenção líquida ou achados de disfunção diastólica assintomática.

Sinais e sintomas de IC são pouco específicos e podem estar presentes em outras condições clínicas. Idosos e obesos podem apresentar, por exemplo, doença pulmonar obstrutiva crônica, sedentarismo e varizes de membros inferiores, que podem mimetizar sintomas observados na ICFEP.

Critérios eletrocardiográficos presentes: fibrilação atrial, hipertrofia ventricular, alteração da repolarização ventricular.

Radiografia de tórax pode demonstrar cardiomegalia ou congestão pulmonar.

Observam-se níveis elevados de BNP > 35 pg/mL e/ou NT-proBNP > 125 pg/mL.

Eletrocardiograma sem alterações e BNP < 35 pg/mL e/ou NT-proBNP < 125 pg/mL tornam o diagnóstico de ICFER e ICFEP pouco provável.

A identificação da alteração estrutural responsável pela disfunção cardíaca requer necessariamente um exame de imagem: o ecocardiograma. Presença de FE > 50%, presença ou não de alteração do relaxamento ao Doppler transmitral com sinais e sintomas são critérios aceitos para diagnóstico de ICFEP (Tabela 1).

TABELA 1 Definição de insuficiência cardíaca com fração de ejeção reduzida, limítrofe e preservada

Tipos de IC Critérios	ICFER	ICFE limítrofe	ICFEP
1	Sinais e sintomas	Sinais e sintomas	Sinais e sintomas
2	FE < 40%	FE = 40 a 49%	FE > 50%
3	---	1- Aumento do nível de peptídeos natriuréticos Um critério adicional: a) Alteração estrutural (HVE ou sobrecarga de AE) b) Disfunção diastólica	1- Aumento do nível de peptídeos natriuréticos Um critério adicional: a) Alteração estrutural (HVE ou sobrecarga de AE) b) Disfunção diastólica

AE: átrio esquerdo; HVE: hipertrofia ventricular esquerda; ICFEP: insuficiência cardíaca de fração de ejeção preservada.
BNP > 35 pg/mL e/ou NT-proBNP > 125 pg/mL.
Adaptada de Ponikowski et al., 2016.

Doppler tecidual oferece informações adicionais que ajudam a quantificar a função diastólica do VE. A medida da onda E´, que é a velocidade miocárdica no início da diástole, mostrou ser o parâmetro mais adequado da avaliação do relaxamento do VE. Quando E/E´ > 15, as pressões de enchimento do VE estão elevadas e o diagnóstico de ICFEP deve ser considerado. Se esse valor for < 8, pode-se excluir ICFEP, e outras condições clínicas devem ser investigadas.

Demais alterações encontradas: índice de volume de átrio esquerdo indexado > 34 mL/m^2 ou massa de VE indexado ≥ 115 g/m^2 para homens e ≥ 95 g/m^2 para mulheres.

Em alternativa, a medida direta das pressões de VE pela cateterização cardíaca pode ser realizada (pressão capilar pulmonar e pressão diastólica final do VE).

O diagnóstico de ICFEP em pacientes com fibrilação atrial é difícil.

Como a fibrilação atrial eleva os níveis de peptídeos natriuréticos, o uso de NT-proBNP ou BNP para diagnosticar ICFEP precisa ser estratificado pela presença de ritmo sinusal (cortes mais baixos) *versus* fibrilação atrial (cortes mais altos).

TRATAMENTO

É errôneo pensar que existam estratégias terapêuticas eficazes para a ICFEP e que o tratamento poderá ser semelhante ao de ICFER.

O tratamento ainda é empírico e não está baseado em evidência, uma vez que poucos foram os ensaios clínicos dirigidos especificamente a essa população.

Os poucos estudos clínicos avaliaram apenas a eficácia dos inibidores do eixo renina-angiotensina, e em todos eles os resultados foram decepcionantes. Nenhum dos agentes analisados evidenciou aumento de sobrevida dos pacientes.

Contudo, uma vez que esses pacientes são frequentemente idosos, altamente sintomáticos e perdem qualidade de vida, é dever dos profissionais da saúde controlar os sintomas e promover melhora na qualidade de vida.

A fisiopatologia é heterogênea e está associada a inúmeros fenótipos, incluindo diversas doenças cardiovasculares associadas, como fibrilação atrial, hipertensão arterial, doença coronariana, hipertensão pulmonar, e doenças não cardiovasculares, como diabete, insuficiência renal, anemia, deficiência de ferro, doença pulmonar obstrutiva crônica e obesidade. Os pacientes devem ser avaliados e, se presentes, essas comorbidades devem ser tratadas na busca de melhora dos sintomas e qualidade de vida, evitando descompensação da IC.

O prognóstico da ICFEP tem se mantido inalterado no decorrer dos anos, o que demonstra que o tratamento e a abordagem desses doentes não são os mais corretos, diferentemente da ICFER.

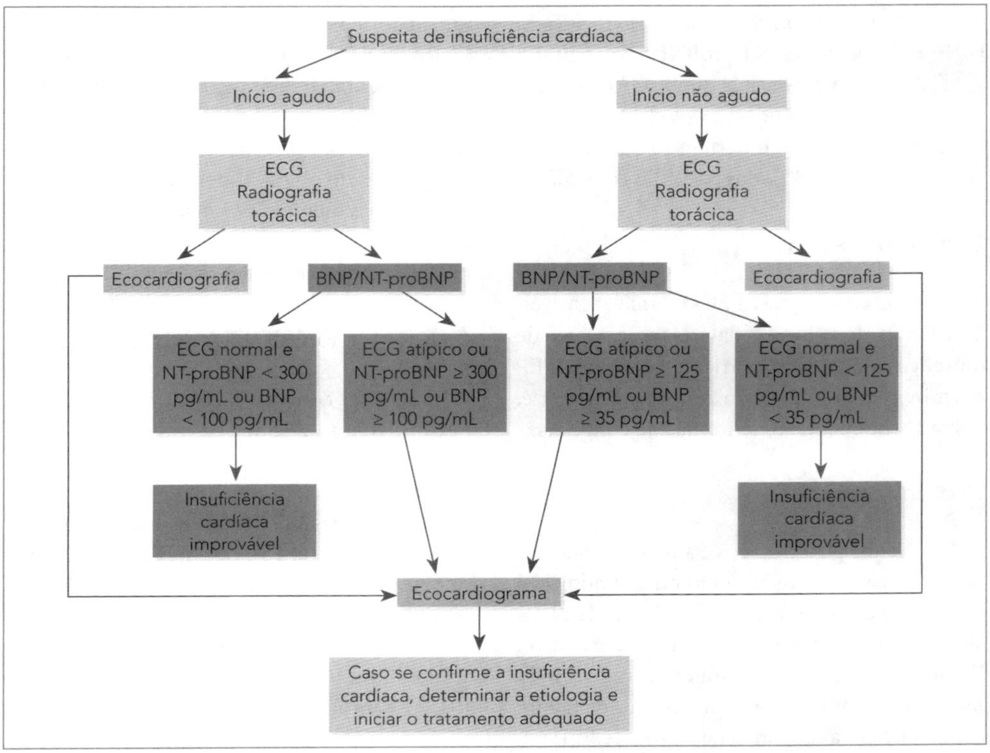

FIGURA 1 Diagnóstico de insuficiência cardíaca. ECG: eletrocardiograma.
Adaptada de McMurray et al., 2012.

Utilização de antagonistas do eixo renina-angiostensina (IECA/BRA)

O bloqueio do eixo renina-angiotensina é pouco útil na redução dos eventos clínicos e da mortalidade conforme demonstrado nos estudos com perindopril (PEP-CHF) ou candesartan (*CHARM-Preserved*).

Utilização dos betabloqueadores

Teoricamente, teria benefício potencial no tratamento da ICFEP ao reduzir a frequência cardíaca, aumentar o tempo de diástoles e de enchimento ventricular, reduzir o consumo de oxigênio pelo miocárdio e diminuir a pressão arterial. No entanto, esses efeitos podem ser atenuados parcialmente pelo fato de essa classe de medicamentos atrasar o relaxamento ventricular e diminuir a contratilidade.

Apesar não existirem ensaios clínicos, a ação vasodilatadora com consequente redução da rigidez arterial (p. ex., nebivolol e carvedilol) pode trazer benefícios nessa população.

Em uma subanálise do estudo SENIORS, observou-se que, no subgrupo de pacientes com FE > 35%, os benefícios dos betabloqueadores foram semelhantes, o que parece demonstrar que a eficácia é independente da FE.

Utilização dos antagonistas da aldosterona

Espironolactona, testada no estudo TOPCAT, reduziu re-hospitalizações, mas sem aumento significativo da sobrevida, e reduziu a mortalidade no subgrupo de pacientes com BNP elevado (BNP > 100 pg/mL ou NT-proBNP > 360 pg/mL).

É importante ressaltar que IECA/BRA, espironolactona e diuréticos são excelentes escolhas para o tratamento da hipertensão arterial associada, presente em 80% dos pacientes com ICFEP.

Uso de diuréticos

Os pacientes com ICFEP são muito sensíveis a variações do volume e da pré-carga. O uso de diuréticos associado à restrição salina na ICFEP permite reduzir a pressão venosa pulmonar e, consequentemente, os sintomas de congestão.

Uso de estatinas

Os efeitos pleiotrópicos e anti-inflamatórios das estatinas estão associados com a modulação da função endotelial, a estabilização da placa aterosclerótica e a redução do estresse oxidativo. Estudos observacionais sugerem redução da incidência de fibrilação atrial, mas ainda faltam evidências para indicar estatinas na ICFEP.

Uso de sildenafil

É um potente inibidor seletivo da fosfodiesterase tipo 5 que aumenta a disponibilidade de GMPc e gera vasodilatação. Apresenta efeitos benéficos sobre a função endotelial e pode ser indicado no tratamento da hipertensão arterial pulmonar, comum na ICFEP por causa das altas pressões de enchimento e da vasoconstrição pulmonar. No entanto, o estudo RELAX não mostrou benefício do sildenafil na capacidade física de pacientes com ICFEP, além de piorar a função renal, provavelmente por hipoperfusão renal secundária a vasodilatação e hipotensão.

Uso de inibidores da neprilisina e dos receptores de angiotensina (valsartan/sacubitril)

O sacubitril (componente inibidor do receptor da neprilisina) estimula mecanismos antifibróticos e anti-hipertróficos. O estudo PARAMOUNT demonstrou o benefício do valsartan/sacubitril em pacientes com ICFEP, associado a menores níveis de NT-proBNP, melhora da classe funcional NYHA e redução das dimensões do átrio esquerdo. A partir desses achados, o estudo multicêntrico PARAGON-HF, atualmente em andamento, vai avaliar mortalidade e internação nesses pacientes.

OUTRAS CONSIDERAÇÕES

Pacientes com fibrilação atrial devem receber anticoagulação oral a fim de diminuir o risco de eventos tromboembólicos.

Evidências científicas sugerem extrema importância no tratamento agressivo da hipertensão arterial: diuréticos, IECA, BRA, antagonista de receptor de mineralocorticoide são medicamentos de primeira linha.

Exercício físico mostrou-se seguro para pacientes com ICFEP, melhorando desempenho físico e função diastólica.

CONCLUSÕES

A difícil compreensão da fisiopatologia da ICFEP, a provável heterogeneidade fisiopatológica entre os pacientes afetados e a interação de vários fatores de risco têm sido barreiras no desenvolvimento de tratamentos efetivos, ressaltando a necessidade de iniciativas de pesquisa ampliadas, dado o aumento rápido no número de pacientes com essa condição.

LEITURA SUGERIDA

1. ACC/AHA/HFSA Focused Update of the 2013 ACCF/AHA Guideline for the Management of Heart Failure: a report of the American College of Cardiology/American Heart Association Task Force on Clinical Pratice Guidelines and the Heart Failure Society of America. J Am Coll Cardiol. 2017; 70(6):776-803.
2. Cleland JG, Tendera M, Adamus J, Freemantle N, Polonski L, Taylor J; PEP-CHF Investigators. The

perindopril in elderly people with chronic heart failure (PEP-CHF) study. Eur Heart J. 2006;27(19):2238-45.

3. ESC Guidelines for the diagnosis and treatment os acute and chronic heart failure 2016: the Task Force for the diagnosis and treatment of acute and chronic heart failure of the European Society of Cardiology. Eur Heart J. 2016; 37(27):2129-200.
4. Recomendações de 2012 da ESC para o diagnóstico e o tratamento da insuficiência cardíaca aguda e crónica Grupo de Trabalho de 2012 para o Diagnóstico e Tratamento da Insuficiência Cardíaca Aguda e Crónica da European Society of Cardiology. Desenvolvidas com a colaboração da Heart Failure Association (HFA) da ESC. Rev Port Cardiol. 2013;32(7-8):641.e1-641.e61.
5. Shibata MC, Flather MD, Böhm M, Borbola J, Cohen-Solal A, Dumitrascu D, et al.; Study of the Effects of Nebivolol Intervention on Outcomes and Rehospitalisation in Seniors with Heart Failure. Study of the effects of nebivolol intervention on outcomes and rehospitalisation in seniors with Heart Failure (SENIORS). Rationale and design. Int J Cardiol. 2002;86(1):77-85.
6. Solomon SD, Zile M, Pieske B, Voors A, Shah A, Kraigher-Krainer E, et al.; Prospective comparison of ARNI with ARB on Management Of heart failUre with preserved ejectioN fracTion (PARAMOUNT) Investigators. The angiotensin receptor neprilysin inhibitor LCZ696 in heart failure with preserved ejection fraction: a phase 2 double-blind randomised controlled trial. Lancet. 2012;380(9851):1387-95.
7. Yusuf S, Pfeffer MA, Swedberg K, Granger CB, Held P, McMurray J, et al.; CHARM Investigators and Committees. Effects of candesartan in patients with chronic heart failure and preserved left-ventricular ejection fraction: the CHARM-Preserved Trial. Lancet. 2003;362(9386):777-81.

CAPÍTULO 27

Terapia de ressincronização cardíaca

Lucas Trindade Cantú Ribeiro
Stéphanie Itala Rizk

INTRODUÇÃO

A insuficiência cardíaca (IC) crônica é uma doença muito comum no Brasil, com prevalência estimada em 2% na população, aumentando significativamente nos idosos, com altas taxas de hospitalização e mortalidade.

Nas últimas décadas, mesmo com o advento de novos medicamentos e terapias, com redução de sintomas e de eventos em longo prazo, muitos pacientes permanecem limitados a despeito da terapia medicamentosa otimizada (TMO), especialmente os que apresentam fração de ejeção do ventrículo esquerdo (FEVE) reduzida e dissincronia cardíaca.

A terapia de ressincronização cardíaca (TRC), alternativa ao tratamento desses pacientes, que a partir dos anos 2000 teve aumento importante de sua indicação e implantação em todo o mundo, mostrou em grandes estudos randomizados e metanálises seu benefício em melhorar o desempenho cardíaco, assim como em melhorar o prognóstico e a qualidade de vida de pacientes com IC grave, de qualquer etiologia, principalmente na presença de FEVE < 35%, morfologia de bloqueio de ramo esquerdo (BRE) e duração do intervalo QRS ≥ 150 ms.

FISIOPATOLOGIA

A dissincronia cadíaca é um dos principais mecanismos de disfunção cardíaca na IC, mais evidente em pacientes com FEVE reduzida e alteração na condução elétrica do coração.

Distúrbios na condução intraventricular, presentes em pacientes com áreas fibróticas, gerando diferentes tempos de ativação ventricular, e distúrbios na condução interventricular, como bloqueios completos de ramo direito ou esquerdo, ocasionando contração precoce de um ventrículo em relação ao outro e movimento anômalo do septo interventricular, são os principais fatores relacionados à dissincronia.

Ambos levam à deterioração do trabalho ventricular, aumento das pressões de enchimento e elevação do estresse oxidativo, perpetuando a cascata de ativação simpática e neuro-humoral presente na fisiopatologia da IC.

Condução anormal através do nó atrioventricular (AV) e disfunção do nó sinusal também podem resultar em diminuição do volume diastólico final, entre outras alterações, contribuindo para o quadro.

EVIDÊNCIAS

O implante do dispositivo, que tem como objetivo estimulação biventricular simultânea, apresenta diversos benefícios em moderado e longo prazo. Houve clara demonstração nos trabalhos de remodelamento ventricular reverso, com melhora de função contrátil, otimização de FE, diminuição de diâmetros ventriculares e consumo máximo de oxigênio, entre outros, reduzindo em 30% o número de hospitalizações por IC, e em até 36% a mortalidade, sempre em associação com TMO. Os principais estudos que contemplaram esse tema foram COMPANION, CARE-HF, MIRACLE, MADIT-CRT, REVERSE, entre outros.

O estudo COMPANION randomizou 1.520 pacientes com IC em classe funcional (CF) III e IV, FEVE ≤ 35% e intervalo QRS ≥ 120 ms para TMO isolado ou em associação com TRC, ou ainda associado a TRC + cardiodesfibrilador implantável (CDI). O objetivo primário foi avaliar a diferença em relação ao desfecho combinado de morte por todas as causas e número de internações hospitalares. O desfecho secundário foi morte por todas as causas. Comparados à TMO, os grupos de TRC isolada e TRC + CDI demonstraram benefício, com diminuição do desfecho primário.

O CARE-HF foi desenhado para testar a hipótese de que a TRC isolada melhorava a sobrevida na IC. Foram avaliados 813 pacientes com IC em CF III e IV, FEVE < 35% e intervalo QRS > 120 ms, associados a critérios de dissincronia ventricular, exigidos para intervalos de QRS entre 120 e 149 ms. Os pacientes foram randomizados para TMO ou TRC isolada, com desfecho primário de morte por qualquer causa. Durante o acompanhamento médio de 29 meses, houve redução da mortalidade total no grupo da TRC isolada. Todos os pacientes estavam em ritmo sinusal para a inclusão no estudo e mais de 90% dos pacientes encontravam-se em CF III.

Nos últimos anos, novas evidências vêm demonstrando desfechos clínicos positivos também em pacientes menos sintomáticos, em CF II de dispneia, uma vez que a maior parte da população estudada se encontrava em CF III, dados corroborados por metanálises. Entretanto, a análise também mostra melhores resultados quando há BRE e QRS ≥ 150 ms.

Sua indicação em pacientes em CF I apresenta dados controversos e com menor número de pacientes envolvidos, e na maior parte dos estudos randomizados estava associado ao implante concomitante de CDI, em pacientes após infarto do miocárdio.

O risco-benefício deve sempre ser analisado, uma vez que o implante combinado apresenta

TABELA 1 Recomendações 2016 ESC Guidelines for the diagnosis and treatment of acute and chronic heart failure

Grau de recomendação	Nível de evidência	
Pacientes com IC, sintomáticos, em ritmo sinusal, QRS ≥ 150 ms, **morfologia de BRE** e FEVE ≤ 35%, apesar da TMO	I	A
Pacientes com IC, sintomáticos, em ritmo sinusal, **QRS ≥ 150 ms, morfologia de não BRE** e FEVE ≤ 35%, apesar da TMO	IIa	B
Pacientes com IC, sintomáticos, em ritmo sinusal, **QRS 130 a 149 ms, morfologia de BRE** e FEVE ≤ 35%, apesar da TMO	I	B
Pacientes com IC, sintomáticos, em ritmo sinusal, **QRS de 130 a 149 ms, morfologia de não BRE** e FEVE ≤ 35%, apesar da TMO	IIb	B
Pacientes com ICFER, independentemente da classe NYHA, que tenham indicação de MP e bloqueio AV de alto grau, para reduzir a morbidade. Isso inclui pacientes com FA	I	A
A TRC é contraindicada em pacientes com uma duração de QRS < 130 ms	III	A

Fonte: adaptada da Diretriz da Sociedade Europeia de Cardiologia.
MP: marca-passo.

maiores taxas de complicações relacionadas ao procedimento – 13% contra 6,7%.

Pacientes dependentes de inotrópicos, em fila de transplante cardíaco ou em programação de implante de dispositivo de assistência ventricular têm um elevado risco de mortalidade. O benefício nessa população é limitado, sendo desencorajado, a não ser que haja forte indicação.

Poucos estudos randomizados analisaram o benefício da TRC em pacientes com fibrilação atrial (FA), com melhora de prognóstico principalmente nos quais foi realizada ablação AV, permanecendo como uma indicação controversa nessa população.

INDICAÇÃO

A TRC está indicada com grau de recomendação IA nas últimas diretrizes internacionais, em pacientes sintomáticos, que estejam em ritmo sinusal, e apresentem FEVE < 35%, BRE e duração do intervalo QRS ≥ 150 ms.

A presença de outros distúrbios de condução interventricular, como bloqueio de ramo direito (BRD), assim como a presença de FA e duração do QRS entre 130 e 150 ms, não contraindica a terapia, entretanto apresenta menor evidência de seu benefício.

Diversos trabalhos também demonstraram o benefício da TRC em associação com CDI nos pacientes com indicação de ambos os dispositivos em comparação com implante de CDI isolado, com melhores resultados em desfechos compostos de hospitalizações e mortalidade.

IMPLANTE DO DISPOSITIVO

Para o correto funcionamento do dispositivo cardíaco de estimulação ventricular multissítio, classicamente são implantados um gerador no tecido subcutâneo, e fios eletrodos por via transvenosa (veias axilar, subclávia ou cefálica) na parede do átrio direito e ventrículo direito, além de um fio eletrodo implantado na parede lateral ou posterior do ventrículo esquerdo através do seio venoso coronariano (SC) - Figura 1.

Infecção de corrente sanguínea é uma contraindicação clássica ao procedimento. Na presença de dificuldade técnica em relação ao acesso venoso por punção, como na impossibilidade da passagem dos eletrodos através das veias supracitadas, geralmente por tortuosidade ou trombose prévia, lança-se mão de outra abordagem cirúrgica, por exemplo a toracoscopia com implante epicárdico.

Complicações relacionadas à TRC incluem:

- Dissecção do SC: na maioria dos casos não há repercussão clínica, porém, caso haja, a bainha deve ser removida e o SC recanalizado, com cuidado para assegurar que o lúmen verdadeiro seja acessado; ecocardiograma deve ser realizado para avaliar a presença de derrame pericárdico.
- Perfuração do SC ou de algum ramo venoso: são eventos muito raros e podem estar associados ao derrame pericárdico; pelo fato de a circulação venosa ser um sistema de baixa pressão, geralmente não há consequência clínica, no entanto, deve-se ter vigilância ecocardiográfica pelo risco de tamponamento cardíaco.
- Deslocamento do eletrodo: ocorre em aproximadamente 5 a 7% dos casos, mas é cada vez menor, pelo desenvolvimento de eletrodos com dispositivos de fixação mais modernos.

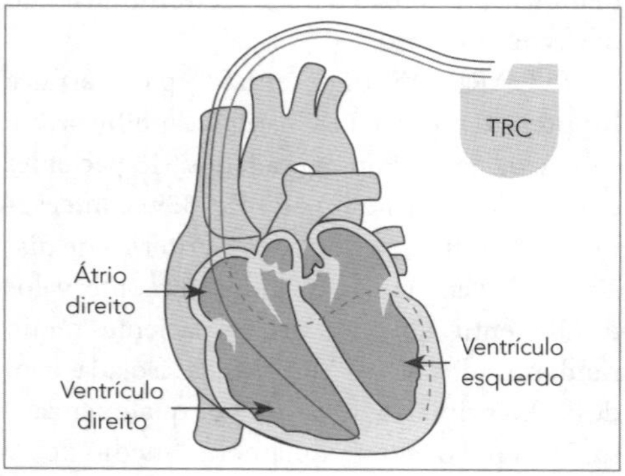

FIGURA 1 Figura demonstrando o gerador e seus eletrodos locados no átrio direito e ventrículos. TRC: terapia de ressincronização cardíaca.

LEITURA SUGERIDA

1. Bax JJ, Ansalone G, Breithardt OA, Derumeaux G, Leclercq C, Schalij MJ, et al. Echocardiographic evaluation of cardiac resynchronization therapy: ready for routine clinical use? A critical appraisal. J Am Coll Cardiol. 2004;44(1):1-9.
2. Bristow MR, Saxon LA, Boehmer J, Krueger S, Kass DA, De Marco T, et al.; Comparison of Medical Therapy, Pacing, and Defibrillation in Heart Failure (COMPANION) Investigators. Cardiac-resynchronization therapy with or without an implantable defibrillator in advanced chronic heart failure. N Engl J Med. 2004;350(21):2140-50.
3. Cleland JGF, Calvert MJ, Verboven Y, Freemantle N. Effects of cardiac resynchronization therapy on long-term quality of life: an analysis from the Cardiac Resynchronisation-Heart Failure (CARE-HF) study. Am Heart J. 2009;157(3):457-66.
4. Curtis AB, Worley SJ, Adamson PB, Chung ES, Niazi I, Sherfesee L, et al.; Biventricular versus Right Ventricular Pacing in Heart Failure Patients with Atrioventricular Block (BLOCK HF) Trial Investigators. Biventricular pacing for atrioventricular block and systolic dysfunction. N Engl J Med. 2013;368(17):1585-93.
5. Daubert C, Gold MR, Abraham WT, Ghio S, Hassager C, Goode G, et al.; REVERSE Study Group. Prevention of disease progression by cardiac resynchronization therapy in patients with asymptomatic or mildly symptomatic left ventricular dysfunction: insights from the European cohort of the REVERSE trial. J Am Coll Cardiol. 2009;54(20):1837-46.
6. European Society of Cardiology (ESC); European Heart Rhythm Association (EHRA), Brignole M, Auricchio A, Baron-Esquivias G, Bordachar P, et al. 2013 ESC Guidelines on cardiac pacing and cardiac resynchronization therapy: the task force on cardiac pacing and resynchronization therapy of the European Society of Cardiology (ESC). Developed in collaboration with the European Heart Rhythm Association (EHRA). Europace. 2013;15(8):1070-118.
7. Moss AJ, Hall WJ, Cannom DS, Klein H, Brown MW, Daubert JP, et al.; MADIT-CRT Trial Investigators. Cardiac-resynchronization therapy for the prevention of heart-failure events. N Engl J Med. 2009;361(14):1329-38.
8. Ponikowski P, Voors AA, Anker SD, Bueno H, Cleland JG, Coats AJ, et al.; Authors/Task Force Members; Document Reviewers. 2016 ESC Guidelines for the diagnosis and treatment of acute and chronic heart failure: The Task Force for the diagnosis and treatment of acute and chronic heart failure of the European Society of Cardiology (ESC). Developed with the special contribution of the Heart Failure Association (HFA) of the ESC. Eur J Heart Fail. 2016;18(8):891-975.
9. Stavrakis S, Lazzara R, Thadani U. The benefit of cardiac resynchronization therapy and QRS duration: a meta-analysis. J Cardiovasc Electrophysiol. 2012;23(2):163-8.
10. Tang ASL, Wells GA, Talajic M, Arnold MO, Sheldon R, Connolly S, et al.; Resynchronization-Defibrillation for Ambulatory Heart Failure Trial Investigators. Cardiac-resynchronization therapy for mild-to-moderate heart failure. N Engl J Med. 2010;363(25):2385-95.
11. Wilton SB, Leung AA, Ghali WA, Faris P, Exner DV. Outcomes of cardiac resynchronization therapy in patients with versus those without atrial fibrillation: a systematic review and meta-analysis. Heart Rhythm. 2011;8(7):1088-94.
12. Writing Committee Members, Yancy CW, Jessup M, Bozkurt B, Butler J, Casey DE Jr, et al.; American College of Cardiology Foundation/American Heart Association Task Force on Practice Guidelines. 2013 ACCF/AHA Guideline for the Management of Heart Failure: executive summary: a report of the American College of Cardiology Foundation/American Heart Association Task Force on practice guidelines. Circulation. 2013;128(16): e240-327.

CAPÍTULO 28

Transplante cardíaco

Juliana Corrêa de Oliveira
Mônica Samuel Avila

INTRODUÇÃO

A insuficiência cardíaca (IC) é a via final comum de muitas doenças que acometem o coração, sendo um dos principais desafios atualmente na área da saúde. A prevalência da IC vem aumentando no Brasil e, apesar dos avanços na terapêutica, essa síndrome ainda apresenta alta morbimortalidade. O transplante cardíaco é o tratamento definitivo para portadores de IC refratária. Segundo dados da Associação Brasileira de Transplante de Órgãos, entre janeiro e setembro de 2017 foram realizados 278 transplantes de coração no Brasil.

INDICAÇÕES E CONTRAINDICAÇÕES

As atuais recomendações para transplante são baseadas nas mais recentes diretrizes da Sociedade Brasileira de Cardiologia (SBC), sumarizadas na Tabela 1 e nos Quadros 1 e 2.

Avaliação pré-transplante

Uma equipe multidisciplinar deve realizar uma avaliação cuidadosa do candidato ao transplante. Avaliação psicossocial e clínica criteriosa são importantes para melhores resultados no tratamento. Na Tabela 2 estão listados os exames e cuidados necessários nesta avaliação.

CUIDADOS PÓS-TRANSPLANTE E IMUNOSSUPRESSORES

Esquema tríplice composto por corticosteroide, inibidor de calcineurina e antiproliferativo é recomendado pela diretriz da SBC e pela International Society for Heart and Lung Transplantation (ISHLT). Em pacientes chagásicos, o antiproliferativo de escolha é a azatioprina.

Pacientes com painel linfocitário com sensibilização ou disfunção renal prévia ou provável (idade avançada, taxa de filtração glomerular [TFG] < 40 mL/minuto/1,73 m^2, diabete e hipertensão) apresentam maior risco de rejeição hiperaguda. Por isso está indicado nesses casos terapia de indução com timoglobulina ou basiliximabe.

REJEIÇÃO

Apesar do tratamento com imunossupressores, a rejeição aguda ainda incide em 25% dos transplantes de coração. A biópsia endomiocárdica (BEM) é o método padrão-ouro para diagnóstico de rejeição.

A apresentação clínica é variável e o diagnóstico é feito comumente em pacientes assintomáticos submetidos à biópsia de rotina.

Existem três tipos de rejeição documentadas: hiperaguda, celular e humoral.

TABELA 1 **Recomendações para transplante baseadas nas atuais diretrizes da Sociedade Brasileira de Cardiologia**

Indicações	Classe de recomendação	Nível de evidência
▪ IC refratária na dependência de drogas inotrópicas e/ou suporte circulatório e/ou ventilação mecânica ▪ IC avançada classes funcionais III persistente e IV, com tratamento otimizado na presença de outros fatores de mau prognóstico ▪ Classe funcional III/IV persistente ▪ Pacientes com VO_2 pico ≤ 12 mL/kg/minuto em uso de betabloqueador e VO_2 pico ≤ 14 mL/kg/minuto sem uso de betabloqueador ▪ Arritmia ventricular grave e refratária	Classe I	C
▪ Angina refratária sem possibilidade de revascularização ▪ IC refratária e VO_2 pico ajustado para massa magra < 19 mL/kg/minuto em pacientes com índice de massa corporal > 30 ▪ IC refratária e VO_2 pico ajustado ≤ 50% do previsto para pacientes < 50 anos e mulheres ▪ IC refratária e equivalente ventilatório de gás carbônico (relação VE/VCO_2) > 35 particularmente se VO_2 pico ≤ 14 mL/kg/minuto e/ou teste cardiopulmonar submáximo (RER 1,05)	Classe IIa	C
▪ Presença de disfunção sistólica isolada ▪ Classe funcional III ou IV sem otimização terapêutica ▪ Prognóstico adverso estimado apenas por escores prognósticos ou de VO_2 pico isoladamente	Classe III	C

QUADRO 1 **Contraindicações absolutas para transplante cardíaco**

- Incompatibilidade ABO na prova cruzada prospectiva entre receptor e doador
- Resistência vascular pulmonar fixa > 5 Wood, GTP > 15, mesmo após provas farmacológicas
- Doenças cerebrovascular e/ou vascular periférica graves
- Doença psiquiátrica grave, dependência química e não adesão às recomendações da equipe
- Insuficiência hepática irreversível, doença pulmonar grave
- Neoplasia ativa
- Contraindicação à imunossupressão

QUADRO 2 **Contraindicações relativas para transplante cardíaco**

- Idade acima de 70 anos
- Diabete insulino-dependente com lesões graves de órgãos-alvo
- Comorbidades com baixa expectativa de vida
- Obesidade mórbida
- Infecção sistêmica ativa
- Úlcera péptica em atividade
- Embolia pulmonar com menos de três semanas
- Neoplasia com liberação do oncologista
- Diabete melito de difícil controle
- Insuficiência renal com *clearance* < 30 mL/min/1,73 m^2
- Amiloidose/sarcoidose/hemocromatose
- Hepatite B ou C
- Aids
- Painel linfocitário > 10%

TABELA 2 Exames e cuidados necessários para avaliação cuidadosa do candidato ao transplante

Imunocompatibilidade	▪ Tipagem sanguínea ABO ▪ Painel imunológico ▪ Tipagem HLA tecidual
Sorologias	▪ Hepatite B (HBsAG, anti-HBS, anti-HBC) ▪ Hepatite C (anti-HCV) ▪ HIV, HTLV, CMV, toxoplasmose, EBV ▪ Varicela (IgG), PPD
Avaliação da gravidade da IC	▪ Eletrocardiograma ▪ Ecodopplercardiograma ▪ Teste de esforço cardiopulmonar ▪ Avaliação da hemodinâmica pulmonar: cateterismo cardíaco direito e teste com vasodilatador até PAS < 85 mmHg quando PSAP ≥ 50 e GTP ≥ 15 ou RVP > 3 uW
Avaliação da função de órgãos e sistemas	▪ Bioquímica renal, hepática ▪ Função tireoidiana ▪ Hemograma, coagulograma ▪ Urina 1, taxa de filtração glomerular, proteinúria de 24 horas ▪ Teste de função pulmonar e gasometria arterial ▪ Radiografia de tórax PA e perfil ▪ Doppler de carótidas se idade > 50 anos ▪ Avaliação oftalmológica se diabético ▪ Avaliação odontológica
Vacinação	▪ *Influenza* (anual) ▪ Pneumovax a cada 5 anos ▪ Hepatite B, 3 doses, controle com anti-Hbs após 6 semanas da última dose
Investigação de neoplasias	▪ Sangue oculto nas fezes ▪ Colonoscopia se indicado ou > 50 anos ▪ Mamografia se indicado ou > 50 anos ▪ Avaliação ginecológica de mulheres > 18 anos sexualmente ativas ▪ PSA e toque retal em homens > 50 anos

TABELA 3

Agente imunossupressor	Mecanismo de ação	Dose	Efeitos adversos
Inibidor da calcineurina			
Ciclosporina	Bloqueia a enzima calcineurina inibindo a síntese de interleucina 2	POi 1 mg/kg/dia, EV, iniciar após 6 horas 1° PO: 1,25 mg/kg/dia EV 2° PO: 1,5 mg/kg/dia EV 3° PO: 5 mg/kg/dia VO, 12/12 horas A partir 4° PO: conforme nível sérico	Insuficiência renal, hipertensão arterial sistêmica, diabete melito, neurotoxicidade, hepatotoxicidade, efeitos tróficos (hipertricose, hiperplasia gengival), neoplasias (linfoma e pele), hiperuricemia
Tacrolimo		0,1 a 0,2 mg/kg/dia. Deve ser monitorado com nível sérico	Menor incidência de hipertensão, efeitos tróficos, dislipidemia e maior incidência de diabete comparado à ciclosporina
Antiproliferativos			
Azatioprina	Pró-droga convertida em 6-mercaptopurina que inibe a síntese de DNA e RNA	1,5 a 2,5 mg/kg/dia. Não se monitora o nível sérico, porém orienta-se manter número de leucócitos acima de 3.000 a 4.000	Mielossupressão, hepatotoxicidade, pancreatite, neoplasias, alergias

(continua)

TABELA 3 *(continuação)*

Agente imunossupressor	Mecanismo de ação	Dose	Efeitos adversos
Antiproliferativos			
Micofenolato	Convertido em ácido micofenólico, inibe a enzima inosina monofosfato desidrogenase na via de novo da síntese de purinas, reduzindo a proliferação de linfócitos	Mofetil: 1 g 12/12 horas Sódico: 720 mg 12/12 horas	Sintomas gastrointestinais e mielossupressão
Corticoesteroides			
Metilprednisolona	Regulação de genes que afetam a função de leucócitos, citocinas, moléculas de adesão e fatores de crescimento	500 a 1.000 mg, dose decrescente até 3° PO	Intolerância à glicose, osteoporose, obesidade, catarata, hipertensão arterial
Prednisona		1 mg/kg. Retirada até 6 mês	
Inibidores do sinal			
Sirolimo	Formam um complexo intracelular com a enzima FKBP12, inibindo a atividade da enzima mTOR	Ataque de 6 mg Dose: 2 mg/dia	Hipertrigliceridemia, plaquetopenia, anemia e leucopenia, retardo da cicatrização de ferida operatória, edema e hipertensão
Everolimo		0,5 a 1,5 mg/dia 12/12 horas	

TABELA 4

Nível sérico	
Ciclosporina	▪ 1 a 2 meses: 350 a 450 ▪ 3 a 6 meses: 250 a 350 ▪ 6 a 12 meses: 200 a 300 ▪ Após 1 ano: 100 a 200
Tacrolimo	▪ Até 6 meses: 10 a 15 ng/mL ▪ Após 6 meses 5 a 10 ng/mL

Rejeição hiperaguda

Rejeição muito grave, mediada por anticorpos pré-formados, geralmente dirigidos contra o sistema ABO ou HLA. É precoce, ocorrendo na sala cirúrgica, ou poucas horas após o transplante.

Rejeição aguda celular

Geralmente ocorre nos primeiros 3 a 6 meses, com diminuição da incidência após este período. Classificada conforme Tabela 5.

TABELA 5 **Classificação da rejeição aguda celular**

Rejeição celular	Histologia
0R	Ausência de infiltrado
1R	Rejeição leve, infiltrado inflamatório perivascular ou intersticial geralmente discreto, sem dano celular ou com foco único de agressão aos miócitos
2R	Rejeição moderada, infiltrado inflamatório multifocal com dois ou mais focos de agressão aos miócitos
3R	Rejeição grave, infiltrado inflamatório difuso, geralmente com presença de neutrófilos associados a múltiplos focos de agressão aos miócitos. Podem ocorrer hemorragia, vasculite e necrose dos cardiomiócitos

Tratamento de rejeição aguda celular (Tabela 6)

Antes do início da pulsoterapia administra-se a todos os pacientes ivermectina 0,2 mg/kg, via oral.

Rejeição celular persistente

É a manutenção de infiltrado celular linfocítico 2R ou 3R a despeito de tratamento adequado, incluindo pulso com corticoide e ajuste da imunossupressão.

Nesses casos as opções terapêuticas incluem:

- Mudança do inibidor da calcineurina: troca da ciclosporina pelo tacrolimo.
- Mudança do antiproliferativo: troca da azatioprina pelo micofenolato.
- Associação do metotrexato no seguinte esquema: 10 a 15 mg/semana, durante 8 semanas (5 mg, três vezes por semana).

Rejeição humoral (mediada por anticorpos)

Caracterizada pela presença de anticorpos (principalmente anti-HLA) contra o endotélio vascular do enxerto. Associado a pior evolução clínica e com alta mortalidade. O diagnóstico de rejeição aguda humoral é caracterizado por achados histopatológicos compatíveis, anticorpos circulantes e disfunção do enxerto. Também suspeitada quando o quadro clínico e ecocardiográfico for exuberante e a biópsia não apresentar grandes alterações histológicas. Classificada anatomopatologicamente conforme descrito no Tabela 7.

TABELA 6 Tratamento de rejeição aguda celular

Biópsia	Disfunção ventricular	
	Ausente	Presente
1R	Sem tratamento adicional, rever esquema imunossupressor	Pesquisar rejeição humoral e doença vascular do enxerto
2R	PO recente: Metilpredinisolona 0,5 a 1 g, EV, por 3 a 5 dias PO tardio: Prednisona 1 mg/kg/dia, VO, por 3 a 5 dias	Metilpredinisolona 0,5 a 1 g, EV, por 3 a 5 dias + ATS 1,5 mg/kg/dia, EV, por 5 a 7 dias * Pesquisar rejeição humoral
3R	Metilpredinisolona 0,5 a 1 g, EV, por 3 a 5 dias + ATS 1,5 mg/kg/dia, por 5 a 7 dias	Metilpredinisolona 0,5 a 1 g, EV, por 3 a 5 dias + ATS 1,5 mg/kg/dia, EV, por 5 a 7 dias * Pesquisar rejeição humoral

Tratamento da rejeição humoral

- Pulsoterapia – metilprednisolona: 1 g/dia, por 3 a 5 dias.
- Timoglobulina 1,5 mg/kg, por 3 a 7 dias.
- Plasmaférese diária por 3 a 5 dias para retirada de anticorpos pré-formados.
- Imunoglobulina hiperimune 2 g/kg ao final da última sessão de plasmaférese.
- Rituximabe (anti-CD20): 375 mg/m^2, uma vez por semana, por 4 semanas (após o término das sessões de plasmaférese).

PROFILAXIAS PÓS-TRANSPLANTE CARDÍACO

Toxoplasmose

No paciente imunodeprimido, a apresentação pode ser variada e grave desde miocardite até doença sistêmica. Os indivíduos de maior risco são os receptores IgG negativo de doador IgG positivo para toxoplasmose.

TABELA 7 Classificação anatomopatológica da rejeição humoral

pAMR 0	Negativa para rejeição
pAMR 1 (H+)	Rejeição mediada por anticorpos apenas histológica
pAMR 1 (I+)	Rejeição mediada por anticorpos apenas imunopatológica – C4d e/ou CD68 ou imunofluorescência para C4d ou C3d
pAMR 2	Presença de achados histológicos e imunopatológicos
pAMR 3	Rejeição grave com presença de hemorragia, fragmentação capilar, inflamação polimórfica, edema intersticial e marcadores imunopatológicos

A indicação de profilaxia inclui: receptor IgG negativo de doador IgG positivo para toxoplasmose. A profilaxia é realizada com sulfametoxazol-trimetropima (160 a 800 mg) diário. A profilaxia com pirimetamina isoladamente (25 mg/dia) é também uma opção eficaz. Recomenda-se realizar sorologia mensalmente até o final da profilaxia (6 meses).

Quando houver suspeita clínica, o tratamento deve ser indicado imediatamente com sulfadiazina (4 a 6 g/dia) associado à pirimetamina (75 mg no 1º dia e 25 mg/dia a seguir) por via oral, por 42 dias.

Pneumocystis carinii

Para todos os pacientes até 6 meses após transplante.

Pacientes que receberem globulina antitimocítica (timoglobulina), basilixmab (Simulect®) e/ou após plasmaférese está indicado profilaxia com sulfametoxazol-trimetoprima 800 mg/dia, via oral, três vezes por semana, por 100 dias após o transplante.

Herpes *simplex*

Para pacientes que receberem basiliximab ou globulina antitimocítica, indica-se profilaxia com aciclovir 400 mg, duas vezes por dia, via oral, por 100 dias após o transplante.

Citomegalovírus

É altamente prevalente. Frequentemente assintomático, pode, entretanto, causar febre e depressão medular, doença invasiva de trato gastrointestinal, sistema nervoso central, pulmão e retina. Associado também à rejeição aguda e à redução da sobrevida do enxerto em longo prazo, possivelmente associado à coronariopatia pós-transplante.

Sorologia pré-transplante do doador e do receptor: receptor – doador +: indica-se profilaxia com ganciclovir (5 mg/kg/dose única diária, EV) ou valganciclovir (900 mg, uma vez por dia, VO) por 90 a 180 dias.

Se receber pulsoterapia e/ou globulina antitimócita, plasmaférese ou terapia de indução com basiliximab: controle de antigenemia para CMV.

Tratamento prevemptivo: antigenemia para CMV > 10 células/campo, ganciclovir (5 mg/kg/dose, duas vezes por dia, EV) ou vanganciclovir (900 mg, VO, duas vezes por dia) por pelo menos 14 dias ou até negativação da antigenemia.

Evidência de replicação viral associada a sintomas ou lesão orgânica secundária ao CMV ou identificação de vírus em tecido é definida como doença por CMV. A biópsia de tecido com a detecção de CMV é o padrão-ouro para o diagnóstico da doença. Tratamento com ganciclovir (5 mg/kg/dose a cada 12 horas, EV) ou valganciclovir (900 mg, duas vezes por dia VO), por 21 dias.

LEITURA SUGERIDA

1. Associação Brasileira de Transplante de Órgãos [ABTO]. Registro Brasileiro de Transplantes. Disponível em: http:www.abto.org.br.
2. Bacal F, Marcondes-Braga FG, Rodhe LE, Xavier Jr JL, Souza-Brito F, Moura LZ, et al. III Diretriz Brasileira de Transplante Cardíaco. Arq Bras Cardiol. 2018 [in press].
3. Kalil V, Fuster Filho R, Albiquerque CP, editors. Medicina Cardiovascular Reduzindo o Impacto das Doenças. São Paulo: Atheneu; 2016.
4. Lindenfeld J, Miller GG, Shakar SF, Zolty R, Lowes BD, Wolfel EE, et al. Drug Therapy in the heart transplant recipient part i: cardiac rejection and immunosuppressive drugs. Circulation. 2004;110(25): 3734-40.
5. Mueller XM. Drug Immunosuppression therapy for adult heart transplantation. Part 2: Clinical applications and results. Ann Thorac Surg. 2004;77(1):363-71.
6. Soeiro AM, Leal TCAT, Oliveira Junior MT, Kalil Filho R. Manual de condutas práticas da unidade de emergência do INCOR. Barueri: Manole; 2015.

CAPÍTULO 29

Dispositivos de assistência ventricular

Núbia Ferreira Pedro Lack
Bruno Biselli

INTRODUÇÃO

A insuficiência cardíaca (IC) avançada e o choque cardiogênico estão relacionados a elevadas taxas de mortalidade e à baixa qualidade de vida. As estratégias de tratamento para essas condições foram limitadas por muitos anos a terapias farmacológicas que pouco modificaram a evolução da doença.

O desenvolvimento tecnológico de dispositivos de assistência ventricular (DAV) nos últimos 20 anos tornou a assistência circulatória mecânica um componente essencial no manejo de pacientes com comprometimento cardiovascular grave, proporcionando melhora no suporte hemodinâmico, diminuição de disfunções orgânicas, melhora de qualidade de vida e aumento de sobrevida.

Diversos tipos de DAV podem ser utilizados nos variados cenários de choque cardiogênico e IC. Além da modalidade adequada, a identificação de potenciais candidatos e a indicação precoce de assistência circulatória mecânica são essenciais no sucesso do manejo desses pacientes.

TIPOS DE DISPOSITIVOS MECÂNICOS

De maneira geral, os DAV podem ser divididos em dispositivos de curta permanência (ou temporários) e dispositivos de longa permanência de acordo com o tempo necessário para o suporte hemodinâmico. Podem ainda ser classificados em DAV esquerda, direita ou biventricular.

Dispositivos de curta permanência

São dispositivos utilizados em situações emergenciais como choque cardiogênico refratário às medidas farmacológicas de resgate hemodinâmico, durante parada cardiorrespiratória ou como suporte para pacientes de alto risco submetidos a procedimentos valvares ou coronarianos percutâneos.

Em situações emergenciais, são preferidos os dispositivos de curta permanência implantados por via percutânea.

Objetivos

- Manutenção de perfusão de órgãos vitais.
- Redução de pressões de enchimento ventricular reduzindo congestão pulmonar.
- Diminuição do consumo miocárdico de oxigênio e trabalho cardíaco.
- Aumento de perfusão coronariana.
- Diminuição de tamanho da área do infarto miocárdico.

Indicações

- *Ponte para transplante cardíaco* (TC): pacientes com choque cardiogênico refratário, candidatos ou em fila de espera para TC na qual a expectativa de transplante não seja prolongada.

- *Ponte para recuperação:* pacientes com choque cardiogênico refratário e para os quais exista possibilidade de recuperação da função ventricular, como após infarto agudo do miocárdio (IAM), miocardite fulminante, cardiomiopatia por estresse (Takotsubo), periparto, pós-cardiotomia e disfunção primária de enxerto pós-TC.
- *Ponte para decisão:* choque cardiogênico com necessidade de suporte circulatório hemodinâmico imediato, porém não é possível definir a estratégia de tratamento (p. ex., durante a PCR). Também é uma opção quando o paciente for um potencial candidato ao TC ou implante de dispositivo de longa permanência, porém apresente condições clínicas proibitivas (p. ex., hipertensão pulmonar [HP], neoplasias com potencial cura, disfunção orgânica significativa) e que, se modificáveis, permitirão a candidatura ao TC ou ao dispositivo de longa permanência no futuro.
- *Procedimentos de alto risco:* pacientes que serão submetidos a procedimentos percutâneos coronarianos ou valvares de alto risco, com idade avançada ou disfunção ventricular importante.

Tipos de dispositivos de curta permanência

Historicamente, o balão intra-aórtico (BIA) é o dispositivo mais utilizado no tratamento emergencial do choque cardiogênico. Entretanto, apesar da grande disponibilidade e facilidade de implante, o ganho de suporte hemodinâmico é modesto.

No últimos anos, alguns DAV percutâneos e cirúrgicos foram desenvolvidos permitindo melhor suporte hemodinâmico. Atualmente, no Brasil, estão disponíveis em grandes centros a oxigenação por membrana extracorpórea (ECMO), Impella® e Centrimag®. As principais características desses dispositivos estão na Tabela 1.

Com exceção do BIA, todos os outros DAV requerem anticoagulação sistêmica. A anticoagulação em pacientes com BIA não é bem estabelecida e deve ser individualizada para cada paciente.

Complicações

- Isquemia do membro com o dispositivo.
- Lesão vascular (referente à punção arterial).
- Sangramento com necessidade de reposição de hemoderivados.
- Eventos trombóticos.

TABELA 1 Características dos dispositivos de curta permanência disponíveis no Brasil

Tipos	BIA	ECMO	Impella®	Centrimag®
Canulação central ou periférica	Periférica	Ambas	Periférica	Ambas
Mecanismo	Pneumático	Centrífugo	Axial	Centrífugo
Inserção à beira leito	Sim	Sim	Não	Não
Suporte hemodinâmico	0,5 L/minuto	> 4,5 L/minuto	Até 5 L/minuto	8 a 10 L/minuto
Suporte ao VD	Mínimo	Sim	Segundo dispositivo	Segundo dispositivo
Cânula Fr	7 a 8	18 a 21 (*inflow*) 14 a 16 (*outflow*)	13 a 21	24 a 34
Anticoagulação	Não mandatória	Sim	Sim	Sim
Tempo de suporte	Semanas	21 dias	7 dias	Semanas

BIA: balão intra-aórtico; ECMO: oxigenação por membrana extracorpórea; VD: ventrículo direito; Fr: French.

Contraindicações

As principais contraindicações para implante são situações que limitem a eficiência do DAV, aumentem significativamente o risco de complicação do implante ou em pacientes com comorbidades que prejudiquem o sucesso do implante. As principais contraindicações estão no Quadro 1.

QUADRO 1 Principais contraindicações dos dispositivos de curta permanência

Limitação de eficiência ou risco de complicações proibitivas
Insuficiência arterial periférica
Trombose ou tumor intracardíaco extenso
Pacientes com contraindicação para anticoagulação
Insuficiência aórtica importante sem correção cirúrgica
Comorbidades com limitação prognóstica
Neoplasia
Doença pulmonar crônica grave
Doença hepática grave
Coagulopatias ou discrasias sanguíneas

Dispositivos de longa permanência

São dispositivos implantados por esternotomia em pacientes com IC avançada com objetivo de melhora da qualidade de vida e sobrevida ou como ponte para o TC. Após o implante de DAV de longa permanência a sobrevida em 1 ano é superior a 80% em pacientes com IC avançada.

Objetivos

- *Ponte para TC:* em pacientes com IC avançada e expectativa de espera em fila de TC prolongada.
- *Terapia de destino:* para pacientes selecionados não elegíveis para TC pela idade ou comorbidades com o objetivo de promover suporte circulatório permanente, melhorar a qualidade de vida, sobrevida e prognóstico em relação ao tratamento clínico exclusivo.

Indicações

Dispositivos de longa permanência devem ser considerados para pacientes com IC avançada em que a recuperação de função ventricular seja improvável e o *status* do paciente não possibilite a manutenção hemodinâmica normal e função orgânica preservada sem um suporte circulatório mecânico.

Nos últimos anos, além do maior número de implantes de DAV de longa permanência em pacientes menos graves (Intermacs 3 e 4), existe a tendência de aumento do número de implantes como terapia de destino (aproximadamente 50% dos implantes entre 2015 e 2016), acarretando também a diminuição de pacientes em fila de transplante suportados por DAV nesse período (26% dos implantes foram de pacientes em fila de TC e 23% foram ponte para candidatura).

Ainda não existem critérios validados nem consenso sobre o momento exato de implante de um dispositivo. Critérios prognósticos para IC, como VO_2 pico, Heart Failure Survival Score e Seattle Heart Failure Model, com avaliação do *status* do paciente, presença de disfunções orgânicas como caquexia cardíaca e dependência de inotrópicos podem ajudar a predizer os que se beneficiariam de um DAV de longa permanência.

Em pacientes com IC avançada ambulatorial – classe funcional NYHA IIIb-IV, Intermacs 4 a 7, o implante de DAV pode ter algum benefício, quando comparado com a terapia medicamentosa padrão, em termos de melhora de capacidade funcional e sobrevida, porém à custa do aumento de eventos adversos, principalmente sangramentos. Os resultados do estudo ROADMAP podem ampliar ainda mais as indicações de implante de DAV de longa permanência para pacientes com IC avançada não hospitalizados.

Atualmente as principais indicações de DAV de longa permanência são:

- Choque cardiogênico sem possibilidade de recuperação ventricular ou recuperação ventricular improvável sem DAV de longa permanência.
- Choque cardiogênico suportado com DAV de curta permanência, sem possibilidade

de descontinuação do suporte mecânico ou inotrópico.

- Dependência de inotrópico de paciente não elegível para TC.
- IC avançada com sobrevida menor que 1 ano (incluindo caquexia cardíaca).

Contraindicações

As principais contraindicações para DAV de longa permanência estão descritas na Tabela 2.

AVALIAÇÃO DO CANDIDATO A IMPLANTE DE DAV DE LONGA PERMANÊNCIA

O fator mais importante no sucesso do implante de DAV é a seleção adequada do paciente. A seleção do candidato ao DAV de longa permanência deve envolver uma avaliação criteriosa dos aspectos que influenciarão nesse sucesso. Preditores de pior prognóstico pós-operatório, como Intermacs 1 e 2, idade, desnutrição, disfunção hepática e renal, disfunção de ventrículo direito, coagulopatias, infecção ativa, insuficiência respiratória e uso de suporte mecânico de curta permanência, devem ser considerados durante a seleção. Uma avaliação psicossocial direcionada deve ser sempre realizada em candidatos ao implante de DAV de longa permanência.

A avaliação estrutural cardíaca é de extrema importância. O ecocardiograma deve avaliar valvopatias aórtica, mitral e tricúspide, presença de *shunts* e trombos intracavitários e a função do ventrículo direto. A avaliação hemodinâmica com medidas de pressões pulmonar, cardíaca direita e trabalho de ventrículo direito também é realizada de rotina antes do implante de DAV de longa permanência.

TERAPIAS CONCOMITANTES PARA PACIENTES COM DAV

- Anticoagulação e antiagregação: a anticoagulação sistêmica com heparina não fracionada é iniciada nos primeiros dias do pós-operatório. Após a retirada de drenos, fios de marca-passo e estabilidade clínica e hemodinâmica, inicia-se o antagonista da vitamina K. O objetivo é a manutenção do INR na faixa de 2,0 a 2,5. O uso de agentes antiplaquetários será recomendado pelo fabricante do DAV. De forma rotineira, associa-se ácido acetilsalicílico 100 mg ao esquema de anticoagulação, podendo esse regime ser modificado de acordo com as dosagens

TABELA 2 Contraindicações para implante de DAV de longa permanência

Absolutas	Relativas
Intolerância ao uso de cumarínicos	AVC com déficit motor parcial
Ausência de cuidadores capacitados	Desnutrição em grau avançado
Distúrbios psiquiátricos graves ou não adesão às recomendações da equipe	Doença vascular arterial periférica significativa
Doença neoplásica com prognóstico não favorável	
Doença pulmonar obstrutiva grave	
Disfunção hepática grave	
Infecção ativa	
Alterações hematológicas (plaq. < 50.000 mm^3 e trombofilias)	
Disfunção do VD moderada a grave	
Doença renal crônica dialítica	
Diabete de difícil controle	

AVC: acidente vascular cerebral; Plaq: plaquetas; VD: ventrículo direito.

da atividade plaquetária ou a presença de eventos trombóticos ou hemorrágicos.

- Medicamentos para IC: o objetivo é manter a preservação do ventrículo direito, tratar a hipertensão arterial sistêmica (HAS), prevenir arritmias, reduzir a hipertensão pulmonar e o remodelamento cardíaco. As medicações mais utilizadas são os inibidores da enxima conversora da angiotensina (IECA) e os betabloqueadores. Podem ser utilizados espironolactona, nitratos, diuréticos e digoxina, caso necessário.
- Pacientes com HAS: em pacientes ambulatoriais e com HAS deve-se manter a pressão arterial média (PAM) ≤ 80 mmHg; para isso, as medicações mais utilizadas são os IECA e, de forma alternativa, os bloqueadores do receptor da angiotensina (BRA). Lembrar que nesses pacientes o aumento da pós-carga pela HAS tende a diminuir o fluxo gerado pelo dispositivo.

CUIDADOS COM O *DRIVELINE*

O cuidado com o *driveline* é importante para diminuir o risco de infecções. Durante a internação, diariamente o curativo do *driveline* é trocado e realizada higienização por método asséptico do orifício de saída, pela equipe de enfermagem. Antes da alta hospitalar, o paciente é treinado para realizar os curativos sozinho ou com auxílio de um cuidador. É necessário que o paciente aprenda a reconhecer sinais de infecção, manter o *driveline* sempre preso ao cinto do dispositivo e nunca puxar, torcer ou dobrar o fio.

COMPLICAÇÕES

As complicações dos dispositivos estão associadas à mortalidade e são mais comuns nos primeiros 30 a 60 dias. As principais complicações após implante de DAV de longa permanência são:

- Sangramentos maiores.
- Eventos neurológicos.
- Disfunção do ventrículo direito.
- Infecções.
- Mau funcionamento do dispositivo.
- Trombose do DAV.
- Arritmias.
- Hemólise (associada à trombose do DAV).

Com a melhora de tecnologia, os DAV estão a cada geração tendendo a minimizar as taxas de complicações. O estudo MOMENTUM 3 compara o Heart Mate II (bomba com fluxo axial) com o Heart Mate III (bomba com fluxo centrífugo) quanto a acidente vascular cerebral (AVC) incapacitante e sobrevida em 6 meses. As taxas de eventos trombóticos e necessidade de reoperação para remoção ou substituição do dispositivo foram significativamente menores com o dispositivo de nova geração.

CONCLUSÃO

O manejo atual de pacientes com IC avançada e choque cardiogênico condiciona o uso de diversos tipos de DAV, que, comparados com o tratamento medicamentoso exclusivo, possibilitam melhor restabelecimento hemodinâmico, diminuição e reversão de disfunções orgânicas.

A identificação e a seleção apropriada de um candidato ao suporte circulatório, bem como o tipo de dispositivo para cada situação, é fundamental no sucesso do implante de um DAV.

O implante precoce de DAV evitando-se a progressão de disfunções orgânicas é uma tendência nos últimos anos. Com a melhora tecnológica dos DAV, espera-se que as taxas de complicações, principalmente relacionadas a eventos trombóticos e hemorrágicos diminuam, tornando esses dispositivos mais seguros na prática clínica.

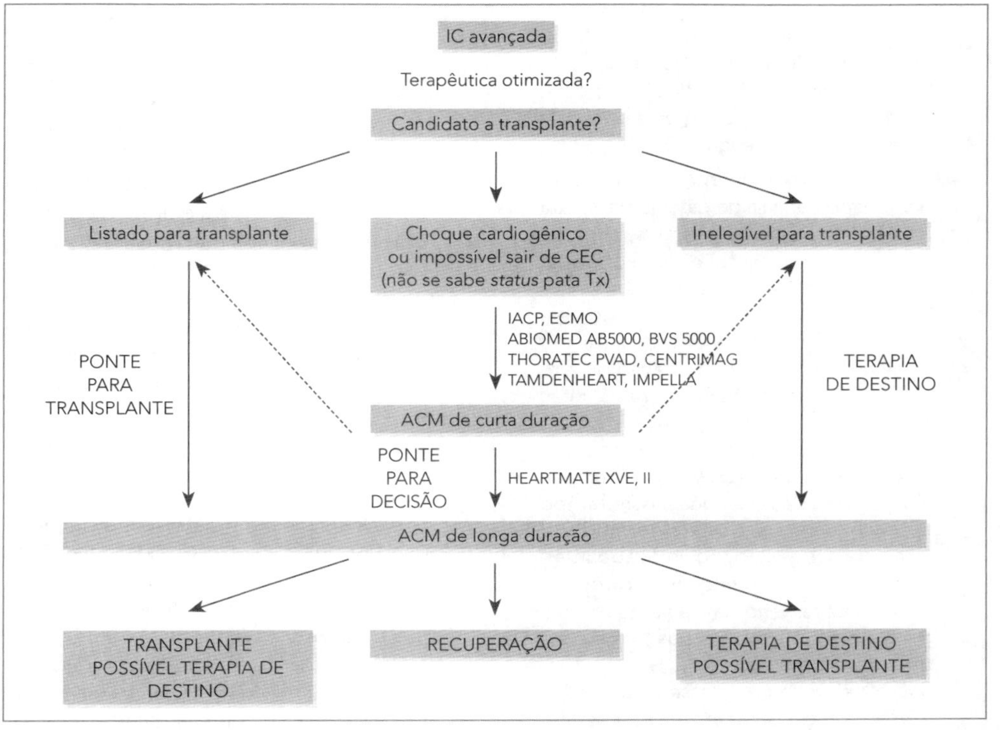

FIGURA 1 Fluxograma.

Questões orientadoras

1. Quais os objetivos hemodinâmicos e clínicos busca-se ao indicar o implante de um DAV?
2. Homem de 55 anos, procura atendimento médico por quadro de dor precordial típica, com início há 5 horas e sem melhora após uso de protetor gástrico. Afirma ter histórico de DAC familiar precoce e ser tabagista. No atendimento inicial, paciente com ECG com supra de segmento ST evoluído em parede anterior. No exame, PA 85 x 50 mmHg, FC 106 bpm, extremidades com perfusão lentificada, congestão pulmonar até terço médio.
   Foi rapidamente iniciado tratamento para SCACSST e direcionado ao laboratório de hemodinâmica. No CATE, oclusão de DA em terço proximal, sendo realizada angioplastia com sucesso. Porém paciente persiste com sinais de baixo débito e congestão, apesar do uso de inotrópico e vasoconstritor.
   Qual a conduta mais aceitável para o paciente no momento?
3. Mulher de 41 anos, com cardiopatia isquêmica, FEVE 21% e CF NYHA II ambulatorial. Procurou atendimento médico de urgência com queixas de piora da dispneia, estando atualmente em CF NYHA III-IV e com sinais de baixo débito cardíaco.
   Iniciado dobutamina com reversão das disfunções orgânicas, porém paciente apresenta falha de desmame do inotrópico. Acionada a equipe de transplante cardíaco e na avaliação para listagem da paciente, identificou-se painel imunoló-

gico alto (classe I 97% e Classe II 72%), sendo contraindicado o transplante. Caso disponível, que terapêutica poderia ser indicada para essa paciente e qual a classificação de sua INTERMACS?

4. Paciente, sexo feminino, 59 anos, com diagnóstico prévio de carcinoma ductal invasivo de mama esquerda, submetida a mastectomia radical e quimioterapia adjuvante com doxorrubicina há 6 meses. Evoluiu com FEVE 27%, sendo descartado diagnósticos diferenciais que justificassem a queda de fração de ejeção. Iniciado tratamento para IC, apesar de paciente assintomática.
Em consulta de rotina paciente apresenta-se com dispneia NYHA CF IV, com inicio há cerca de 3 semanas, com tempo de enchimento capilar > 3 segundos e sinais de congestão. Foi indicado internação hospitalar e iniciado inotrópico, após cerca de 6 horas, paciente evoluiu com piora progressiva das disfunções orgânicas e hipotensão.
Sobre o caso, qual a classificação de INTERMACS da paciente e qual seria a conduta médica mais adequada?
5. Ainda com relação ao caso anterior, responda:
Caso a paciente apresente melhora do suporte hemodinâmico após a indicação do DAV de curta permanência, com diminuição das reversões orgânicas, mas impossibilidade de desmame do mesmo, qual seria a conduta mais adequada? Lembrando que a mesma teve término do seu tratamento oncológico há 6 meses, porém ainda se encontra em acompanhamento clínico.

LEITURA SUGERIDA

1. Atkinson TM, Ohman EM, O'Neill WW, Rab T, Cigarroa JE. A practical approach to mechanical circulatory support in patients undergoing percutaneous coronary intervention. J Am Coll Cardiol Intv. 2016;9(9):871-83.
2. Ayub-Ferreira SM, Souza Neto JD, Almeida DR, Biselli B, Avila MS, Colafranceschi AS, et al. Diretriz de Assistência Circulatória Mecânica da Sociedade Brasileira de Cardiologia. Arq Bras Cardiol. 2016;107(2Suppl 2):1-33.
3. Biselli B, Ayub-Ferreira SM, Avila MS, Gaiotto FA, Jatene FB, Bocchi EA. Left ventricular assist device followed by heart transplantation. Arq Bras Cardiol. 2015;104(3):e22-4.
4. Bocchi EA, Marcondes-Braga FG, Bacal F, Ferraz AS, Albuquerque D, Rodrigues de A, et al. Updating of the Brazilian guideline for chronic heart failure – 2012. Arq Bras Cardiol. 2012;98(1 Suppl 1):1-33.
5. Cowger J, Sundareswaran K, Rogers JG, Park SJ, Pagani FD, Bhat G, et al. Predicting survival in patients receiving continuous flow left ventricular assist devices: the HeartMate II risk score. J Am Coll Cardiol. 2013;61(3):313-21.
6. Estep JD, Starling RC, Horstmanshof DA, Milano CA, Selzman CH, Shah KB, et al. Risk Assessment and Comparative Effectiveness of Left Ventricular Assist Device and Medical Management in Ambulatory Heart Failure Patients: Results From the ROADMAP Study. J Am Coll Cardiol. 2015;66(16):1747-61.
7. Feldman D, Pamboukian SV, Teuteberg JJ, Birks E, Lietz K, Moore SA, et al. The 2013 International Society for Heart and Lung Transplantation Guidelines for mechanical circulatory support: executive summary. J Heart Lung Transplant. 2013;32(2):157-87.
8. Kirklin JK, Naftel DC, Kormos RL, Stevenson LW, Pagani FD, Miller MA, et al. Third INTERMACS Annual Report: The evaluation of destination Therapy in the US. J. Heart Lung Transplant. 2011;30(2):115-23.
9. Kirklin JK, Pagani FD, Kormos RL, Stevenson LW, Blume ED, Myers SL, et al. Oitavo relatório anual INTERMACS: foco especial em enquadrar o impacto de eventos adversos. J Heart Lung Transpl. 2017;36(10):1080-6.
10. Klotz S, Vahlhaus C, Riehl C, Reitz C, Sindermann JR, Scheld HH. Pre-operative prediction of post-VAD implant mortality using easily accessible clinical parameters. J Heart Lung Transplant. 2010;29(1):45-52.
11. Knobel E, Biselli B, Fernandes PM. Indicações de dispositivos mecânicos de suporte na insuficiência cardíaca refratária. Rev Soc Cardiol Estado de São Paulo. 2016;26(1):21-6.
12. Levy WC, Mozaffarian D, Linker DT, Farrar DJ, Miller LW; REMATCH Investigators. Can the Seattle heart failure model be used to risk-stratify heart failure patients for potential left ventricular assist device therapy? J Heart Lung Transplant. 2009;28(3):231-6.
13. Lietz K, Long JW, Kfoury AG, Slaughter MS, Silver MA, Milano CA, et al. Outcomes of left ventricular

assist device implantation as destination therapy in the post-REMATCH era: implications for patient selection. Circulation. 2007;116(5):497-505.

14. Lund LH, Edwards LB, Kucheryavaya AY, Dipchand AI, Benden C, Christie JD, et al. The Registry of the International Society for Heart and Lung Transplantation: Thirtieth Official Adult Heart Transplant Report--2013; focus theme: age. J Heart Lung Transplant. 2013;32(10):951-64.
15. Lund LH, Matthews J, Aaronson K. Patient selection for left ventricular assist devices. Euro J Heart Fail. 2010;12(5):434-43.
16. Metra M, Ponikowski P, Dickstein K, McMurray JJ, Gavazzi A, Bergh CH, et al. Advanced chronic heart failure: A position statement from the Study Group on Advanced Heart Failure of the Heart Failure Association of the European Society of Cardiology. Eur J Heart Fail. 2007;9(6-7):684-94.
17. Miller LW, Guglin M. Patient selection for ventricular assist devices. J Am Coll Cardiol. 2013;61(12):1209-21.
18. Ouweneel DM, Claessen BE, Sjauw KD, Henriques JPS. The role of percutaneous haemodynamic support in high-risk percutaneous coronary intervention and cardiogenic shock. Interv Cardiol Rev. 2015;10(1):39-44.
19. Peura JL, Colvin-Adams M, Francis GS, Grady KL, Hoffman TM, Jessup M, et al. Recommendations for the use of mechanical circulatory support: device strategies and patient selection: a scientific statement from the American Heart Association. Circulation. 2012;126(22):2648-67.
20. Rihal CS, Naidu SS, Givertz MM, Szeto WY, Burke JA, Kapur NK, et al. 2015 SCAI/ACC/HFSA/STS Clinical Expert Consensus Statement on the Use of Percutaneous Mechanical Circulatory Support Devices in Cardiovascular Care: Endorsed by the American Heart Assocation, the Cardiological Society of India, and Sociedad Latino Americana de Cardiologia Intervencionista; Affirmation of Value by the Canadian Association of Interventional Cardiology-Association Canadienne de Cardiologie d'intervention. J Am Coll Cardiol. 2015;65(19):e7-e26.
21. Rihal CS, Naidu SS, Givertz MM, Szeto WY, Burke JA, Kapur NK, et al.; Society for Cardiovascular Angiography and Interventions (SCAI); Heart Failure Society of America (HFSA); Society of Thoracic Surgeons (STS); American Heart Association (AHA), and American College of Cardiology (ACC). Clinical expert consensus statement on the use of percutaneous mechanical circulatory support devices in cardiovascular care. J Am Coll Cardiol. 2015;65(19):e7-e26.
22. Rose EA, Gelijns AC, Moskowitz AJ, Heitjan DF, Stevenson LW, Dembitsky W, et al.; Randomized Evaluation of Mechanical Assistance for the Treatment of Congestive Heart Failure (REMATCH) Study Group. Long-term mechanical left ventricular assistance for endstage heart failure. N Engl J Med. 2001;345(20):1435-43.
23. Slaughter MS, Pagani FD, McGee EC, Birks EJ, Cotts WG, Gregoric I, et al. HeartWare ventricular assist system for bridge to transplant: combined results of the bridge to transplant and continued access protocol trial. J Heart Lung Transplant. 2013;32(7):675-83.
24. Slaughter MS, Rogers JG, Milano CA, Russell SD, Conte JV, Feldman D, et al. Advanced heart failure treated with continuous-flow left ventricular assist device. N Engl J Med. 2009;361(23):2241-51.
25. Starling RC, Naka Y, Boyle AJ, Gonzalez-Stawinski G, John R, Jorde U, et al. Results of the post-U.S. Food and Drug Administration-approval study with a continuous flow left ventricular assist device as a bridge to heart transplantation: a prospective study using the INTERMACS (Interagency Registry for Mechanically Assisted Circulatory Support). J Am Coll Cardiol. 2011;57(19):1890-8.
26. Stevenson LW, Pagani FD, Young JB, Jessup M, Miller L, Kormos RL, et al. INTERMACS profiles of advanced heart failure: the current picture. J Heart Lung Transplant. 2009;28(6):535-41.

SEÇÃO 5

ARRITMIAS, SÍNCOPE E MORTE SÚBITA CARDÍACA

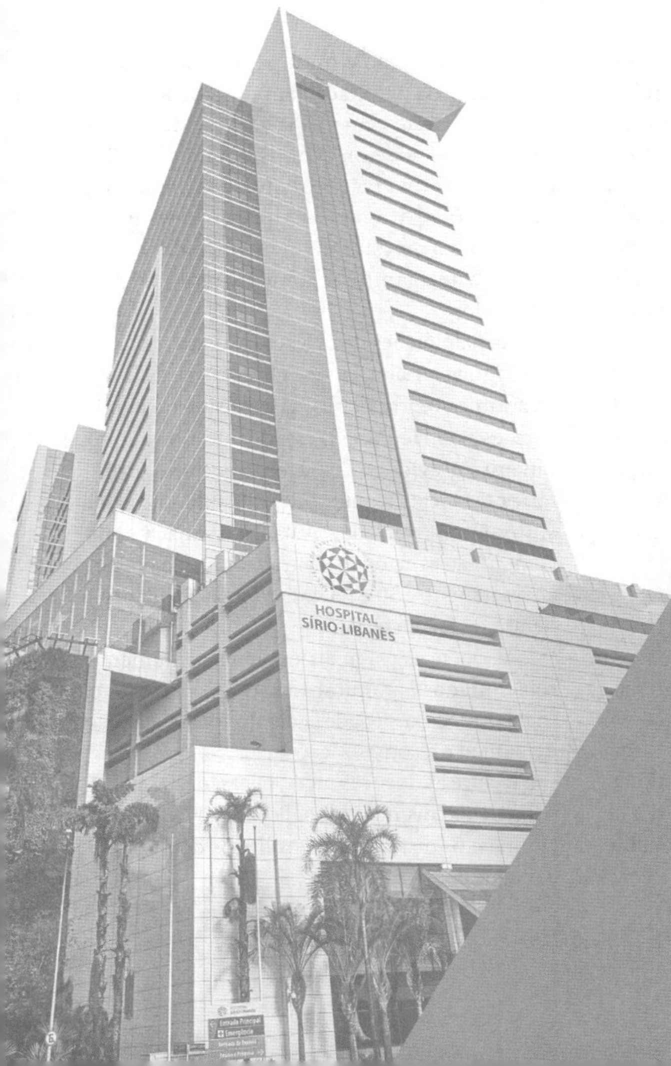

CAPÍTULO 30

Palpitações

Martina Battistini Pinheiro
Denise Tessariol Hachul

INTRODUÇÃO

A palavra palpitação é definida como um batimento anormalmente rápido ou irregular[1]. Pode ser descrita como um "soquinho" ou um "soluço" no peito, uma falha no coração, sensação de tremor no peito ou pulsação no pescoço e/ou no peito. Palpitação é uma queixa frequente: cerca de 16% dos pacientes que procuram o atendimento básico ou de emergência a têm como queixa principal[2]. Pode ser tanto um sintoma como um diagnóstico. É causada por uma variedade de doenças, desde arritmias graves passando por doenças psiquiátricas até uso de drogas e medicações. A avaliação clínica tem como objetivos esclarecer a causa da palpitação, excluir/investigar causas cardíacas/arrítmicas de alto risco e oferecer tratamento individualizado ao paciente.

MORBIDADE E MORTALIDADE

Pacientes com palpitações isoladas apresentam mortalidade baixa, em torno de 1,6% em um ano; porém têm uma alta morbidade, uma vez que 75% dos pacientes apresentam palpitação recorrente. Destes, 19% relataram perda de rendimento e 12% perderam dias de trabalho em decorrência desse sintoma[3].

ETIOLOGIA

A investigação clínica permite identificar a etiologia da palpitação em mais de 80% dos pacientes. Destes, em média 43% são de origem cardíaca, 31% de origem psiquiátrica e 10% de doenças diversas (tireotoxicose, anemia, medicações, drogas)[3]. Palpitações também podem ocorrer durante momentos de liberação de catecolaminas, como estresse, febre e exercícios.

As palpitações de origem cardíaca incluem as arritmias atriais (*flutter* e fibrilação atrial [FA]) e arritmias ventriculares (extrassístoles e taquicardias ventriculares), estados de alto débito (anemia, gravidez), a síndrome postural ortostática taquicardizante (SPOT) e a taquicardia sinusal inapropriada. A causa cardíaca mais comum são as ectopias ventriculares, que podem acometer entre 50 e 73% da população, dependendo da faixa etária[4].

As doenças psiquiátricas mais comumente relacionadas à palpitação são a depressão, o transtorno de ansiedade generalizada, os ataques de pânico e a somatização.

Dentre as doenças metabólicas, destacam-se o hipertireoidismo, a hipoglicemia, o feocromocitoma e os distúrbios eletrolíticos do potássio e magnésio.

Os agentes simpatomiméticos, as drogas anticolinérgicas, os vasodilatadores e a suspensão abrupta de betabloqueadores, assim como estimulantes (cafeína, cocaína e anfetamina), podem causar palpitação, por aumento da frequência cardíaca.

FISIOPATOLOGIA

As palpitações são geralmente ocasionadas por um destes quatro mecanismos:

- Causas extracardíacas com supressão do vago (drogas anticolinérgicas).
- Resposta simpática exacerbada (feocromocitoma, exercício).
- Circulação hiperdinâmica (anemia, gravidez).
- Anormalidades no ritmo cardíaco (taquicardia paroxística supraventricular, extrassístoles)[5].

HISTÓRIA E EXAME FÍSICO

Uma história completa e detalhada e exame físico são essenciais para a avaliação do paciente com palpitação. A história deve incluir sexo, idade de início dos sintomas, descrição da palpitação, ritmo (regular ou irregular), situações que desencadeiam ou que melhoram, forma de início (gradual ou súbito) e sintomas associados, além de história médica pregressa e história familiar[1].

Algumas causas de palpitação são mais frequentes em mulheres, como a taquicardia por reentrada nodal e SPOT. Palpitações rápidas e regulares podem ser decorrentes de taquicardia supraventricular ou ventricular; palpitação irregular pode ser decorrente de FA ou *flutter* atrial; palpitações de início gradual sugerem causa benigna como taquicardia sinusal; já as de início súbito sugerem arritmia.

O exame físico pode fornecer indícios de doença cardíaca preexistente, avaliar resposta da pressão arterial e da frequência cardíaca à ortostase, avaliar ritmo cardíaco e sinais de doenças não cardíacas que possam causar palpitação, como palidez cutânea, bócio, exoftalmia e sibilos pulmonares.

AVALIAÇÃO COMPLEMENTAR

O eletrocardiograma, apesar de na maioria das vezes não ser diagnóstico quando fora da crise, pode dar indícios da causa da palpitação – PR curto e delta (síndrome de Wolff-Parkinson-White), intervalo QT prolongado (síndrome do QT longo), ondas Q patológicas (infarto agudo do miocárdio [IAM] prévio, fazendo pensar em taquicardia ventricular), entre outros.

Exames laboratoriais básicos também podem ser úteis, como hematócrito e hemoglobina, glicemia, eletrólitos e função tireoidiana.

Em 40% dos casos, o diagnóstico etiológico será possível somente com história clínica, exame físico, eletrocardiograma (ECG) e exames laboratoriais.

TESTES DIAGNÓSTICOS

Devem ser realizados quando:

- A avaliação inicial sugere arritmia como causa da palpitação.
- O paciente apresenta risco aumentado de arritmia (doença cardíaca estrutural ou anormalidades cardíacas ou no ECG).
- O paciente continua ansioso para obter uma explicação do seu sintoma[6].

Holter

É o exame complementar mais usado para avaliação de palpitações. O ECG é avaliado durante 24 horas e associado aos sintomas que são anotados em um diário. Ideal para pacientes com sintomas diários.

Loop externo

Faz registro do ECG continuamente, mas só grava quando acionado pelo paciente. Pode ser utilizado por 7 a 14 dias, sendo indicado em pacientes com sintomas mais esporádicos.

Loop implantável

O ECG é continuamente monitorado por até 36 meses. Usado em pacientes com sintomas raros ou com síncope.

Teste ergométrico

Útil para pacientes com palpitação aos esforços.

Ecocardiograma

Aplicado para avaliar função ventricular e presença de valvopatias, alteração segmentar, hipertrofia ventricular esquerda (HVE), entre outras alterações que possam sugerir a causa da palpitação.

Estudo eletrofisiológico

Indicado para pacientes em que se constata pulso rápido, porém sem registro de ECG ou para avaliação de arritmia em pacientes com cardiopatia e palpitação.

Se for induzida alguma arritmia, ablação pode ser realizada.

TRATAMENTO

O tratamento da palpitação deve ser direcionado à causa.

Pacientes com palpitação por taquicardia sinusal devem ser tranquilizados quanto a sua benignidade. Se os sintomas forem incapacitantes, betabloqueador pode ser considerado[1].

CONCLUSÕES

- A etiologia da palpitação pode ser determinada em 84% dos pacientes.
- Em 40% dos casos, somente história clínica, exame físico, ECG e exames laboratoriais fazem o diagnóstico.
- Doenças psiquiátricas são causa comum de palpitação.
- O prognóstico é excelente na maioria dos pacientes.

LEITURA SUGERIDA

1. Probst MA, Mower WR, Kanzaria HL, Hoffman JR, Buch EF, Sun BC. Analysis of emergency department visits for palpitation. Am J Cardiol. 2014;113(10):1685-90.
2. Robinson KJ, Gossman WG. Palpitations. Treasure Island (FL): StatPearls Publishing; 2018.
3. Summerton M, Mann S, Rigby A, Petkar S, Dhawan J. New onset palpitations in general practice: assessing the discriminant value of items within the clinical history. Fam Pract. 2001;18(4):383-92.
4. Weber B, Kapoor W. Evaluation and outcomes of patients with palpitation. Am J Med. 1996;100:138-48.
5. Wilken J. Evidence-based recommendations for the evaluation in the primary care setting. Med Clin North Am. 2016;100(5):981-9.
6. Zimetbaun P, Josephson ME. Evaluation of patients with palpitations. N Engl J Med. 1998;339(19):1369-73.

CAPÍTULO 31

Extrassístoles ventriculares em indivíduos com coração aparentemente normal

Muhieddine Omar Chokr
Mauricio Scanavacca

INTRODUÇÃO

As extrassístoles ventriculares (EV) que ocorrem em coração estruturalmente normal são consideradas distúrbios do ritmo cardíaco com características específicas. Seus mecanismos eletrofisiológicos, características eletrocardiográficas e apresentação clínica diferenciam-nas das demais arritmias ventriculares que ocorrem na presença de cardiopatia estrutural. Normalmente se originam da via de saída dos ventrículos direito e esquerdo, manifestando-se de forma isolada, em salvas ou mesmo na forma de taquicardia ventricular sustentada. O exercício ou mesmo o estresse emocional podem ser o gatilho para essa forma de arritmia, sendo sua evolução e o prognóstico geralmente favoráveis. Em condições clínicas particulares, podem levar a disfunção ventricular, e raramente estar associada à morte súbita cardíaca. Este capítulo revisa as características clínicas, eletrocardiográficas e terapêuticas das arritmias ventriculares idiopáticas.

MECANISMO DAS ARRITMIAS IDIOPÁTICAS

As extrassístoles de via de saída, em sua maioria, são causadas pelo mecanismo de atividade deflagrada, que é a geração de atividade elétrica ectópica secundária a oscilações transitórias no potencial de ação celular. Dependendo da intensidade com que ocorre essa oscilação, pode haver elevação no potencial de ação de repouso celular capaz de atingir o potencial limiar para uma nova despolarização.

A atividade deflagrada nas EV idiopáticas ocorre na fase 4 do potencial de ação (pós-potencial tardio), sendo dependente de frequências cardíacas rápidas e mediada por catecolaminas.

Depende da ativação do AMP cíclico, que aumenta a concentração do cálcio intracelular e a liberação oscilatória do cálcio do retículo sarcoplasmático. Em clínica, pode ter sua indução facilitada pela infusão de isoproterenol, aminofilina, atropina e estimulação ventricular rápida e, mais raramente, por estimulação ventricular programada. A Figura 1 apresenta os mecanismos envolvidos nas arritmias idiopáticas da via de saída.

Observa-se que medicações que reduzam de forma direta ou indiretamente as concentrações de cálcio intracelular podem ser utilizadas para o tratamento clínico desses pacientes, como os bloqueadores de canal de cálcio ou mesmo os betabloqueadores.

Por serem dependentes de AMP cíclico – e a infusão de adenosina causa supressão das arritmias idiopáticas –, podem ser utilizadas para inferir seu mecanismo eletrofisiológico.

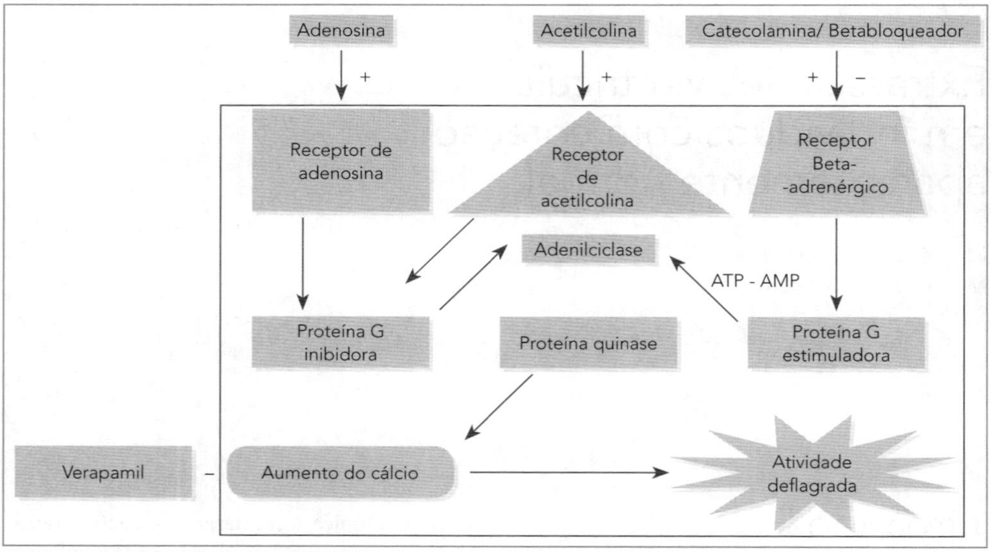

FIGURA 1 Representação esquemática das influências que afetam a concentração do AMP cíclico e do cálcio celular, capazes de modular a ocorrência de EV, dependente de atividade deflagrada. A estimulação beta-adrenérgica aumenta a concentração do AMP cíclico por meio da proteína G estimuladora e adenilciclase. O aumento da concentração plasmática do AMP cíclico promove a fosforilação da proteína quinase A, aumentando o influxo através dos canais lentos de cálcio e a liberação do cálcio do retículo sarcoplasmático, levando a pós-potenciais tardios e ocorrência de arritmias por atividade deflagrada.

APRESENTAÇÃO CLÍNICA

Descrita por Gallavardin há quase 100 anos como uma síndrome na qual ocorrem episódios de atividade ventricular repetitiva, alternando com ritmo sinusal, as EV idiopáticas de via de saída ocorrem com maior frequência entre as mulheres, predominantemente entre a terceira e a quinta décadas de vida.

Há duas apresentações clínicas predominantes: aquela com formas repetitivas em repouso (que representam 62 a 90% das séries descritas) e outra com arritmias induzidas pelo esforço. Mais raramente as taquicardias ventriculares podem se apresentar de forma incessante ou ainda com surtos paroxísticos de taquicardias ventriculares, interpolados por longos períodos de ritmo sinusal. Há em geral sobreposição entre a apresentação dessas duas formas. Frequentemente esses pacientes apresentam EV com a mesma morfologia das taquicardias ventriculares.

Enquanto o teste ergométrico geralmente pode suprimir as arritmias apresentadas durante o repouso, em 30 a 40% dos casos as taquicardias ventriculares são reproduzidas, tanto durante o exercício quanto durante a fase de recuperação, sugerindo que existe uma faixa de frequência cardíaca necessária para sua manifestação.

Raramente os focos idiopáticos originados na via de saída podem ser responsáveis por taquicardias polimórficas ou fibrilação ventricular. Os sintomas são extremamente variáveis, podendo haver amplo espectro de apresentação, desde pacientes totalmente assintomáticos, cuja descoberta da arritmia ocorre durante exame de rotina, até pacientes com graves sintomas, como síncopes.

Sintomas de palpitação, dispneia e dor precordial atípica são bastante comuns. A maioria dos pacientes apresenta curso benigno, sugerindo que as arritmias não representam manifestação clínica de miocardiopatia incipiente.

EXTRASSÍSTOLES VENTRICULARES EM ALTA DENSIDADE E DISFUNÇÃO VENTRICULAR

Atenção especial deve ser dada a pacientes com ectopia ventricular frequente e disfunção ventricular esquerda. Relatos prévios descreveram melhora da disfunção ventricular esquerda após a supressão de atividade ectópica, sugerindo que, em vez de miocardiopatia dilatada idiopática, a disfunção era resultado de remodelamento causado pela arritmia, em um quadro chamado de "cardiomiopatia ectópico-induzida", com o mesmo significado clínico do quadro clássico de taquimiocardiopatia.

A densidade das ectopias tem importância no desenvolvimento da disfunção. Takemoto et al., em análise retrospectiva de 40 pacientes com ectopias frequentes da via de saída do ventrículo direito durante dez anos, sugeriram que pacientes que apresentavam 20% de ectopias por 24 horas (aproximadamente 20 mil extrassístoles por dia) apresentaram correlação positiva com aumento e disfunção do ventrículo esquerdo, e que a disfunção era reversível após ablação do foco arritmogênico.

Relatos recentes confirmam tal associação, demonstrando correlação crescente da densidade de arritmia com a presença de disfunção ventricular esquerda. Em especial, as ectopias com morfologia de bloqueio de ramo esquerdo, duração maior que 160 ms, localização epicárdica e intervalos de acoplamento longos, têm uma correlação positiva com a presença de disfunção.

No entanto, deve-se ter em mente a grande variabilidade dia a dia das arritmias ao Holter de 24 horas, podendo haver quadro de cardiomiopatia ectópico-induzida, também reversível após ablação por cateter, com número menor de arritmias registradas em gravação de Holter.

Recentemente, demonstrou-se a correlação da frequência de ectopias ao Holter com o ciclo circadiano. Diferentes autores demonstraram que a densidade entre 16 e 26% seria suficiente para causar disfunção e que esta seria improvável em pacientes com densidade inferior a 10% do total de batimentos.

O mecanismo proposto para a disfunção seria a dissincronia ventricular gerada pelo bloqueio de ramo esquerdo com retardo na ativação das porções basais e da parede livre do ventrículo esquerdo.

PADRÃO ELETROCARDIOGRÁFICO

No reconhecimento desse tipo de arritmia, quando se avalia o plano horizontal de despolarização cardíaca, é fundamental o entendimento de que arritmias que se originam no ventrículo esquerdo apresentam "padrão de bloqueio de ramo direito" e aquelas que se originam no ventrículo direito apresentam "padrão de bloqueio de ramo esquerdo".

Esses padrões eletrocardiográficos não apresentam relação com doença do sistema de condução, mas sim com a manifestação da EV (Figura 2). Dessa maneira, a derivação V1 passa a ter papel fundamental na diferenciação dos diferentes padrões morfológicos de extrassístoles.

Conceitua-se que uma arritmia apresente padrão "tipo bloqueio de ramo esquerdo" quando o QRS é predominantemente negativo em V1 e que as arritmias do "tipo bloqueio de ramo direito" representam aquelas com QRS predominantemente positivo nessas derivações.

Já no plano frontal, as extrassístoles de via de saída apresentam o eixo desviado à direita, com QRS positivo nas derivações D2, D3 e aVF com ativação no sentido craniocaudal. As informações dos dois planos são úteis para diferenciação das extrassístoles como provenientes do ventrículo direito (em geral, transição tardia em V4) ou do ventrículo esquerdo (transição precoce até V2).

Quando a transição do QRS ocorre na derivação V3, a observação da transição da extrassístole em relação ao QRS em ritmo sinusal pode sugerir a localização, e a transição do sinusal antes da ectopia sugere origem à direita na via de saída, e após sugere uma origem à esquerda (Figura 3).

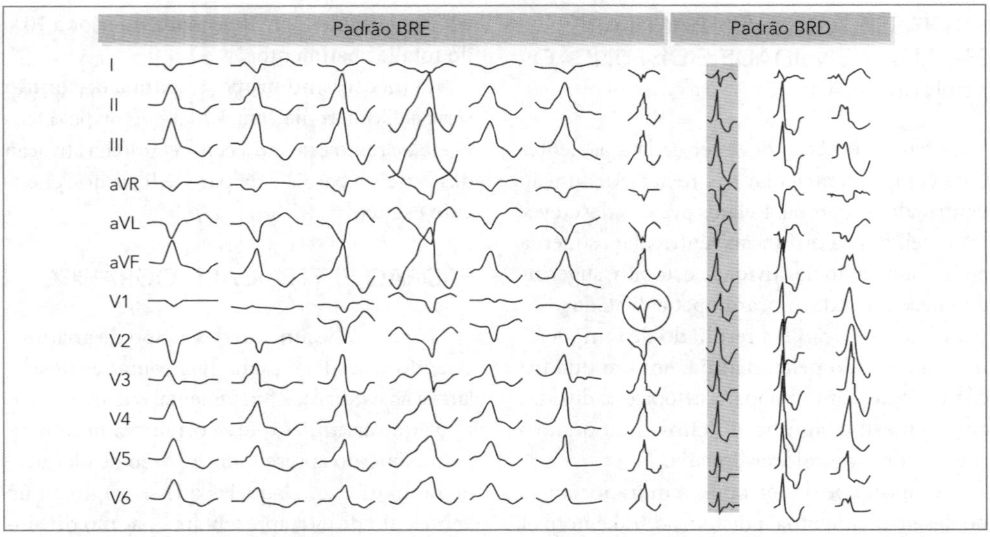

FIGURA 2 Observa-se nos sete primeiros traçados EV com padrão de bloqueio de ramo esquerdo (predomínio negativo em V1 e V2), ao passo que nos últimos três traçados observa-se o predomínio positivo em V1 e V2, sendo denominadas "padrão de ramo direito".

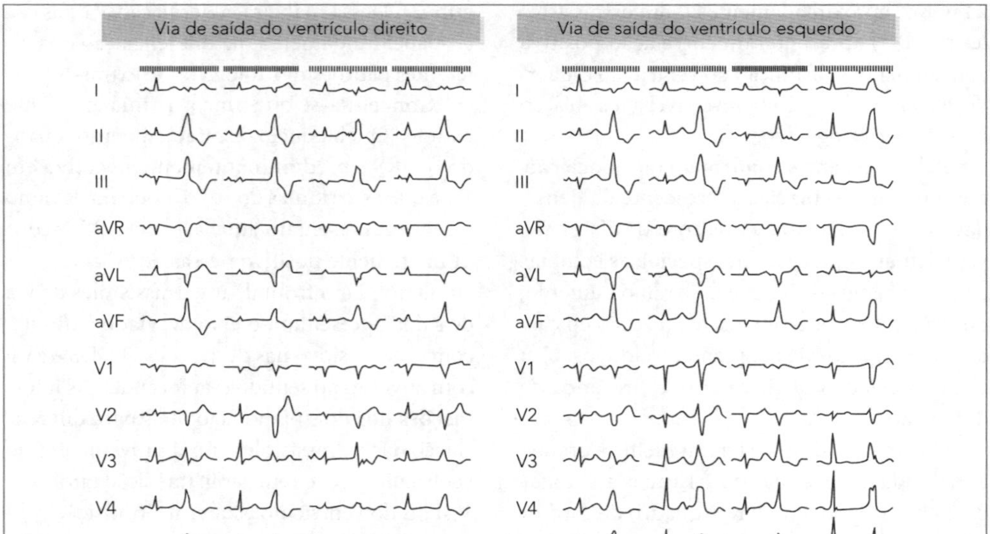

FIGURA 3 No primeiro traçado observa-se que, no plano horizontal, a transição RS ocorre primeiro no batimento em sinusal, o que sugere origem da ectopia na via de saída do ventrículo direito. No traçado da direita, nota-se que ocorre a transição RS na ectopia antes do ritmo sinusal, sugerindo origem da arritmia na via de saída do ventrículo esquerdo.

Detalhes discretos do eletrocardiograma (ECG) são úteis para diferenciar locais específicos de origem dos focos arritmogênicos da via de saída, diferenciando sua origem como septal, parede livre, anterior e posterior ou mesmo com origem na artéria pulmonar.

Essa fina diferenciação é útil quando se pretende terapêutica por meio de ablação por cateter, em que uma precisa localização é absolutamente necessária:

- Quando a origem é na via de saída do ventrículo direito, a onda R positiva em D1 sugere uma localização mais posterior.
- Já quando esta é negativa, sugere uma localização anterosseptal; transição tardia no plano horizontal (após V4) associada à onda R entalhada em D3 sugere foco na parede livre da via de saída do ventrículo direito.
- Já na via de saída do ventrículo esquerdo, a onda R em D1 sugere cúspide coronariana direita, e o padrão QS nessa mesma derivação torna provável a cúspide esquerda como o substrato para a arritmia (Figura 4).

DIAGNÓSTICO DIFERENCIAL

A diferenciação de uma arritmia idiopática com arritmias associadas à cardiopatia estrutural é um aspecto fundamental quando diante de um paciente com extrassístoles frequentes no ECG.

Nesse cenário, ganha importância a displasia arritmogênica de ventrículo direito. Trata-se de uma cardiopatia genética, com risco de morte súbita, estando geralmente associada à dilatação ou a anormalidades da contratilidade do ventrículo direito, com infiltração fibrogordurosa.

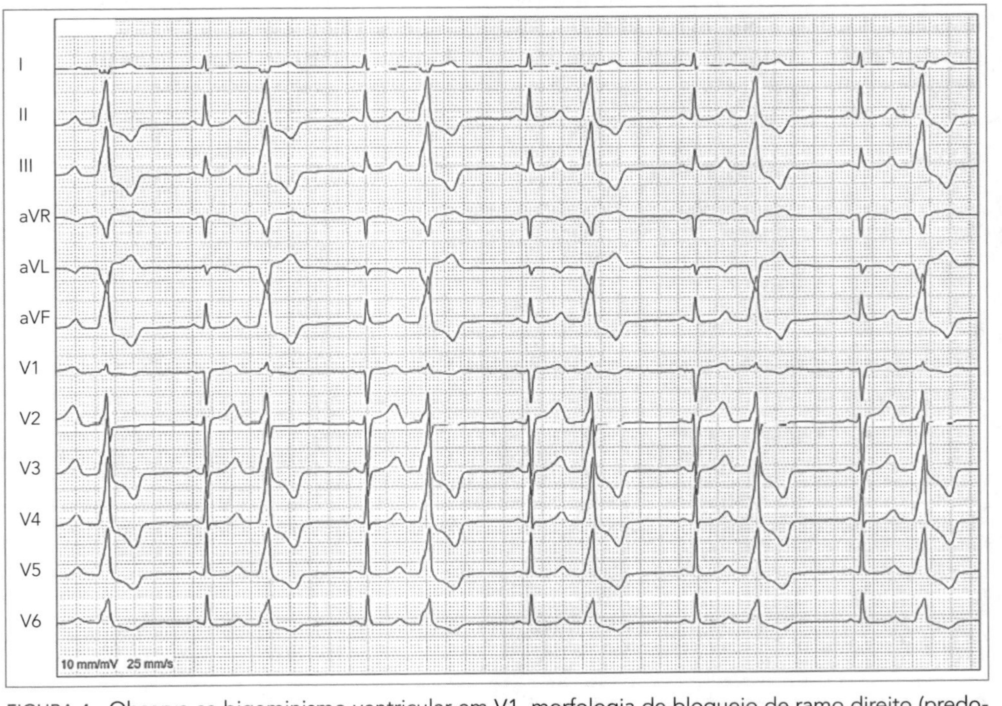

FIGURA 4 Observa-se bigeminismo ventricular em V1, morfologia de bloqueio de ramo direito (predomínio positivo) com eixo à direita, sendo positiva em D2, D3 e aVF. Esse achado sugere a origem da arritmia na via de saída do ventrículo esquerdo; a presença do padrão QS em V1 sugere origem da arritmia ou na veia cardíaca magna (epicárdica) ou na cúspide coronariana esquerda.

Tanto nas arritmias idiopáticas quanto nas arritmias da displasia arritmogênica do ventrículo direito, a origem das ectopias costuma ser predominantemente na via de saída do ventrículo direito, o que faz com que a morfologia entre elas seja semelhante, com padrão de bloqueio de ramo esquerdo e eixo inferior, e implica maior cuidado para o diagnóstico.

Em geral na displasia identificam-se no ECG:

- Inversão de onda T até a derivação V3 ou além (Figura 5).
- Onda épsilon em V1 (presente em 30% dos casos).
- Fase ascendente da onda S lenta no plano horizontal.
- QRS maior que 110 ms de V1 a V3.
- Presença de potenciais tardios ao ECG de alta resolução.

Os exames de imagem como a ressonância magnética do coração podem revelar alterações especialmente no ventrículo direito, como dilatação e áreas de realce tardio.

MANEJO CLÍNICO DOS PACIENTES COM ALTA DENSIDADE DE EXTRASSÍSTOLE EM HOLTER

O primeiro aspecto a ser valorizado com relação às extrassístoles em alta densidade é a presença de sintomas:

- Se o paciente é assintomático e com densidade abaixo de 10% em Holter, conduta expectante com ecocardiograma e Holter a cada 6 meses pode ser adotada.
- Se a densidade é superior a 10%, o tratamento passa a ser necessário pelo risco de disfunção ventricular ectópico-induzida, o qual pode ser realizado com fármacos ou mesmo ablação por radiofrequência.
- Nos pacientes sintomáticos com densidade inferior a 10%, a escolha do tratamento farmacológico é preferencial.
- Já nos sintomáticos com densidade superior a esse valor, a ablação pode ser proposta como primeira escolha (Figura 6).

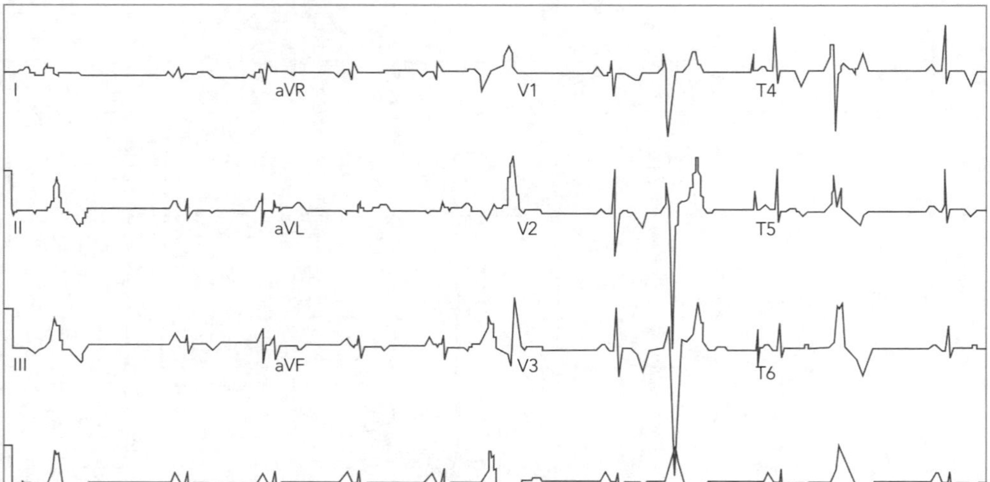

FIGURA 5 Observa-se inversão de onda T até V5, associada à presença de EV de via de saída do ventrículo direito. Esse achado deve levar à hipótese diagnóstica de displasia arritmogênica do ventrículo direito; a presença de onda T invertida além da derivação V3 pode estar relacionada à gravidade da doença, com acometimento do ventrículo esquerdo.

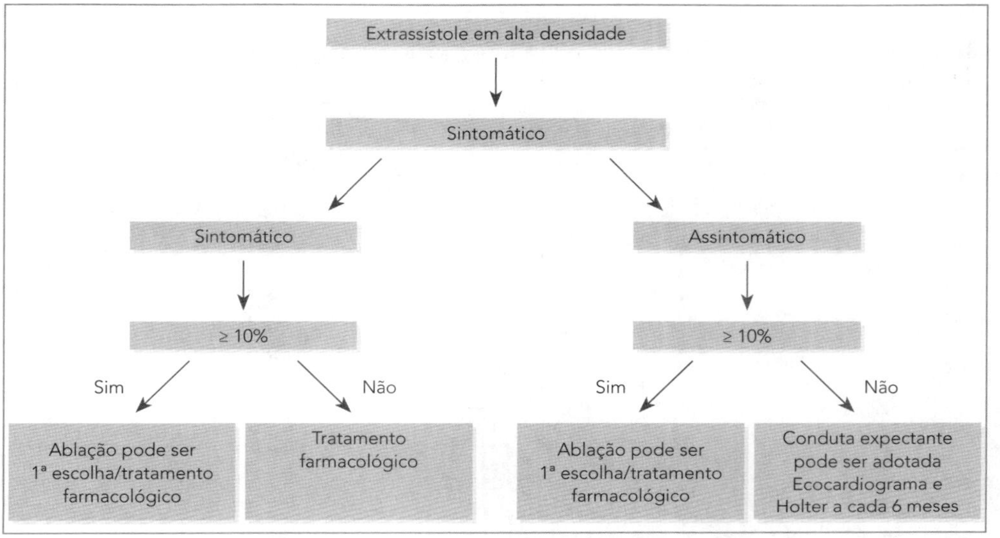

FIGURA 6 Algoritmo de tratamento das EV com base na presença de sintomas e na densidade da arritmia.

É importante salientar que o corte de 10% é arbitrário, porém, segundo a literatura, é o valor a partir do qual o risco de disfunção ventricular passa a existir.

Com relação ao tratamento farmacológico, a escolha inicial recai sobre os betabloqueadores e os bloqueadores dos canais de cálcio.

Nos casos refratários, sotalol, ou mesmo propafenona em associação ou não aos betabloqueadores, podem ser utilizados.

ABLAÇÃO POR CATETER

A ablação por cateter permite identificar e eliminar o substrato responsável pelas EV.

Na maioria das vezes, esse procedimento é realizado com o paciente acordado ou sob sedação leve. Na experiência dos autores, a anestesia geral pode suprimir o foco arritmogênico, o que impossibilita seu mapeamento, devendo, dessa forma, ser evitada nesse tipo de ablação.

São realizadas duas punções venosas e uma punção arterial nos casos em que se suspeita que o foco esteja na via de saída do ventrículo esquerdo. Atualmente são utilizadas técnicas de mapeamento eletrofisiológico integradas ao mapeamento eletroanatômico, o qual possibilita a reprodução fiel da anatomia, com redução da exposição à radiação.

Esses sistemas de mapeamento permitem a criação de mapas de ativação que podem identificar e delimitar a área a ser abordada (Figura 7). Na atualidade, esse tipo de intervenção pode levar à cura da arritmia em 80 a 90% dos casos.

CONCLUSÃO

As EV idiopáticas possuem padrão bem definido ao ECG e na maioria das vezes apresentam evolução benigna, porém, em raras situações podem levar à disfunção ventricular. Diante de pacientes com arritmia ventricular de via de saída, afastar a existência de cardiopatia estrutural é fundamental. Os pacientes sintomáticos e com alta densidade de arritmia são os que mais se beneficiam do tratamento. A ablação por cateter pode levar à cura da arritmia.

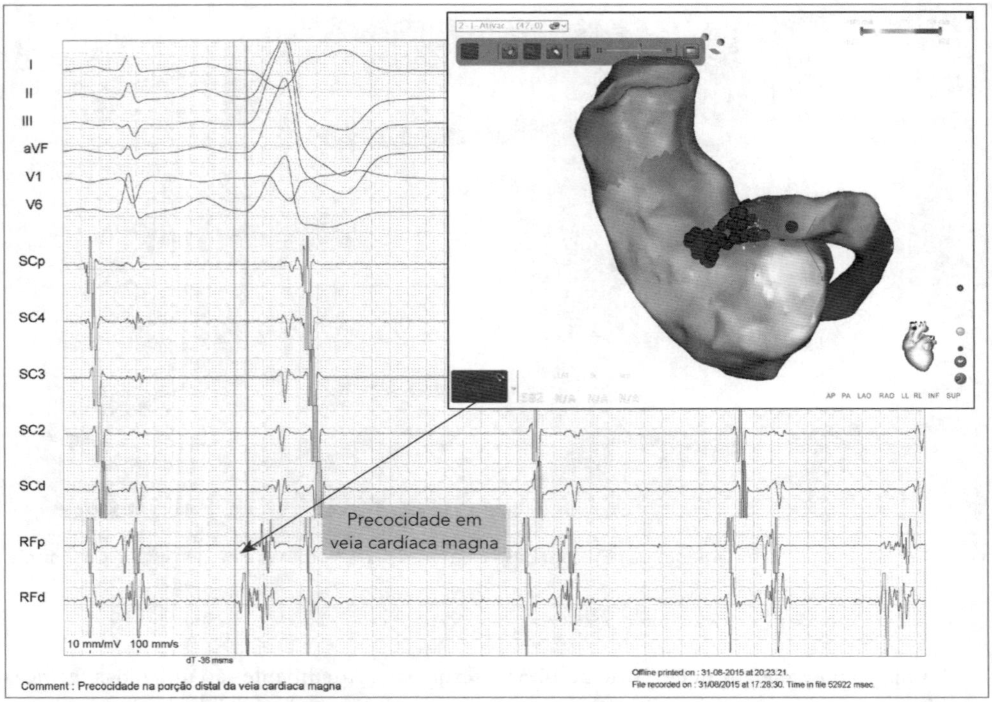

FIGURA 7 EV com origem epicárdica. Na imagem estão demonstradas a via de saída do ventrículo esquerdo e a veia cardíaca magna. O mapa de ativação sugeriu alvo adequado na região distal da veia cardíaca magna, com mapeamento eletrofisiológico evidenciando precocidade de 26 ms nessa região. Nesse local, pulsos de radiofrequência resultaram na supressão da arritmia. Optou-se por aplicação de pulsos de radiofrequência na cúspide coronariana esquerda, área contígua às porções distais da veia cardíaca magna.

Questões orientadoras

1. Com base nos mecanismos eletrofisiológicos, qual seria o tratamento farmacológico de primeira linha para esse tipo de arritmia? Justifique.
2. Qual o sintoma mais comum de pacientes com extrassístoles em alta densidade? Justifique.
3. Qual o principal diagnóstico diferencial de pacientes com arritmia de via de saída do ventrículo direito e quais os achados eletrocardiográficos sugerem essa doença?
4. Diante de um paciente assintomático que se apresenta para avaliação de rotina com 18 mil extrassístoles ventriculares monomórficas em Holter e função ventricular preservada, qual seria sua orientação?
5. Se o paciente acima apresenta-se 45% de fração de ejeção e ressonância cardíaca sem realce, sua orientação seria a mesma? Justifique.

LEITURA SUGERIDA

1. Betensky BP, Park RE, Marchlinski FE, Hutchinson MD, Garcia FC, Dixit S, et al. The V(2) transition ratio: a new electrocardiographic criterion for distinguishing left from right ventricular outflow tract tachycardia origin. J Am Coll Cardiol. 2011; 57(22):2255-62.
2. Bradfield JS, Homsi M, Shivkumar K, Miller JM. Coupling interval variability differentiates ventricular ectopic complexes arising in the aortic sinus of valsalva and great cardiac vein from other sources: mechanistic and arrhythmic risk implications. J Am Coll Cardiol. 2014;63(20):2151-8.
3. Carballeira Pol L, Deyell MW, Frankel DS, Benhayon D, Squara F, Chik W, et al. Ventricular premature depolarization QRS duration as a new marker of risk for the development of ventricular premature depolarization-induced cardiomyopathy. Heart Rhythm. 2014;11(2):299-306.
4. Kim RJ, Iwai S, Markowitz SM, Shah BK, Stein KM, Lerman BB. Clinical and electrophysiological spectrum of idiopathic ventricular outflow tract arrhythmias. J Am Coll Cardiol. 2007;49(20):2035-43.
5. Takemoto M, Yoshimura H, Ohba Y, Matsumoto Y, Yamamoto U, Mohri M, et al. Radiofrequency catheter ablation of premature ventricular complexes from right ventricular outflow tract improves left ventricular dilation and clinical status in patients without structural heart disease. J Am Coll Cardiol. 2005; 45(8):1259-65.
6. Yokokawa M, Kim HM, Good E, Chugh A, Pelosi F Jr, Alguire C, et al. Relation of symptoms and symptom duration to premature ventricular complex-induced cardiomyopathy. Heart Rhythm. 2012;9(1):92-5.

CAPÍTULO 32

Taquicardias supraventriculares

Sissy Lara de Melo
Mauricio Scanavacca

INTRODUÇÃO

As taquicardias supraventriculares (TSV) são arritmias cardíacas habitualmente benignas que se caracterizam pela frequência cardíaca (FC) acima de 100 bpm, ritmo regular e complexos QRS estreitos (< 0,12 segundo) ao eletrocardiograma (ECG). Menos frequente, podem se apresentar com complexo QRS largo (≥ 0,12 segundo) devido a distúrbio da condução intraventricular. Estima-se que a incidência seja de 35 casos por 100 mil pessoas por ano e a prevalência de 2,25 por 1.000.

Aproximadamente 60% dos casos de TSV são devidos a circuito de reentrada que envolve duas vias de condução pelo nó atrioventricular (AV), denominada taquicardia por reentrada nodal (TRN). Cerca de 30% são devidos a circuito de reentrada que envolve pelo menos um feixe de fibras atriais que ligam eletricamente os átrios diretamente aos ventrículos, sem passar pelo nó AV (vias acessórias), denominadas taquicardias atrioventriculares (TAV).

Já a taquicardia atrial (TA) responde por cerca de 10% dos casos, muitas vezes com origem focal em locais específicos das paredes atriais; outras vezes, com mecanismo macroentrante, secundária a cicatrizes atriais. Outras formas de TA como a taquicardia sinoatrial, a taquicardia sinusal (TS) inapropriada e a taquicardia juncional são pouco frequentes. A Figura 1 ilustra a classificação atual das TSV baseada nas estruturas responsáveis por seu mecanismo.

As TSV são normalmente encontradas em indivíduos normais, sem cardiopatias estruturais. Mas podem ocorrer em alguns pacientes com certas cardiopatias congênitas, pela presença de via acessória associada (TAV), como a anomalia de Ebstein e a cardiomiopatia hipertrófica. Contudo a TA incisional é a a TSV mais frequente na população com cardiopatia congênita, seja pela evolução da doença seja pelas cicatrizes resultantes do tratamento cirúrgico.

MECANISMOS

As arritmias cardíacas ocorrem por distúrbios na condução e/ou na formação do estímulo cardíaco. As alterações na formação do impulso podem ser devidas a distúrbio do automatismo ou atividade deflagrada. As alterações na propagação do impulso, tais como bloqueio ou atraso da condução, são essenciais para a formação de circuitos reentrantes fixos ou funcionais. Esses fatores podem ocorrer independentemente ou em associação na gênese das arritmias.

Automatismo anormal – o automatismo anormal é o distúrbio do automatismo devido à despolarização anormal da fase 4 do potencial de

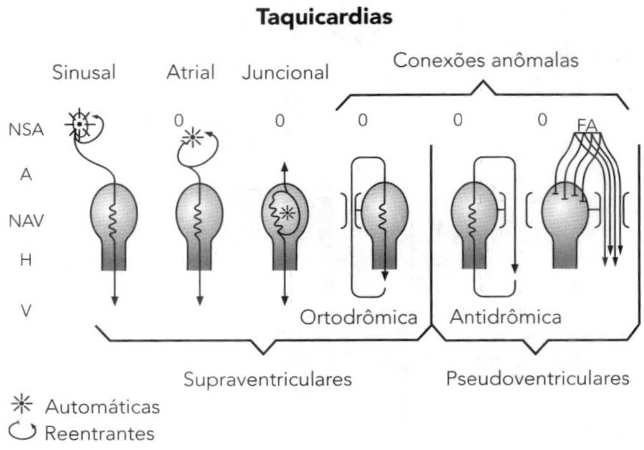

FIGURA 1 Ilustração dos mecanismos das taquicardias supraventriculares envolvendo as estruturas anatômicas do nó sinusal, átrios, nó atrioventricular e vias de condução atrioventricular acessória. O asterisco exemplifica o mecanismo automático e a flecha circular, o mecanismo de reentrada.

ação (diástole) por condições patológicas. As fibras do nó sinusal e atrioventricular também podem desenvolver uma condição anormal de automatismo aumentado, que dá origem à TS inapropriada e a taquicardia juncional não paroxística.

Atividade deflagrada – a atividade deflagrada está associada a oscilações do potencial de membrana das fases 2 e 3 (pós-potencias precoces) ou da fase 4 (pós-potenciais tardios) que atingem o limiar de disparo e deflagram uma sequência de potenciais de ação. Os pós-potenciais precoces ocorrem nos distúrbios de repolarização por bloqueio dos canais de potássio. Os pós-potenciais tardios ocorrem por oscilação na fase 4 do potencial de ação, gerada pela entrada anormal de cálcio intracelular, e são responsáveis por várias formas de TA focais, como a induzida pela intoxicação digitálica entre outras.

Reentrada – o circuito de reentrada é seguramente o mecanismo mais frequente das taquicardias supraventriculares, que resulta de um conjunto de fibras atriais capazes de sustentar uma ativação elétrica em movimento circular. Esses circuitos podem envolver um grupo restrito de fibras (microcircuito) ou uma área extensa de miocárdio (macrocircuito). A reentrada é o mecanismo responsável pela maioria das TSV.

DIAGNÓSTICO DAS TAQUICARDIAS SUPRAVENTRICULARES

Taquicardias com QRS estreito (< 0,12 segundo)

- A documentação no ECG de taquicardia com QRS estreito (< 0,12 segundo) define o mecanismo como supraventricular (Figura 2).
- A TRN é o mecanismo mais comum e caracteriza-se por taquicardia regular, frequência entre 120 e 200 bpm e ausência onda P entre os complexos QRS.
  - Entretanto, a onda P pode estar parcialmente escondida no final do complexo QRS, dando origem a pseudo onda R em V1 e/ou pseudo onda S nas derivações inferiores (D2, D3 e aVF).
  - Nesse caso, o intervalo RP é menor ou igual a 70 ms.
  - Quando a onda P retrógrada é nítida e localizada no segmento ST com inter-

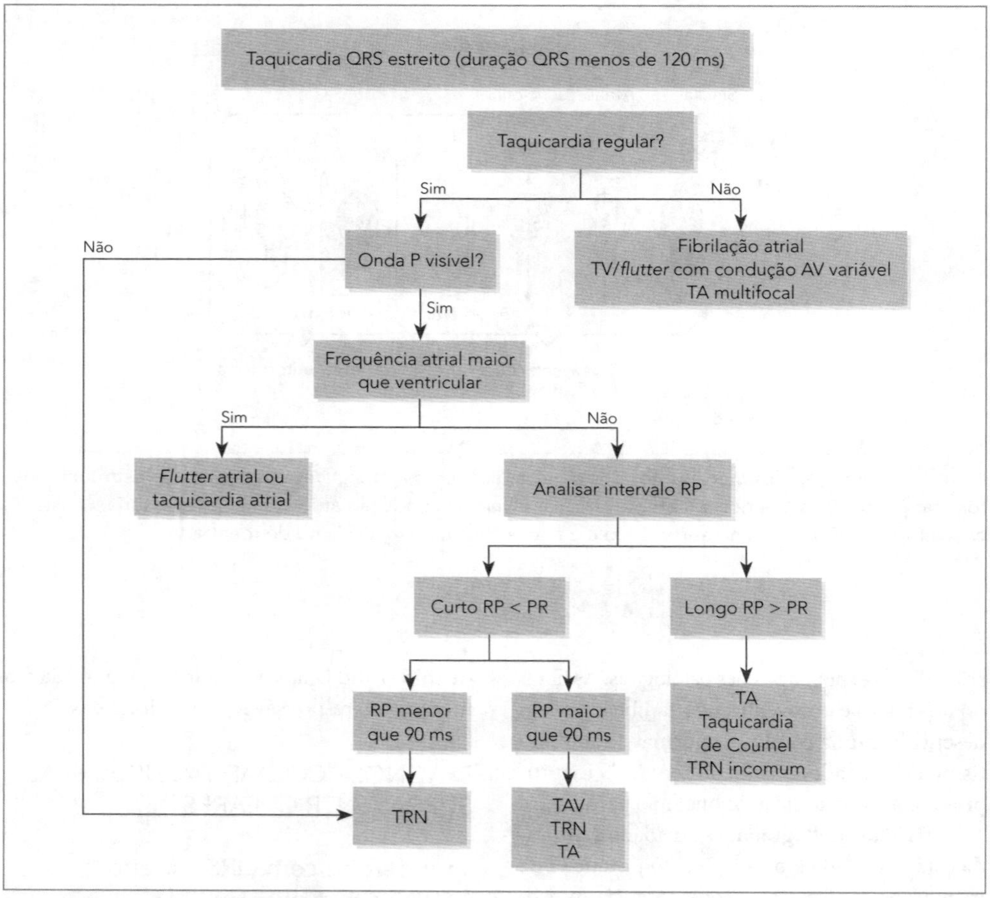

FIGURA 2 Diagnóstico diferencial de taquicardia de QRS estreito.
AV: atrioventricular; TRN: taquicardia por reentrada nodal; TAV: taquicardia por reentrada atrioventricular; TA: taquicardia atrial.

valo RP maior que 70 ms, o diagnóstico de TAV (envolvendo uma via acessória) é o mais provável.

- O diagnóstico de TA é típico quando o ritmo atrial é taquicárdico, regular e existe algum grau de bloqueio AV do segundo grau, revelando duas ou mais onda P para cada QRS.
  - No entanto, há TA com relação 1:1 com os ventrículos.
  - Nessa situação, a apresentação mais comum é a duração do intervalo PR ser menor que o intervalo RP.
  - Várias outras condições podem apresentar essa característica, necessitando do diagnóstico diferencial com a própria TS, e outras duas possibilidades menos comuns:
    - A TRN incomum (circuito reverso).
    - Ou TAV envolvendo uma via de condução acessória lenta.

Taquicardias com QRS largo (> 0,12 segundo)

Três possíveis mecanismos devem ser considerados quando a taquicardia apresenta-se com complexo QRS alargado (≥ 120 ms) (Figura 3):

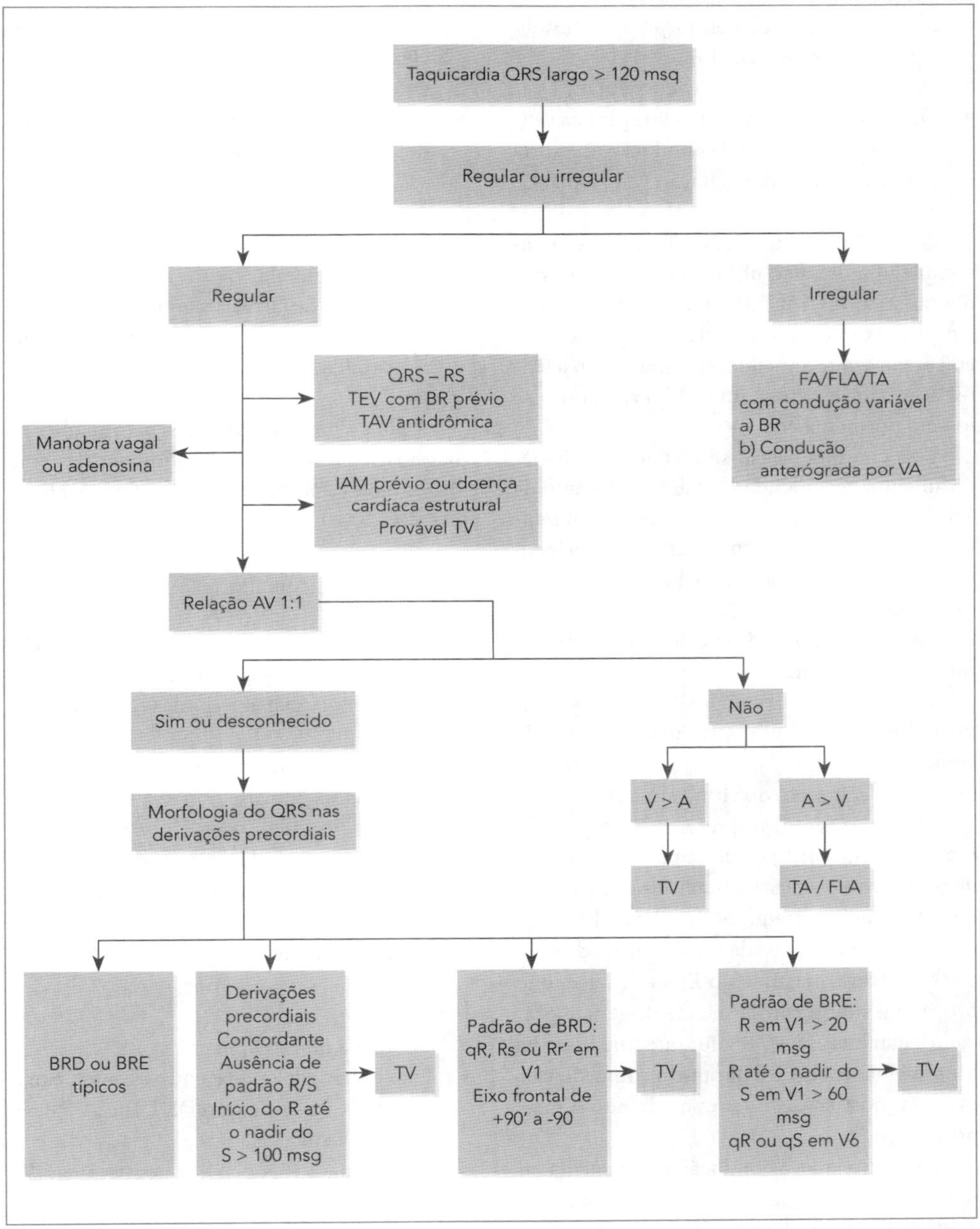

FIGURA 3 Algoritmo para diagnóstico diferencial nos pacientes com taquicardia com QRS largo.
RS: ritmo sinusal; TAV: taquicardia atrioventricular; FA: fibrilação atrial; FLA: *flutter* atrial; TA: taquicardia atrial; BR: bloqueio de ramo; VA: via acessória; V: ventrículo; A: átrio; BRD: bloqueio do ramo direito; BRE: bloqueio do ramo esquerdo (Retirado do ACC/AHA/ESC *guidelines*).

- Taquicardia supraventricular com distúrbio intraventricular da condução do estímulo (funcional ou adquirido).
- Taquicardia com origem ventricular (TV).
- Ou taquicardia atrial conduzida para os ventrículos por uma via de condução acessória (síndromes de pré-excitação ventricular).

A história clínica, o exame físico e os exames complementares são utilizados para realizar o diagnóstico diferencial. O diagnóstico não é simples e em caso de dúvida na unidade de emergência, a recomendação é tratar os pacientes com taquicardia com QRS largo como se fossem portadores de TV.

Essa conduta baseia-se no fato de que medicamentos recomendados para tratamento de TSV podem ser inapropriados e potencialmente perigosos caso a taquicardia tenha origem ventricular (como adenosina, bloqueadores dos canais de cálcio ou betabloqueadores), especialmente, se portadores de cardiopatias com disfunção ventricular.

Já tratar pacientes com TSV como se fossem portadores de TV, em particular pelo uso da amiodarona é seguro e também bastante eficaz no restabelecimento do ritmo sinusal.

Alguns pacientes já apresentam bloqueio do ramo esquerdo (BRE) ou do ramo direito (BRD), durante o ritmo sinusal. Em tais pacientes, qualquer TSV terá apresentação com um QRS largo. Entretanto, a presença de um distúrbio de condução intraventricular no ECG de base, não prova que a taquicardia seja de origem supraventricular, mas se o QRS durante a taquicardia for semelhante ao QRS durante o ritmo sinusal, esse diagnóstico deve ser considerado o mais provável.

Por outro lado, a condução intraventricular pode ser normal durante o ritmo sinusal, mas alterada durante a taquicardia. Existem várias razões pelas quais isso pode ocorrer:

- A causa mais comum é o distúrbio de condução intraventricular funcional, no qual os impulsos de alta frequência gerados nos átrios atingem as fibras do sistema His-Purkinje ainda no período refratário, antes que elas se recuperem totalmente do impulso anterior.
- Esse atraso na recuperação da excitabilidade do sistema de condução também pode ser o resultado de:
  - Doença subjacente específica do sistema His-Purkinje.
  - Hipercalemia.
  - Ou uso de fármacos antiarrítmicos, particularmente os agentes do grupo IC (flecainida, propafenona).

Alguns algoritmos são úteis para auxiliar no diagnóstico diferencial das taquicardias com QRS largo e estão descritos no capítulo de diagnóstico e tratamento das TV.

Taquicardia sinusal

A TS (Figura 4) está frequentemente associada a situações fisiológicas relacionadas ao estresse físico e emocional, mas pode ser secundária:

- Medicações simpatomiméticas.
- Doenças sistêmicas:
  - Estados infecciosos.
  - Tromboembolismo pulmonar.
  - Insuficiência cardíaca descompensada.
  - Anemia.
  - Hipertireoidismo.

Diagnóstico

- FC acima de 100 bpm.
- Eixo elétrico da onda P entre 0 e +90º, isto é:
  - Onda P positiva em DI, DII e aVF e negativa em aVR.
  - As ondas P podem ser negativas em V1 e V2, mas obrigatoriamente positivas em V3 a V6.

A TS inapropriada (TSI) é rara e observada mais frequentemente em mulheres.[7] Caracteriza-se pela ausência das causas habituais de TS. Pode ser secundária a:

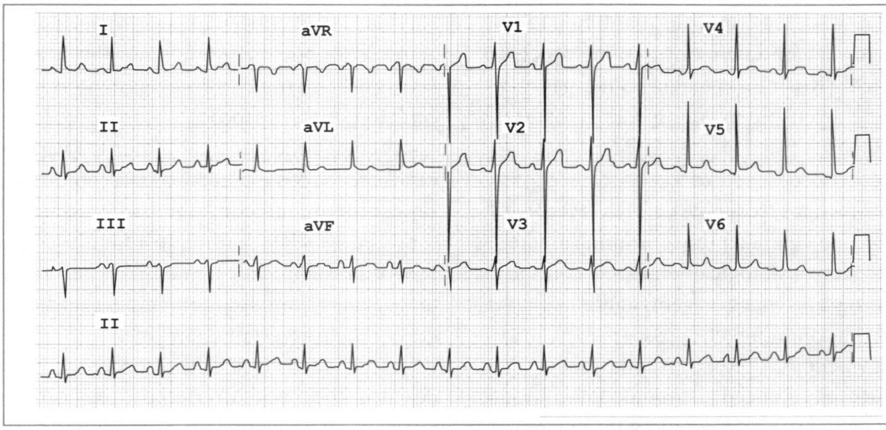

FIGURA 4 Taquicardia sinusal (FC 100 bpm). Onda P positiva em DI, DII e aVF e negativa em aVR.

A. Distúrbios psicogênicos.
- Uso inapropriado de medicamentos.
- Distúrbio do automatismo do nó sinusal.
- Doenças sistêmicas incipientes.

A disfunção autonômica pode levar à síndrome postural ortostática taquicardizante (SPOT), que é definida por taquicardia persistente, relacionada com inadequação dos reflexos que controlam a vasoconstrição periférica e otimização da FC durante a postura supina.

- É importante determinar a causa da TS, uma vez que o tratamento dependerá do fator causal, como anemia, febre, dor, insuficiência cardíaca congestiva (ICC) evitando o uso desnecessário e potencialmente prejudicial de antiarrítmicos.
- Na TSI, deve-se tentar estabelecer os mecanismos envolvidos pelos testes de avaliação autonômica, nível sérico de catecolaminas e sensibilidade dos receptores beta.
- Os betabloqueadores são a primeira escolha de tratamento seguidos pela ivabradina, um bloqueador específico da corrente *If* (responsável pelo automatismo do NS) quando houver contraindicação ou refratariedade ao uso de betabloqueadores.
- Na SPOT, deve-se utilizar as manobras que aumentam a resistência periférica durante a mudança postural com exercícios, aumento do volume plasmático (aumento da ingesta de sal e fludrocortisona) e o uso de vasoconstritores (midodrina).
- A ablação por cateter do NS é tratamento de exceção, apenas nos casos refratários ao tratamento medicamentoso.

Taquicardia por reentrada nodal

A taquicardia por reentrada nodal (TRN) é o mecanismo mais comum das TSV com R-R regular, QRS estreito e coração normal. É mais prevalente em mulheres e inicia a manifestação mais frequentemente na faixa etária entre 40 e 50 anos.

O mecanismo eletrofisiológico da TRN depende da dissociação longitudinal da condução pelo nó AV em duas vias distintas, a chamada dupla via nodal que se caracteriza por apresentar uma via de condução rápida (via beta, com período refratário longo) e uma via de condução lenta (via alfa, com período refratário curto).

Em indivíduos com dupla via nodal, a condução AV se faz habitualmente pela via rápida. Em geral, a taquicardia inicia-se por uma extrassístole atrial, que é bloqueada na via rápida e se conduz para os ventrículos pela via lenta, e retorna para o átrio pela via rápida.

Essa condição permite o estabelecimento de um movimento circular entre as duas vias. A perpetuação dessa condição mantém a taquicardia. A via rápida encontra-se no ápice do triângulo de Koch e a via lenta na margem septal do anel tricuspídeo em direção ao óstio do seio coronário.

- A forma mais frequente de TRN (90 a 95%), e por isso chamada tipo comum, caracteriza-se eletrofisiologicamente pela condução anterógrada (para os ventrículos) pela via lenta e a condução retrógrada (para os átrios) pela via rápida (TRN tipo lenta-rápida).
- A TRN é classificada como incomum (rápida-lenta), quando o componente anterógrado é a via rápida e o componente retrógrado a via lenta. Raramente a TRN pode utilizar duas vias lentas no circuito (lenta-lenta).

A palpitação precordial taquicárdica de início súbito é o sintoma mais frequente, muitas vezes referido na região cervical anterior. Esse batimento cervical justifica-se pela sístole atrial durante taquicardia se ocorrer logo após ou simultaneamente à sístole ventricular, com as válvulas atrioventriculares ainda fechadas, fazendo com que o conteúdo atrial seja ejetado retrogradamente dando origem à onda *a* em canhão (sinal do sapo).

A crise pode durar de minutos a várias horas. As reversões espontâneas são comuns, ocorrem subitamente com repouso e aumento do tônus vagal. Habitualmente a taquicardia não provoca instabilidade hemodinâmica, entretanto, pacientes com disautonomia ou cardiopatias graves pode apresentar síncope.

Devido à distensão atrial, ocorre a liberação de fator atrial natriurético e o paciente pode queixar-se de poliúria durante ou após a reversão da crise.

O diagnóstico da TRN se faz pelo registro da crise no ECG de 12 derivações:

- A TRN comum caracteriza-se por evidência da onda P junto ao QRS ou logo após (máximo 70 ms), sendo esta negativa nas derivações inferiores (pseudo s) e positiva em V1 (pseudo r) (Figura 5) ou onda r na derivação aVr.

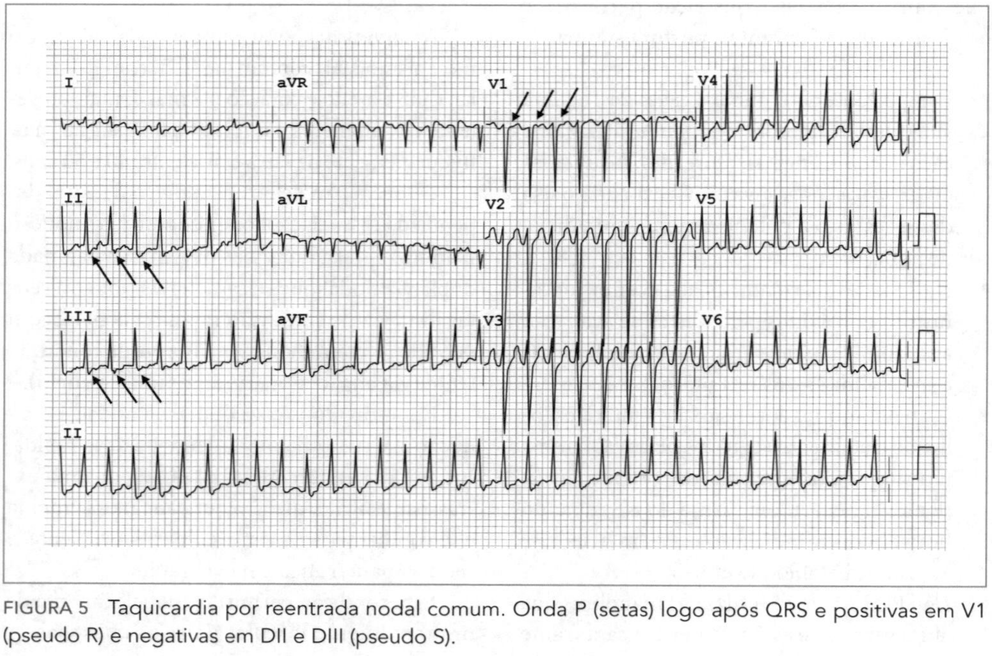

FIGURA 5 Taquicardia por reentrada nodal comum. Onda P (setas) logo após QRS e positivas em V1 (pseudo R) e negativas em DII e DIII (pseudo S).

- A TRN incomum caracteriza-se por onda P negativa em DIII e aVF, próxima ao QRS seguinte (RP > PR).
- Às vezes o diagnóstico diferencial entre TRN, taquicardia atrial e taquicardia atrioventricular ortodrômica somente pode ser realizado durante o estudo eletrofisiológico (entretanto, não traz mudanças na terapêutica na maior parte dos casos).
- O ECG em ritmo sinusal é normal na maioria dos pacientes.

O tratamento na fase aguda (crise de taquicardia), consiste em:

- Bloquear transitoriamente ou modificar a condução da junção atrioventricular.
- O uso da manobra vagal pode ser efetivo em alguns pacientes e consiste na compressão de bulbo carotídeo a direita por 3 a 4 segundos após descartar presença de sopro em carótida.[17]
- Outras manobras vagais que podem ser realizadas pelo próprio paciente são:
  - Ingestão rápida de líquido gelado:
    - Provocação de reflexo de vômito.
    - Ou manobra de Valsalva.

O uso da adenosina EV reverte as crises em mais de 90% dos casos; devendo ser aplicada em bolo de 6 a 12 mg, seguido de *flush* de água destilada. Essa droga promove um bloqueio transitório na junção atrioventricular com consequente reversão da taquicardia.

O uso de verapamil EV (5 mg, em 5 minutos) também é igualmente efetivo. A associação por via oral de diltiazem 120 mg e propranolol 80 mg no momento da crise (*pill-in-pocket*) mostrou-se eficaz (94% reversão em até 2 horas) e segura na reversão das taquicardias paroxísticas supraventriculares em pacientes com crises esporádicas.

O tratamento de longo prazo tem por objetivo a prevenção de novas crises. Pode ser farmacológico ou por meio da ablação por cateter. As drogas antiarrítmicas das classes IA, IC e III são efetivas no tratamento da TRN, entretanto, devido aos efeitos colaterais são pouco utilizadas.

Os betabloqueadores, como atenolol e propranolol, e os bloqueadores de canais de cálcio, como o verapamil e diltiazem, são as drogas mais utilizadas para prevenção da recorrência da TRN. O mecanismo de ação dessas drogas consiste no aumento da refratariedade e a diminuição da velocidade de condução pelo nó atrioventricular, dificultando a condução pelas vias rápida e lenta. A digoxina também pode ser utilizada no manejo dessa taquicardia.

A ablação por cateter com energia de RF está indicada para pacientes com crises frequentes, mal toleradas e se houver insucesso no tratamento clínico. O índice de sucesso oscila ao redor de 98%, com baixo risco de bloqueio atrioventricular total (0,1%) e baixo índice de recorrência. Devido a isso, pacientes que desejam ficar livre das taquicardias, sem tomar medicamentos, também podem decidir precocemente pela ablação por radiofrequência da via lenta nodal.

Taquicardia atrioventricular

A TAV utiliza o NAV e pelo menos uma via de condução acessória, conectando eletricamente os átrios e ventrículos por um feixe muscular (vias anômalas), para sustentação do circuito reentrante. Ela é responsável por aproximadamente 30% das TS em indivíduos com coração normal. Essa taquicardia ocorre com mais frequência em homens, tendo o aparecimento mais frequente na segunda e terceira décadas de vida.

- Em ritmo sinusal, 60% desses pacientes apresentam padrão de pré-excitação ventricular (síndrome de Wolff-Parkinson-White).
- Os outros 40% exibem um ECG normal, em razão da ausência de condução anterógrada pela via acessória (vias ocultas).

As vias anômalas podem ser manifestas (condução anterógrada) ou ocultas (condução retrógrada exclusiva).

- Denomina-se síndrome de Wolff-Parkinson--White a condição que associa crises de TAV com pré-excitação ventricular (intervalo PR curto e onda delta) no ECG de repouso.
- A forma mais frequente de TAV utiliza a junção AV como componente anterógrado e a via anômala como componente retrógrado do circuito (TAV ortodrômica) e, menos frequentemente (< 10%), quando a via anômala é utilizada como componente anterógrado (QRS largo) e a junção AV como componente retrógrado (TAV antidrômica).

Os sintomas são bastante similares à TRN com palpitação precordial de início e término súbito, com duração de minutos à horas, na grande maioria das vezes bem toleradas. Observa-se menos frequentemente palpitação cervical e poliúria.

O diagnóstico da TAV pode ser realizado pela análise do ECG de 12 derivação durante uma crise de taquicardia:

- A TAV ortodrômica caracteriza-se por taquicardia de QRS estreito, em que a onda P está logo após o complexo QRS, porém com RP maior do que 70 ms (Figura 6A).
- A alternância de amplitude dos complexos QRS (Figura 6B).
- Infradesnivelamento do seguimento ST (Figura 6C).

A morfologia da onda P durante taquicardia sugere a localização da via anômala:

- A onda P negativa em DI sugere via anômala lateral esquerda.
- Onda P negativa em DII, DIII e aVF sugere via anômala posterior (Figura 6A).
- Após a reversão da taquicardia (Figura 6C) pode-se evidenciar ECG com ou sem pré--excitação ventricular.

A localização da via acessória pode ser reconhecida pela análise da morfologia da onda

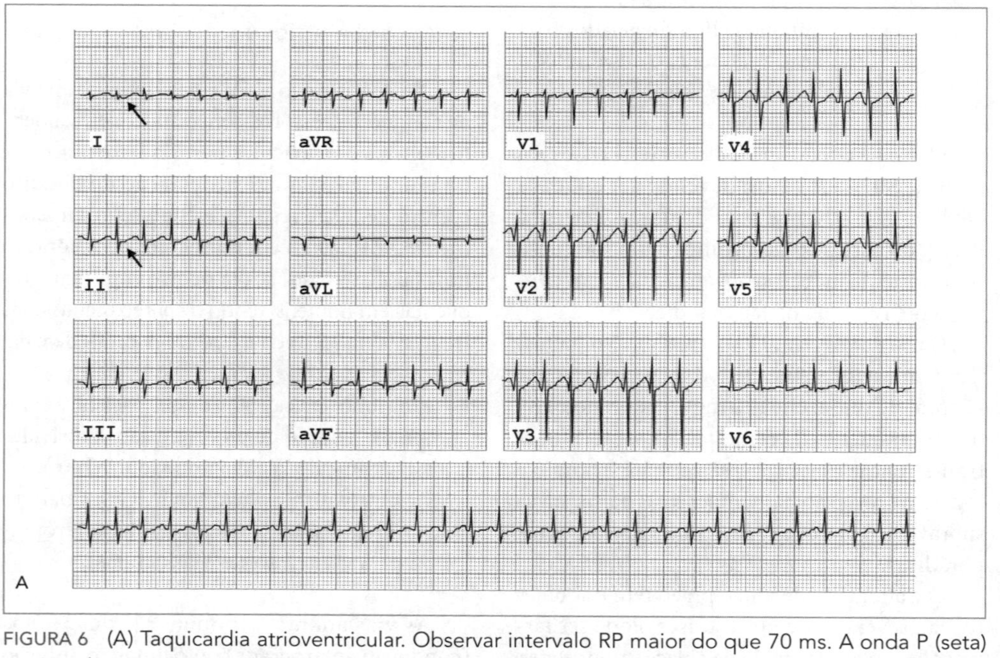

FIGURA 6 (A) Taquicardia atrioventricular. Observar intervalo RP maior do que 70 ms. A onda P (seta) retrógrada apresenta-se negativa em DI, o que é diagnóstico de TAV por via anômala lateral esquerda.

(continua)

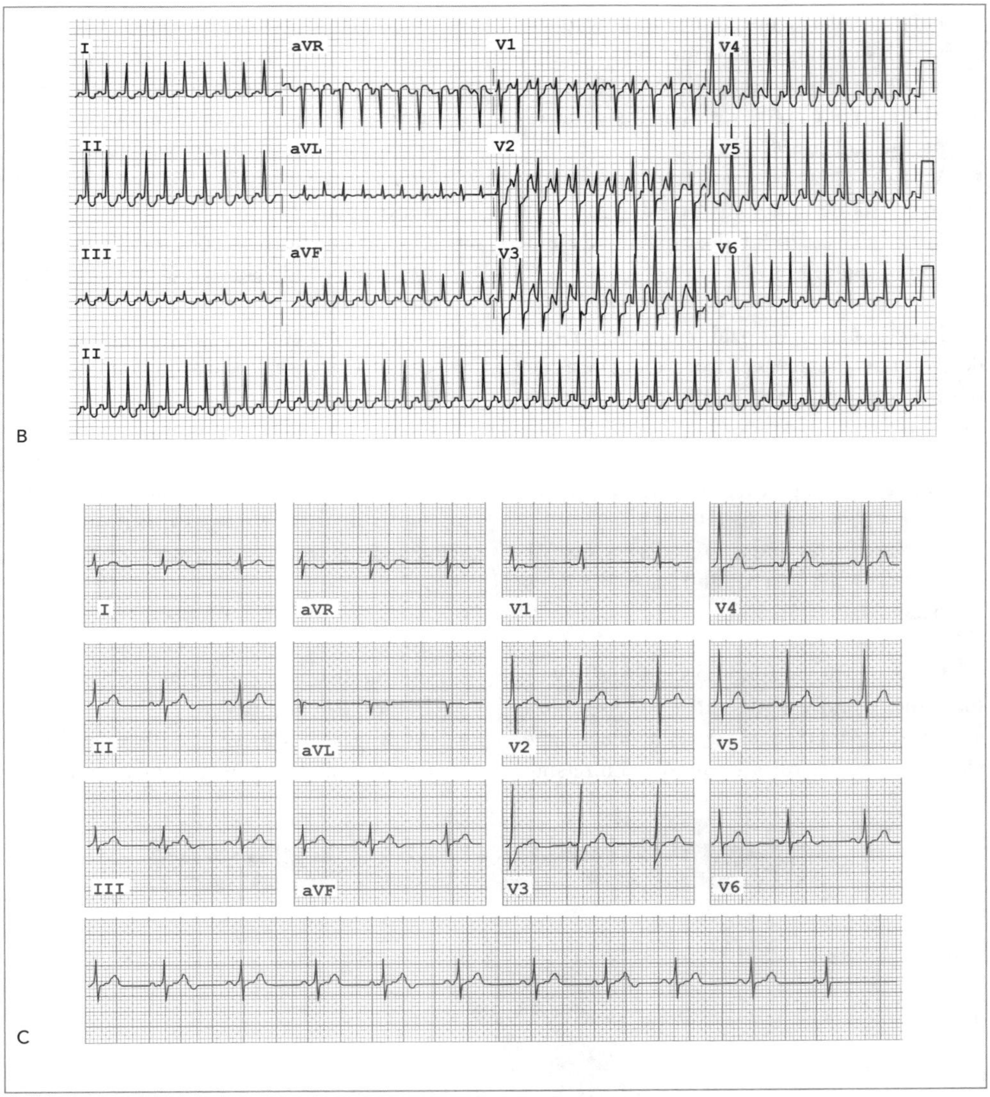

FIGURA 6 *(continuação)* (B) Taquicardia atrioventricular. Notar o infradesnivelamento do segmento ST maior que 2 mm e alternância do complexo QRS; (C) Via anômala manifesta. Observar a pré-excitação manifesta com onda delta positiva em V1 e negativa em aVL. Achados sugestivos de via anômala lateral esquerda.

delta no ECG. Arruda et al. desenvolveram um algoritmo, utilizando o ECG para prever localização da via acessória baseando-se nos 20 ms iniciais da onda delta nas derivações I, II, aVF e V1 (classificado como positivo [+], negativo [-] ou isoeléctrico [+/-]) e a razão da amplitude das ondas R e S nas derivações III e V1 (classificados como R ≥ S ou R < S).

Esse algoritmo apresenta a sensibilidade geral de 90% e especificidade de 99%.

- Foi particularmente útil na localização correta das vias anômalas anteriores (sensibilidade de 75%, especificidade de 99%).
- Médio-septais (100% de sensibilidade, especificidade de 98%).
- Vias acessórias localizadas no sistema venoso (onda delta negativa na derivação II) (100% de sensibilidade, especificidade de 100%) (Figura 7).

Recentemente Gonzalez-Torrecilla et al. descreveram alterações eletrocardiográficas que permitem diferenciar a localização de vias para-hissianas.

- Onda delta negativa em V1-V2 (sensibilidade = 25%, especificidade = 92%)
- Somatório das ondas r nas derivações V1-V2 (< 0,5 mV) (sensibilidade = 85,5%, especificidade = 75,5%).

O tratamento do episódio agudo da TAV ortodrômica é similar ao da TRN e pode-se utilizar a adenosina para bloqueio do componente anterógrado da taquicardia (junção AV). Entretanto:

- A infusão dessa droga somente deve ser realizada se estiver disponível desfibrilador, pelo risco de indução de fibrilação atrial (FA) que poderá ser conduzida para o ventrículo pela via anômala, com alta resposta ventricular, com risco de fibrilação ventricular.
- O verapamil também pode ser útil, mas pode facilitar a condução através da via anômala no caso de FA.
- Os fármacos com melhor perfil de segurança são a propafenona e a amiodarona endovenosa.

O tratamento de longo prazo para pacientes sem pré-excitação manifesta é igual ao da TRN, podendo-se utilizar drogas que diminuam a velocidade de condução na junção AV.

- Nos casos de via anômala manifesta (síndrome de Wolff-Parkinson-White), deve-se utilizar drogas que aumentem o período refratário da via anômala.
- As drogas das classes IC e III (propafenona e sotalol ou de segunda escolha, amiodaro-

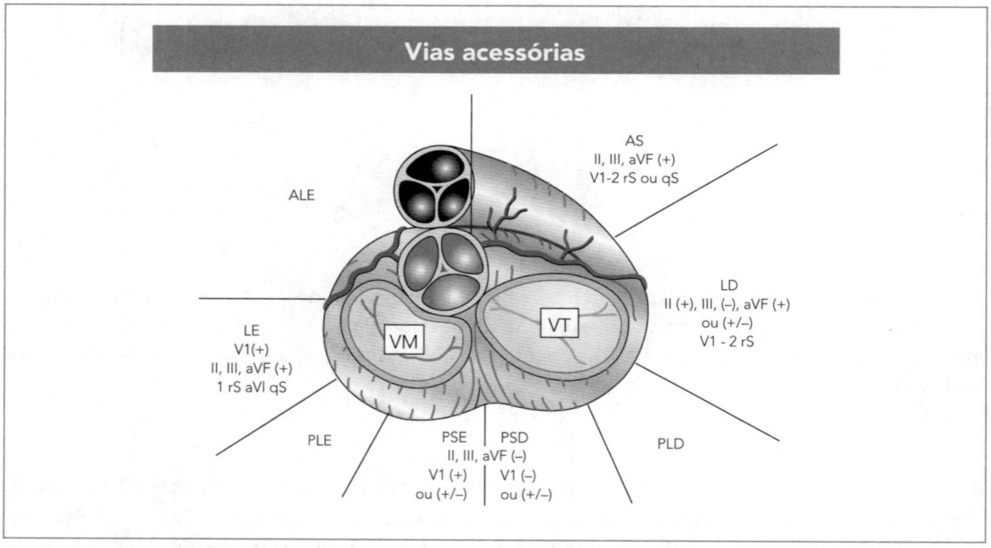

FIGURA 7 Características da polaridade da onda delta em relação às diversas localizações da via anômala. AS: anterosseptal; LD: lateral direita; PLD: posterolateral direita; PSD: posterosseptal direita; PSE: posterosseptal esquerda; PLE: posterolateral esquerda; LE: lateral esquerda; ALE: anterolateral esquerda.

na, pelos efeitos colaterais em longo prazo) são úteis nessa situação.

- A ablação por radiofrequência está indicada nesses casos, principalmente para pacientes com menos de 35 anos, em que existe o risco maior do aparecimento de FA durante as crises de taquicardia ortodrômica com risco de morte súbita.
- A ablação por cateter da via anômala também pode ser indicada para pacientes sem evidência de pré-excitação ventricular que sejam refratários ao tratamento clínico ou por opção do paciente.

A fibrilação atrial conduzida com alta resposta pela via anômala (Figura 8):

- Representa alto risco de morte súbita.
- Caracteriza-se por taquicardia com QRS largo e irregular, com vários graus de pré-excitação.

O mecanismo da fibrilação atrial nesses pacientes não é completamente conhecido, mas após a ablação por radiofrequência da via anômala a maior parte dos pacientes não mais apresentam fibrilação atrial. Os pacientes que durante fibrilação atrial apresentem intervalo RR pré-excitado menor do que 250 ms apresentam maior risco de morte súbita.

O tratamento durante a crise é a cardioversão elétrica, em caso de instabilidade hemodinâmica, porém também pode ser indicada nos pacientes estáveis para a reversão mais rápida da arritmia, principalmente se após infusão de droga não se obtiver reversão da arritmia ou controle da resposta ventricular.

Após o controle da crise, a ablação por RF da via anômala é o tratamento de escolha e deve ser realizada o mais brevemente possível. Se optado pela utilização de droga antiarrítmica, devem ser utilizadas as que prolonguem o período refratário da via anômala (classe IA, IC e III).

Taquicardia atrioventricular incessante (taquicardia de Coumel)

É a taquicardia por reentrada atrioventricular em que a via anômala responsável pelo componente retrógrado do circuito apresenta propriedades eletrofisiológicas semelhantes ao nó AV. O fato dos dois componentes do circui-

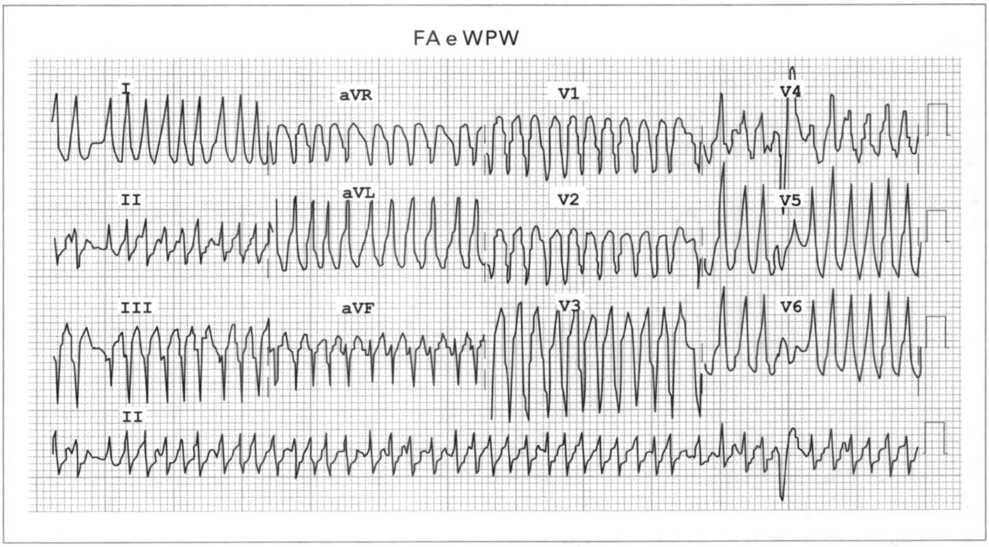

FIGURA 8 Paciente com fibrilação atrial e pré-excitação ventricular.

to, anterógrado pelo nó AV e retrógrado pela via anômala, apresentarem condução lenta, permite que o circuito mantenha-se sustentado de modo permanente. A via acessória localiza-se, geralmente, na região posterosseptal direita do anel AV. Esses aspectos explicam as características típicas dessa taquicardia ao ECG, que são a onda P profunda e negativa em DII, DIII e aVF e intervalo RP maior que intervalo PR (Figura 9).

- A taquicardia de Coumel apresenta caráter incessante na maioria dos pacientes.
- O tratamento clínico é difícil, com falhas terapêuticas frequentes, podendo estar associada à taquicardiomiopatia em até 30% dos casos.
- O tratamento é similar ao da TAV ortodrômica, com drogas que diminuam a velocidade de condução da junção AV ou da via anômala.
- A ablação por radiofrequência é um procedimento altamente efetivo (sucesso > 94%) e com baixo risco de complicações.
- A função ventricular habitualmente retorna ao normal após o tratamento efetivo da taquicardia.

Taquicardia juncional não reentrante

O automatismo aumentado de um foco juncional alto é o mecanismo da taquicardia juncional não paroxística, podendo ser marcador de doença sistêmica grave como a cardiopatia isquêmica, doença pulmonar obstrutiva crônica, doença inflamatória sistêmica ou por intoxicação digitálica, e hipocalemia.

A taquicardia juncional não paroxística originam-se no nó AV ou no feixe de His, é uma arritmia rara, mais comum na população pediátrica e também é chamada taquicardia juncional ectópica (JET) (Figura 10).

O mecanismo dessa arritmia é o automatismo aumentado de células do nó AV. A taquicardia é geralmente relacionada a situações de ansiedade ou atividades físicas, mas também pode ocorrer no pós-operatório imediato de cirurgias corretivas para cardiopatias congênitas.

Geralmente são bastante sintomáticas, e se incessantes, podem levar à taquicardiomiopatia.

As drogas betabloqueadores são úteis no manejo dessa arritmia, assim como propafenona, sotalol e amiodarona.

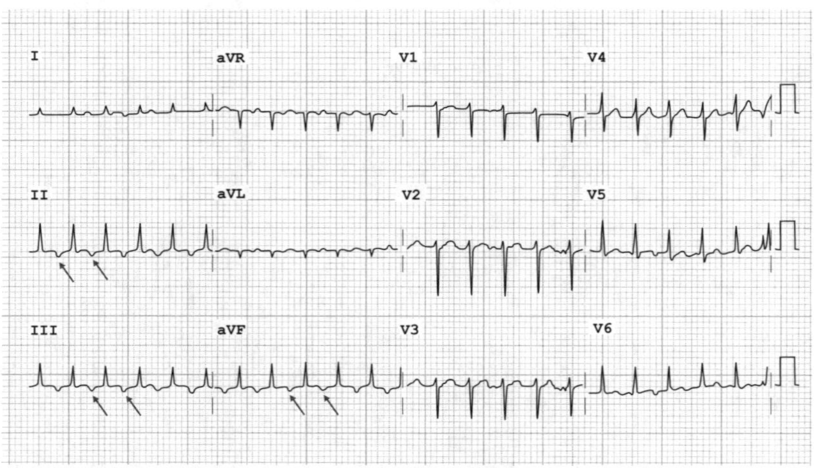

FIGURA 9 Taquicardia de Coumel. Notar o complexo QRS estreito, ondas P negativas e profundas nas derivações DII, DII e aVF, e intervalo RP > PR (simula uma taquicardia atrial). O circuito reentrante utiliza uma via anômala posterosseptal de condução lenta como componente retrógrado e o nó AV como componente anterógrado.

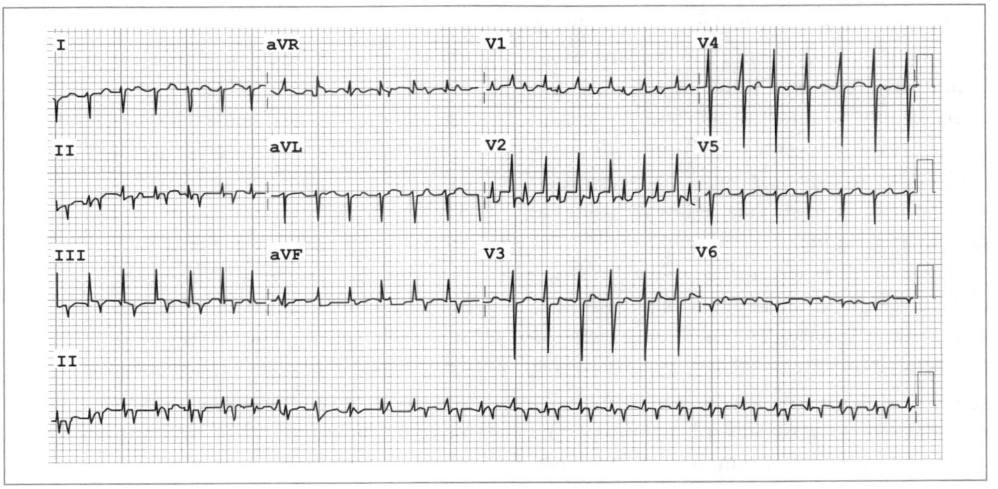

FIGURA 10 Traçado de eletrocardiograma de um recém-nascido com diagnóstico intrauterino de taquicardia persistente. Observar o complexo QRS estreito com períodos de condução atrial retrógrada, dissociação atrioventricular e períodos de captura sinusal

A ablação por cateter pode ser um tratamento curativo, porém com alto risco de bloqueio AV total devido à localização próxima ao nó AV.

A taquicardia juncional não paroxística apresenta tipicamente:

- O complexo QRS estreito no ECG.
- Frequência entre de 70 a 120 bpm.
- Dissociação do ritmo sinusal.
- Fenômeno de "aquecimento" e "desaquecimento" característicos do mecanismo automático.
- O sucesso do tratamento e o prognóstico dessa arritmia dependem da correção da causa sistêmica associada.

TERAPÊUTICA PERCUTÂNEA DAS TAQUICARDIAS SUPRAVENTRICULARES

A ablação das arritmias cardíacas por cateter e com radiofrequência foi um dos grandes avanços terapêuticos incorporados à prática médica a partir dos anos 1990. No presente tópico, as indicações para ablação com RF são baseadas nas recomendações da Sociedade Brasileira de Cardiologia (SBC), que não diferem das diretrizes Americana e Europeia (Tabela 1).

Aspectos técnicos

O procedimento é realizado em jejum (8 horas), após as drogas antiarrítmicas terem sido suspensas por pelo menos cinco meias-vidas. A intervenção é realizada sob sedação, mas anestesia geral pode ser necessária em situações especiais.

TABELA 1 Recomendações para indicação de ablação por cateter de RF nas taquicardias supraventriculares

Arritmia	Indicação de ablação por RF
Taquicardia sinusal inapropriada	Classe IIb, nível de evidência C
Taquicardia juncional	Classe IIa, nível de evidência C
Taquicardia por reentrada nodal	Classe I, nível de evidência B
Taquicardia atrioventricular por via acessória	Classe I, nível de evidência B

O estudo eletrofisiológico antes da ablação é essencial para determinar o mecanismo da taquicardia, selecionar o alvo da ablação e diagnosticar outras alterações eletrofisiológicas que possam estar presentes. Habitualmente, são utilizados três cateteres multipolares, introduzidos por punção da veia femoral direita, esquerda e/ou jugular.

Esses cateteres são guiados pela fluoroscopia, e inicialmente posicionados no átrio direito lateral, no anel tricuspídeo septal (para registo do eletrograma do feixe de His) e no seio coronário. Quando o mapeamento do átrio esquerdo é necessário, um outro cateter é introduzido nas câmaras esquerdas por punção transeptal. Nesses casos, os pacientes são submetidos à anticoagulação sistêmica.

A RF é, atualmente, a forma de energia mais utilizada para a ablação por cateter pela segurança e efetividade da aplicação. A duração da aplicação varia de 30 a 120 segundos, e a potência dos pulsos de RF é controlada pela temperatura atingida na ponta do cateter e a impedância do sistema. A grande densidade de corrente junto à superfície do eletrodo ativo provoca lesão tecidual (cauterização) com profundidade e extensão proporcionais à superfície do eletrodo utilizado (4 a 8 mm).

Eletrodos maiores ou com sistema de irrigação produzem lesões maiores e mais profundas. A lesão aguda criada pela corrente de RF consiste em uma zona central de necrose de coagulação, circundada por uma zona de inflamação. Lesões crônicas são caracterizadas por cicatrizes homogêneas com bordas bem definidas. Um bom contato do eletrodo com o tecido alvo é essencial para a formação das lesões definitivas. O posicionamento instável do cateter e as alterações transitórias na borda da lesão explicam por que as arritmias podem recorrer após uma ablação aparentemente bem-sucedida.

A ablação das arritmias cardíacas por cateter é um procedimento seguro quando realizado dentro dos padrões recomendados. As complicações variam conforme a arritmia a ser tratada e a experiência da equipe. As principais complicações da ablação são: bloqueio AV total, tamponamento cardíaco e lesões relacionadas à obtenção do acesso vascular. Acidente vascular cerebral, lesão valvar grave, oclusão coronariana e morte relacionada ao procedimento ocorrem em 0,2% dos pacientes.

Convencionalmente, a ablação por cateter é realizada utilizando-se a fluoroscopia para introduzir e guiar os movimentos do cateter. No entanto, essa exposição à radiação ionizante está associada com aumento linear no risco oncogênico para pacientes e médicos. Novas tecnologias têm sido desenvolvidas com a finalidade de se reduzir a exposição à radiação. Atualmente estão disponíveis sistemas de mapeamento tridimensional eletroanatômico, no qual se pode definir as estruturas anatômicas com exposição zero ou mínima de radiação.

Ablação da TRN

- Nos pacientes com TRN, a ablação por RF da via de condução lenta da junção AV é o tratamento de escolha (Figura 11).
- A taxa esperada de sucesso está acima de 95% e os bloqueios AV de segundo ou terceiro graus abaixo de 1% dos pacientes.
- Complicações graves, como derrame pericárdico, tamponamento cardíaco e morte, ficam abaixo de 0,1% dos casos.
- Palpitações precordiais são referidas em até 40% dos pacientes após a ablação, motivadas por TS, extrassístoles ou taquicardias atriais não sustentadas.
- As recidivas de TPSV, entretanto, ocorrem em 3 a 9% dos pacientes.

Recomendações para ablação das TRN

- Pacientes com TRN sintomática, recorrente ou com instabilidade hemodinâmica.
- Pacientes que desejam controle definitivo da arritmia mesmo com registro de um único episódio de taquicardia.

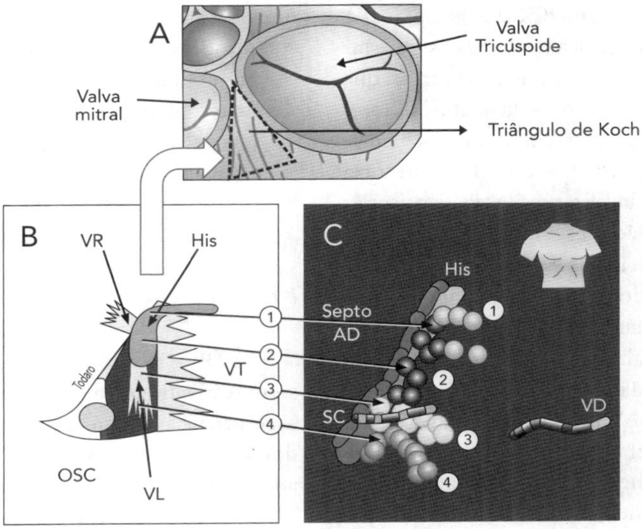

FIGURA 11 (A) Observar a relação anatômica do triângulo de Koch com a válvula tricúspide e com a válvula mitral. (B) Observar que o triângulo de Koch é delimitado superiormente pela parte compacta do feixe de His, anteriormente pela válvula tricúspide (VT), posteriormente pelo tendão de Todaro e inferiormente pelo óstio do seio coronário (OSC). Anatomicamente, a via lenta (VL) geralmente se localiza na região escura e a via rápida (VR) se encontra fora do triângulo. (C) Consiste em uma imagem eletroanatômica (*ensite*) da construção tridimensional do triângulo de Koch para se realizar a ablação por cateter de RF da via lenta nodal utilizando menor exposição à radiação; (1) correspondem ao ramo direito, (2) abrangem a região do feixe de His, parte alta e (3) compreendem a região baixa do feixe de His. Já (4) abrangem a região de baixo risco para aplicação de RF.

Ablação da TAV

As técnicas e os resultados da ablação variam de acordo com a localização da via acessória no anel AV.[26] A localização mais comum da via acessória no anel AV é a lateral esquerda, presente em 50% dos pacientes. Nesses casos, é necessária a abordagem do anel AV esquerdo, que pode ser obtida por cateterização aórtica retrógrada ou por punção transeptal. Essa decisão é tomada levando-se em consideração as características do paciente e a preferência do operador.

As vias acessórias AV localizam-se na região posterosseptal em 25% dos pacientes. Elas podem estar localizadas no anel AV esquerdo, requerendo abordagem do átrio esquerdo, ou à direita, que torna o procedimento teoricamente mais simples. Entretanto, algumas dessas vias acessórias têm localização epicárdica, estão relacionadas com o sistema venoso do coração ou têm proximidade com o nó AV (vias mediosseptais) tornando o procedimento altamente complexo. Quando a VA apresenta localização epicárdica, pode ser abordada cirurgicamente ou atualmente utilizando a abordagem epicárdica percutânea. Nos pacientes em que a abordagem endocárdica convencional para o mapeamento e a ablação de um VA falhou, uma abordagem percutânea epicárdica deve ser considerada. O mapeamento percutâneo do espaço pericárdico pode ser realizado com baixo risco e muitas vezes facilita um bom resultado, seja permitindo a ablação da VA na região epicárdica ou melhorando a precisão do mapeamento endocárdico.

As vias acessórias de localização lateral direita estão presentes em 20% dos pacientes. A maior dificuldade técnica nesses casos é a estabilização dos cateteres na posição correta, que se consegue às vezes com ajuda de introdutores de cateteres longos e com curvas pré-formadas. Esses pacientes apresentam taxa de recorrência superior às outras localizações. As vias acessórias anterosseptais estão presentes em aproximadamente 5% dos pacientes e o maior desafio está na ablação quando se localizam junto ao feixe de His (para-hissianas) em razão do risco de bloqueio AV total. A ablação com criotermia das VA para-hissianas tem sido sugerido pelo menor risco de BAVT; entretanto, a taxa de recorrência é alta, chegando a 20%.

Aproximadamente 5 a 10% das taquicardias AV estão relacionadas com vias de condução lenta ou decremental. A taquicardia de Coumel apresenta-se com característica incessante, devido ao circuito reentrante mantido por uma via de condução retrógrada exclusiva de condução lenta. As taquicardias AV que envolvem vias acessórias de condução anterógrada decremental (Mahaim ou pseudo-Mahaim), também conhecidas como vias atriofasciculares, organizam-se na forma antidrômica, apresentando QRS largo e simulam a morfologia das taquicardias ventriculares. A localização mais frequente das vias de condução retrógrada lenta é a posterosseptal, junto ao óstio do seio coronário; a localização das vias com condução anterógrada decremental é a lateral direita ou anterosseptal. Os resultados da ablação nesses casos estão mais relacionados com a localização das vias acessórias do que propriamente com as próprias características.

Recomendações para ablação da síndrome de Wolff-Parkinson-White e outras vias acessórias de condução atrioventricular

- Pacientes com pré-excitação ventricular e TAV recorrentes.
- Pacientes com pré-excitação ventricular e FA com alta resposta ventricular.
- Pacientes com TAV recorrente (mesmo sem pré-excitação).
- A indicação de ablação em pacientes com pré-excitação ventricular assintomática ainda é controversa e tem sido recomendada nos pacientes com alta capacidade de condução anterógrada pela VA avaliada pelo estudo eletrofisiológico e em pacientes que exercem atividades de alto risco.

CONCLUSÃO

As TPV são arritmias benignas que reduzem significativamente a qualidade de vida devido às recorrências sintomáticas imprevisíveis. Quando persistentes, a reversão farmacológica com adenosina é muito efetiva. A ablação por cateter é o tratamento definitivo de escolha. Indivíduos com pré-excitação ventricular ao ECG são muitas vezes assintomáticos, mas podem apresentar TSP durante o curso clínico, e muito raramente, podem apresentar arritmias graves com risco de morte súbita. A recomendação de ablação em indivíduos com pré-excitação assintomática depende da característica funcional da via de condução acessória, avaliada por métodos não invasivos e invasivos.

LEITURA SUGERIDA

1. Ahmad G, Hussein AA, Mesubi O, Tian J, Ferieg H, Elmaaty MA, et al. Impact of fluoroscopy unit on the accuracy of a magnet-based electroanatomic mapping and navigation system: an in vitro and in vivo validation study. Pacing Clin Electrophysiol. 2014;37(2):157-63.
2. Alboni P, Tomasi C, Menozzi C, Bottoni N, Paparella N, Fucà G, et al. Efficacy and safety of out-of hospital self-administered single-dose oral drug treatment in the management of infrequent, well-tolerated paroxysmal supraventricular tachycardia. J Am Coll Cardiol. 2001;37(2):548-53.
3. Arruda MS, McClelland JH, Wang X, Beckman KJ, Widman LE, Gonzalez MD, et al. Development and validation of an ECG algorithm for identifying accessory pathway ablation site in Wolff-Parkinson-White syndrome. J Cardiovasc Electrophysiol. 1998;9(1):2-15.
4. Blomstrom-Lundqvist C, Scheinman MM, Aliot EM, Alpert JS, Calkins H, Camm AJ, et al.; American

College of Cardiology; American Heart Association Task Force on Practice Guidelines; European Society of Cardiology Committee for Practice Guidelines. Writing Committee to Develop Guidelines for the Management of Patients with Supraventricular Arrhythmias. ACC/AHA/ESC guidelines for the management of patients with supraventricular arrhythmias — executive summary: a report of the American College of Cardiology/American Heart Association Task Force on Practice Guidelines and the European Society of Cardiology Committee for Practice Guidelines (Writing Committee to Develop Guidelines for the Management of Patients with Supraventricular Arrhythmias). Circulation. 2003;108(15):1871-909.

5. Bourier F, Fahrig R, Wang P, Santangeli P, Kurzidim K, Strobel N, et al. Accuracy assessment of catheter guidance technology in electrophysiology procedures: a comparison of a new 3D-based fluoroscopy navigation system to current electroanatomic mapping systems. J Cardiovasc Electrophysiol. 2014;25(1):74-83.
6. Calkins H, Yong P, Miller JM, Olshansky B, Carlson M, Saul JP, et al. Catheter ablation of accessory pathways, atrioventricular nodal reentrant tachycardia, and the atrioventricular junction: final results of a prospective, multicenter clinical trial. The Atakr Multicenter Investigators Group. Circulation 1999;99(2):262-70.
7. Cappato R, Castelvecchio, S, Ricci C, Bianco E, Vitali-Serdoz V, Gnecchi-Ruscone T, et al. Clinical efficacy of ivabradine in patients with inappropriate sinus tachycardia. a prospective, randomized, placebo-controlled, double-blind, crossover evaluation. J Am Coll Cardiol. 2012;60(15):1323-9.
8. Chen SA, Chiang CE, Yang CJ, Cheng CC, Wu TJ, Wang SP, et al. Sustained atrial tachycardia in adult patients: electrophysiological characteristics, pharmacological response, possible mechanisms, and effects of radiofrequency ablation. Circulation. 1994;90(3):1262-78.
9. Cosio FG, Martin-Penato A, Pastor A, Nunez A, Goicolea A. Atypical flutter: a review. Pacing Clin Electrophysiol. 2003;26(11):2157-69.
10. Cossu SF, Steinberg JS. Supraventricular tachyarrhythmias involving the sinus node: clinical and electrophysiologic characteristics. Prog Cardiovasc Dis. 1998;41(1):51-63.
11. De Sisti A, Tonet J, Amara W, Raguin D, Aouate P, Gueffaf F, et al. Correlations between long-term results after cryoablation for atrioventricular nodal reentry tachycardia and a residual jump associated or not with a single echo. Europace. 2012;14(2):261-6.
12. Delaney B, Loy J, Kelly AM. The relative efficacy of adenosine versus verapamil for the treatment of stable paroxysmal supraventricular tachycardia in adults: a meta-analysis. Eur J Emerg Med. 2011;18(3):148-52.
13. Feldman A, Voskoboinik A, Kumar S, Spence S, Morton JB, Kistler PM, et al. Predictors of acute and long-term success of slow pathway ablation for atrioventricular nodal reentry tachycardia: a single center series of 1,419 consecutive patients. Pacing Clin Electrophysiol. 2011;34(8):927-33.
14. Femenía F, Arce M, Arrieta M, Palazzolo J, Trucco E. Long-term results of slow pathway ablation in patients with atrioventricular nodal reentrant tachycardia: simple approach. J Electrocardiology. 2012;45(3):203-8.
15. Fu Q, Vangundy TB, Galbreath MM, Shibata S, Jain M, Hastings JL, et al. Cardiac origins of the postural orthostatic tachycardia syndrome. J Am Coll Cardiol. 2010;55(25):2858-68.
16. González-Torrecilla E, Peinado R, Almendral J, Arenal A, Atienza F, Garcia-Fernandez J, Fernández-Avilés F. Reappraisal of classical electrocardiographic criteria in detecting accessory pathways with a strict para-Hisian location. Heart Rhythm. 2013;10(1):16-21.
17. Guiraudon GM, Klein GJ, Sharma AD, Jones DL, McLellan DG. Surgery for Wolff-Parkinson-White syndrome: further experience with an epicardial approach. Circulation. 1986;74(3):525-9.
18. Gupta S, Figueredo VM. Tachycardia mediated cardiomyopathy: Pathophysiology, mechanisms, clinical features and management. Int J Cardiology. 2014;172(1):40-6.
19. Haghjoo M, Bahramali E, Sharifkazemi M, Shahrzad S, Peighambari M. Value of the aVR lead in differential diagnosis of atrioventricular nodal reentrant tachycardia. Europace. 2012;14(11):1624-8.
20. Hindricks G, Willems S, Kautzner J, De Chillou C, Wiedemann M, Schepel S, et al. Effect of electroanatomically guided versus conventional catheter ablation of typical atrial flutter on the fluoroscopy time and resource use: a prospective randomized multicenter study. J Cardiovasc Electrophysiol. 2009;20(7):734-40.
21. Hindricks G. The Multicentre European Radiofrequency Survey (MERFS): complications of radiofrequency catheter ablation of arrhythmias: the Multicentre European Radiofrequency Survey (MERFS) Investigators of the Working Group on Arrhythmias of the European Society of Cardiology. Eur Heart J. 1993;14(12):1644-53.

22. Katritsis DG, Camm AJ. Atrioventricular nodal reentrant tachycardia. Circulation. 2010;122(8):831-40.
23. Macías Gallego A, Díaz-Infante E, García-Bolao I. Spanish Catheter Ablation Registry. 10th Official Report of the Spanish Society of Cardiology Working Group on Electrophysiology and Arrhythmias. Rev Esp Cardiol. 2011;64(12):1147-53.
24. McClelland JH, Wang X, Beckman KJ, Hazlitt HA, Prior MI, Nakagawa H, et al. Radiofrequency catheter ablation or right atriofascicular (Mahaim) accessory pathways guided by accessory pathways guided by accessory pathways activation potentials. Circulation. 1994;89(6):2655-66.
25. Morady F. Catheter ablation of supraventricular arrhythmias: State of the art. J Cardiovasc Electrophysiol. 2004;15(1):124-39.
26. Moss JD, Gerstenfeld E, Deo R, Hutchinson MD, Callans DJ, Marchlinski FE, Dixit S. ECG criteria for accurate localization of left anterolateral and posterolateral accessory pathways. Pacing Clin Electrophysiol. 2012;35(12):1444-50.
27. Nath S, Redick JA, Whayne JG, Haines DE. Ultrastructural observations in the myocardium beyond the region of acute coagulation necrosis following radiofrequency catheter ablation. J Cardiovasc Electrophysiol. 1994;5(10):838-45.
28. Olshansky B, Sullivan RM. Inappropriate sinus tachycardia. J Am Coll Cardiol. 2013;61(8):793-801.
29. Orejarena LA, Vidaillet H Jr, De Stefano F, Nordstrom DL, Vierkant RA, Smith PN, Hayes J. Paroxysmal supraventricular tachycardia in the general population. J Am Coll Cardiol. 1998;31(1):150-7.
30. Page RL, Joglar JA, Caldwell MA, Calkins H, Conti JB, Deal BJ, et al. 2015 ACC/AHA/HRS Guideline for the Management of Adult Patients with Supraventricular Tachycardia. J Am Coll Cardiol. 2016;67(13):1575-623.
31. Payne L, Zeigler VL, Gillette PC. Acute cardiac arrhythmias following surgery for congenital heart disease: mechanisms, diagnostic tools, and management. Crit Care Nurs Clin North Am. 2011;23(2):255-72.
32. Pisani CF, Melo SL, Hardy C, Darrieux F, Hachul D, Sacilotto L, et al. Características clínicas, Sucesso e Complicações de Pacientes Submetidos à Ablação de Via Acessória (Wolff-Parkinson-White) em Serviço Universitário – Análise de 1755 Procedimentos. Abstract. São Paulo: Socesp; 2014.
33. Raj SR, Black BK, Biaggioni I, Paranjape SY, Ramirez M, Dupont WD, Robertson D. Propranolol decreases tachycardia and improves symptoms in the postural tachycardia syndrome: less is more. Circulation. 2009;120(9):725-34.
34. Raj SR. Postural tachycardia syndrome (POTS). Circulation. 2013;127(23):2336-42.
35. Rodriguez-Entem FJ, Exposito C, Gonzalez-Enriquez S, Olalla-Antolin JJ. Cryoablation versus radiofrequency ablation for the treatment of atrioventricular nodal reentrant tachycardia: Results of a prospective randomized study. J Interv Card Electrophysiol. 2013;36(1):41-5.
36. Rubenstein JC, Freher M, Kadish A, Goldberger JJ. Diurnal heart rate patterns in inappropriate sinus tachycardia. Pacing Clin Electrophysiol. 2010;33(8):911-9.
37. Scanavacca MI, de Brito FS, Maia I, Hachul D, Gizzi J, Lorga A, et al.; Sociedade Brasileira de Cardiologia. Diretriz para Avaliação e Tratamento de Pacientes com Arritmias Cardíacas. DAEC-SBC. Arq Bras Cardiol. 2002;79(Suppl 5):1-50.
38. Scheinman MM. NASPE survey on catheter ablation. Pacing Clin Electrophysiol. 1995;18(8):1474-8.
39. Selvaraj R, Ananthakrishnapillai A, Sadasivam R, Balachander J. "Pseudo PJRT": fast-slow AV nodal reentrant tachycardia presenting with tachycardia-induced cardiomyopathy. Pacing Clin Electrophysiol. 2013;36(1):e4-6.
40. Skanes AC, Yee R, Krahn AD, Klein GJ. Cryoablation of atrial arrhythmias. Card Electrophysiol Rev. 2002;6(4):383-8.
41. Smith GD, Dyson K, Taylor D, Morgans A, Cantwell K. Effectiveness of the Valsalva Manoeuvre for reversion of supraventricular tachycardia. Cochrane Database Syst Rev. 2013;(3):CD009502.
42. Sosa E, Scanavacca M, D'Avila A, Pilleggi F. A new technique to perform epicardial mapping in the electrophysiology laboratory. J Cardiovasc Electrophysiol. 1996;7(6):531-6.
43. Stec S, Sledź J, Mazij M, Raś M, Ludwik B, Chrabąszcz M, et al. Feasibility of implementation of a "simplified, no-x-ray, no-lead apron, two-catheter approach" for ablation of supraventricular arrhythmias in children and adults. J Cardiovasc Electrophysiol. 2014;25(8):866-74.
44. Wang NC. Dual atrioventricular nodal nonreentrant tachycardia: a systematic review. Pacing Clin Electrophysiol. 2011;34(12):1671-81.
45. Wellens HJ. 25 Years of insights into the mechanisms of supraventricular arrhythmias. Pacing Clin Electrophysiol. 2003;26(5 Suppl):1916-22.

CAPÍTULO 33

Fibrilação atrial e *flutter* atrial

Carina Hardy
Mauricio Scanavacca

FIBRILAÇÃO ATRIAL

Epidemiologia e características clínicas

A fibrilação atrial (FA) é a arritmia sustentada mais comum observada na prática clínica (Figura 1).

- Prevalência: 1 a 2% da população.
- Aumentos com idade: < 1,0% aos 50 anos, 1 a 4% aos 65 anos e 6 a 15% aos 80 anos (Figura 2).
- O sexo masculino está associado a um risco aumentado de 1,5 vez. Apesar disso, as mulheres representam a maior massa de pacientes com FA, em virtude de sua maior sobrevida.
  - A FA representa de 1,0 a 2,7% do total de despesas anuais de saúde nos Estados Unidos.
- A FA associa-se a:
  - Reduções na qualidade de vida, *status* funcional e desempenho cardíaco.
  - Redução da sobrevivência global (RR da morte com FA é de 1,4 a 3,0).
  - Risco aumentado de tromboembolismo cardíaco.
- FA valvular (estenose mitral reumática ou válvula cardíaca mecânica): 17 vezes risco aumentado de acidente vascular cerebral (AVC) (*vs.* ritmo sinusal).
- FA não valvular: 3,5 vezes risco aumentado de AVC (*vs.* ritmo sinusal).
- Os AVC relacionados à FA são frequentemente recorrentes e relativamente mais graves, causando significativamente maior incapacidade em longo prazo e mortalidade.
  - Risco aumentado de disfunção cognitiva.
- Existe um risco aumentado de 1,7 a 3,3 vezes de comprometimento cognitivo (*vs.* ritmo sinusal).
- Há um risco 2,3 vezes maior de demência (*vs.* ritmo sinusal).

Mecanismos responsáveis pela FA não são completamente conhecidos:

- Iniciação (gatilhos): a atividade automática rápida com origem em áreas de transição entre o tecido muscular atrial e as veias pulmonares (VP), também em regiões extrapulmonares, sensíveis ao aumento do tono autonômico.
- Perpetuação (substrato): hipótese de múltiplas ondas em áreas com reentrada anatômica, envolvendo áreas de fibrose, ou funcional, e a hipótese da origem localizada, com discretos circuitos reentrantes organizados e rápidos chamados "rotores". Após o início da FA, os átrios sofrem alterações em sua estrutura anatômica e eletrofisiológica,

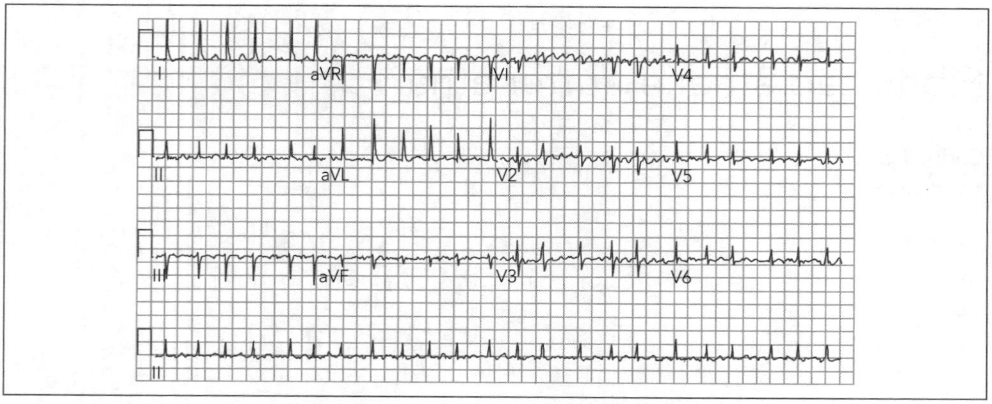

FIGURA 1 Fibrilação atrial – intervalo RR irregular, sem evidência de atividade atrial organizada e regular (ausência de onda P). Resposta ventricular alta (> 100).

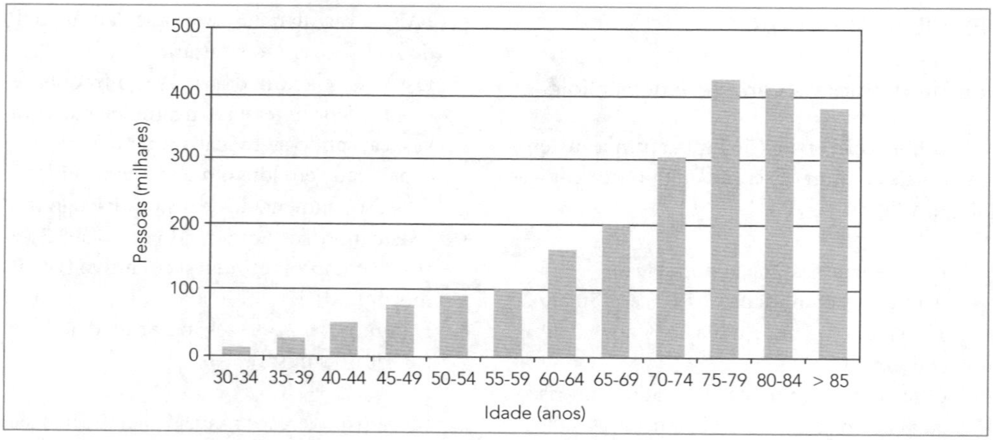

FIGURA 2 Prevalência da fibrilação atrial associada ao incremento na idade.

com encurtamento dos períodos refratários, aumento das áreas de fibrose e diminuição da complacência atrial, o que leva a mais crises de FA, e, portanto, "FA origina FA".

Avaliação clínica:

- Definir a duração e a frequência dos episódios:

1. Data do primeiro ataque sintomático ou descoberta da FA.
2. Início do episódio atual.
3. Classificação clínica (classificar o paciente pela apresentação mais frequente).

- Definir a presença e a natureza dos sintomas:
  - Palpitações, dispneia, fadiga, intolerância ao esforço e pré-síncope predominam, mas 21% são assintomáticos.
  - Os sintomas geralmente são secundários à taquicardia e aliviados com controle de frequência adequado.
- Identificar fatores precipitantes:
  - Cafeína, exercício, álcool, privação de sono e estresse emocional.

- Dormir ou depois de uma grande refeição (AF com média vagal).

- Avaliar a presença de doença cardíaca subjacente ou outras condições reversíveis.

Outras investigações: diversos exames de sangue e complementares são necessários (Tabela 1).

Classificação

A FA pode ser classificada como (Tabela 2):

- Inicial.
- Paroxística.
- Persistente.
- Persistente de longa duração.
- Permanente.
- FA não valvar é definida na ausência de estenose mitral reumática, válvula mecânica ou biológica ou plastia mitral prévia.

Manejo do paciente com FA

Excluir causas reversíveis:

- Doença do miocárdio: infarto do miocárdio, miopericardite.
- Doença pulmonar: embolia, pneumonia, apneia do sono.
- Doença da tireoide: 5,4% têm hipertireoidismo subclínico.
- Alcoolismo agudo e uso de drogas.
- Cirurgia: cardíaca (40%), torácica (25%), ortopédica (15%), esofágica (5 a 10%).
  - Incidência máxima no dia 2 (geralmente dentro de 5 dias).
  - Profilaxia: betabloqueador oral (classe I) ou amiodarona em pacientes de alto risco (classe IIa).
  - Considerar amiodarona para pacientes mais velhos, com doença vascular periférica, doença valvular, doença pulmonar crônica ou átrio esquerdo (AE) aumentado.

TABELA 1 Exames complementares na fibrilação atrial

Exames complementares	Utilidade
Eletrocardiograma	Pode informar sobre possíveis mecanismos associados à origem da FA (HVE-IAM)
Holter 24 horas	Útil também na definição do mecanismo da FA - valorar controle de frequência cardíaca
Ecocardiograma transtórácico/ transesofágico	Presença e repercussão das cardiopatias estruturais/alta sensibilidade para detecção de trombos intracavitários
Exame laboratorial da função tireoidiana	Permite a identificação de causa reversível de FA
Teste ergométrico/ cintilografia miocárdica	Avaliação de isquemia miocárdica – valorar adequado controle de frequência –, diagnostica FA induzida com exercício

FA: fibrilação atrial; HVE: hipertrofia ventricular esquerda; IAM: infarto agudo do miocárdio.

TABELA 2 Classificação da fibrilação atrial

Tipo de FA	Definição
FA inicial	Primeira detecção sintomática ou não da FA
FA paroxística	Quando é revertida espontaneamente ou com intervenção médica, na maioria das vezes dentro das 48 horas em até 7 dias de seu início
FA persistente	Quando os episódios têm duração superior a 7 dias
FA persistente de longa data	Quando os episódios têm duração superior a 1 ano
FA permanente	Quando a decisão médica e do paciente foi de não reverter a arritmia, geralmente em pacientes idosos
FA solitária	FA em pacientes < 60 anos sem cardiopatia estrutural

FA: fibrilação atrial.

Prevenção de AVC e tromboembolismo

A FA é a principal fonte emboligênica de origem cardíaca de que se tem conhecimento, representando cerca de 45% dos casos quando comparada com outras cardiopatias, como infarto do miocárdio, aneurismas ventriculares e doenças valvares.

- A terapia antitrombótica geralmente é recomendada para pacientes com FA, a menos que esteja contraindicada:
  - A prevenção do AVC e do tromboembolismo é uma das estratégias mais importantes no tratamento da FA, sendo uma das áreas que mais avançaram nos últimos anos, após a publicação de estudos multicêntricos de grande impacto com os novos anticoagulantes orais (NACO) e dispositivos de oclusão de aurícula esquerda. Isso levou à incorporação e à inclusão do uso de NACO na maioria das diretrizes mundiais, incluindo a do Brasil.
- Revisar o escore de risco para tromboembolismo em FA não valvar:
  - A anticoagulação crônica está indicada em todos os pacientes com FA crônica (independentemente de ser paroxística, persistente ou permanente), de acordo com o escore de atual de risco de AVC, o CHA_2DS_2-VASc (Tabela 3), que leva em consideração 8 fatores de risco e um total de 10 pontos, sendo justificada a anticoagulação oral crônica quando a pontuação for maior ou igual a 2.
  - A grande vantagem de sua utilização é que pacientes com escore zero não necessitam de anticoagulação, pois o risco de complicação trombótica, nesse caso, é muito baixo. No caso de CHA_2DS_2-VASc igual a 1, o risco é considerado baixo (1,3% ao ano), e a anticoagulação é opcional e fica na dependência do risco de sangramento e opção do paciente. Em outras palavras, são identificados, por meio desse escore de risco, os pacientes verdadeiramente de baixo risco. Na prática, esse fato indica que todos os pacientes com FA devem ser anticoagulados, exceto os de baixo risco identificados pelo escore CHA_2DS_2-VASc.
  - Recentemente, a categoria de sexo foi revista pela Sociedade Europeia de Cardiologia, de maneira que apenas o sexo feminino não fosse levado em consideração para a indicação de ACO, devendo-se, nesse caso, ser indicado com mais dois pontos adicionais. A anticoagulação oral deve ser considerada para homens com um escore CHA_2DS_2-VASc de 1 e mulheres com uma pontuação de 2 (Figura 3).
- Considerar o risco de sangramento segundo:
  - Pacientes com FA apresentam, por outro lado, um risco maior de hemorragia quando tratados com ACO. O escore de risco para hemorragia mais empregado na atualidade é o HASBLED (Tabela 4), cuja pontuação > 3 indica

TABELA 3 Escore de CHA_2DS_2-VASc utilizado para avaliação de risco de fenômenos tromboembólicos em pacientes portadores de fibrilação atrial

CHA_2DS_2-VASc	Pontuação
Congestive heart failure/left ventricular dysfunction (ICC/disfunção ventricular esquerda)	1
Hypertension (hipertensão arterial)	1
Age (idade > 75 anos)	2
Diabetes mellitus (diabete melito)	1
Stroke transient ischemic attack/TE (história de AVC)	2
Vascular disease (doença vascular: IAM prévio, doença arterial periférica ou placa aórtica)	1
Age (idade: 65 a 74 anos)	1
Sex category (i.e. female gender) (sexo feminino)	1

AVC: acidente vascular cerebral; IAM: infarto agudo do miocárdio; ICC: insuficiência cardíaca congestiva; TE: tromboembolismo.

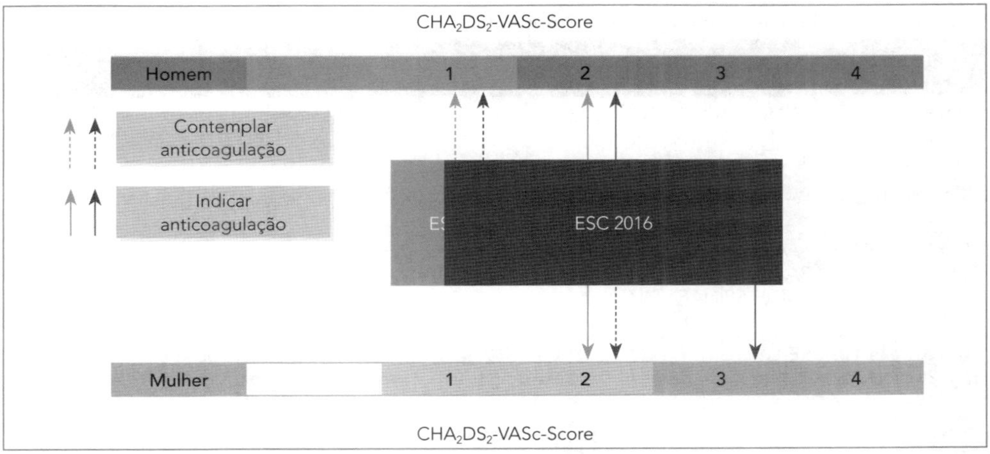

FIGURA 3 Comparação entre diretrizes ESC 2012 *versus* 2016 para anticoagulação segundo sexo, considerando escore CHA_2DS_2-VASc.

maior risco de hemorragia pelo ACO. Deve-se destacar, contudo, que esse escore não contraindica o uso de ACO, mas orienta quanto à necessidade de cuidados especiais para tornar o tratamento mais seguro.

- A melhor prevenção do AVC/TE na FA ocorreu com o uso de ACO, em especial com a varfarina. Sua eficácia foi superior à do placebo e do ácido acetilsalicílico (AAS). A anticoagulação preventiva é a principal forma de tratar os pacientes de risco e, para isso, a varfarina, em doses ajustadas, se mostrou altamente eficaz com esse propósito, causando redução de 64% do risco de tromboembolismo nos pacientes adequadamente tratados, quando comparados ao grupo placebo.
- Somente a partir do ano 2009, a partir da primeira publicação de um NACO, a dabigatrana, pôde-se constatar que esta seria no mínimo não inferior (e até superior em alguns quesitos) à varfarina na prevenção de AVC/TE.

Desde então, mais três novos estudos foram publicados, com NACO, rivaroxabana, apixabana, e endoxabana (Tabela 5).

- Os NACO estão associados à redução de 10% de mortalidade por todas as causas, em grande parte por causa da redução de 40 a 70% no AVC hemorrágico e redução de 50% na hemorragia intracraniana (ICH).

TABELA 4 Variáveis clínicas empregadas para identificação de pacientes com risco de hemorragia pelos anticoagulantes orais incluídas no escore HAS-BLED

HAS-BLED	Pontuação
Hypertension (hipertensão arterial: PAS > 160 mmHg)	1
Abnormal renal or liver function (alteração da função renal: ClCr < 50 mL/min ou Cr > 2,26 mg/dL ou da função hepática; 1 ponto cada)	1 ou 2
Stroke (acidente vascular cerebral)	2
Bleeding (sangramento prévio)	1
Labile INR (labilidade do RNI ou < 60% do tempo na faixa)	2
Ederly (idade avançada > 65 anos)	1
Drugs or alcohol (uso de drogas AINE/AINH-antiplaquetários ou álcool > 20 U por semana; 1 ponto cada)	1 ou 2

AINE: anti-inflamatórios não esteroidais; AINH: anti-inflamatórios não hormonais; ClCr: *clearance* de creatinina; Cr: creatinina; PAS: pressão arterial sistólica; RNI: razão normatizada internacional.

TABELA 5 Risco-benefício dos agentes antitrombóticos

	Estudo	Redução de risco de *stroke*	Sangramento maior	Observações
AAS 80 a 325 mg/dia	AFASAK, SPAF, EAFT, ATAFS, PATAF, ESPS II, LASAF	22%	1,5 a 2,0%/ano	
AAS+clopidogrel	ACTIVE A, ACTIVE W	43% (RRR 28% *vs.* AAS)	2,0 a 3,0%/ano	
Varfarina (RNI 2 a 3)	AFASAK, SPAF, BAATAF, CAFA, PATAF, SPINAF, EAFT, WASPO	64% (RRR 43% *vs.* AAS + clopidogrel)	2,5 a 3,0%/ano	
Dabigatrana 110 mg, 2 vezes/dia	RE-LY	71% (RRR 9% *vs.* varfarina)	20% redução *vs.* varfarina	Esta dose é preferida em pacientes > 80 anos ou com eGFR 30 a 50 mL/min
Dabigatrana 150 mg, 2 vezes/dia	RE-LY	81% (RRR 34% *vs.* varfarina)	Sem diferença *vs.* varfarina	
Rivaroxabana 20 mg/dia	ROCKET-AF	Não inferior à varfarina	Sem diferença *vs.* varfarina	Uso de 15 mg/dia se eGFR 30 a 50 mL/min
Apixabana 5 mg, 2 vezes/dia	ARISTOTELES-AVERROES	73% (RRR 21% *vs.* varfarina)	31% redução *vs.* varfarina	Uso de 2,5 mg duas vezes se 2 de: Idade > 80 anos Peso < 60 kg Cr >133 mmol/L -1,5 mg/dL
Edoxabana 60 mg/dia	ENGAGE-AF	Não inferior à varfarina	20% *vs.* varfarina	Uso de 30 mg dia se: ClCr < 50 mL/min Peso < 60 kg Uso de inibidores da glicoproteína P

AAS: ácido acetilsalicílico; ClCr: *clearance* de creatinina; Cr: creatinina; eGFR: taxa estimada de filtração glomerular; RRR: redução de risco relativo.

- Estudos de "mundo real" com esses novos fármacos têm sido publicados e com bom desempenho dos resultados, espelhando os estudos randomizados controlados.
- O desenvolvimento de agentes reversores possivelmente aumentará a segurança do uso dos NOAC. Recentemente, o idarucizumabe, agente reversor da dabigatrana, foi aprovado para uso comercial, a partir das evidências do estudo REVERSE-AD. Aguardam-se novos resultados com os agentes reversores do fator Xa, como o andexanet alfa, bem como o "reversor universal" ciraparantag, ainda em estudos.
- Mesmo para os NACO, a necessidade de suspensão, em razão de efeitos colaterais e eventos hemorrágicos, chega a 25% nos grandes estudos recentemente realizados. Essas limitações terapêuticas, associadas à gravidade dos eventos embólicos relacionados à FA, motivaram o desenvolvimento de novas estratégias com o objetivo de reduzir a taxa de fenômenos tromboembólicos. Dessa forma, a oclusão do apêndice atrial esquerdo surgiu como uma importante alternativa terapêutica.
- Interrupção da anticoagulação:
  - Ponte com heparina de baixo peso molecular/heparina não fracionada (LMWH/UFH) se válvula cardíaca mecânica ou alto risco de AVC ou interrupção planejada > 7 dias.
  - Um curto tempo de interrupção, se o risco de AVC não foi significativamente

elevado, é geralmente aceitável para interromper a anticoagulação oral sem ponte LMWH ou UFH.

Tratamento da FA

O tratamento da FA apresenta também duas situações distintas:

- Na sala de emergência:
  - Instabilidade hemodinâmica: cardioversão elétrica (CVE).
  - Estabilidade hemodinâmica:
    - Se crise < 48 h ou paciente bem anticoagulado, pode-se tentar reversão para ritmo sinusal por CVE ou drogas antiarrítmicas. As mais úteis, levando-se em conta a eficácia e a segurança, são: amiodarona (*bolus* 5 a 7 mg/kg em 30 minutos) e propafenona (600 mg via oral [VO] ou 2 mg/kg intravenosa [IV]). A propafenona não deve ser usada em pacientes com cardiopatia estrutural.
    - Se crise > 48 h e paciente sem boa anticoagulação, fazer ecocardiograma transesofágico para descartar trombos intracavitários.
- Na unidade ambulatorial, o paciente pode ser alocado na estratégia de: controle do ritmo ou controle da frequência, de acordo com suas características clínicas, ecocardiográficas e evolução de tratamentos anteriores. A avaliação inicial deve definir a presença de cardiopatia estrutural, assim como avaliar se a causa é reversível. É necessário lembrar que as medidas não farmacológicas, como atividade física regular, dieta balanceada, controle de peso e otimização da qualidade do sono, devem ser instituídas.

Controle do ritmo (Figura 4):

- Drogas antiarrítmicas para manter o ritmo sinusal podem ser preferidas quando:
  - Primeiro episódio de FA ou FA paroxística.
  - FA decorrente de uma causa reversível.
  - FA muito sintomática.
  - Pacientes mais jovens (< 65 anos de idade).
  - Sem falha prévia de antiarrítmicos.

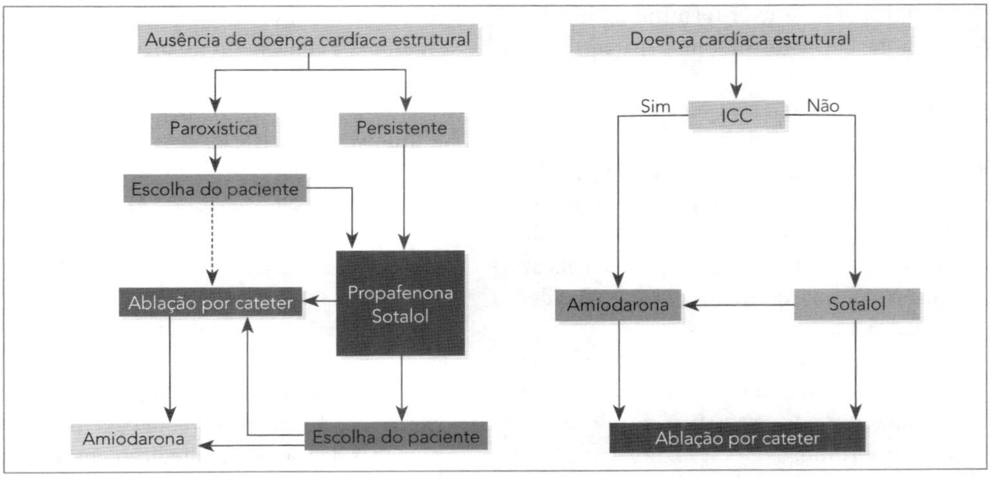

FIGURA 4 Estratégia para controle do ritmo em pacientes com fibrilação atrial segundo as Diretrizes Brasileiras de FA.
ICC: insuficiência cardíaca congestiva.

- Preferência do paciente.
- Drogas disponíveis no Brasil:
  - Propafenona: sem cardiopatia estrutural.
  - Sotalol: pode ser utilizado em coronariopatas.
  - Os betabloqueadores e os bloqueantes dos canais de cálcio podem ser utilizados em associação à propafenona.
  - Amiodarona: mais eficaz, porém com efeitos colaterais; droga de escolha em pacientes com cardiopatia estrutural, ou após falha da propafenona.
- A estratégia *"pill-in-the-pocket"* (PIP) pode ser utilizada para FA sintomática paroxística.
  - A droga usada é a propafenona.
  - Pacientes altamente sintomáticos com < 1 episódio por mês.
  - A primeira dose deve ser administrada em hospital, com monitoração adequada (pausas de conversão, bradicardia, pró-arritmia).
  - Eletrocardiograma (ECG) de 12 derivações a cada 2 horas (o PIP não pode ser utilizado se a duração do QRS aumenta em > 50% da linha de base).
  - Instruir o paciente a descansar por 4 horas ou até o episódio se resolver.
  - Instruir o paciente a retornar ao hospital se não houver término após 6 a 8 horas ou novos sintomas aparecerem.

Controle de frequência ventricular:

- Diversos grandes ensaios randomizados (AFFIRM, RACE, STAF, PIAF) demonstraram que uma estratégia de controle de frequência pode ser pelo menos tão eficaz quanto controle do ritmo em pacientes adequadamente selecionados.
  - Nesses estudos, não houve diferença na mortalidade geral, na morbidade ou na qualidade de vida entre controle de ritmo e ritmo.
  - Os grupos de controle do ritmo tiveram uma taxa aumentada de hospitalização (geralmente para cardioversão).
- Fatores clínicos que podem favorecer uma estratégia primária de controle de frequência ventricular:
  - Preferência do paciente.
  - FA persistente.
  - FA recorrente apesar das tentativas de controle do ritmo (DAA ou ablação).
  - Menos pacientes sintomáticos.
  - Pacientes mais velhos (idade > 65 anos).
  - Comorbidades que limitariam o sucesso de alcançar o ritmo sinusal.
- Os betabloqueadores (metoprolol, carvedilol e bisoprolol) e os bloqueadores dos canais de cálcio não di-hidropiridínicos (diltiazem e verapamil) são geralmente considerados igualmente eficazes. Os betabloqueadores são melhores em controle de frequência sem alterar ou diminuir a capacidade de exercício.
- A digoxina é considerada de segunda linha por causa de sua incapacidade de controlar a frequência cardíaca (FC) durante esforço ou estresse.
- A amiodarona pode ser considerada em casos refratários, com menor nível de evidência.
- Em situações extremas, nas quais o controle da frequência não pode ser alcançado (pacientes sintomáticos e com FA com alta resposta ventricular – acima de 100 bpm), pode ser necessário o implante de marca-passo e a ablação do nó atrioventricular (NAV).

Cardioversão elétrica:

- Na cardioversão elétrica de modo eletivo, caso o paciente faça uso de varfarina, este deve estar anticoagulado com RNI na faixa entre 2,0 e 3,0 por 3 a 4 semanas pré-cardioversão, devendo ser mantida por pelo menos mais 4 a 6 semanas.
- Com a incorporação dos NACO, as cardioversões podem ser feitas com pelo menos 3 semanas de uso desses medicamentos, podendo ser o tempo encurtado, sendo o uso do ecocardiograma transesofágico recomendado nessas situações ou quando houver

dúvidas sobre a aderência ao tratamento na estratégia de 3 semanas.

- O estudo X-VeRT (rivaroxaban *vs.* vitamin K antagonists for cardioversion in atrial fibrillation) foi o primeiro estudo prospectivo randomizado com o uso de um NACO em pacientes portadores de FA submetidos à cardioversão elétrica eletiva. O uso da rivaroxabana foi associado à incidência de eventos adversos e a sangramentos similares à varfarina, mas reduziu significativamente o tempo para cardioversão nos pacientes elegíveis ao protocolo tardio.

Tratamento percutâneo da FA

Ablação de FA:

- Evidências sólidas indicam que a ablação da FA (isolamento das VP) é mais eficaz do que as drogas antiarrítmicas para controle do ritmo.

Indicação:

- FA sintomática e refratária a pelo menos um medicamento antiarrítmico (classe I).
- Pode ser considerado como terapia de primeira linha em pacientes que não querem tratamento clínico (classe IIa).

Sucesso imediato:

- FA paroxística: aproximadamente 70% sem uso de drogas antiarrítmicas e de 80 a 90% quando são associadas drogas.
- FA persistente: aproximadamente 50 a 60% de sucesso.
- Aproximadamente 30% dos pacientes com paroxismo e 50% de pacientes com FA persistente precisarão mais de um procedimento, quase sempre em razão da reconexão elétrica das veias pulmonares ou pela evolução de novas áreas de massa crítica de substratos geradores e perpetuadores da FA.
- Por isso, a ablação deve ser indicada precocemente, antes que ocorra progressão da arritmia e remodelação atrial significativa.

Complicações:

- Morte (< 0,2%)
- Tromboembolismo: AVC/ataque isquêmico transitório (AIT) (< 1%).
- Perfuração/tamponamento (1 a 2%).
- Estenose da veia pulmonar (< 1%).
- Fístula atrioesofágica (0,5%).
- Vasculares no sítio da punção (2 a 4%).
- Lesão do nervo frênico (1 a 2%; maior com criobalão).

Preparação do paciente:

- Anticoagulação pré-procedimento por 1 mês antes da ablação, ou ecocardiograma transesofágico para excluir a presença de trombo no apêndice atrial esquerdo.
- Interromper todos as DAA por 5 meias-vidas antes do procedimento.
- Anticoagulação: tanto a varfarina quanto os NACO podem ser utilizados de forma ininterrupta durante a ablação (centros com experiência).

Estratégias para ablação da FA:

- Isolamento de veias pulmonares (IVP): procedimento de ablação mais comumente realizado para FA paroxística.
  - Técnicas:
    - Ablação por radiofrequência convencional ponto a ponto com cateter irrigado, com auxílio de mapeamento eletroanatômico e/ou ecocardiografia intracardíaca, é a mais utilizada (Figura 5).
    - Ablação por criobalão.
    - Ablação circunferencial por cateter multieletrodo (p. ex., PVAC, nMARQ).

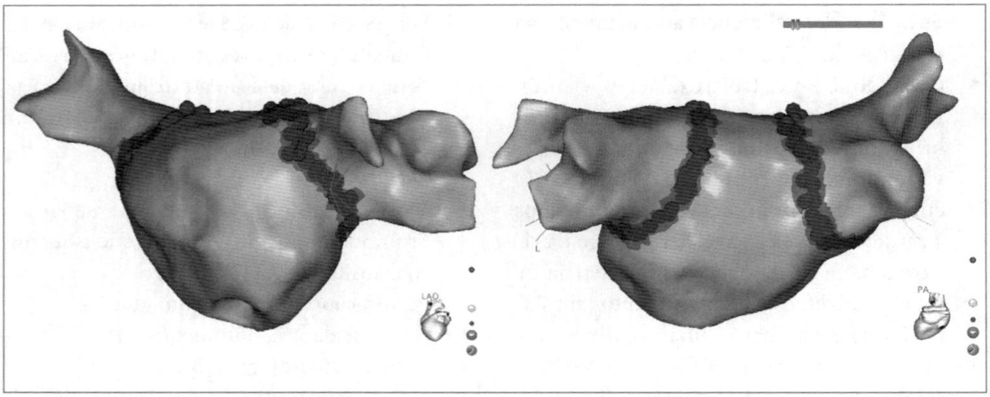

FIGURA 5 Imagem de mapeamento eletroanatômico (Carto 3), mapa de força, mostrando em cinza-escuro as aplicações de radiofrequência com isolamento circunferencial das quatro veias pulmonares em oblíqua anterior esquerda e em posteroanterior.

    - Cateteres-balão a *laser* também vêm ganhando espaço para criar lesões ao redor das VP.
- Para FA persistente, principalmente as de longa duração, com átrios já remodelados, abordagens adicionais são necessárias:
  - Técnicas:
    - IPV + CAFE (*complex fractionated atrial electrogram*).
    - IPV + ablação linear de LA: teto do AE, istmo mitral, parede posterior (BOX), istmo cavotricuspídeo (ICT).
    - IPV + plexos ganglionares.
    - Ablação de ninhos de FA identificados por análise espectral e, mais recentemente, de rotores.
    - Ablação de focos extrapulmonares e isolamento do apêndice atrial esquerdo podem ser necessários.
- Navegação robótica: a elevada exposição à radiação imposta pela maioria das modalidades de ablação fez surgir esse tipo de navegação. Fora do Brasil há dois tipos: a navegação robótica remota e a navegação remota magnética.

Anticoagulação pós-ablação:

- Devem ficar anticoagulados por 2 a 3 meses.
- Suspensão dos anticoagulantes está autorizada apenas aos pacientes com baixo risco de fenômenos tromboembólicos.

A ablação cirúrgica da FA (cirurgia do labirinto-MAZE) está indicada nos pacientes com outra indicação de cirurgia, especialmente nos casos de valvopatia, sendo o índice de sucesso do procedimento no seguimento de 1 ano ao redor de 60%.

FLUTTER ATRIAL

Estudos eletrofisiológicos definiram múltiplos mecanismos de taquicardia, tanto reentrantes quanto focais, com diferentes morfologias e padrões eletrocardiográficos.

Flutter atrial típico

- O *flutter* típico é um tipo de taquicardia atrial (TA) reentrante comumente encontrado na pratica clínica.
- O mecanismo é um circuito reentrante restrito ao átrio direito (AD) ao redor da valva tricúspide, com condução lenta pelo ICT e com a ativação passiva do AE.
- A direção de ativação do circuito mais comum (90% dos casos) é a reentrada anti-horária.

- ECG: caracterizando-se por ondas F negativas na parede inferior (DII, DIII e aVF), positivas em V1 e negativas em V6 (Figura 6).
- O tipo de resposta ventricular mais comum (75% dos casos) é do tipo 2:1, com FC em torno de 150 bpm.
- A apresentação clínica varia desde paciente assintomático até a presença de palpitação, dispneia aos esforços, fadiga, precordialgia, surgimento ou agravamento de insuficiência cardíaca e fenômenos embólicos.
- Ocorre taquicardiomiopatia em casos de *flutter* com resposta ventricular aumentada.

Tratamento do *flutter* atrial

- O controle da FC deve ser o primeiro passo no tratamento de pacientes sintomáticos com resposta ventricular elevada.
- Este é muitas vezes um objetivo difícil no *flutter*, e até mesmo associações dos medicamentos bloqueadores do NAV (digoxina, betabloqueadores e antagonistas de cálcio) podem falhar, tornando necessária a cardioversão ao ritmo sinusal.
- O paciente deve ser anticoagulado se a cardioversão for planejada, sempre que a duração do *flutter* for > 48 h. Os pacientes com *flutter* de maior duração devem ser anticoagulados durante 3 a 4 semanas antes da cardioversão ou trombos no apêndice atrial devem ser afastados por ecocardiografia transoesofágica.
- Após a cardioversão, a anticoagulação deve ser mantida por um mínimo de 3 a 4 semanas em pacientes com baixo risco embólico. Se houver alto risco embólico, a anticoagulação deve continuar indefinidamente, a menos que o acompanhamento prolongado demonstre ausência de recorrência.

Ablação por cateter

- A ablação do cateter de radiofrequência do ICT tornou-se o tratamento padrão para *flutter* típico, quando é sintomático, re-

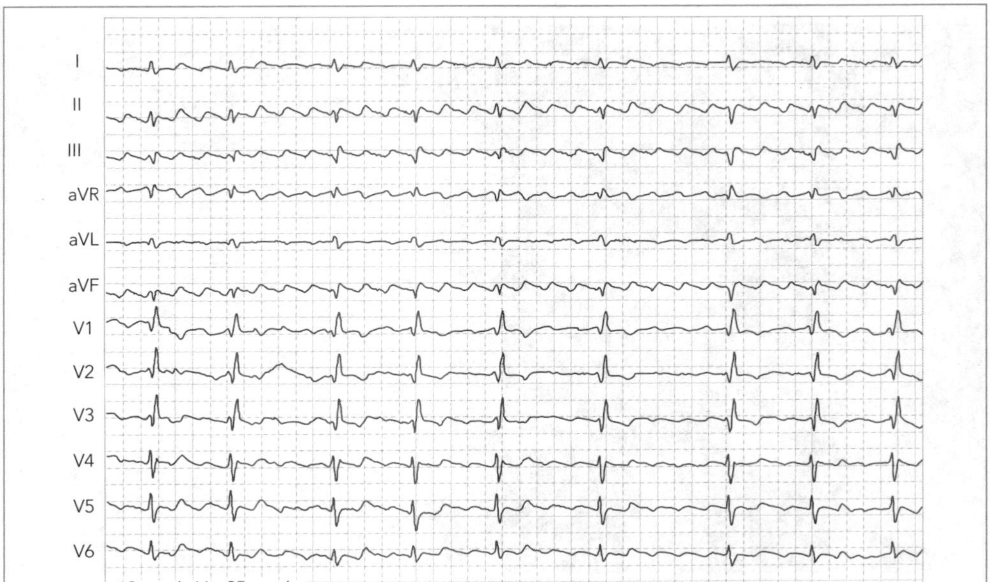

FIGURA 6 *Flutter* atrial com ondas F negativas na parede inferior (DII, DIII e aVF), positivas em V1 e negativas em V6. Na ausência de intervenções cárdicas prévias, esse padrão caracteriza o *flutter* típico anti-horário.

corrente ou refratário à terapia médica (indicação de classe I).

- O ICT deve ser ablacionado ao longo de toda sua extensão da valva tricúspide até a veia cava inferior. O procedimento é efetivo quando se atinge o bloqueio da condução bidirecional pelo ICT (Figura 7).
- Para a ablação por radiofrequência, os cateteres com ponta sólida de 8 mm ou cateteres com ponta irrigada são os mais eficazes.
- As complicações são raras (cerca de 1%) e geralmente limitadas ao acesso vascular; no entanto, a extensão da ablação à RA septal pode resultar em bloqueio atrioventricular.
- A taxa de recorrência do *flutter* típico é ≤ 10% após a ablação ICT bem-sucedida.
- Incidência de FA após a ablação pode ser de 30 a 50% no longo prazo (> 3 anos).
- Não há estudos randomizados publicados sobre a relação risco-benefício da anticoagulação após a ablação bem-sucedida do *flutter* típico sem FA associada.

Taquicardias atriais pós-ablação de FA

Os procedimentos de reablação são necessários em 20 a 40% das FA paroxísticas e > 50% das ablações de FA persistentes em virtude de TA.

Causas:

- Reconexão VP.
- Gatilhos não VP.
- Taquicardia macronocentrante: ICT, do teto do AE, perimitral.

Classificação:

- Recorrência precoce:
  - A recidiva aparece nos primeiros 1 a 3 meses pós-ablação.
  - Pode representar as sequelas de inflamação aguda e cicatrização de tecidos.
  - Não implica uma falha no tratamento (50% das pessoas com recorrência precoce não têm recorrência tardia).

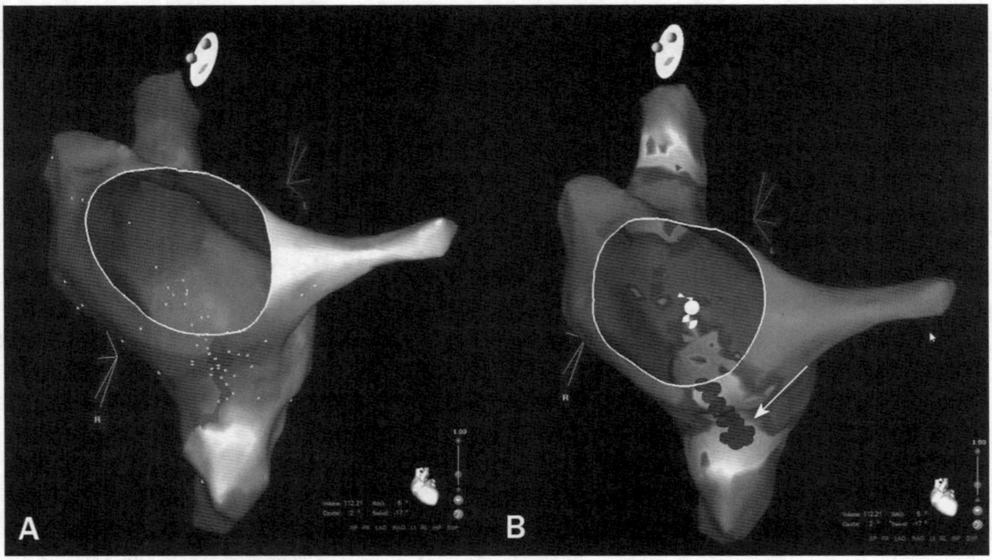

FIGURA 7 Imagem de mapeamento eletroanatômico (Carto 3). (A) O mapa de ativação do *flutter* atrial demonstra a macrorreentrada ao redor do anel tricuspídeo, com *early meet activation* na região do istmo cavo tricuspídeo (ICT), e (B) mapa de voltagem após aplicações de radiofrequência (a seta representa a linha de bloqueio) em ICT demonstrando baixa voltagem na região que foi ablacionada.

- Em geral, quanto mais cedo ocorre a recorrência inicial, melhor será o prognóstico em longo prazo.
- Recorrência tardia:
  - A recidiva de arritmia após 3 meses do procedimento de ablação representa uma falha no tratamento.

Abordagem à ablação:

- Qualquer VP que exiba reconexão deve ser reablacionada procurando *gaps* na linha de ablação.
- Considerar realizar lesões lineares no teto e/ou istmos.

Questões orientadoras

1. Como se classifica a fibrilação atrial?
2. Na fibrilação atrial, o escore de CHA2DS2-VASC serve para quê?
3. Qual é a estratégia para controle de ritmo em pacientes com fibrilação atrial?
4. Qual é a estratégia mais comumente utilizada na ablação da fibrilação atrial?
5. Qual é a porcentagem de reablação na vibrilação atrial e quais são as causas mais comuns?

LEITURA SUGERIDA

1. Calkins H, Hindricks G, Cappato R, Kim YH, Saad EB, Aguinaga L, et al. 2017 HRS/EHRA/ECAS/APHRS/SOLAECE expert consensus statement on catheter and surgical ablation of atrial fibrillation. Heart Rhythm. 2017;14(10):e275-e444.
2. Calkins H, Reynolds MR, Spector P, Sondhi M, Xu Y, Martin A, et al. Treatment of atrial fibrillation with antiarrhythmic drugs or radiofrequency ablation: two systematic literature reviews and meta-analyses. Circulation Arrhythm Electrophysiol. 2009;2(4):349-61.
3. Cappato R, Ezekowitz MD, Klein AL, Camm AJ, Ma CS, Le Heuzey JY, et al.; X-VeRT Investigators. Rivaroxaban vs. vitamin K antagonists for cardioversion in atrial fibrillation. Eur Heart J. 2014;35(47):3346-55.
4. Connolly SJ, Ezekowitz MD, Yusuf S, Eikelboom J, Oldgren J, Parekh A, et al.; RE-LY Steering Committee and Investigators. Dabigatran vs. warfarin in patients with atrial fibrillation. N Engl J Med. 2009; 361(12):1139-51.
5. Cosio FG, Arribas F, López-Gil M, Palacios J. Atrial flutter mapping and ablation. I. Studying atrial flutter mechanisms by mapping and entrainment. Pacing Clin Electrophysiol. 1996;19(5):841-53.
6. Giugliano RP, Ruff CT, Braunwald E, Murphy SA, Wiviott SD, Halperin JL, et al; ENGAGE AF-TIMI 48 Investigators. Edoxaban versus warfarin in patients with atrial fibrillation. N Engl J Med. 2013;369(22): 2093-104.
7. Granger CB, Alexander JH, McMurray JJ, Lopes RD, Hylek EM, Hanna M, et al.; ARISTOTLE Committees and Investigators. Apixaban vs. warfarin in patients with atrial fibrillation. N Engl J Med. 2011;365(11):981-92.
8. January CT, Wann LS, Alpert JS, Calkins H, Cleveland JC, Cigarroa JE, et al. 2014 AHA/ACC/HRS guideline for the management of patients with atrial fibrillation: a report of the American College of Cardiology/American Heart Association Task Force on Practice Guidelines and the Heart Rhythm Society. Circulation. 2014;129:1-124.
9. Judge D. The complex genetics of atrial fibrillation. J Am Coll Cardiol. 2012;60(13):1182-4.
10. Kirchhof P, Benussi S, Kotecha D, Ahlsson A, Atar D, Casadei B, et al. 2016 ESC Guidelines for the management of atrial fibrillation. Eur Heart J. 2016; 37(38):2893-962.
11. Knecht S, Veenhuyzen G, O'Neill MD, Wright M, Nault I, Weerasooriya R, et al. Atrial tachycardias encountered in the context of catheter ablation for atrial fibrillation part ii: mapping and ablation. Pacing Clin Electrophysiol. 2009;32(4):528-38.
12. Larsen TB, Rasmussen LH, Skjøth F, Due KM, Callréus T, Rosenzweig M, et al. Efficacy and safety of dabigatran etexilate and warfarin in "real-world" patients with atrial fibrillation: a prospective nationwide cohort study. J Am Coll Cardiol. 2013;61:2264-73.
13. Lip GYH, Nieuwlaat R, Pisters R, Lane DA, Crijns HJ. Refining clinical risk stratification for predicting stroke and thromboembolism in atrial fibrillation using a novel risk factor-based approach: the euro heart survey on atrial fibrillation. Chest. 2010;137(2):263-72.
14. Magalhães LP, Figueiredo MJO, Cintra FD, Saad EB, Kuniyishi RR, Teixeira RA, et al. II Diretrizes Brasileiras de Fibrilação Atrial. Arq Bras Cardiol. 2016;106(4Supl.2):1-22.

15. Patel MR, Mahaffey KW, Garg J, Pan G, Singer DE, Hacke W, et al.; ROCKET AF Investigators. Rivaroxaban vs. warfarin in nonvalvular atrial fibrillation. N Engl J Med. 2011;365(10):883-91.
16. Pollack CV, Reilly PA, van Ryn J, Eikelboom JW, Glund S, Bernstein RA, et al. Idarucizumab for Dabigatran Reversal — Full Cohort Analysis. N Engl J Med. 2017;377:431-41.
17. Renoux C, Patenaude V, Suissa S. Incidence, mortality, and sex differences of non-valvular atrial fibrillation: a population-based study. J Am Heart Assoc. 2014;3(6):e001402.
18. Roldán V, Marín F, Fernández H, Manzano-Fernandez S, Gallego P, Valdés M, et al. Predictive value of the HAS-BLED and ATRIA bleeding scores for the risk of serious bleeding in a "real-world" population with atrial fibrillation receiving anticoagulant therapy. Chest. 2013;143:179-84.

CAPÍTULO 34

Taquicardias ventriculares

Cristiano Faria Pisani
Mauricio Scanavacca

DEFINIÇÃO

A taquicardia ventricular (TV) é definida como a sequência de três ou mais batimentos de origem ventricular com frequência entre 100 e 250 bpm. Quando a frequência dos batimentos for menor que 100 bpm e esses batimentos são de origem automática, denomina-se ritmo idioventricular acelerado (RIVA) e, quando o mecanismo for reentrante em pacientes com cardiopatia estrutural, chama-se TV lenta. Na fibrilação ventricular (FV), os complexos QRS são polimórficos e a frequência, superior a 300 bpm. São chamadas de TV idiopáticas quando as arritmias não estão associadas à cardiopatia estrutural. São exemplos de TV idiopáticas as TV de via de saída do ventrículo direito (VD) e esquerdo (VE) e TV fascicular.

EPIDEMIOLOGIA

Nos Estados Unidos ocorrem cerca de 350 mil mortes súbitas cardíacas ao ano. No Brasil, embora não se disponha de dados precisos, estima-se que existam pelo menos 200 mil casos por ano. A despeito de intensa campanha e treinamento de profissionais da área de saúde ou não, a taxa de sobrevivência após parada cardíaca extra-hospitalar ainda continua baixa, ao redor de 10%. O principal mecanismo de morte súbita cardíaca é a FV, precedida ou não por TV sustentada e associada ou não à isquemia miocárdica aguda.

ETIOLOGIA

Nos pacientes com TV associado a cardiopatia estrutural, as cardiopatias mais frequentemente associadas são a cardiopatia isquêmica crônica com presença de cicatriz de infarto, cardiopatia chagásica, cardiopatias valvares, displasia de VD e cardiopatias congênitas operadas. A cicatriz gerada pela miocardiopatia leva a uma alteração na condução através dos tecidos, levando à existência de circuitos e áreas de condução lenta que favorecem a ocorrência de reentrada, que é o mecanismo mais comum da TV cicatricial.

CLASSIFICAÇÃO

As TV são definidas clinicamente como **não sustentadas** quando a arritmia é interrompida espontaneamente com menos de 30 s e **sustentadas** quando a arritmia tem duração maior que 30 s ou necessita de uma intervenção, como cardioversão, para a interrupção. Outra classificação clínica é com relação à tolerância hemodinâmica. É classificada como **incessante** a TV sustentada contínua que recorre rapidamente, a despeito de intervenções repetidas para a interrupção em um período de horas e como **tempestade elétrica** quando existem três ou mais episódios separados de TV sustentada em um período de 24 horas, cada um necessitando de terapia para interrupção.

Com relação à morfologia da TV, é definida como monomórfica quando tem a mesma configuração do QRS a cada batimento (Figura 1A), polimórfica quando tem uma modificação contínua na configuração do QRS a cada batimento, indicando uma modificação na sequência de ativação ventricular (Figura 1B), e pleiomórfica quando apresenta mais de uma morfologia de QRS durante o episódio de TV, mas este não é continuamente modificado (Figura 1C). A TV polimórfica é chamada de *torsades de pointes* (Figura 1D) quando associada a QT longo e é caracterizada pela rotação dos picos do QRS durante a arritmia.

DIAGNÓSTICO DIFERENCIAL

O diagnóstico da TV é realizado por meio da análise do eletrocardiograma (ECG). Na sala de emergência, por meio do monitor, evidencia-se presença de taquicardia com QRS alargado e, em pacientes com sinais de instabilidade clínica, todos devem ser tratados como TV; entretanto, apesar de a estabilidade hemodinâmica ser importante para a decisão terapêutica, ela não ajuda no diagnóstico da taquicardia.

Nos casos de taquicardias bem toleradas, o ECG durante a taquicardia é a principal ferramenta no diagnóstico diferencial, devendo sempre que possível ser realizado um ECG de 12 derivações antes da reversão da taquicardia. A análise inicial do ECG durante taquicardia deve se concentrar quanto à morfologia do QRS, pois a presença de QRS estreito (< 0,12 s) sugere for-

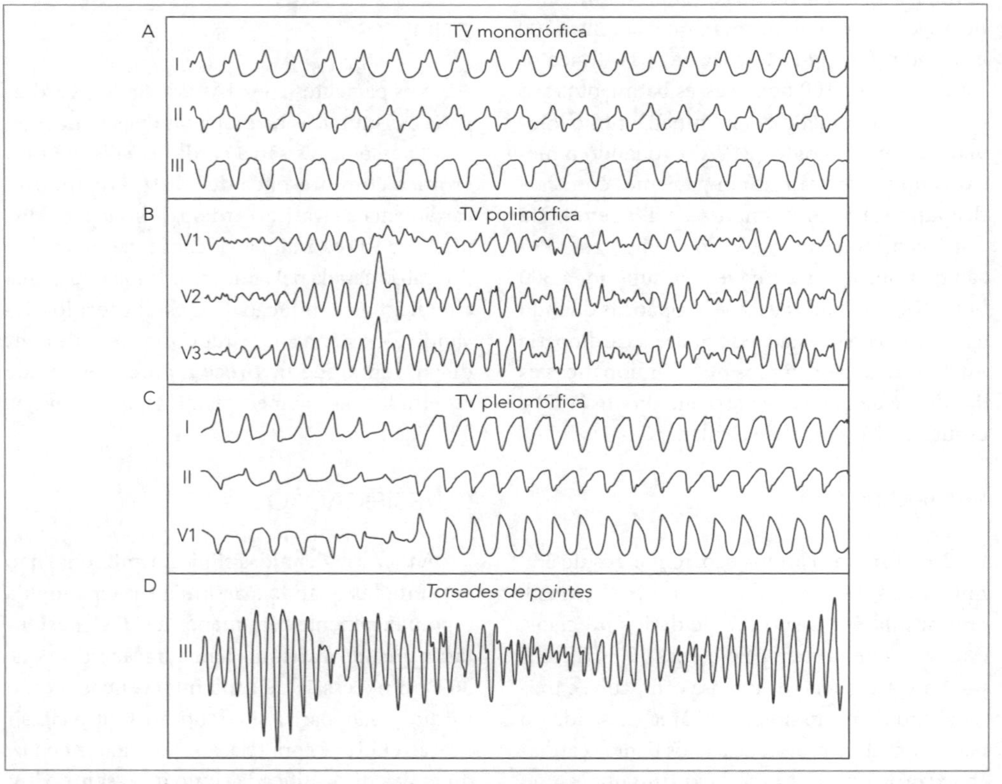

FIGURA 1 Classificação com relação à morfologia das taquicardias ventriculares. (A) TV monomórfica. (B) TV polimórfica. (C) TV pleiomórfica. (D) *Torsades de pointes*.

temente a presença de uma taquicardia supraventricular. Se o QRS for alargado (QRS > 0,12 s), pode-se estar diante de uma TV ou de uma taquicardia supraventricular com aberrância de condução (bloqueio de ramo funcional ou adquirido ou manifestação de pré-excitação ventricular) (Figura 2).

Existem vários algoritmos de análise do ECG que permitem o diagnóstico diferencial entre taquicardia supraventricular com aberrância e TV com sensibilidade e especificidade adequadas. Os dois mais utilizados são o de Brugada (Figura 3) e Vereckei (Figura 4).

Em pacientes com coração aparentemente normal, padrões característicos do ECG, durante ritmo sinusal ou em taquicardia, permitem diagnóstico rápido e orientação terapêutica. As TV idiopáticas monomórficas com origem na via de saída dos ventrículos direito ou esquerdo apresentam no ECG eixo inferior e morfologia de bloqueio de ramo esquerdo (BRE) (originadas no VD ou no VE) ou bloqueio de ramo direito (BRD) (originadas no VE). Na TV fascicular, a morfologia mais comum é de BRD com desvio do eixo para a esquerda e para cima (fascículo posteroinferior), com característico início de ativação do QRS rápido.

As taquicardias polimórficas diferenciam-se pela presença ou não do intervalo QT prolongado durante ritmo sinusal e na avaliação de alterações eletrocardiográficas que sugiram isquemia miocárdica aguda como infra e supradesnivelamento do segmento ST. Outra alteração importante a ser identificada nos pacientes com TV polimórfica após a reversão é a presença de bloqueio atrioventricular total e bradicardia grave. Condições identificadas após a reversão de TV polimórfica pelo ECG são a síndrome de Brugada, a síndrome do intervalo QT curto e as extrassístoles ventriculares de acoplamento ultracurto. Algumas vezes, extrassístoles monomórficas deflagram FV, sendo importante a identificação dessa situação, pois essas arritmias podem ser passíveis de ablação.

APRESENTAÇÃO CLÍNICA

Os sintomas das TV podem ser bastante variáveis. Os pacientes com TV hemodinamicamente estáveis queixam-se de palpitação principalmente na região precordial ou percepção do pulso aumentado, entretanto alguns deles podem apresentar-se assintomáticos. Os pacientes com TV lenta (FC < 120 bpm) podem

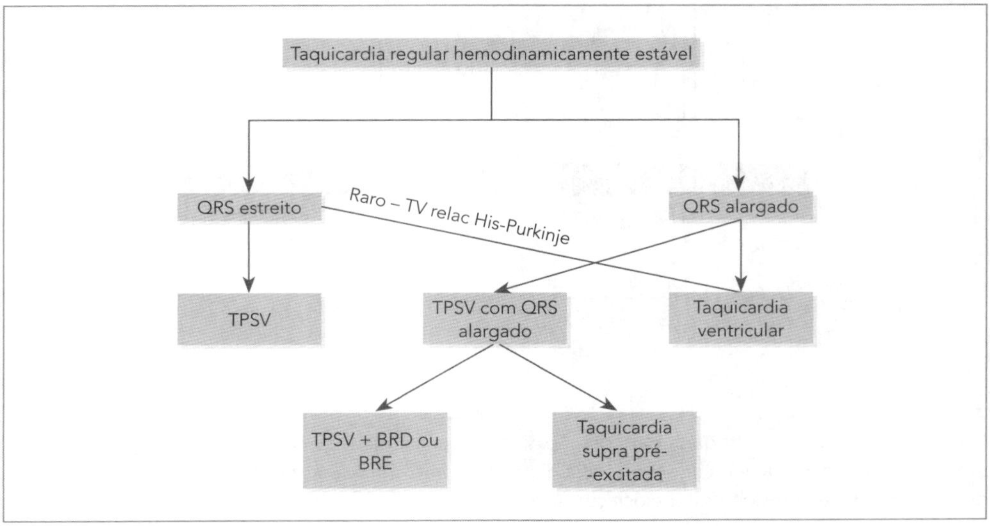

FIGURA 2 Diagnóstico diferencial das taquicardias de QRS estreito e QRS alargado.

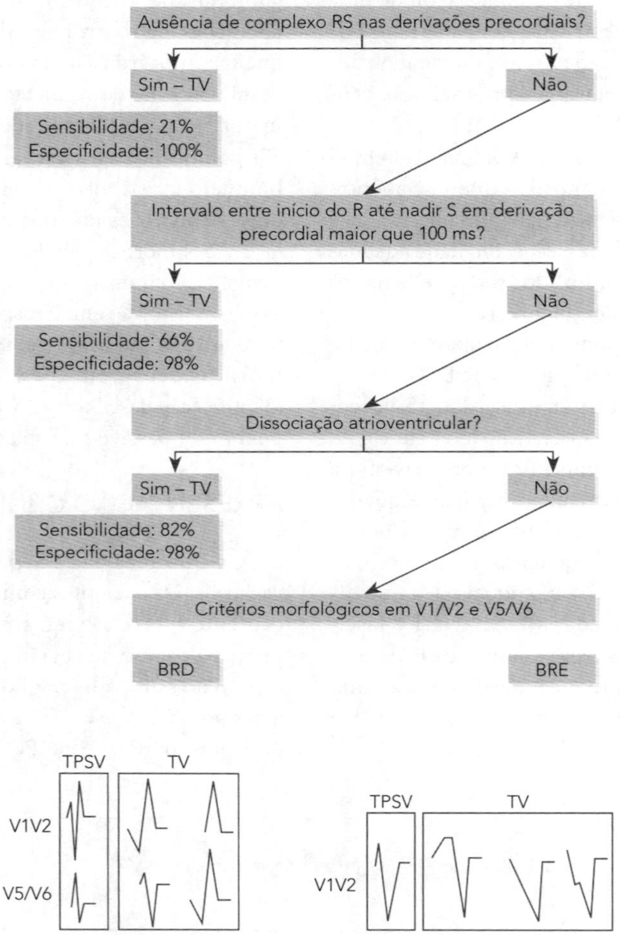

	TPSV	TV
V1/V2	rSR	R ou qR
V5/V6		
R/S	> 1	< 1
Q presente	Não	Sim

	TPSV	TV
V1/V2		R > 30 ms ou R-S > 60 ms S empastado
V5/V6		
Q presente	Não	Sim

FIGURA 3 Algoritmo de Brugada para diagnóstico diferencial de taquicardia de QRS largo entre TV e taquicardia supraventricular com aberrância. Este algoritmo considera todas as derivações e analisa a duração das deflexões do QRS, dissociação AV e critérios morfológicos.

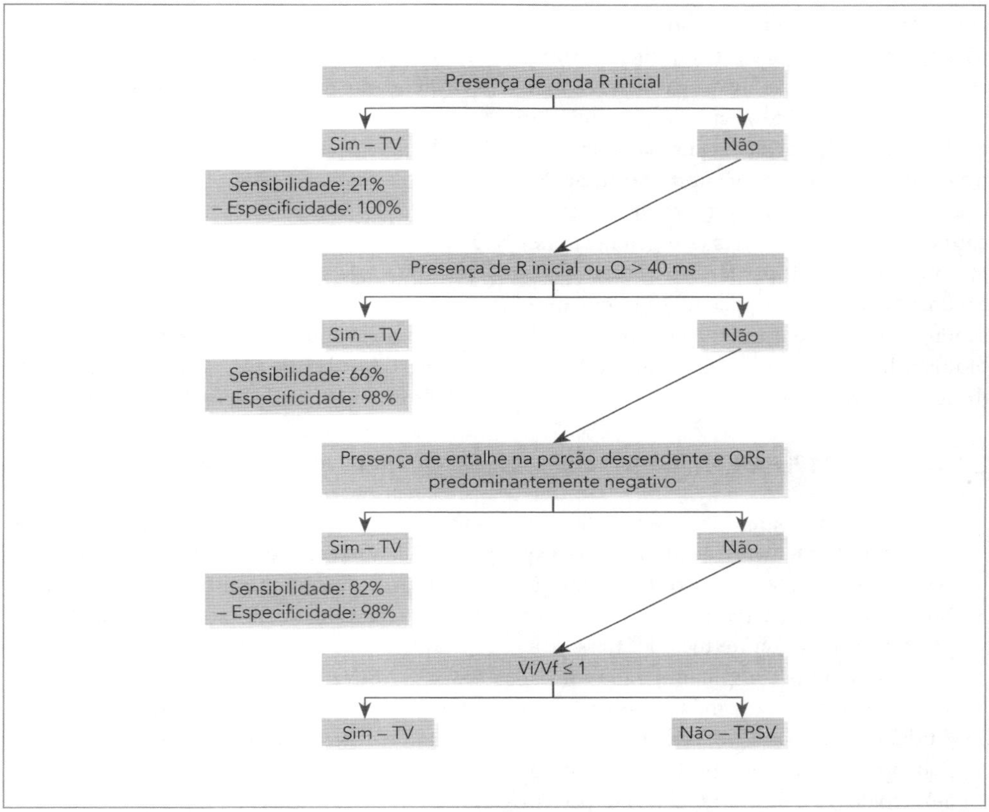

FIGURA 4 Algoritmo de Vereckei. Este algoritmo avalia exclusivamente a VR com relação a morfologia e tempos de ativação.

procurar o pronto-socorro com queixas de dispneia e descompensação da insuficiência cardíaca. Já os pacientes com TV hemodinamicamente instáveis podem apresentar tontura, pré-síncope e síncope, acompanhadas ou não de palpitações, e também podem apresentar parada cardíaca ou morte súbita, podendo esta ser a manifestação inicial da TV. Nos portadores de cardiodesfibriladores implantáveis (CDI), as TV podem ser interrompidas pelo programa antitaquicardia com estimulação ventricular rápida minimizando esses sintomas; entretanto, quando o modo cardioversão é ativado, os pacientes podem experimentar situações desconfortáveis, em particular quando múltiplos choques são deflagrados em razão de TV recidivantes ou incessantes.

AVALIAÇÃO CLÍNICA INICIAL

O exame físico durante o atendimento de um paciente com suspeita de TV deve priorizar a avaliação da repercussão hemodinâmica causada pela taquicardia. Rebaixamento do nível de consciência, hipotensão, ausência de pulso central, sinais de baixo débito, edema agudo de pulmão e dor precordial indicam a necessidade de reversão imediata da taquicardia com cardioversão elétrica. Após a reversão, deve-se fazer anamnese minuciosa para identificar a concomitância de doença cardiovascular, situações que podem provocar distúrbios eletrolíticos e metabólicos, uso de drogas lícitas e ilícitas e outras condições clínicas associadas conhecidas pelo paciente ou familiares, incluindo o histórico de morte súbita familiar. No exame físico devem ser procurados sinais de cardiopatia estrutural, de sua repercussão hemodinâmica e sinais periféricos de baixo débito. Entretanto, muitos pacientes podem apresentar exame físico normal após a reversão da taquicardia e ainda serem portadores de cardiopatias estruturais.

EXAMES COMPLEMENTARES

- Ecodopplercardiograma: é o método de imagem mais frequentemente utilizado na avaliação dos pacientes com arritmias ventriculares, pois é mais barato e mais facilmente disponível que os outros métodos (ressonância e tomografia computadorizada cardíacas) e fornece um diagnóstico preciso das cardiopatias associadas à TV. A fração de ejeção diminuída é um importante fator prognóstico do risco de morte súbita nos pacientes com arritmias ventriculares. As alterações segmentares podem sugerir a presença de um substrato arritmogênico (acinesia em pacientes com infarto agudo do miocárdio prévio, aneurisma apical e de parede inferior em pacientes com cardiopatia chagásica).
- Ressonância magnética cardíaca: a ressonância magnética cardíaca é uma ferramenta diagnóstica que permite a identificação mais detalhada nas alterações miocárdicas envolvidas na fisiopatologia da TV. Permite a quantificação precisa dos volumes, massa e fração de ejeção dos ventrículos, bem como permite identificar a presença, a extensão, a localização e a transmuralidade da cicatriz por meio da técnica de realce tardio (Figura 5). Os istmos dos circuitos das taquicardias podem estar localizados dentro da cicatriz ou na área cinzenta periférica a uma área de cicatriz. A extensão da cicatriz na ressonância cardíaca também é um marcador do risco de morte súbita, inclusive independente da fração de ejeção em pacientes com miocardiopatia tanto isquêmica quanto não isquêmica.

TRATAMENTO

Na unidade de emergência

Como já dito na abordagem inicial, se a TV for mal tolerada (pressão arterial sistólica [PAS] < 90 mmHg, nível de consciência diminuído, cianose, ausência de pulso), deve-se proceder a cardioversão imediatamente (sempre que possível, registrar o ECG antes). Se for bem tolerada, após o registro do ECG de 12 derivações, deve-se iniciar tratamento com drogas antiarrítmicas para cardioversão química da TV; entretanto, como os pacientes com cardiopatia rapidamente podem apresentar deterioração hemodinâmica, a cardioversão elétrica pode ser a escolha inicial para reversão mesmo nos casos com TV hemodinamicamente bem tolerada (Tabela 1).

Tratamento após a reversão

O tratamento do paciente com TV baseia-se em três pontos principais: (1) otimizar o tratamento da cardiopatia e das condições clínicas subjacentes; (2) aliviar os sintomas da arritmia; e (3) evitar a morte súbita. Após a reversão da taquicardia, deve-se proceder à investigação diagnóstica, principalmente focada na investigação de cardiopatia associada. Se a cardiopatia isquêmica estiver presente, deve-se investigar e tratar a isquemia. Pacientes com insuficiência cardíaca congestiva (ICC) descompensada devem ter seu tratamento otimizado. Para aliviar os sintomas e evitar a recorrência das TV, pode-se utilizar o tratamento farmacológico e a ablação por cateter. A decisão para recomendar a ablação depende das características da TV e de sua resposta ao tratamento clínico. Quando o risco de morte súbita é significativo, indica-se o CDI.

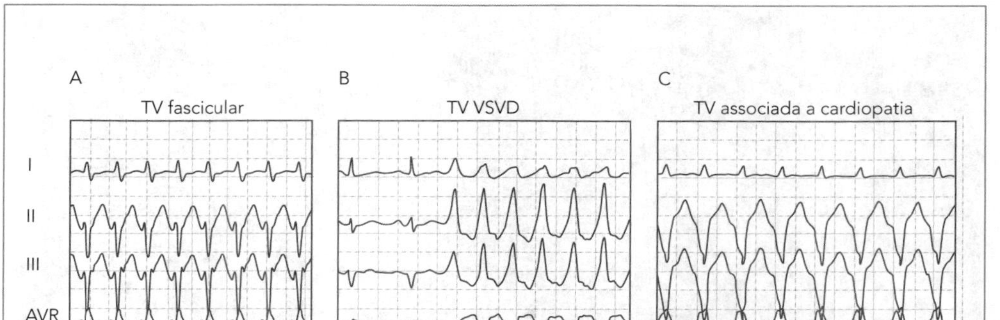

FIGURA 5 Eletrocardiograma de 12 derivações de três pacientes diferentes com TV, os dois primeiros com TV idiopática. (A) TV fascicular. (B) TV idiopática de via de saída do VE. (C) Paciente com cardiopatia e TV cicatricial.

TABELA 1 Tratamento farmacológico da TV na sala de emergência

Droga	Dose de ataque	Observações	Efeitos adversos
Amiodarona	300 mg EV em 30 minutos (ampola = 150 mg)	Taxa de reversão entre 30-50%	Hipotensão arterial, bradicardia sinusal e *torsades de pointes* (raro)
Lidocaína (2%)	1 mg/kg EV – infusão rápida	Taxa de reversão é baixa (20-30%), mas é útil por seu efeito ser rápido e por não provocar distúrbio hemodinâmico	Neuropatia
Cardioversão elétrica	Choque 200 a 360 J (monofásico) ou 100 a 200 J (bifásico) sincronizado após sedação	Alto índice de reversão	Requer sedação e jejum

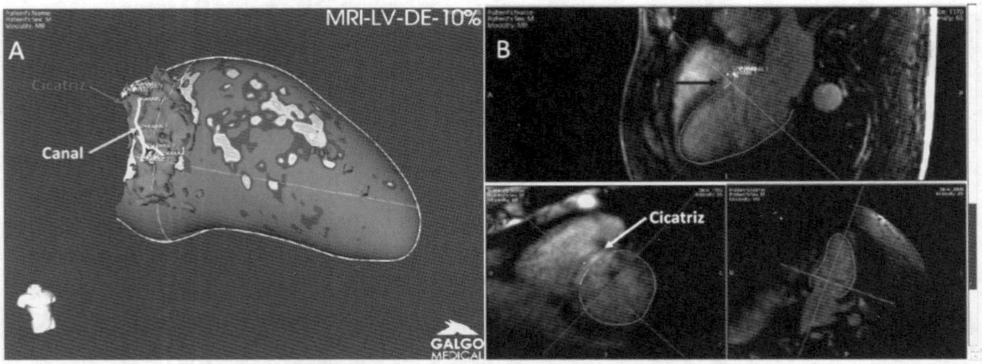

FIGURA 6 (A) Reconstrução tridimensional da cicatriz em *software* específico (ADAS) possibilitando a identificação da cicatriz e do canal dentro da cicatriz que está associada à reentrada. (B) Técnica de realce tardio em ressonância magnética em paciente com cicatriz septal secundária a miocardite viral.

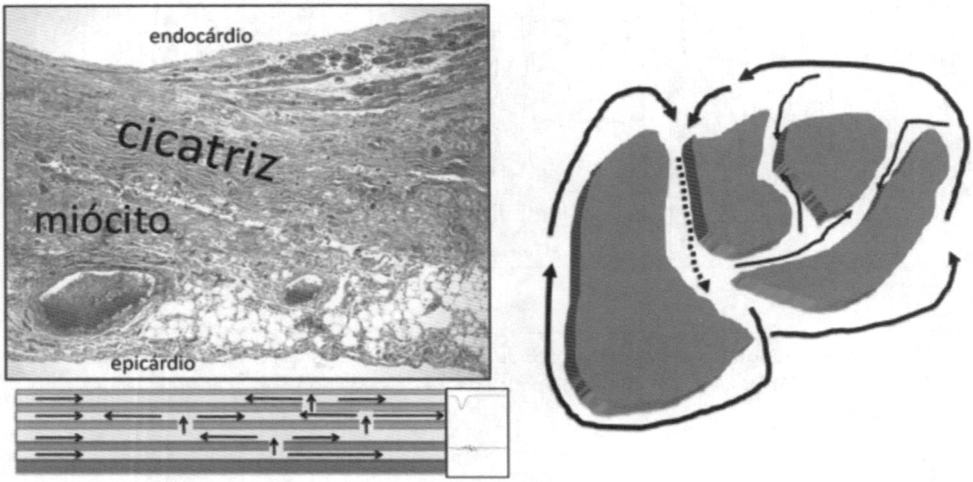

FIGURA 7 Mecanismo das taquicardias ventriculares associadas a cardiopatia estrutural.

Tratamento farmacológico

- Betabloqueadores: (classe II): os betabloqueadores têm um efeito antiarrítmico principalmente nas arritmias desencadeadas pelo esforço, como as TV automáticas idiopáticas induzidas pelo esforço. Além disso, as drogas dessa classe são capazes de reduzir a mortalidade na fase aguda do infarto do miocárdio. Nos pacientes com insuficiência cardíaca, o uso dos betabloqueadores deve ser considerado em todos os que não apresentem contraindicação a essa droga, pois um importante benefício dessa classe nos pacientes com ICC foi a redução da morte súbita. Em pacientes com QT longo e *torsades de pointes*, o uso dos betabloqueadores, associados ou não a marca-passo, previne a ocorrência dessa arritmia.
- Amiodarona (classe III): a amiodarona tem um papel importante no tratamento do paciente com TV, principalmente com car-

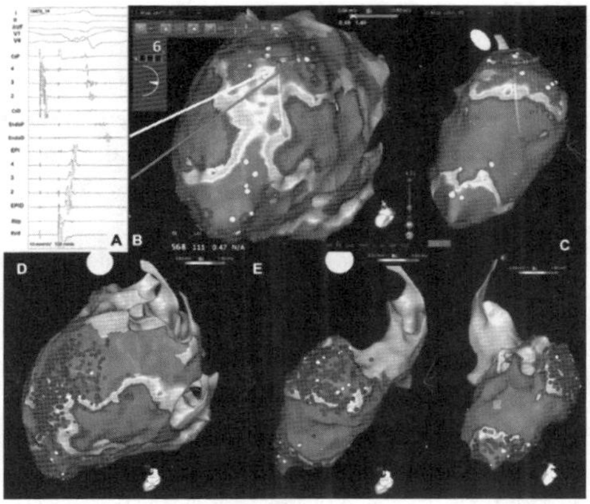

FIGURA 8 Ablação por cateter de taquicardia ventricular em paciente com miocardiopatia chagásica. Os mapas de voltagem epicárdico (B) e endocárdico (C) demonstram cicatrizes laterobasal e apical em ambas as superfícies, porém mais extensas no epicárdio com presença de eletrogramas anormais que definem as áreas de condução lenta (A). A ablação, neste caso, consistiu na homogeneização do substrato epicárdico (D) e endocárdico (E).

diopatias estruturais. Após a reversão da TV, deve-se utilizar amiodarona em uma dose de 900 mg até o máximo de 1.800 mg por via endovenosa em 24 h. É importante estar atento ao fato de que a amiodarona por via endovenosa está relacionada a alta taxa de flebite, e a troca pela via oral deve ser realizada uma vez estabilizado o quadro. A infusão contínua justifica-se em pacientes com TV recorrentes ou incessantes e na tempestade elétrica. Após impregnação, a dose média de manutenção é de 200 a 400 mg por via oral. Alguns estudos e uma metanálise mostraram que a amiodarona reduz a morte súbita em pacientes com cardiopatias isquêmica e não isquêmica, mas sua efetividade é reduzida em pacientes com disfunção ventricular importante. Mesmo assim, quando associada com betabloqueadores, diminui a taxa de choques do CDI e ajuda melhorar a qualidade de vida desses pacientes.

- Sotalol (classe III): o sotalol é uma droga que pode ser útil em algumas condições clínicas. Também foi demonstrado ser útil na prevenção de choques apropriados e inapropriados pelo CDI. Entretanto, os efeitos pró-arrítmicos (prolongamento do intervalo QT) são uma preocupação constante nos pacientes que utilizam essa medicação. Não devem ser utilizados em pacientes com insuficiência cardíaca ou bradicardia. Sempre se deve realizar um ECG nos primeiros dias após a introdução dessa droga para monitorar o intervalo QT.
- Propafenona (classe IC de Vaughan Williams): a propafenona não deve ser utilizada em pacientes com cardiopatia estrutural. Além de efeitos pró-arrítmicos especialmente em pacientes com isquemia miocárdica, leva a uma redução da velocidade de condução através das fibras miocárdicas, alentecendo as TV, muitas vezes tornando-as incessantes.

Tratamento não farmacológico

Cardiodesfibrilador implantável

O CDI é a ferramenta mais útil para a prevenção da morte súbita, entretanto o choque disparado pelo dispositivo, independentemente de ser apropriado ou inapropriado, está associado a efeitos adversos psicológicos ou até possível deterioração da função cardíaca. Por isso, quando indicado CDI, geralmente se deve indicar também a associação de drogas antiarrítmicas e ablação por cateter.

A diretriz brasileira de dispositivos cardíacos implantáveis recomenda o implante do CDI em pacientes com TV sustentada espontânea e disfunção ventricular importante (FEVE < 35%) e expectativa de vida de pelo menos 1 ano (classe I). É possivelmente indicado em pacientes com TV sustentada espontânea refratária a outras terapêuticas e expectativa de vida de pelo menos 1 ano (classe IIa). Nos pacientes com TV incessante, o implante do CDI está contraindicado (classe III) até o controle clínico com ablação ou drogas antiarrítmicas, visto que levaria o paciente a múltiplos choques e seus efeitos deletérios.

Ablação por cateter de taquicardia ventricular

A ablação por cateter faz parte de um tratamento híbrido adicionado às drogas antiarrítmicas que buscam a prevenção da recorrência da TV. A indicação clássica de ablação por cateter inclui os pacientes com TV sustentada monomórfica, com as TV interrompidas por choque do CDI que recorrem apesar da terapia antiarrítmica. A seleção de pacientes que são candidatos para a ablação por cateter de TV deve considerar os riscos e os benefícios do procedimento, determinados pelas características dos pacientes e pelas condições técnicas disponíveis e experiência dos operadores em determinado laboratório de eletrofisiologia.

O objetivo da ablação é destruir o tecido miocárdico viável junto à cicatriz, que é responsável pelo circuito de reentrada. Para a identificação são utilizadas técnicas diferentes de mapeamento.

As taxas de recorrência de TV após a ablação variam entre 20 e 70%, sendo a etiologia da cardiopatia um dos marcadores de recorrência. Pacientes com miocardiopatia isquêmica apresentam menor recorrência de TV que os pacientes com miocardiopatia não isquêmica. Apesar da recorrência frequentemente elevada, o número de episódios de TV após a ablação é reduzido de maneira significativa, muitas vezes o paciente sendo retirado de tempestade elétrica, sendo esse o principal papel da ablação de TV.

LEITURA SUGERIDA

1. Al-Khatib SM, Stevenson WG, Ackerman MJ, Gillis AM, Bryant WJ, Hlatky MA, et al. 2017 AHA/ACC/HRS Guideline for management of patients with ventricular arrhythmias and the prevention of sudden cardiac death: Executive Summary: a report of the American College of Cardiology/American Heart Association Task Force on Clinical Practice Guidelines and the Heart Rhythm Society. Heart Rhythm. 2017. pii: S1547-5271(17)31249-3.
2. Brugada P, Brugada J, Mont L, Smeets J, Andries EW. A new approach to the differential diagnosis of a regular tachycardia with a wide QRS complex. Circulation. 1991;83(5):1649-59.
3. Hoffmayer KS, Gerstenfeld EP. Diagnosis and management of idiopathic ventricular tachycardia. Curr Probl Cardiol. 2013;38(4):131-58.
4. Link MS, Berkow LC, Kudenchuk PJ, Halperin HR, Hess EP, Moitra VK, et al. Part 7: Adult Advanced Cardiovascular Life Support: 2015 American Heart Association Guidelines Update for Cardiopulmonary Resuscitation and Emergency Cardiovascular Care. Circulation. 2015;132(18 Suppl 2):S444-64.
5. Natale A, Raviele A, Al-Ahmad A, Alfieri O, Aliot E, Almendral J, et al. Venice Chart International Consensus document on ventricular tachycardia/ventricular fibrillation ablation. J Cardiovasc Electrophysiol. 2010;21(3):339-79.
6. Priori SG, Blomstrom-Lundqvist C, Mazzanti A, Blom N, Borggrefe M, Camm J, et al. 2015 ESC Guidelines for the management of patients with ventricular arrhythmias and the prevention of sudden cardiac death: The Task Force for the Management of Patients with Ventricular Arrhythmias and the Prevention of Sudden Cardiac Death of the European Society of Cardiology (ESC) Endorsed by: Association for European Paediatric and Congenital Cardiology (AEPC). Eur Heart J. 2015;36(41):2793-867.
7. Sapp JL, Wells GA, Parkash R, Stevenson WG, Blier L, Sarrazin JF, et al. Ventricular tachycardia ablation versus escalation of antiarrhythmic drugs. N Engl J Med. 2016;375(2):111-21.
8. Vereckei A, Duray G, Szenasi G, Altemose GT, Miller JM. New algorithm using only lead aVR for differential diagnosis of wide QRS complex tachycardia. Heart Rhythm. 2008;5(1):89-98.

CAPÍTULO 35

Bradiarritmias

Sávia Christina Pereira Bueno
Silvia Leão Costa Baggio
Roberto Costa

INTRODUÇÃO

Sob a denominação genérica de bradicardia encontra-se a grande gama de condições clínicas e eletrocardiográficas que envolvem desde um jovem atleta com coração normal – para quem a frequência cardíaca lenta representa nada mais que um bom condicionamento cardiovascular – até um indivíduo com falência de múltiplos órgãos – para o qual a bradicardia, provocada pela falta de oxigenação miocárdica, prenuncia a morte. No enorme intervalo que separam essas duas condições extremas, entretanto, encontram-se muitas alterações do ritmo cardíaco, que devem ser cuidadosamente avaliadas, para o estabelecimento de condutas, farmacológicas ou elétricas, que permitam o restabelecimento do ritmo cardíaco normal.

A frequência cardíaca lenta, precipitada por alterações do ritmo sinusal ou da condução atrioventricular, pode ser a causa de sintomas pouco expressivos, como tonturas leves ou fadiga, mas também pode acarretar consequências graves como síncopes, hipoperfusão tecidual e até morte por assistolia. A avaliação clínica e eletrocardiográfica inicial adequada é fundamental para o estabelecimento imediato do tratamento, seja a bradicardia causada por uma lesão irreversível, primária do sistema elétrico do coração, ou reversível, secundária a distúrbios hidroeletrolíticos, da perfusão miocárdica ou intoxicação medicamentosa.

Neste capítulo, serão abordadas as diversas apresentações das bradicardias e será detalhado como investigá-las e tratá-las, no pronto atendimento e, também, de forma definitiva.

DEFINIÇÃO

A frequência cardíaca considerada normal para adultos saudáveis pode variar de 60 a 100 batimentos por minuto (bpm). Denomina-se bradicardia a ocorrência de frequência cardíaca abaixo de 60 bpm. Entretanto, a manutenção natural do ritmo cardíaco é resultado do funcionamento balanceado dos sistemas nervosos simpático e parassimpático, e pode sofrer influência de variáveis como condicionamento físico, idade e ciclo circadiano. Portanto, para a definição da bradiarritmia, essas condições deverão sempre ser avaliadas.

CLASSIFICAÇÃO

As bradiarritmias podem ser classificadas em:

- Disfunção do nó sinusal.
- Bloqueio atrioventricular (BAV).
- Bloqueios intraventriculares.
- Síndrome neuromediada.

DISFUNÇÃO DO NÓ SINUSAL

O nó sinusal é formado por células dotadas de automatismo que geram impulsos rítmicos. O funcionamento é comandado tanto por alterações locais quanto pelo sistema nervoso autônomo, além de sofrer influência de diversos hormônios.

A disfunção do nó sinusal pode se apresentar de diversas maneiras, desde formas mais comuns, como a bradicardia sinusal e as pausas sinusais, até apresentações menos habituais, como o bloqueio sinoatrial, o ritmo juncional e a parada sinusal. Não raramente, a disfunção sinusal se apresenta de forma intermitente, e os períodos de bradicardia são frequentemente alternados com taquicardia. Exemplos de traçados eletrocardiográficos de formas diversas de disfunção são apresentados nas Figuras 1, 2 e 3.

Doença do nó sinusal

Sintomas como fadiga, mal-estar, tonturas, pré-síncopes ou síncopes associados à disfunção do nó sinusal caracterizam a doença do nó sinusal:

- Mais frequente em mulheres após os 60 anos de idade.
- A etiologia idiopática ou primária é considerada a causa mais comum.
- Pode se apresentar em indivíduos jovens, antes dos 40 anos, ou em crianças, por predisposição genética (herança autossômica dominante).
- No Brasil, a causa secundária cardíaca mais comum é a doença de Chagas.
- Sempre descartar causas medicamentosas (bloqueadores canais de cálcio, betabloqueadores, antiarrítmicos), hipotireoidismo e distúrbio metabólico.
- Devem ser investigadas outras causas como isquemia cardíaca, doenças inflamatórias e distúrbios neuromusculares.
- Situações reversíveis devem ser afastadas e, se possível, tratadas.
- Segundo dados de literatura, há associação com BAV em 8,4% dos pacientes que apresentam doença do nó sinusal.

Diagnóstico

- O diagnóstico geralmente se faz com eletrocardiograma, Holter 24 horas ou telemetria hospitalar.
- É importante revisar registros eletrocardiográficos anteriores e tentar correlacionar com os sintomas.

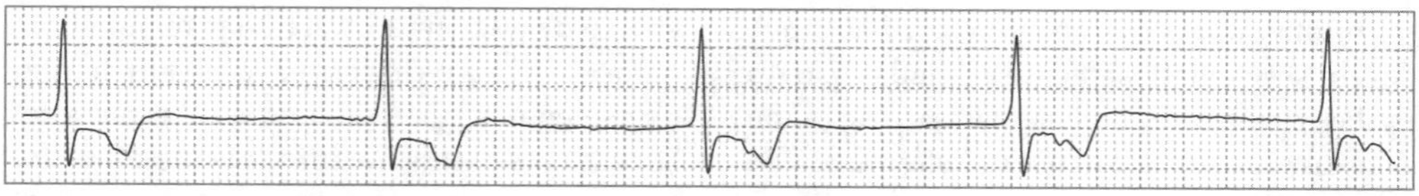

FIGURA 1 Bradicardia juncional.

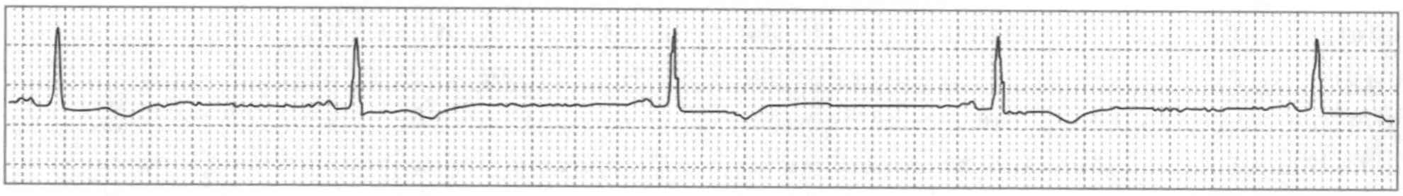

FIGURA 2 Bradicardia sinusal.

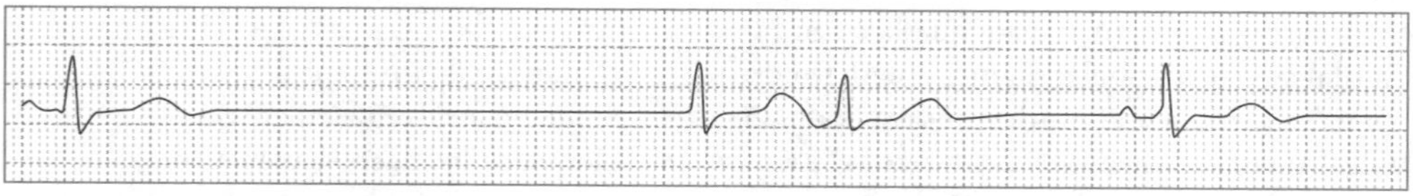

FIGURA 3 Parada sinusal.

- Nos pacientes com diagnóstico incerto, outros exames – como o teste ergométrico e o *looper* (monitor de eventos) – podem ser úteis, possibilitando observar disfunção cronotrópica e a associação da bradicardia a sintomas.

Tratamento

O implante de marca-passo definitivo é recomendado como tratamento da doença do nó sinusal:

- Quando os sintomas são claramente atribuídos a bradicardia (classe I, NE B).
- Se houver suspeita da correlação dos sintomas com a bradicardia, mesmo sem evidência conclusiva (classe IIb, NE C).
- Pacientes com história de síncope e pausas maiores que 6 segundos assintomáticas por bloqueio sinoatrial ou bloqueio sinusal (ou atrioventricular) podem se beneficiar com implante de marca-passo (classe IIa, NE C).
- O modo de estimulação atrioventricular (DDD) é considerado de escolha para pacientes com doença do nó sinusal.
- O implante de marca-passo é contraindicado para pacientes assintomáticos ou que tenham causas consideradas reversíveis (classe III, NE C).

BLOQUEIOS ATRIOVENTRICULARES

O BAV manifesta-se como atraso ou interrupção na transmissão do impulso dos átrios para os ventrículos, por conta da lesão anatômica ou funcional do sistema de condução. A principal etiologia é degenerativa, por fibrose do sistema de condução, acometendo principalmente indivíduos a partir da sexta década de vida. Podem ser classificados como:

- BAV de primeiro grau: atraso de condução do átrio para o ventrículo, sem interrupção da condução. De prognóstico benigno, caracteriza-se por intervalo PR prolongado, > 200 ms (Figura 4).
- BAV de segundo grau: interrupção intermitente da condução do átrio para o ventrículo. Os BAV de segundo grau se subdividem em:
  - Mobtiz I (tipo I ou fenômeno de Wenckebach): é quase sempre uma doença do nó atrioventricular, com baixa morbidade. Apresenta o prolongamento progressivo do intervalo PR até que uma onda P não seja conduzida ("bloqueada"). Após esse bloqueio, há encurtamento do intervalo PR e o ciclo se repete (Figura 5).
  - Mobtiz II (tipo II): algumas ondas P são bloqueadas de maneira súbita e intermitente, não ocorrendo prolongamentos progressivos do intervalo PR.
  - Bloqueio atrioventricular 2:1: para cada dois batimentos de origem atrial, um é conduzido para o ventrículo e outro é bloqueado. As ondas P são constantes e regulares (Figura 6).
  - Avançado ou de alto grau: a condução atrioventricular acontece em menos da metade dos batimentos atriais, sendo frequentemente associado a sintomas. Pode ser 3:1, 4:1 ou mais. Quando há condução, pode-se observar PR constante. Normalmente são infra-hissianos (Figura 7).
- BAV de terceiro grau (ou BAV total): interrupção completa da condução atrioventricular. Não há correlação entre atividade elétrica atrial e ventricular e a frequência atrial é maior que a ventricular. Pode ser intermitente ou permanente (Figura 8).

Quadro clínico e diagnóstico

Pacientes portadores de BAV podem apresentar quadro clínico variado, desde ausência de sintomas até mal-estar, fraqueza geral, diminuição da capacidade ao exercício físico, incapacidade de concentração, tonturas, síncopes e pré-sincopes por baixo fluxo cerebral.

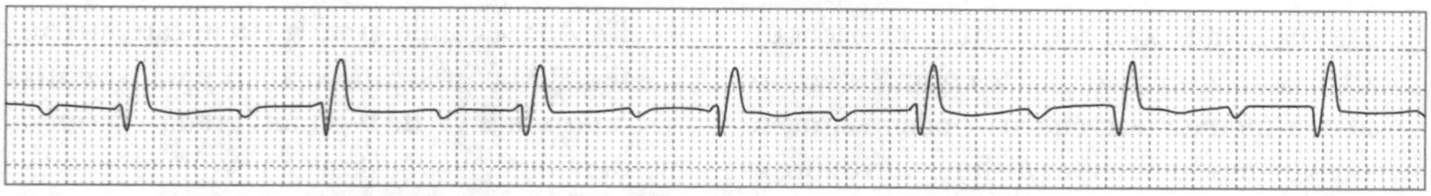

FIGURA 4 Bloqueio atrioventricular de primeiro grau.

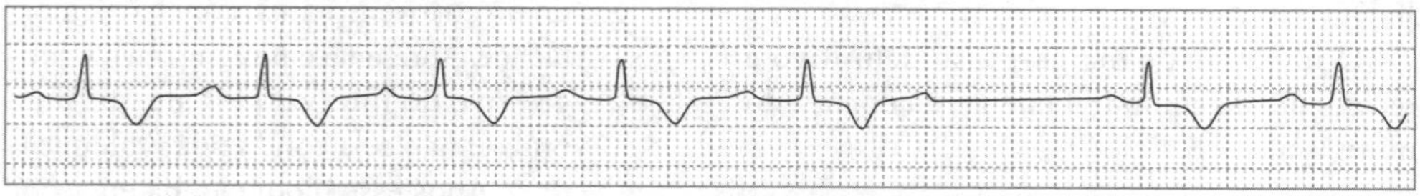

FIGURA 5 Bloqueio atrioventricular de segundo grau tipo I (Mobtiz I).

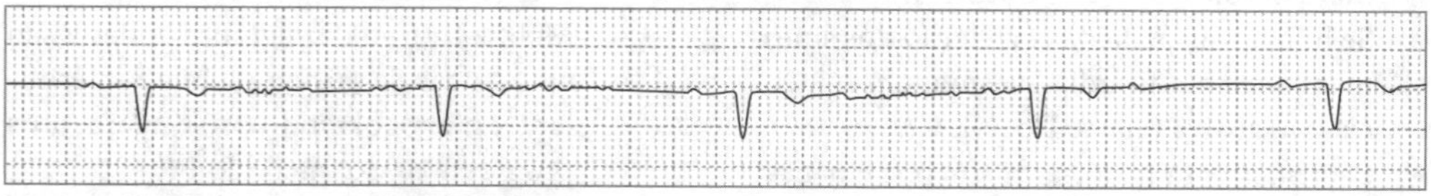

FIGURA 6 Bloqueio atrioventricular 2:1.

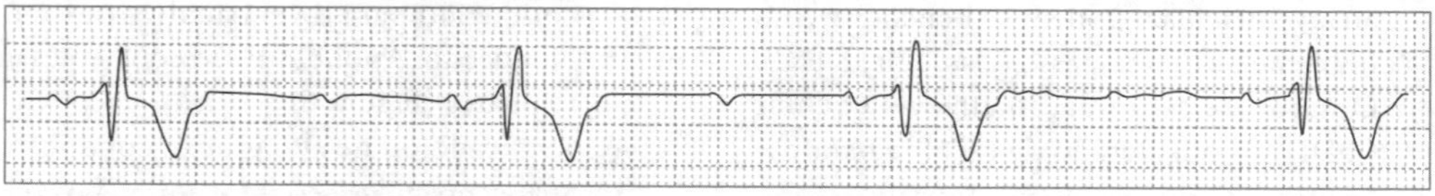

FIGURA 7 Bloqueio avançado ou de alto grau.

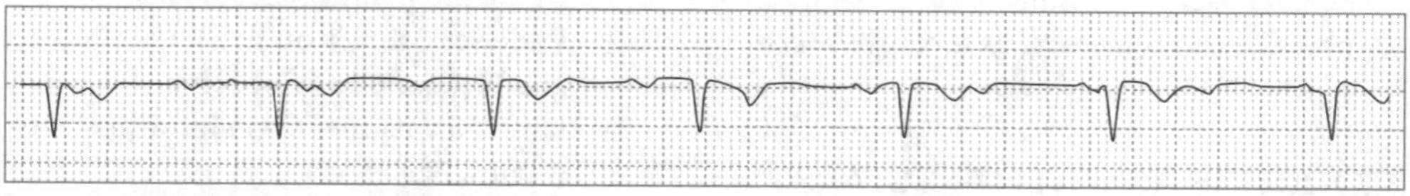

FIGURA 8 Bloqueio atrioventricular total.

Devem ser pesquisadas causas reversíveis, como isquêmica, medicamentosa, hormonal ou distúrbios hidroeletrolíticos.

O diagnóstico de bradicardia intermitente pode ser feito com registros eletrocardiográficos contínuos, como Holter ou Looper.

Teste ergométrico é indicado principalmente quando houver sintomas após esforços físicos.

Tratamento

A correlação de sintomas com a bradicardia é essencial para definição do tratamento.

Ao contrário da doença do nó sinusal, o implante de marca-passo melhora o prognóstico dos pacientes com BAV e pode ser indicado no indivíduo assintomático.

No BAV de segundo grau tipo I, o tratamento com marca-passo é controverso, a menos que esteja associado a sintomas ou na presença de bloqueio infra-hissiano ao estudo eletrofisiológico (classe IIa, NE C).

Marca-passo definitivo é indicado para todos os casos de BAV de segundo grau tipo II e de terceiro grau, independentemente dos sintomas (classe I, NE C).

Há preferência pela estimulação atrioventricular sobre a ventricular para reconstituir o sincronismo AV e para utilizar as ondas P espontâneas para a modulação da frequência cardíaca.

BAVT congênito

Doença rara, frequentemente associada a colagenoses maternas (lúpus, síndrome de Sjögren, artrite reumatoide), de prognóstico variável conforme a apresentação clínica e eletrocardiográfica.

Marca-passo cardíaco artificial está sempre indicado para os pacientes que apresentarem sintomas (classe I, NEC).

Nos pacientes com BAVT congênito assintomáticos, é indicado marca-passo definitivo nas seguintes situações:

- Escape ventricular com QRS largo associado a aumento progressivo da área cardíaca ou frequência cardíaca inadequada para a idade (classe I, NEC).
- Escape ventricular com QRS estreito, com incompetência cronotrópica, ausência de cardiomegalia, na presença de arritmia ventricular frequente ou QT longo (classe IIa, NEC).
- Escape com QRS estreito, boa resposta cronotrópica, ausência de cardiomegalia, na presença de arritmia ventricular frequente ou QT longo (classe IIb, NEC).
- Em adolescentes, em função do porte físico semelhante ao dos adultos, existe a tendência de se indicar o implante de marca-passo mesmo na ausência de sintomas.

BLOQUEIO INTRAVENTRICULAR

O sistema de condução intraventricular constitui-se de três fascículos. O anterossuperior e o posteroinferior, que se originam do ramo esquerdo, e o ramo direito, que corresponde ao terceiro fascículo. O acometimento de um ou mais leva a diferentes graus de atraso na condução interventricular.

A doença de apenas um dos fascículos não causa bradicardia, enquanto o bloqueio dos três fascículos leva ao BAV.

Síncope em pacientes com bloqueios de ramo

Embora em menos de um quarto dos pacientes com quadro de síncope e que apresentem bloqueio de ramo ao eletrocardiograma (ECG) haja relação causal, tal associação pode sugerir a presença de BAV intermitente. É importante realizar completa investigação das causas de síncope antes de definir conduta a ser tomada.

Em pacientes com bloqueio de ramo e função cardíaca preservada, a ocorrência de síncope não implica em mau prognóstico. Entretanto, tal situação em pacientes com bloqueio de ramo que apresentem alteração da função cardíaca infarto prévio ou insuficiência cardíaca, está associada ao aumento da mortalidade.

Diagnóstico e tratamento

O acompanhamento regular é fundamental para pacientes com bloqueio intraventricular e a comparação dos registros eletrocardiográficos. Em boa parte dos pacientes, a evolução desses bloqueios pode ser acompanhada por exames complementares como ECG e Holter.

Bloqueio de ramo alternante pode ser observado quando se realizam ECG periódicos. Dessa forma, podem ser flagrados bloqueio de ramo direito em um ECG e bloqueio de ramo esquerdo em outro, ou ainda bloqueio de ramo direito associado com bloqueio fascicular anterossuperior em um ECG e bloqueio fascicular posteroinferior em outro.

Sempre que houver bloqueio de ramo alternante, o implante de marca-passo deve ser indicado assim que o diagnóstico for feito, mesmo na ausência de sintomas, pois se sabe que esses pacientes evoluem rapidamente para BAV (classe I, NE C).

Estudo eletrofisiológico (EEF) pode ser realizado no paciente com síncope inexplicada associada ao bloqueio de ramo:

- O EEF anormal possui valor preditivo positivo > 80% para identificar pacientes com risco de desenvolver BAV (classe IIa, NE B).
- Apesar do EEF ser altamente sensível para esses pacientes na investigação de BAV, se negativo não o exclui como causa da síncope.

Looper pode ser indicado nos casos de estudo eletrofisiológico normal, quando ainda restar dúvida no diagnóstico.

Marca-passo definitivo poderá ser indicado para pacientes com bloqueio de ramo e síncope inexplicada quando o EEF mostrar intervalo HV > 70 ms, ou se houver bloqueio de segundo ou terceiro grau com incremento da estimulação atrial ou durante introdução de fármacos (classe I, NE B).

Em pacientes idosos com bloqueio de ramo associado a síncope inexplicada, na ausência ou com curto período de pródromos, o implante de marca-passo pode ser considerado pelo alto risco de traumas (classe IIB, NE B).

Nos pacientes com bloqueio de ramo assintomáticos, não há indicação para implante de marca-passo (classe III, NE B).

NEUROMEDIADA

A síndrome neuromediada é tratada com detalhes no capítulo de síncope.

Manifesta-se por vasodilatação, bradicardia ou associação de ambas, podendo levar à hipotensão e ao baixo fluxo sanguíneo cerebral.

Quando associada à causa cardíaca, apresenta-se com período de assistolia, ritmo juncional, ou BAV total, causando hipoperfusão cerebral.

A principal etiologia da síncope reflexa é a vasovagal, que acomete mais a população jovem. Outras causas de síndrome neuromediada são a situacional e a hipersensibilidade do seio carotídeo.

Síncope situacional é aquela que tem a característica de ocorrer em situações específicas que geralmente são lembradas e descritas pelo paciente, como durante a tosse, ao defecar, urinar ou deglutir. O tratamento ainda é bastante limitado e envolve eliminar as causas que desencadeiam os sintomas, o que nem sempre é possível.

A hipersensibilidade do seio carotídeo é causada por sua manipulação mecânica. Ocorre mais em adultos do sexo masculino, após os 40 anos.

Embora o prognóstico seja benigno, a síndrome neuromediada pode causar acidentes, traumatismos por quedas, e insegurança para realizar atividades cotidianas prejudicando muito a qualidade de vida.

Diagnóstico e tratamento

Tilt table test deve ser solicitado quando história clínica, exame físico e ECG sugerirem o diagnóstico de síncope reflexa.

Quando positivo, a resposta pode ser cardioinibitória, vasodepressora ou a associação das duas formas.

É importante correlacionar a clínica prévia do paciente com sintomas ocorridos no momento do exame, para afastar falsos-positivos e definir o tratamento.

O diagnóstico e o prognóstico benigno devem ser detalhados para o paciente.

É aconselhável evitar situações que desencadeiem os sintomas como lugares quentes ou que necessitem permanecer por períodos prolongados na posição ortostática (classe I, NE C).

Pacientes com pródromos devem ser orientados a assumir a posição supina, evitando possíveis traumas. Podem ainda ser orientados a realizar manobras físicas de contrapressão (classe IIa, NE B).

Implante de marca-passo atrioventricular pode ser recomendado para os casos de sintomas refratários ao tratamento medicamentoso e comportamental abordado com detalhes no capítulo de síncopes, acima dos 40 anos de idade, e com pausas prolongadas documentadas, maiores que 3 segundos com síncope, ou maiores que 6 segundos em assintomáticos (classe IIb, NE B).

A síndrome do seio carotídeo caracteriza-se pela associação da resposta cardioinibitória, cardiodepressora ou mista, com síncope.

O diagnóstico da síndrome do seio carotídeo pode ser realizado com massagem do seio carotídeo com monitoração contínua e correlação de sintomas.

O implante de marca-passo definitivo pode ser considerado na hipersensibilidade com resposta cardioinibitória ou mista (classe IIa, NE B).

Bradicardia secundária a procedimentos médicos

Implante de valva aórtica percutânea (TAVI)

A incidência média da necessidade de implante de marca-passo definitivo por bradiarritmia é de 14,2%.

É mais comum após o implante da prótese CoreValve (20,8%) do que após implante da Edwards-Sapien (5,4%).

Pacientes com BAV total ou avançado após TAVI podem ser observados por até 7 dias, podendo ser encurtado esse período caso haja baixo escape ventricular (classe I, NEC).

Transplante cardíaco

É comum que pacientes submetidos a transplante cardíaco evoluam com bradiarritmias, sendo o mais comum a doença do nó sinusal, e menos frequente o BAV.

Implante de marca-passo definitivo ocorre em até 8% dos casos. Deve ser indicado nos transplantados que persistem com doença do nó sinusal após período de observação clínica, com duração de 5 dias a algumas semanas (classe I, NE C). Após esse período de observação, nos pacientes que persistirem com incompetência cronotrópica, o implante de marca-passo deve ser considerado (classe IIa, NE C).

Pós-operatório de cirurgia cardíaca congênita

A incidência de BAV varia de 1 a 3%. O risco é mais alto na correção do septo ventricular. Resolução espontânea pode ocorrer em até 10 dias após a operação. Se após esse período de observação o bloqueio persistir, é indicado o implante de marca-passo (classe I, NE B).

O prognóstico é favorável para os pacientes que se recuperam completamente do BAV. Entretanto, naqueles em que, apesar da recuperação do BAV, persistir um bloqueio bifascicular, existe alta incidência de recorrência tardia do BAV e morte súbita cardíaca (29%). Nesses casos, está indicado o implante de marca-passo definitivo, mesmo nos pacientes assintomáticos, na presença ou não de intervalo PR prolongado (classe IIa, NE C).

BAV associado ao infarto agudo do miocárdio

A incidência de BAV é de 3,2% na era das intervenções percutâneas, e na maior parte das vezes se resolve espontaneamente em 2 a 7 dias.

Distúrbios de condução intraventricular são mais observados em pacientes com infartos anterosseptais e estão associados com aumento de mortalidade.

Atendimento às bradicardias no pronto atendimento

Pacientes com bradicardia que procuram o pronto-atendimento podem apresentar desde sintomas como fadiga, tontura ou dispneia, até síncopes com trauma e, em casos extremos, parada cardiorrespiratória.

No atendimento inicial, é fundamental avaliar se há critérios de instabilidade hemodinâmica, como hipotensão, hipoperfusão periférica, congestão pulmonar, dor torácica ou alteração do nível de consciência.

Se a perfusão for adequada e não houver instabilidade hemodinâmica, monitorar o paciente e providenciar ECG de 12 derivações. Muitas vezes, o episódio de bradicardia é paroxístico, e a monitoração contínua permite observar alterações dinâmicas do ritmo.

Ao ECG, verificar as derivações que mostram melhor a atividade atrial (II, III, aVF e V1), sempre procurando evidências de doença coronariana.

Após o atendimento primário, tentar definir se há correlação entre os sintomas apresentados e o quadro eletrocardiográfico.

Obter história de episódios anteriores de arritmia ou alternância de taquiarritmias ou bradicardia.

Sempre que possível, afastar e tratar causas reversíveis. Pesquisar doença cardíaca estrutural, hipotireoidismo e cirurgia cardíaca prévia. Obter dosagem de eletrólitos e função renal em todos os casos.

É importante informar-se sobre medicações que afetam o nó sinusal ou o nó AV, como betabloqueadores, bloqueadores de canais de cálcio, digitálicos ou outros antiarrítmicos.

Pacientes que apresentem critérios de instabilidade hemodinâmica devem ser atendidos em sala de emergência:

- Garantir via aérea e oferecer suporte de oxigênio se a oximetria de pulso < 94% ou se o paciente apresentar dispneia.
- Monitorar o paciente com medidas seriadas de pressão arterial, além de frequência cardíaca e oximetria de pulso.
- Obter acesso venoso.
- Assim que possível, registrar ECG de 12 derivações e reavaliar o ritmo.
- Se houver sinais de hipoperfusão, providenciar marca-passo transcutâneo.
- Caso haja acesso venoso, administrar atropina 0,5 mg, repetindo a dose se necessário,

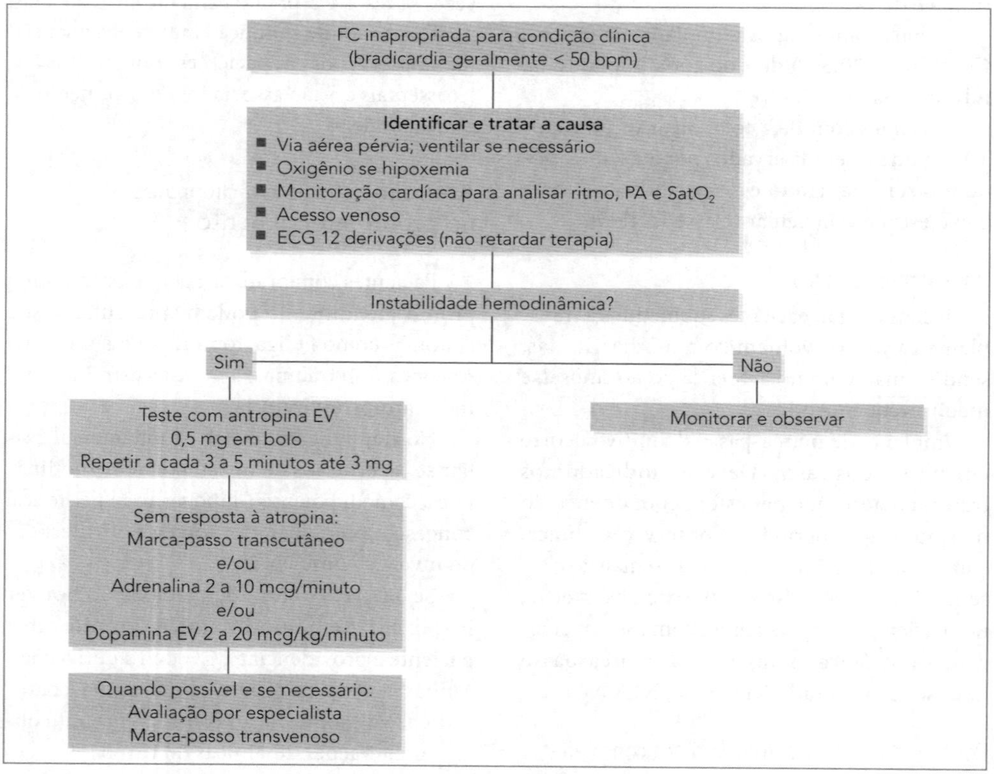

FIGURA 9 Atendimento às bradiarritmias na sala de emergência.
ECG: eletrocardiograma; EV: endovenoso; FC: frequência cardíaca; PA: pressão arterial; $SatO_2$: saturação de oxigênio.

a cada 3 a 5 minutos, até o limite de 6 doses ou 3 mg.

- Se não houver resposta à atropina, ou se não houver acesso venoso, iniciar estimulação transcutânea.
- Prescrever sedativo e analgésico para pacientes conscientes assim que possível.
- Ligar o aparelho e regular a frequência de disparo desejada (geralmente entre 60 e 80 bpm). Vagarosamente aumentar a corrente até que ocorra captura ventricular, que é caracterizada pelo alargamento do complexo QRS, que segue o impulso do marca-passo.
- Enquanto o marca-passo transcutâneo não estiver disponível, ou se a estimulação transcutânea for ineficaz, pode-se administrar adrenalina 2 a 10 mcg/minuto ou dopamina 2 a 20 mcg/kg/minuto.
- Caso o paciente evolua com parada cardiorrespiratória, realizar manobras de reanimação, procurando identificar causas prováveis e, se possível, revertê-las.
- Nos casos em que a causa de bradiarritmia não for reversível nas primeiras horas, ou quando houver indicação para implante de marca-passo definitivo, deve-se realizar passagem de marca-passo provisório transvenoso.
- Sempre que disponível, solicitar avaliação de um especialista em arritmias e/ou estimulação cardíaca artificial.

Questões orientadoras

1. Em que condições deve-se indicar marca-passo definitivo em um indivíduo com bradicardia sinusal?
2. Em que condições não se deve indicar marca-passo definitivo em um paciente com bloqueio atrioventricular total?
3. Quais as condições necessárias para indicação de estimulação cardíaca artificial permanente em um paciente com síncope neuromediada?
4. Como deve ser a sequência de atendimento de um paciente que procura o pronto atendimento por ter tido síncope recente e que está com bradicardia?
5. Quando devemos solicitar estudo eletrofisiológico em um paciente com síncopes repetidas e bloqueio da condução intraventricular?

LEITURA SUGERIDA

1. Atkins DL, de Caen AR, Berger S, Samson RA, Schexnayder SM, Joyner BL Jr, et al. 2017 AHA Focused on Adult and Pediatric Basic Life support and Cardiopulmonary Resuscitation Quality: An Update to the American Heart Association Guidelines for Cardiopulmonary Resuscitation and Emergency Cardiovascular Care. Circulation. 2018;137(1):e1-e6.
2. Brignole M, Auricchio A, Baron-Esquivias G, Bordachar P, Boriani G, Breithardt OA, et al. 2013 ESC Guidelines on cardiac pacing and cardiac resynchronization therapy of the European Society of Cardiology (ESC). Developed in collaboration with the European Heart Rhythm Association (EHRA). Euro Heart J. 2013;34:2281-329.
3. Lorga Filho A, Fagundes AA. Barros ARC, De Paola AAV, Pedrosa A, Grupi CJ, et al. Diretrizes Brasileiras de Dispositivos Cardíacos implantáveis (DCEI). Arq Bras Cardiol. 2007;89(6):e210-37.
4. Sociedade Brasileira de Cardiologia. Diretrizes da Sociedade Brasileira de Cardiologia sobre Análise e Emissão de Laudos Eletrocardiográficos. Arq Bras Cardiol. 2009;93(3 Suppl 2):2-19.
5. Writing Committee Members, Shen WK, Sheldon RS, Benditt DG, Cohen MI, Forman DE, Goldberger ZD, et al. 2017 ACC/AHA/HRS guideline for the evaluation and management of patients with syncope: Executive summary: A report of the American College of Cardiology/American Heart Association Task Force on Clinical Practice Guidelines and the Heart Rhythm Society. Heart Rhythm. 2017;14(8):e218-54.

CAPÍTULO 36

Hipotensão e síncope

Tan Chen Wu
Denise Tessariol Hachul

DEFINIÇÃO

Síncope é a perda de consciência e tônus postural de caráter súbito, paroxístico e autolimitado, motivada por hipofluxo cerebral transitório. Pode ocorrer em associação ou não com sintomas premonitórios, como tontura, sudorese, náuseas, precordialgia, palpitações ou escurecimento visual. A pré-síncope corresponde à síncope iminente, mas sem perda da consciência.

EPIDEMIOLOGIA

- Muito prevalente em populações de 10 a 30 anos, com pico de ocorrência do primeiro episódio em torno dos 15 anos de idade e um novo pico de incidência depois dos 65 anos.
- A incidência estimada no estudo de Framingham é de 6,2/1.000 por ano, com incidência cumulativa de 11% em 10 anos, tantos em homens quanto em mulheres com idades entre 70 e 79 anos e 17% e 19% para homens e mulheres com mais de 80 anos, respectivamente.
- Aproximadamente 1 a cada 3 pacientes tem recorrência, a maioria nos primeiros 2 anos após o início dos sintomas.

FISIOPATOLOGIA

Um amplo espectro de anormalidades cardiovasculares e não cardiovasculares pode provocar a síncope, por baixa ou inadequada resistência vascular periférica e/ou comprometimento súbito do débito cardíaco, levando à redução da pressão arterial e à hipoperfusão cerebral global, base fisiopatológica da síncope (Figura 1).

ETIOLOGIA

De acordo com os mecanismos da síncope, suas causas podem ser classificadas em três grupos: a reflexa, a secundária a hipotensão arterial e a cardiovascular, como mostra a Tabela 1. A etiologia mais frequente de síncope é a vasovagal, e a síncope cardíaca relaciona-se a pior prognóstico, com elevada taxa de mortalidade.

É importante lembrar que a síncope muitas vezes pode ser multifatorial, especialmente em idosos. O idoso tem várias comorbidades e frequentemente usa múltiplos medicamentos. Além disso, por alterações fisiológicas do sistema cardiovascular próprias da idade, os idosos são menos capazes de compensar variações da pressão arterial por meio do sistema barorreflexo, o que aumenta sua susceptibilidade à síncope. O fato torna o conhecimento da fisiopatologia com

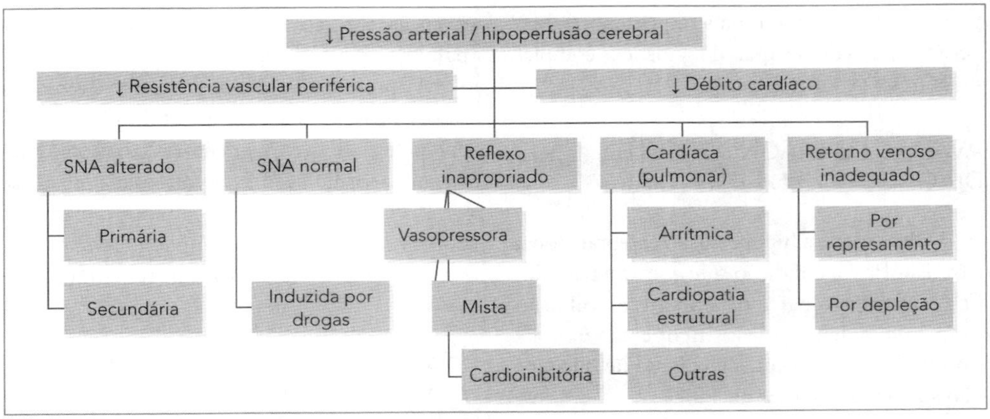

FIGURA 1 Causas da síncope de acordo com a fisiopatologia.

TABELA 1 Causas da síncope

Síncope reflexa (neuromediada)
Neurocardiogênica ▪ Mediada por estresse emocional, dor, medo, instrumentação, estresse ortostático
Hipersensibilidade do seio carotídeo
Situacional ▪ Tosse, espirro, estímulo gastrointestinal (deglutição, defecação, dor visceral), miccional, após exercício, pós-prandial ▪ Outros (gargalhada, levantamento de peso, soluço)
Síncope por hipotensão ortostática
Insuficiência autonômica primária ▪ Insuficiência autonômica pura, atrofia multissistêmica, doença de Parkinson com insuficiência autonômica, demência com corpos de Lewy
Insuficiência autonômica secundária ▪ Diabete melito, amiloidose, trauma da medula espinal
Induzido por droga ▪ Álcool, vasodilatadores, diuréticos, fenotiazinas e antidepressivos
Depleção volêmica ▪ Hemorragia, diarreia, vômito, desidratação
Síncopes cardíacas
Arritmias cardíacas Bradicardia: ▪ Disfunção do nó sinusal ▪ Bloqueio atrioventricular ▪ Disfunção de dispositivos implantáveis Taquicardia: ▪ Supraventricular ▪ Ventricular (idiopáticas, secundárias a doença cardíaca estrutural ou síndromes hereditárias) ▪ Induzida por drogas (efeito pró-arrítmico)
Cardiopatia estrutural ▪ Cardiopatia valvar, infarto ou isquemia miocárdica, cardiomiopatia hipertrófica, mixoma atrial, doenças pericárdicas com tamponamento, anomalia congênita de coronárias
Outras ▪ Embolia pulmonar, dissecção aguda de aorta, hipertensão pulmonar

possíveis causas ainda mais importante para a determinação dos exames diagnósticos complementares a serem solicitados.

AVALIAÇÃO DIAGNÓSTICA E DIAGNÓSTICO DIFERENCIAL

Uma vez que a hipoperfusão cerebral global e transitória é a condição *sine qua non* para definição fisiopatológica da síncope, a avaliação inicial deve distinguir a síncope das demais causas de perda da consciência ou de quadros não sincopais, listados na Tabela 2.

Definindo-se que o evento de perda transitória da consciência foi uma síncope, deve-se proceder à investigação (Figura 2), que basicamente avaliará causas por diminuição da pressão arterial sistêmica ou cardíacas.

A avaliação inicial com anamnese detalhada e o exame físico minucioso, incluindo pressão arterial supina e ortostática e eletrocardiograma, constituem bases fundamentais para a elaboração do diagnóstico diferencial da síncope.

O episódio de síncope deve ser bem explorado, considerando todo o contexto de sua ocorrência: local, horário do dia, temperatura, fatores precipitantes, posição e atividade do paciente no momento da síncope, sintomas prodrômicos (com atenção para sintomas autonômicos como sudorese, náusea, vômitos etc.), movimentos tônico-clônicos, presença de fatores precipitantes – dor, ansiedade, ortostase prolongada, exercício físico exaustivo, medo, micção, tosse ou doenças febris etc., e sintomas associados, como palpitações e dor torácica.

A apresentação clínica do evento e os dados associados qualificados e quantificados adequadamente compõem, na maioria dos casos, a chave para a formulação de hipóteses diagnósticas.

A prevenção de morte súbita é o principal objetivo da abordagem do paciente com suspeita de síncope cardíaca. Fatores como idade

TABELA 2 Causas de perda da consciência (não sincopal)

Psicogênicas ▪ Crises conversivas, quadro de pânico, hiperventilação
Induzida por drogas ou intoxicação
Distúrbios metabólicos ▪ Hipoglicemia, hipóxia, hiperventilação com hipocapnia
Neurológicas ▪ Epilepsia, catalepsia

TABELA 3 Manifestações clínicas e dados sugestivos da etiologia da síncope

Causas de síncope	Sinais e sintomas
Reflexa	▪ Ausência de cardiopatia ▪ História longa ▪ Após situações com desconforto sensorial, emocional ou *triggers* específicos ▪ Ortostase prolongada e/ou ambiente lotado e abafado ▪ Desconforto gastrointestinal e/ou náuseas e vômitos associados ▪ Pródromo com sintomas autonômicos ▪ Durante ou logo após a refeição ▪ Com movimento da cabeça ou compressão na região cervical ▪ Após exercício
Hipotensão ortostática	▪ Ao levantar-se ▪ Introdução de medicação hipotensora ou mudança recente da dose ▪ Ortostase prolongada; ambiente lotado e abafado ▪ Presença de hipotensão ortostática no exame físico ▪ Presença de neuropatia autonômica ou doença de Parkinson ▪ Após exercício ▪ Após a refeição ▪ Dor em região cervical (occipital/paracervical) e região dos ombros ▪ Queixas frequentes de fraqueza, fadiga e letargia
Síncopes cardíacas	▪ Presença ou evidências de cardiopatia estrutural ▪ Durante exercício ▪ Em posição supina ▪ Precedida por palpitações ou dor torácica ou sem pródromos (tipo desliga-liga) ▪ História familiar de morte súbita

avançada e eletrocardiograma anormal são relacionados ao mau prognóstico na evolução, de acordo com as recomendações do consenso da síncope 2017 do ACC/AHA/HR (Tabela 4). A presença desses fatores demanda a avaliação diagnóstica com estratificação de risco e intervenção imediata por suspeição de síncopes cardíacas.

De acordo com os fatores de risco estabelecidos, foram formulados os escores de risco, seguindo os conceitos preconizados pelo consenso da Sociedade Europeia de Cardiologia, com aplicabilidade clínica para estratificação de risco na síncope, que podem ser utilizados como uma ferramenta de auxílio na tomada de decisão ou na padronização de condutas institucionais, com ênfase na pesquisa da probabilidade da síncope cardíaca descrita na Tabela 5. Apesar dos esforços e tentativas, ainda não há um consenso.

EXAMES COMPLEMENTARES

Consistem nos exames mais úteis de acordo com a suspeita diagnóstica após avaliação inicial.

Cardiológicos

- Ecocardiograma, ressonância magnética do coração.
- Teste ergométrico, cintilografia perfusional miocárdica, angiotomografia de coronárias e/ou cinecoronariografia.
- Holter de 24 horas, monitor de eventos sintomáticos ou sistema de monitoração implantável.
- Estudo eletrofisiológico.

Testes autonômicos

Teste de inclinação (TI) ou *tilt test*

Indicações:

- Síncope recorrente em paciente sem cardiopatia, sem história sugestiva de etiologia vasovagal ou em caso de história típica, para confirmação diagnóstica e para "reforço psicológico" do paciente.
- Episódio isolado sem cardiopatia em paciente de risco (profissões de risco, atletas, traumatismo físico, idade avançada).

TABELA 4 Fatores de risco na avaliação prognóstica da síncope

Fator de risco precoce (≤ 30 dias)	Fator de risco tardio (≥ 30 dias)
Histórico	
Sexo masculino	Sexo masculino
Idade > 60 anos	Idade > 60 anos
Sem pródromos	Ausência de náuseas/vômitos
Síncope precedida de palpitação	Arritmia ventricular
Síncope durante o exercício	Câncer
Doença cardíaca estrutural	Doença cardíaca estrutural
Insuficiência cardíaca	Insuficiência cardíaca
Doença cerebrovascular	Doença cerebrovascular
História familiar de morte súbita	Diabete melito
Trauma	Escore CHADS-2 elevado
Exame físico e exames laboratoriais	
Evidências de sangramento	Eletrocardiograma anormal
Sinais vitais anormais	Taxa de filtração glomerular baixa
Eletrocardiograma anormal	
Troponina positiva	

TABELA 5 Exemplo de escores utilizados para estratificação de risco na síncope

Estudo	Fatores de risco avaliado	Desfecho	Resultado
OESIL	▪ ECG anormal ▪ História de doença cardiovascular ▪ Ausência de pródromo ▪ Idade > 65 anos 0 a 4 pontos (1 ponto por item)	Mortalidade em 1 ano	0 = 0% 1 = 0,6% 2 = 14% 3 = 29% 4 = 53%
EGSYS	▪ Palpitações precedendo síncope (+4) ▪ ECG anormal e/ou doença cardiovascular (+3) ▪ Síncope durante o esforço (+3) ▪ Síncope em DDH (+2) ▪ Pródromo autonômico (-1) ▪ Fatores predisponentes (-1)	Mortalidade em 2 anos Probabilidade de síncope cardíaca	< 3 = 2% 3 = 13% 4 = 33% > 4 = 55%
San Francisco Syncope Rule	▪ ECG anormal ▪ ICC ▪ Dispneia ▪ Hematócrito < 30% ▪ PAS < 90 mmHg 0 item = sem risco; ≥ 1 item = risco	Evento em 7 dias	Sensibilidade 98% Especificidade 56%
Martin et al.	▪ ECG anormal ▪ História de arritmia ventricular ▪ História de ICC ▪ Idade > 45 anos 0 a 4 pontos (1 ponto por item)	Ocorrência de eventos ou mortes por arritmia	0 = 0% 1 = 5% 2 = 16% 3 ou 4 = 27%

DDH: decúbito dorsal horizontal; ECG: eletrocardiograma; EGSYS: *Evaluation of Guidelines in Syncope* Study; ICC: insuficiência cardíaca congestiva; OESIL: Osservatorio Epidemiologico sulla Sincope nel Lazio risk score; PAS: pressão arterial sistólica.

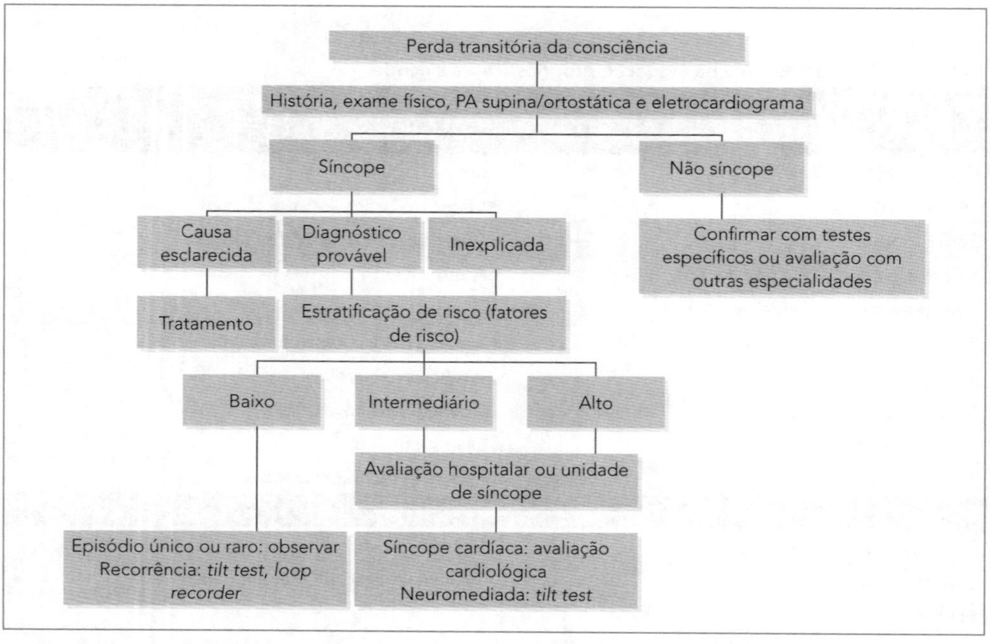

FIGURA 2 Abordagem da perda transitória da consciência com base na avaliação inicial.

- Diagnóstico diferencial entre síncope convulsiva e epilepsia.
- Em casos suspeitos de pseudossíncope (psicogênica).
- Quedas recorrentes inexplicadas, especialmente em idosos.
- Avaliação de síncope e pré-síncope recorrente em presença de neuropatia periférica ou insuficiência autonômica.

O critério de positividade do TI é a reprodução de sintomas clínicos associados ao colapso hemodinâmico. As respostas ao TI classificam-se em:

1. Resposta vasovagal clássica:
   - *Tipo I – Resposta mista:* queda da pressão arterial associada à queda da frequência cardíaca.
   - *Tipo II – Resposta cardioinibitória:*
     - A – Queda da pressão arterial associada à queda da frequência cardíaca a níveis inferiores a 40 bpm por mais de 10 segundos.
     - B – Pausa sinusal maior que 3 segundos (ou mais raramente bloqueio atrioventricular transitório), associada à queda da pressão arterial.
   - *Tipo III – Resposta vasodepressora:* queda da pressão arterial sistólica sem redução significativa da frequência cardíaca.
2. Hipotensão ortostática:
   - *Hipotensão ortostática clássica:* queda da pressão arterial sistólica ≥ 20 mmHg e da pressão arterial diastólica ≥ 10 mmHg, nos primeiros 3 minutos após se assumir a postura ereta. Pode ser autolimitada ou não.
   - *Hipotensão ortostática inicial*: queda da pressão arterial sistólica > 40 mmHg imediatamente após a mudança postural (limitada nos 30 segundos iniciais), com recuperação espontânea e completa em intervalo.
   - *Hipotensão ortostática tardia:* queda progressiva da PA no decorrer da postura ortostática, vista principalmente no TI.
3. Síndrome postural ortostática taquicardizante (SPOT): Incremento de mais de 30 bpm nos adultos e 40 bpm nas crianças e adolescentes em relação à frequência cardíaca basal imediatamente ao se assumir a postura ortostática ou um aumento da frequência cardíaca ≥ 120 bpm durante os primeiros 10 minutos de inclinação, com sintomas de intolerância à postura.

Massagem do seio carotídeo

A hipersensibilidade do seio carotídeo classifica-se em três formas hemodinâmicas:

- *Cardioinibitória:* indução de pausa sinusal ou bloqueio atrioventricular transitório maior ou igual a 3 segundos durante estimulação do seio carotídeo.
- *Vasodepressora:* queda da pressão arterial sistólica maior que 50 mmHg durante massagem do seio carotídeo.
- *Mista:* associação dos dois componentes.

TRATAMENTO

O tratamento das síncopes cardíacas deverá ser instituído de acordo com a doença de base. O tratamento das síncopes neuromediadas e por hipotensão ortostática engloba uma série de medidas comportamentais, farmacológicas e suporte com marca-passo cardíaco artificial em casos selecionados.

Em síncopes situacionais, na grande maioria das vezes basta evitar a situação deflagradora. Por exemplo, orientar o paciente a urinar sentado, evitar esforço excessivo para evacuar, engolir alimentos bem mastigados em pouca quantidade etc.

A síncope no idoso merece atenção especial. A apresentação clínica da síncope nessa faixa etária é quase sempre atípica. Múltiplas origens frequentemente coexistem e precisam ser identificadas e tratadas. Correção do estado nutricional, de anemia e a identificação

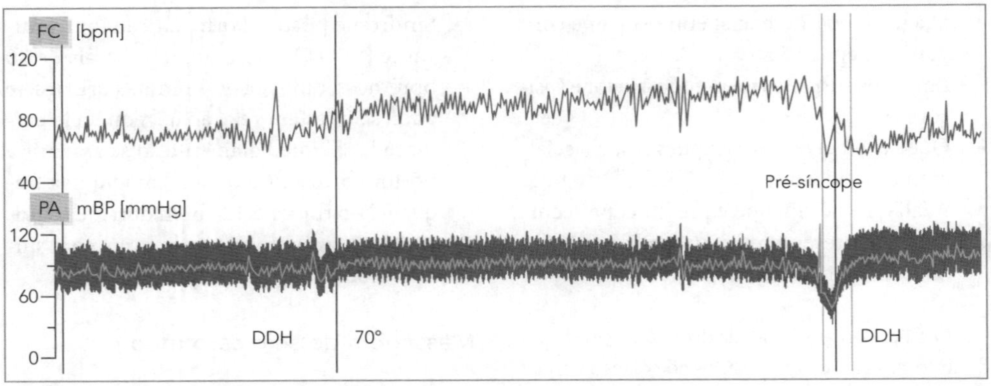

FIGURA 3 Exemplos de teste de inclinação positivo, resposta mista, com queda súbita e concomitante da pressão arterial e frequência cardíaca.

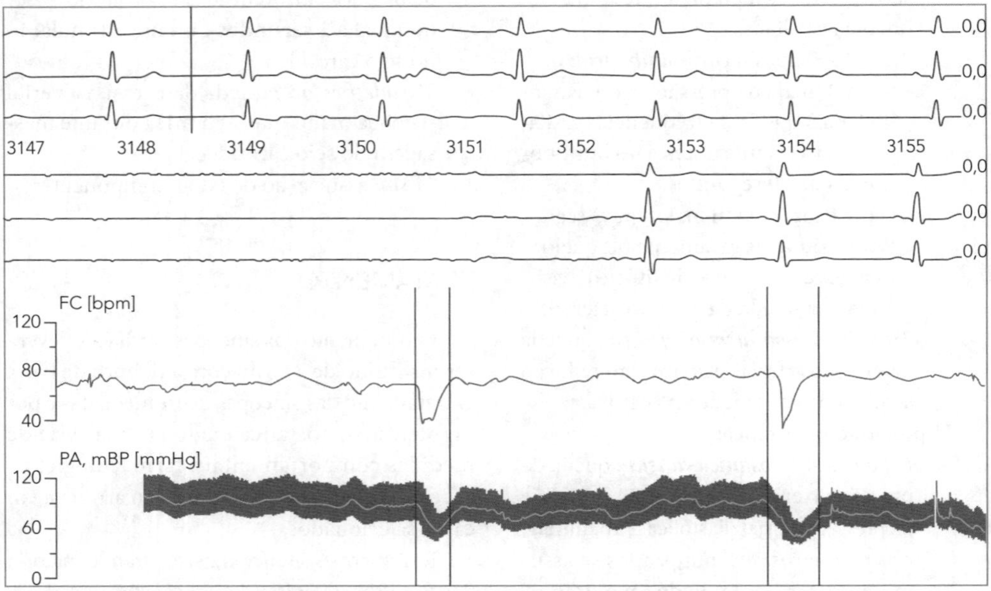

FIGURA 4 Exemplos de hipersensibilidade do seio carotídeo. (A) Resposta cardioinibitória (pausa sinusal de 6 segundos). (B) Resposta vasodepressora (queda da pressão arterial sistólica > 50 mmHg).

de doenças infecciosas agudas são fundamentais para o controle dos sintomas. Ênfase especial deve ser dada para o efeito de medicamentos, como diuréticos, vasodilatadores e antiarrítmicos, entre outros, que podem exacerbar a susceptibilidade à síncope e cuja suspensão pode ser suficiente para controle dos sintomas.

As medidas gerais ou dietéticas e comportamentais, descritas na Tabela 6, são suficientes para controlar os sintomas na maioria dos pacientes com síncopes neuromediadas.

TABELA 6 Medidas gerais para tratamento da síncope reflexa e hipotensão ortostática

Esclarecimento aos pacientes e familiares sobre a natureza e o bom prognóstico
Evitar fatores predisponentes
Suspender, se possível, medicações que interferem nas respostas barorreflexas, como vasodilatadores e diuréticos
Reconhecer os sintomas prodrômicos iniciais com o objetivo de adotar posturas de proteção contra quedas
Aumento na ingesta diária de líquidos
Suplementação de sal
Dormir com a cabeceira da cama elevada
Uso de meia elástica
Manobras isométricas de contrapressão das pernas (cruzamento das pernas com contratura da musculatura das panturrilhas) ou dos membros superiores (aperto das mãos e contratura dos braços) na fase prodrômica ou como medida preventiva em situações predisponentes à hipotensão ortostática
Treinamento postural – *tilt training*
Exercício físico

Tratamento farmacológico

Uma variedade de agentes farmacológicos foi proposta para prevenir a recorrência de síncopes neuromediada e neurogênica. Os fármacos utilizados foram escolhidos com base em sua ação sobre os supostos mecanismos fisiopatológicos das síncopes (Figura 5).

A primeira opção no tratamento da síncope neurocardiogênica e da hipotensão ortostática é a **fludrocortisona**, um mineralocorticoide que promove aumento da retenção de sódio e expansão da volemia, além de provocar sensibilização de receptor alfa periférico; o agente agonista alfa-adrenérgico **midodrina,** tem poucos efeitos adversos e é bastante eficaz no controle de sintomas de acordo com estudos controlados. As drogas vasoconstritoras são potencialmente mais eficientes no tratamento da hipotensão ortostática causada por disfunção autonômica que nas síncopes neuromediadas reflexas como a **droxidopa** (precursor de norepinefrina) e a

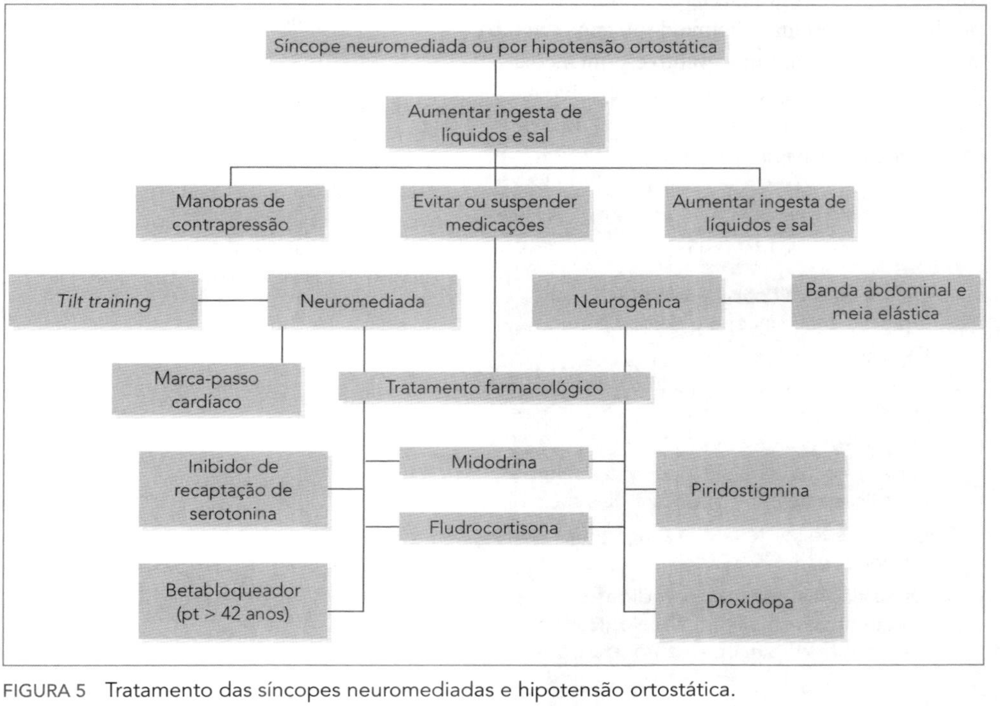

FIGURA 5 Tratamento das síncopes neuromediadas e hipotensão ortostática.

piridostigmina (inibidor de acetilcolinesterase). Os **betabloqueadores**, muito utilizados no passado nas síncopes neuromediadas, podem exacerbar a bradicardia das síncopes cardioinibitórias. O estudo multicêntrico POST demonstrou que o metoprolol não foi diferente de placebo no controle dos sintomas em pacientes com menos de 42 anos de idade; no entanto, naqueles com mais de 42 anos, produziu diminuição da recorrência. Os **inibidores da recaptação de serotonina** (fluoxetina, sertralina e paroxetina) têm sido utilizados por promoverem uma diminuição da sensibilidade dos receptores pós-sinápticos, reduzindo os efeitos da serotonina na mediação da diminuição da atividade simpática, principalmente nos pacientes com quadro de ansiedade associado.

Estimulação cardíaca artificial

Atualmente o MP na síncope neuromediada é indicado para pacientes com síncope recorrente (> 6 episódios), refratária ao tratamento, associada a traumatismos físicos ou acidente (sem pródromos), com idade acima de 40 anos e assistolia registrada durante evento espontâneo e principalmente os que tiveram TI negativo na avaliação, com menor potencial provável do efeito vasodepressor nesses pacientes.

Questões orientadoras

1. Definição da síncope e diagnóstico diferencial entre síncope e perda de consciência não sincopal.
2. Quais são os mecanismos fisiopatológicos da síncope?
3. De acordo com os mecanismos da síncope, as causas da síncope podem ser classificados em três grupos, quais são?
4. Como deve ser feita a avaliação inicial da síncope?
5. Quais são as principais medidas comportamentais ou não farmacológicas no tratamento da síncope neurocardiogênica?

LEITURA SUGERIDA

1. Benditt DG, Adkisson WO. Approach to the patient with syncope. Venues, presentations, diagnoses. Cardiol Clin. 2013;31:9-25.
2. Brignole M, Hamdan MH. New concepts in the assessment of syncope. J Am Coll Cardiol. 2012;59:1583-91.
3. Freeman R, Wieling W, Axelrod FB, Benditt DG, Benarroch E, Biaggioni I, et al. Consensus statement on the definition of orthostatic hypotension, neurally mediated syncope and the postural tachycardia syndrome. Clin Auton Res. 2011;21:69-72.
4. Grubb BP, Karabin B. Syncope evaluation and management in the geriatric patient. Clin Geriatr Med. 2012;28:717-28.
5. Moya A, Sutton R, Ammirati F, Blanc JJ, Brignole M, Dahm JB, et al. Guidelines for the diagnosis and management of syncope (version 2009). Eur Heart J. 2009;30(21):2631-71.
6. Puppala VK, Dickinson O, Benditt BG. Syncope: classification and risk stratification. J Cardiol. 2014;63(3):171-7.
7. Sheldon RS, Grubb BP 2nd, Olshansky B, Shen WK, Calkins H, Brignole M, et al. 2015 Heart Rhytm Society expert consensus statement on the diagnosis and treatment of postural tachycardia syndrome, inappropriate sinus tachycardia, and vasovagal syncope. Heart Rhythm. 2015;12(6):e41-63.
8. Shen WK, Sheldon RS, Benditt DG, Cohen MI, Forman DE, Goldberger ZD, et al. 2017 ACC/AHA/HRS guideline for the evaluation and management of patients with syncope: a report of the American College of Cardiology/American Heart Association Task Force on Clinical Practice Guidelines and the Heart Rhythm Society. Heart Rhythm. 2017;14(8):e155-e217.

CAPÍTULO 37

Morte súbita cardíaca

Tan Chen Wu
Natália Quintella Sangiorgi Olivetti
Denise Tessariol Hachul

CONCEITOS

Morte súbita (MS)

- Evento fatal não traumático ocorrendo em até 1 hora do início dos sintomas em um indivíduo aparentemente saudável ou em até 24 horas quando não é testemunhada.

Morte súbita cardíaca (MSC)

- MS secundária a uma condição cardíaca congênita ou adquirida prévia, potencialmente fatal; ou
- Anomalia cardíaca ou vascular revelada na autópsia como causa provável do evento; ou
- Sem causa extracardíaca identificada no exame *post mortem*, de tal modo que um evento arrítmico seria a causa mais provável da morte.

Síndromes de morte súbita arrítmica

- Investigação por autópsia e exame toxicológico inconclusivo, coração estruturalmente normal (exame macroscópico e histológico), sem evidências de etiologias não cardíacas.

Parada cardíaca abortada

- Parada circulatória inesperada, ocorrendo em até 1 hora do início dos sintomas, revertida com manobras de ressuscitação cardiorrespiratória.

EPIDEMIOLOGIA

As doenças cardiovasculares são responsáveis por aproximadamente 17 milhões de mortes por ano no mundo, sendo cerca de 25% das mortes por MSC. A incidência de MSC é mais alta em homens, nos quais é estimada em 6,68 por 100.000 pessoas-ano, e 1,40 por 100.000 pessoas-ano em mulheres, e aumenta com a idade, com estimativa em jovens de 0,46 a 3,7 eventos por 100.000 pessoas-ano. Mais de 50% das MSC ocorrem fora do ambiente hospitalar.

ETIOLOGIA

As causas de MSC são diferentes entre as faixas etárias. Na população > 40 anos as doenças cardiovasculares degenerativas (doença arterial coronariana [DAC], doenças valvares e insuficiência cardíaca) são a principal causa de MSC, enquanto em jovens predominam canalopatias, miocardiopatias hereditárias ou inflamatórias (Tabela 1).

O reconhecimento das causas da parada cardíaca abortada é importante para evitar recorrência com terapia apropriada, estabelecer prognóstico e realizar rastreamento familiar quando a condição é hereditária.

Entre as causas da parada cardíaca abortada, a DAC é a mais frequente em população acima de 40 anos. A DAC predispõe à MSC pela vulnerabilidade do substrato em vigência do infarto agudo do miocárdio e pelas alterações estruturais com dilatação ventricular e formação de cicatriz ou fibrose em pacientes com infarto prévio ou isquemia crônica.

As outras cardiomiopatias não isquêmicas ocasionam aproximadamente 10 a 15% das paradas cardíacas abortadas, enquanto 5 a 10% das vítimas de parada cardíaca abortada não apresentam nenhuma alteração estrutural aparente, podendo ser atribuída a distúrbios elétricos primários como as canalopatias, desde que uma autópsia detalhada possa demonstrar alterações como miocardites, doenças cardíacas congênitas e aterosclerose coronariana.

ESTRATIFICAÇÃO DE RISCO E PREVENÇÃO PRIMÁRIA

A propensão para MSC depende da interação entre o substrato vulnerável, modificações elétricas ou mecânicas cardíacas genéticas ou adquiridas, e os fatores transitórios ou *triggers* que desencadeiam o evento fatal. Os *triggers* podem ser mudanças autonômicas, isquemia, distúrbio eletrolítico, fármacos/drogas, hipóxia, atividade física ou estresse emocional. A interação variável e incerta dificulta a prevenção específica e individualizada.

A DAC é o distúrbio mais frequentemente relacionado à MSC, com observação de lesão obstrutiva coronariana em 75 a 86% dos pacientes com parada cardíaca recuperada. Cerca de 50% das mortes cardíacas ocorrem em indivíduos sem doença cardiovascular aparente, porém a maioria desses tem DAC que desconhecia. Dessa forma, a melhor abordagem para prevenir MSC na população geral é quantificar e controlar os fatores de risco, como tabagismo, hipertensão arterial, dislipidemia, diabete, estresse psicossocial e consumo exagerado de álcool, para prevenção

TABELA 1 Causas de morte súbita cardíaca

Doença cardíaca isquêmica – aterosclerótica, tromboembólica, coronária anômala, vasoespástica, arterites, disseção
Cardiomiopatias ▪ Miocardiopatias hereditárias: displasia arritmogênica, hipertrófica, não compactada ▪ Cardiomiopatia dilatada: hipertensiva, isquêmica, idiopática ▪ Valvulopatias: estenose aórtica, estenose mitral, insuficiência aórtica, insuficiência mitral ▪ Congênitas: transposição das grandes artérias, estenoses aórticas, obstrução vascular pulmonar e tetralogia de Fallot ▪ Miocardiopatias inflamatórias: miocardite viral, bacteriana, chagásica ▪ Infiltrativo: amiloidose, sarcoidose ▪ Takotsubo ▪ Tamponamento cardíaco ▪ Ruptura miocárdica aguda ▪ Dissecção de aorta
Eletrofisiológica – síndrome de Brugada, síndrome do QT longo, síndrome do QT curto, taquicardia ventricular polimórfica catecolaminérgica, síndrome de pré-excitação ventricular, bloqueio atrioventricular avançado com *torsades de pointes*, extrassístole de acoplamento ultracurto e fibrilação ventricular idiopática, *commotio cordis*
Metabólica – hiper/hipocalemia, hipomagnesemia, hipocalcemia, acidose
Distúrbios não cardíacos – embolia pulmonar, hemorragia intracraniana, *overdose* ou intoxicação, epilepsia, síndrome de morte súbita infantil

e tratamento de DAC e de outras doenças cardiovasculares. O tratamento farmacológico com betabloqueadores, bloqueadores de angiotensina e aldosterona e inibidores da enzima conversora de angiotensina, já embasados no tratamento das cardiomiopatias, tem mostrado ser eficiente na melhora da sobrevida dos pacientes com cardiomiopatias, principalmente em pacientes com disfunção ventricular importante.

Apesar de o tratamento farmacológico ter demonstrado melhora no prognóstico dos pacientes com cardiomiopatia isquêmica, promovendo remodelamento reverso com redução de MSC, somente o betabloqueador tem mostrado benefício na prevenção de MSC entre antiarrítmicos. Os antiarrítmicos têm falhado em mostrar eficácia na prevenção da MSC, fato que reforçou a indicação de cardiodesfibrilador implantável (CDI) para prevenção de MSC, principalmente em pacientes com fração de ejeção do ventrículo esquerdo reduzida (FEVE < 35%), que é a população com maior risco de MSC. As principais indicações de implante de CDI para prevenção primária estão listadas na Tabela 2.

A estratificação de risco para MSC em pacientes com doenças arritmogênicas hereditárias, canalopatias ou cardiomiopatias é heterogênea e própria para cada condição (Tabela 3), e em algumas ainda pouco conclusivas, com indicações de CDI para prevenção primária ainda discutíveis. As indicações aceitas atualmente são:

- Classe IIa:
  - Cardiomiopatia hipertrófica com 1 ou mais fatores de risco para MSC.
  - Cardiomiopatia arritmogênica do ventrículo direito com 1 ou mais fatores de risco para MSC.
  - Síndrome do QT longo com síncopes e/ou taquicardia ventricular (TV) em vigência de betabloqueador.
  - Síndrome de Brugada com síncope.
  - Síndrome de Brugada com TV documentada, sem parada cardiorrespiratória.
  - TV polimórfica catecolaminérgica com síncope e/ou TV documentada, em vigência de betabloqueador.
- Classe IIb:
  - Síndrome de QT longo e fatores de risco para MSC.
  - Cardiomiopatia familiar associada a MSC.
  - Cardiomiopatia não compactada.

PREVENÇÃO SECUNDÁRIA

Sobreviventes de parada cardíaca abortada apresentam risco aumentado de TV ou de fibrilação ventricular (FV) recorrente, com taxas de

TABELA 2 Recomendações de implante de CDI para prevenção primária de pacientes com FEVE reduzida

	FEVE ≤ 30%	FEVE ≤ 35%	FEVE ≤ 40%
CF I (NYHA)	▪ Cardiomiopatia isquêmica, após o período mínimo de 40 dias do infarto do miocárdio		▪ TVNS com IAM prévio e TV/FV indutível ao estudo eletrofisiológico
CF II/III (NYHA)		▪ Cardiomiopatia isquêmica, após o período mínimo de 40 dias do infarto do miocárdio ▪ Cardiomiopatia dilatada não isquêmica	

FV: fibrilação ventricular; IAM: infarto agudo do miocárdio; TV: taquicardia ventricular; TVNS: taquicardia ventricular não sustentada.

TABELA 3 Fatores de risco associados a morte súbita cardíaca em arritmias genéticas

Diagnóstico	Fatores de risco indicativos para CDI
Cardiomiopatia hipertrófica	Taquicardia ventricular sustentada espontânea Taquicardia ventricular não sustentada História familiar de MSC Síncope Espessura miocárdica > 30 mm Resposta pressórica anormal ao exercício
Cardiomiopatia arritmogênica do ventrículo direito	Indução de taquicardia ventricular durante EEF Taquicardia ventricular não sustentada documentada Comprometimento extenso do ventrículo direito Comprometimento do ventrículo esquerdo Síncope inexplicada História familiar de MSC
QT longo congênito	Síncope sob o uso de betabloqueador QTc > 550 ms persistente > 1 genótipo
Síndrome de Brugada	Tipo I espontâneo Síncope
Taquicardia ventricular polimórfica catecolaminérgica	Taquicardia ventricular sustentada sob o uso de betabloqueador Síncope sob o uso de betabloqueador

19%, 33% e 43% de recorrência de TV ou MSC em 1, 3 e 5 anos, respectivamente. A prevenção farmacológica secundária, semelhante à prevenção primária, é pouco eficaz, com impacto positivo somente com betabloqueador e amiodarona. Vale lembrar que a maioria dos pacientes estudados é portadora de cardiopatia de etiologia isquêmica e que em pacientes chagásicos não existem estudos randomizados na prevenção secundária farmacológica para MSC.

As principais indicações para prevenção secundária do CDI são:

- Classe I:
  - Sobreviventes de parada cardíaca abortada (TV instável/FV) de causa reversível.
  - Doença cardíaca estrutural e TV sustentada espontânea.
  - Síncope inexplicada com TV instável/FV indutível ao estudo eletrofisiológico.
- Classe IIa:
  - TV sustentada e função de ventrículo esquerdo preservada.
  - Síncope inexplicada, disfunção de ventrículo esquerdo e cardiomiopatia não isquêmica.

A terapia com CDI não deve ser indicada (classe III) em pacientes com:

- Expectativa de vida com *status* funcional aceitável < 1 ano.
- TV/FV incessante.
- Distúrbio psiquiátrico que pode ser agravado pela presença de CDI.
- CF IV (NYHA) com insuficiência cardíaca refratária, sem possibilidade de transplante cardíaco ou terapia de ressincronização cardíaca.
- Síncope inexplicada sem indução de TV/FV no estudo eletrofisiológico.
- TV/FV que pode ser controlada com ablação por cateter.
- TV/FV por causas reversíveis, na ausência de cardiopatia estrutural.

AVALIAÇÃO DE PACIENTES APÓS PARADA CARDÍACA ABORTADA

A investigação deve procurar causas reversíveis, doença cardíaca estrutural, distúrbios elétricos primários na ausência de cardiopatia estrutural e avaliação dos familiares se houver suspeita de síndromes hereditárias.

A história clínica dos sobreviventes da parada cardíaca abortada, além de incluir os fatos do ocorrido, os sinais e os sintomas, relatados tanto pelo paciente (quando possível) quanto pelo testemunho dos terceiros ou familiares, deve focar também nos antecedentes, no uso de medicações/drogas e na história familiar. Deve-se realizar uma história detalhada da situação em que ocorreu a morte, se em condição de esforço ou repouso, noturna, durante o sono, presença de sintomas premonitórios como síncope ou convulsão, avaliar os fatores de risco cardiovascular e uso de drogas, intoxicação exógena ou substâncias estimulantes, termogênicos e anabolizantes. A MSC que ocorre em jovens durante o sono pode sugerir síndrome de Brugada, enquanto a que ocorre durante esforço ou estresse emocional e é precedida de síncopes sugere síndrome de QT longo. Além da história familiar de MS, devem ser incluídos na pesquisa de antecedentes familiares outros eventos, como síncope, síndrome de MS infantil, abortos repetitivos, doenças neuromusculares, afogamentos e acidente automobilístico fatal, que poderiam indicar predileção a síndromes hereditárias a MS.

Testes laboratoriais devem incluir exames que avaliem injúria miocárdica e distúrbio eletrolítico e metabólico, lembrando que as alterações podem ser decorrentes da parada cardíaca.

O eletrocardiograma (ECG) obtido deve ser comparado com o prévio quando disponível. De acordo com os achados, como isquemia miocárdica aguda ou prévia, atividade ectópica ventricular, pré-excitação, distúrbio de condução ou características morfológicas típicas de canalopatias (Figura 1) podem indicar a causa da parada cardíaca.

Para detecção e diagnóstico de arritmias, o Holter de 24 horas deve ser realizado, com preferência o de 12 derivações, quando há necessidade de avaliar mudanças no intervalo QT e/ou no segmento ST. Quando colocados em derivações superiores, pode detectar padrão de Brugada na forma intermitente. Os monitores de eventos externo e implantável podem ser utilizados para monitoração em longo prazo.

Outros exames de imagem devem ser realizados para complementação diagnóstica; a cinecoronariografia deve ser realizada assim que for possível quando a suspeita é de isquemia aguda para tratamento ou quando estável para avaliação de cardiopatia isquêmica; a avaliação estrutural pode ser iniciada com o ecocardiograma, que permite avaliar presença de função ventricular, hipertrofias e dilatação das câmaras cardíacas e pesquisa de miocárdio não compactado, e complementado quando necessário com a ressonância magnética do coração, importante definição de cardiomiopatia arritmogênica

TABELA 4

Alterações eletrocardiográficas	Cardiopatias hereditárias
Elevação côncava do segmento ST > 2 mm em pelo menos 1 derivação precordial direita, seguida de onda T negativa	Síndrome de Brugada
Intervalo QTc < 360 ms	Síndrome do QT curto
Intervalo QTc > 480 ms	Síndrome do QT longo
Onda épsilon em V1-V3	Cardiomiopatia arritmogênica do ventrículo direito
Inversão de onda T de V1-V3	Cardiomiopatia arritmogênica do ventrículo direito
Taquicardia ventricular polimórfica no teste de esforço	Taquicardia ventricular polimórfica catecolaminérgica
Sobrecarga ventricular	Cardiomiopatia hipertrófica
Inversão profunda de onda T	Cardiomiopatia hipertrófica

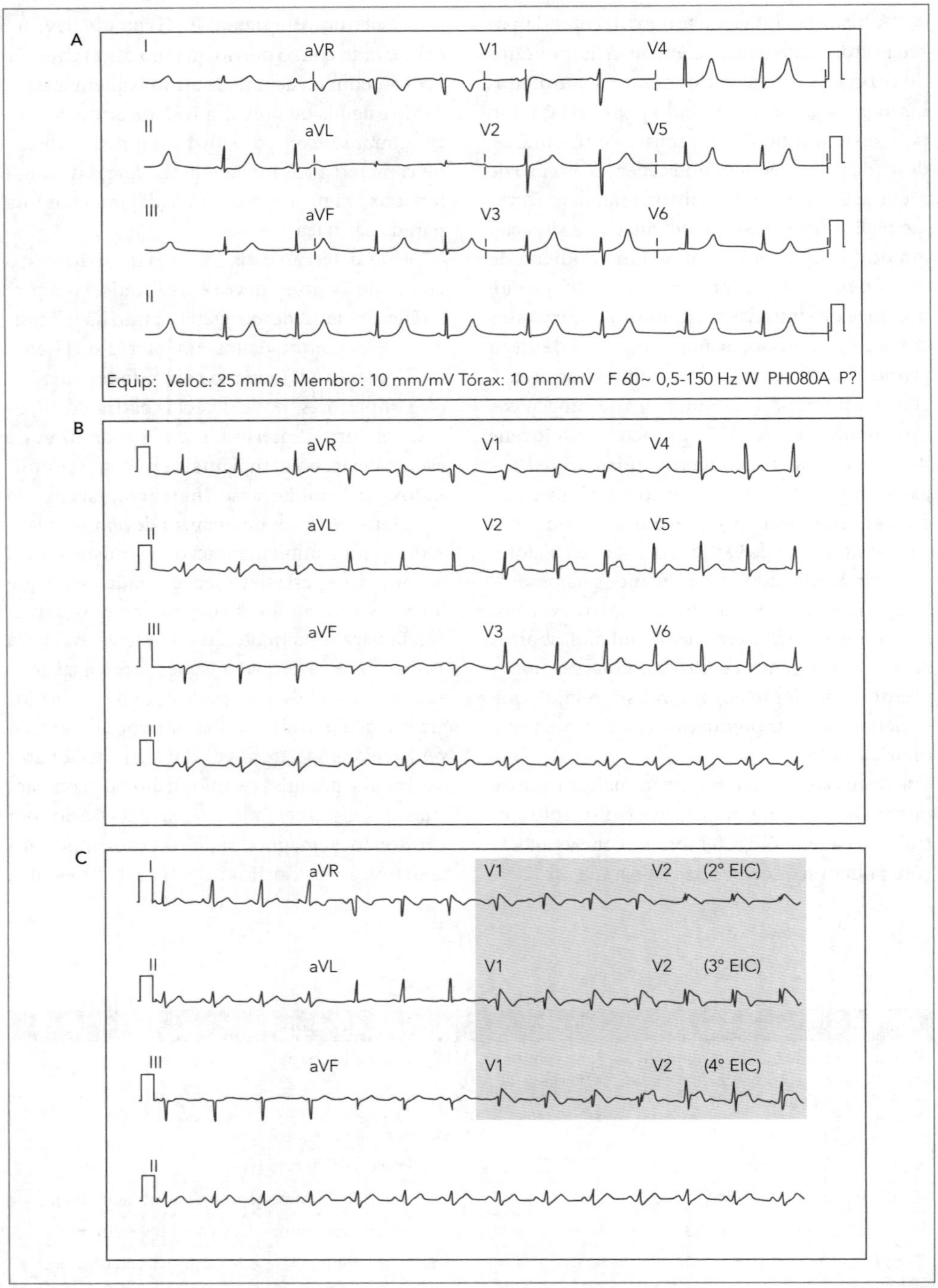

FIGURA 1 (A) Exemplo do eletrocardiograma com QT longo. (B) Síndrome de Brugada. (C) Síndrome de Brugada com as precordiais em derivações superiores.
EIC: espaço intercostal.

do ventrículo, sarcoidose e miocardite; para pesquisa de substrato, o ECG de alta resolução pode ser útil para detectar potencial tardio ou fibrose; o teste ergométrico pode ser útil em demonstrar arritmia ventricular idiopática de via de saída e TV polimórfica catecolaminérgica, além de possibilitar a observação de mudanças de morfologias e intervalo QT durante e após o esforço, que podem reforçar diagnóstico de síndrome do QT longo.

O estudo eletrofisiológico com ou sem teste farmacológico (p. ex., isoproterenol e ajmalina) pode ser útil quando a investigação inicial for inconclusiva, especialmente em pacientes com cardiopatia estrutural com suspeita de causa arrítmica, para identificar distúrbios em condução atrioventricular, presença de via anômala, arritmia ventricular e canalopatias.

AUTÓPSIA E ANÁLISE MOLECULAR

A identificação da causa de MS é fundamental para prever o risco de MSC nos outros membros da família. Dessa forma, é necessário que as vítimas de MSC sejam submetidas a autópsia, que determinará se a morte ocorreu por causa não arrítmica (p. ex., ruptura de um aneurisma de aorta) ou arrítmica. Na autópsia é importante que seja feita análise histológica de ambos os ventrículos, coleta de sangue para análise toxicológica e, caso ainda não se identifique uma causa, deve-se proceder à análise molecular genética.

RASTREAMENTO FAMILIAR

Uma história familiar de MS inexplicável ou doença cardíaca hereditária é um alerta para que a avaliação familiar seja recomendada. Os familiares de primeiro grau de vítimas de MSC devem ser informados do potencial de risco de eventos similares e passar por investigação cardiológica para identificar risco a fim de instruir tratamentos preventivos (Tabela 5). Recomenda-se realizar um heredograma de três gerações familiares contendo todas as MS, eventos possivelmente correlatos e doenças cardiovasculares relatadas.

Quando há suspeita de arritmias hereditárias, devem-se procurar padrões eletrocardiográficos que definam canalopatias ou cardiomiopatia hereditária, como intevalo QT prolongado com ou sem alterações morfológicas da onda T, alterações da despolarização como onda épsilon e da repolarização como inversão de onda T. O ECG em derivações superiores é necessário para a avaliação de síndrome de Brugada, com o posicionamento dos eletrodos nos 2º, 3º e 4º espaços intercostais. O teste ergométrico é útil para avaliar a inducibilidade de arritmias ventriculares no esforço e também pode desmascarar canalopatias hereditárias como síndrome de Brugada com aparecimento do padrão tipo 1 na recuperação e síndrome de QT longo com medida de Qtc > 480 ms no 4º minuto da recuperação.

A avaliação genética deve ser ponderada, após excluídas as doenças cardiovasculares mais prevalentes, se houver uma forte suspeita de canalopatia. Sempre que for possível, a análise inicial deve ser feita no paciente que foi vítima de MS por meio de autópsia molecular e posteriormente nos familiares de 1° grau, caso se identifique uma mutação patogênica na pesquisa,

TABELA 5 Rastreamento familiar

História clínica pessoal e familiar focada em doenças cardiovasculares e morte súbita
Eletrocardiograma (ECG) de 12 derivações, derivações superiores
Holter de 24 horas
Teste ergométrico
Eletrocardiograma de alta resolução (ECGAR)
Ecocardiograma (ECO) ou ressonância nuclear magnética (RNM)
Teste farmacológico com bloqueador de sódio (ajmalina) se houver suspeita de síndrome de Brugada
Teste genético direcionado e aconselhamento genético se houver suspeita de doença hereditária específica, devendo haver direcionamento para um centro de cardiologia molecular para investigação

desencadeando uma cascata de avaliação da mesma variante. Caso não seja possível fazer a análise do paciente vítima de MSC, a análise genética dos familiares deve ser feita apenas se houver dados clínicos que levantem forte suspeitas para uma doença específica em investigação. Os resultados genéticos encontrados devem ser cautelosamente interpretados, visto que muitas variantes genéticas identificadas podem não ser responsáveis pela doença; assim, o aconselhamento genético pré e pós-teste é fundamental para colher dados e permitir uma correlação adequada entre o genótipo e o fenótipo.

Questões orientadoras

1. Qual a definição da morte súbita cardíaca?
2. Qual é a causa mais frequente da morte súbita abortada em pacientes acima de 40 anos e quais são as medidas preventivas possíveis?
3. Cite os critérios para a indicações do cardiodesfibrilador implantável na prevenção primária de pacientes com cardiomiopatia isquêmica.
4. Como proceder investigação em pacientes recuperados de parada cardíaca abortada?
5. Quando é necessário e como deve ser feito o rastreamento familiar?

LEITURA SUGERIDA

1. Asatryan B, Medeiros-Domingo A. Emerging implications of genetic testing in inherited primary arrhythmia syndromes. Cardiol Rev. 2018. Mar 8. doi: 10.1097/CRD.0000000000000203.
2. Brignole M, Moya A, de Lange FJ, Deharo JC, Elliott PM, Fanciulli A, et al. 2018 ESC guidelines for the diagnosis and management of syncope. Eur Heart J. 2018 Mar 19. doi: 10.1093/eurheartj/ehy037. [Epub ahead of print]
3. Koene RJ, Adkisson WO, Benditt DG. Syncope and the risk of sudden cardiac death: evaluation, management and prevention. J Arrhythmia. 2017;33(6):533--44.
4. Kuriachan VP, Sumner GL, Mitchell LB. Sudden cardiac death. Curr Prob Cardiol. 2015;40:133-200.
5. Priori SG, Blomstrom-Lundqvist C, Mazzanti A, Blom N, Borggrefe M, Camm J, et al. 2015 ESC guidelines for the management of patients with ventricular arrhythmias and the prevention of sudden cardiac death. Eur Heart J. 2015;36:2793-867.
6. Teixeira RA, Martinelli M. Morte súbita cardíaca. In: Kalil R, Fuster V. Medicina cardiovascular: reduzindo o impacto das doenças. São Paulo: Atheneu; 2016.
7. Yousuf O, Chrispin J, Tomaselli GF, Berger RD. Clinical management and prevention of sudden cardiac death. Circ Res. 2015;116:2020-40.

CAPÍTULO 38

Cuidados com os portadores de marca-passo e CDI

Silvia Leão Costa Baggio
Roberto Costa

Os dispositivos cardíacos eletrônicos implantáveis (DCEI) atuais utilizam-se de recursos tecnológicos semelhantes aos disponíveis em *smartphones* e computadores pessoais. Baterias de alta capacidade e circuitos eletrônicos poderosos de pequenas dimensões permitem interpretar continuamente o eletrocardiograma de seu portador. Independentemente do tipo de dispositivo (Tabela 1), os cuidados que seus portadores devem receber são bastante semelhantes.

SEGUIMENTO CLÍNICO DOS PORTADORES DE DCEI

A conexão do aparelho ao programador específico através de uma antena nele contido permite recuperar dados armazenados e testar as diversas funções dos dispositivos. De acordo com os achados de cada avaliação, devem-se reajustar os parâmetros de estimulação para garantir que sempre haja margem de segurança de estimulação para superar as variações fisiológicas circadianas ou patológicas.

TABELA 1 Tipos de DCEI e suas propriedades

	Marca-passo	CDI	Ressincronizador
Correção de bradicardia	X	X	X
Interrupção de taquicardia ou fibrilação ventricular		X	
Armazenamento de eletrogramas intracavitários	X	X	X
Monitoramento remoto	X	X	X

CDI: cardiodesfibrilador implantável.

Avaliações eletrônicas

No mínimo a cada 6 meses, devem ser verificados:

- Integridade dos componentes do DCEI: bateria, circuito eletrônico e cabos-eletrodos.
- Capacidade de estimular artificialmente o coração e de reconhecer os batimentos cardíacos espontâneos: testes de limiar de comando e sensibilidade.
- Informações acerca do ritmo cardíaco: porcentagem de batimentos cardíacos estimulados ou sentidos, taxa de arritmias atriais e ventriculares, variação da frequência cardíaca.
- Registros de arritmias sustentadas, frequências cardíacas muito elevadas ou interferências, que podem ser armazenadas na forma de eletrogramas.
- Registros de terapias automáticas como choques de desfibrilador ou extraestímulos armazenados.

- Marcadores indiretos de insuficiência cardíaca (IC) por meio do registro da impedância torácica, capaz de predizer a descompensação clínica.

Adequação do DCEI às necessidades do paciente

As particularidades de cada indivíduo, como idade, sexo, função ventricular, perfusão coronariana, comorbidades e, principalmente, o ritmo cardíaco, devem ser consideradas para a definição da programação do dispositivo. Os diferentes modos de estimulação disponíveis permitem que todos os tipos de distúrbios do ritmo sejam corrigidos.

1. Definição do modo de estimulação a ser programado:
   - Sempre priorizar a correção do cronotropismo e a manutenção da condução atrioventricular espontânea.
   - Para indivíduos com disfunção isolada do nó sinusal, priorizar a estimulação atrial modulada por sensores.
   - Para pacientes com função sinusal normal e bloqueio da condução atrioventricular, utilizar estimulação ventricular sincronizada às ondas P.
2. Definição da frequência cardíaca:
   - Para a definição da frequência cardíaca mínima considera-se, basicamente, a idade do indivíduo.
   - A definição da programação da frequência máxima é um pouco mais complexa, e será definida a partir da idade, da função ventricular e da perfusão coronariana.
   - Nos pacientes com disfunção sinusal, deve ser programado um sensor (de movimento, impedância torácica ou impedância cardíaca) para modular a frequência cardíaca.
   - Nos portadores de bloqueio atrioventricular (BAV), deve-se ajustar o limitador de frequência máxima de sincronização atrioventricular e suas respectivas inter-relações com os períodos refratários atriais.
   - Frequentemente, é necessário associar esses dois últimos conceitos, já que em muitos indivíduos coexistem a bradicardia sinusal e os BAV.
3. Programação dos intervalos atrioventriculares e, no caso de ressincronizadores, dos intervalos interventriculares.
   - Para a programação dos intervalos, devem-se utilizar critérios eletrocardiográficos relacionados ao intervalo PR e à morfologia dos complexos QRS estimulados.
4. Programação dos cardiodesfibriladores implantáveis (CDI):
   - Devem-se definir as zonas de monitoramento de frequência cardíaca, os limites de frequência para aplicação de terapias antitaquicardia (ATP, *bursts* e choques) e as cargas elétricas que deverão ser aplicadas.
   - Para profilaxia primária, em geral, utiliza-se a programação tipo *shock box*, na qual são programados choques com energia alta a partir de frequências cardíacas consideradas em zona de fibrilação ventricular (FV).
   - Para pacientes que já sofreram morte súbita cardíaca recuperada, ou outras arritmias ventriculares sustentadas, devem ser determinadas as faixas de frequência ventricular designadas como taquicardia ventricular (TV), taquicardia ventricular rápida (FVT) e FV. Entretanto, essas denominações referem-se apenas à frequência programada, não considerando a morfologia das arritmias.
   - A partir daí, são definidas as zonas de terapia a partir de frequências ventriculares mais lentas, priorizando-se a princípio as estimulações rápidas tipo ATP ou *burst* e, no caso de insucesso, seguidas de choques com energias crescentes.

A grande complexidade dos DCEI atuais faz com que muitos outros parâmetros estejam disponíveis para programação. Literatura especializada está recomendada ao final deste capítulo.

Monitoramento remoto

Estudos demonstram a forte associação entre aderência ao monitoramento remoto e aumento da expectativa de sobrevivência de pacientes com CDI e tratamento por ressincronização cardíaca (TRC), principalmente. Escores para previsão da necessidade de hospitalização com o uso de informações enviadas pelo monitoramento remoto também têm sido desenvolvidos e publicados na literatura.

- Não substitui as avaliações eletrônicas presenciais periódicas.
- Transmissão por telefonia celular dedicada ou pela internet.
- Embora esses aparelhos tenham grande capacidade de interpretar arritmias e transmiti-las remotamente, não permitem que a programação do DCEI seja modificada a distância.
- De muita utilidade para pacientes com CDI, ressincronizadores, ou para os portadores de marca-passo convencional com alta taxa de fibrilação atrial ou outras arritmias.

ORIENTAÇÕES AOS PORTADORES DE DCEI

Após o implante de qualquer DCEI, alguns conceitos acerca do funcionamento, restrições e possíveis complicações devem ser informados ao paciente e seus familiares.

Durabilidade da bateria e dos cabos-eletrodos

- O funcionamento do aparelho é finito e existe uma expectativa de duração da bateria e dos demais componentes.
- Sua durabilidade difere de acordo com cada tipo de aparelho e com a forma como ele é utilizado.
- Problemas físicos e eletrônicos podem ocorrer, e um percentual considerável dos DCEI apresentam problemas que diminuem a expectativa de sua duração.
- O principal cuidado para otimizar a duração da bateria é a manutenção de uma margem de segurança adequada de estimulação, para que se garanta a estimulação adequada, sem desperdício de bateria.

Interferências eletromagnéticas em ambiente doméstico

- Atualmente, a principal fonte de interferência no ambiente doméstico é o telefone celular, que deve ser mantido a 20 cm de distância do coração e do DCEI durante a chamada telefônica.
- Fornos de micro-ondas raramente causam problemas, entretanto, deve-se recomendar uma distância segura de 1 metro quando estiverem ligados.
- Embora no passado as interferências muito frequentemente causassem problemas, os DCEI atuais contam com alta capacidade de diferenciação de sinais elétricos.
- Embora interferências possam ocorrer, excepcionalmente elas danificarão o aparelho, e é muito improvável que elas modifiquem sua programação.
- Mesmo que uma interferência ocorra, quando ela cessar, não deixará sequelas no DCEI.
- Detectores de metal não têm potencial de causar interferências sobre DCEI, e várias agências bancárias já orientam seus clientes a passar pelo detector sem a necessidade de tanto cuidado.

Interferências eletromagnéticas em ambiente hospitalar

No ambiente hospitalar, entretanto, há equipamentos que podem causar sérios riscos aos portadores de DCEI:

1. Eletrocautério:
   - Principal fonte de interferência em ambiente hospitalar.
   - Independentemente de ser mono ou bipolar, a corrente elétrica gerada por um eletrocautério pode provocar o disparo de terapias de choque em portadores de CDI e a inibição com assistolia em portadores de marca-passos.
   - DCEI devem ser reprogramados antes do procedimento cirúrgico ou do diagnóstico (p. ex., colonoscopia) e testados ao final da exposição à corrente do eletrocautério.
   - O uso de ímã sobre o gerador de pulsos do marca-passo não garante a segurança do procedimento, uma vez que depende da maneira como a resposta magnética foi programada.
   - No caso dos CDI, o ímã desabilita as terapias enquanto estiver posicionado sobre o gerador de pulsos.
2. Ressonância magnética:
   - Pode ser realizada sempre que um médico especialista em estimulação cardíaca artificial estiver presente e autorizar sua realização.
   - A combinação dos campos magnético e de radiofrequência, aplicados no paciente durante esse exame, podem causar não somente a inibição de estímulos ou disparo de CDI, mas também o aquecimento dos cabos-eletrodos.
   - A maioria dos DCEI produzidos atualmente tem menor taxa de ferro e conta com programações específicas para reduzir o risco de problemas, sendo designados como condicionados para ressonância magnética (*MRI conditional*). A participação de médico habilitado a programar o DCEI, contudo, continua a ser obrigatória.
3. Tratamentos fisioterápicos:
   - Equipamentos que transmitem eletricidade devem ser contraindicados para portadores de DCEI.
   - A estimulação elétrica nervosa transcutânea (TENS) pode inibir a emissão de estímulos de marca-passos ou desencadear choques de CDI.
   - Com o uso de radiofrequência ou de ondas curtas, existem relatos de casos de morte por indução de FV.
4. Radioterapia:
   - Pode ser realizada em portadores de DCEI com cuidados especiais.
   - O uso de acelerador linear não danifica o DCEI, embora possa causar inibições em marca-passos ou deflagração de choques em CDI, por isso o DCEI deve ser reprogramado antes de cada sessão.
   - Cobaltoterapia, embora não cause interferência eletromagnética, pode danificar o circuito do DCEI:
     - Nos casos em que o gerador de pulsos do DCEI não esteja na região em que será aplicada a radiação, deve-se apenas proteger o aparelho com placa de chumbo.
     - Nos casos em que o gerador de pulsos do DCEI esteja na região da aplicação da Rtx, deve-se mudar, cirurgicamente, a posição do marca-passo.

Necessidade de tratamentos coadjuvantes

Após o implante de um DCEI, é comum que os pacientes julguem desnecessário o uso de medicamentos. Dessa forma, o esclarecimento de que o aparelho serve unicamente para corrigir a bradicardia e reverter taquicardias sustentadas é fundamental.

1. Em portadores de marca-passos convencionais:
   - Aproximadamente 20% dos pacientes com marca-passo têm arritmias atriais paroxísticas ou persistentes e necessitam do uso de antiarrítmicos e/ou de anticoagulação.

- Uso de betabloqueadores para tratamento de coronariopatias, extrassístoles frequentes ou hipertensão arterial.

2. Em portadores de ressincronizadores cardíacos:
   - Além da programação adequada dos intervalos de estimulação, para apresentar boa resposta terapêutica, dependem do uso de doses otimizadas de betabloqueadores, inibidores da enzima de conversão da angiotensina (IECA) ou bloqueadores de receptores da angiotensina (BRA), espironolactona e, quando necessário, diuréticos.
   - O aparecimento de fibrilação atrial é a principal causa de perda da resposta da ressincronização e, quando medicamentos falham em reverter essa arritmia, a ablação por cateter da junção atrioventricular pode ser fundamental para a melhora do quadro de IC.
3. Em portadores de CDI:
   - Pacientes com TV frequente devem ser tratados inicialmente com antiarrítmicos e, no caso de falha desses agentes, ablação por cateter da arritmia ventricular.

INFECÇÕES RELACIONADAS AO DISPOSITIVO IMPLANTADO

Infecções relacionadas ao DCEI são muito pouco frequentes. A expectativa de um indivíduo com DCEI ter infecção no seu aparelho é de 1,5% durante todo o tempo em que usá-lo.

Entretanto, quando bactérias ou fungos aderem à superfície de materiais inertes como os que revestem os geradores de pulso e os cabos-eletrodos, as defesas do organismo depositam células e proteínas que isolarão esses microrganismos, na tentativa de evitar sua disseminação. Se por um lado esse biofilme diminui a chance de que ocorram bacteriemias, por outro lado impedem a ação de agentes antimicrobianos. Dessa forma, quando ocorre uma infecção relacionada a DCEI, o único tratamento eficaz é a remoção cirúrgica do aparelho.

Patogênese

- Contaminação perioperatória:
  - A porta de entrada mais frequente para a contaminação de um DCEI é o próprio procedimento cirúrgico para o implante, a troca de gerador de pulsos ou a correção de complicações do aparelho.
- Via hematogênica:
  - Segunda causa mais frequente de contaminação dos sistemas de estimulação artificial.
  - Ocorre principalmente em pacientes imunodeprimidos, aqueles em programa de hemodiálise ou portadores de cateteres de longa permanência, ou com infecções crônicas recidivantes.
  - Para pacientes em programa de hemodiálise, é recomendável evitar o uso de cabos transvenosos, preferindo o implante de sistemas epicárdicos.
  - Procedimentos cruentos na cavidade bucal têm potencial de contaminação a distância, porém a profilaxia com 2 g de amoxacilina em dose única 1 hora antes do procedimento, embora frequentemente utilizada, não é recomendada nas diretrizes internacionais.

Formas de apresentação

- Infecções restritas à loja do gerador de pulsos:
  - Na maioria dos pacientes é possível observar sinais de processo inflamatório local, que se manifesta com dor, eritema, tumefação ou mesmo com drenagem de material serossanguinolento ou purulento.
  - Comprometimento sistêmico frequente.
  - Ocasionalmente, o exame do paciente mostra apenas erosão de loja, por adelgaçamento ou isquemia da pele, com exteriorização parcial do gerador ou de cabo-eletrodo.
- Infecções intravasculares com a loja do gerador de pulsos intacta:

- O comprometimento sistêmico, com febre, queda do estado geral e inapetência é muito frequente.
- Comumente, é possível identificar o agente etiológico em hemoculturas, habitualmente bactérias Gram-positivas (frequentemente resistentes à oxacilina).
- A presença de vegetações em cabos-eletrodos ou na valva tricúspide aumenta a gravidade do caso, e deve ser levada em conta para a decisão da duração do tratamento antibiótico, da técnica operatória para remoção do dispositivo, assim como do melhor momento para se indicar a operação.

Diagnóstico e conduta

A. Confirmar a infecção relacionada ao DCEI:
  - Pelo crescimento de microrganismos na hemocultura ou em material da loja do gerador de pulsos.
  - Pela observação de vegetações ao ecocardiograma esofágico.
  - Pela captação da glicose marcada na tomografia computadorizada por emissão de pósitrons (PET-CT).

B. Todo o sistema do DCEI, gerador de pulsos e cabos-eletrodos deve ser removido, inclusive cabos-eletrodos antigos abandonados.

C. Tratamento antimicrobiano específico conforme sítio de infecção (loja, corrente sanguínea ou endocardite) e resultado de culturas.

D. Após a cura da infecção, novo DCEI deve ser implantado em outra região.

ATENÇÃO AOS PORTADORES DE DCEI NO PRONTO ATENDIMENTO

A idade média elevada e a alta taxa de comorbidades, em especial a IC, levam pacientes portadores de DCEI ao pronto atendimento com certa frequência.

Embora disfunções em DCEI sejam raras, principalmente após os seis primeiros meses da realização do implante, algumas situações merecem grande atenção do médico que realizará o atendimento emergencial.

1. Febre em portadores de DCEI:
   - Embora pouco frequentes, as infecções relacionadas aos DCEI têm alta morbidade, sendo o diagnóstico precoce primordial no seu prognóstico.
   - Em cerca de 80% dos casos de infecção relacionada ao DCEI existe acometimento da loja do gerador de pulsos, o que facilita do diagnóstico.
   - Quando isso não ocorre, entretanto, a comprovação diagnóstica pode ser difícil, sendo fundamental colher hemoculturas antes do início do uso de antibióticos.
   - Quando o paciente se apresentar com sinais de infecção sistêmica e necessitar do uso de antibioticoterapia empírica antes que se tenha o resultado da hemocultura, deve-se dar preferência ao uso da vancomicina.
   - A remoção completa do sistema raramente é emergencial, devendo ser indicada quando não houver dúvidas quanto ao diagnóstico e o paciente estiver em boas condições hemodinâmicas e com controle da infecção sistêmica (Figura 1).
2. Relatos de choques em portadores de CDI:
   - A perda da consciência antes do disparo do choque é um forte indício de que o choque foi apropriado e em decorrência de uma arritmia ventricular maligna (taquicardia ventricular sustentada [TVS] ou FV) (Figura 2).
   - Monitorar o paciente e registrar ECG de 12 derivações para tentar definir se há ocorrência de arritmias reentrantes e se elas são ventriculares ou supraventriculares.
   - Em caso de arritmias supraventriculares desencadeando choques repetidos, posicionar ímã sobre o gerador de pulsos para inibir as terapias (Figura 3).
   - Sempre interrogar o aparelho para definir se os choques foram apropriados, relacionados à TVS, ou inapropriados, por

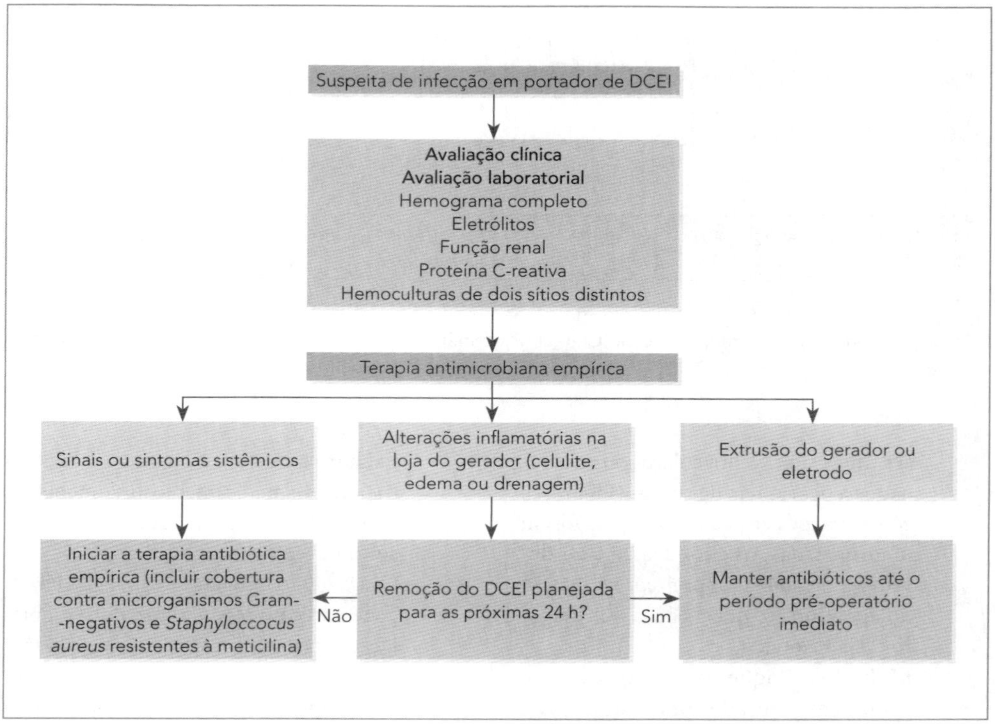

FIGURA 1 Avaliação inicial e indicação de antibioticoterapia empírica em paciente com suspeita de infecção em DCEI.

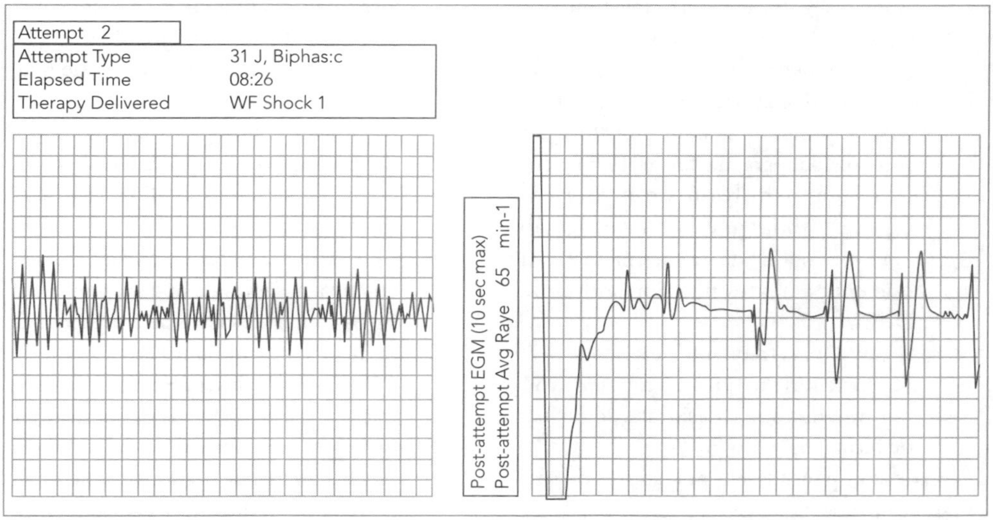

FIGURA 2 Eletrograma intracavitário de CDI: reversão de fibrilação ventricular com choque de alta energia.

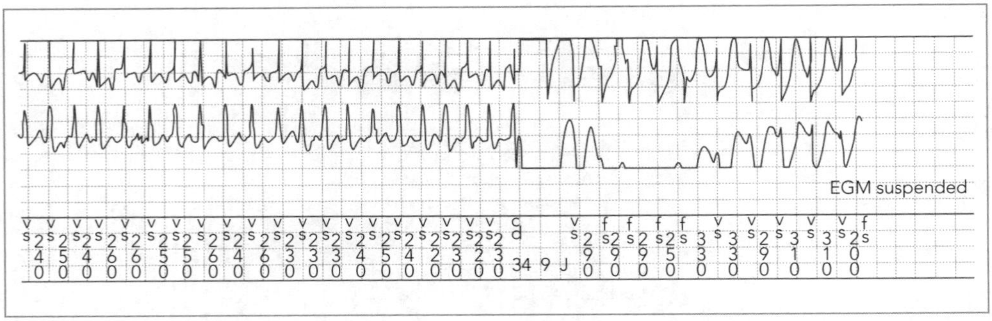

FIGURA 3 Eletrograma intracavitário de CDI: choque inapropriado por detecção de taquicardia supraventricular.

arritmias supraventriculares ou relacionados à ocorrência de ruídos (Figura 4).
- Nas situações em que as terapias foram inapropriadas, os choques de CDI devem ser desabilitados por reprogramação do aparelho até que a causa dos disparos seja resolvida.
- Múltiplos choques no mesmo dia são geralmente causados por disfunção de cabo-eletrodo ou por arritmias incessantes. Se uma arritmia incessante ou recorrente for diagnosticada, o uso de fármacos que a suprimam é fundamental.

3. Síncope em portadores de marca-passo:
   - Apenas 7% dos casos são relacionados a problemas nos dispositivos.
   - Além da interrogação do aparelho e da obtenção de registros eletrocardiográficos, de preferência com monitoração prolongada, para afastar problemas relacionados ao marca-passo ou ocorrência de arritmias graves, a investigação deve ser conduzida da mesma maneira que em pacientes não portadores de DCEI.
   - A causa mais frequente de síncope nesses pacientes são quadros hipotensivos, por disautonomia, desidratação ou uso de fármacos.
4. IC descompensada em portadores de ressincronizador:
   - Excluir causas relacionadas a falhas no tratamento medicamentoso, aumento da ingesta hidrossalina, quadros infecciosos ou eventos isquêmicos.
   - Causa muito frequente de piora da IC em pacientes com ressincronizador é a fibrilação atrial com resposta acima da frequência mínima programada, ou a alta densidade de extrassístoles, que levam à perda da ressincronização cardíaca.
   - Problemas relacionados ao DCEI também podem estar envolvidos no quadro, como a perda do comando adequado do eletrodo do ventrículo esquerdo por deslocamento, o aumento do limiar de captura ou falha na programação.
5. IC descompensada em portadores de marca-passo:
   - Disfunção, má programação ou indicação inadequada do tipo de DCEI podem predispor sintomas de IC em portadores de marca-passo.
   - Ao eletrocardiograma, prestar atenção quanto à ausência de ondas P precedendo os complexos QRS ou à presença de ondas P concomitantes aos complexos QRS. Esses achados sugerem que haja contração atrial enquanto as valvas atrioventriculares estão fechadas, podendo ocasionar sintomas de IC, principalmente em pacientes sem disfunção ventricular.

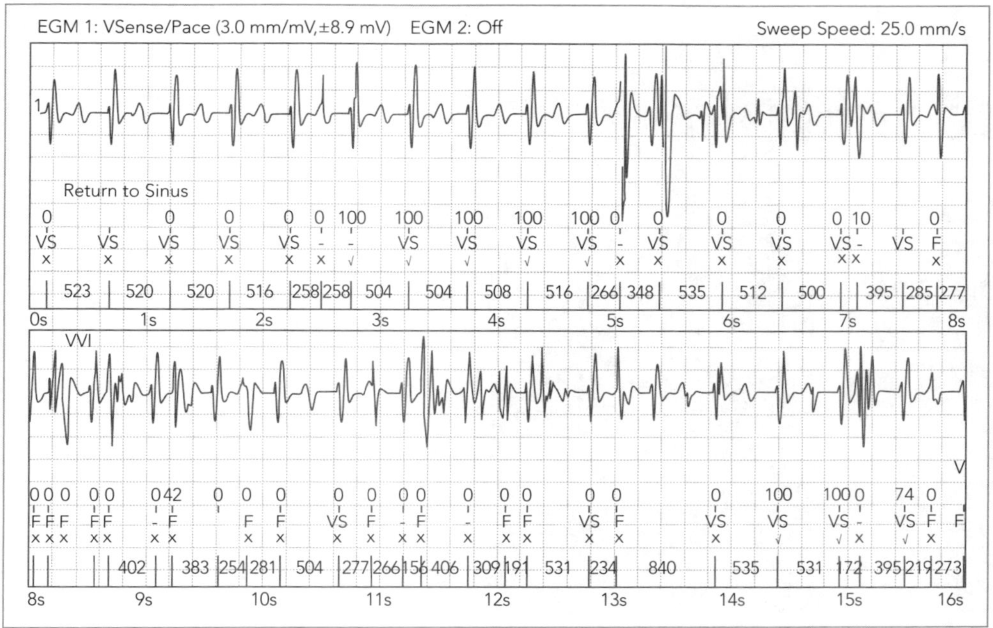

FIGURA 4 Eletrograma intracavitário de CDI: detecção de ruídos por fratura de cabo-eletrodo ventricular.

Questões orientadoras

1. Quais os riscos associados ao uso do bisturi elétrico em um portador de um desfibrilador implantável e quais os cuidados que devemos ter nesta situação?
2. Quais cuidados devemos ter antes de iniciar o tratamento com antibióticos em um paciente portador de DCEI que se apresenta com febre no pronto atendimento?
3. Quais informações podem auxiliar na definição das condutas em um paciente que refere ter recebido um choque aplicado por um CDI?
4. Como deve ser a investigação de síncope em um portador de marca-passo?
5. Quais cuidados devem ser tomados em um portador de DCEI que necessita realizar um exame pela ressonância magnética?

LEITURA SUGERIDA

1. Bongiorni MG, Burri H, Deharo JC, Stark C, Kennergren C, Saghy L, et al.; ESC Scientific Document Group. 2018 EHRA expert consensus statement on lead extraction: recommendations on definitions, endpoints, research trial design, and data collection requirements for clinical scientific studies and registries: endorsed by APHRS/HRS/LAHRS. Europace. 2018. [Epub ahead of print]
2. Dababneh AS, Sohail MR. Cardiovascular implantable electronic device infection: a stepwise approach to diagnosis and management. Cleve Clin J Med. 2011;78(8):529-37.
3. Sandoe JA, Barlow G, Chambers JB, Gammage M, Guleri A, Howard P, et al. Guidelines for the diagnosis, prevention and management of implantable cardiac electronic device infection. Report of a joint Working Party project on behalf of the British Society for Antimicrobial Chemotherapy (BSAC, host organization), British Heart Rhythm Society (BHRS), British Cardiovascular Society (BCS), British Heart Valve Society (BHVS) and British Society for Echocardiography (BSE). J Antimicrob Chemother. 2015;70(2):325-59.

SEÇÃO 6

DOENÇAS VALVARES

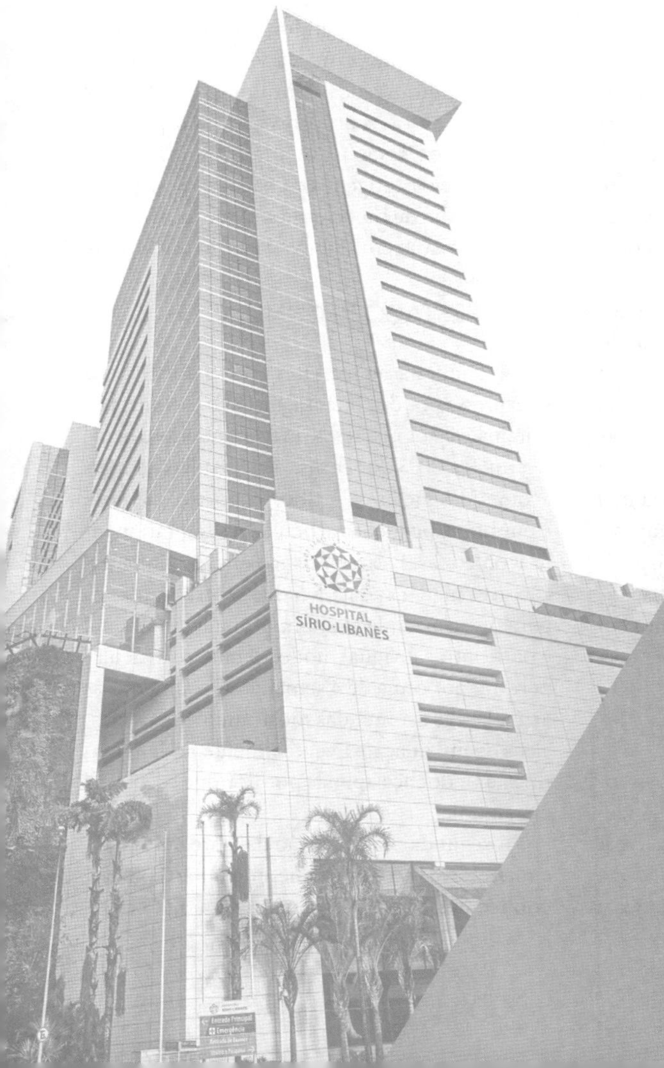

CAPÍTULO 39

Febre reumática

Edmar Atik
Lucilia Santana Faria

DEFINIÇÃO

A febre reumática é uma doença inflamatória autoimune por reação anormal contra antígenos do estreptococo. Ela compromete as articulações, o coração, o cérebro, a pele e o tecido subcutâneo de crianças em idades entre 5 e 15 anos. Origina-se de uma infecção bacteriana de garganta causada pelo estreptococo. Como toda infecção na garganta, caracteriza-se clinicamente por febre, dor de garganta, gânglios aumentados no pescoço e eritema acentuado com placas de pus. Por ser uma reação tardia em crianças com predisposição imunológica herdada dos pais a essa infecção inicial, a manifestação da doença ocorre depois de uma a duas semanas. No entanto a ciência ainda não descobriu os marcadores da doença, portanto é impossível saber quais pessoas têm predisposição, que se sucede em cerca de 3 a 5%, constituindo-se em um problema de saúde pública em países em desenvolvimento.

ETIOPATOGENIA

O agente causador dessa doença é o estreptococo beta-hemolítico do grupo A de Lancefield. Na camada externa há proteínas M, T e R e o ácido lipoteicoico, nas camadas média e interna, açúcares. A proteína M é antigênica e tem estrutura similar a proteínas fibrilares do corpo humano, destacando-se a miosina, a tropomiosina, a queratina e a vimentina. Daí se percebe como a reação imunológica pode ser realizada contra os próprios tecidos orgânicos. Os linfócitos T são os mediadores principais ativados pelos antígenos da bactéria e originam reação tardia de hipersensibilidade, ocasionando a inflamação em alguma parte do organismo.

MANIFESTAÇÕES CLÍNICAS

A manifestação mais frequente é a artrite que se expressa por dor intensa, inchaço e, ainda, por eritema e calor discretos. Ela é frequente e ocorre em 60 a 80% dos casos. As articulações mais acometidas são as de joelho, tornozelo, cotovelo e punho, as pequenas articulações são raramente acometidas. É característico que essa inflamação articular, a cada 1 a 5 dias, sofra mudança para outra articulação homônima contralateral e para outras de igual modo. O quadro articular perdura por cerca de 4 semanas. Geralmente, as articulações acometidas mostram os sinais clássicos da inflamação. Eventualmente podem manifestar a doença apenas por dor que se alterna em algumas articulações.

A segunda manifestação da febre reumática, a mais grave, é o comprometimento do coração, conhecida como cardite reumática. Ela ocorre em cerca de 30 a 45% dos casos. Caracteriza-se por inflamação nas três camadas do coração, no pericárdio, no músculo e no endocárdio, principalmente o que reveste as valvas cardíacas. As valvas mais acometidas correspondem às do lado esquerdo do coração, as valvas mitral e aórtica. Raramente a valva pulmonar é acometida e a tricúspide pode ser invadida ocasionalmente. Clinicamente identifica-se esse comprometimento pela ausculta de um sopro cardíaco, nos locais correspondentes das valvas acometidas, pela taquicardia e por cansaço e palpitações aos esforços. Esse comprometimento sem dúvida constitui o mais importante e mais grave de todos em vista de que permite a presença de sequelas cardíacas que limitam a vida do paciente.

O quadro inicial varia conforme a intensidade da lesão inflamatória, podendo ser acentuado com insuficiência cardíaca ou insidioso e mais tênue, mas neste caso pode mesmo assim deixar sequelas preocupantes como estenose e/ou insuficiência valvar. Entre os defeitos valvares, os mais frequentes são as insuficiências valvares, mitral e aórtica. A estenose mitral geralmente se manifesta em fases mais tardias.

A terceira manifestação é a coreia de Sydenham, que se caracteriza por fraqueza nos braços e pernas, por sensibilidade emocional, expressa por maior irritabilidade, e por movimentos desordenados dos braços e das pernas, que pioram quando a criança fica tensa e desaparecem durante o sono. A incoordenação e a hipotonia motoras acarretam queda de objetos das mãos, tropeços ao andar, piora da fala e da escrita. O início é insidioso e progressivo e perdura por semanas e até meses e a recorrência é frequente. É importante salientar que essa manifestação neurológica pode se manifestar de forma isolada e alguns meses após a infecção da garganta.

A quarta manifestação corresponde aos nódulos subcutâneos, infrequentes e associados à cardite. São formações arredondadas, firmes, indolores e móveis de até 2 cm e se localizam em eminências ósseas, como cotovelos, tornozelos, joelhos, punho, occípito e vértebras. Surgem após a terceira semana e duram 1 a 2 semanas.

A quinta manifestação é o chamado eritema marginado, lesão macular, rósea, não pruriginosa e não descamativa com centro claro. É evanescente e de curta duração e em localização no tórax e parte proximal dos membros e acompanha a cardite.

Nota evolutiva clínica: importa salientar que esse quadro clínico variado pode se repetir tantas vezes quantas o paciente estiver sujeito à ação do estreptococo. Dessa forma, a febre reumática como doença crônica pode tornar-se aguda muitas outras vezes.

DIAGNÓSTICO

As queixas de dor e inchaço nas articulações, a ausculta de sopro cardíaco no precórdio e/ou da coreia associada, após prévia inflamação da garganta por cerca de duas semanas, orienta facilmente para o diagnóstico presuntivo clínico da febre reumática. Ela será consolidada com as alterações nos exames de sangue pela manifestação da inflamação, quais sejam a velocidade de hemossedimentação (VHS) elevada até a segunda ou terceira semana, proteína C-reativa (PCR) aumentada e que se normaliza antes que a VHS, mucoproteína aumentada a partir da segunda semana, a alfa-2-globulina elevada que acompanha a mucoproteína e a leucocitose discreta com predomínio de polimorfonucleares e ainda pelo aumento da enzima antiestreptolisina O (ASLO), anticorpo produzido pelo organismo contra elemento específico da bactéria estreptococo A, principalmente no período da infecção da garganta. Deve ser salientado que esse elemento no sangue reflete que o paciente foi infectado pela bactéria, não sendo assim diagnóstico da febre reumática, que ocorre como visto em apenas 3 a 5% desses infectados. Os valores persistem elevados por longo tempo, alcançando cifras de 960 UI/mL.

Nos critérios estabelecidos por Jones para o diagnóstico da febre reumática, importa o conhecimento da doença e dos exames complementares para a definição. Estabelece-se o diagnóstico quando houver duas manifestações maiores ou uma maior e duas menores.

As manifestações maiores são cardite, poliartrite, coreia de Sydenham, eritema marginado e os nódulos subcutâneos. As menores são febre, artralgia, aumento dos exames da fase aguda e o intervalo PR aumentado no eletrocardiograma. Em 2004, a Organização Mundial da Saúde modificou um pouco os critérios de Jones, salientando a importância da evidência da infecção estreptocócica anterior.

Outros exames complementares orientam a gravidade da cardite reumática e das lesões valvares por eletrocardiograma, radiografia de tórax e o ecocardiograma. Na dependência da lesão valvar causada, há alterações significativas nesses exames, sendo este último o que consolida o grau e a repercussão hemodinâmica.

TRATAMENTO

O objetivo do tratamento da febre reumática aguda é reduzir o processo inflamatório e as repercussões sobre o coração, as articulações e o sistema nervoso central, além de erradicar o estreptococo beta hemolítico do grupo A da orofaringe. A monitoração da resposta terapêutica deve mostrar o desaparecimento da febre, das principais manifestações clínicas e a normalização das provas inflamatórias, PCR e/ou VHS dosadas a cada 15 dias.

Medidas gerais

Repouso

Embora não exista estudo randomizado que comprove a eficácia do repouso no tratamento da cardite, alguns estudos antes do advento da penicilina mostraram redução da duração do surto agudo e da intensidade da cardite. Atualmente, se recomenda o repouso relativo por duas semanas na febre reumática aguda e de quatro semanas na cardite moderada ou grave. Dependendo da melhora clínica e da redução das provas de atividade inflamatória (VHS e PCR), recomenda-se o retorno das atividades habituais.

Controle da temperatura

Nos casos com temperatura abaixo de 37,8 °C não se recomenda o uso de antitérmicos. Em temperaturas ≥ 37,8 °C, recomenda-se o uso de paracetamol ou dipirona. Não se recomenda o uso de anti-inflamatórios não hormonais, nem mesmo o uso de ácido acetilsalicílico até a confirmação da febre reumática.

Hospitalização

A hospitalização depende da gravidade do quadro clínico. Nos casos com cardite moderada a grave, atrite incapacitante ou coreia grave, e também na suspeita clínica no primeiro surto, pode-se solicitar a internação para redução do tempo para o diagnóstico e o início do tratamento.

Tratamento das complicações da fase aguda

Artrite

O tratamento da artrite é realizado com anti-inflamatórios não esteroides, por 4 a 8 semanas, dependendo da queda das provas inflamatórias de fase aguda. A remissão dos sintomas ocorre de forma rápida após 48 a 72 horas. A primeira opção é o ácido acetilsalicílico, na dose de 80 a 100 mg/kg/dia, no máximo 3 g/dia. O naproxeno tem a mesma eficácia na dose de 10 a 20 mg/kg/dia e melhor tolerância. Nos casos que não haja boa resposta com o uso do ácido acetilsalicílico ou naproxeno, deve-se utilizar a indometacina. Os corticoides não devem ser utilizados nos casos de artrite isolada.

Cardite

Nos casos de cardite, deve-se realizar o controle da insuficiência cardíaca congestiva (ICC) com medidas dietéticas e farmacológicas. Nos casos de cardite moderada ou grave, recomenda-se o uso de corticosteroides, prednisona, na dose de 1 a 2 mg/kg/dia, no máximo 80 mg/dia, por duas a três semanas, realizando controle clínico e laboratorial (PCR e VHS). Após melhora, inicia-se a redução do corticoide em 20 a 25% por semana pelo total de tratamento de até 12 semanas.

Na cardite leve, o tratamento é controverso, podendo-se não se utilizar de terapia anti-inflamatória ou pode-se utilizar apenas ácido acetilsalicílico ou corticoides em doses baixas por períodos mais curtos.

A pulsoterapia endovenosa com metilprednisolona, 30 mg/kg/dia, tem sido utilizada para o tratamento da cardite refratária e grave, além dos casos em que se indica cirurgia cardíaca de emergência ou aqueles que apresentem contraindicação a receber corticoide por via oral. A cirurgia cardíaca na fase aguda da febre reumática tem sido indicada somente nos casos de lesão valvar grave, principalmente na valva mitral, com ruptura de cordas tendíneas ou perfuração de cúspides valvares.

Após 4 semanas do início do quadro, deve-se repetir ecocardiograma, radiografia de tórax e eletrocardiograma.

Coreia

O tratamento da coreia se constitui de repouso em ambiente calmo, sem estímulos externos. Para o controle dos sintomas, as drogas mais utilizadas são o haloperidol, iniciando com 1 mg/dia, dividido em duas tomadas, aumentado em 0,5 mg, a cada 3 dias, até chegar à dose de 5 mg/dia; o ácido valproico, 10 mg/kg/dia, com aumento de 10 mg/kg a cada semana até 30 mg/kg/dia ou ainda a carbamazepina, na dose de 7 a 20 mg/kg/dia. O corticoide pode também ser útil no tratamento da coreia. A internação fica reservada para as formas graves.

PROFILAXIA

A profilaxia primária consiste no diagnóstico e no tratamento da infecção estreptocócica com prevenção do primeiro surto de febre reumática pela redução do contato com o estreptococo e tratamento da faringoamigdalite. A redução do contato exige medidas socioeconômicas, com melhora nos indicadores sociais, habitação, nível de escolaridade, saneamento básico e acesso à saúde, sendo mais difíceis de serem obtidas nos países em desenvolvimento. O tratamento da faringoamigdalite se baseia na administração de antibiótico bactericida, com nível sérico adequado por 10 dias. A prevenção da febre reumática é obtida desde que se comece o antibiótico até 9 dias após o início do quadro infeccioso. O contágio dentro do ambiente familiar, escolar ou aglomerações populacionais é muito alto em pacientes não tratados, aproximadamente 35%, e cai muito após 24 horas de tratamento.

O antibiótico de escolha ainda é a penicilina benzatina, na dose de 600.000 UI, intramuscular, para crianças até 20 kg e 1.200.000 UI para crianças com mais de 20 kg, em dose única. Para administração oral, pode-se utilizar a fenoxibenzil penicilina (penicilina V), 25.000 a 50.000 U/kg/dia dividida a cada 8 ou 12 horas, por 10 dias. O mais comum em pediatria é se utilizar a amoxicilina, 30 a 50 mg/kg/dia, divididos a cada 8 ou 12 horas ou a ampicilina, 100 mg/kg/dia, divididos de 8/8 horas, ambas por 10 dias. Nos casos de alergia à penicilina pode-se utilizar o estearato de eritromicina, 40 mg/kg/dia, divididos a cada 8 ou 12 horas; a clindamicina, 15 a 25 mg/kg/dia, divididos a cada 8 horas, ambos por 10 dias ou ainda a azitromicina, 20 mg/kg/dia, uma vez ao dia, por 3 dias.

A profilaxia secundária consiste na administração de antibiótico específico para os portadores de febre reumática prévia ou cardiopatia reumática comprovada para prevenir a colonização ou a infecção da via área superior pelo estreptococo e o desenvolvimento de novos episódios de febre reumática. Além disso, reduz a gravidade da cardiopatia residual. A droga de escolha para a profilaxia secundária é a penicilina benzatina, nas mesmas doses da profilaxia primária, mas administrada a cada 3 semanas. Nos casos de não adesão, pode-se utilizar a penicilina V oral, 250 mg, a cada 12 horas. Nos casos de alergia à penicilina, deve-se utilizar a sulfadiazina, 500 mg, oral, uma vez ao dia para os menores de 30 kg e 1 g para os maiores de 30 kg. Nos casos de alergia à penicilina e à sulfa, utiliza-se a eritromicina.

A duração da profilaxia secundária depende da gravidade da doença. Nos casos de febre reumática sem cardite, a profilaxia secundária deve ser mantida até os 21 anos de idade ou até 5 anos após o último surto, o que cobrir o maior período. Nos casos de febre reumática com cardite, insuficiência mitral leve residual ou resolução de lesão valvar, manter até os 25 anos de idade ou 10 anos após o último surto, o que durar mais tempo. Nos casos com lesão valvar residual moderada a grave, a profilaxia deve ser mantida até os 40 anos de idade ou por toda a vida e nos casos em que houve necessidade de cirurgia valvar, a profilaxia deve ser mantida por toda a vida.

PERSPECTIVAS FUTURAS

Atualmente existem vários tipos de vacina para o estreptococos com estudos em fase pré-clínica.

CONCLUSÕES

A febre reumática é uma doença inflamatória que ocorre após uma faringoamigdalite pelo estreptococos beta hemolítico do grupo A (*Estreptococcus pyogenes*) em um indivíduo geneticamente predisposto, principalmente entre os 5 e 15 anos de idade. A doença decorre da reação cruzada chamada mimetização molecular. As manifestações clínicas são variadas como poliartrite, cardite, coreia, nódulos subcutâneos e eritema marginado. Pode evoluir com complicações graves e, embora seja uma doença que pode ser facilmente prevenida, o percentual de acometidos é crescente, principalmente em países em desenvolvimento, em razão das condições socioeconômicas precárias, difícil acesso a atendimento médico, falta de informação, tanto da população como do profissional médico, fazendo com que a febre reumática ainda seja um problema de saúde pública.

Questões orientadoras

1. A febre reumática deve ser considerada doença autoimune. Explique.
2. Os elementos clínicos da febre reumática ainda são decisivos no seu diagnóstico. Comente.
3. Quais elementos laboratoriais confirmam o diagnóstico da febre reumática?
4. Quais elementos terapêuticos orientam a resolução da fase aguda da doença?
5. O tratamento da febre reumática varia conforme o tipo específico da sua exteriorização. Justifique.

LEITURA SUGERIDA

1. Armstrong C. AHA Guidelines on Prevention of Rheumatic Fever and Diagnosis and Treatment of Acute Streptococcal Pharyngitis. Am Family Phys. 2010;81(3):346-59.
2. Brazilian guidelines for the diagnosis, treatment and prevention of rheumatic fever. Sociedade Brasileira de Cardiologia. Arq Bras Cardiol. 2009;93(3 Suppl 4):3-18.
3. Carapetis JR, Steer AC, Mulholland EK, Weber M. The global burden of group A streptococcal diseases. Lancet Infect Dis. 2005;5(11):685-94.
4. Guilherme L, Ramasawmy R, Kalil J. Rheumatic fever and rheumatic heart disease: genetics and pathogenesis. Scand J Immunol. 2007;66 (2-3):199-217.
5. Marijon E, Mirabel M, Celermajer DS, Jouven X. Rheumatic heart disease. Lancet. 2012;379(9819):953-64.
6. McNeil SA, Halperin SA, Langley JM, Smith B, Warren A, Sharratt GP, et al. Safety and immunogenicity of 26 valent a streptococcus vaccine in healthy adults volunteers. Clin Infect Dis. 2005;41(8):1114-22.
7. Peixoto A, Linhares L, Scherr P, Xavier R, Siqueira SL, Pacheco TJ, et al. Rheumatic fever: systematic review. Rev Bras Clin Med. 2011;9(3):234-8.

CAPÍTULO 40

Valvopatia mitral

André Moreira Bento
Fernando de Paula Machado
Luiz Francisco Cardoso

INTRODUÇÃO

As doenças da valva mitral estão entre as disfunções valvares mais frequentes, principalmente na população de idade mais avançada, com prevalência de mais de 10% em pacientes com mais de 75 anos. O acometimento pode ser classificado em estenose e insuficiência mitral. Essas condições ocorrem isolada ou conjuntamente e serão apresentadas neste capítulo.

INSUFICIÊNCIA MITRAL

Introdução

A valvopatia mitral que resulta em regurgitação para o átrio esquerdo pode ter várias etiologias, sendo as principais: prolapso da válvula mitral, doença reumática, calcificação anular, perfuração de folhetos, doenças do aparato valvar como dilatação do anel valvar (secundária a cardiomiopatias), doença isquêmica do coração (crônica ou aguda), ruptura de cordoalha tendínea, malformação congênita. Mais raramente, há regurgitação secundária a doenças reumatológicas, depósito de substâncias com consequente espessamento do folheto.

No Brasil, pela alta prevalência de doença reumática na população geral, essa ainda é uma causa frequente de acometimento valvular (puramente mitral ou mesmo combinada com acometimento de outras válvulas – tricúspide, aórtica ou, mais raramente, pulmonar).

O aparelho valvar mitral é composto pelos folhetos (anterior e posterior), pelas cordoalhas tendíneas, os músculos papilares (medial – relacionado ao folheto anterior, e lateral – relacionado ao folheto posterior) e pelo anel valvar. Alterações em quaisquer dos componentes podem resultar em disfunção valvular, podendo ser predominantemente regurgitação ou estenose.

Etiologia

Insuficiência mitral primária

Uma das principais etiologias de regurgitação mitral primária é a doença valvar mitral degenerativa, na qual há lesão mixomatosa dos folhetos valvares além de prolongamento e redundância do aparato subvalvar. Os folhetos valvares espessados e redundantes se prolapsam para o interior do átrio esquerdo, causando falha na coaptação das bordas e, subsequentemente, a regurgitação. Rupturas de cordas tendíneas não são incomuns em pacientes com insuficiência mitral, especialmente em homens de idade mais avançada, e geram incremento ainda maior de refluxo valvar. Outras causas de insuficiência mitral são a doença reumática, de grande importância no Brasil e em países em desenvolvimento, endocardite infecciosa e lesão valvar induzida por medicamentos ou associada a doenças sistêmicas.

O diagnóstico de insuficiência mitral importante é realizado se 50% do volume ejetado pelo ventrículo esquerdo refluir ao átrio esquerdo. A resposta compensatória a essa sobrecarga de volume é o aumento progressivo do ventrículo esquerdo. Quando ocorre de modo insidioso, uma fase inicial se caracteriza pela ausência de sintomas ou disfunção ventricular. Entretanto, a manutenção da sobrecarga de volume por longos prazos leva à dilatação que supera a capacidade do ventrículo em manter o desempenho contrátil. Nesse estágio, há aumento das pressões diastólicas no ventrículo e no átrio esquerdos, levando ao sintoma de dispneia.

Portadores de insuficiência mitral primária importante carregam alta morbimortalidade imposta pela condição. No prazo de 10 anos, cerca de 90% necessitam de intervenção cirúrgica ou falecem.

A Tabela 1 descreve algumas das características da insuficiência mitral importante.

TABELA 1 Diagnóstico de insuficiência mitral primária importante

Exame físico	▪ *Ictus cordis* desviado para esquerda e para baixo ▪ Primeira bulha hipofonética ▪ Segunda bulha hiperfonética ▪ Sopro sistólico regurgitativo ≥ +++/6+ ▪ Sinais clínicos de insuficiência cardíaca direita
Eletrocardiograma	▪ Sobrecarga de câmaras esquerdas ▪ Arritmias atriais e ventriculares e fibrilação atrial
Radiografia de tórax	▪ Dilatação do átrio e do ventrículo esquerdos ▪ Sinais de congestão pulmonar
Ecocardiograma	▪ Área do jato ≥ 40% da área do átrio esquerdo ▪ Fração regurgitante ≥ 50% ▪ Volume regurgitante ≥ 60 mL/batimento ▪ Vena contracta ≥ 0,7 cm ▪ Área efetiva do orifício regurgitante ≥ 0,40 cm^2

Insuficiência mitral secundária

A insuficiência mitral secundária é basicamente uma doença do ventrículo esquerdo. A dilatação dessa cavidade leva à expansão do anel mitral e consequente falha de coaptação dos folhetos. Nesse grupo se encaixam as insuficiências de origem isquêmica e não isquêmica, como as cardiomiopatias dilatadas, chagásicas, entre outras. Um mecanismo disfuncional de sobrecarga de volume levando ao aumento ainda maior da dilatação do ventrículo esquerdo e do anel mitral perpetuam um ciclo vicioso que causa ainda maior refluxo.

Nesse pacientes, como a disfunção ventricular precede o início da significativa regurgitação mitral, os sintomas de dispneia e limitação aos esforços podem estar inicialmente presentes e, habitualmente, aumentam com a progressão da condição de sobrecarga de volume.

Manifestações clínicas

Sintomas

As repercussões clínicas da insuficiência mitral crônica dependem de combinação de fatores relacionados: gravidade e velocidade de instalação da insuficiência mitral, complacência e transmissão de pressões atriais para capilares pulmonares, do ritmo cardíaco, da função contrátil do miocárdio e da presença de outras valvopatias associadas. As queixas mais constantes são relacionadas à congestão pulmonar com dispneia aos esforços, dispneia paroxística noturna, ortopneia; ao baixo débito cardíaco, como fadiga, náuseas, inapetência, tontura; e às taquiarritmias, com palpitações.

Exame físico

Ausculta: quando a insuficiência mitral importante é causada por defeito nos folhetos, geralmente a primeira bulha (B1 – som relacionado ao fechamento de valvas atrioventriculares) é hipofonética.

O achado mais característico é o sopro sistólico, principalmente em focos apicais, que deve ser diferenciado dos sopros da estenose aórtica, insuficiência tricúspide e da comunicação interventricular. Esse pode se iniciar imediatamente após a B1 e, nos casos mais graves, englobar a B2, por conta da persistência de gradientes de pressão entre o ventrículo e o átrio esquerdos, e com a válvula pouco competente. O maior preditor da gravidade da insuficiência valvar não é a intensidade do sopro, mas sua duração (sopros protossistólicos são comumente relacionados à regurgitação discreta, enquanto sopro holossistólicos, com regurgitação grave).

Exames complementares

- Eletrocardiograma: os achados mais frequentes relacionados são a sobrecarga de átrio esquerdo, a fibrilação atrial (também fortemente relacionada à idade), e a sobrecarga ventricular esquerda (em 30% dos casos de insuficiência mitral grave). Nos pacientes que desenvolveram hipertensão arterial pulmonar, pode haver sinais de sobrecarga ventricular direita.
- Radiografia de tórax: os achados mais característicos são a cardiomegalia às custas do aumento atrial esquerdo ou mesmo de ambas as câmaras esquerdas, associados ou não a sinais de congestão pulmonar (linhas B de Kerley, congestão em bases). Há de lembrar que não há boa relação entre dimensões de átrio e pressões intracavitárias. A calcificação do anel mitral é mais acentuada no terço posterior da silhueta cardíaca.
- Ecocardiograma: este exame tem o papel central no diagnóstico e na estratificação das lesões valvares, quantificando o grau de lesão, definindo a etiologia e auxiliando na programação de tratamento invasivo, na avaliação da capacidade contrátil do ventrículo esquerdo e de estimativa da pressão arterial pulmonar. Em pacientes com a forma primária, a morfologia valvar e suas anormalidades anatômicas podem estabelecer a probabilidade de reparo ou a necessidade de troca valvar. Portadores de prolapso isolado do folheto posterior apresentam probabilidade mais alta de preservação da valva nativa. Já os pacientes com prolapso do folheto anterior e principalmente os reumáticos são mais propensos a necessitar de troca valvar.

As causas subjacentes de insuficiência mitral – como ruptura de cordoalha tendinosa, prolapso de valva mitral, doença reumática mitral, ruptura de folheto mitral, vegetações, dilatação ventricular esquerda com dilatação do anel mitral – podem ser diagnosticados pelo estudo transtorácico. Para melhor definição de anatomia e do acometimento dos folhetos valvares, pode-se utilizar o estudo transesofágico, que permite, pela proximidade do esôfago ao átrio esquerdo, a utilização de transdutor com maior frequência de pulsos e, em consequência, melhor definição de imagens. Essa técnica é útil principalmente quando a imagem transtorácica não for a ideal, ou quando houver necessidade de melhor definição de anatomia para avaliar a possibilidade de preservação da válvula em cirurgia corretiva.

Tratamento

Clínico

Para pacientes com insuficiência mitral primária, não há terapia medicamentosa que altere a história natural. Para pacientes sintomáticos, o uso de diuréticos e vasodilatadores pode provocar alívio dos sinais e sintomas de insuficiência cardíaca. O uso costuma ser aplicado enquanto se prepara para o tratamento definitivo, a correção cirúrgica.

Cirúrgico

Insuficiência mitral primária: sem correção cirúrgica, o prognóstico dos portadores de insuficiência cardíaca associada à regurgitação mitral é ruim e, portanto, a plástica ou a substituição da válvula são indicadas para os sintomáticos. A decisão de substituir ou reconstruir a válvula é de importância crítica e a plástica é fortemente recomendada sempre que possível.

A troca valvar associa o risco cirúrgico a maiores riscos de tromboembolismo e ao sangramento relacionado à anticoagulação nos pacientes com próteses mecânicas e de deterioração tardia das válvulas em portadores de prótese biológica.

Indicações de tratamento cirúrgico:

- Assintomáticos: (classe I da NIHA) devem ser avaliados para plástica de válvula mitral se apresentarem disfunção ventricular sistólica (com fração de ejeção < 60%; ou diâmetro ventricular sistólico final > 40 mm). Também é possível cogitar a plástica mitral para portadores de fibrilação atrial e hipertensão pulmonar. Uma série de centros está se direcionando para uma abordagem cirúrgica mais agressiva, na qual a cirurgia seja recomendada para todos os portadores de insuficiência mitral grave, independentemente de sintomas ou da função ventricular esquerda. Tal recomendação deve ser considerada para indivíduos com anatomia valvar favorável à plástica valvar e em centros com mais de 95% sucesso de preservação da valva nativa e com mortalidade hospitalar < 1%.
- Sintomáticos: portadores de insuficiência mitral grave e sintomas desde moderados a graves devem ser considerados para a cirurgia.

As Tabelas 2 e 3 resumem as indicações de tratamento cirúrgico da valva mitral de acordo com as diretrizes das sociedades brasileira, americana e europeia de cardiologia.

Tratamento da insuficiência mitral secundária

O tratamento de primeira opção para a insuficiência mitral secundária se baseia na terapia direcionada à disfunção miocárdica, incluindo inibidores da enzima de conversão, bloqueadores do receptor de angiotensina, betabloqueadores e antagonistas de aldosterona. Para pacientes com regurgitação mitral crônica e comprometimento do sistema de condução (p. ex., com bloqueio de ramo esquerdo), a terapia de ressincronização com o marca-passo biventricular pode melhorar a função sistólica e reduzir o grau de regurgitação.

O tratamento cirúrgico é reservado para pacientes com insuficiência cardíaca limitante (CF III ou IV) e refratária ao tratamento clínico otimizado. Ainda assim, é considerada uma in-

TABELA 2 Insuficiência mitral primária: recomendações de plastia valvar mitral

Etiologia	Condição clínica	SBC	AHA	ESC
Reumática	Sintomas CF ≥ II	IIb C	IIb C	-
	Assintomático com FE entre 30 e 60%, ou DSVE ≥ 40 mm	IIb B	IIb B	-
	PSAP ≥ 50 mmHg ou FA	IIb B	-	-
	Assintomática e sem complicadores	III	-	-
Não reumática	Sintomas CF ≥ II, com anatomia favorável à plástica valvar	I B	I B	I B
	Assintomático com anatomia favorável à plástica valvar e com FE entre 30 e 60%, ou DSVE ≥ 40 mm	I B	I B	I B se DSVE ≥ 45 mm
	PSAP ≥ 50 mmHg ou FA	IIa B	IIa B	IIa B
	Prolapso mitral assintomático com anatomia favorável à plástica valvar e sem complicadores	IIa B	IIa B	IIa C se AE ≥ 60 mL/m² e ritmo sinusal

AE: átrio esquerdo; AHA: American College of Cardiology; CF: classe funcional; DSVE: diâmetro sistólico do ventrículo esquerdo; ESC: European Society of Cardiology; FA: fibrilação atrial; FE: fração de ejeção; PSAP: pressão sistólica da artéria pulmonar; SBC: Sociedade Brasileira de Cardiologia.

TABELA 3 Insuficiência mitral primária: recomendações de troca valvar mitral

Etiologia	Condição clínica	SBC	AHA	ESC
Reumática	Sintomas CF ≥ II	I B	-	-
	Assintomático com FE entre 30 e 60%, ou DSVE ≥ 40 mm	I B	-	-
	PSAP ≥ 50 mmHg ou FA	IIa B	-	-
	Assintomática e sem complicadores	III	-	-
Não reumática	Sintomas CF ≥ II, com anatomia desfavorável à plástica valvar	I B	I B	I B
	Assintomático com anatomia desfavorável à plástica e com FE entre 30 e 60%, ou DSVE ≥ 40 mm	I B	I B	I C se DSVE ≥ 45 mm
	PSAP ≥ 50 mmHg ou FA	IIa C	IIa C	IIa B
	Prolapso mitral assintomático com anatomia desfavorável à plástica valvar e sem complicadores	III	III	III

AE: átrio esquerdo; AHA: American College of Cardiology; CF: classe funcional; DSVE: diâmetro sistólico do ventrículo esquerdo; ESC: European Society of Cardiology; FA: fibrilação atrial; FE: fração de ejeção; PSAP: pressão sistólica da artéria pulmonar; SBC: Sociedade Brasileira de Cardiologia.

dicação IIb para portadores de cardiomiopatia isquêmica ou não. Nos casos em que haja indicação de revascularização do miocárdio associada, passa a ser considerada classe IIa. Entretanto, esses pacientes muitas vezes possuem alto risco cirúrgico, fato que limita a abordagem cirúrgica tradicional. A possibilidade de correção menos invasiva da insuficiência mitral tem ganhado espaço na prática clínica. As abordagens percutâneas da valva mitral pelo implante de um clipe nos bordos dos folhetos, o MitraClip, pode ser uma opção para pacientes de risco cirúrgico alto ou proibitivo, com sintomas limitantes a despeito do tratamento clínico otimizado, principalmente após a avaliação de um *heart team*.

ESTENOSE MITRAL

A estenose mitral (EM) é o estreitamento da valva mitral à passagem de sangue do átrio esquerdo para o ventrículo esquerdo proporcionando obstrução ao esvaziamento atrial esquerdo. No Brasil, a EM é valvopatia ainda frequente, decorrente de sequela tardia da cardite reumática, refletindo a alta prevalência desta doença.

Etiologia

A doença reumática é a causa mais frequente de EM isolada ou associada à insuficiência mitral.

Formas raras: etiologia congênita, síndrome carcinoide, lúpus eritematoso sistêmico, artrite reumatoide, mucopolissacaridose (fenótipo Hunter-Hurler).

Principalmente nas nações desenvolvidas, observa-se aumento da incidência de EM degenerativa, associada à calcificação do anel mitral e que se desenvolve em pacientes idosos. Nesses países, pode chegar a representar até 60% dos casos de EM e se caracteriza por intensa calcificação de todo anel mitral, muitas vezes associada à evidência de calcificação aórtica e coronariana, na ausência de fusão comissural.

Patologia

O acometimento reumático do aparelho valvar pode resultar em diferentes formas de alteração estrutural, muitas vezes combinadas. Os principais achados anatomopatológicos da EM consistem no espessamento dos folhetos valvares, áreas de calcificação, fusão comissural e encurtamento das cordoalhas. A morfologia típica é a forma de funil ou orifício em boca de peixe com vários pontos de calcificação nos folhetos que podem envolver o anel e torná-lo rígido.

Estima-se que após dois anos do primeiro surto reumático é que se dê início ao desenvolvimento da EM, embora a maior parte dos pacientes permaneça assintomática até a segunda ou terceira década da vida. A lesão anatômica da EM pode progredir tanto por surtos de recrudescência do processo reumático como pela presença do distúrbio hemodinâmico sobre a valva gerando processo de lesão e cicatrização permanente.

Fisiopatologia

Os distúrbios hemodinâmicos associados à EM costumam ter expressão clínica após redução de pelo menos 50% da área valvar mitral, ou seja, os sintomas surgem quando a área mitral passa dos normais 4 a 6 cm^2 para cerca de 2 cm^2. Classifica-se a EM de acordo com a área valvar, sendo considerada anatomicamente importante quando inferior a 1,5 cm^2, valor abaixo do qual habitualmente surgem os sintomas.

A elevação da pressão no átrio esquerdo, transmitida de maneira retrógrada ao leito vascular pulmonar, determina congestão passiva local, edema intersticial, hipertensão pulmonar e desenvolvimento progressivo de sintomas.

Manifestações clínicas

Sintomas

EM habitualmente se manifesta por dispneia aos esforços e redução da capacidade funcional. Esses sintomas estão primariamente associados ao grau da estenose valvar, como efeito do aumento da pressão atrial esquerda e em território pulmonar e da redução do débito cardíaco.

Outros sintomas incluem: hemoptise, dor torácica (decorrente de hipertensão pulmonar), fadiga, palpitações (aumento de arritmias supraventriculares, principalmente fibrilação atrial), ascite, edema dos membros inferiores, eventos tromboembólicos e rouquidão (decorrente de aumento do átrio esquerdo levando à compressão do nervo laríngeo recorrente – síndrome de Ortner).

Exame físico

Nos pacientes em fase adiantada, pode-se observar a denominada *facies mitralis*, caracterizada por manchas róseo-purpúreas na região malar, atribuída à conjugação de hipóxia e baixo débito sistêmico.

A primeira bulha torna-se exacerbada e muita vezes palpável, porém essa característica eventualmente se abranda se houver fibrose e/ou calcificação intensa. À medida em que se agrava a hipertensão pulmonar, o segundo componente aproxima-se do primeiro, podendo resultar em uma segunda bulha única.

O estalido de abertura da mitral, importante fenômeno auscultatório da EM, ocorre quando da abertura diastólica das lascíneas desta válvula, originando-se da súbita tensão delas, é audível logo após a segunda bulha, tem curta duração, é mais facilmente percebido na área mitral com o diafragma. A presença do estalido indica boa flexibilidade das lascíneas. Existe relação inversa entre o tempo que decorre do estalido de abertura à segunda bulha e a pressão atrial esquerda.

O sopro em ruflar da EM é de baixa frequência, quando de pequena intensidade é audível somente no *apex cordis* e costuma se irradiar para a axila ou borda esternal esquerda baixa. A duração do sopro guarda melhor relação com o grau de estenose do que a intensidade. Na EM leve, o sopro é de curta duração, ficando restrito ao momento logo após o estalido de abertura, mas pode retornar na telediástole. Em casos graves, ele é holodiastólico com acentuação pré-sistólica (reforço pré-sistólico). A ausculta pode ser facilitada pelo decúbito lateral, pela expiração forçada e por um pequeno exercício prévio.

Exames complementares

O eletrocardiograma permite de forma rápida, prática e não invasiva avaliar pacientes com EM. Ressalta-se, contudo, que alguns pacientes não cursam com alterações eletrocardiográficas ou são pouco expressivas. Os principais achados são:

- Sobrecarga atrial esquerda caracterizada por duração aumentada da onda P, ≥ 0,12 s; com morfologia bimodal nas derivações D2 e D3 e *plus/minus* em V1, com fase negativa de duração e voltagem aumentada.
- Sinais de hipertensão pulmonar e sobrecarga ventricular direita como desvio do eixo frontal para a direita e ondas R proeminentes em V1 e V2.
- Arritmias supraventriculares são frequentes, podendo manifestar-se desde ectopias supraventriculares até *flutter* ou fibrilação atrial.

A radiografia de tórax pode ser normal no início da evolução da EM. Com a evolução, ocorre o aumento do átrio esquerdo, embora menos intenso que na insuficiência mitral. A hipertensão pulmonar acarreta aumento das câmaras cardíacas à direita e dilatação da artéria pulmonar evidente. Podem ser encontrados sinais de congestão pulmonar (cefalização de trama pulmonar, linhas B de Kerley e derrame interlobar).

Ecocardiograma: pelo ecocardiograma é possível a obtenção de dados de morfologia e função valvar, importantes também para o acompanhamento dos pacientes com o objetivo de determinar o melhor momento para a indicação cirúrgica. A determinação de área valvar mitral, gradiente transvalvar mitral e grau de pressão na artéria pulmonar ou no ventrículo direito pode ser obtida periodicamente e fornece importante subsídio para o raciocínio clínico.

Além disso, o ecocardiograma permite avaliação morfológica do aparelho valvar e subvalvar mitral, muito valorizada na determinação de opção por tratamento percutâneo por meio de valvoplastia por cateter balão. A morfologia do aparelho valvar mitral é mais bem avaliada por um escore ecocardiográfico que leve em consideração quatro componentes: espessamento, mobilidade, calcificação e grau de fusão do aparelho subvalvar. Para cada componente são dadas pontuações que variam de 1 (menos grave) a 4 (mais grave). A soma dos quatro componentes leva ao escore total, que pode variar de 4 a 16. Pacientes com escore < 9 submetidos à valvoplastia por cateter balão apresentam melhores resultados imediatos e menor taxa de complicações durante a evolução. Indivíduos com escore > 11 têm resultados inferiores com altas taxas de insucesso imediato e de reestenose durante a evolução. O grupo intermediário, com o escore de 9 e 10, pode apresentar resultados variados, dependendo do componente com maior comprometimento.

O ecocardiograma também é útil na investigação de outras lesões associadas e de trombos intracavitários. Cumpre ressaltar que o ecocardiograma transesofágico, ao permitir melhor visualização do átrio esquerdo, é um método mais sensível na detecção de trombos atriais e na definição de insuficiência mitral.

Tratamento

Tratamento clínico

A terapia medicamentosa está indicada no alívio de sintomas e no controle de complicações (como a fibrilação atrial). Nos casos de estenose anatomicamente não importante, estando o paciente assintomático e em ritmo sinusal, não há necessidade de intervenção farmacológica.

O controle da frequência cardíaca (FC) constitui um dos pontos fundamentais do tratamento clínico. Os betabloqueadores, ao diminuírem a FC em repouso e exercício, reduzem o gradiente e as pressões desenvolvidas no átrio esquerdo. Naqueles com contraindicação ao uso dessa classe de medicamento, os bloqueadores de canais de cálcio não di-hidropiridínicos podem ser aplicados. Nos pacientes em fibrilação atrial e sem controle adequado da FC ou dos sintomas, o uso de digitálicos pode ser uma alternativa.

Outra classe de medicamentos úteis no alívio dos sintomas de congestão pulmonar são os diuréticos, especialmente os de alça. Em estágios mais avançados, em que habitualmente surgem sinais de insuficiência cardíaca direita, o uso de antagonistas da aldosterona pode ser valioso.

Eventos embólicos representam uma grave e comum (13 a 26%) complicação da EM. A anticoagulação plena com varfarina visando ao INR entre 2 e 3 está indicada em pacientes com fibrilação atrial ou trombo atrial esquerdo.

Tratamento intervencionista

São opções intervencionistas para a EM: a valvoplastia mitral percutânea por cateter balão (VPCB) e a cirurgia (comissurotomia ou troca valvar). A escolha da melhor opção deve levar em consideração características clínicas (limitação funcional), aspectos anatômicos da valva mitral (escore ecocardiográfico, grau de insuficiência mitral, presença de trombo atrial esquerdo) e a experiência da equipe cirúrgica.

A VPCB é a opção de escolha para pacientes com EM reumática em centros com experiência e bons resultados neste procedimento. São elegíveis para o procedimento:

- Pacientes com EM sintomática (CF II a IV) e escore ecocardiográfico < 9.
- Pacientes assintomáticos e escore ecocardiográfico < 9, na presença de hipertensão pulmonar (caracterizada por pressão sistólica de artéria pulmonar > 50 mmHg em repouso ou > 60 mmHg ao esforço) ou fibrilação atrial (desde que seja descartada a presença de trombo atrial esquerdo).

São contraindicações à VPCB:

- Presença de trombo atrial esquerdo ou fenômeno tromboembólico recente.
- Insuficiência mitral moderada a importante.

O tratamento cirúrgico (troca valvar ou comissurotomia) está indicado para portadores de EM reumática anatomicamente importante com contraindicação à VPCB ou em centros sem experiência em VPCB, desde que sejam sintomáticos (CF III ou IV) ou apresentem hipertensão pulmonar ou fibrilação atrial.

No caso dos pacientes com EM degenerativa, o tratamento inicial de quem se apresenta sintomático é farmacológico, reservando-se intervenção para casos refratários. Nos pacientes com alto risco cirúrgico, o implante valvar mitral transcateter foi, até o momento, realizado em um número limitado de casos. Para a ampla indicação e realização, ainda são requeridos estudos que validem os resultados em maior escala.

A Tabela 4 apresenta as indicações de intervenção para pacientes com estenose mitral anatomicamente importante de acordo com as diretrizes das sociedades brasileira, americana e europeia de cardiologia.

TABELA 4 Estenose mitral anatomicamente importante: recomendações

Intervenção	Condição clínica	SBC	AHA	ESC
VPCB	EM reumática sintomática na ausência de contraindicações	I A	I A	I B
	EM reumática assintomática, mas com PSAP ≥ 50 mmHg ou FA	I C	IIb C	IIa C

(continua)

TABELA 4 Estenose mitral anatomicamente importante: recomendações *(continuação)*

Intervenção	Condição clínica	SBC	AHA	ESC
Tratamento cirúrgico (troca ou comissurotomia mitral)	Estenose mitral sintomática (CF III ou IV) com contraindicações para VPCB	I B	I B	I C
	EM reumática assintomática, mas com PSAP ≥ 50 mmHg ou FA e não elegível para VPCB	IIa C	IIb C	-
	EM degenerativa e refratária ao tratamento clínico	IIb C	-	-
	EM reumática assintomática em programação de outra cirurgia cardíaca	I C	I C	-

AHA: American College of Cardiology; CF: classe funcional; ESC: European Society of Cardiology; FA: fibrilação atrial; PSAP: pressão sistólica da artéria pulmonar; SBC: Sociedade Brasileira de Cardiologia.

LEITURA SUGERIDA

1. Baumgartner H, Falk V, Bax JJ, De Bonis M, Hamm C, Holm PJ, et al. 2017 ESC/EACTS Guidelines for the management of valvular heart disease. The Task Force for the Management of Valvular Heart Disease of the European Society of Cardiology (ESC) and the European Association for Cardio-Thoracic Surgery (EACTS). Eur Heart J. 2017;38(36):2739-91.
2. Nishimura RA, Otto CM, Bonow RO, Carabello BA, Erwin JP 3rd, Fleisher LA, et al. 2017 AHA/ACC Focused Update of the 2014 AHA/ACC Guideline for the Management of Patients With Valvular Heart Disease: A Report of the American College of Cardiology/American Heart Association Task Force on Practice Guidelines. J Am Coll Cardiol. 2017;11; 70(2):252-89.
3. Nishimura RA, Otto CM, Bonow RO, Carabello BA, Erwin JP 3rd, Guyton RA, et al; ACC/AHA Task Force Members. 2014 AHA/ACC guideline for the management of patients with valvular heart disease: a report of the American College of Cardiology/American Heart Association Task Force on Practice Guidelines. Circulation. 2014;129(23):e521-e643.
4. Nishimura RA, Vahanian A, Eleid MF, Mack MJ. Mitral valve disease - current management and future challenges. Lancet. 2016;387(10025):1324-34.
5. Tarasoutchi F, Montera MW, Grinberg M, Barbosa MR, Piñeiro DJ, Sánchez CRM, et al. Diretriz Brasileira de Valvopatias - SBC 2011/I Diretriz Interamericana de Valvopatias – SIAC 2011. Arq Bras Cardiol. 2011;97(5 Suppl 1):1-67.
6. Tarasoutchi F, Montera MW, Ramos AIO, Sampaio RO, Rosa VEE, Accorsi TAD, et al. Atualização das Diretrizes Brasileiras de Valvopatias: abordagem das lesões anatomicamente importantes. Arq Bras Cardiol. 2017;109(6 Suppl 2):1-34.

CAPÍTULO 41

Valvopatia aórtica

Leonardo Nanes Correa dos Santos
Marcela Freire Buffon
Flávio Tarasoutchi

INTRODUÇÃO

As valvopatias são responsáveis por 10 a 20% de todas as cirurgias cardíacas realizadas nos Estados Unidos e aumenta consideravelmente com a idade, podendo atingir 13% após os 75 anos. Dados mostram que há diferença quanto ao aspecto epidemiológico nos países em desenvolvimento, como o Brasil, onde a maior parte dos casos tem etiologia reumática, ocorrendo em pacientes mais jovens.

Lesões crônicas da válvula aórtica, com o passar do tempo, levam invariavelmente a alterações anatômicas e funcionais do coração esquerdo, seja na forma de sobrecarga de volume-pressão como na insuficiência aórtica (IAo) –, ou na forma de sobrecarga de pressão, como na estenose aórtica (EAo). Essas alterações inicialmente apresentam os mecanismos adaptativos do coração, como a remodelação ventricular esquerda que mantém o paciente assintomático por anos, até uma fase em que esses mecanismos são insuficientes e o paciente desenvolve sintomas. Nessa fase, o tratamento cirúrgico é de grande valia para a melhora desses sintomas.

Os avanços na intervenção cirúrgica e percutânea, principalmente nos pacientes mais idosos, mostraram que, quando bem indicados, proporcionam qualidade de vida e sobrevida iguais às dos demais pacientes.

ESTENOSE VALVAR AÓRTICA

A EAo é a obstrução da via de saída do ventrículo esquerdo (VE) pela calcificação das estruturas valvares, associada ou não à fusão das válvulas da valva aórtica. É a doença valvar aórtica adquirida mais frequente e está presente em 4,5% da população acima de 75 anos. Além da EAo propriamente dita, a obstrução da via de saída do VE pode estar acima da valva (EAo supravalvar) ou abaixo (subvalvar). Entretanto, essas variações não serão abordadas neste capítulo.

Etiologia

Suas principais causas são EAo por calcificação de uma valva aórtica bicúspide congênita, degenerativa e febre reumática. Esta última está invariavelmente associada à valvopatia mitral e, apesar da diminuição de sua incidência nos países desenvolvidos, continua frequente no Brasil e nos demais países da América Latina.

Fisiopatologia

Com a evolução do processo de calcificação valvar e de obstrução progressiva do fluxo através da valva, há aumento da tensão sistólica e consequente hipertrofia ventricular concêntrica, elevação das pressões de enchimento e, inicialmente, ocorre a disfunção diastólica e finalmente a disfunção sistólica ventricular. Como a evolução dessa calcificação é lenta, os sintomas resultantes da EAo (dor torácica, síncope e dispneia) tipicamente surgem após a sexta década de vida, sendo ainda mais tardios nos casos de EAo degenerativa. Uma vez sintomáticos, os pacientes passam a apresentar uma piora significativa de seu prognóstico, com média de sobrevivência de 2 a 3 anos e aumento expressivo no risco de morte súbita. Daí a importância da identificação precoce do surgimento de sintomas ou de disfunção ventricular (fração de ejeção [FE] < 50%), que apontarão o momento de indicação de intervenção visando à interrupção da evolução natural da doença (Figura 1).

Manifestações clínicas

Até pouco tempo, os pacientes com EAo importante e assintomáticos eram apenas observados clinicamente, desde que não apresentassem disfunção ventricular sistólica, uma vez que sua curva de sobrevida seria semelhante à da população em geral. Entretanto, o conceito de "benignidade" da EAo importante sem sintomas tem sido questionado nos últimos anos, apoiado no fato de que nem sempre o paciente assintomático está realmente livre de sintomas, muitas vezes limitando progressivamente suas atividades e mascarando sintomas (especialmente idosos); eles são na realidade "pseudoassintomáticos", e, dessa forma, têm pior prognóstico. Além disso, pacientes com EAo, mesmo que apresentem a mesma área valvar, função ventricular preservada e ausência de sintomatologia, não são idênticos; ou seja, existem outras variáveis que podem aumentar ou diminuir o risco desses pacientes, tornando-os heterogêneos. Nos últimos anos, os resultados de algumas coortes prospectivas têm agregado fatores de risco, ou fatores de pior prognóstico, na EAo.

As manifestações clínicas cardinais da EAo são:

- Angina *pectoris*.
- Síncope.

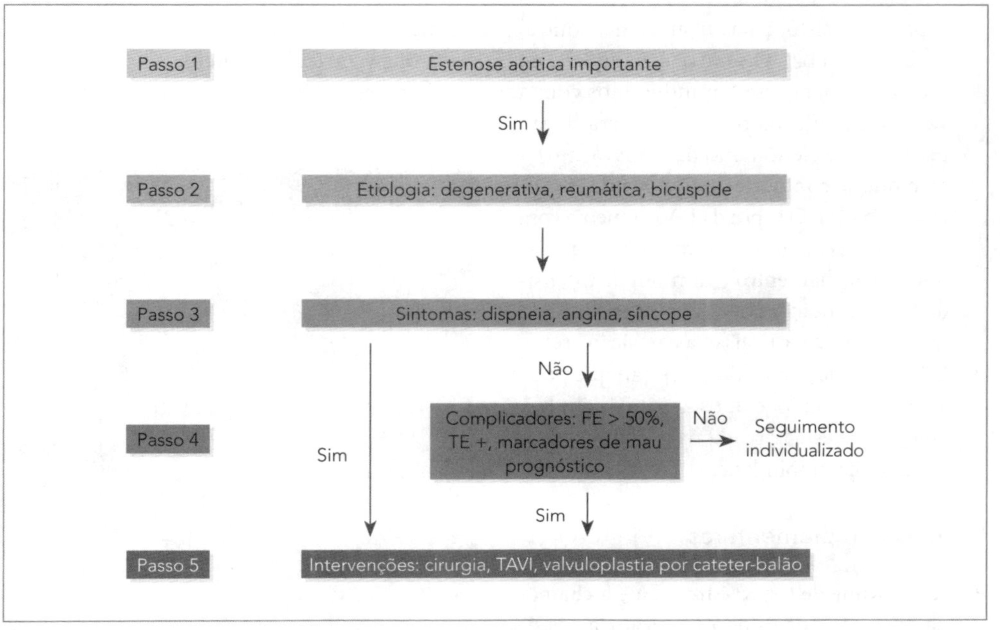

FIGURA 1 Fluxograma para avaliação da estenose aórtica importante.
FE: fração de ejeção; TE: teste ergométrico; TAVI: implante de bioprótese aórtica transcateter.

- Dispneia aos esforços (sintoma mais comum e precoce).
- Insuficiência cardíaca (fase final).

Vale ainda ressaltar que os pacientes com EAo importante podem desenvolver sangramento gastrointestinal baixo, geralmente associado a angiodisplasia do cólon direito, chamada síndrome de Heyde.

Exame físico

- Pulso arterial: espera-se que o paciente com EAo importante apresente um pulso que aumenta lentamente e que apresenta baixa amplitude: "pulso *parvus* e *tardus*".
- Pressão arterial (PA): a PA nos indivíduos com EAo importante geralmente é convergente, em virtude da diminuição da pressão sistólica.
- Sopro: o sopro típico da EAo é mesossistólico de ejeção, do tipo crescendo-decrescendo (diamante) e com irradiação para as carótidas. O sopro interrompe-se antes da segunda bulha (B2), o que ajuda a diferenciá-lo do sopro holossistólico da insuficiência mitral (que engloba B2). O sopro é mais audível no foco aórtico, porém em indivíduos com a válvula calcificada pode haver irradiação para o ápice (fenômeno de Gallavardin) – som que se confunde com sopro da insuficiência mitral. O sopro da EAo aumenta com as manobras que aumentam o volume sistólico (agachamento) e diminui de intensidade em condições que causam redução do fluxo transvalvar (Valsalva e posição ereta).
- Clique de ejeção: ruído de ejeção que pode ser auscultado logo após a primeira bulha. Sua gênese está baseada na abertura valvar com pouca mobilidade.

Exames complementares

- Radiografia de tórax: é frequente a chamada dilatação pós-estenótica da aorta. Os sinais radiológicos de aumento do VE não são frequentes até que a EAo se torne importante, uma vez que a hipertrofia é tipicamente concêntrica (Figura 2).
- Eletrocardiograma (ECG): podem ser vistos sinais de sobrecarga de VE nas lesões moderadas a importantes, apesar de o aumento de voltagem não ser muito habitual na EAo. A presença de bloqueio de ramo ou bloqueio atrioventricular em geral está associada a EAo importante (Figura 3).
- Teste ergométrico: pode ser realizado com baixo risco em pacientes selecionados, com cautela. Atualmente, as indicações mais comumente aceitas são: no paciente completamente assintomático, quando se deseja avaliar os parâmetros para sua atividade; ou quando se pretende esclarecer a real ausência de sintomas em pacientes possivelmente "pseudoassintomáticos".
- Ecocardiograma: constitui a mais importante ferramenta complementar no diagnóstico na EAo. Fornece não apenas a anatomia da valva, mas também a quantificação dos gradientes e da área valvar aórtica. Permite ainda a avaliação da repercussão hemodinâmica da doença pela detecção da hipertrofia ventricular esquerda e a avaliação das funções sistólica e diastólica do VE. A de-

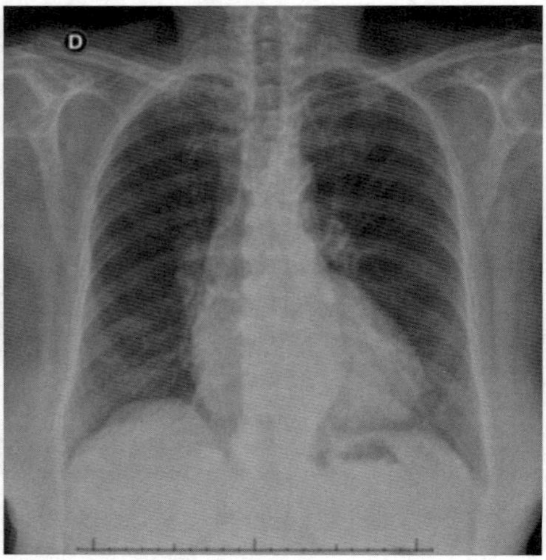

FIGURA 2 Radiografia de tórax.

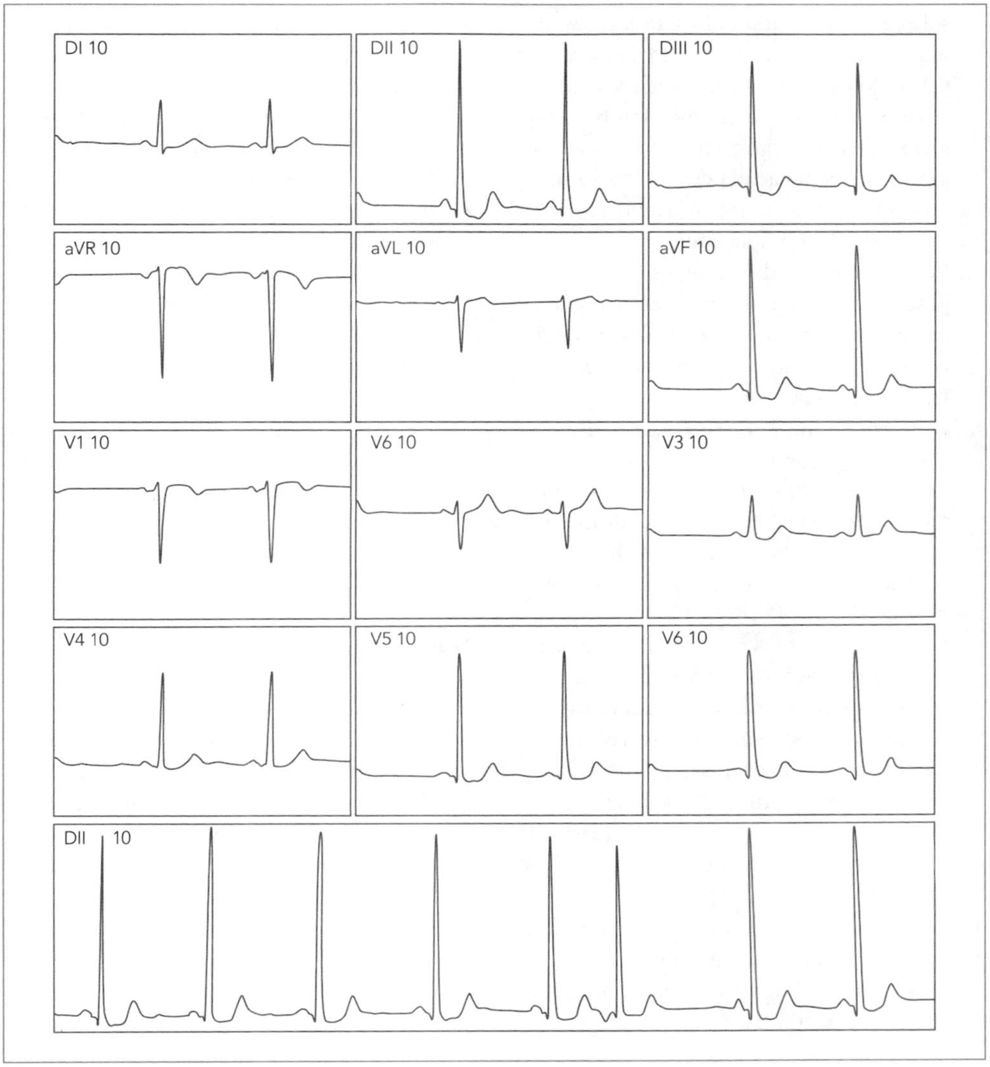

FIGURA 3 Eletrocardiografia.

terminação dos gradientes aórticos pelo Doppler é muito precisa, desde que o feixe esteja devidamente alinhado com o fluxo aórtico. Gradientes aórticos são dependentes do fluxo transvalvar, e a área valvar, apesar de válida, é uma medida menos robusta, especialmente em razão da dificuldade em se medir a via de saída do VE em alguns pacientes. Portanto, a área valvar isoladamente não deve ser usada na tomada de decisão, e outros parâmetros, como a classe funcional, o gradiente pressórico transvalvar, a taxa de fluxo transvalvar e a função ventricular, devem ser considerados. Quando for difícil obter a área da valva, o índice da velocidade do fluxo da via de saída do VE pela velocidade da valva aórtica pode ser usado para estimar a gravidade da lesão (quando < 0,25, indica EAo importante). Ocasionalmente, o ecocardiograma transesofágico pode ser indicado para analisar melhor a valva aórtica ou mesmo medir a área valvar. Mais recentemente, a aferição precisa dessa área faz-se possível também por meio da ecocardiografia tridimensional. Um gradiente médio acima de 40 ou 50 mmHg tem sido tradicionalmente aceito como indicador de EAo importante.

- Ecocardiograma de esforço: o aumento do gradiente em resposta ao exercício parece ter valor incremental na estratificação de risco, mas ainda não foi incorporado em diretrizes internacionais.
- Ecocardiograma sob estresse com dobutamina: em pacientes com EAo, baixos gradientes e função ventricular reduzida, pode não apenas estabelecer a gravidade da lesão valvar, mas também elucidar se há reserva contrátil, o que é um importante fator prognóstico (Figura 4).
- Cateterismo cardíaco/cineangiocoronariografia: indicado para todo paciente com mais de 40 anos como exame pré-operatório de EAo para avaliação de doença arterial coronariana (DAC) associada quando há discrepância entre quadro clínico e dados do ecocardiograma. É o exame padrão de referência para estimar o gradiente pressórico VE-Ao e quantificar a estenose.
- Tomografia computadorizada: melhor exame para quantificar a magnitude da calcificação da valva aórtica, com implicações prognósticas (Figura 5).
- Angiotomografia de artérias coronárias: não substitui a cineangiocoronariografia pré-operatória nessa valvopatia porque, com frequência, existem calcificações coronarianas de tal magnitude que impedem a quantificação do grau de estenose coronariana.
- Ressonância magnética cardiovascular: avaliação de fibrose miocárdica. A presença e a quantidade de fibrose miocárdica focal em pacientes com valvopatia aórtica importante correlacionaram-se diretamente com a quantidade de fibrose intersticial vista na biópsia endomiocárdica realizada durante a cirurgia de troca valvar. Por sua vez, a quantidade de fibrose, seja medida pela biópsia, seja pela ressonância, correlacionou-se diretamente com a recuperação funcional do VE e com a mortalidade desses pacientes após a troca valvar.

Tratamento

Tratamento farmacológico

O tratamento farmacológico na EAo é voltado ao alívio de sintomas em pacientes não candidatos a tratamento cirúrgico ou como ponte para o tratamento cirúrgico, ao tratamento de doenças associadas à EAo e à profilaxia de endocardite infecciosa (EI).

Tratamento cirúrgico da estenose aórtica

A cirurgia valvar aórtica (CVAo) ainda é a única terapêutica efetiva em longo prazo no

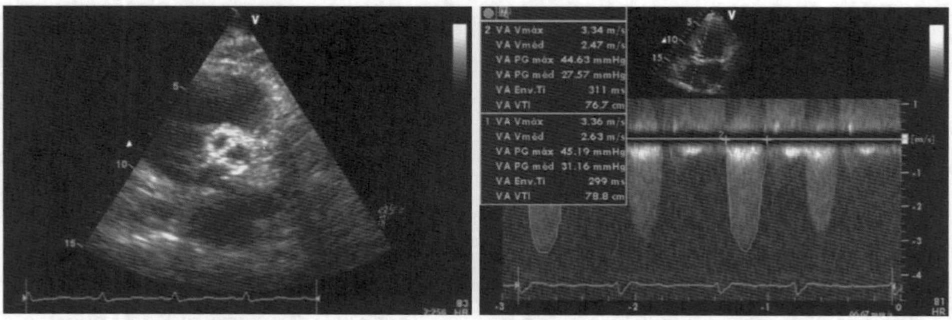

FIGURA 4 Ecocardiografia.
Fonte: cortesia da equipe de ecocardiografia do Hospital Sírio-Libanês.

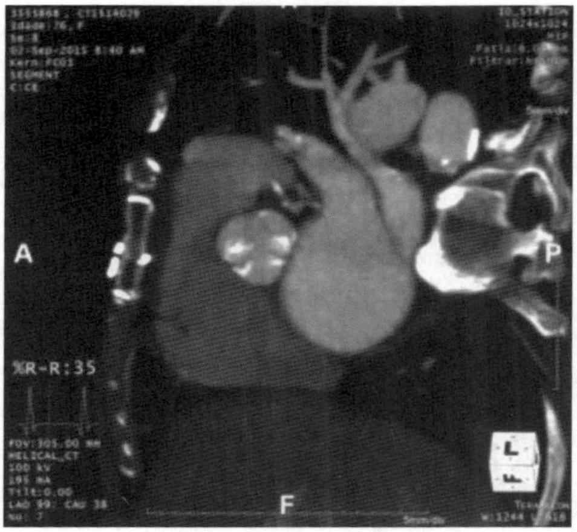

FIGURA 5 Tomografia computadorizada.

alívio da sobrecarga ventricular esquerda em pacientes com EAo importante. Entretanto, em decorrência do risco operatório e das complicações imediatas e tardias das próteses valvares, o momento ideal para a indicação cirúrgica é muitas vezes controverso. Embora ensaios clínicos randomizados comparando cirurgia e tratamento clínico continuado não tenham sido realizados, estudos observacionais mostram que a cirurgia corretiva da EAo é quase sempre seguida de melhora sintomática e aumento importante na sobrevida. A cirurgia de implante de prótese valvar cardíaca está associada a morbidade significativa. Entre as complicações encontram-se disfunção de prótese, vazamento paravalvular ("*leak*"), formação de trombos, êmbolos arteriais, endocardite infecciosa e problemas associados à anticoagulação. As complicações graves dependem do tipo de prótese e de uma série de variáveis clínicas; entretanto, ocorrem com uma frequência de pelo menos 3% ao ano. A taxa de mortalidade relacionada diretamente à valva ocorre em aproximadamente 1% ao ano. Para a substituição isolada da valva aórtica, a taxa de mortalidade operatória é estimada em 3,2%. Taxas de eventos adversos variam de 1,5% para acidente vascular encefálico a 10,9% para ventilação mecânica prolongada. O benefício do tratamento cirúrgico depende, entre outras variáveis, da função ventricular esquerda, sendo observada menor sobrevida tardia naqueles com FE reduzida ou com disfunção ventricular de longa duração. Mesmo alguns pacientes sem reserva contrátil podem se beneficiar da CVAo, mas as decisões em pacientes de alto risco devem ser individualizadas, uma vez que não há dados indicando, nessa população, quais são os indivíduos que apresentarão melhor evolução com a cirurgia.

O risco cirúrgico dos pacientes pode ser estimado de acordo com escores validados. Os dois escores mais utilizados são o European System for Cardiac Operative Risk Evaluation (EuroScore) e o escore da Society of Thoracic Surgeons (STS). Um terceiro escore é o descrito por Ambler et al. Este último tem a vantagem de ser específico para doença valvar, diferentemente dos anteriores.

Pacientes assintomáticos

A decisão terapêutica para o paciente com EAo importante assintomático traz à tona o dilema: manter observação clínica ou indicar cirurgia "profilaticamente"? A estratégia de operar profilaticamente todos os pacientes com EAo importante assintomáticos não é viável, pois se exporiam 100% deles a um risco de 3 a 4% de mortalidade relacionado à cirurgia, somado a um risco de 1% ao ano relacionado à presença de prótese valvar, para o benefício de apenas aproximadamente 1% dessa população (risco anual de morte súbita).

Entretanto, manter todos os pacientes desse grupo em observação clínica pode não ser seguro. Na realidade, estudos observacionais mais recentes relacionados à história natural da EAo importante em assintomáticos mostram que esse grupo não é tão "benigno" como se imaginava em décadas anteriores. Pacientes com EAo importante nos quais há dúvidas a respeito da real ausência de sintomas têm indicação de realizar teste de esforço para assegurar que eles realmente permanecem assintomáticos e que o comportamento da PA seja normal durante o exame. O objetivo é identificar, entre os pacientes com EAo importante assintomáticos, os de maior risco e que, portanto, se beneficiam da cirurgia, evitando a morte súbita e/ou o dano irreversível ao miocárdio. Para tentar identificar tais pacientes, levam-se em consideração principalmente os seguintes fatores de alto risco (ver Figura 1):

- Teste de esforço com sintomas evidentes ou hipotensão ao esforço.
- Área valvar aórtica menor ou igual a 0,7 cm^2 ou área valvar indexada menor ou igual a 0,4 cm^2/m^2.
- Diminuição da área valvar > 0,1 cm^2/ano.
- Velocidade de fluxo transvalvar ≥ 5 m/s.
- Velocidade de jato transvalvar aórtico rapidamente progressiva, com taxa de aumento anual maior que 0,3 m/s ao ano.
- Calcificação valvar aórtica moderada a intensa se associada com rápido aumento da velocidade de fluxo transvalvar aórtico.
- Hipertrofia ventricular acentuada (12 a 14 mm em mulheres e 14 a 16 mm em homens).
- Doença coronariana associada.
- Disfunção ventricular sistólica.
- Elevação do BNP.

Tratamento percutâneo da estenose valvar aórtica/implante transcateter de valva aórtica (TAVI)

Atualmente, a experiência acumulada com o emprego percutâneo de biopróteses em pacientes com contraindicação à cirurgia ou com alto risco cirúrgico indica que a técnica é segura e eficaz. Esse tratamento, segundo as principais diretrizes atuais, continua sendo indicado como uma alternativa ao tratamento cirúrgico convencional nos pacientes de risco cirúrgico elevado (classe IIa B), ou como a melhor estratégia de tratamento para os pacientes considerados inoperáveis (classe I B). Em 2016, a Food and Drug Administration (FDA) expandiu para pacientes de risco cirúrgico intermediário (STS 4 a 8%) a indicação de TAVI com alguns modelos de prótese autoexpansíveis, com recomendação IIa B, configurando assim alternativa razoável à cirurgia cardíaca.

Portanto, pelas novas diretrizes brasileiras de 2017, as recomendações para troca valvar são: sintomas (I B); pacientes com EAo importante que serão submetidos a outra cirurgia, como revascularização miocárdica, cirurgia da aorta ou valvar (I C); EAo importante e FE 50% (I C); pacientes com EAo moderada que serão submetidos a cirurgias como as anteriores (IIa C); EAo importante, assintomática e alteração no teste de esforço (IIa C); EAo importante, assintomática, com indicadores de pior prognóstico (área valvar < 0,7 cm^2, gradiente médio transvalvar aórtico > 60 mmHg e velocidade de jato transvalvar > 5 m/s) e risco cirúrgico baixo. O restante das indicações tem menor evidência (IIb C), e são elas: EAo importante, assintomática, com alto risco de progressão da doença (idade avançada, calcificação valvar acentuada, DAC); EAo discreta a moderada em pacientes que serão submetidos a revascularização miocárdica e que apresentem preditores de progressão da doença; EAo com gradiente médio < 40 mmHg e disfunção ventricular, mas com reserva contrátil; EAo importante, assintomática, com arritmias ventriculares complexas durante o teste de esforço; EAo importante, assintomática, com hipertrofia ventricular importante (septo e parede posterior > 15 mm).

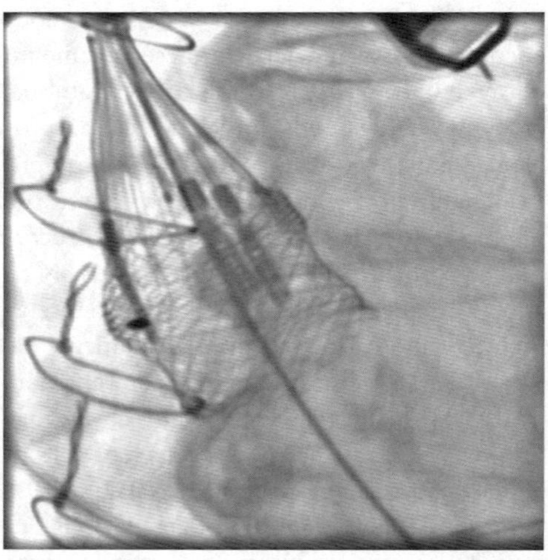

FIGURA 6

INSUFICIÊNCIA AÓRTICA

Define-se pelo fluxo retrógrado da aorta para o VE durante a diástole. Essa alteração pode ocorrer por doença primária dos folhetos e/ou da parede da raiz da aorta.

Etiologia

A causa mais comum no Brasil é a IAo secundária a lesão reumática, sendo responsável por até 85% dos casos de regurgitação pura. A recorrência dos processos inflamatórios agudos gera infiltração difusa de tecido fibroso, causando retração da borda valvar. Esse mesmo processo inflamatório pode levar à fusão das comissuras, resultando em dupla lesão aórtica.

Outra causa frequente é a endocardite infecciosa, cujas lesões podem destruir ou perfurar os folhetos ou cujas vegetações podem interferir no fechamento das cúspides.

O *Treponema pallidum* pode causar aortite sifilítica, na qual lesões inflamatórias no anel aórtico causam dilatação deste, levando a IAo.

Outras causas incluem:

- Valva aórtica bivalvular.
- Trauma com dissecção da aorta ascendente.
- Síndrome de Marfan, lúpus eritematoso sistêmico, artrite reumatoide, síndrome de Behçet, espondilite anquilosante, artropatia de Jaccoud, doença de Takayasu, doença de Whipple, doença de Crohn, valva mixomatosa, valvoplastia aórtica.

A doença da raiz da aorta com dilatação da porção ascendente é uma causa importante de IAo, pois ela afasta as cúspides para uma correta coaptação. Dentre as causas, inclui: síndrome de Marfan, dissecção aórtica, sífilis, síndrome de Ehlers-Danlos, espondilite anquilosante.

Fisiopatologia

O volume de sangue regurgitante leva a uma sobrecarga de volume e pressão. Todo esse volume vai ser novamente ejetado em um compartimento de alta pressão (aorta). O aumento da pré e da pós-carga ativa mecanismos que levam à hipertrofia excêntrica ventricular capaz de acumular maiores quantidades de sangue, de modo a permitir o esvaziamento do átrio esquerdo (AE).

Na IAo aguda, diferentemente do que ocorre na crônica, o ventrículo não tem o tempo necessário para se adaptar à carga aumentada, e o VE não consegue acomodar todo o sangue vindo do AE e da aorta. Isso gera uma diminuição do volume sistólico efetivo, com elevação da pressão sistólica do VE.

Manifestações clínicas

Na manifestação crônica da doença, o paciente fica assintomático por anos em razão dos mecanismos de compensação. Os sintomas desenvolvem-se com frequência na quarta ou quinta década, após considerável cardiomegalia e disfunção. Mesmo na IAo crônica moderada a grave ainda há sobrevida média de 75% em 5 anos e de 50% em 10 anos.

As principais queixas de dispneia de esforço, ortopneia e dispneia paroxística noturna costumam ocorrer gradualmente. A angina desenvolve-se mais tarde e a presença de síncope é rara. Uma queixa frequente desses pacientes é uma sensação de "batimento cardíaco", principalmente se estão deitados.

Sem o tratamento cirúrgico, os pacientes vão a óbito em média 4 anos após início da angina e 2 anos após início a insuficiência cardíaca.

Na IAo aguda, por não haver adaptação cardíaca, ocorre desenvolvimento de colapso cardiovascular e sintomas como fraqueza, dispneia importante e hipotensão.

Exame físico

IAo é uma das doenças com mais riqueza de sinais característicos e isso ocorre pelo débito sistólico elevado, compartimento arterial vazio e periferia arterial dilatada. A cabeça pode oscilar (sinal de Musset) e pode haver pulsos com característica de "martelo d'água" (pulso de Corrigan), com distensão abrupta e colapso rápido.

- Sinal de Traube (ou *pistol shot*): são ouvidos ruídos estrondosos, sistólico e diastólico, sobre a artéria femoral.
- Sinal de Durozier: duplo sopro auscultado na fase sistólica (quando esta é comprimida proximalmente) e diastólica (quando a compressão é distal).
- Sinal de Müller: pulsação sistólica da úvula.
- Sinal de Quincke: pulsação capilar no leito ungueal.
- Sinal de Hill: pressão de manguito poplíteo > 60 mmHg do que a pressão braquial.
- Dança das artérias: observação de movimentos arteriais amplos no pescoço.

Na IAo crônica há um importante aumento na pressão de pulso (diferença entre a sistólica e a diastólica). Os sons podem persistir até zero na medição. Nas fases mais avançadas, essa diferença volta a se reduzir em virtude da redução da complacência ventricular associada à vasoconstrição periférica.

O sopro é diastólico, precoce, decrescente e aspirativo, logo após a A2. É auscultado melhor no foco aórtico acessório com o diafragma do esteto com o paciente sentado e o corpo inclinado para frente. A gravidade da doença é mais correlacionada com a duração do sopro, e não com sua intensidade.

O sopro de Austin Flint é comum na IAo importante e pode ocorrer na ausência de doença mitral. Seu mecanismo é decorrente do fluxo de sangue regurgitante que impede a completa abertura da valva mitral, levando a um sopro em ruflar. Este pode ser diferenciado da estenose mitral pela ausência de estalido de abertura e ausência de B1 hiperfonética.

Na IAo aguda, são observadas taquicardia, vasoconstrição periférica, cianose e, às vezes, congestão pulmonar. Não há a mesma exuberância dos sinais periféricos como na doença crônica, e o sopro é de baixa intensidade e curta duração.

Exames complementares

- Radiografia de tórax: na IAo aguda, a área cardíaca é normal, na maioria das vezes com congestão pulmonar. No distúrbio crônico, o VE aumenta inferolateralmente. A dilatação aneurismática da aorta ascendente pode sugerir doença primária da aorta como responsável (Figura 7).
- ECG: normal na IAo aguda. Na IAo crônica, há desvio de eixo para esquerda e padrão de sobrecarga de câmaras esquerdas (Figura 8).
- Ecocardiograma: define a IAo e ajuda na busca da etiologia. Este exame é útil para mensurar a dimensão e o volume do VE no final da diástole e no final da sístole, FE e massa do VE.
- Ressonância magnética: ideal para avaliar orifício regurgitante, massa e volumes ventriculares, bem como avaliar e mensurar a raiz da aorta. Útil também para quantificação de fibrose miocárdica, sendo um bom indicador prognóstico.
- Cateterismo: indicado como pré-operatório quando há dúvida quanto à etiologia da IAo.

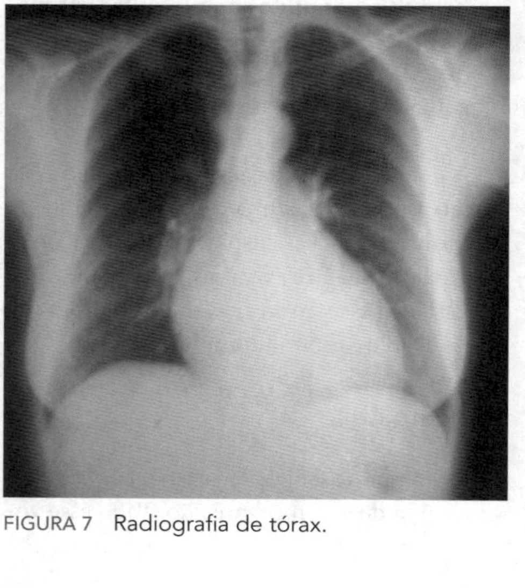

FIGURA 7 Radiografia de tórax.

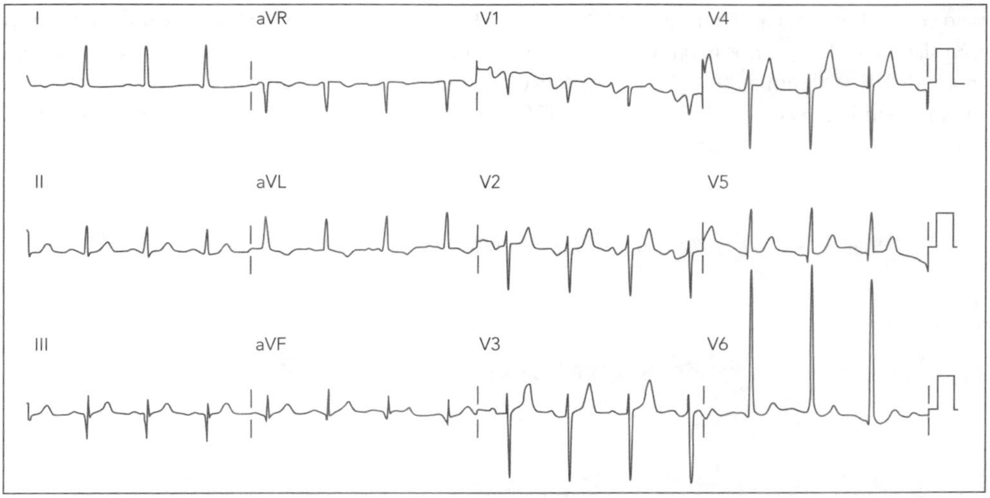

FIGURA 8 Eletrocardiografia.

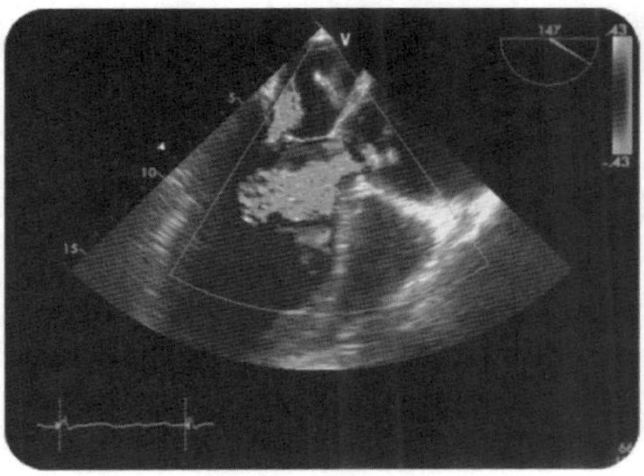

FIGURA 9 Ecocardiografia.
Fonte: cortesia da equipe de ecocardiografia do Hospital Sírio-Libanês.

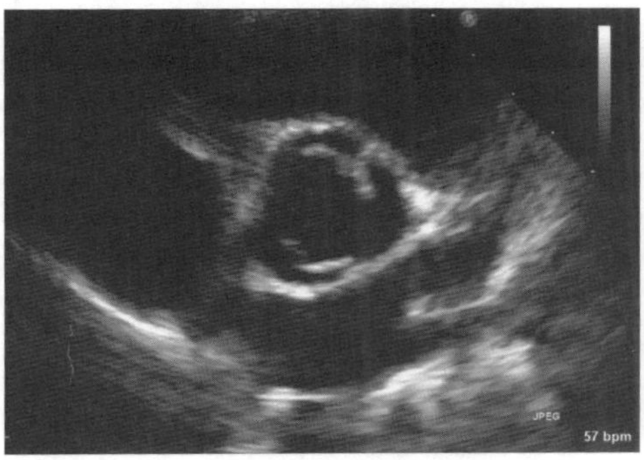

FIGURA 10 Ecocardiografia.
Fonte: cortesia da equipe de ecocardiografia do Hospital Sírio-Libanês.

TRATAMENTO

Na IAo aguda, sua gravidade faz com que sejam iniciados cuidados intensivos imediatos com drogas inotrópicas e vasodilatadoras somente enquanto o paciente está sendo preparado para ser encaminhado ao centro cirúrgico de urgência. Betabloqueadores são contraindicados, pois aumentam o jato regurgitante. Se a etiologia for endocardite e o paciente estiver estável hemodinamicamente, pode-se tentar adiar a cirurgia por 7 dias para que a utilização antibiótica diminua a recorrência da endocardite no pós-operatório.

Na IAo crônica, durante a fase assintomática, deve-se apenas atentar às profilaxias para endocardite infecciosa e febre reumática. O melhor marcador para indicar cirurgia é o início dos sintomas. É controversa a indicação de vasodilatadores para o tratamento desses pacientes, pois podem postergar o início dos sintomas e, assim, resultar em uma indicação mais tardia da cirurgia. Por outro lado, podem ser indicados nos pacientes sintomáticos como ponte até a cirurgia, aliviando os sintomas nesse curto prazo.

Pelas novas diretrizes brasileiras de 2017, está indicada a troca valvar se: sintomas (I B); FE < 50% (I B); nos reumáticos, diâmetro de VE pelo ecocardiograma > 75 mm diastólico e > 55 mm sistólico (IIa B); e nos não reumáticos, diâmetro de VE > 70 mm diastólico e > 50 sistólico ou sistólico indexado > 25 mm/m². O TAVI ainda requer estudos para sua indicação, mas na mesma diretriz tem fraca indicação para pacientes com expectativa de vida > 1 ano com contraindicação à cirurgia convencional (IIb C).

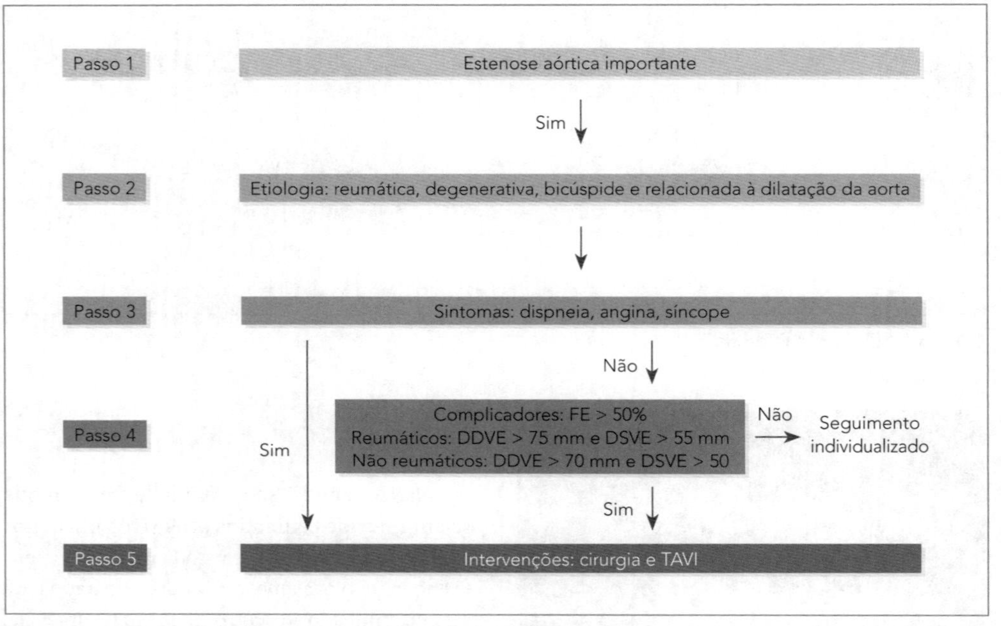

FIGURA 11 Fluxograma para avaliação da insuficiência aórtica importante.

DDVE: diâmetro diastólico de ventrículo esquerdo; DSVE: diâmetro sistólico de ventrículo esquerdo; FE: fração de ejeção; TAVI: implante de bioprótese aórtica transcateter.

LEITURA SUGERIDA

1. Baumgartner H, Falk V, Bax JJ, De Bonis M, Hamm C, Holm PJ, et al.; 2017 ESC/EACTS Guidelines for the management of valvular heart disease. The Task Force for the Management of Valvular Heart Disease of the European Society of Cardiology (ESC) and the European Association for Cardio-Thoracic Surgery (EACTS). Eur Heart J. 2017;38(36):2739-91.
2. Nishimura RA, Otto CM, Bonow RO, Carabello BA, Erwin JP 3rd, Guyton RA, et al.; ACC/AHA Task Force Members. 2014 AHA/ACC guideline for the management of patients with valvular heart disease: a report of the American College of Cardiology/ American Heart Association Task Force on Practice Guidelines. Circulation. 2014;129(23):e521-e643.
3. Tarasoutchi F, Montera MW, Grinberg M, Barbosa MR, Piñeiro DJ, Sánchez CR, et al. Brazilian Guidelines for Valve Disease - SBC 2011 / I Guideline Inter- American Valve Disease - 2011 SIAC. Arq Bras Cardiol. 2011;97(5 supl. 3):1-67.
4. Tarasoutchi F, Montera MW, Ramos AIO, Sampaio RO, Rosa VEE, Accorsi TAD et al. Atualização das Diretrizes Brasileiras de Valvopatias: Abordagem das Lesões Anatomicamente Importantes. Arq Bras Cardiol 2017; 109(6Supl.2):1-34.

CAPÍTULO 42

Valvopatias tricúspide e pulmonar

Renato Palácio de Azevedo

INSUFICIÊNCIA TRICÚSPIDE

Definição e etiologia

É caracterizada pelo fluxo reverso do ventrículo direito para o átrio direito durante a sístole. Esse refluxo, quando mínimo ou discreto e assintomático, é considerado fisiológico, e é relativamente comum, estimando-se estar presente em 70% dos adultos.

Quando em níveis patológicos, a insuficiência tricúspide geralmente é funcional (aproximadamente 90% dos casos), secundária à dilatação de câmaras direitas ou redução de superfície de coaptação por aumento da pressão arterial pulmonar. A insuficiência tricúspide importante é um fator de risco independente de morte. A Tabela 1 mostra as principais causas de insuficiência tricúspide funcional.

A insuficiência tricúspide primária é bem menos frequente, sendo responsável por apenas 10% dos casos, sendo mais comum em adolescentes ou adultos jovens, com destaque para as causas congênitas, com a anomalia de Ebstein sendo a mais comum (Tabela 2).

Diagnóstico

Os sinais e sintomas de insuficiência tricúspide são inespecíficos e, na maioria das vezes,

TABELA 1 Causas de insuficiência tricúspide funcional

Disfunção ventricular esquerda
Valvopatia mitral
Doença pulmonar primária (DPOC, TEP, hipertensão pulmonar primária, entre outras)
Fibrilação atrial
Infarto agudo do miocárdio do ventrículo direito
Cabo de marca-passo em câmaras direitas
Shunt esquerda-direita (defeito do septo atrial ou ventricular)
Síndrome de Eisenmenger
Valvopatia pulmonar
Hipertireoidismo

DPOC: doença pulmonar obstrutiva crônica; TEP: tromboembolismo pulmonar.

TABELA 2 Causas de insuficiência tricúspide primária

Trauma – lesão direta por implante de cabo de marca-passo ou trauma torácico
Endocardite infecciosa – mais comum em usuários de drogas ou cateteres venosos
Anomalia de Ebstein
Febre reumática
Síndrome carcinoide (Figura 1)
Doença isquêmica do músculo papilar
Endocardite marântica
Induzida por drogas

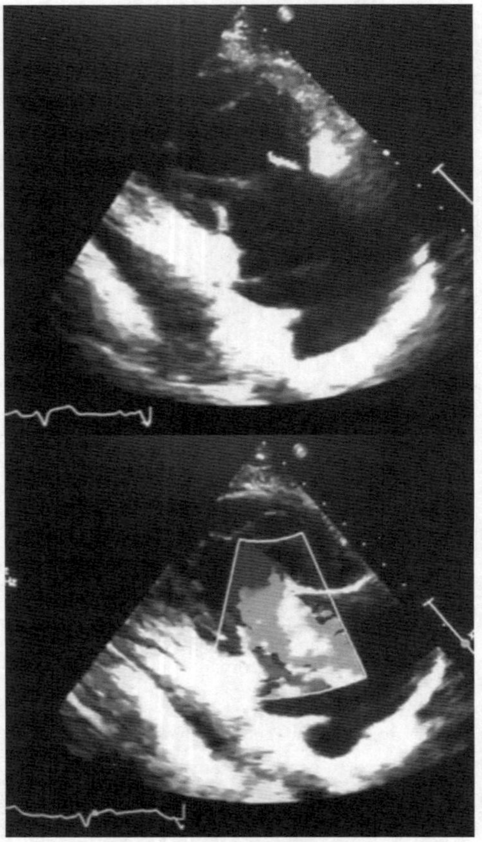

FIGURA 1 Insuficiência tricúspide importante decorrente de síndrome carcinoide.

secundários às causas subjacentes. Dispneia, fadiga, astenia, hepatoesplenomegalia, ascite e edema estão entre os mais comuns.

A ausculta cardíaca pode identificar um sopro holossistólico regurgitativo na borda esternal direita ou esquerda baixa, usualmente exacerbado por extrassístoles ou pela inspiração profunda – manobra de Rivero-Carvalho, que é utilizada para diferenciar o sopro da regurgitação mitral. Maior intensidade ou desdobramento de P2 pode ser observada em casos com hipertensão pulmonar.

O ecocardiograma transtorácico é o principal exame para o diagnóstico e a graduação da insuficiência tricúspide. Ressonância magnética cardíaca pode ser útil na avaliação complementar quantitativa ou quando não há janela ecocardiográfica favorável. O ecocardiograma transesofágico é limitado na avaliação da valva tricúspide, mas pode ser útil na identificação de causas secundárias, como *shunts* intracardíacos ou retorno venoso pulmonar anômalo.

Eletrocardiograma e radiografia de tórax podem mostrar alterações indiretas de câmaras direitas, e o cateterismo cardíaco é utilizado em casos restritos, geralmente para realizar medidas de avaliação de hipertensão pulmonar.

Tratamento

O tratamento é direcionado aos sintomas e às comorbidades. Os sintomas de insuficiência cardíaca direita são tratados com diuréticos de alça, como a furosemida.

O tratamento clínico da hipertensão pulmonar pode contribuir para a redução do grau da insuficiência tricúspide. Além disso, a valvoplastia mitral em casos de estenose ou a tromboarterectomia nos casos de tromboembolismo pulmonar (TEP) podem reduzir o grau de insuficiência tricúspide, pela redução do grau de hipertensão pulmonar.

A indicação de tratamento cirúrgico da insuficiência tricúspide apresenta algumas particularidades, e deve ser indicada pensando na redução da progressão da insuficiência e na melhoria dos sintomas de insuficiência cardíaca (Tabela 3).

A valvoplastia é geralmente preferível, quando tecnicamente possível, em relação à troca valvar.

A escolha do tipo de prótese deve ser individualizada, ponderando a durabilidade da bioprótese e a necessidade de anticoagulação da prótese mecânica.

ESTENOSE TRICÚSPIDE

Definição e etiologia

A estenose tricúspide é uma alteração valvar rara, na qual a redução da mobilidade das cús-

TABELA 3 Indicações de cirurgia na insuficiência tricúspide

Insuficiência tricúspide importante que será submetida a tratamento cirúrgico de valvopatia mitral ou aórtica
Insuficiência tricúspide leve, moderada ou importante que será submetida a cirurgia valvar e apresenta dilatação do anel tricuspídeo ou disfunção de ventrículo direito
Tratamento isolado da tricúspide quando os sintomas são refratários ou quando há evolução da dilatação ou disfunção do ventrículo direito
Insuficiência tricúspide importante em um contexto de pericardiectomia

pides ocasiona um gradiente de pressão entre o átrio direito e o ventrículo direito, frequentemente de etiologia reumática, e que na maioria das vezes ocorre com insuficiência tricúspide associada, ou com outras valvopatias (Tabela 4).

Diagnóstico

O aumento do gradiente de pressão entre o átrio direito e o ventrículo direito ocasiona congestão sistêmica e manifesta-se como edema periférico, ascite, distensão venosa jugular e hepatomegalia.

No exame físico pode-se notar uma onda A proeminente no pulso jugular. Sinal de Kussmaul pode estar presente. Na estenose tricúspide isolada não há congestão pulmonar. Um clique diastólico de abertura pode ser ouvido na ausculta, precedendo o ruflar diastólico. A intensidade desses achados pode aumentar com manobras que aumentem o fluxo transvalvar (inspiração profunda, elevação das pernas ou exercício isométrico).

TABELA 4 Causas de estenose tricúspide

Doença reumática
Atresia ou estenose congênita
Fibrose secundária à presença de cabo de marca-passo
Tumores do átrio direito
Síndrome carcinoide
Endocardite de Libman-Sacks
Síndrome hipereosinofílica
Prótese tricúspide

A estenose tricúspide é geralmente diagnosticada e graduada pelo ecocardiograma. É possível observar o espessamento e a redução da mobilidade das cúspides. Observa-se fluxo turbulento pela válvula, e por meio desse fluxo é possível estimar o gradiente transvalvar (geralmente considerado importante quando entre 5 e 10 mmHg) e a área valvar por meio do PHT (*pressure half-time*).

A radiografia de tórax pode sugerir aumento de átrio direito. O eletrocardiograma pode mostrar onda P apiculada nas derivações inferiores, sugestiva de sobrecarga de átrio direito, além de identificar condições concomitantes, como a fibrilação atrial. O cateterismo de câmaras direitas pode ser utilizado quando há dissociação entre a clínica e o ecocardiograma.

Tratamento

Diuréticos de alça podem ser utilizados para tratar os sintomas de congestão sistêmica, mas devem ser empregados com cautela, pelo risco de hipovolemia, levando à redução do fluxo transvalvar e consequente baixo débito.

Em pacientes com estenose tricúspide importante sintomáticos, ou naqueles que serão submetidos a cirurgia para tratamento de valvopatia de câmaras esquerdas, o tratamento cirúrgico (valvoplastia ou troca valvar) ou a valvoplastia por balão estão indicados.

De modo geral, a valvoplastia por balão é indicada para pacientes com estenose tricúspide isolada, sem refluxo valvar significativo e com alto risco para cirurgia convencional.

Em caso de cirurgia, os pacientes que não forem aptos à valvoplastia são submetidos à troca valvar. As considerações sobre o tipo de prótese a ser implantada são semelhantes às de outras valvopatias: riscos da anticoagulação e de trombose valvar nas próteses mecânicas contra a durabilidade e o desgaste das biopróteses.

As escolhas devem ser individualizadas, considerando a opinião do paciente.

INSUFICIÊNCIA PULMONAR

Definição e etiologia

Um refluxo mínimo pela valva pulmonar é comumente observado em pessoas saudáveis, e pode ser considerado fisiológico. Quando o refluxo é significativo, ele leva à sobrecarga volumétrica do ventrículo direito, com consequente disfunção ventricular, insuficiência tricúspide e arritmias atriais e ventriculares secundárias ao aumento de câmaras.

A etiologia da insuficiência pulmonar é classificada como primária quando há acometimento intrínseco da valva. A causa primária mais comum é iatrogênica, decorrente de valvoplastia pulmonar cirúrgica ou por balão no tratamento de tetralogia de Fallot (Tabela 5).

Insuficiência pulmonar secundária ocorre em valvas morfologicamente normais, em razão de dilatação da artéria pulmonar ou hipertensão pulmonar.

Diagnóstico

A insuficiência pulmonar é geralmente assintomática até a ocorrência de disfunção do ventrículo direito. Os sintomas iniciais costumam ser dispneia aos esforços extra-habituais e fadiga, que ocorrem pela incapacidade do ventrículo direito em aumentar o débito cardíaco em resposta ao esforço. Palpitações e síncope podem ocorrer por causa de arritmias. Com a dilatação de câmaras, e consequente insuficiência tricúspide, sintomas de congestão sistêmica podem ocorrer, como ascite e edema de membros.

TABELA 5 Causas de insuficiência pulmonar primária

Iatrogênica
Infecciosa
Reumática
Síndrome carcinoide
Congênita

Na ausculta cardíaca um sopro diastólico é ouvido na borda esternal esquerda, sobre o segundo e o terceiro espaços intercostais, e pode aumentar com a inspiração. Quando relacionado à hipertensão pulmonar, além dessas características ouve-se uma P2 acentuada seguida de um sopro agudo, em decrescendo, e de maior duração durante a diástole (sopro de Graham-Steell).

Os pacientes com suspeita de valvopatia pulmonar devem ser avaliados por ecocardiograma, que geralmente confirma o diagnóstico e permite a quantificação do refluxo, repercussão hemodinâmica e condições associadas. Por meio do ecocardiograma é possível identificar alterações morfológicas e mobilidade das cúspides, falhas de coaptação e presença de vegetações sugestivas de endocardite.

Ressonância magnética cardíaca pode ser útil na avaliação da função ventricular, aumento de câmaras cardíacas e quantificação do refluxo valvar. Teste ergométrico ou ergoespirométrico pode ser útil na correlação da dispneia aos esforços com o grau de insuficiência valvar. Cateterismo cardíaco de câmaras direitas pode ser indicado na avaliação da hipertensão pulmonar.

Tratamento

Pacientes com insuficiência pulmonar moderada ou importante devem ser avaliados anualmente, por meio de anamnese, exame físico e ecocardiograma. Especial atenção deve ser dada àqueles em seguimento após correção de tetralogia de Fallot.

O tratamento medicamentoso é direcionado para alívio dos sintomas e das causas subjacentes, além das consequências da doença valvar, como disfunção ventricular direita e arritmias.

Cirurgia para troca da valva pulmonar é indicada em pacientes com insuficiência pulmonar grave, sintomática. Também é recomendada para pacientes com insuficiência grave, assintomáticos, com aumento importante ou disfunção do ventrículo direito. Pode ser indicada nos pacientes com arritmias atriais e ventriculares, ou com insuficiência tricúspide progressiva associada a uma insuficiência pulmonar importante.

ESTENOSE PULMONAR

Definição e etiologia

A estenose pulmonar decorre de algum grau de obstrução entre a via de saída do ventrículo direito e a artéria pulmonar, e pode ocorrer em três níveis:

- Valvar: é a mais comum. A valva apresenta um formato de domo, com abertura central, e espessamento variável das cúspides. Pode ocorrer dilatação pós-estenótica da artéria pulmonar. Aproximadamente 20% dos casos, principalmente relacionados à síndrome de Noonan, apresentam displasia da valva.
- Subvalvar: geralmente ocorre por hipertrofia do ventrículo direito, secundária à estenose valvar pulmonar, levando a obstrução parcial da via de saída. Geralmente regride com o tratamento da estenose valvar.
- Supravalvar: estreitamentos isolados ou múltiplos da artéria pulmonar principal ou ramos. Pode ocorrer de forma isolada ou relacionada a síndromes congênitas (Tabela 6). Pode ocorrer também como sequela de cirurgias prévias, como a de Blalock-Taussig.

A estenose pulmonar é uma doença relativamente comum em crianças com cardiopatia congênita, ocorrendo em aproximadamente 10% delas, com discreta predominância no sexo feminino. Na maioria dos casos ocorre de forma isolada. Raramente ocorre de forma adquirida, secundária a síndrome carcinoide, doença reumática ou após tratamentos cirúrgicos prévios, como estenose de prótese biológica.

TABELA 6 Síndromes congênitas relacionadas à estenose pulmonar

Tetralogia de Fallot
Síndrome da rubéola congênita
Síndrome de Noonan
Síndrome de Alagille
Síndrome de Leopard
Síndrome de Williams

Diagnóstico

A maioria dos pacientes com estenose pulmonar é assintomática. Os sinais e sintomas começam a ocorrer nos casos de estenose moderada e incluem dispneia aos esforços e congestão sistêmica. Casos mais graves podem levar a dispneia para atividades habituais, síncope, dor torácica e cianose.

No exame físico pode ser observada uma onda A venosa jugular proeminente. Na ausculta há um sopro sistólico ejetivo em borda esternal esquerda alta, que aumenta de duração e apresenta pico mais tardio à medida que o grau de estenose progride. É comum ouvir desdobramento da segunda bulha, que em casos mais graves pode ser fixo. Um clique ejetivo que reduz com a inspiração e a presença de quarta bulha pela diminuição da complacência do ventrículo direito também podem ser notados.

O ecocardiograma é o exame de escolha para o diagnóstico, visto que permite avaliar a anatomia valvar, a localização e a graduação da estenose, além de avaliar o tamanho e a função do ventrículo direito. Estenose pulmonar importante é definida pelo ecocardiograma quando o gradiente sistólico máximo entre o ventrículo direito e a artéria pulmonar é maior que 64 mmHg, ou a velocidade máxima é maior que 4 m/s.

O eletrocardiograma basal costuma ser normal nos casos de estenose discreta a moderada. Sobrecarga de câmaras direitas e bloqueio de ramo direito podem ser observados em casos graves. Cateterismo cardíaco pode ser útil nos casos em que há suspeita de uma estenose supravalvar adicional à valvar e quando há dúvida da gravidade da estenose. Ressonância magnética cardíaca pode ser útil quando a janela ecocardiográfica não é adequada, ou para avaliação anatômica detalhada em casos com anatomia complexa.

Tratamento

A sobrevida média dos portadores de estenose pulmonar isolada é semelhante à da população geral. Para pacientes assintomáticos, é recomendável seguimento clínico-ecocardiográfico, com periodicidade variável de acordo com o gradiente transvalvar. Pacientes com estenose discreta raramente precisam de intervenção ao longo da vida.

As indicações para intervenção em casos mais graves são:

- Para pacientes assintomáticos com gradiente maior que 60 mmHg, ou sintomáticos com gradiente maior que 50 mmHg, e abertura valvar em domo, sem insuficiência valvar significativa associada, recomenda-se a valvoplastia por balão.
- Para pacientes com insuficiência pulmonar importante, estenose pulmonar subvalvar ou supravalvar, displasia valvar significativa ou quando há indicação de cirurgia cardíaca por outra condição associada, recomenda-se a cirurgia.

A valvoplastia por balão, quando exequível, é o procedimento de escolha. A sobrevida em longo prazo, tanto para a valvoplastia por balão quanto para a cirurgia, é alta, maior que 90% em 25 anos.

Questões orientadoras

1. Quais as principais causas de valvopatia tricúspide e pulmonar?
2. Qual o método complementar mais útil para o diagnóstico das valvopatias?
3. Quando indicar o tratamento cirúrgico da valvopatia tricúspide?
4. Quais os achados clínicos levantam a suspeita de valvopatia pulmonar?
5. Qual a sobrevida média de pacientes com valvopatia pulmonar?

LEITURA SUGERIDA

1. Baumgartner H, Bonhoeffer P, De Groot NM, de Haan F, Deanfield JE, Galie N, et al.; Task Force on the Management of Grown-up Congenital Heart Disease of the European Society of Cardiology (ESC); Association for European Paediatric Cardiology (AEPC); ESC Committee for Practice Guidelines (CPG). ESC Guidelines for the management of grown-up congenital heart disease (new version 2010). Eur Heart J. 2010;31(23):2915-57.
2. Baumgartner H, Hung J, Bermejo J, Chambers JB, Evangelista A, Griffin BP, et al.; American Society of Echocardiography; European Association of Echocardiography. Echocardiographic assessment of valve stenosis: EAE/ASE recommendations for clinical practice. J Am Soc Echocardiogr. 2009;22(1):1-23; quiz 101-2.
3. Joint Task Force on the Management of Valvular Heart Disease of the European Society of Cardiology (ESC); European Association for Cardio-Thoracic Surgery (EACTS), Vahanian A, Alfieri O, Andreotti F, Antunes MJ, et al. Guidelines on the management of valvular heart disease (version 2012). Eur Heart J. 2012;33(19):2451-96.
4. Nath J, Foster E, Heidenreich PA. Impact of tricuspid regurgitation on long-term survival. J Am Coll Cardiol. 2004;43:405.
5. Nishimura RA, Otto CM, Bonow RO, Carabello BA, Erwin JP 3rd, Fleisher LA, et al. 2017 AHA/ACC focused update of the 2014 AHA/ACC guideline for the management of patients with valvular heart disease: a report of the American College of Cardiology/American Heart Association Task Force on Clinical Practice Guidelines. Circulation. 2017;135(25):e1159-95.
6. Nishimura RA, Otto CM, Bonow RO, Carabello BA, Erwin JP 3rd, Guyton RA, et al.; American College of Cardiology/American Heart Association Task Force on Practice Guidelines. 2014 AHA/ACC guideline for the management of patients with valvular heart disease: a report of the American College of Cardiology/American Heart Association Task Force on Practice Guidelines. J Am Coll Cardiol. 2014;63(22):e57-185.
7. Tarasoutchi F, Montera MW, Ramos AIO, Sampaio RO, Rosa VEE, Accorsi TAD, et al. Atualização das Diretrizes Brasileiras de Valvopatias: abordagem das lesões anatomicamente importantes. Arq Bras Cardiol. 2017;109(6 suppl 2):1-34.

CAPÍTULO 43

Endocardite infecciosa

Lorena Squassante Capeline
Danilo Ribeiro Galantini
Luiz Francisco Cardoso

DEFINIÇÃO

Endocardite infecciosa (EI) é uma infecção do endotélio cardíaco, sendo as valvas cardíacas os tecidos mais comumente afetados, podendo acometer as cordoalhas tendíneas, septos e endocárdio.

EPIDEMIOLOGIA

Apesar de relativamente rara, a EI continua tendo alto índice de morbimortalidade, sendo a quarta causa de síndrome de choque séptico. Estima-se a incidência de 3 a 7 casos por 100 mil pessoas-ano.

A epidemiologia da EI está em fase de mudanças devido ao aumento da idade, novos fatores predisponentes e aumento da hospitalização de idosos. Existindo forte correlação do agente etiológico *Stafilococcus aureus* com a presença de dispositivos intravenosos ou eletrodos de marca-passo.

Enquanto no passado as crianças apresentavam associação de EI com doença cardíaca reumática, atualmente essa relação encontra-se maior com doenças cardíacas congênitas, devido ao aumento na expectativa de vida após aperfeiçoamento nas técnicas cirúrgicas.

QUADRO 1 Doenças congênitas associadas com aumento na taxa de incidência de endocardite infecciosa (EI)

Doenças congênitas
Anomalias da valva aórtica
Defeito do septo interventricular
Tetralogia de Fallot
Correção prévia de cardiopatia cianótica com ou sem implante de dispositivo

ETIOLOGIA

Os *Streptococcus viridans*, *S. aureus* e *Enterococcus* são os 3 agentes patogênicos que representam a maioria dos casos de endocardite, e têm sido foco de estudos de patogênese. O estudo dos mecanismos patogênicos na EI é fundamental, pois estabelece potenciais avanços no tratamento e na prevenção das infecções no futuro. Esse conhecimento serve como base para o desenvolvimento de novas ferramentas clínicas que incluem terapias e vacinas.

Nos últimos anos, a infecção por *S. aureus* tornou-se mais prevalente que pelo *Streptococcus viridans*, essa inversão ocorre devido ao aumento de hospitalizações, uso de cateteres intravenosos e longevidade.

Streptococcus bovis como causa de EI, está intimamente ligado com malignidade do trato gastrointestinal e pólipos no cólon, principalmente em idosos. A EI em usuários de drogas ilícitas apresenta forte associação com os agentes infecciosos *Pseudomonas aeruginosa*, bacilos Gram-negativos e fungos.

ACHADOS CLÍNICOS

A apresentação clínica de EI é altamente variável, podendo apresentar quadros infecciosos agudos ou subagudos, dependendo do microrganismo envolvido, doenças cardíacas prévias e fatores de risco.

A maioria apresenta febre, podendo estar associado com sintomas sistêmicos como calafrios, perda de peso e astenia. Os sopros cardíacos preexistentes remetem à investigação clínica, enquanto novo sopro cardíaco associado a cenário clínico apropriado é mais específico para o diagnóstico de EI.

Achados clássicos de fenômenos imunológicos, como glomerulonefrite, manchas de Roth e nódulos de Osler, são cada vez menos comuns devido à apresentação na fase inicial da doença e o tratamento precoce. Embolias sistêmicas para cérebro, pulmão ou baço são apresentações características e com alta suspeita clínica de EI, devendo ser investigados.

QUADRO 2 Principais agentes bacterianos associados com endocardite infecciosa (EI)

Patógenos
Streptococcus viridans
Staphylococcus aureus
Staphylococcus coagulase-negativo
Streptococcus pneumoniae
HACEK*
Enterococcus
Bacilos Gram-negativos
Fungos
Difteroides
Polimicrobiano

* HACEK: *Haemophilus* espécies; *Accinegatibacter* espécies; *Cardiobacterium hominis; Eikenella corrodens* e *Kingella kingae*.

EXAMES COMPLEMENTARES E DIAGNÓSTICOS

Para investigação diagnóstica exames complementares gerais, tais como hemograma, eletrólitos, função renal, coagulograma, provas inflamatórias, urina I, eletrocardiograma e radiografia de tórax, orientam o raciocínio clínico e no diagnóstico diferencial.

Sinais laboratoriais de infecção, como leucocitose, anemia e hematúria microscópica, elevação de PCR ou hemossedimentação, podem estar presentes em pacientes com EI, porém não específicos. Ausência de febre é mais comum em idosos, imunocomprometidos e nos casos de microrganismos atípicos. Deve-se suspeitar de EI nos pacientes com ataque isquêmico transitório ou acidente vascular cerebral e febre.

O padrão-ouro no diagnóstico de EI é o exame patológico do tecido valvular ressecado ou fragmentos embólicos, porém devido dificuldades técnicas nem sempre é possível a realização.

Ecocardiograma

O ecocardiograma transtorácico (ETT) e o ecocardiograma transesofágico (ETE) apresentam grande valor diagnóstico e prognóstico, ajudando na avaliação de complicações e no seguimento dos casos de EI. Achados como vegetação, abscessos ou pseudoaneurisma e nova deiscência de uma prótese valvar são os principais critérios diagnósticos de EI.

O ETT deverá ser realizado em todos os casos suspeitos de EI, idealmente dentro de 24 horas da suspeita clínica. Caso o ETT e/ou ETE inicial seja negativo para EI, poderá ser repetido 5 a 7 dias depois se a suspeita clínica permanecer alta. Todos os casos de bacteremia por *S. aureus* devem ser rastreados pela ecocardiografia. Finalmente, é obrigatório o ecocardiograma de acompanhamento para monitorar complicações e a resposta ao tratamento.

O ETE apresenta maior sensibilidade no diagnóstico de vegetação nos casos de próteses valvares, valvas cardíacas muito calcificadas e vegetações pequenas (< 2 mm), estando indicado como primeira escolha no caso de pacientes com próteses valvares, com critérios clínicos possíveis de EI ou complicações como abscesso perivalvar.

Em alguns casos pode acontecer o diagnóstico falso-positivo para EI, sendo não raras vezes difícil a diferenciação entre vegetação de trombos, ruptura de cordoalha, lúpus sistêmico (Libman-Sacks), fibroelastoma, excrescências de Lambl ou doença valvar degenerativa. Portanto, deve-se sempre associar a apresentação clínica do paciente e a probabilidade de EI com os achados ecocardiográficos.

QUADRO 3 Recomendações para realização de ecocardiograma nas endocardites infecciosas

1 - Diagnóstico:

- ETT é o exame inicial em todos os casos suspeitos de EI
- ETE deverá ser realizado na presença de alta suspeita clínica de EI e ETT negativo ou inconclusivo; ou presença de próteses valvares ou dispositivos intracardíacos
- ETT e/ou ETE deverá ser repetido 5-7 dias após o exame inicial negativo para EI, se permanecer alta suspeita clínica
- Bacteremia para *S. aureus*

2 - Seguimento após o início da terapia

- Evidências de complicações cardíacas (novo sopro, embolia, febre persistente, ICC, abscesso, bloqueio atrioventricular)

3 - Intraoperatório

- ETE intraoperatório é recomendado em todos os casos de EI que requerem cirurgia

4 - Seguimento após o término da terapia

- Avaliação morfológica e funcional da valva cardíaca

ETT: ecocardiograma transtorácico; ETE: ecocardiograma transesofágico; EI: endocardite infecciosa; ICC: insuficiência cardíaca congestiva.

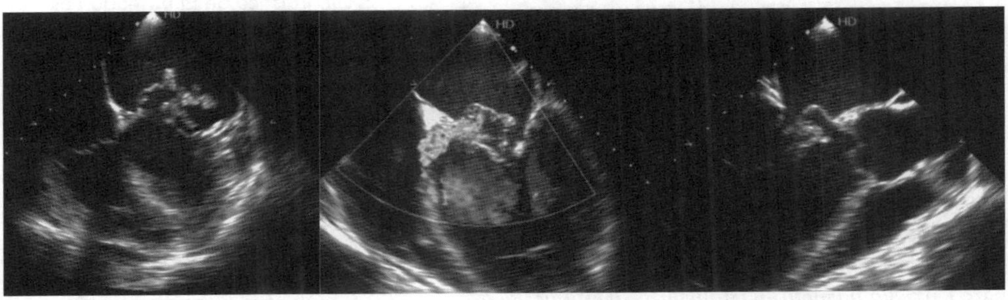

FIGURA 1 Imagem de ETE mostrando endocardite bacteriana acometendo ambas as cúspides da valva mitral com insuficiência mitral importante.

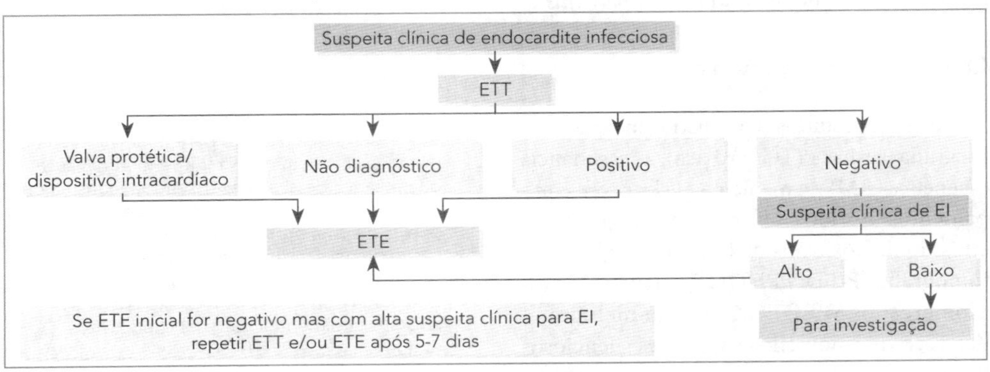

FIGURA 2 Indicações ecocardiográficas na suspeita clínica de EI.

Culturas

As hemoculturas positivas continuam sendo a pedra angular no diagnóstico, além de orientar a terapêutica baseada na identificação e na suscetibilidade do microrganismo. Deve-se coletar 3 pares de hemoculturas a partir de uma veia periférica, com intervalo de 30 minutos cada, e incubadas em ambientes aeróbios e anaeróbios. Mediante o risco de contaminação e resultados falso-positivos evita-se a coleta de um cateter venoso central.

O laboratório deverá ser informado da suspeita clínica de EI, e tão logo um frasco de cultura de sangue apresente-se positivo proceder a identificação presuntiva baseada na coloração do Gram. Essa informação é compartilhada com a equipe clínica para ajustar a antibioticoterapia presuntiva, visto que a identificação completa é alcançada em 48 horas, podendo requerer mais tempo nos casos de organismos atípicos. Após a identificação do microrganismo, as culturas de sangue devem ser repetidas após 48 a 72 horas para verificar a eficácia do tratamento.

EI com culturas sanguíneas negativas pode ocorrer, sendo necessário atenção especial aos organismos de crescimento lento ou atípicos, cujo isolamento exige a cultura em meios especializados. Podem ser necessários testes sorológicos e reação em cadeia da polimerase (PCR) para *Coxiella burnetii, Bartonella, Aspergillus, Brucella, Mycoplama pneumonia, Legionella pneumophila* e fungos (*Candida, Aspergillus*).

Outras técnicas diagnósticas

Recentes estudos demonstraram que a tomografia cardíaca (TC cardíaca), a ressonância magnética (RM) e a medicina nuclear com equipamentos híbridos, tais como tomografia por emissão de pósitrons de fluorodeoxiglucose e tomografia (F-FDG PET/CT) e leucócitos radiomarcados SPECT/TC podem melhorar a detecção de fenômenos vasculares silenciosos (eventos embólicos ou aneurismas infecciosos).

O diagnóstico de EI depende do envolvimento do endocárdio associado a uma síndrome infecciosa, sendo difícil o reconhecimento. Por essa razão, foi proposto, em 2000, o critério de Duke modificado, em que achados clínicos, biológicos e sorológicos, associados a hemoculturas e achados ecocardiográficos são usados em conjunto para o diagnóstico de EI.

Entretanto, existem apresentações de difícil reconhecimento clínico, quer pela latência ou pela baixa virulência do microrganismo, culturas de sangue negativas, ou pelo uso prévio de antibióticos, tornando o diagnóstico de EI possível ou rejeitado, mas com alta suspeita clínica. Nesses casos, a ecocardiografia e a cultura de sangue devem ser repetidas e outras técnicas de imagem devem ser usadas, quer para o diagnóstico de envolvimento cardíaco ou para eventos embólicos sistêmicos.

Devido os recentes avanços das técnicas de imagem, novos critérios foram propostos para um diagnóstico precoce de EI, principalmente

QUADRO 4 Diagnóstico de EI baseado nos critérios de Duke modificados e atualizados pela Sociedade Europeia de Cardiologia, 2015 (Adaptado de Li et al.)

Critérios maiores
Culturas sanguíneas positivas: ▪ Microrganismos típicos para EI cultivados em 2 hemoculturas diferentes: *Streptococcus viridans*, ou *Staphylococcus aureus* ou *Streptococcus bovis*, ou grupo HACEK; ou *Enterococcus* sp. adquiridos na comunidade na ausência de outro foco infeccioso primário ▪ Hemoculturas persistentemente positivas com outros microrganismos: 2 hemoculturas positivas com mais de 12 horas de intervalo na coleta entre elas; ou ▪ Cultura de sangue positiva para *Coxiella burnetti* ou sorologia IgG fase I > 1:800
Evidências de envolvimento do endocárdio: ▪ Ecocardiograma positivo para EI definido como: massa oscilante intracavitária sem outra causa ou presença de abscesso, pseudoaneurisma ou fístula, perfuração valvar ou nova deiscência parcial de uma prótese valvar ▪ Lesão perivalvar diagnosticada na TC cardíaca ▪ Anormalidades no sítio valvar protético detectada por F-FDG PET/CT (se > 3 meses após procedimento cirúrgico) e leucócitos radiomarcados SPECT/CT

(continua)

QUADRO 4 Diagnóstico de EI baseado nos critérios de Duke modificados e atualizados pela Sociedade Europeia de Cardiologia, 2015 (Adaptado de Li et al.) *(continuação)*

Critérios menores
Predisposição cardíaca ▪ Lesão cardíaca prévia ou presença de próteses valvares, EI prévia, cardiomiopatia hipertrófica, uso de drogas endovenosas
Febre maior que 38°C
Fenômenos vasculares ▪ Hemorragia intracraniana ou conjuntival (ou lesões de Janeway), infarto pulmonar, embolismo arterial, aneurisma micótico
Fenômenos imunológicos ▪ Nódulos de Osler, manchas de Roth, glomerulonefrite e fatores reumatoides
Achados microbiológicos sem evidências de critérios maiores
Diagnóstico de EI: Definitivo: 2 critérios maiores, 1 maior e 3 menores ou 5 critérios menores. Provável: 1 critério maior e 1 critério menor ou 3 critérios menores.

nos casos mais difíceis. Os resultados dessas novas investigações devem então ser integrados aos critérios de diagnóstico modificados.

TRATAMENTO

O tratamento da EI deve ser guiado pelas hemoculturas com antibiogramas, a fim de evitar resistências bacterianas. Nos casos de pacientes agudamente doentes, com clínica altamente sugestiva de EI há necessidade de terapia antimicrobiana empírica. Nesses casos, a coleta de hemocultura deve ser feita antes da administração do antimicrobiano. A escolha do antimicrobiano deve levar em consideração os agentes patógenos mais prevalentes, sempre cobrindo estafilococos (sensíveis e resistentes à meticilina), estreptococos e enterococos. A vancomicina (15 a 20 mg/kg/dose, a cada 8 a 12 horas, não superior a 2 g por dose) é uma escolha adequada para a terapia inicial na maioria dos pacientes.

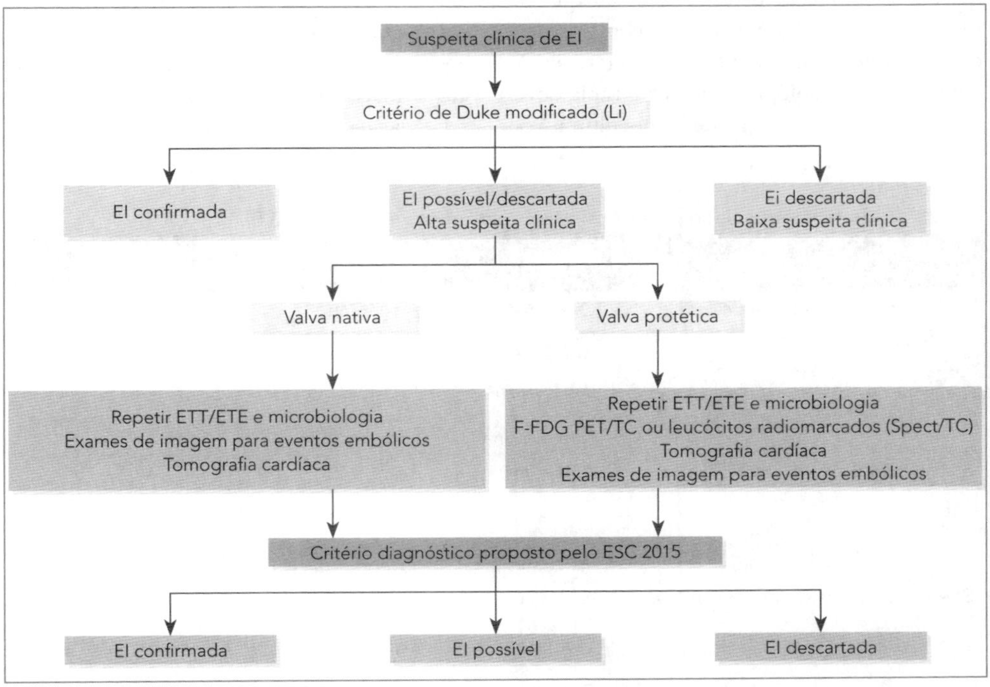

FIGURA 3 Critérios propostos pela Sociedade Europeia de Cardiologia, otimizando o diagnóstico de endocardite infecciosa, principalmente nos casos negativos e com alta suspeita clínica.

TABELA 1 Terapia antimicrobiana empírica antes do resultado das hemoculturas

Situação	Droga	Dosagem*
EVN – apresentação indolente	Amoxacilina e gentamicina (opcional)	2 g IV 4/4h 1 mg/kg IV 12/12h
EVN – sepses (sem risco para *Pseudomonas* ou enterobactérias)	Vancomicina e gentamicina	1 g IV 12/12h 1 mg/kg IV 12/12h
EVN – sepses e fator de risco para enterobactérias MR, *Pseudomonas*	Vancomicina e meropeném	1 g IV 12/12h 2 g IV 8/8h
EPV – culturas pendentes ou negativas	Vancomicina, gentamicina e rifampicina	1 g IV 12/12h 1 mg/kg IV 12/12h 300-600 mg VO ou IV 12/12h

EVN: endocardite valva nativa; EPV: endocardite prótese valvar; MR: multirresistente.
* A maioria dos antimicrobianos deve ser ajustada para função renal.

A resposta costuma aparecer tardiamente, três dias após o início do tratamento adequado. EI por estafilococos pode manter febre por cinco a sete dias mesmo após início da terapia. A resposta microbiológica inicial à terapia deve ser avaliada pela obtenção de hemoculturas repetidas 48 horas após o início dos antibióticos, sendo razoável obter pelo menos dois pares de hemoculturas, a cada 24 a 48 horas, até que a infecção sanguínea tenha desaparecido.

O tempo de tratamento dependerá do patógeno, da resposta do paciente e de possíveis complicações associadas com a infecção, sendo que o início da contagem deve ser a partir do primeiro dia de hemoculturas negativas (nos casos em que as culturas de sangue foram inicialmente positivas). Geralmente o uso parenteral de antimicrobianos por até 6 semanas é adequado para pacientes com complicações cardíacas ou extracardíacas secundárias, patógenos virulentos ou relativamente resistentes e nos casos de infecção prolongada antes do diagnóstico.

COMPLICAÇÕES E INDICAÇÃO CIRÚRGICA

Existem fatores clínicos estreitamente relacionados com o aumento do risco de complicações na EI (Quadro 5). Presença de embolização, abscessos, refluxos valvares agudos e insuficiência cardíaca são as complicações mais comuns relatadas na endocardite infecciosa.

TABELA 2 Tratamento guiado para os principais patógenos envolvidos na EI

Patógeno	Droga	Dosagem*	Duração** (semanas)
Stafilococos sensível à meticilina	Oxacilina ou Cefazolina	2 g IV 6/6h 2 g IV 8/8h	6 6
Stafilococos sensível à meticilina	Vancomicina ou Daptomicina	1 g IV 12/12h 8 mg/kg IV 24/24h	4-6 4-6
Stafilococos sensível à meticilina	Ampicilina ou Ceftriaxona ou Vancomicina•	2 g IV 4/4h 2 g IV 24/24h 30 mg/kg/dia IV 12/12h	4 4 4
Streptococcus resistente à penicilina	Ampicilina ou Ceftriaxona + Gentamicina	2 g IV 4/4h 2 g IV 24/24h 3 mg/kg/dia IV/IM 24/24h	4 4 2

(continua)

TABELA 2 Tratamento guiado para os principais patógenos envolvidos na EI *(continuação)*

Patógeno	Droga	Dosagem*	Duração** (semanas)
Enterococcus sensível à penicilina e à gentamicina	Ampicilina ou Amoxacilina + Gentamicina	2 g IV 4/4h 2 g IV 4/4h 3 mg/kg IV/IM 12/12h	4-6 4-6 4-6
Enterococcus sensível à penicilina e resistente à gentamicina	Ampicilina ou Amoxacilina + Estreptomicina	2 g IV 4/4h 2 g IV 4/4h 15 mg/kg/dia IV/IM 12/12h	4-6 4-6 4-6
Enterococcus resistente à penicilina e sensível à vancomicina e aos aminoglicosídeos	Vancomicina + Gentamicina	30 mg/kg/dia IV 12/12h 3 mg/kg/dia IV/IM 24/24h	6 4-6
Enterococcus resistente à penicilina, à vancomicina e aos aminoglicosídeos	Linezolida ou Daptomicina	600 mg VO/IV 12/12h 10 mg/kg/dia IV 24/24h	> 6 6
HACEK∞	Ceftriaxona ou Ciprofloxacino	2 g IV 24/24h 400 mg IV 12/12h	4 4

* Avaliar ajuste de dose medicamentosa para função renal.
** A duração do tratamento dependerá da evolução clínica, presença de complicações e culturas negativas.
• Uso restrito para pacientes com alergia a betalactâmicos; não ultrapassar dose de 2 g/dia.
∞ *Haemophilus parainfluenzae; Aggregatibacter aphrophilus; Cardiobacterium hominis; Eikenella corroden; Kingella kingae.*

QUADRO 5 Situações clínicas com alto risco de complicação na endocardite infecciosa (EI)

Achados clínicos
Presença de prótese valvar
EI em cavidades cardíacas esquerdas
EI por *S. aureus*
EI por fungos
EI prévia
Sintomas clínicos prolongados (acima de 3 meses)
Doença cardíaca congênita cianótica e/ou presença de *shunts* sistêmico-pulmonares
Resposta insatisfatória ao tratamento antimicrobiano

O risco de embolia é maior durante as primeiras 2 semanas de antibioticoterapia. As vegetações com maior caráter emboligênico estão aderidas ao folheto anterior da valva mitral, são pedunculadas e maiores que 10 mm. O maior risco de embolização é observado nas vegetações causadas por *S. aureus* e acometendo a valva mitral. A decisão de cirurgia precoce para evitar a embolia é sempre difícil e deve ser direcionada para cada caso. Os fatores decisivos incluem o tamanho e a mobilidade da vegetação, presença de eventos embólicos, tipo de microrganismo e duração da terapia antibiótica.

Abscessos também são mais relacionados à infecção por *S. aureus*, e podem acometer próteses valvares e valvas nativas, podendo evoluir para fístula, aneurisma valvar ou até deiscência protética.

Grave acometimento valvar ou protético, como a regurgitação aórtica ou mitral, agudas ou subagudas, por ruptura de folhetos, cordoalhas ou perfurações valvares, fístulas intracardíacas podem levar à insuficiência cardíaca aguda, sendo considerada uma emergência cirúrgica.

PREVENÇÃO E PROFILAXIA DE ENDOCARDITE INFECCIOSA

As indicações para a profilaxia antibiótica restringiram-se aos pacientes de maior risco

QUADRO 6 Indicações de cirurgia de urgência/emergência na vigência de EI

1. Insuficiência cardíaca ▪ Acometimento valvar aórtico ou mitral (nativa ou protética) com regurgitação valvar aguda importante, obstrução ou fístula, causando edema agudo de pulmão refratário ou choque cardiogênico ▪ Acometimento valvar aórtico ou mitral (nativa ou protética) com regurgitação valvar importante ou obstrução causando sintomas de insuficiência cardíaca ou sinais ecocardiográficos de piora hemodinâmica
2. Infecção não controlada ▪ Presença de abscesso, fístula, pseudoaneurisma, grandes vegetações (> 10 mm) ▪ Infecção causada por fungos ou organismos multirresistentes
3. Prevenção de embolias ▪ Acometimento valvar aórtico ou mitral (nativa ou protética) com vegetações > 10 mm, após um ou mais evento embólico em vigência de tratamento medicamentoso adequado

(pacientes com maior incidência de EI e/ou maior risco de desfecho adverso), devido a mudanças nas concepções fisiopatológicas e análises de risco-benefício, além de que o uso generalizado de antibióticos pode resultar no surgimento de microrganismos resistentes.

Os pacientes com maior risco de EI podem ser classificados em três categorias:

1. Pacientes com válvula protética ou com material protético usado para reparo valvular cardíaco.
2. Pacientes com EI prévia.
3. Pacientes com doença cardíaca congênita cianótica (DCC) não tratada e aqueles com DCC que possuem *shunts*, condutos ou outras próteses paliativas pós-operatórias. Após o reparo cirúrgico sem defeitos residuais, recomenda-se a profilaxia nos primeiros 6 meses após o procedimento até a endotelização do material protético ter ocorrido.

O regime de antibióticos deve incluir cobertura contra estafilococos e estreptococos do grupo A. Os agentes apropriados incluem uma penicilina ou cefalosporina. Para pacientes alérgicos a betalactâmicos a escolha deve ser pela vancomicina ou pela clindamicina; em casos de *S. aureus* resistente à meticilina, a vancomicina é recomendada.

TABELA 3 Profilaxia antibiótica para EI em procedimentos dentários

Situação	Droga	Adulto	Criança
Oral	Amoxacilina	2 g	50 mg/kg
Endovenosa	Ampicilina Cefazolina ou ceftriaxona	2 g IM ou IV 1 g IM ou IV	50 mg/kg IM ou IV 50 mg/kg IM ou IV
Alérgico – oral	Cefalexina Clindamicina Azitromicina ou Claritromicina	2 g 600 mg 500 mg	50 mg/kg 20 mg/kg 15 mg/kg
Alérgico – endovenosa	Cefazolina ou ceftriaxona Clindamicina	1 g IM ou IV 600 mg IM ou IV	50 mg/kg IM ou IV 20 mg/kg IM ou IV

IM: intramuscular; IV: intravenoso.

Questões

1. Quais os achados clínicos na endocardite infecciosa?
2. Quando solicitar culturas e ecocardiograma?
3. Quais as novidades nos critérios diagnósticos de endocardite infecciosa?
4. Qual o tratamento antimicrobiano a ser iniciado?
5. Profilaxia para endocardite infecciosa, quem deve receber?

LEITURA SUGERIDA

1. Allen U. Infective endocarditis: Updated guidelines. Paediatr Child Health. 2010;15(4):205-8.
2. Baddour L, Wilson W, Bayer A, Fowler V, Tleyjeh I, Rybak M, et al. Infective endocarditis in adults: diagnosis, antimicrobial therapy, and management of complications. Circulation. 2015;132(15):1435-86.

3. Baltimore R, Gewitz M, Baddour L, Beerman L, Jackson M, Lockhart P, et al. Infective endocarditis in childhood: 2015 Update. Circulation. 2015; 132(15):1487-515.
4. Gould F, Denning D, Elliott T, Foweraker J, Perry J, Prendergast B, et al. Guidelines for the diagnosis and antibiotic treatment of endocarditis in adults: a report of the Working Party of the British Society for Antimicrobial Chemotherapy. J Antimicr Chemother. 2011;67(2):269-89.
5. Habib G, Lancellotti P, Antunes M, Bongiorni M, Casalta J, Del Zotti F, et al. 2015 ESC Guidelines for the management of infective endocarditis. Eur Heart J. 2015;36(44):3075-128.
6. Li J, Sexton D, Mick N, Nettles R, Fowler V, Ryan T, et al. Proposed modifications to the duke criteria for the diagnosis of infective endocarditis. Clin Infect Dis. 2000;30(4):633-8.
7. Yanagawa B, Pettersson G, Habib G, Ruel M, Saposnik G, Latter D, et al. Surgical management of infective endocarditis complicated by embolic stroke. Circulation. 2016;134(17):1280-92.

CAPÍTULO 44

Pós-operatório em cirurgia valvar

Ludhmila Abrahão Hajjar
Ramez Anbar
Filomena Regina Barbosa Gomes Galas
Fabio Biscegli Jatene

INTRODUÇÃO

Os determinantes de bons resultados na cirurgia cardíaca são decorrentes de cuidadosa avaliação perioperatória, associada à manutenção da homeostase na sala de cirurgia e à adequação dos cuidados pós-operatórios. A convalescença após a cirurgia cardíaca é dependente da resposta orgânica ao trauma tecidual e do manejo racional das disfunções orgânicas resultantes.

A cirurgia cardíaca valvar tem algumas peculiaridades que chamam a atenção em relação a outros procedimentos cirúrgicos: (a) a resposta inflamatória sistêmica, com manifestações diversas muitas vezes exacerbadas; (b) a utilização de circulação extracorpórea; (c) a ocorrência de parada cardiocirculatória em alguns casos, e (d) o desequilíbrio nos diversos órgãos e sistemas resultantes às alterações circulatórias.

Felizmente, apesar das alterações multiorgânicas associadas à cirurgia cardíaca, o conhecimento atual permite manter o equilíbrio homeostático dos diversos órgãos e sistemas, determinando resultados satisfatórios com mínima morbimortalidade.

MONITORIZAÇÃO DO PACIENTE E AVALIAÇÃO INICIAL

A chegada do paciente à unidade de terapia intensiva

O intensivista, ao receber o caso do paciente, deve seguir uma rotina preestabelecida a fim de evitar complicações e extrair a maior parte de dados possíveis sobre o paciente. Deve-se fazer a sua identificação adequada e na sequência formular questões à equipe que permitam esclarecer ao máximo as condições clínicas, buscando favorecer os cuidados no pós-operatório. A rotina que recomendada está exemplificada no Quadro 1. Dentre os antecedentes significativos, estão algumas perguntas que devem ser feitas para que o cuidado do paciente seja o mais adequado possível.

Na sequência deve ser realizado exame físico, prescrição e coleta de exames baseada na rotina e nas peculiaridades dos diversos procedimentos.

EXAME FÍSICO

- Inspeção geral: presença de sondas, drenos e cateteres, coloração da pele, temperatura, sangramento, perfusão.

QUADRO 1 Informações a serem coletadas sobre a história do paciente

Cirurgias prévias
Hipertensão arterial sistêmica
Diabete melito
Dislipidemia
Tabagismo
Antecedentes familiares
Classe funcional
Sequela neurológica
Alterações oculares
Alergias
Função ventricular
Arritmias
Função renal
Antecedentes pulmonares
Doença vascular periférica
Doença cerebrovascular
Medicações prévias

- Neurológico: avaliação das pupilas, nível de sedação, curarização e movimentos anormais, déficits focais.
- Sistema respiratório: ausculta pulmonar, avaliação da posição do tubo, oximetria de pulso, capnografia e dos parâmetros ventilatórios.
- Sistema circulatório: avaliar frequência e ritmo cardíaco, pressão arterial, ausculta, pulsos, utilização de drogas inotrópicas, vasopressoras ou vasodilatadoras.
- Sistema digestório: jejum, presença de sonda nasogástrica, ruídos hidroaéreos, distensão abdominal.
- Sistema genitourinário: avaliação da diurese, pesquisar retenção urinária aguda, proteção de fístulas arteriovenosas quando houver.
- Coagulação: avaliação de sangramento da incisão, das mucosas. Avaliação seriada da drenagem.

Prescrição

Deve constar a rotina preestabelecida e quando necessário as peculiaridades de cada cirurgia.

Rotinas utilizadas no pós-operatório

Os exames laboratoriais devem ser realizados no pós-operatório seguindo uma rotina, exemplificada na Tabela 1.

Monitorização

- Eletrocardiograma: avalia a frequência e o ritmo cardíacos, a morfologia do QRS e do segmento ST. Deve ser realizado na chegada do paciente, a cada 12 horas nas primeiras 48 horas, depois diariamente durante a internação na unidade de terapia intensiva (UTI). Se houver indicação clínica, o eletrocardiograma pode ser repetido nesse intervalo. Deve-se buscar a detecção precoce de sinais eletrocardiográficos de isquemia miocárdica e de bloqueios atrioventriculares para instituir terapia precoce.
- Monitorização do segmento ST: deve ser feita continuamente durante a internação.
- Radiografia de tórax: deve ser realizada uma vez ao dia até o 2º pós-operatório ou até que o paciente se estabilize.

TABELA 1 Rotina laboratorial

Exames	POi	1 PO	2 PO
Na/K	6/6 h	12/12 h	1 x ao dia
Hb/Ht	6/6 h	2 x ao dia	1 x ao dia
Dextro	2/2 h	2/2 h	2/2 h
Cálcio iônico	2 x ao dia	1 x ao dia	1 x ao dia
Mg	1 x ao dia	ACM	ACM
Ur/Cr	1 x ao dia	1 x ao dia	1 x ao dia
Gasometria arterial	6/6 h	12/12 h	ACM
Gasometria venosa	6/6 h	12/12 h	1 x ao dia
Lactato	12/12 h	1 x ao dia	ACM
Contagem de plaquetas	1 x ao dia	1x ao dia	ACM
Coagulograma	1 x ao dia	ACM	ACM
Radiografia de tórax	1 x ao dia	1 x ao dia	1 x ao dia

POi: pós-operatório imediato; 1 PO: primeiro dia pós-operatório; 2 PO: segundo dia pós-operatório; ACM: a critério médico.

- Ecocardiograma: ferramenta útil ao diagnóstico de complicações pós-operatórias como tamponamento, disfunção ventricular, insuficiência mitral, isquemia miocárdica e complicação mecânica. Não é empregado rotineiramente na prática pós-operatória. Entretanto, é bastante utilizado com fim de diagnóstico e avaliação de terapêutica.
- Pressão arterial sistêmica (sistólica, diastólica e média): no pós-operatório de cirurgia cardíaca, o paciente deve ter monitorização de pressão arterial invasiva. Essa medida fornece dados hemodinâmicos e informações importantes a respeito da volemia e permite avaliação da oxigenação pela coleta de gasometria arterial. A artéria radial é a mais utilizada. Como segunda opção, recomenda-se a artéria femoral. Deve-se evitar a punção da artéria braquial pelo maior risco de isquemia arterial. Sugere-se a monitorização invasiva por 24 horas se o paciente estiver estável, devendo ser mantida enquanto houver instabilidade hemodinâmica ou hipoxemia significativa. Deve-se atentar para a perfusão do membro puncionado, e havendo qualquer sinal de isquemia ou trombose, deve-se retirar o cateter arterial. No pós-operatório de cirurgia cardíaca, recomenda-se manter a pressão arterial média acima de 70 mmHg, para permitir adequada perfusão orgânica. A pressão arterial invasiva, nos doentes sedados e em ventilação mecânica pode fornecer dados sobre a volemia, indicada pelo delta pp (variação da pressão de pulso). Uma medida acima de 13% nesse contexto é bastante indicativa de resposta à prova volêmica.
- Pressão venosa central: parâmetro estático bastante útil no seguimento de pacientes no pós-operatório de cirurgia cardíaca. A pressão venosa baixa é um bom indicativo de hipovolemia no pós-operatório. Por outro lado, a pressão venosa elevada como parâmetro isolado não traz informações significativas. A pressão venosa elevada deve ser avaliada em medidas seriadas, devendo ser observadas a linearidade e a tendência, permitindo estimar os efeitos de uma intervenção. O delta PVC, ou variação da volemia, pode ser medido a partir do cateter venoso central.
- Pressão capilar pulmonar e débito cardíaco: parâmetros importantes na monitorização do paciente crítico, extraídos do cateter de artéria pulmonar e dos monitores minimamente invasivos. Este último é utilizado como monitorização pré-operatória de pacientes instáveis ou com grande possibilidade de instabilidade hemodinâmica, como portadores de disfunções ventriculares e insuficiência renal. No pós-operatório, se o paciente evoluir com choque com altas doses de fármacos vasoativos, o cateter de artéria pulmonar deve ser considerado como monitorização útil ao diagnóstico e à avaliação terapêutica. Na presença de valvopatia com hipertensão pulmonar pré-operatória, recomenda-se utilizar o cateter de artéria pulmonar após a indução anestésica até as primeiras 24 horas de UTI.
- Ecocardiograma: deve ser utilizado no intraoperatório e no pós-operatório para diagnóstico hemodinâmico e além de fornecer informações úteis quanto ao resultado de reparos valvares.
- Oximetria de pulso: avalia a saturação arterial de oxigênio e em associação com a capnografia auxiliam no diagnóstico de pneumotórax, extubação acidental, insuficiência respiratória e falência do respirador.
- Temperatura: deve ser aferida na chegada e periodicamente de acordo com a rotina da unidade. Deve-se buscar a normotermia. A hipotermia deve ser tratada com o objetivo de evitar vasoconstricção e aumento da chance de sangramento. A hipertermia deve ser tratada agressivamente no pós-operatório para se reduzir o consumo energético.
- Débito urinário: bom parâmetro de avaliação clínica no pós-operatório. Busca-se a diurese de no mínimo 1 mL/kg/hora.
- Saturação venosa central: parâmetro de perfusão, medido com um cateter central (ca-

teter venoso central ou cateter de artéria pulmonar). Permite avaliação hemodinâmica associada a outros marcadores. Considera-se adequada a saturação venosa central acima de 65%, buscando-se detectar e tratar as causas de baixa saturação venosa, como hipovolemia, hipoxemia, anemia e baixo débito cardíaco.

- Gasometria: a gasometrial arterial fornece dados importantes sobre o equilíbrio intracelular (pH), oxigenação (PO_2/FiO_2), ventilação ($PaCO_2$) e perfusão tecidual (excesso de bases). A gasometria venosa fornece a saturação venosa e dados de perfusão tecidual como o excesso de bases e permite a monitorização do delta CO_2 (CO_2 venoso – CO_2 arterial).
- Lactato arterial e delta de CO_2: devem ser avaliados no pós-operatório como bons índices de perfusão tecidual. Valores elevados de lactato e do delta de CO_2 podem exprimir precocemente hipovolemia, estados de choque e baixo débito cardíaco.

Analgesia e sedação

A analgesia deve ser suficiente para determinar maior conforto e mobilidade aos pacientes prevenindo, desta forma, a formação de atelectasias e o aparecimento de diferentes graus de hipoxemia. O importante é iniciar a analgesia imediatamente após a retirada do tubo traqueal. A analgesia deve ser realizada prefencialmente em intervalos regulares e a reavaliação torna-se fundamental para titulação das doses a serem utilizadas. Utiliza-se rotineiramente dipirona intravenosa na dose 30 mg/kg a cada 6 horas, associada ao tramadol 50 a 100 mg intravenoso a cada 6 horas. Os anti-inflamatórios não hormonais possuem indicação bastante restrita no pós-operatório de cirurgia cardíaca. Nos casos de dor de moderada intensidade, deve-se utilizar morfina endovenosa em doses fracionadas para evitar depressão respiratória e instabilidade hemodinâmica. Nos casos de persistência de dor intensa, não controlada com bolo de morfina, deve-se utilizar infusão contínua em doses programadas.

Nos casos refratários ao tratamento convencional, pode-se utilizar analgesia controlada pelo paciente. Esta técnica permite a utilização de doses repetidas dos medicamentos, em intervalos preestabelecidos. Nos casos de impedimento da utilização desses fármacos, alergias ou instabilidade hemodinâmica, pode-se utilizar paracetamol na dose de 750 mg/dose a cada 6 horas. Em casos de dor persistente ou presença de drenos no tórax, recomenda-se a realização de bloqueio intercostal ou peridural com colocação de cateter para infusão de analgésicos após avaliação da coagulação.

A sedação deve ser realizada para manter bom acoplamento paciente/ventilador e para reduzir a ansiedade. Em pacientes estáveis, opta-se por sedação com fentanil em bolo associado à infusão contínua quando necessária. A utilização de propofol deve ser desencorajada em pacientes instáveis. O etomidato pode ser o farmaco de escolha para realização de alguns procedimentos. O midazolam deve ser utilizado preferencialmente em infusão contínua quando houver necessidade de sedação por um período prolongado ou nos casos de insuficiência respiratória grave.

Os objetivos da analgesia e da sedação são oferecer conforto e bem-estar, auxiliar na recuperação reduzindo as taxas de complicações. Entretanto, é fundamental o conhecimento da farmacologia e a monitorização da sedação e da analgesia para que se tenha bons resultados.

REPOSIÇÃO VOLÊMICA

O objetivo da reposição volêmica no pós-operatório da cirurgia valvar é manter a adequada perfusão tecidual e a oferta de oxigênio. Dentre as causas de depleção de fluidos e água perioperatória podem ser citados o jejum pré-operatório, a transferência de líquidos do intravascular para o interstício por inflamação sistêmica, os vômitos, a vasodilatação e as perdas para o terceiro espaço. Na cirurgia, podem ocorrer aumento da permeabilidade vascular por trauma tecidual, hipoperfusão inadequada por infusão insuficiente de fluidos, lesão por isquemia-reperfusão, sepse e uso de circulação extracorpórea.

Os cristaloides hipotônicos devem ser os fluidos de primeira escolha para reposição volêmica, podendo ser utilizados o Ringer lactato e o *plasmalyte*. Os coloides também podem ser administrados, especialmente no contexto de hipoalbuminemia, anasarca, lesão pulmonar aguda e após uso de mais de 2 litros de cristaloides. Dentre os coloides, a escolha é a albumina. O hidroetilamido a 6% 130/0,4 e o hidroxietilamido a 6%/450 não devem ser utilizados na cirugia cardíaca por maior ocorrência de insuficiência renal.

O uso da albumina humana está associado ao risco de trasmissão de agentes infecciosos e ao alto custo. O uso no tratamento da hipovolemia é incomum, pois os coloides semissintéticos são no mínimo igualmente efetivos. Não há evidências científicas consistentes de diferenças de mortalidade de pacientes que receberam albumina ou cristaloide.

Monitorização da reposição volêmica

Clínica

- Melhora do nível de consciência e sede.
- Manutenção da pressão arterial > 65 mmHg.
- Frequência cadíaca < 100 bpm.
- Diurese > 0,5 mL/kg/minuto.

Pressões intravasculares

Medida das pressões intravasculares com técnicas invasivas e não invasivas: pressão arterial invasiva, pressão venosa central e pressão capilar pulmonar refletem pouco o fluxo e a perfusão tissulares.

Aumento da PVC > 3 mmHg a 200 mL de infusão de coloides significa que o ponto de inflexão da curva pressão-volume foi atingido e que o volume intravascular foi maximizado sem aumento das pressões venosas. A infusão de volume pode ser diminuída em pacientes com disfunção ventricular. As medidas de PVC e PCP são bons indicadores lineares de volemia.

Débito cardíaco

Débito cardíaco adequado é aquele suficiente para atender às demandas metabólicas. Não há um número adequado de débito cardíaco que indique volemia adequada. A avaliação do débito cardíaco no contexto da hipovolemia é um parâmetro dinâmico útil, pois provas de volume que resultem em aumento do débito cardíaco (10 a 15%) provavelmente sejam eficazes na melhora da perfusão tecidual. A elevação passiva das pernas resultando em aumento do débito cardíaco em pelo menos 10% é prova indireta de fluido responsividade.

Variação da pressão de pulso e do volume sistólico

A variação da pressão de pulso e do volume sistólico são ferramentas dinâmicas de fluido-responsividade, úteis no intraoperatório, com o doente sedado e curarizado. Valores acima de 13% indicam fluido-responsividade.

Perfusão tecidual

Atualmente a observação clínica da perfusão periférica com a avaliação do débito urinário, lactato, saturação venosa de oxigênio, excesso de bases e delta CO_2 são parâmetros importantes na avaliação da perfusão tecidual, devendo ser considerados no diagnóstico e na monitorização do tratamento da hipovolemia. A avaliação das provas de volume deve estar associada à monitorização dos parâmetros de perfusão, buscando-se adequar a saturação venosa de oxigênio, reduzir o excesso de bases e normalizar os níveis de lactato.

SUPORTE HEMODINÂMICO

Baixo débito cardíaco e suporte hemodinâmico

Baixo débito cardíaco pode ser definido como a incapacidade de o coração em manter fluxo sanguíneo suficiente para atender à demanda metabólica tecidual. Clinicamente pode ser caracterizado por hipotensão arterial sistêmica sistólica (pressão sistólica < 90 mmHg) ou por valor 30 mmHg inferior aos níveis basais por período de 30 minutos; alterações do nível de consciência, agitação, confusão e coma; diminuição da temperatura dos membros, cianose, livedo reticular e oligúria (diurese < 20 mL/hora).

O diagnóstico é realizado pela combinação de hipotensão arterial sistêmica sistólica, aumento da diferença arteriovenosa de oxigênio (> 5,5 mL/dL), diminuição do índice cardíaco (< 2,2 L/minuto/m^2) e da saturação venosa de oxigênio central. Em muitos casos, o diagnóstico de baixo débito cardíaco no pós-operatório de cirurgia cardíaca é bastante difícil, exigindo alto grau de suspeita clínica. O tratamento deve ser instituído o mais rapidamente possível, não se devendo aguardar o preenchimento de todos os critérios para iniciar a terapêutica. Em algumas ocasiões, essa síndrome pode estar presente com pressão arterial sistêmica sistólica superior a 100 mmHg devido ao aumento da resistência vascular sistêmica (RVS > 1.500 dynas.sec.cm^{-5}). A manutenção de adequado débito cardíaco é o principal objetivo do manejo cardiovascular pós-operatório de pacientes submetidos à cirurgia cardíaca.

Parâmetros hemodinâmicos ideais nesse período são índice cardíaco > 2,5 L/minuto/m^2, frequência cardíaca acima de 80 bpm, pressão de átrio esquerdo ou pressão capilar pulmonar abaixo de 20 mmHg, extremidades aquecidas, bem perfundidas com adequado volume urinário. Manifestações clínicas do baixo débito cardíaco no pós-operatório de cirurgia cardíaca incluem extremidades frias, diminuição da pressão sistólica (PAS 90 mmHg), diminuição do débito urinário (< 30 mL/hora), baixo índice cardíaco (IC < 2 L/minuto/m^2), saturação venosa reduzida mista (SVO_2 < 60%) e acidose. A confirmação diagnóstica pode ser feita por meio de achados clínicos, medidas hemodinâmicas e ecocardiografia à beira leito.

A função miocárdica geralmente diminui nas primeiras horas após a cirurgia cardíaca, especialmente devido às lesões por isquemia e reperfusão, ocorrendo na maioria dos casos retorno às condições basais em período de 24 a 48 horas. Nesse período, a utilização de vasodilatadores e inotrópicos é geralmente benéfica na otimização do estado hemodinâmico. Agentes vasoativos utilizados no intraoperatório devem ser mantidos no período pós-operatório inicial podendo ser retirados quando o débito cardíaco estiver adequado.

Etiologia

A ocorrência de baixo débito cardíaco no pós-operatório de cirurgia valvar pode estar relacionado a:

- Redução da pré-carga ventricular esquerda:
  - Hipovolemia: resultante de sangramento, reposição inadequada no intraoperatório, resposta inflamatória.
  - Vasodilatação: pós-aquecimento, uso de vasodilatadores, opioides e benzodiazepínicos, resposta inflamatória.
  - Tamponamento cardíaco.
  - Utilização de ventilação com pressão positiva.
  - Disfunção do ventrículo direito por infarto e ou hipertensão pulmonar.
  - Pneumotórax.
- Redução da contratilidade:
  - Baixa fração de ejeção prévia à cirurgia.
  - Isquemia ou infarto miocárdico devido a má proteção miocárdica no intraoperatório.
  - Revascularização miocárdica incompleta.
  - Problemas com os enxertos venosos e arteriais.
  - Hipóxia, hipercarbia e acidose.
- Taquicardias/bradicardias:
  - Taquicardia com diminuição do tempo de enchimento cardíaco.
  - Bradicardia.
  - Arritimia atrial com perda da contração atrial.
  - Arritimias ventriculares.
- Aumento da resistência vascular sistêmica:
  - Vasoconstrição.
  - Hipovolemia.

- Disfunção diastólica após utilização de parada circulatória total.
- Hipertensão pulmonar.
- Correção ineficaz da valvopatia (defeito residual).

Diagnóstico

Pacientes com baixo débito cardíaco persistente possuem risco aumentado para parada cardíaca, falências orgânicas, coagulação intravascular disseminada, sangramento gastrointestinal e alterações neurológicas. O diagnóstico clínico pode ser realizado baseado na presença de hipotensão arterial sistêmica associada a sinais de baixa perfusão tecidual: oligúria, cianose, extremidades frias, confusão mental. O quadro clínico acompanhado da monitorização hemodinâmica e dos exames complementares são importantes para a confirmação de baixo débito cardíaco e para elucidação do diagnóstico etiológico. Em algumas situações, o ecocardiograma transtorácico ou transesofágico pode ser adjuvante na confirmação do diagnóstico.

Imediatamente após a chegada dos pacientes à UTI deve ser realizado eletrocardiograma para avaliação do ritmo e da presença de isquemia e radiografia de tórax para verificar a posição do tubo endotraqueal, presença de pneumotórax ou hemotórax. O paciente deve ser examinado continuamente, devendo ser reavaliado durante as primeiras 24 horas do pós-operatório. Na monitorização do paciente, devem ser avaliadas a frequência cardíaca, pressão arterial sistêmica, débito urinário, pressão venosa central, pressão capilar pulmonar (quando disponível), e parâmetros de perfusão tecidual como lactato, saturação venosa de oxigênio, excesso de bases e delta CO_2. O cateter de artéria pulmonar, atualmente com indicações restritas, pode ser empregado no pós-operatório, como adjuvante à avaliação global, fornecendo dados medidos como as pressões de enchimento, volume sistólico e diastólico, dados derivados como as resistências vasculares e os trabalhos dos ventrículos, também possibilitando a avaliação do débito cardíaco.

São indicativos de hipovolemia diminuição das pressões de enchimento, baixo índice cardíaco acompanhado de resistência vascular sistêmica normal, volume diastólico ventricular reduzido e função sistólica preservada demonstrada pelo ecocardiograma. As prováveis causas de hipovolemia no pós-operatório de cirurgia cardíaca podem estar relacionadas à perda de sangue ou líquidos do leito vascular, reposição volêmica inadequada no intraoperatório, vasodilatação secundária à importante alteração da relação continente conteúdo, determinando diminuição relativa do volume sanguíneo global. Hemorragia é uma das causas mais comuns de hipovolemia no perioperatório. A perda de sangue nesse período decorre principalmente de problemas relacionados à técnica cirúrgica, tempo de circulação extracorpórea e por alterações da coagulação prévias ou consequentes à cirurgia. Inicialmente há tentativa de compensação deste estado hipovolêmico pela liberação de catecolaminas que determinam aumento do tônus venoso com consequente manutenção do enchimento ventricular. Posteriormente se não ocorrer reparação da causa do sangramento, haverá hipovolemia progressiva que determinará acentuada diminuição do volume sistólico ventricular. Nessa fase, mecanismos de adaptação podem determinar vasoconstrição periférica, aumento da frequência cardíaca e da contratilidade miocárdica.

Tamponamento cardíaco

O aumento da pressão pericárdica secundária ao acúmulo de líquidos no espaço pericárdico resulta em tamponamento cardíaco. Essa complicação é caracterizada por elevação da pressão venosa central, limitação progressiva do enchimento diastólico ventricular, redução do volume sistólico e do débito cardíaco. Grande parte dos pacientes que se encontram no pós-operatório imediato de cirurgia cardíaca apresentam algum grau de derrame pericárdico visualizado na ecocardiografia. O dreno mediastinal posicionado adequadamente permite avaliação contínua da quantidade de liquído drenado. Diminuição súbita da drenagem sanguínea do saco pericárdico nas primeiras horas pós-cirurgia cardíaca associada ao aumento da pressão venosa central, oligúria e aumento da área cardíaca avaliada pela radigrafia de tórax é altamente sugestivo de tamponamento cardíaco. Abafamento das bulhas cardíacas e pulso paradoxal podem ser mascarados pela ventilação mecânica. Em algumas situações, ocorre acúmulo assimétrico de sangue e coágulos no espaço pericárdico causando tamponamento isolado das câmaras cardíacas. Em pacientes com evolução crônica, pode haver, retenção de líquido com acúmulo na região pericárdica. A ecocardiografia transtorácica ou transesofágica é extremamente importante para confirmar o diagnóstico de derrame pericárdico e avaliar o significado hemodinâmico desta coleção. Colapso diastólico do átrio direito e do ventrículo direito verificado pela ecocardiografia é indicativo de significativo tamponamento cardíaco nescessitando tratamento imediato.

Falência miocárdica

A disfunção ventricular que ocorre no pós-operatório de cirurgia cardíaca pode acometer cada ventrículo isoladamente, ou se iniciar como disfunção biventricular. Quando as pressões de enchimento ventricular esquerdo e direita encontram-se dentro da normalidade e a resistência vascular sistêmica é normal, a causa mais frequente de baixo débito cardíaco é bradicardia. Em pacientes com evolução crônica pode haver retenção de líquidos com acúmulo na região pericárdica.

Disfunção ventricular esquerda

A disfunção ventricular esquerda que ocorre no pós-operatório é caracterizada pela desproporção entre baixa pressão venosa central e elevada pressão pressão capilar pulmonar, baixo índice cardíaco e elevada resistência vascular sistêmica. Os principais sinais de disfunção esquerda são: aumento da pressão de átrio esquerdo; sinais de congestão pulmonar, queda da PaO_2; aumento da $PaCo_2$, queda da PvO_2, oligúria, hipotensão, terceira bulha, pulsos periféricos diminuídos ou ausentes, acidose metabólica. A radiografia de tórax mostra aumento da área cardíaca e o ecocardiograma revela ventrículo esquerdo dilatado com baixa contratilidade e múltiplas anormalidades da contração segmentar.

As causas de disfunção ventricular esquerda podem ser: disfunção ventricular no pré-operatório, inadequada correção cirúrgica da lesão cardíaca, presença de defeitos residuais, inadequada proteção miocárdica, circulação extracorpórea prolongada e infarto agudo do miocárdio perioperatório. Os objetivos do controle hemodinâmico de pacientes com disfunção ventricular esquerda no pós-operatório estão centrados no tratamento da hipotensão arterial, aumento do débito ventricular esquerdo e diminuição das pressões de enchimento esquerdo e direito. Esses parâmetros estão interrelacionados e o tratamento pode requerer a titulação de potentes agentes intravenosos para suporte farmacológico da circulação e em casos refratários suporte mecânico com balão intra-aórtico, assistência ventricular mecânica e ventrículo artificial.

Disfunção ventricular direita

A disfunção ventricular direita pode resultar em diminuição de enchimento do ventrículo esquerdo. É caracterizada pela desproporção entre a elevação da pressão do átrio direito e a pressão capilar pulmonar. Em alguns casos após cirurgia cardíaca, pacientes com disfunção ventricular direita importante apresentam pressão venosa central superior a 20 mmHg, enquanto a pressão capilar pulmonar permanece inferior a 15 mmHg. Quando ocorre associação com disfunção ventricular esquerda, a diferença entre a pressão venosa central e a pressão capilar pulmonar não são suficientes para o diagnóstico. Nesses casos, o ecocardiograma é bastante útil na confirmação do diagnóstico.

A disfunção ventricular direita pode ser secundária a diversas condições preexistentes: isquemia ou infarto ventricular direito, hipertensão pulmonar (valvopatia mitral, pós-transplante cardíaco) ou lesão mecânica (insuficiência tricúspide, *shunt* residual, ventriculotomia direita). O ventrículo direito pode apresentar acometimento primário em algumas situações: proteção miocárdica inadequada; tempo de isquemia prolongado; aumento de resistência vascular pulmonar, hipóxia, pneumotórax, acidose, reações pela administração de protamina e embolia pulmonar.

Embolia pulmonar maciça é bastante rara após cirurgia cardíaca. Pode-se suspeitar quando ocorre súbita deterioração da oxigenação acompanhada de hipotensão arterial, taquicardia alterações no eletrocardiograma e elevação da pressão atrial direita. A confirmação diagnóstica pode ser feita com angiografia, mas geralmente nestes casos pode ser dispensável. O ecocardiograma pode ser útil na elucidação diagnóstica. O tratamento consiste de imediata administração de heparina endovenosa, sendo considerado em outros casos a trombólise ou a embolectomia pulmonar de urgência em algumas ocorrências. Embolia pulmonar que promove pequenas alterações hemodinâmicas (PAD < 15 mmHg, PAS > 90 mmHg, índice cardíaco > 2 L/minuto^{-1}/m^{-2}) pode ser tratada somente com anticoagulação. A utilização do ecocardiograma e do cateter de artéria pulmonar é de fundamental importância na confirmação da disfunção ventricular direita.

Tratamento

Devem ser mantidas adequadas ventilação e oxigenação, além de se buscar adequação da volemia e suporte inotrópico. Com o diagnóstico etiológico, deve ser iniciado o tratamento específico.

Reposição volêmica eficaz deve ser meta primordial no tratamento do baixo débito, utilizando-se para a monitorização parâmetros estáticos e dinâmicos de macro e micro-hemodinâmica, como diurese, pressão arterial, pressão venosa central, pressão capilar pulmonar, débito cardíaco, lactato, saturação venosa central, excesso de bases e delta CO_2.

Deve-se manter nível adequado de hemoglobina que garanta oferta de oxigênio apropriada com otimização da perfusão tecidual. Atualmente recomenda-se individualizar o nível necessário de hemoglobina, ressaltando-se que estudos atuais têm demonstrado tendência de reduzir o gatilho transfusional. Recomenda-se estratégia específica de acordo com o caso, ressaltando-se que hemoglobina entre 7,0 e 9,0 é bem tolerada no cardiopata estável, e níveis mais elevados (em torno de 10) devem ser considerados na insuficiência cardíaca descompensada e nas síndromes coronarianas agudas.

No tratamento do baixo débito, fármacos que melhoram a contratilidade e optimizem as resistências vasculares podem ser empregados, havendo peculiaridades na escolha, de acordo com o diagnóstico específico. A seguir estão citadas as drogas inotrópicas e vasodilatadoras mais utilizadas nesse contexto com indicações. Suporte mecânico deve ser considerado em situações específicas e no baixo débito refratário.

Fármacos simpatomiméticos catecolaminas e não catecolaminas

Os fármacos vasoativos devem ser utilizados como suporte hemodinâmico no pós-operatório de cirurgia cardíaca. Os fármacos vasoativos são substâncias amplamente utilizadas no tratamento do doente crítico, ocupando posição de destaque no arsenal terapêutico do pós-operatório.

Esses fármacos são caracterizadas por determinarem: (a) efeitos vasculares periféricos, pulmonares ou cardíacos, diretos ou indiretos; (b) início de ação em pequenas doses, com resposta dose-dependente; e, (c) efeito rápido e curto. Habitualmente são medicações de uso intravenoso contínuo, o que permite o controle preciso e graduado dos efeitos, não sendo isentas de efeitos adversos.

Assim, os critérios de indicação e modo de utilização devem ser precisos e rigorosos e a dose ideal titulada de acordo com a resposta clínica e hemodinâmica.

Dobutamina

A dobutamina é uma amina simpatomimética derivada do isoproterenol, numa tentativa de se criar um inotrópico menos arritmogênico com efeitos vasculares mínimos. Embora inicialmente considerado um agonista alfa-1--adrenérgico, o mecanismo de ação parece ser mais complexo. A dobutamina é disponível para uso clínico como a mistura de dois enantiômeros com propriedades farmacológicas diferentes. Embora ambas as formas sejam agonistas beta não seletivos, o isômero positivo é várias vezes mais potente. O isômero positivo é um antagonista alfa e o isômero negativo é um alfa-agonista. O efeito final da mistura racêmica é estimulação potente beta não seletivo e alfa-adrenérgico leve.

A contratilidade é aumentada pela estimulação alfa e beta-1-adrenérgica. A frequência cardíaca pode se elevar, mas em menor magnitude quando comparada à dopamina ou ao isoproterenol. Em contraste com a dopamina, a dobutamina reduz as pressões de enchimento, o que a torna o agente de escolha no tratamento da insuficiência cardíaca descompensada e do baixo débito pós-operatório. A resistência vascular sistêmica não se altera ou sofre pequena redução, na medida em que a vasoconstrição alfa-1 mediada é contrabalanceada pela vasodilatação beta-2 e pela inibição do tônus simpático que ocorre em resposta ao aumento do débito cardíaco. A dobutamina tem meia-vida de 2 minutos, com rápido início de ação.

A dobutamina não tem efeito nos receptores dopaminégicos. Entretanto, o fluxo sanguíneo renal aumenta em proporção ao aumento do débito cardíaco. É útil no suporte de função miocárdica em pacientes com hipotensão e hipoperfusão, incluindo aqueles com insuficiência cardíaca descompensada e com choque séptico associado à depressão miocárdica. Em pacientes com choque cardiogênico, o efeito da dobutamina na resistência vascular sistêmica é difícil de se predizer. Nesse contexto, a dobutamina muitas vezes é utilizada em associação com outras drogas como a dopamina e a norepinefrina.

A dobutamina é geralmente iniciada em uma dose de 2,5 mcg/kg/minuto e pode ser aumentada até 15 a 20 mcg/kg/minuto ou mais para alcançar os efeitos clínicos e hemodinâmicos desejados.

Os efeitos adversos que limitam a elevação da dose incluem o aumento da frequência cardíaca e a exacerbação das arritmias supraventriculares e ventriculares. Considerando-se que a dobutamina facilita a condução atrioventricular, pacientes com fibrilação atrial têm maior risco de apresentar elevação da frequência cardíaca induzida por este agente. Assim como outros agentes inotrópicos, o aumento do consumo miocárdico pode piorar a isquemia. Embora as pressões arteriais sistólica e média aumentem, hipotensão pode ocorrer se a dobutamina for administrada em pacientes hipovolêmicos. Alguns pacientes com insuficiência cardíaca podem ser resistentes à dobutamina devido à baixa responsividade dos betarreceptores, especialmente os usuários de betabloqueadores. Após alguns dias de uso contínuo, pode ser observada tolerância aos efeitos do fármaco.

A dobutamina está indicada no tratamento da insuficiência cardíaca descompensada que pode ocorrer em portadores de insuficiência cardíaca e em situações de isquemia miocárdica aguda e no pós-operatório de cirurgia cardíaca. A dobutamina aumenta o débito cardíaco e o volume sistólico nesses pacientes, sem causar elevação significativa na frequência cardíaca. Outro cenário no qual se destaca cada vez mais o uso da dobutamina é na depressão miocárdica do choque vasoplégico, na qual tem-se mostrado eficaz na melhora da oferta de oxigênio aos tecidos e no equilíbrio da hipoperfusão.

Epinefrina

A epinefrina ou a adrenalina é uma catecolamina endógena, potente vasopressora, agonista não seletiva dos receptores alfa e beta-adrenérgicos. A epinefrina exerce efeito cardiotônico significativo. Age predominantemente nos receptores beta-1 do miocárdio e nas células do sistema de condução. O estímulo dos receptores beta-1 e beta-2 aumenta a contratilidade e a frequência cardíaca, resultando em aumento do débito cardíaco. O débito cardíaco eleva-se também em razão do aumento no retorno venoso secundário à venoconstricção mediada pelos receptores alfa-1. A resposta cardíaca à ação da epinefrina inclui aumento da força contrátil, aumento da taxa de tensão isométrica, estímulo à excitabilidade e indução do automatismo em regiões específicas do coração.

A pressão arterial sobe rapidamente após a infusão de uma dose de epinefrina. O mecanismo de elevação deve-se à estimulação direta do miocárdio (inotropismo positivo), ao aumento da frequência cardíaca (cronotropismo positivo) e à vasoconstrição dos leitos vasculares preferencialmente de vasos de resistência pré-capilares, como da pele, mucosa e rins.

A frequência cardíaca, inicialmente alta, após a elevação da pressão arterial, pode diminuir pela descarga vagal compensatória. A pressão arterial diastólica e a resistência vascular periférica podem diminuir pela vasodilatação do músculo esquelético. Com doses crescentes de epinefrina, a estimulação dos receptores alfa-adrenérgicos dos vasos de resistência da pele, mucosa e rins antagoniza a vasodilatação muscular mediada por beta-2 receptores, resultando em aumento das pressões arteriais sistólica e média.

A epinefrina aumenta as pressões pulmonares arterial e venosa. Embora ocorra vasoconstrição pulmonar direta, a redistribuição de fluxo da circulação sistêmica para a pulmonar por constrição da musculatura das veias sistêmicas desempenha papel fundamental na elevação da pressão pulmonar. Concentrações muito elevadas de epinefrina podem causar edema pulmonar precipitado por aumento da pressão de filtração capilar pulmonar e possivelmente por aumento da permeabilidade capilar.

O fluxo coronariano eleva-se após a administração da epinefrina, por ação direta e por estímulo simpático. A epinefrina promove relaxamento da musculatura brônquica, agindo como antagonista fisiológico das substâncias que causam broncoconstrição. Os efeitos benéficos da epinefrina na asma decorrem da inibição da liberação dos mediadores inflamatórios dos mastócitos e da redução da congestão e edema brônquicos. A inibição da secreção mastocitária é mediada por receptores beta-2-adrenérgicos enquanto os efeitos na mucosa são em razão da ação nos alfarreceptores. Em indivíduos que sofrem de ataque asmático agudo, a adrenalina alivia a dispneia (respiração forçada) e aumenta o volume de gases inspirados e expirados. A epinefrina exerce efeitos variados no metabolismo, destacando-se a ação hiperglicemiante, elevação dos ácidos graxos e dos níveis de lactato.

A hiperglicemia decorre do aumento da secreção de glucagon pela ativação dos betarreceptores das células alfa das ilhotas pancreáticas, da redução da captação de glicose pelos tecidos e do estímulo à glicogenólise alfamediada. Outros efeitos observados com a utilização da epinefrina incluem leucocitose, eosinopenia, aceleração da coagulação por aumento da atividade do fator V, redução da secreção glandular por vasoconstrição e midríase.

É administrada em infusão intravenosa contínua, iniciando-se com doses de 0,05 a 0,1 mcg/kg/minuto, que podem ser aumentados a cada 10 minutos até a obtenção do efeito desejado, não sendo aconselháveis doses acima de 1,5 a 2 mcg/kg/minuto. Durante as manobras de ressuscitação cardiopulmonar, a dose preconizada é de 1 mg intravenoso ou 3 mg via tubo traqueal.

Pode causar reações variadas como medo, ansiedade, tremores, tensão, fraqueza, cefaleia, dificuldade respiratória e palpitações. Esses efeitos são fugazes e passam com repouso. Indivíduos hipertensos ou com portadores de hipertiroidismo são particularmente suscetíveis aos efeitos adversos e pressóricos da epinefrina. Reações mais sérias incluem hemorragia cerebral e arritmias cardíacas. Arritmias ventriculares podem acontecer com a administração de epinefrina. Fibrilação ventricular pode ocorrer especialmente se o fármaco for utilizado em anestesia com halogenados ou a cardiopatas. O uso de epinefrina é contraindicado para pacientes que estejam recebendo betabloqueadores adrenérgicos não seletivos, desde que a ação não oposta nos alfarreceptores possa causar hemorragia cerebral e agravar a hipertensão.

A epinefrina é um fármaco fundamental na ressuscitação cardiopulmonar e no manejo da anafilaxia. A adrenalina é o fármaco de escolha no tratamento de emergências em que ocorre broncoconstrição e diminuição das trocas gasosas (choque anafilático, ataque agudo de asma). Nesses casos ela deve ser utilizada por via subcutânea, podendo ser repetida dependendo do quadro clínico. É também útil na reversão da hipotensão com ou sem bradicardia que ocorre após transplante cardíaco ou circulação extracorpórea e nas disfunções de ventrículo direito com hipertensão pulmonar.

Norepinefrina

A norepinefrina é uma catecolamina endógena potente agonista adrenérgica alfa-1 e beta-1, com pouca atividade beta-2. O principal efeito cardiovascular é vasoconstrição arterial e venosa dose-dependente por estimulação alfa-adrenérgica. Os efeitos inotrópicos e cronotrópicos são habitualmente contrabalanceados pelo aumento da pós-carga e da atividade vagal reflexa induzidos pela elevação da resistência vascular sistêmica. Assim, o débito cardíaco e a frequência cardíaca geralmente não se modificam de forma significativa, embora o débito cardíaco possa se elevar ou reduzir de acordo com a resistência vascular, função ventricular e com a resposta reflexa. A ação é rápida e a meia-vida curta (2 a 3 minutos), o que permite um ajuste de doses a cada 10 minutos (cerca de três meias-vidas), quando em infusão contínua. A norepinefrina, assim como a epinefrina e a dopamina, é sintetizada a partir da tirosina.

A norepinefrina, quando infundida em doses de 0,5 a 30 mcg por minuto, é um potente vasopressor. Embora inicialmente considerada agente de segunda escolha no choque vasoplégico, atualmente é o fármaco vasopressor de escolha, associando-se à melhor sobrevida quando comparada com a dopamina. Após a infusão de 10 mcg por minuto, observam-se elevação da pressão arterial sistólica e diastólica, aumento da resistência vascular periférica e nenhuma ou pouca alteração no débito cardíaco. A atividade reflexa vagal compensatória reduz a frequência cardíaca. A resistência vascular periférica torna-se elevada na maioria dos leitos vasculares, e o fluxo sanguíneo mantém-se reduzido nos rins, fígado e músculo esquelético. A taxa de filtração glomerular é mantida a menos que haja redução significativa do fluxo plasmático renal. A norepinefrina determina constrição da árvore mesentérica, reduzindo o fluxo sanguíneo esplâncnico e hepático.

O fluxo coronariano é substancialmente aumentado, tanto pelo efeito dilatador direto quanto pela elevação da pressão arterial. Diferentemente da epinefrina, pequenas doses de norepinefrina não causam vasodilatação nem reduzem a pressão arterial, pois os vasos sanguíneos do músculo esquelético sofrem constrição e não vasodilatação.

Alteração eletrocardiográfica frequentemente observada nessas situações é bradicardia por aumento do tônus vagal, com ou sem prolongamento do intervalo R-R. Eventualmente, podem ser encontrados ritmo juncional, dissociação atrioventricular, bigeminismo, taquicardia e fibrilação ventriculares. A norepinefrina causa hiperglicemia e outros efeitos metabólicos semelhantes aos da epinefrina, entretanto ocorrem somente com doses altas. A norepinefrina é ineficaz quando administrada oralmente. É metabolizada pelas mesmas enzimas que oxidam e metilam a epinefrina.

A norepinefrina é administrada via infusão intravenosa contínua, iniciando-se com doses de 0,05 a 0,1 mcg/kg/minuto. Essa dose é aumentada de acordo com o efeito hemodinâmico desejado e a ausência de efeitos colaterais importantes. Doses máximas podem ser muito variáveis, situando-se em torno de 1,5 a 2 mcg/kg/minuto.

A norepinefrina é amplamente utilizada no manejo do choque hiperdinâmico, especialmente do choque vasoplégico e séptico. Também pode ser utilizada em condições extremas de choques de outras etiologias com hipotensão e hipoperfusão cerebral e coronariana.

Vasopressina

Fármaco vasopressor de ação direta, tem sido bastante estudada no pós-operatório de cirurgia cardíaca. É eficaz na restauração da pressão arterial, e por não exercer ação catecolaminérgica, reduz a ocorrência de fibrilação atrial. Tem se mostrado eficiente na circulação renal, prevenindo a insuficiência renal no pós-operatório.

As doses utilizadas são de 0,01 a 0,06 U por minuto.

Inibidores da fosfodiesterase

A ação se dá pela inibição da enzima fosfodiesterase tipo III, responsável pela quebra de AMP cíclico. Quando esta reação não ocorre, há aumento de AMP-cíclico intracelular. Além disso, antagonizam os efeitos da adenosina (que é um nucleotídeo endógeno com ação inotrópica negativa), inibe o reaproveitamento do cálcio pelo retículo sarcoplasmático e aumenta a sensibilidade das proteínas contráteis ao cálcio. Também promove a síntese e a liberação de catecolaminas endógenas. Há ainda outros mecanismos ainda não bem elucidados.

Como consequência desses mecanismos, esses fármacos causam aumento da contratilidade, vasodilatação periférica, aumento da distensibilidade ventricular esquerda e, portanto, aumento do débito cardíaco, queda de resistência vascular periférica e discreta diminuição ou nenhuma alteração na pressão arterial média com ou sem aumento na frequência cardíaca. Também se observa vasodilatação coronariana, e em pacientes isquêmicos há melhora da função cardíaca sem aumento da área de infarto. A resistência vascular pulmonar normalmente diminui. Com altas doses destes fármacos, pode-se ter aumento da frequência cardíaca e queda importante da resistência vascular sistêmica. Não há alterações no consumo de oxigênio ainda com o aumento da contralidade e da frequência cardíaca, pela provável vasodilatação coronariana.

O principal efeito colateral observado na administração da amrinona é a plaquetopenia causada pela diminuição da sobrevida, mas que não se altera em períodos curtos de administração. Atualmente há vários fármacos estruturamente diferentes que parecem inibir a fosfodiesterase F-III, que é específica do coração, como amrinona, milrinona, enoximona, piroximona, salmazol, posicor e outros.

A milrinona é um derivado bipiridínico com propriedades inotrópicas e vasodilatadoras 15 vezes mais potente que a amrinona. Promove aumento do índice cardíaco e significativa redução das pressões de enchimento ventriculares, da pressão e da resistência arterial sistêmica. Pode provocar aumento da frequência da resposta ventricular em pacientes com *flutter* atrial. Possui imediato início de ação com duração de ação de 3 a 6 horas. Liga-se a proteínas plasmáticas e apresenta excreção renal sob forma de droga não metabolizada. Em pacientes com insuficiência renal deve-se ter atenção especial à dose utilizada. A dose de ataque deve ser de 50 mc/kg, seguida de infusão contínua de 0,37 a 0,75 mc/kg/minuto.

A milrinona é frequentemente utilizada, por via intravenosa, para o tratamento em curto prazo de pacientes com insuficiência cardíaca grave, normalmente associados a outros agentes. Pode ser utilizada em substituição à dobutamina em pacientes que desenvolveram tolerância farmacológica a esta ou, ainda, em associação a este fármaco, especialmente em pacientes em pós-operatório de cirurgia cardíaca. Por apresentar efeito positivo no inotropismo do ventrículo direito, oferece um benefício maior para pacientes submetidos à circulação extracorpórea. É bastante utilizada no contexto de pós-operatório de cirurgia cardíaca, com efeitos benéficos de aumento do débito cardíaco, redução da resistência vascular sistêmica, redução das pressões de enchimento e melhora da função diastólica. Em pacientes no pós-operatório de cirurgia cardíaca, habitualmente não se utilizam dose de ataque, mantendo-se 0,37 a 0,75 mcg/kg/minuto.

Levosimendana

A levosimendana é um agente inotrópico sensibilizador de cálcio, cujo efeito sobre a contratilidade dá-se não por aumentar o cálcio intracelular e sim por capacitar o miocárdio a gerar maior força contrátil por um certo montante de cálcio citoplasmático. A levosimendana representa a classe dos sensibilizadores de cálcio, derivado do dinitrila-piridazinona. A ação é pleotrópica. O efeito inotrópico deve-se à manutenção da troponina C em conformação ideal para contração na presença do cálcio. A sensibilização ao cálcio é íon-dependente, assim o aparato contrátil é sensibilizado na sístole e não na diástole, obtendo efeito inotrópico sem comprometer o relaxamento diastólico e sem causar sobrecarga citoplasmática de cálcio, que pode provocar disfunção de miócitos, arritmogênese e morte celular.

A levosimendana também aumenta os efeitos inotrópicos dependentes de cálcio por estimular a liberação e a recaptação do cálcio no retículo sarcoplasmático, além de ter propriedades vasodilatadoras. Nos estudos clínicos em insuficiência cardíaca descompensada, a levosimendana aumentou o débito cardíaco em 30%, e reduziu a pressão capilar pulmonar em 17 a 28%. Enquanto a eficiência cardíaca melhora com a levosimendana em pacientes com insuficiência cardíaca, o consumo de oxigênio não se altera. O tratamento com levosimendana pouco altera a frequência cardíaca. Os estudos não têm demonstrado aumento da incidência de arritmias em pacientes recebendo levosimendana apesar de o uso estar associado ao prolongamento do intervalo QT em alguns casos.

A prescrição de levosimendana para usuários de betabloqueadores não determina consequências para os efeitos benéficos, diferentemente dos fármacos catecolaminérgicos.

É recomendada uma dose em bolo de 12 a 24 mcg/kg/minuto infundida em 10 minutos, seguida de infusão contínua de 0,1 a 0,2 mcg/kg/minuto por 24 horas. A dose deve ser ajustada de acordo com a resposta e a tolerância.

No pós-operatório de cirurgia cardíaca, a levosimendana parece ser opção atraente no tratamento do baixo débito refratário, tendo demonstrado excelentes resultados especialmente nos casos de congestão pulmonar, disfunção diastólica e ventrículo hipertrófico. Ressalta-se a escassez de estudos até o momento que confirmem esses achados nesse contexto.

Nitroprussiato

O nitroprussiato é um nitrovasodilatador. É transformado pelas células musculares lisas a um metabólito ativo, o óxido nítrico. O óxido nítrico ativa a guanilato ciclase, levando à formação de GMP-cíclico e à vasodilatação. A ativação metabólica do nitroprussiato é catalisada por um sistema gerador de óxido nítrico diferente do da nitroglicerina, o que é responsável tanto pela diferença de potência entre essas drogas nos diferentes sítios vasculares quanto pelo fato de se desenvolver tolerância à nitroglicerina e não ao nitroprussiato. O nitroprussiato dilata arteríolas e vênulas, e a resposta hemodinâmica à administração resulta de redução da pós-carga e de venodilatação. Resulta ainda em aumento do débito cardíaco, redução da resistência vascular sistêmica, com pequeno aumento na frequência cardíaca e no consumo de oxigênio miocárdico.

A dose habitualmente utilizada é 0,25 a 1,5 mcg/kg/minuto. Doses mais elevadas podem ser necessárias, não devendo utilizar mais que 5 mcg/kg/minuto, por período prolongado por poder causar intoxicação por cianeto e tiocianato.

Os efeitos imediatos do nitroprussiato são pela vasodilatação excessiva, com hipotensão e suas consequências. A monitorização da pressão arterial e a administração em bomba de infusão contínua minimizam os riscos. Mais raramente, a toxicidade pode resultar da conversão do nitro a cianeto e a tiocianato.

O nitroprussiato pode piorar a hipoxemia arterial de pacientes com doença pulmonar obstrutiva crônica por interferir com a vasoconstricção hipóxica e alterar a relação ventilação/perfusão.

O nitroprussiato é utilizado principalmente para tratar emergências hipertensivas, mas pode ser utilizado em qualquer situação em que se deseje reduzir a pré ou a pós-carga. O nitroprussiato é utilizado para controlar a pressão de pacientes com dissecção aórtica e é indicado no manejo da descompensação aguda da insuficiência cardíaca, como no cenário de pós-operatório de cirurgia cardíaca. O nitroprussiato melhora o débito cardíaco na insuficiência cardíaca congestiva e reduz a demanda de oxigênio do miocárdio nas síndromes coronarianas agudas.

Está indicado em falência cardíaca com baixo débito e altas pressões de enchimento de ventrículo esquerdo, edema agudo de pulmão de hipertensos, insuficiência mitral e aórtica agudas, aneurisma dissecante, baixo débito cardíaco pós-operatório com pressões de enchimento normais ou elevadas e comunicação interventricular pós-infarto agudo do miocárdio.

Nitroglicerina

É predominantemente um fármaco venodilatador, mas em altas doses também reduz a pós-carga, sendo o principal efeito a diminuição da pressão de enchimento ventricular por reduzir o retorno venoso. Age também na resistência pulmonar, baixando a pressão venosa, o que contribui para a redução da congestão pulmonar. Embora ainda controverso, os nitratos parecem melhorar a isquemia miocárdica pela redistribuição do fluxo sanguíneo pela circulação colateral do epicárdio para o endocárdio, por dilatação das artérias coronárias e por diminuição das pressões de enchimento. Entretanto, aumento excessivo na frequência cardíaca pode exarcebar a isquemia miocárdica por aumento do consumo de oxigênio e concomitante redução do tempo diastólico para perfusão coronariana.

Está indicado no tratamento da disfunção ventricular esquerda isquêmica e do edema agudo de pulmão com altas pressões de enchimento de ventrículo esquerdo. É o vasodilatador de escolha no tratamento da hipertensão no pós-operatório de cirurgia de revascularização miocárdica.

Deve ser contraindicado para hipotensos ou portadores de cardiomiopatia hipertrófica obstrutiva, falência ventricular direita ou estenose mitral.

Óxido nítrico

O óxido nítrico (NO) é sintetizado a partir do aminoácido l-arginina pela ação da enzima óxido nítrico sintase, sendo transportado até o local de ação. Age na enzima guanilato ciclase, aumentando o AMPc promovendo vasodilatação. É rapidamente metabolizado na circulação sistêmica e um vasodilatador pulmonar seletivo com desprezível ação na resistência vascular sistêmica. Diminui a pré-carga do ventrículo direito melhorando o desempenho, mantendo adequada pressão de perfusão. Pode ser utilizado em casos de hipertensão pulmonar com disfunção de ventrículo direito.

Deve ser administrado por via inalatória na dose de 10 a 20 ppm e monitorada a concentração de NO administrada à concentração de dióxido de nitrogênio formada e o aparecimento de meta-hemoglobina. O dióxido de nitrogênio é um metabólito tóxico que pode aumentar a permeabilidade pulmonar. O NO diminui o efeito *shunt* e pode reverter a vasoconstrição hipóxica que é frequente com utilização de outros vasodilatadores pulmonares. Quando a hipertensão pulmonar é refratária ao NO pode-se associar dipiridamol 0,2 mg/kg, que bloqueia a hidrólise do AMPc, reduz a pré-carga e atenua a hipertensão pulmonar rebote que pode ocorrer após a suspensão do NO.

Balão intra-aórtico

O balão intra-aórtico (BIA), na prática clínica desde 1968, age pelo princípio da contra-pulsação diastólica, que aumenta a pressão de perfusão diastólica coronariana, reduz a pós-carga sistólica, favorece o equilíbrio entre oferta e demanda de oxigênio e aumenta o débito cardíaco. É utilizado em pacientes com resposta clínica inadequada ou insuficiente à optimização da pré-carga, pós-carga e frequência cardíaca.

Em muitos casos, a decisão da utilização do BIA deve ser feita no pré-operatório ou na sala de cirurgia. Entretanto, o uso no pós-operatório é frequente, especialmente no contexto do baixo débito pós-operatório, na presença de disfunção acentuada de ventrículo esquerdo ou isquemia miocárdica perioperatória e complicações, como arritmia ventricular recorrente, insuficiência mitral isquêmica ou comunicação interventricular. A disponibilidade do BIA permite a sobrevida de um subgrupo de pacientes de maior gravidade no pós-operatório.

Dispositivos de assistência ventricular

A assistência circulatória mecânica tem sido utilizada em alguns casos de choque cardiogênico após cirurgia cardíaca por disfunção ventricular, e como ponte para transplante. A falência miocárdica grave após cirurgia cardíaca, ocorre em 1 a 2% dos pacientes e tem alta mortalidade. O dispositivo de assistência ventricular pode ser de ventrículo direito, esquerdo ou biventricular. A assistência esquerda é estabelecida conectando-se a cânula atrial esquerda à cânula aórtica com uma bomba centrífuga, promovendo fluxo contínuo. A assistência direita é feita conectando-se a cânula atrial direita ao tronco da pulmonar.

Deve ser considerado para pacientes que apresentam baixo débito cardíaco com dificuldade de saída de circulação extracorpórea apesar de suporte farmacológico adequado e eventualmente BIA, bem como para pacientes no pós-operatório com baixo débito refratário ao tratamento farmacológico e BIA.

Pode-se utizar os seguintes dispositivos – oxigenação por membrana extracorpórea (ECMO), bomba centrífuga e a centrimag.

COMPLICAÇÕES PULMONARES E ASSISTÊNCIA VENTILATÓRIA

As complicações pulmonares pós-operatórias são causas significativas de morbimortalidade e incluem: atelectasia, pneumonia, broncoconstrição, hipoxemia, síndrome do desconforto respiratório agudo, insuficiência respiratória e ventilação prolongada. O manuseio perioperatório deve contemplar medidas profiláticas e estratégias de proteção das vias aéreas que visem a determinar redução da incidência e do impacto dessas complicações na evolução pós-operatória.

A atelectasia pulmonar é a principal causa de hipoxemia pós-operatória, ocorrendo em 90% dos pacientes que são submetidos à anestesia, e desempenha papel fundamental nas alterações das trocas gasosas e na redução da complacência estática associada com a lesão pulmonar. Os principais fatores associados à ocorrência das atelectasias são compressão do parênquima pulmonar, absorção do ar alveolar e o comprometimento da função surfactante.

Assim como a anestesia, o trauma cirúrgico pode resultar na redução da capacidade residual funcional e da capacidade vital e em atelectasias pulmonares. Estão também envolvidos mecanismos inflamatórios do trauma cirúrgico, estimulação reflexa durante a instrumentação da via aérea e alteração do movimento mucociliar.

Assistência ventilatória

Ao receber o paciente na UTI, a ventilação deve ser avaliada de imediato, por exame físico e avaliação da radiografia de tórax. Deve-se fazer inicialmente inspeção, percussão e ausculta. Após esta etapa, deve-se proceder para o ajuste dos parâmetros do ventilador, buscando-se garantir oxigenação adequada. A avaliação radiológica é fundamental, buscando-se analisar a posição do tubo e complicações como pneumotórax, atelectasias e derrames.

Não se recomenda a opção por uma modalidade ventilatória em detrimento da outra com o objetivo de prevenir complicações pulmonares.

Em pacientes submetidos à cirurgia cardíaca, nos quais o emprego de ventilação com pressão controlada é bastante utilizada, essa técnica associou-se ao aumento significativo do índice cardíaco, diminuição da resistência vascular sistêmica e da pressão de platô quando comparada com a ventilação controlada a volume. Entretanto, em estudo mais recente, foi demonstrado efeito semelhante das técnicas no que se refere à melhora da hipoxemia pós-operatória. Rotineiramente, emprega-se a modalidade volume controlado nos pacientes no pós-operatório, optando-se pela modalidade pressão controlada quando a primeira estiver associada a picos elevados de pressão ou em situações de baixa complacência pulmonar. Recomenda-se a utilização de volume corrente de 6 $mL.kg^{-1}$ na modalidade volume controlado ou pico de pressão inspiratória suficiente para manter este mesmo volume na modalidade pressão controlada.

O emprego da pressão positiva final expiratória (PEEP) deve ser recomendado desde o intraoperatório com o objetivo de se evitar o colapso alveolar. Utiliza-se habitualmente PEEP de 8 a 10 cm H_20, podendo-se em casos de lesão pulmonar aguda ou oxigenação inadequada, utilizar PEEP mais elevado. O recrutamento alveolar com PEEP é prática sugerida no pós-operatório como medida que reduz hipoxemia pós-operatória.

Extubação

Ao se considerar a possibilidade de extubação, alguns critérios devem estar presentes: (a) estabilidade hemodinâmica; (b) normotermia; (c) ausência de sangramento; (d) nível de consciência adequado; e (e) oxigenação e ventilação adequados. Não estando presentes esses critérios, mantém-se o paciente intubado, garantindo sedação e analgesia adequados.

Analgesia pós-operatória

Recomenda-se a obtenção de analgesia pós-operatória adequada associando-se à otimização da função pulmonar pós-operatória.

SANGRAMENTO NO PÓS-OPERATÓRIO

Embora a incidência de reoperação por sangramento gire em torno de 1 a 5%, a ocorrência de hemorragia pós-operatória é uma das complicações mais frequentes da cirurgia cardíaca valvar. No pós-operatório, deve-se dar atenção especial ao débito dos drenos e para a avaliação da coagulação, buscando-se precocemente a correção dos distúrbios hematológicos e, se necessária, a intervenção cirúrgica adequada. O sangramento pós-operatório aumenta a morbidade, estando relacionado ao maior tempo de internação hospitalar, maior tempo de ventilação mecânica, maior incidência de arritmias atriais, insuficiência renal e infecção.

O sangramento perioperatório decorre de fatores inerentes ao paciente, da técnica cirúrgica, do trauma tecidual e da circulação extracorpórea.

Os fatores de maior risco de sangramento estão listados no Quadro 1.

Conduta no sangramento

A prevenção do sangramento pós-operatório inicia-se no centro cirúrgico com técnica cirúrgica meticulosa e controle hemostático após cessação da circulação extracorpórea.

Na chegada à UTI, o médico deve obter as informações do anestesiologista e do cirurgião sobre hemostasia na sala, produtos utilizados, TCA, dose de heparina, dose de protamina, antifibrinolítico e outros.

QUADRO 1 Fatores associados a maior risco de sangramento

- Reoperação
- Má técnica cirúrgica
- Insuficiência renal
- Mieloma múltiplo
- Plaquetopenia
- Uso de antiagregantes
- Uso de anti-inflamatórios
- Uso crônico de corticosteroides
- Hepatopatia
- Policitemia
- Anemia falciforme
- Talassemia
- Infecção
- Uso prévio de heparina
- Reversão inadequada da heparina
- Efeito residual da heparina

O paciente deve ter os drenos conectados a um sistema de sucção à pressão de 20 cmH_20 e deve ser anotado o débito inicial. Após a monitorização do paciente, de hora em hora o débito dos drenos deve ser avaliado e medido.

Os pacientes de risco para sangramento devem ter coletados, na chegada além dos exames iniciais, coagulograma e contagem de plaquetas.

Deve ser monitorados controle da pressão arterial, equilíbrio metabólico e manutenção da normotermia.

No registro do débito dos drenos, devem ser observados:

- Tolera-se até 150 mL/hora de sangramento sem reposição de derivados.
- Tratamento inicial do sangramento: protamina 25 a 50 mg IV diluída em 100 mL de soro fisiológico em 20 minutos (apenas para sangramento no máximo após 4 horas da última dose de heparina).
- Se o sangramento for maior que 150 mL/hora, deve-se proceder da seguinte maneira:
  - Coleta de coagulograma e plaquetas.
  - Avisar a equipe cirúrgica do paciente.
  - Desmopressina: opção terapêutica para sangramentos associados à uremia ou à disfunção plaquetária – dose 0,3 mcg/kg diluído em 50 mL de salina infundido em 15 minutos.
  - Coagulograma demonstrando TTPa ou TP prolongados: plasma fresco 2 a 4 unidades.
  - Plaquetas < 100.000: transfusão de plaquetas 1 U/10 kg de peso.
  - Sangramento persistente após infusão de plasma: transfundir plaquetas 1 U/10 kg independentemente da contagem pela disfunção plaquetária.
- Se o sangramento persiste após infusão de plasma e plaquetas: deve ser novamente avisada a equipe cirúrgica e realizados novo coagulograma, dosagem de fibrinogênio, produtos de degradação da fibrina, tempo de sangramento: se fibrinogênio < 100 mg/dL ou se TTPa persiste anormal apesar do plasma ou portadores de estenose aórtica: crioprecipitado 1 U/10 kg.
- Suspeita de fibrinólise: fibrinogênio baixo associado ao aumento dos níveis dos produtos de degradação da fibrina especialmente em reoperações: ácido épsilon-aminocapróico 25 mg/kg IV em 1 hora, seguido por uma dose de 1 a g/hora por 4 a 5 horas.
- Ordenha dos drenos: deve ser realizada de hora em hora e na suspeita de obstrução por coágulos.

Indicações de reabordagem cirúrgica

- Taxa de sangramento acima de 200 mL/hora por 4 a 6 horas.
- Taxa de sangramento acima de 1.500 mL em 12 horas.
- Súbito aumento no débito (300 a 500 mL).
- Evidência de tamponamento.

ARRITMIAS NO PÓS-OPERATÓRIO

Arritmias no pós-operatório de cirurgia cardíaca são eventos frequentes e podem ser agrupadas em duas classes: ventriculares (mais comuns) e supraventriculares (comuns entre o 1º e o 5º PO). Até 40% dos pacientes apresentam arritmias no pós-operatório de cirurgia cardíaca. Fazer o diagnóstico correto é essencial para se definir a estratégia terapêutica. As principais caudas estão relacionadas no Quadro 2.

Tratamento

A abordagem geral das arritmias exige a correção adequada dos distúrbios hidroeletrolíticos e acidobásicos – deve-se solicitar dosagem de Na, K, gasometria venosa, cálcio iônico e fósforo. Na avaliação do paciente, deve-se inicialmente dividir em dois grandes grupos – hemodinamicamente instável ou estável. Os instáveis devem ser tratados imediatamente por cardioversão ou desfibrilação e os estáveis, na maioria das vezes, têm abordagem farmacológica da arritmia.

QUADRO 2 Causas de arritmia no pós-operatório
Sensibilidade do miocárdio aos anestésicos inalatórios
Cardiomiopatias
Pericardite
Arritmias preexistentes
Efeito de drogas: aminas vasoativas, aminofilina, digitálicos
Hipercalcemia
Hipocalcemia
Hipercalemia
Hipocalemia
Acidose
Uremia
Hipertireoidismo
Hipoxemia
Dor
Ansiedade
Hipotermia
Isquemia coronariana
Edema/hemorragia do sistema de condução pelo trauma cirúrgico
Bloqueios de ramo induzidos por sutura em cirurgias de válvula

Taquicardia sinusal

Corrigir hipovolemia, hipoxemia, dor, ansiedade.

Taquicardia por reentrada nodal/taquicardia atrial

- Na estabilidade hemodinâmica:
  - Adenosina: é a droga de escolha (exceto na presença de broncoespasmo) – 6 mg IV em bolo, se não resolver, mais uma dose de 12 mg IV em bolo com intervalo de 1 minuto entre as doses.
  - Verapamil: pode ser utilizado se não houver resposta à adenosina, em uma dose de 5 mg IV em 10 minutos (exceto com disfunção ventricular, broncoespasmo, BAV de 1° grau).
  - Amiodarona: se não houver resposta ou havendo intolerância à adenosina e ao verapamil, deve-se utilizar a amiodarona 150 mg IV diluído em 100 mL de SF em 30 minutos.
- Na instabilidade hemodinâmica: cardioversão inicial com cardiodesfibrilador bifásico 50 J; se não houver resposta na sequência 100 J e 200 J.

Flutter atrial

- Estabilidade hemodinâmica: amiodarona 150 mg IV diluída em SF 100 mL IV em 30 minutos – se não houver resposta deve-se realizar a cardioversão com 50 J, seguida de 100 J ou 200 J se não for bem-sucedida.
- Instabilidade hemodinâmica: cardioversão inicial com cardiodesfibrilador bifásico 50 J; se não houver resposta na sequência 100 J e 200 J.
- Se o *flutter* não reverter: iniciar fármaco para controlar frequência (betabloqueador, bloqueador de cálcio ou digitálico) e após 48 horas iniciar anticoagulação com enoxaparina 1 mg/kg/dose a cada 12 horas.

Fibrilação atrial (FA)

É a arritmia mais frequente no pós-operatório, ocorrendo em até 30% das cirurgias de revascularização miocárdica e em 60% das cirurgias valvares, com pico no segundo pós-operatório. O tratamento tem como objetivos controlar a frequência cardíaca, reverter e manter o ritmo sinusal e prevenir embolias. Não é recomendada a profilaxia da FA no pré-operatório e optar por tentar reverter para ritmo sinusal sempre que possível.

- Cardioversão elétrica: primeira opção no paciente hemodinamicamente instável – inicia-se com 200 J e se necessário 300 J. Se o ritmo reverter para sinusal, inicia-se dose de manutenção de amiodarona.
- Amiodarona: primeira escolha no tratamento da FA pós-operatório no paciente estável

hemodinamicamente – 150 mg IV em 100 mL de SF em 30 minutos; se 15 minutos após o término da infusão o paciente persistir em FA repete-se a dose em bolo. Após, se o ritmo é sinusal, deve-se iniciar a infusão contínua (paciente < 60 kg – 900 mg de amiodarona em 250 mL de SF em 24 horas; paciente > 60 kg – 1.200 mg de amiodarona) – a dose IV é mantida por 24 horas, então passa-se para via oral 200 mg a cada 8 horas por 14 dias, 200 mg a cada 12 horas por 14 dias e então 200 mg/dia. Se o paciente persiste em FA após a segunda dose de ataque, inicia-se o jejum e a infusão contínua do mesmo esquema de amiodarona – se reverter, libera-se a dieta e mantém a droga – se em até 12 horas não reverter, está indicada a cardioversão elétrica, com uma carga inicial de 200 J, seguida de 360 J, se necessário.

- Diltiazem: fármaco utilizado para redução de frequência nos casos de intolerância ou contraindicação à amiodarona (p. ex., insuficiência hepática) – dose de ataque 0,25 mg/kg IV seguido de 0,15 mg/kg/hora em infusão contínua.
- Betabloqueador: opção terapêutica para a redução de frequência (metoprolol 5 mg IV em 5 minutos até 15 mg com intervalo de 5 minutos entre as doses ou esmolol 50 mcg/kg em 1 minuto seguido da infusão contínua de 100 mcg/kg/minuto).
- Deslanosídeo: opção para a redução de frequência (evitar na insuficiência renal aguda/crônica) – 400 mcg IV.
- Sulfato de magnésio: deve ser reposto nos casos de FA em todos os pacientes para manter magnésio acima de 2 mEq/dL.
- Cloreto de potássio: deve ser reposto nos casos de FA em todos os pacientes para manter potássio acima de 4 mEq/dL.
- Se manutenção de arritmia por mais de 48 horas: suspende-se o fármaco que visa a modificar o ritmo (amiodarona), introduz-se droga controladora de frequência, deve-se iniciar anticoagulação com enoxaparina (1 mg/kg/dose a cada 12 horas) e somente se faz nova tentativa de cardioversão após 24 horas de anticoagulação ou após ecotransesofágico.
- Pericardite: manifestação frequentemente associada à ocorrência de FA – nesses casos utiliza-se a hidrocortisona 200 mg IV de 8/8h por 3 dias, devendo ser o tratamento suspenso no 4º dia.

Extrassistolia ventricular

- Se isolada – deve-se corrigir os distúrbios eletrolíticos (objetivo: K > 4,0 a 4,5; e Mg > 1,3 a 2,0), hipoxemia, acidose.
- Se frequentes, aos pares ou em salvas: recomenda-se por 24 horas a utilização de lidocaína a 2%.
- Ataque: 1 mg/kg – 3 a 5 mL em bolo.
- Manutenção: 2 a 4 mg/minuto – diluir 50 mL de lidocaína a 2% em 200 mL de SG5%:
  - 15 mL/hora – 1 mg/minuto.
  - 30 mL/hora – 2 mg/minuto.
  - 45 mL/hora – 3 mg/minuto.
  - 60 mL/hora – 4 mg/minuto.

Taquicardia ventricular

Cardioversão elétrica é o tratamento de escolha mesmo para o paciente hemodinamicamente estável – inicia-se com 200 J, seguido por 300 J e 360 J.

- No paciente instável: CVE é a opção.
- No estável: CVE ou tratamento farmacológico – amiodarona é a droga de escolha (300 mg IV em 100 mL de SF em 30 minutos) seguida da infusão contínua de 1.200 mg em 24 horas; a lidocaína é a segunda opção (1 mg/kg ataque, seguida de 2 a 4 mg/minuto), devendo esta última ser mantida por 24 a 48 horas.
- Deve ser reposto rotineiramente o magnésio e corrigido o potássio para manter nível acima de 4,0.
- Em casos refratários à amiodarona/lidocaína, utiliza-se a procainamida (1 ampola = 5 mL = 500 mg) – ataque de 50 mg/minuto até no máximo 1 g ou reversão da arritmia

seguido da manutenção de 2 a 6 mg/minuto (4 ampolas diluídas em 230 mL de SG5% a 15 mL/hora fornecem 2 mg/minuto).

Bradicardias: são mais frequentes em cirurgias valvares por causa da proximidade do sistema de condução às valvas mitral e aórtica. A incidência de BAVT após troca valvar aórtica é de 4% e após mitral é de 1%.

- Se FC < 60 a 65 bpm acompanhada de hipotensão arterial ou baixo débito: instalar imediatamente o gerador de marca-passo aos eletrodos epicárdicos, mantendo-se FC maior que 90 bpm – posteriormente registrar e identificar o grau de bloqueio.
- Se FC < 60 a 65 bpm acompanhada de hipotensão arterial ou baixo débito e o paciente estiver sem o eletrodo de marca-passo epicárdico: administrar 0,5 mg IV de atropina a cada 2 minutos até dose máxima de 2 mg, iniciar dopamina em dose beta-adrenérgica (5 a 10 mcg/kg/minuto) e avaliar a necessidade de marca-passo provisório, tendo a disponibilidade imediata do marca-passo transcutâneo.
- Nos casos de bradicardia sinusal, BAV 1º e 2º graus: suspender drogas que atuam no nó sinusal, nó AV e intervalo PR: digital, amiodarona, bloqueador de cálcio e betabloqueador.
- Tolera-se a permanência de BAVT/dissociação AV apenas com o marca-passo provisório por até 2 semanas de pós-operatório, período em que o edema local e o comprometimento do sistema de condução devidos à cirurgia podem ser reversíveis. Após esse período, a reversibilidade do bloqueio é mais rara, e geralmente, indica-se marca-passo definitivo.

ANTICOAGULAÇÃO

No pós-operatório de cirurgia com troca valvar mitral metálica, recomenda-se após 24 horas de cirurgia, o início de heparina intravenosa (12 u/kg/hora) para alvo de TTPa em torno de 1,7 a 2,5 x o valor de referência. Com o trato gastrointestinal funcionante, após extubação, inicia-se varfarina, e a heparina é mantida até o INR alcançar 2,0 e 3,0.

No pós-operatório de cirurgia com troca valvar aórtica metálica, recomenda-se após 48 horas de cirurgia, o início de enoxaparina 1 mg por kg a cada 12 horas. Em caso de clearance de creatinina abaixo de 40 mL.min.m^2, recomenda-se heparina intravenosa (12 u/kg/hora) para alvo de TTPa em torno de 1,7 a 2,5 x o valor de referência. Com o trato gastrointestinal funcionante, após extubação, inicia-se varfarina, e a heparina é mantida até o INR alcançar 1,5 e 2,5.

CONCLUSÕES

O cuidado com o paciente no pós-operatório de cirurgia cardíaca valvar é desafiador, dada à diversidade das alterações homeostáticas decorrentes. A complexidade das alterações orgânicas consequentes exige avaliação cuidadosa e eficaz para permitir diagnóstico precoce e tratamento adequado das principais complicações pós-operatórias. A inovação tecnológica e os maiores conhecimentos sobre a fisiopatologia cardiovascular permitem a detecção precoce desses distúrbios pós-operatórios, resultando em melhores taxas de morbimortalidade.

LEITURA SUGERIDA

1. Amato MBP, Volpe MS, Hajjar LA. Alveolar recruitment strategies after cardiac surgery-reply. JAMA. 2017;318(7):668-9.
2. De Backer D, Bakker J, Cecconi M, Hajjar L, Liu DW, Lobo S, et al. Alternatives to the Swan-Ganz catheter. Intensive Care Med. 2018;44(6):730-41.
3. De Backer D, Hajjar LA, Pinsky MR. Is there still a place for the Swan-Ganz catheter? We are not sure. Intensive Care Med. 2018;44(6):960-2.
4. Dunser MW, Bouvet O, knotzer H, Arulkumaran N, Hajjar LA, Ulmer H, Hasibeder WR. Vasopressin in cardiac surgery: a meta-analysis of randomized controlled trials. J Cardiothorac Vasc Anesth. 2018 Apr 3. pii: S1053-0770(18)30233-7.
5. McIntyre WF, Um kJ, Alhazzani W, Lengyel AP, Hajjar L, Gordon AC, et al. Association of Vasopres-

sin plus catecholamine vasopressors vs catecholamines alone with atrial fibrillation in patients with distributive shock: a systematic review and meta--analysis. JAMA. 2018;319(18):1889-900.

6. Rocha Ferreira GS, de Almeida JP, Landoni G, Vincent JL, Fominskiy E, Gomes Galas FRB, et al. Effect of a Perioperative Intra-Aortic Balloon Pump in High-Risk Cardiac Surgery Patients: A Randomized Clinical Trial. Crit Care Med. 2018;46(8):e742-50.
7. Sardo S, Osawa EA, Finco G, Gomes Galas FRB, de Almeida JP, Cutuli SL, et al. Nitric oxide in cardiac surgery: a meta-analysis of randomized controlled trials. J Cardiothorac Vasc Anesth. 2018 Apr 25. pii: S1053-0770(18)30102-2.

CAPÍTULO 45

Procedimentos percutâneos para o tratamento da doença valvar aórtica

Henrique Barbosa Ribeiro
Fábio Augusto Pinton
Alexandre Antônio Cunha Abizaid
Expedito Eustáquio Ribeiro

INTRODUÇÃO

A estenose aórtica é a valvopatia mais frequente nos países desenvolvidos e a terceira doença cardíaca mais prevalente após a doença arterial coronariana e a hipertensão arterial. A estenose aórtica degenerativa é a forma mais prevalente (84% dos casos).

Esses pacientes permanecem assintomáticos por longo período, apesar da obstrução e sobrecarga pressórica no ventrículo esquerdo (VE), até que se iniciam os sintomas, principalmente de insuficiência cardíaca, síncope e/ou angina. Além disso, quando a estenose aórtica importante está presente, até mesmo sintomas cardíacos leves devem levar à intervenção valvar, pois a sobrevida é significativamente prejudicada se a valvopatia não for tratada, com a média de apenas dois a três anos, e alto risco de morte súbita.

No entanto, apesar de a cirurgia de troca valvar aórtica (TVAo) ser considerada o tratamento padrão-ouro para os pacientes com estenose aórtica sintomáticos, em função da idade avançada e frequente presença de significativas comorbidades, até 30 a 40% desses pacientes acabam não sendo tratados com a TVAo.

Em função das referidas comorbidades, o risco operatório é alto e em alguns casos o paciente é considerado inoperável ou de risco extremo para uma cirurgia convencional. Nesse contexto, nas últimas décadas diversos tratamentos percutâneos alternativos foram desenvolvidos com intuito de evitar a TVAo, fundamentalmente por evitar a circulação extracorpórea, melhorando a sobrevida e a qualidade de vida dos pacientes com estenose aórtica.

No presente capítulo serão avaliados esses tratamentos alternativos à cirurgia, como a valvoplastia aórtica por balão (VAPB) e o implante transcateter de válvula aórtica (TAVI).

VALVOPLASTIA AÓRTICA POR BALÃO

A VAPB é o procedimento transcateter pelo qual a válvula aórtica é ultrapassada de maneira retrógrada com o fio-guia posicionado dentro do ventrículo esquerdo, geralmente pelo acesso transfemoral. Com isso, um balão de dilatação é posicionado dentro do orifício valvar estenótico, com subsequente insuflação resultando em fratura dos depósitos calcíficos valvares, melhorando a mobilidade dos folhetos e levando a modesto incremento do orifício efetivo valvar (Figura 1).

A VAPB permite aumento do índice cardíaco e está associada agudamente com melhora dos sintomas e da qualidade de vida. Após a descrição inicial desse procedimento na década de 1980, a utilização cresceu rapidamente no

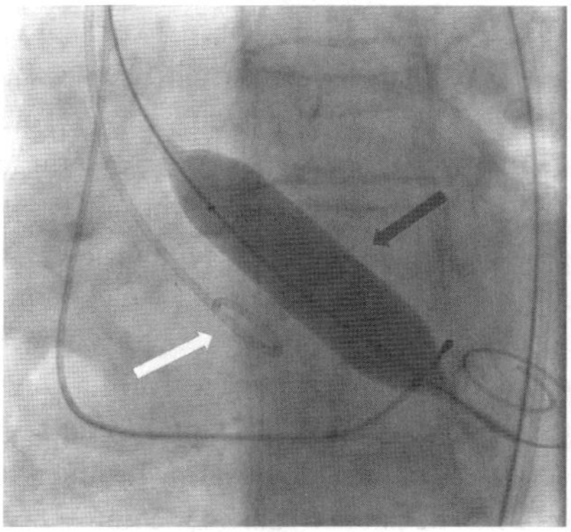

FIGURA 1 Valvoplastia aórtica por balão (VAPB) evidenciando o cateter de *pigtail* na raiz da aorta (seta branca) e o balão sendo insuflado através da válvula do orifício valvar estenótico, levando ao incremento do orifício efetivo valvar (seta cinza).

mundo. Entretanto, subsequentes estudos de mais longo prazo demonstraram que os resultados da VAPB ficavam comprometidos após 6 a 12 meses de seguimento, fundamentalmente por reestenose valvar.

Apesar de nova VAPB poder ser realizada, esse procedimento adicional resulta em menores áreas valvares e pode estar associado a complicações como acidente vascular cerebral (AVC), ruptura do anel valvar, bem como complicações vasculares. Nesse sentido, a VAPB tornou-se procedimento paliativo que deve ser indicado quando a TVAo ou o TAVI não podem ser realizados, por condição clínica ou como ponte para posterior tratamento definitivo. Tais recomendações estão resumidas na Tabela 1 e estão de acordo com recente atualização da Diretriz Brasileira de Valvopatia, de 2017.

IMPLANTE TRANSCATETER DE VÁLVULA AÓRTICA

O TAVI consiste no implante de válvula transcateter em posição aórtica por meio de fio-guia posicionado através da válvula aórtica, sem a necessidade de parada circulatória e utilização de circulação extracorpórea (Figura 2). O primeiro TAVI em humanos para o tratamento de estenose aórtica grave sintomática foi realizado em 2002, e foi seguido de várias séries e pequenos registros uni e multicêntricos, mostrando a fac-

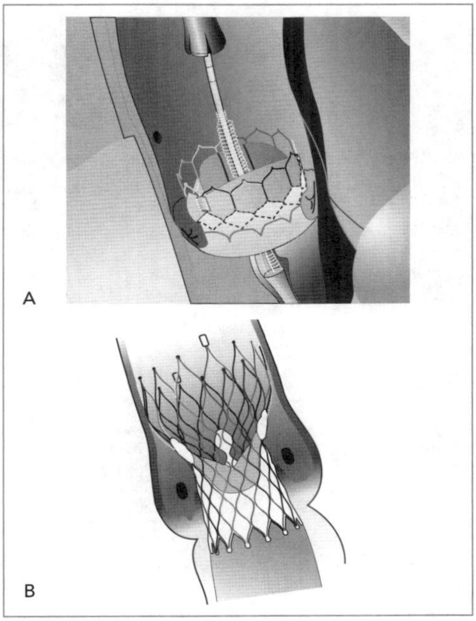

FIGURA 2 TAVI utilizando a prótese expansível por balão Sapien 3 (A) e a prótese autoexpansível Evolut R (B).

TABELA 1 Recomendações da atualização da Diretriz Brasileira de Valvopatias de 2017 quanto à indicação de valvoplastia aórtica por balão (VAPB)*

Indicação de VAPB	Grau de recomendação SBC
▪ Pacientes sintomáticos com instabilidade hemodinâmica importante e na impossibilidade momentânea de intervenção definitiva (TAVI ou cirurgia convencional) – "ponte terapêutica"	IIa C
▪ Tratamento paliativo em paciente sintomático e com contraindicações à cirurgia convencional e/ou TAVI	IIb C

* Pré-requisito obrigatório na indicação da VAPB: avaliação por *heart team* institucional contemplando risco cirúrgico, grau de fragilidade e opções terapêuticas.

tibilidade desta nova modalidade de tratamento. Inicialmente foram incluídos pacientes de risco proibitivo, bem como pacientes de alto risco operatório para o tratamento cirúrgico convencional. Posteriormente, nos últimos anos, o desenvolvimento de sistemas/próteses para tratamento de estenose aórtica teve um importante avanço tecnológico, estimulado pela grande proporção de pacientes com estenose aórtica importante e que não eram submetidos ao tratamento cirúrgico convencional pelas comorbidades clínicas, bem como pelo efeito limitado da VAPB.

Os resultados clínicos de curto e médio prazos dos principais registros multicêntricos, bem como os estudos randomizados como o Partner e o CoreValve-US, que embasaram as indicações do TAVI, estão resumidos na Tabela 2. Esses estudos possibilitaram a definição do TAVI como tratamento de escolha para os pacientes com EAo importante considerados inoperáveis ou de risco extremo, e como alternativa à cirurgia convencional de TVAo para os pacientes de alto e moderado riscos operatórios (Figura 4). Além disso, no processo de decisão sobre o melhor tratamen-

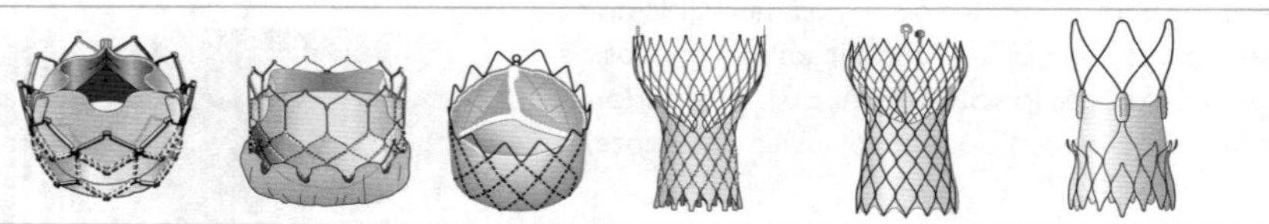

	Sapien XT	Sapien 3	Inovare	CoreValve	Evolut R	Acurate Neo
Tipo de prótese e material	Expansível por balão	Expansível por balão	Expansível por balão	Autoexpansível	Autoexpansível	Autoexpansível
Material do *stent* da prótese	Cromo-cobalto	Cromo-cobalto	Cromo-cobalto	Nitinol	Nitinol	Nitinol
Pericárdio valvar	Bovino	Bovino	Bovino	Porcino	Porcino	Porcino
Reposicionável	Não	Não	Não	Não	Sim	Não
Tamanhos da prótese (mm)	20/23/26/29	20/23/26/29	20/22/24/26/28/30	23/26/29/31	23/26/29/34	23/25/27
Diâmetro médio do anel aórtico	16 a 28	16 a 28	18 a 30	18 a 29	18 a 30	21 a 27
Diâmetros do acesso transfemoral	≥ 6 mm (XT: 20-23 mm) ≥ 6,5 mm (XT: 26 mm) ≥ 7 mm (XT: 29 mm)	≥ 5 mm (Sapien 3: 20-26 mm) ≥ 5,5 mm (Sapien 3: 29 mm)	–	≥ 6 mm	5,5/5,5/5,5/6	≥ 6 mm
Tipos de acesso	TF/TAO/TA	TF/TAO/TA	TA/TAO	TF/TS/TAO	TF/TS/TAO	TF

FIGURA 3 Principais características das válvulas transcateter disponíveis no Brasil para uso clínico no TAVI.

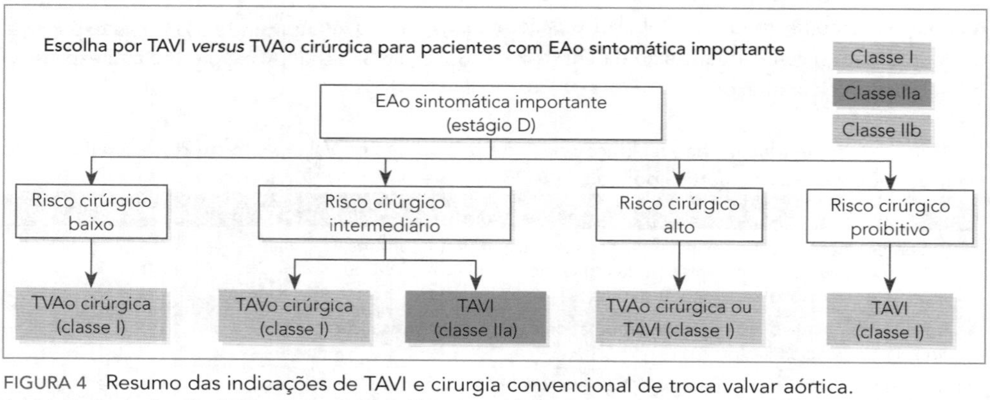

FIGURA 4 Resumo das indicações de TAVI e cirurgia convencional de troca valvar aórtica.
Adaptada da atualização da Diretriz Brasileira de Valvopatias de 2017.

TABELA 2 Resultados de 30 dias e 1 ano dos principais estudos multicêntricos de TAVI, dos estudos randomizados Partner, CoreValve-US e de metanálise

Estudo	Acesso vascular	Tipo de válvula	EuroScore logístico (%) [média ± DP/ mediana (IQ)]	Sucesso do procedimento (%)	Mortalidade em 30 dias (%)	Sobrevida em 1 ano (%)	Complicações vasculares maiores (%)	AVC (%)	Hemodiálise (%)	Marca-passo definitivo (%)
Grandes registros mundiais										
Alemanha n = 697	TF: 644 SC: 22 TA: 26 Transaortic: 5	Edwards: n = 109 CoreValve: n = 588	Global: 20,5 ± 13,2	Global: 98,4	Global: 12,4	N/A	Global: 19,5	Global: 2,8	N/A	Global: 39,9
Bélgica (n = 328)	TF/TA Edwards: 187 TF CoreValve: 141	Edwards: n = 187 CoreValve: n = 141	Global: 28 ± 16 Edwards: 30 ± 16 CoreValve: 25 ± 15	Global: 97,0 Edwards: 97,0 CoreValve: 98,0	Global: 11,0 Edwards: 12,0 CoreValve: 11,0	TF Edwards: 82 TA Edwards: 63 CoreValve: 79	Global: 0,6 Edwards: 0,5 CoreValve: 0,7	Global: 5,0 Edwards: 4,0 CoreValve: 5,0	Global: 6 Edwards: 6 CoreValve: 7	Global: 13 Edwards: 5 CoreValve: 22
Canadá (n = 339)	TF: 162 TA: 177	Edwards	Global: 27,7 ± 16,3 TF: 25,8 ± 14,9 TA: 29,4 ± 17,2	Global: 93,3 TF: 90,5 TA: 96,1	Global: 10,4 TF: 9,5 TA: 11,3	Global: 76 TF: 75 TA: 78	Global: 13 TF: 13,1 TA: 13,0	Global: 2,3 TF: 3,0 TA: 1,7	Global: 2,6 TF: 1,8 TA: 3,4	Global: 4,9 TF: 3,6 TA: 6,2
Europa n = 646	TF: 646	CoreValve	TF: 23,1 ± 13,8	TF: 97,2	TF: 8,0	N/A	TF: 1,9	TF: 1,9	N/A	TF: 9,3

(continua)

TABELA 2 Resultados de 30 dias e 1 ano dos principais estudos multicêntricos de TAVI, dos estudos randomizados Partner, CoreValve-US e de metanálise (*continuação*)

Estudo	Acesso vascular	Tipo de válvula	EuroScore logístico (%) [média ± DP/ mediana (IQ)]	Sucesso do procedimento (%)	Mortalidade em 30 dias (%)	Sobrevida em 1 ano (%)	Complicações vasculares maiores (%)	AVC (%)	Hemodiálise (%)	Marca-passo definitivo (%)
Grandes registros mundiais										
França (n = 244)	TF Edwards: 166 TA Edwards: 71 TF CoreValve: 66 SC CoreValve: 12	Edwards: n = 166 CoreValve: n = 78	Global: 25,6 ± 11,4 TF Edwards: 25,6 ± 11,3 TA Edwards: 26,8 ± 11,6 TF CoreValve: 24,7 ± 11,2 SC CoreValve: 24,6 ± 14,5	Global: 98,3	Global: 12,7 TF Edwards: 8,4 TA Edwards: 16,9 TF CoreValve: 15,1 SC CoreValve: 8,3	N/A	Global: 7,3 TF Edwards : 6,3 TA Edwards: 5,6 TF CoreValve: 7,5 SC CoreValve: 8,3	Global: 3,6 TF Edwards: 4,2 TA Edwards: 2,8 TF CoreValve: 4,5 SC CoreValve: 0	Global: 1,6 TF Edwards: 1,0 TA Edwards: 2,8 TF CoreValve: 1,5 SC CoreValve: 0	Global: 11,8 TF Edwards: 5,3 TA Edwards: 5,6 TF CoreValve: 25,7 SC CoreValve: 25.0
France-2 (n = 3.195)	TF: 2.361 TA: 567	Edwards: n = 2.107 CoreValve: n = 1.043	Global: 21,9 ± 14,3 Sapien: 22,2 ± 14,3 CoreValve: 21,3 ± 14,3	Global: 96,9 Sapien: 97,0 CoreValve: 97,6 TF: 97,1 TA: 95,9	Global: 9,7 Sapien: 9,6 CoreValve: 9,4 TF: 8,5 TA: 13,9	Global: 76 Sapien: 76 CoreValve: 76,3 TF: 78,3 TA: 67,7	Global: 4,7 Sapien: 2,7 CoreValve: 4,5 TF: 5,5 TA: 1,9	Global: 2,3 Sapien: 1,9 CoreValve: 2,6 TF: 2,2 TA: 2,1	N/A	Global: 15,6 Sapien: 11,5 CoreValve: 24,2 TF: 15,2 TA: 13,6

(*continua*)

TABELA 2 Resultados de 30 dias e 1 ano dos principais estudos multicêntricos de TAVI, dos estudos randomizados Partner, CoreValve-US e de metanálise (*continuação*)

Estudo	Acesso vascular	Tipo de válvula	EuroScore logístico (%) [média ± DP/ mediana (IQ)]	Sucesso do procedimento (%)	Mortalidade em 30 dias (%)	Sobrevida em 1 ano (%)	Complicações vasculares maiores (%)	AVC (%)	Hemodiálise (%)	Marca-passo definitivo (%)
Grandes registros mundiais										
Inglaterra (n = 870)	TF: 599 Outros acessos: 271	Edwards: n = 410 CoreValve: n = 452	Global: 18,5 (11,7, 27,9) TF: 17,1 (11, 25,5) Outros acessos: 21,4 (14,4, 33,6) CoreValve: 18,1 (11,1, 27,9) Edwards: 18,5 (12,4, 27,7)	Global: 97,2 TF: 97,3 Outros acessos: 97,1 CoreValve: 98,2 Edwards: 98,1	Global: 7,1 TF: 5,5 Outros acessos: 10,7 CoreValve: 5,8 Edwards: 8,5	Global: 78,6 TF: 81,5 Outros acessos: 72,3 CoreValve: 78,3 Edwards: 79,4	Global: 6,3 TF: 8,4 Outros acessos: 1,9 CoreValve: 6,2 Edwards: 6,3	Global: 4,1 TF: 4,0 Outros acessos: 4,1 CoreValve: 4,0 Edwards: 4,2	N/A	Global: 16,3 CoreValve: 24,4 Edwards: 7,4
Itália n = 663	TF: 599 SC: 64	CoreValve	23,0 ± 13,7	98,0	0,9	85	2,0	1,2	N/A	6,6
Source (n = 1.038)	TF: 463 TA: 575	Edwards	TF: 25,7 ± 14,5 TA: 29,1 ± 16,3	Global: 93,8 TF: 95,2 TA: 92,7	Global: 8,5 TF: 6,3 TA: 10,3	Global: 76,1 TF: 81,1 TA: 72,1	Global: 7,0 TF: 10,6 TA: 2,4	Global: 2,5 TF: 2,4 TA: 2,6	Global: 4,3 TF: 1,3 TA: 7,1	Global: 7,0 TF: 6,7 TA: 7,3

(*continua*)

TABELA 2 Resultados de 30 dias e 1 ano dos principais estudos multicêntricos de TAVI, dos estudos randomizados Partner, CoreValve-US e de metanálise (*continuação*)

Estudo	Acesso vascular	Tipo de válvula	EuroScore logístico (%) [média ± DP/ mediana (IQ)]	Sucesso do procedimento (%)	Mortalidade em 30 dias (%)	Sobrevida em 1 ano (%)	Complicações vasculares maiores (%)	AVC (%)	Hemodiálise (%)	Marca-passo definitivo (%)
Estudos randomizados										
Partner Coorte A n = 348	TF: 244 TA: 104	Edwards	Global: 29,3 ± 16,5	NA	Global: 3,4 TF: 3,3 TA: 3,8	Global: 75,8 TF: 77,8 TA: 71	Global: 11,0	Global: 4,7	Global: 2,9	Global: 3,8
Partner Coorte B n = 179	TF: 179	Edwards	26,4 ± 17,2	98,8	5,0	30,7	TF: 16,2	TF: 6,7	TF: 1,1	TF: 3,4
Partner-2 Coorte-B	TF: 560	Sapien: n = 276 SapienXT: n = 284	-		Sapien: 5,1 Sapien XT: 3,5	Sapien: 76,3 Sapien XT: 77,5	Sapien: 15,5 Sapien XT: 9,6	Sapien: 4,1 Sapien XT: 4,3	-	Sapien: 5,9 Sapien XT: 6,4
CoreValve-US - Risco Extremo n = 489	TF: 489	CoreValve	22,6 ± 17,1	99,4	8,4	75,7	8,2	2,3	N/A	21,6
CoreValve-US – Alto risco n = 795	TF: 323 Non-TF: 67	CoreValve N=390	17,6 ± 13,0	99,7	3,3	85,8	5,9	4,9	N/A	19,8
Metanálise*										
Khatri et al. n = 16.063	Transarterial: n = 11.080 TA: n = 4.893	Sapien: n = 9.560 CoreValve: n = 6.424	Global: 24% Sapien: 24% CoreValve: 22%	-	Todos: 8,1 TF: 7,2 TA: 9,9	Todos: 79,2 TF: 81,7 TA: 74,6	Todos: 10,4 TF: 14,2 TA: 3,4	Todos: 2,9 TF: 3,5 TA: 3,0	Todos: 4,9 TF: 2,8 TA: 8,2	Todos: 13,1 TF: 15,6 TA: 5,8

* Metanálise incluindo estudos com > 100 pacientes.

BEV: próteses expansíveis por balão; TF: transfemoral; TA: transapical; SC: subclávio; TAo: transaórtico; N/A: dados não disponíveis; UE: União Europeia; France: FRench Aortic National CoreValve and Edwards; EuroScore: European System for Cardiac Operative Risk Evaluation; Partner: Placement of Aortic Transcatheter Valves; Source: Sapien Aortic Bioprosthesis European Outcome.

to para cada paciente individualmente, a avaliação do *heart team* é fundamental e deve ser obrigatória segundo as principais diretrizes mundiais.

Vias de acesso

O primeiro TAVI com a válvula balão-expansível foi realizado de forma anterógrada através da veia femoral, seguido por uma punção transeptal, cruzando a válvula mitral e finalmente posicionando e implantando a prótese no anel aórtico. Essa abordagem inicial era complexa e difícil de ser reproduzida. O avanço tecnológico no sistema da prótese fizeram com que essa técnica fosse rapidamente suplantada pelas abordagens transfemoral, transapical, transaórtica e subclávia (Figura 5). Para as gerações mais recentes de próteses transcateter de menor perfil (14 Fr), a maioria dos pacientes pode ser tratada pela abordagem transfemoral. As vias alternativas, como a transapical, transaórtica e subclávia, ainda têm desempenhado um papel importante naqueles pacientes com sistema ilíaco-femoral inadequado por calcificações, tortuosidade e obstruções.

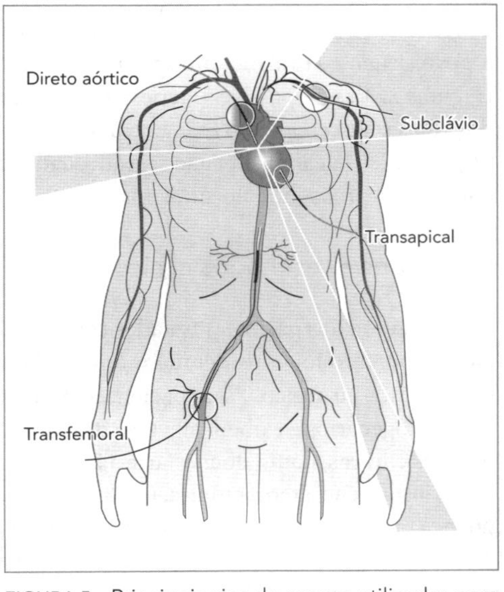

FIGURA 5 Principais vias de acesso utilizadas para a realização do TAVI.

Transfemoral

A abordagem transfemoral tornou-se a primeira escolha de acesso na maioria dos centros. Após uma avaliação minuciosa da anatomia ilíaco-femoral por meio de angiotomografia, o procedimento pode ser realizado sob anestesia geral ou sedação profunda, seja em um laboratório de hemodinâmica ou em uma sala cirúrgica híbrida. O acesso da artéria femoral para o procedimento foi inicialmente obtido com incisão cirúrgica. No entanto, a maioria dos centros utiliza a abordagem totalmente percutânea, com várias técnicas de fechamento do local do acesso vascular com sistema transcateter.

O acesso vascular é obtido de forma similar independentemente do tipo de prótese transcateter, sendo que, com o advento de bainhas de baixo perfil das novas gerações de prótese valvar aórtica, ~ 90% dos pacientes podem ser tratados com TAVI pela abordagem transfemoral, o que inclusive parece demonstrar benefício de sobrevida, em relação aos demais acessos.

Transapical

A técnica de TAVI transapical foi relatada pela primeira vez em 2006 e foi desenvolvida para pacientes com anatomia ilíaco-femoral inadequada, o que impedia a colocação segura do introdutor femoral. Por meio de minitoracotomia anterior esquerda é realizado o acesso do apex cardíaco, que é puncionado para a colocação dos introdutores. Para as válvulas Edwards-Sapien e Sapien XT, é necessária uma bainha 24 Fr ou maior, e recentemente foi descrito o novo sistema de entrega 18 F Certitude para a colocação transapical da válvula Sapien 3. Essa bainha de menor perfil também pode reduzir a ocorrência de lesões miocárdicas, laceração do apex e sangramento.

A abordagem transapical foi responsável por cerca de metade dos procedimentos de TAVI realizados com o sistema Edwards-Sapien. Atualmente, com o uso de dispositivos de menor perfil para a abordagem transfemoral, < 10% dos procedimentos utilizando dispositivos expansíveis por balão ainda são realizados pela abordagem transapical. Além de evitar a passagem do cateter através do sistema ilíaco-femoral e da aorta, uma vantagem possível dessa abordagem é a coaxialidade da válvula no interior do anel aórtico, que pode ajudar no posicionamento da válvula em pacientes com aorta horizontal. As principais desvantagens são a necessidade de toracotomia, maior lesão miocárdica devido à perfuração do apex cardíaco e potenciais complicações hemorrágicas.

Transaórtica

O uso da abordagem transaórtica ou direto aórtico é realizado por uma pequena esternotomia ou minitoracotomia lateral direita e foi proposto como alternativa promissora para os sistemas da Sapien e CoreValve. Essa abordagem tem a vantagem de evitar o uso de cateteres calibrosos no sistema ilíaco-femoral/arco aórtico e punção ventricular do apex. Essa abordagem substituiu parcialmente a abordagem transapical em muitos centros e recentemente foi descrita uma abordagem totalmente por vídeo.

Subclávio e transaxilar

Outras alternativas aos acessos transapical e direto aórtico são a abordagem pela artéria subclávia ou transaxilar, também para pacientes com artérias ilíaco-femorais inapropriadas. Ambas as abordagens têm sido usadas com maior frequência com as válvulas autoexpansíveis, com resultados comparáveis em curto e médio prazos em relação à abordagem transfemoral. Por outro lado, o uso da abordagem subclávia/transaxilar em pacientes tratados com dispositivos expansíveis por balão foi limitado a alguns casos.

Técnica de implante

Uma valvoplastia aórtica com balão pode ser realizada antes do implante de prótese transcateter (Figura 1), embora o implante direto da válvula, sem pré-dilatação, seja realizado com sucesso. Posteriormente, a válvula é posicionada por fluoroscopia, angiografia e ecocardiografia transesofágica (Figuras 2 e 6). No caso das próteses expansíveis por balão, o implante valvar é obtido pela insuflação do balão sob estimulação rápida a 160 a 200 bpm, por marca-passo provisório, a fim de reduzir a pressão de pulso e consequentemente o débito cardíaco, evitando a embolização da prótese durante o implante (Figuras 2 e 6).

Enquanto alguns estudos relatam a utilidade da orientação do ecocardiograma transesofágico (ETE) para o TAVI, muitos centros estão atualmente realizando o procedimento com anestesia local, sedação e ecocardiograma transtorácico, com alta taxa de sucesso.

Além disso, no caso das válvulas expansíveis por balão, para permitir o posicionamento adequado da válvula e minimizar o risco de mau posicionamento, pode-se usar uma técnica de insuflação lenta do balão, a fim de permitir o reposicionamento parcial da válvula durante o implante. O posicionamento do dispositivo autoexpansível CoreValve é realizado principalmente por fluoroscopia e angiografia, com pouco ou nenhum uso de ETE.

Pela retração da bainha externa do cateter de entrega, a válvula é progressivamente liberada, geralmente sem a necessidade de estimulação rápida ventricular ou com estimulação ventricular por curto período e com frequência cardíaca ao redor de 100 a 120 bpm (Figuras 2 e 6). Com o novo sistema da válvula transcateter Evolut R (Figuras 2, 3 e 6) é possível o reposicionamento da prótese, até cerca de 80% da liberação, caso a posição inicial de implante não seja adequada, o que torna o procedimento ainda mais seguro.

Indicações e resultados clínicos

A maioria dos pacientes tratados com TAVI até o momento foi considerada inoperável ou de alto risco cirúrgico. Esses pacientes tendem a ser octogenários e exibem alta taxa de comorbidades clínicas, como doença arterial coronariana, insuficiência renal crônica, fibrilação atrial, doença pulmonar obstrutiva crônica e/ou doença vascular periférica. Esses pacientes foram incluídos em diversos registros multicêntricos, incluindo pacientes com válvulas balão expan-

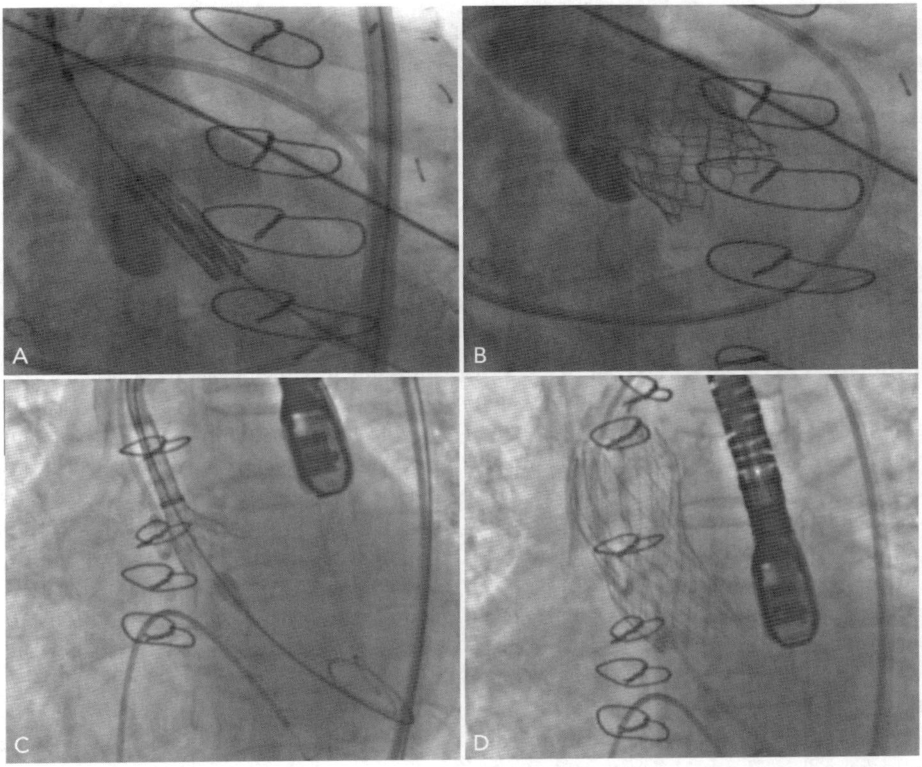

FIGURA 6 Exemplos de casos de TAVI demonstrando: posicionamento (A) e o resultado final de implante de prótese expansível por balão Sapien 3 (B); posicionamento (C) e resultado final (D) de prótese autoexpansível Evolut R.

síveis e autoexpansíveis, cuja taxa de sucesso do procedimento foi superior a 90%. Na Tabela 2 estão resumidos os resultados de 30 dias e 1 ano dos principais registros mundiais de TAVI, bem como dos estudos randomizados Partner (Placement of Aortic Transcatheter Valve) e CoreValve-US.

Pacientes inoperáveis ou de risco extremo

A definição de pacientes inoperáveis ou de risco extremo é bastante subjetiva e depende de criteriosa avaliação do *heart team* de cada hospital individualmente. O principal estudo randomizado nesse tipo de pacientes foi o Partner-1 coorte B, no qual 358 pacientes com estenose aórtica importante e sintomática foram randomizados para tratamento médico otimizado, incluindo a valvoplastia aórtica por balão, em relação ao TAVI. Foram definidos como inoperáveis aqueles pacientes com condição clínica que levasse a risco de 50% ou maior de morte para cirurgia convencional de TVAo em 30 dias, ou que levasse à condição irreversível, sempre com a avaliação criteriosa do *heart team* local.

A TAVI foi realizada com as próteses expansíveis por balão Edwards-Sapien. No seguimento de 2 anos a taxa de morte por todas as causas foi significativamente menor com TAVI em relação ao tratamento clínico otimizado (43,3 *versus* 68%; HR: 0,58; IC de 95%: 0,36 a 0,92; p = 0,02).

Ressalta-se que a terapia padrão incluiu a VAPB no grupo-controle em 84% dos pacientes. Além disso, o TAVI associou-se à redução nas taxas de hospitalização repetida (55 *versus* 72,5%, p < 0,001). Por outro lado, o TAVI associou-se ao aumento nas taxas de AVC maior em relação ao tratamento clínico aos 30 dias (5,1 *versus* 1%, p = 0,06) e manteve-se maior aos 2 anos de seguimento (13,8 *versus* 5,5%; p = 0,01). Ocorreram complicações vasculares maiores em 16,2% dos pacientes no grupo do TAVI *versus* 1,1% com a terapia padrão (p < 0,001). Contudo, deve-se levar em conta que se trata de geração anterior do dispositivo, com maior calibre e perfil inferior de cruzamento valvar.

Da mesma forma, em outro estudo não randomizado com as próteses autoexpansíveis, 489 pacientes com EAo importante e sintomática, incluindo pacientes de risco cirúrgico extremo, a taxa de morte por todas as causas aos 12 meses foi de 26% com o TAVI, em comparação à taxa de mortalidade esperada de 43% nessa população, caso tivessem sido tratados clinicamente. Esse estudo também corroborou os benefícios do TAVI nesses pacientes "inoperáveis" ou considerados de risco extremo.

Frente a esses estudos, bem como inúmeros registros mundiais (Tabela 2), nos pacientes com estenose aórtica importante e sintomática que não são submetidos à TVAo cirúrgica devido ao risco cirúrgico proibitivo, e que têm sobrevida esperada maior que 1 ano após a intervenção, recomenda-se o TAVI para melhorar a sobrevida e reduzir os sintomas (grau de recomendação I, nível de evidência A) (Figura 6). Essa decisão deve ser tomada somente após discussão com o paciente sobre os benefícios esperados e possíveis complicações do TAVI. Pacientes com EAo importante são considerados como tendo risco cirúrgico proibitivo em geral se tiverem risco de morte ou morbidade maior (por todas as causas) predito com cirurgia convencional > 50% aos 30 dias; doença que afeta ≥ 3 sistemas de órgãos principais e que provavelmente não melhorarão no pós-operatório; ou critérios anatômicos que impeçam ou aumentem o risco operatório para uma cirurgia cardíaca convencional, como aorta altamente calcificada (p. ex., aorta em porcelana), radiação torácica prévia ou presença de um enxerto cirúrgico pérvio ("ponte") e aderido à parede torácica.

Pacientes de alto risco cirúrgico

O TAVI foi avaliado em estudos randomizados, bem como em numerosos estudos observacionais e registros multicêntricos, incluindo grande número de pacientes com estenose aórtica importante e considerados de alto risco operatório, em geral com escore STS > 8% para mortalidade em 30 dias (Tabela 2).

No estudo Partner-1 coorte A, utilizando válvula expansível por balão (Edwards-Sapien), o TAVI foi não inferior à TVAo cirúrgica para o desfecho de morte por todas as causas aos 30 dias, bem como em 1, 2 e 5 anos (p = 0,001 para não inferioridade). Aos 5 anos de seguimento o risco de morte foi de 67,8% no grupo TAVI, comparado com 62,4% no grupo de TVAo cirúrgica (*hazard ratio* [HR]: 1,04, intervalo de confiança de 95%: 0,86 a 1,24; p = 0,76).

O TAVI foi realizado pela abordagem transfemoral em 244 pacientes e a abordagem transapical em 104 pacientes. Não houve deterioração estrutural da válvula que necessitasse de procedimento repetido em ambos os grupos (TAVI ou cirurgia).

Em outro estudo prospectivo de pacientes com estenose aórtica de alto risco cirúrgico, com as próteses autoexpansíveis, 795 pacientes foram randomizados para TAVI *versus* TVAo cirúrgica. Nesse estudo, o TAVI foi associado à redução significativa de mortalidade por todas as causas em 1 ano em relação à cirurgia convencional (14,2 *versus* 19,1%, respectivamente; p < 0,001 para não inferioridade; p = 0,04 para superioridade). A taxa de morte ou AVC aos 3 anos também foi menor com o TAVI em relação à cirurgia (37,3 *versus* 46,7%, respectivamente; p = 0,006).

Os resultados desses importantes estudos randomizados embasaram a indicação do TAVI como alternativa à cirurgia convencional nos pacientes de alto risco operatório (grau de recomendação I, nível de evidência A) (Figura 4).

Ressalta-se que os valores e preferências do paciente, as comorbidades, o acesso vascular, o desfecho funcional antecipado e a sobrevida após o tratamento da valvopatia aórtica devem ser considerados na seleção entre a cirurgia convencional ou o TAVI, nesses pacientes de alto risco cirúrgico. Além disso, a escolha específica de uma válvula expansível por balão ou válvula autoexpansível depende da anatomia do paciente e de outras considerações. Por fim, o TAVI não foi avaliado para pacientes assintomáticos com estenose aórtica importante e de alto risco cirúrgico. Nesses, o monitoramento clínico frequente para o início dos sintomas pode ser apropriado.

Pacientes de risco intermediário

Os pacientes de risco intermediário geralmente têm escore STS entre 4 e 8%, para risco de morte em 30 dias com cirurgia convencional de TVAo. Nesses pacientes de risco intermediário, o principal estudo foi o Partner-2, em que 2.032 pacientes com estenose aórtica importante de risco intermediário foram randomizados para cirurgia convencional *versus* TAVI. Nos casos de TAVI, foi utilizada a prótese expansível por balão Sapien XT (Figura 3). Para o desfecho primário do estudo de morte por todas as causas ou AVC incapacitante aos 2 anos, não houve diferença estatisticamente significante entre ambos os tratamentos (HR: 0,89, IC 95%: 0,73 a 1,09; p = 0,25). Os desfechos individuais de mortalidade global aos 2 anos foram de 16,7% nos paciente randomizados para o TAVI, em comparação com 18% daqueles tratados por cirurgia convencional (p = 0,45). Já a taxa de AVC com sequela foi de 6,2% dos pacientes tratados com TAVI e de 6,3% naqueles tratados com TVAo cirúrgica aos 2 anos (p = 0,83).

Em outro importante estudo observacional utilizando a nova geração da válvula expansível por balão Sapien 3 (Figura 3), o TAVI foi realizado em 1.077 pacientes de risco intermediário com estenose aórtica importante e sintomática, com a abordagem transfemoral utilizada em 88% dos pacientes. No seguimento de 1 ano, a taxa de morte por todas as causas foi de 7,4%, AVC incapacitante de 2%, a reintervenção valvar foi necessária em apenas 1% dos casos e a regurgitação aórtica paravalvular moderada ou importante ocorreu em apenas 2% dos casos. Esses resultados motivaram a posterior comparação aos pacientes de risco intermediário tratados por cirurgia convencional do estudo randomizado Partner-2. Para ajuste às diferenças nas características basais entre ambos os grupos (TAVI com a Sapien-3 *versus* cirurgia convencional) foi utilizado método de escore de propensão. Nesse estudo comparativo, o TAVI com a Sapien 3 foi superior à cirurgia convencional nos pacientes de risco intermediário (índice ponderado do escore de propensão: -9,2% IC 95%: -13 a -5,4; p < 0,0001).

Finalmente no estudo Surtavi utilizando válvulas autoexpansíveis CoreValve e a nova geração Evolut R (Figura 3), 1.746 pacientes com estenose aórtica de risco intermediário foram randomizados para cirurgia convencional *versus* TAVI (1.660 pacientes efetivamente submetidos à intervenção). Para o desfecho primário do estudo de morte por todas as causas ou AVC incapacitante aos 2 anos, não houve diferença estatisticamente significante entre ambos os tratamentos (12,6 para TAVI *versus* 14% para TVAo, com IC de 95% de -5,2 a 2,3% [análise Bayesiana]; p > 0,999). A cirurgia associou-se a maiores taxas de insuficiência renal, fibrilação atrial e necessidade de transfusão, enquanto a TAVI associou-se com mais regurgitação perivalvar e necessidade de marca-passo definitivo. Além disso, a TAVI resultou em menores gradientes transvalvares em relação à cirurgia e maiores áreas valvares. A deterioração valvar aos 24 meses foi similar entre a TAVI e a TVAo cirúrgica convencional.

Os resultados desses importantes estudos randomizados permitiram incluir a TAVI como alternativa à cirurgia convencional para pacientes de risco operatório intermediário, nas recentes atualizações das Diretrizes Brasileiras de Valvopatias (grau de recomendação IIa, nível de evidência A) (Figura 4).

LEITURA SUGERIDA

1. Adams DH, Popma JJ, Reardon MJ, Yakubov SJ, Coselli JS, Deeb GM, et al.; U.S. CoreValve Clinical Investigators. Transcatheter aortic-valve replacement with a self-expanding prosthesis. N Engl J Med. 2014;370(19):1790-8.
2. Aortic Stenosis Writing G, Bonow RO, Brown AS, Gillam LD, Kapadia SR, Kavinsky CJ, Lindman BR, et al. ACC/AATS/AHA/ASE/EACTS/HVS/SCA/SCAI/SCCT/SCMR/STS 2017 Appropriate Use Criteria for the Treatment of Patients With Severe Aortic Stenosis: A Report of the American College of Cardiology Appropriate Use Criteria Task Force, American Association for Thoracic Surgery, American Heart Association, American Society of Echocardiography, European Association for Cardio-Thoracic Surgery, Heart Valve Society, Society of Cardiovascular Anesthesiologists, Society for Cardiovascular Angiography and Interventions, Society of Cardiovascular Computed Tomography, Society for Cardiovascular Magnetic Resonance, and Society of Thoracic Surgeons. J Am Soc Echocardiogr. 2018;31(2):117-47.
3. Baumgartner H, Hung J, Bermejo J, Chambers JB, Evangelista A, Griffin BP, et al.; American Society of Echocardiography; European Association of Echocardiography. Echocardiographic assessment of valve stenosis: EAE/ASE recommendations for clinical practice. J Am Soc Echocardiogr. 2009;22(1):1-25.
4. Bernardi FL, Ribeiro HB, Carvalho LA, Sarmento-Leite R, Mangione JA, Lemos PA, et al. Direct transcatheter heart valve implantation versus implantation with balloon predilatation: insights from the brazilian transcatheter aortic valve replacement registry. Circ Cardiovasc Interv. 2016;9(8).
5. Chambers JB, Garbi M, Nieman K, Myerson S, Pierard LA, Habib G, et al. Appropriateness criteria for the use of cardiovascular imaging in heart valve disease in adults: a European Association of Cardiovascular Imaging report of literature review and current practice. Eur Heart J Cardiovasc Imaging. 2017;18(5):489-98.
6. Gilard M, Eltchaninoff H, Iung B, Donzeau-Gouge P, Chevreul K, Fajadet J, et al.; France 2 Investigators. Registry of transcatheter aortic-valve implantation in high-risk patients. N Engl J Med. 2012;366(18):1705-15.
7. Khatri PJ, Webb JG, Rodes-Cabau J, et al. Adverse effects associated with transcatheter aortic valve implantation: a meta-analysis of contemporary studies. Ann Intern Med 2013;158(1):35-46.
8. Leon MB, Smith CR, Mack M, Miller DC, Moses JW, Svensson LG, et al.; Partner Trial Investigators. Transcatheter aortic-valve implantation for aortic stenosis in patients who cannot undergo surgery. N Engl J Med. 2010;363(17):1597-607.
9. Leon MB, Smith CR, Mack MJ, Makkar RR, Svensson LG, Kodali SK, et al.; Investigators P. Transcatheter or Surgical Aortic-Valve Replacement in Intermediate-Risk Patients. N Engl J Med. 2016;374(17):1609-20.
10. Makkar RR, Jilaihawi H, Chakravarty T, Fontana GP, Kapadia S, Babaliaros V, et al. Determinants and outcomes of acute transcatheter valve-in-valve therapy or embolization: a study of multiple valve implants in the U.S. PARTNER Trial (Placement of AoRTic TraNscathetER Valve Trial Edwards SAPIEN Transcatheter Heart Valve). J Am Coll Cardiol. 2013;62(5):418-30.
11. Nishimura RA, Otto CM, Bonow RO, Carabello BA, Erwin JP, 3rd, Fleisher LA, et al. 2017 AHA/ACC Focused Update of the 2014 AHA/ACC Guideline for the Management of Patients With Valvular Heart Disease: A Report of the American College of Cardiology/American Heart Association Task Force on Clinical Practice Guidelines. J Am Coll Cardiol. 2017;70(2):252-89.
12. Otto CM, Lind BK, Kitzman DW, Gersh BJ, Siscovick DS. Association of aortic-valve sclerosis with cardiovascular mortality and morbidity in the elderly. N Engl J Med. 1999;341(3):142-7.
13. Popma JJ, Adams DH, Reardon MJ, Yakubov SJ, Kleiman NS, Heimansohn D, et al.; CoreValve United States Clinical Investigators. Transcatheter aortic valve replacement using a self-expanding bioprosthesis in patients with severe aortic stenosis at extreme risk for surgery. J Am Coll Cardiol. 2014;63(19):1972-81.
14. Ribeiro HB, Dahou A, Urena M, Carrasco JL, Mohammadi S, Doyle D, et al. Myocardial injury after transaortic versus transapical transcatheter aortic valve replacement. Ann Thorac Surg. 2015;99(6):2001-9.
15. Ribeiro HB, Urena M, Allende R, Amat-Santos IJ, Rodes-Cabau J. Balloon-expandable prostheses for transcatheter aortic valve replacement. Prog Cardiovasc Dis. 2014;56(6):583-95.
16. Rodes-Cabau J, Webb JG, Cheung A, Ye J, Dumont E, Osten M, et al. Long-term outcomes after transcatheter aortic valve implantation: insights on prognostic factors and valve durability from the Canadian

multicenter experience. J Am Coll Cardiol. 2012;60(19):1864-75.

17. Rodes-Cabau J. Transcatheter aortic valve implantation: current and future approaches. Nat Rev Cardiol. 2012;9(1):15-29.
18. Smith CR, Leon MB, Mack MJ, Miller DC, Moses JW, Svensson LG, et al.; Partner Trial Investigators. Transcatheter versus surgical aortic-valve replacement in high-risk patients. N Engl J Med. 2011;364(23):2187-98.
19. Tarasoutchi F, Montera MW, Ramos AIO, Sampaio RO, Rosa VEE, Accorsi TAD, et al. Atualização das Diretrizes Brasileiras de Valvopatias: Abordagem das Lesões Anatomicamente Importantes. Arq Bras Cardiol. 2017;109(6 Suppl 2):1-34.

SEÇÃO 7

MIOCARDIOPATIAS E PERICARDIOPATIAS

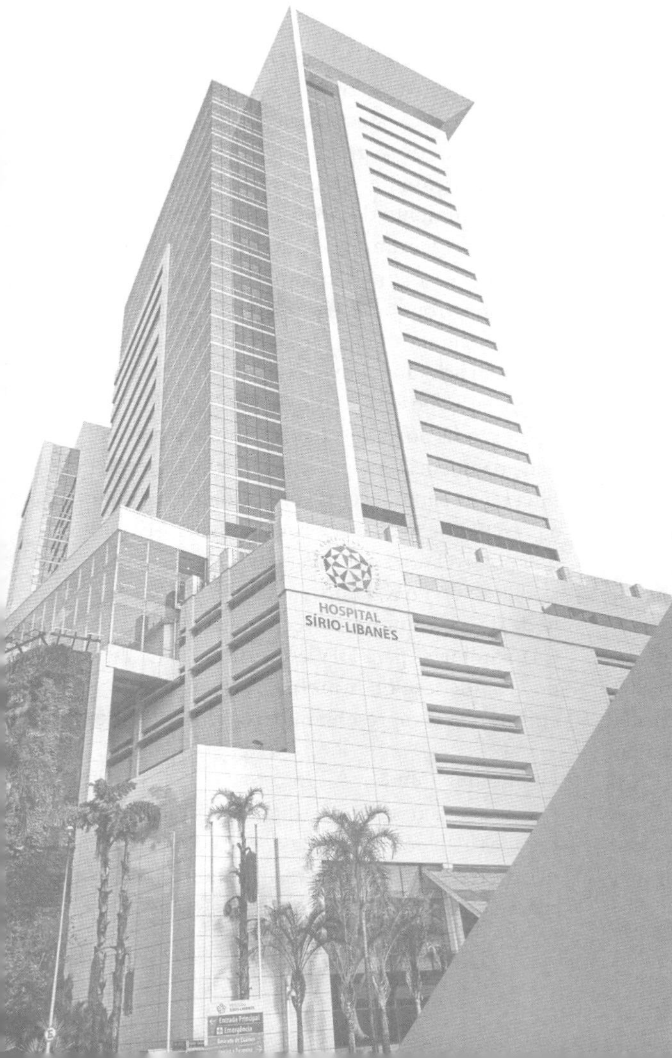

CAPÍTULO 46

Pericardite aguda

Vera Maria Cury Salemi
Marcelo Dantas Tavares de Melo
Camila Rocon de Lima Andreta

PERICARDITE AGUDA

Definição

A pericardite aguda é inflamação do pericárdio, com ou sem derrame pericárdico.

Etiologia

As infecções virais são as principais responsáveis pelos casos de pericardite aguda contribuindo em até 90% dos casos, embora também possa estar relacionada a outras doenças sistêmicas ou outros agentes infecciosos.

Quadro clínico

A apresentação clínica é muito variável, e relacionada à etiologia.

Assim, quadros virais ou idiopáticos são geralmente precedidos por febre, e sintomas de vias aéreas superiores ou gastrointestinais, seguidos por dor torácica, que ocorre em até 90% dos casos, do tipo pleurítica, de forte intensidade e início súbito, e ainda, que melhora na posição sentada. Considerar a epidemiologia para tuberculose. No exame físico, o paciente pode apresentar toxemia, febre, taquicardia e possível derrame pleural e atrito pericárdico em aproximadamente 33% dos casos.

Diagnóstico

Para o diagnóstico devem ser observados 2 ou mais critérios como (Figura 1): dor torácica pericárdica, atrito pericárdico, supradesnivelamento do segmento ST novo ou infradesnivelamento de PR, e derrame pericárdico novo ou aumento do preexistente. Em relação aos exames laboratoriais, devem ser colhidos sódio, potássio, ureia, creatinina, glicemia, hemograma, troponina, CKMB, PCR, VHS e urina I. Entretanto, embora muitas vezes os exames mostrem achados com alterações inespecíficas, como leucocitose, elevação de VHS e PCR, contudo, são importantes para monitorar a atividade da doença. A elevação de CKMB e troponina representam necrose miocárdica e indicam a presença de miocardite concomitante. Sempre que possível deve-se investigar a etiologia pela avaliação do FAN, fator reumatoide (na suspeita de doença autoimune), complemento (C3 e C4), sorologias para HIV e hepatites B e C, além de eletroforese de proteínas. As sorologias e culturas virais apresentam baixa sensibilidade.

Eletrocardiograma

As alterações eletrocardiográficas são consideradas achados típicos da doença. Entretanto, ocorrem em até 60% dos casos e indicam inflamação do epicárdio. Os achados mais típicos são

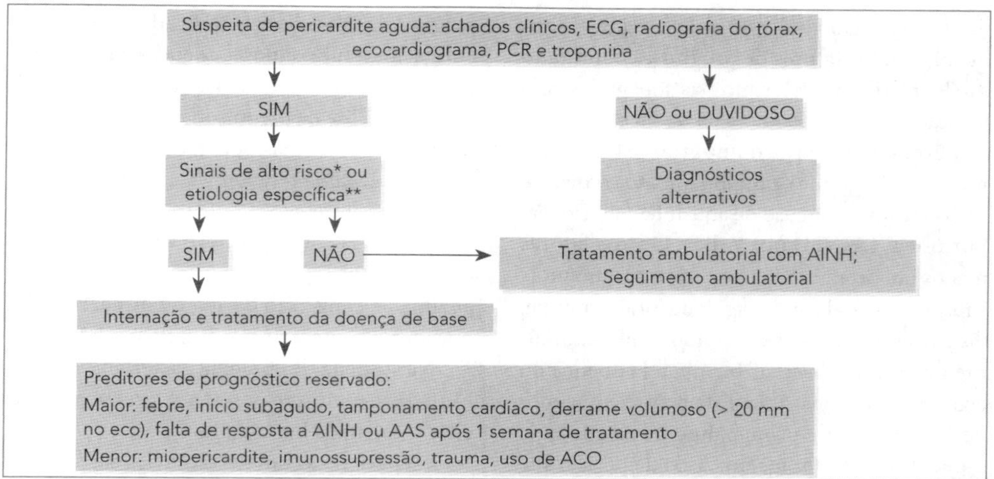

FIGURA 1 Fluxograma para paciente com suspeita de pericardite aguda.
* Sinais de alto risco de complicações: sinal de Kussmaul, pulso paradoxal, derrame pericárdico moderado a importante, uso de anticoagulante oral, imunossupressão, pericardite recorrente, trauma torácico recente, falha na terapêutica após 7 dias de tratamento. ** Sinais de etiologia não viral: emagrecimento, anemia, sudorese noturna, imunossupressão, pneumonia bacteriana em tratamento, infarto do miocárdio recente, tuberculose ou neoplasia prévia, cirurgia cardíaca, radioterapia, doenças autoimunes.

supradesnivelamento do segmento ST com concavidade para cima (maior sensibilidade) e infradesnivelamento do segmento PR (maior especificidade), mais comum nas derivações DI, DII, aVF, e V3 a V6. O diagnóstico diferencial inclui as síndromes coronarianas agudas e repolarização precoce. A evolução temporal do ECG em pacientes com pericardite aguda é altamente variável entre eles e depende do tratamento.

Radiografia de tórax

Na maior parte dos pacientes é normal. Área cardíaca aumentada pode ocorrer por derrame pericárdico, quando maior que 300 mL. Ainda pode ocorrer na presença de miopericadite com insuficiência cardíaca aguda e dilatação das cavidades esquerdas. Além disso, pode-se observar o parênquima pulmonar em caso de pneumonia e/ou derrame pleural em presença de pericardite bacteriana ou massas pulmonares nas pericardites neoplásicas.

Ecodopplercadiograma

É o método de primeira linha para diagnóstico de derrame pericárdico, tamponamento cardíaco, aumento da espessura do pericárdio, alterações da motilidade ventricular segmentar ou global ou instabilidade hemodinâmica. O derrame pericárdico geralmente é discreto e ocorre em até 60% dos casos.

Ressonância cardíaca e tomografia do tórax

Atualmente a RC é considerada um exame de rotina para o diagnóstico dessa doença. Junto com a tomografia são considerados os melhores exames para avaliar a espessura do pericárdio. Além disso, a RC permite avaliar a função biventricular segmentar e global, e a técnica do realce tardio possibilita a avaliação da inflamação miopericárdica. A angiotomografia das artérias coronárias permite o diagnóstico diferencial com as síndromes coronarianas agudas.

Prognóstico

Em geral, os pacientes apresentam prognóstico bom e a doença é autolimitada. Nesses casos, não é necessário investigar a etiologia. Nos pacientes com alto risco de complicações ou sinais de etiologia não viral, está indicado internação hospitalar. Os fatores de prognóstico limitado são febre (T > 38 °C), sintomas subagudos sem indicação precisa do início da doença, presença de derrame pericárdico importante (> 20 mm no ecocardiograma), tamponamento cardíaco e a não melhora com uso de anti-inflamatório não hormonal (AINH) por 7 dias. Outros fatores menos importantes são miopericardite, imunossupressão, uso de anticoagulante oral e trauma. Os pacientes devem ser seguidos ambulatorialmente para se observar recidiva da doença ou evolução para constrição. Esta ocorre em menos de 1% dos casos e principalmente na etiologia específica. Entretanto, em casos de pericardite aguda purulenta ou por tuberculose o risco aumenta para 20 a 30%. A recidiva ocorre em 15 a 30% dos pacientes com pericardite aguda idiopática que não usaram colchicina.

Tratamento

A internação está indicada na suspeita de etiologia específica ou presença de preditores de prognóstico reservado.

Está indicado AINH para alívio dos sintomas, sendo que não alteram a história natural da doença. Dose do ibuprofeno de 600 mg, 3x ao dia, por 1 a 2 semanas, seguido de 200 a 400 mg, 3x ao dia, por 1 a 2 semanas. Em pacientes com infarto do miocárdio recente deve-se utilizar o ácido acetilsalicílico na dose de 750 mg a 1 g, 3x ao dia, por 1 a 2 semanas. Depois reduzir para 250 a 500 mg, 3x ao dia, por mais 1 a 2 semanas. Associar proteção gástrica com inibidores da bomba de prótons. Os pacientes devem ser reavaliados em 1 semana.

A colchicina associada ao AINH mostra redução da taxa de pericardite recorrente ou incessante. Deve ser utilizada na dose de 1 mg no primeiro dia, seguida de 0,5 mg, 2x ao dia, por 3 a 6 meses. Em idosos ou pacientes com menos de 70 kg, deve ser usada metade da dose.

Os corticoides devem ser utilizados em casos específicos, por possível associação com recidiva da doença. Está indicado em casos secundários à tuberculose, doenças autoimunes, pós-infarto, falha terapêutica com AINH e colchicina. A dose da prednisona é de 0,2 a 0,5 mg/kg/dia, por 4 semanas, com redução progressiva. Em caso de falha terapêutica, considerar o uso de imunossupressor.

Pacientes com disfunção ventricular associada devem ser tratados com inibidores da enzima de conversão da angiotensina, betabloqueador e, se necessário, diurético.

Na suspeita de etiologia bacteriana, os antibióticos devem ser prescritos precocemente, após a coleta da hemocultura.

Os pacientes com derrame pericárdico importante ou suspeita de tamponamento cardíaco devem ser submetidos à retirada do líquido pericárdico com biópsia deste. Os pacientes que apresentam maior risco de tamponamento são os com etiologia tuberculosa, neoplásica ou bacteriana; nesses casos deve-se considerar pericardiocentese, mesmo se o derrame for moderado/importante.

PERICARDITE CONSTRITIVA

Definição

A pericardite constritiva (PC) é uma rara forma de apresentação de insuficiência cardíaca diastólica, que resulta de processo inflamatório avançado pericárdico, que o deixa com redução importante da elasticidade e da capacidade de enchimento das câmaras cardíacas.

Etiologia

A etiologia mais comumente descrita em países subdesenvolvidos é a tuberculose. Em países desenvolvidos, as causas mais comuns de PC são idiopática, seguida de lesão por irradiação torácica, cirurgia cardíaca prévia e pericardite aguda prévia. Outras causas menos comuns incluem neoplasia, outras infecções, colagenoses, uremia, sarcoidose, pós-traumática e asbestose.

Fisiopatologia

A fibrose pericárdica que ocorre na PC resulta na restrição ao enchimento cardíaco de todas as câmaras. O enchimento ventricular fica prejudicado, ocorrendo quase totalmente na proto e na mesodiástole, quando é abruptamente interrompido pelo pericárdio não complacente, o que promove congestão venosa sistêmica. A limitação do volume cardíaco pelo pericárdio doente promove exacerbação na dependência entre os ventrículos, que se enchem alternadamente durante o ciclo respiratório: na inspiração, a queda da pressão intratorácica não é transmitida para as câmaras cardíacas esquerdas e o gradiente de pressão entre o átrio esquerdo e as veias pulmonares fica reduzido, limitando o enchimento do coração esquerdo. Essa modificação da hemodinâmica cardíaca permite o enchimento ventricular direito e desvio do septo interventricular para a esquerda. Na expiração, a sequência oposta ocorre.

Quadro clínico

As manifestações clínicas incluem sinais e sintomas de insuficiência cardíaca, principalmente direita, com edema de membros inferiores, sinais de congestão hepática, desconforto abdominal e torácico. Sintomas como dispneia, tosse, ortopneia, ascite, derrame pleural e até anasarca podem surgir com a progressão da doença. O exame físico pode apresentar turgência jugular com as descendentes y e x proeminentes no pulso venoso, sinal de Kussmaul, pulso paradoxal, ausculta do atrito pericárdico, hepatomegalia, ascite e evolução para caquexia em casos mais avançados.

Diagnóstico

O diagnóstico de PC muitas vezes é difícil, por simular outras cardiopatias ou até doenças pulmonares ou hepáticas. O principal diagnóstico diferencial é a cardiomiopatia restritiva.

Exames laboratoriais

O peptídio atrial natriurético (BNP) pode se apresentar em níveis menores em relação a outras cardiomiopatias, uma vez que na PC não há o estiramento das fibras miocárdicas que ocorre nesses outros casos. As enzimas hepáticas podem estar elevadas devido à congestão desse órgão.

Radiografia de tórax

Pode apresenta-se dentro da normalidade ou demonstrar alterações como aumento da área cardíaca (por derrame pericárdico), derrame pleural e congestão vascular pulmonar. A calcificação pericárdica pode ser vista em até um terço dos casos, quando deve-se suspeitar de etiologia tuberculosa.

Eletrocardiograma

A PC não apresenta achados patognomônicos, mas apenas alterações inespecíficas, como redução da voltagem do QRS, alterações difusas da repolarização ventricular e sinais de aumento atrial. A fibrilação atrial pode ser diagnosticada em grande número desses pacientes.

Ecodopplercardiograma

Exame essencial para investigação de PC e exclusão de cardiomiopatia restritiva. O modo M e o bidimensional fornecem informações importantes sobre a anatomia do coração e o Doppler auxilia na avaliação hemodinâmica. Os principais parâmetros a serem analisados nesses pacientes são: espessamento pericárdico, redução da mobilidade, presença ou ausência de calcificação, movimento abrupto posterior do septo interventricular (visibilizado na protodiástole e na inspiração profunda, sinal ecocardiográfico mais importante, com 93% de sensibilidade), sinais de congestão venosa (como veia cava inferior e veias hepáticas) e variação inspiratória aumentada da velocidade da onda E mitral (> 25%) e tricúspide (> 40%). A abertura prematura da valva pulmonar (devido à elevação da pressão protossistólica do ventrículo direito), o aumento biatrial e o fluxo reverso expiratório das veias hepáticas também podem ser documentados nos casos de PC. Os índices de deformação miocárdica como o *strain* e *strain rate* também se mostram promissores na diferenciação entre a PC e cardiomiopatia restritiva. Na PC, o *strain* longitudinal global é preservado, enquanto o circunferencial e a torção ventricular encontram-se reduzidos.

Tomografia do tórax

A TC de tórax é um método que auxilia na detecção de calcificação pericárdica e da espessura, além de fornecer dados adicionais nos pacientes com indicação de pericardiectomia, como: deformidades no contorno ventricular, calcificação de áreas próximas às coronárias, localização anatômica das principais estruturas vasculares e locais de maior aderência pericárdica.

Ressonância cardíaca

A RC fornece informações semelhantes à da TC de tórax, porém é superior na detecção de calcificação pericárdica, de possível aderência miocárdica associada, na definição do aspecto inflamatório do pericárdio, na detecção da interdependência ventricular pela movimentação septal. É importante ferramenta na decisão cirúrgica, uma vez que é capaz de quantificar a melhora do processo inflamatório com a terapia medicamentosa por meio da análise do realce tardio.

Avaliação hemodinâmica invasiva

Avaliação necessária quando o diagnóstico não fica confirmado com métodos tradicionais, auxiliando no diagnóstico diferencial entre pericardite constritiva e cardiomiopatia restritiva, além de avaliar a condição das coronárias nos candidatos à intervenção cirúrgica. Informações adicionais em relação à PC são: aumento da pressão do átrio direito (linha x e descendente y proeminentes e ondas a e v com alturas semelhantes), da pressão venosa central e da pressão diastólica do ventrículo direito.

Diagnóstico diferencial

A cardiomiopatia restritiva, derrame pericárdico volumoso, tamponamento cardíaco e doença hepática crônica são os principais diagnósticos diferenciais da PC, sendo a diferenciação da cardiomiopatia restritiva permanece o maior desafio dos clínicos pela similaridade dos sintomas. A Figura 2 mostra o fluxograma para diagnóstico diferencial entre CP e cardiomiopatia restritiva.

Prognóstico

A maioria dos pacientes com PC evolui com sintomas de forma progressiva e permanente, com melhora apenas após pericardiectomia. Uma minoria evolui de forma transitória, com PC reversível espontaneamente ou após tratamento medicamentoso.

Tratamento

O tratamento diferenciará a depender do quadro clínico do paciente e do grau de instabilidade hemodinâmica que possuir. Para pacientes estáveis hemodinamicamente, sem sinais de constrição crônica, o tratamento conservador deve ser o de escolha, com anti-inflamatórios não esteroidais ou esteroidais. O uso de colchicina também pode ser feito, nos casos mais refratários.

O tratamento cirúrgico pela pericardiectomia é considerado definitivo sendo indicado para casos mais crônicos e que não responderam ao tratamento medicamentoso.

DERRAME PERICÁRDICO

Definição

O espaço pericárdico normalmente é preenchido por uma lâmina virtual de líquido que contém em torno de 50 mL. O derrame pericárdico (DP) ocorre quando há acúmulo de líquido nesse espaço em quantidade maior do que o usual. Pode apresentar valor diagnóstico e/ou prognóstico para o paciente dependendo da etiologia.

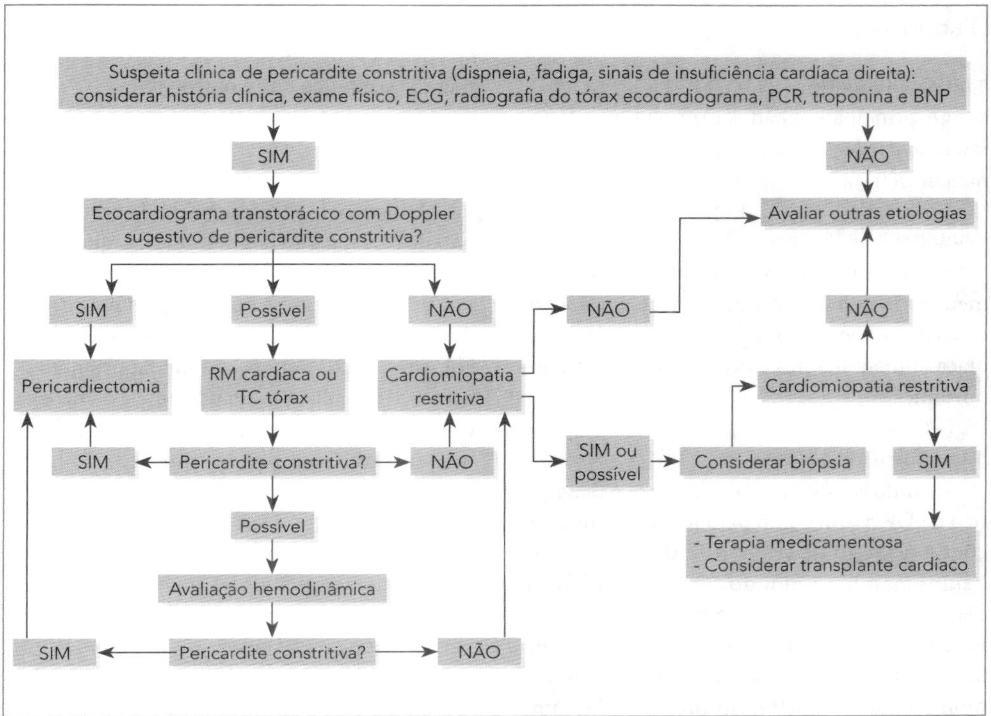

FIGURA 2 Fluxograma para abordagem em paciente com suspeita de pericardite constritiva e diagnóstico diferencial com cardiomiopatia restritiva.

Etiologia

O derrame pericárdico pode resultar de qualquer desordem pericárdica, sendo as mais comuns resultantes das seguintes etiologias: pericardite aguda (bacteriana, viral, tuberculosa, idiopática), após infarto agudo do miocárdio, pós-cirurgia cardíaca, secundário à doença autoimune ou neoplasia, após radioterapia torácica, mixedema, insuficiência renal com uremia, induzido por drogas, após dissecção da aorta com extensão para pericárdio, entre outros.

Quadro clínico

Varia desde pacientes assintomáticos até quadros de insuficiência cardiorrespiratória, dependo do volume do derrame e da etiologia. A maioria dos derrames é diagnosticada de forma incidental por exames de imagem, não tendo sintomas específicos. Nos casos de derrames volumosos, com tamponamento cardíaco, a tríade de Beck (hipotensão, abafamento de bulhas cardíacas e turgência jugular) deve ser avaliada como sinais clássicos. Podem estar presentes outros sintomas de baixo débito, como dispneia, fadiga, edema, hipotensão, taquicardia, sudorese, rebaixamento do nível de consciência e sinais de aumento da pressão venosa jugular aumentada. O *ictus cordis* pode estar desviado, as bulhas abafadas, presença de sopro tubário na axila ou na base esquerda devido à compressão brônquica, e o pulso paradoxal pode ser visualizado.

Diagnóstico

Eletrocardiograma

Os principais achados eletrocardiográficos são taquicardia, baixa voltagem do QRS e alternância elétrica.

Radiografia de tórax

Os achados dependem da etiologia e da dimensão do derrame. A radiografia é normal nos casos de DP pequenos e pode mostrar área cardíaca aumentada nos casos moderados ou importantes.

Ecodopplercardiograma

Método sensível a específico para o diagnóstico de DP, assim como para fornecer informações a respeito de etiologia e da repercussão hemodinâmica. O modo M pode auxiliar no diagnóstico, mas é o modo bidimensional que fornece mais informações sobre análise qualitativa e distribuição do DP, a repercussão hemodinâmica e a melhor localização para uma possível punção. Os sinais ecocardiográficos que indicam repercussão hemodinâmica são: colapso protodiastólico do átrio e do ventrículo direitos, distensão das veias cavas no trajeto fora do saco pericárdico com variação respiratória inferior a 50%, variação respiratória exacerbada nos fluxos valvares direito (aumento da velocidade tricúspide > 40%) e esquerdo (aumento da velocidade mitral > 25%).

Ressonância cardíaca e tomografia do tórax

As imagens são úteis na caracterização do derrame pericárdico, da localização e da quantificação, principalmente nos derrames loculados e regionais. A medida e a melhor definição do pericárdio também é outra vantagem desses métodos.

Prognóstico

O prognóstico dependerá da etiologia do DP, que deve ser avaliada pelos exames laboratoriais do líquido pericárdico e séricos como: função renal e tireoidiana, anticorpos indicativos de doenças autoimunes, como lúpus eritematoso sistêmico entre outros.

Tratamento

O manejo do DP dependerá da presença ou não de repercussão hemodinâmica, que, quando presente, deve conduzir à retirada do líquido, por pericardiocentese ou drenagem pericárdica. A escolha por cada uma dessas técnicas de resolução do DP dependerá da experiência do centro, da localização do derrame e da necessidade de biópsia pericárdica para elucidação diagnóstica. Caso o procedimento não tenha urgência, o perfil de coagulação do paciente deve ser avaliado antes. O ecocardiograma transtorácico e a fluoroscopia podem auxiliar na determinação do melhor local de abordagem do DP, e direcionar a menor distância entre a superfície da pele e a punção do líquido.

A abordagem mais realizada da pericardiocentese consiste na infusão da agulha pelo acesso subxifoide até o espaço pericárdico, onde deve ser retirada pequena quantidade de líquido (50 a 150 mL) ou até melhora das condições hemodinâmicas. Caso o ecocardiograma não esteja disponível para guiar o procedimento, a punção deve ser feita com a agulha inserida pelo acesso subxifoide, direcionada para o ombro direito do paciente. O tratamento da causa de base deve sempre ser realizado no intuito de evitar a recidiva do derrame.

LEITURA SUGERIDA

1. Adler Y, Charron P, Imazio M, Badano L, Barón-Esquivias G, Bogaert J, et al. 2015 ESC Guidelines for the diagnosis and management of pericardial diseases. Eur Heart J. 2015;36(42):2921-64.
2. Haley JH, Tajik AJ, Danielson GK, Schaff HV, Mulvagh SL, Oh JK. Transient constrictive pericarditis: causes and natural history. J Am Coll Cardiol. 2004;43(2):271-5.
3. Imazio M, Brucato A, Cemin R, Ferrua S, Maggiolini S, Beqaraj F, et al.; ICAP Investigators. A randomized trial of colchicine for acute pericarditis. N Engl J Med. 2013;369(16):1522-8.

4. Klein AL, Abbara S, Agler DA, Appleton CP, Asher CR, Hoit B, et al. American Society of Echocardiography clinical recommendations for multimodality cardiovascular imaging of patients with pericardial disease: endorsed by the Society for Cardiovascular Magnetic Resonance and Society of Cardiovascular Computed Tomography. J Am Soc Echocardiogr. 2013;26(9):965-1012.
5. Melo DTP, Fernandes F. Pericardites Agudas. Manual de Condutas Práticas da Unidade de Emergência do INCOR. Barueri: Manole; 2015.
6. Thavendiranathan P, Verhaert D, Walls MC, Bender JA, Rajagopalan S, Chung YC, et al. Simultaneous right and left heart real-time, free-breathing CMR flow quantification identifies constrictive physiology.JACC Cardiovasc Imaging. 2012;5(1):15-24.
7. Welch TD. Constrictive pericarditis: diagnosis, management and clinical outcomes. Heart. 2018; 104(9):725-31.

CAPÍTULO 47

Miocardites

Miguel Nassif Júnior
Marcio Tonini
Fábio Fernandes

DEFINIÇÃO

- A miocardite corresponde a um processo inflamatório do miocárdio, podendo apresentar comprometimento focal ou difuso, levando a necrose e perda dos miócitos, na ausência de isquemia.
- Frequentemente ocasionada por infecções virais comuns, seja por dano direto do miócito, seja por respostas imunomediadas pós-virais.
- Embora as infecções virais sejam as principais responsáveis pelos casos de miocardite, também pode ser causada por bactérias, protozoários, fungos, doenças autoimunes, uso de drogas cardiotóxicas e outras doenças sistêmicas.
- Qualquer tipo de infecção viral pode causar miocardite, mas os principais responsáveis são adenovírus, enterovírus, parvovírus-B19, herpes simples, vírus da hepatite C (HCV), citomegalovírus (CMV), e Epstein-Barr (EBV), herpesvírus 6 (HHV6) e HIV.
- A real incidência de miocardite na população é incerta. Entretanto, nos casos de insuficiência cardíaca (IC) de causa indefinida, quando se realizou biópsia endomiocárdica, a incidência chega a quase 10%.
- Algumas estimativas indicam que 1 a 5% de todos os pacientes com infecção aguda viral podem evoluir com miocardite.
- A miocardite parece ter maior prevalência em indivíduos jovens e do sexo masculino.

QUADRO CLÍNICO

A apresentação clínica é muito variável. Os pacientes podem ser assintomáticos ou terem sintomas inespecíficos com mal-estar e fadiga, dor torácica ou até evoluírem com arritmias, IC manifesta, inclusive choque cardiogênico e morte súbita. Assim, o alto grau de suspeição é imprescindível para o diagnóstico.

A evolução do quadro também é heterogênea, variando desde recuperação clínica parcial ou total em poucos dias até IC grave, com necessidade de suporte circulatório mecânico ou transplante cardíaco.

O diagnóstico de certeza é feito com biópsia endomiocárdica, mas que na maioria das vezes não está indicada.

Sendo assim, a junção de exame clínico, história e exames complementares é extremamente importante para o diagnóstico e o tratamento da miocardite.

O diagnóstico diferencial com doença coronariana sempre deve ser considerado.

- Pode ser precedida por pródromos virais, febre, mal-estar, fadiga, sintomas gastrointestinais ou de vias aéreas superiores, em até 30% dos pacientes.
- Dor torácica pode estar presente e simular uma síndrome coronariana aguda, inclusive com alterações eletrocardiográficas. Isso ocorre principalmente nos casos em que o pericárdio e o epicárdio estão acometidos.
- Sinais e sintomas de IC, como dispneia, ortopneia, dispneia paroxística noturna, B3, crepitação pulmonar, turgência jugular, taquicardia, hipotensão, hepatomegalia e edema de membros inferiores bilateral, devem ser sempre investigados, embora nem sempre estejam presentes.
- Síncope, pré-sincope ou morte súbita também podem ocorrer em virtude de arritmias e/ou baixo débito.

EXAMES

- Laboratório 1:
  - Sódio, potássio, ureia, creatinina, glicose, hemograma, troponina, CKMB, proteína C-reativa (PCR), velocidade de hemossedimentação (VHS), urina 1. Os exames laboratoriais estarão muitas vezes inalterados ou com alterações inespecíficas. Achados como leucocitose, elevação de VHS e PCR podem ocorrer. A elevação de CKMB e troponina representa necrose miocárdica pela miocardite. A troponina é mais sensível e específica nesse contexto e sua sensibilidade para o diagnóstico de miocardite gira em torno de 40%. Peptídeo natriurético cerebral (BNP) ou NT-proBNP ajudam nos casos de dúvida, quando existe suspeita de IC, porém não são certeza de seu diagnóstico; valores elevados parecem estar relacionados com pior prognóstico.
- Laboratório 2 (sempre que disponível, pesquisa de etiologia):
  - Fator antinúcleo (FAN), fator reumatoide (FR), HIV, hepatites B e C, EBV, CMV, parvovírus B19, C3, C4, eletroforese de proteínas.
- **Eletrocardiograma (ECG):** pode ser normal ou ter achados variados e inespecíficos como: extrassístoles ventriculares e/ou atriais, arritmias ventriculares e/ou atriais complexas ou, mais raramente, bradiarritmias. Alterações inespecíficas de onda T e infra de ST podem estar presentes. Casos com envolvimento pericárdico concomitante (miopericardite) podem apresentar supradesnivelamento ST difuso e infra de PR. Onda Q patológica no ECG confere pior prognóstico.
- **Radiografia de tórax:** em boa parte dos pacientes não apresenta alterações. Área cardíaca aumentada, sinais de congestão pulmonar, derrame pleural e/ou pericárdico estão entre os achados mais frequentes. A radiografia de tórax é muito importante para fazer o diagnóstico diferencial das causas de dor torácica na emergência.
- **Ecodopplercadiograma transtorácico:** podem ser vistas alterações da contratilidade, tanto difusa quanto segmentar do ventrículo esquerdo, inclusive com disfunção ventricular. Achados como dilatação ventricular e/ou atrial, formação de trombo intracavitário, espessamento pericárdico ou derrame pericárdico também são possíveis. Disfunção ventricular direita é rara e está relacionada com pior prognóstico.
- **Ressonância magnética:** exame recomendado sempre que disponível. Consegue avaliar a presença hiperemia inflamatória, edema e fibrose. Assim, consegue identificar tanto a injúria aguda quanto a fase crônica da doença. Pela técnica de realce tardio, avalia a presença de fibrose, mostrando a extensão da doença e o prognóstico, e ajudando no diagnóstico diferencial com doença coronariana. É um ótimo exame para avaliar alterações de geométricas e de função ventricular segmentar e global. Também visualiza derrame pericárdico, quando presente.

- **Biópsia endomiocárdica:** fornece o diagnóstico histológico de certeza, porém está indicada somente em algumas situações, já que poucas vezes modifica o tratamento. A biópsia pode identificar a presença de inflamação ativa, bem como microrganismos no tecido miocárdico. Reserva-se aos casos que evoluem mal a despeito do tratamento instituído. As principais indicações de biópsia são: (1) IC de início recente (< 2 semanas), sem causa definida, não responsiva ao tratamento e com deterioração hemodinâmica; (2) IC de início recente (2 semanas a 3 meses), sem causa definida e associada a arritmias ventriculares ou bloqueios atrioventriculares de segundo ou terceiro graus; (3) IC de início (> 3 meses e < 12 meses), sem causa e sem resposta à terapia otimizada; (4) IC decorrente de cardiomiopatia dilatada de qualquer duração, com suspeita de eosinofilia e/ou reação alérgica. A biópsia apresenta baixa taxa de complicações quando realizada em grandes centros (0 a 0,8%). É essencial para distinguir histologias específicas, como miocardite de células gigantes, miocardite eosinofílica e sarcoidose, da miocardite linfocítica, considerando que nas primeiras condições recomenda-se terapia imunossupressora precoce, enquanto na miocardite linfocítica o uso de drogas imunossupressoras permanece controverso.
- **Cateterismo cardíaco ou angiotomografia de coronárias:** doença coronariana é um diagnóstico diferencial extremamente importante nos casos de miocardite. Sendo assim, sempre deve ser considerada e afastada. O médico-assistente deve avaliar caso a caso, e muitas vezes lançar mão do cateterismo ou da angiotomografia para tal fim.

TRATAMENTO

- O paciente com miocardite aguda deve ser internado para investigação diagnóstica, suporte clínico e otimização terapêutica, afastar possíveis diagnósticos diferenciais e, em alguns casos, para realizar biópsia endomiocárdica.
- Na maior parte dos casos, o tratamento é de suporte clínico, com betabloqueadores, inibidores da enzima conversora de angiotensina (IECA) ou bloqueadores do receptor da angiotensina (BRA), antagonista da aldosterona (AA) e diuréticos de alça.
- Pacientes que evoluem com congestão volêmica devem receber diurético, principalmente diuréticos de alça (furosemida).
- Em casos que evoluem com baixo débito e choque cardiogênico, o suporte com inotrópicos está indicado e a escolha costuma ser a dobutamina. Os pacientes mais graves sem resposta à terapia farmacológica otimizada, notadamente na miocardite fulminante, podem necessitar de dispositivos de assistência circulatória, como balão intra-aórtico (BIA) e oxigenador de membrana extracorpórea (ECMO), e até mesmo de transplante cardíaco.
- Pacientes com miocardite podem apresentar tanto taquiarritmias como bradiarritmas. É comum a presença de extrassístoles ventriculares e atriais isoladas. Essas arritmias não sustentadas em pacientes assintomáticos não devem receber tratamento de rotina. Arritmias levando a instabilidade hemodinâmica devem ser prontamente tratadas com cardioversão elétrica.
- O uso do corticosteroide é reservado para casos específicos, como miocardite reumática, lúpica e casos em que a biópsia foi realizada e se diagnosticou miocardite de células gigantes, eosinofílica ou sarcoidose.
- A imunoglobulina também não deve ser usada de rotina. Seu uso se restringe aos casos em que a biópsia endomiocárdica mostra processo inflamatório ativo e presença viral (adenovírus, CMV, parvovírus B19, enterovírus).
- A imunossupressão pode ser feita utilizando-se ciclosporina, micofenolato de mofetila, metotrexato, rituximabe ou azatioprina como drogas de segunda linha.

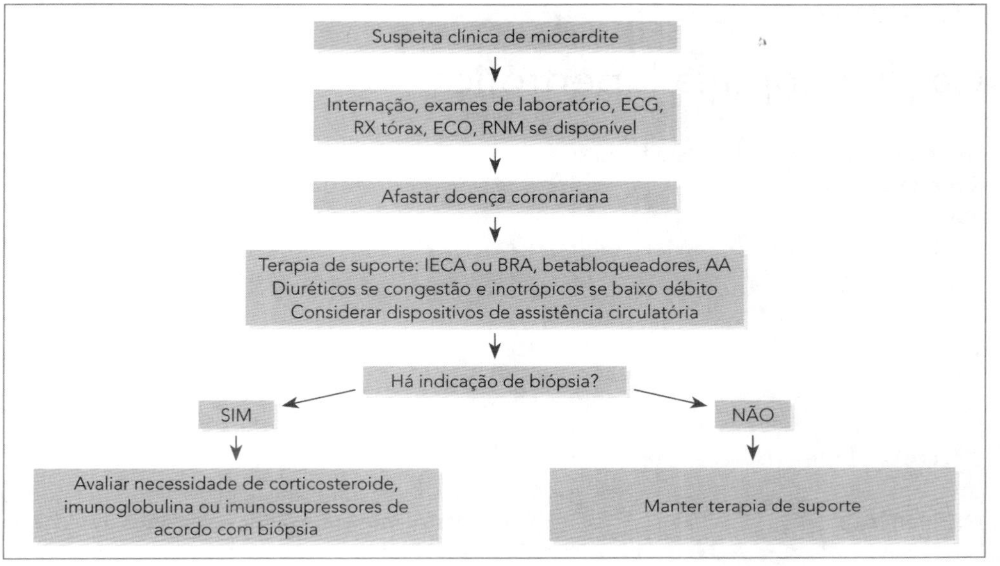

FIGURA 1

AA: antagonista da aldosterona; ECG: eletrocardiograma; ECO: ecocardiograma; IECA: inibidores da enzima conversora de angiotensina; RM: ressonância magnética; RX: radiografia.

LEITURA SUGERIDA

1. Adler Y, Charron P, Imazio M, Badano L, Barón-Esquivias G, et al. European Society of Cardiology (ESC). 2015 ESC Guidelines for the diagnosis and management of pericardial diseases: The Task Force for the Diagnosis and Management of Pericardial Diseases of the European Society of Cardiology (ESC) Endorsed by: The European Association for Cardio-Thoracic Surgery (EACTS). Eur Heart J. 2015;36(42):2921-64.
2. Cooper LT Jr. Myocarditis. N Engl J Med. 2009;360(15):1526-38.
3. I Diretriz Brasileira de Miocardites e Pericardites. Sociedade Brasileira de Cardiologia. Arq Bras Cardiol. 2013;100(4 supl. 1):1-36.
4. Sagar S, Liu PP, Cooper LT Jr. Myocarditis. Lancet. 2012; 379:738-47.
5. Sandrigo M, Fernandes F, Mady C. Miocardites. Manual de Condutas Práticas da Unidade de Emergência do InCor. Barueri: Manole; 2015. v. 1, p. 500.
6. Sinagra G, Anzini M, Pereira NL, Bussani R, Finocchiaro G, Bartunek J, et al. Myocarditis in clinical practice. Mayo Clin Proc. 2016;91:1256-66.
7. Veronese G, Ammirati E, Cipriani M, Frigerio M. Fulminant myocarditis: characteristics, treatment, and outcomes. Anatol J Cardiol. 2018;19(4):279-86.

CAPÍTULO 48

Cardiomiopatia hipertrófica

Luis Fernando Bernal da Costa Seguro
Roberta Saretta
Roberto Kalil Filho

DEFINIÇÃO

Cardiomiopatia hipertrófica (CMH) é uma doença caracterizada pela presença de hipertrofia ventricular [definida como espessura de parede de um ou mais segmentos do ventrículo esquerdo (VE) ≥ 15 mm], na ausência de doença cardíaca ou sistêmica que justifique a magnitude dessa hipertrofia (como estenose aórtica, hipertensão arterial não controlada, doenças de depósito, entre outras).

Em pacientes com parentes de primeiro grau com diagnóstico definido de CMH, uma espessura ≥ 13 mm é suficiente para o diagnóstico.

EPIDEMIOLOGIA

A prevalência de CMH na população geral é de cerca de 1 para cada 500 indivíduos. No entanto, dados de coortes demonstram a presença de mutações relacionadas à doença em até 1 em cada 200 indivíduos.

QUADRO CLÍNICO

As manifestações clínicas são decorrentes de quatro condições: disfunção diastólica, obstrução da via de saída do ventrículo esquerdo (VSVE), isquemia miocárdica decorrente de um desbalanço entre oferta e demanda de oxigênio e arritmias.

Disfunção diastólica

A disfunção diastólica gerada pela CMH leva a aumento da pressão diastólica do VE, sobretudo com exercício ou com o aumento de frequência cardíaca, gerando aumento de pressões em átrio esquerdo (AE), veias pulmonares e capilares pulmonares. A manifestação clínica é de quadro de insuficiência cardíaca (IC) com fração de ejeção preservada, dispneia aos esforços, intolerância a exercício, ortopneia e edema periférico.

Obstrução de VSVE

A obstrução de VSVE é definida como presença de gradiente ≥ 30 mmHg de pico no Doppler. Em geral, é considerada hemodinamicamente importante quando ≥ 50 mmHg. Um terço dos pacientes com CMH apresenta obstrução de VSVE no repouso e mais um terço tem obstrução provocada (no esforço ou em situações de redução de retorno venoso, como desidratação e manobra de Valsalva).

Pacientes com obstrução de VSVE significativa, em geral, apresentam elevação de pressão diastólica em VE e manifestação clínica de IC. Além disso, obstrução severa pode levar à síncope no esforço ou imediatamente após, relacionada ou não à arritmia ventricular.

Isquemia miocárdica

A hipoperfusão miocárdica decorre do aumento de demanda de oxigênio por um miocárdio hipertrofiado, associado à redução de fluxo coronário em vasos que atravessam uma parede miocárdica espessada e com pressão diastólica aumentada. A manifestação clínica é de dor torácica com características de angina.

Arritmias

Extrassístoles supraventriculares e ventriculares são comuns, e 20 a 30% dos pacientes apresentam taquicardias ventriculares não sustentadas (TVNS). O quadro clínico relacionado é de palpitação, pré-síncope ou síncope.

A prevalência de fibrilação atrial (FA) é de 22,5% nos pacientes com CMH. Em geral, é mal tolerada pela combinação de perda da contração atrial e elevação de pressão diastólica de VE em decorrência da resposta ventricular elevada. Aumento de AE e obstrução de VSVE são fatores de risco para FA. A presença de FA, persistente ou paroxística, é um importante fator de risco para evento tromboembólico.

EXAME FÍSICO

Na maioria dos casos, o exame físico é normal. Em pacientes com obstrução de VSVE pode ser identificado sopro sistólico, mais audível entre o ápice e a borda esternal esquerda. A intensidade desse sopro aumenta com medidas que reduzem o volume do VE, como manobra de Valsalva, posição ereta e durante ou logo após o exercício. Por outro lado, a intensidade diminui com medidas aumentam o volume do VE, como agachamento, esforço isométrico (por exemplo, *handgrip*) e após a manobra de Valsalva.

Sopro de insuficiência mitral também pode ser identificado em alguns pacientes, sendo mais agudo, holossistólico e mais audível no ápice.

EXAMES COMPLEMENTARES

Eletrocardiograma

O eletrocardiograma (ECG) de 12 derivações é em geral alterado (estudos de coorte demonstram que apenas 6% dos pacientes com CMH apresentam ECG normal). Deve ser feito na primeira avaliação e sempre que ocorre uma mudança de sintomas. As alterações encontradas são: sobrecarga ventricular esquerda, alterações de onda T e ondas Q patológicas.

Ecocardiograma

O ecocardiograma é essencial no diagnóstico e na monitoração do paciente com CMH. Na maior parte deles a hipertrofia envolve o septo interventricular, sobretudo no segmento basal, mas pode ser encontrada em qualquer local (incluindo o ventrículo direito).

Em um terço dos pacientes, identifica-se o movimento anterior sistólico da valva mitral no repouso, levando à obstrução da VSVE. Essa alteração pode resultar também em regurgitação mitral. Para identificação de uma obstrução latente, é importante realizar essa avaliação com o paciente durante a manobra de Valsalva e em pé. Em pacientes sintomáticos nos quais não é identificado gradiente de VSVE significativo (≥ 50 mmHg), recomenda-se a realização de ecocardiograma com estresse físico.

A avaliação da função diastólica pelo ecocardiograma é recomendada de forma rotineira na CMH. A presença de padrão restritivo é um marcador de pior prognóstico. A quantificação de tamanho do AE também é recomendada. Além de ser um indicador da pressão de enchimento, o aumento de diâmetro de AE é um preditor de risco de FA, tromboembolismo e morte cardiovascular.

Holter

O Holter é um exame importante na estratificação de risco do paciente com CMH. A presença de TVNS com frequência de mais de 120 bpm na monitoração ambulatorial é um marcador de risco para morte súbita. Além disso, o Holter permite a identificação de arritmia supraventricular sustentada, incluindo FA paroxística.

Teste de esforço

O teste de esforço está indicado para avaliação prognóstica. A queda de pressão sistólica ou a não elevação de ≥ 20 mmHg no esforço é um preditor de morte súbita. Além disso, o teste pode permitir identificação de isquemia e arritmia em pacientes oligossintomáticos.

Ressonância magnética

A ressonância cardíaca é útil para estabelecer o diagnóstico de CMH em pacientes com janela acústica ruim ou quando algumas regiões não são bem visualizadas no ecocardiograma, como parede anterolateral, apical e ventrículo direito. Pode ser utilizada também para avaliação de presença e quantificação de fibrose. Realce tardio com o uso de gadolínio está presente em cerca de 65% dos pacientes com CMH, sendo tipicamente presente no mesocárdio em áreas de hipertrofia.

Testes genéticos

Mutações de genes relacionados a proteínas do sarcômero são identificadas em 60% dos pacientes com CMH. Dessas mutações, as mais frequentemente encontradas são de genes que codificam as proteínas: *beta-myosin heavy chain* (*MYH7*) e *myosin-binding protein C* (*MYBPC3*). Até 5% dos pacientes apresentam múltiplas mutações e tendem a ter manifestação clínica mais precoce e quadros mais severos.

A maior parte das formas genéticas de CMH é de herança autossômica dominante e, portanto, com transmissão por qualquer um dos pais e comprometendo 50% dos filhos. Em geral, identificam-se indivíduos acometidos em todas as gerações.

Quando disponíveis, os testes genéticos devem ser oferecidos para pacientes com diagnóstico de CMH. A identificação de mutações relacionadas à doença permite o *screening* genético de familiares, além do aconselhamento genético.

TRATAMENTO

O objetivo do tratamento é de reduzir sintomas e melhorar capacidade funcional, sendo definido de acordo com a manifestação clínica.

Angina

Em pacientes com angina, deve-se considerar a pesquisa de doença arterial coronariana, preferencialmente com exame anatômico (angiotomografia de coronárias ou cineangiocoronariografia).

Betabloqueadores ou bloqueadores do canal de cálcio podem ser usados para controle de angina. Essas duas classes de drogas melhoram a função diastólica e reduzem a demanda de oxigênio. Na ausência de obstrução de VSVE, nitratos podem ser utilizados com cautela.

Obstrução de VSVE

Pacientes com obstrução de VSVE devem evitar desidratação e consumo excessivo de álcool. Vasodilatadores arteriais e venosos devem, se possível, ser evitados. FA aguda pode exacerbar sintomas e deve ser prontamente tratada com controle de frequência e, quando possível, reversão de ritmo. Digital também deve ser evitado.

Nos pacientes sintomáticos, betabloqueadores sem efeito vasodilatador devem ser titulados até a máxima dose tolerada. Quando não eficazes ou em pacientes com contraindicação, deve-se utilizar um bloqueador do canal de cálcio (verapamil ou diltiazem). Diuréticos devem ser utilizados com cautela.

Tratamento invasivo para redução de gradiente de VSVE pode ser considerado em pacientes com obstrução significativa (≥ 50 mmHg), sintomas moderados (classe funcional III ou IV na NYHA) e/ou síncope aos esforços recorrente, apesar de terapia medicamentosa otimizada. Não existem estudos randomizados comparando cirurgia (miectomia septal) ou alcoolização septal, mas metanálises demonstram resultados equivalentes.

Em casos não favoráveis para terapia de redução de septo (como pacientes sem muita hipertrofia, < 16 mm) ou em pacientes de maior risco para essas intervenções invasivas ou que recusam a intervenção, deve ser considerada indicação de marca-passo atrioventricular. Estudos pequenos demonstraram melhora de sintomas com esse tratamento.

Insuficiência cardíaca

Pacientes com sintomas de IC e FE preservada podem ser tratados com drogas que reduzem a frequência cardíaca e melhoram o enchimento do VE, como betabloqueadores, verapamil ou diltiazem. Diuréticos podem ser utilizados, sempre com cautela. FA deve ser tratada com controle de frequência e, quando possível, reversão de ritmo.

Nos pacientes com FE reduzida (corte recomendado, FE < 50%), indica-se o uso de inibidores da enzima conversora de angiotensina (ou bloqueadores do receptor de angiotensina), betabloqueadores e antagonista de aldosterona. Pacientes com sintomas refratários devem ser considerados para transplante cardíaco.

PROFILAXIA DE TROMBOEMBOLIA

Todos os pacientes com FA persistente ou paroxística e que não tenham contraindicação devem ser anticoagulados. A menos que haja uma causa muito bem estabelecida (e revertida) para FA, a anticoagulação deve ser mantida de forma permanente, mesmo com a reversão do ritmo.

PROFILAXIA DE MORTE SÚBITA

O risco de morte súbita varia de 0,5 a 2% ao ano em adultos com CMH, sendo a principal causa de morte súbita em adolescentes.

Todos os pacientes com diagnóstico de CMH devem ser avaliados quanto ao risco de morte súbita no momento do diagnóstico e durante seu seguimento. Em pacientes de alto risco, é indicado o implante de cardiodesfibrilador implantável (CDI).

Pacientes com morte súbita revertida por fibrilação ventricular ou taquicardia ventricular ou com histórico de taquicardia ventricular com instabilidade hemodinâmica têm indicação indiscutível de implante de CDI como profilaxia secundária.

Nas Figuras 1 e 2 são apresentadas as recomendações para profilaxia primária de acordo com as duas principais diretrizes (americana e europeia).

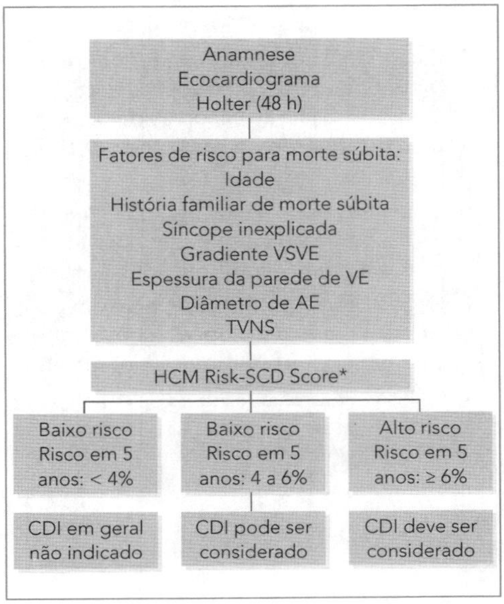
Anamnese
Ecocardiograma
Holter (48 h)
Fatores de risco para morte súbita:
Idade
História familiar de morte súbita
Síncope inexplicada
Gradiente VSVE
Espessura da parede de VE
Diâmetro de AE
TVNS
HCM Risk-SCD Score*
Baixo risco
Risco em 5
anos: < 4%
Baixo risco
Risco em 5
anos: 4 a 6%
Alto risco
Risco em 5
anos: ≥ 6%
CDI em geral
não indicado
CDI pode ser
considerado
CDI deve ser
considerado

FIGURA 1 Recomendações de indicação de profilaxia primária de morte súbita em pacientes com CMH pela Sociedade Europeia de Cardiologia (ESC).

* HCM Risk-SCD Score (http://www.doc2do.com/hcm/webHCM.html).

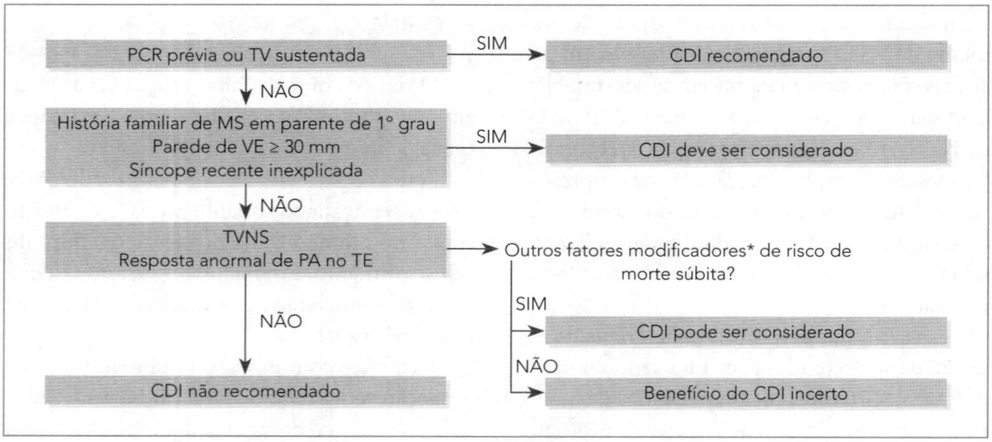

FIGURA 2 Recomendações de indicação de profilaxia de morte súbita em pacientes com CMH pela ACCF e AHA.
* Fatores modificadores de risco: obstrução de VSVE, realce tardio pela ressonância magnética, aneurisma apical, mutação genética.

Questões orientadoras

1. Quais mecanismos motivam os sintomas da cardiomiopatia hipertrófica?
2. Quais manobras podem aumentar e quais podem reduzir o sopro relacionado à obstrução de via de saída de ventrículo esquerdo na cardiomiopatia hipertrófica?
3. Quais exames são necessários na avaliação de paciente com diagnóstico de cardiomiopatia hipertrófica?
4. Qual a sequência de tratamento em paciente sintomático com diagnóstico de cardiomiopatia hipertrófica obstrutiva?
5. Quais os fatores preditores de morte súbita na cardiomiopatia hipertrófica?

LEITURA SUGERIDA

1. Elliott PM, Anastasakis A, Borger MA, Borggrefe M, Cecchi F, Charron P, et al. 2014 ESC Guidelines on diagnosis and management of hypertrophic cardiomyopathy: the Task Force for the Diagnosis and Management of Hypertrophic Cardiomyopathy of the European Society of Cardiology (ESC). Eur Heart J. 2014;35(39):2733-79.
2. Gersh BJ, Maron BJ, Bonow RO, Dearani JA, Fifer MA, Link MS, et al. 2011 ACCF/AHA guideline for the diagnosis and treatment of hypertrophic cardiomyopathy: a report of the American College of Cardiology Foundation/American Heart Association Task Force on Practice Guidelines. Circulation. 2011;124(24):e783-831.
3. Marian AJ, Braunwald E. Hypertrophic cardiomyopathy: genetics, pathogenesis, clinical manifestations, diagnosis, and therapy. Circ Res. 2017;121(7):749-70.
4. Sen-Chowdhry S, Jacoby D, Moon JC, McKenna WJ. Update on hypertrophic cardiomyopathy and a guide to the guidelines. Nat Rev Cardiol. 2016; 13(11):651-75.
5. Veselka J, Anavekar NS, Charron P. Hypertrophic obstructive cardiomyopathy. Lancet. 2017;389(10075): 1253-67.

CAPÍTULO 49

Cardiomiopatias restritivas

Vera Maria Cury Salemi
Camila Rocon de Lima Andreta
Marcelo Dantas Tavares de Melo

INTRODUÇÃO

O termo cardiomiopatia compreende um grupo de doenças em que ocorrem alterações funcionais e estruturais nos ventrículos, mais comumente no esquerdo, excluindo-se alterações secundárias a hipertensão arterial sistêmica, valvopatias, coronariopatias e cardiopatia congênitas.

As cardiomiopatias restritivas englobam um grupo de etiologias distintas que compartilham os achados de redução ao enchimento diastólico e/ou distensibilidade ventricular, fração de ejeção (FE) preservada, volumes diastólicos normais ou diminuídos, frequentemente átrios dilatados e espessura ventricular normal ou pouco aumentada. Elas compõem um grupo de doenças que geralmente têm função ventricular sistólica preservada, aumento da espessura ventricular e insuficiência cardíaca.

O ecocardiograma é fundamental na avaliação desses doentes por se tratar de exame de baixo custo e rápida execução.

É importante reforçar que a disfunção diastólica restritiva não é exclusiva desse grupo de doença, podendo surgir nos mais diferentes cenários clínicos, desde quadros agudos (p. ex., no infarto agudo do miocárdio) como em estágios terminais de cardiomiopatia dilatada.

As cardiomiopatias restritivas demandam um raciocínio clínico aguçado, depende de uma boa história clínica, um bom exame físico, rastreio de familiares e multimodalidade de imagem; além disso, boa parte tem acometimento sistêmico que se manifesta precocemente em relação às alterações cardíacas, como a neuropatia da amiloidose. Por ser um grupo heterogêneo, é importante realizar uma busca minuciosa pelo diagnóstico etiológico para que seja aplicado um tratamento individualizado e adequado, já que muitas vezes os exames se apresentam inicialmente normais, reforçando a importância da suspeição clínica.

CLASSIFICAÇÃO

As cardiomiopatias restritivas são didaticamente classificadas de acordo com a localização e o mecanismo fisiopatológico.

Miocárdicas

- Não infiltrativa: cardiomiopatia idiopática, esclerodermia, cardiomiopatia familiar, pseudoxantoma elástico, cardiomiopatia diabética, cardiomiopatia hipertrófica.
- Infiltrativa: amiloidose, sarcoidose, doença de Gaucher, doença de Hurler, infiltração gordurosa.
- Doenças de estoque: hemocromatose, doença de Fabry, doença de estoque de glicogênio.

Endomiocárdicas

Pode se manifestar como endomiocardiofibrose, cardiopatia de Loeffler, síndrome carcinoide, toxicidade por antraciclina, radiação ou drogas que causam endocardite fibrosa (serotonina, metisergida, ergotamina, agentes mercuriais, bussulfano).

Uma nova classificação que surgiu em 2013 que carece de praticidade, no entanto, tem a vantagem de individualizar cada doente. Trata-se de um sistema de estadiamento semelhante ao sistema oncológico de TMO, criado por Arbustini et al., denominado MOGE(S), que inclui cinco atributos da doença: (M) indica característica morfofuncional, (O) indica envolvimento do órgão, (G) reflete padrão de herança familiar ou genético, (E) etiologia, (S) estado funcional pelo estágio A a D do American College of Cardiology/American Heart Association (ACC/AHA) ou classe funcional pela New York Heart Association (NYHA) (I a IV), sendo que o (S) é opcional. Para exemplificar, um paciente com cardiomiopatia hipertrófica que evoluiu com dilatação ventricular, que vinha em classe funcional II, cujas mutações eram provenientes da linhagem materna: *MYH7* e *LMNA*, então tem-se a seguinte classificação de MOGE(S):

MH + DOHGADEG-*MYH7*[p.Val606Met] + *LMNA*[p.Asp254Gly]SC-II.

HISTÓRIA CLÍNICA

As cardiomiopatias restritivas compõem um grupo heterogêneo. A manifestação clínica cardinal do grupo é a insuficiência cardíaca com fração de ejeção preservada, que pode evoluir para disfunção sistólica nos estágios terminais em algumas. No exame físico pode-se destacar o edema de membros inferiores e alterações clínicas proeminentes do acometimento direito, estase jugular, hepatomegalia, ascite e ausência do sinal de Kussmaul.

A dor precordial é infrequente. Na ausculta, S1 e S2 são normais, podendo-se auscultar S3 e S4. A CMR com manifestação clínica antes dos 35 anos levanta a suspeita de uma cardiomiopatia genética, reforçando a importância do rastreamento dos familiares, mesmo dos assintomáticos.

É importante salientar que as manifestações extracardíacas auxiliam o diagnóstico etiológico.

- Acometimento neurológico central: classicamente ataxia de Friedreich e Danon.
- Neuropatia periférica e disautonomia: amiloidose; pulmonar na sarcoidose.
- Acometimento renal: doença de Fabry.
- Acometimento hepático: hemocromatose.

Deve-se ter em mente que a apresentação clínica de insuficiência cardíaca pode corresponder aos estágios terminais da doença e que os recursos terapêuticos nesse cenário são limitados. Para isso, o conceito de uma abordagem clínica sistemática é imperioso, bem como saber que nesse contexto clínico o diagnóstico dependerá da fusão de dados clínicos com multimodalidade de imagem, podendo, não raramente, apresentar exames iniciais normais ou com alterações inespecíficas.

A radiografia de tórax geralmente demonstra silhueta ventricular normal, aumento dos átrios e sinais de congestão ventricular. Frequentemente notam-se alterações inespecíficas ao eletrocardiograma, como pré-excitação nas doenças de depósito, variados graus de bloqueios atrioventriculares, pseudoinfarto e baixa voltagem nas infiltrativas, por outro lado, achado de aumento importante da voltagem é comum em Danon e Pompe. Tais achados ajudam a guiar a investigação diagnóstica, não sendo patognomônicos.

Um grande desafio na investigação das cardiomiopatias restritivas é quando há fibrilação atrial, o que acarreta perda de importantes parâmetros eletrocardiográficos e, principalmente, ecocardiográficos.

EXAMES COMPLEMENTARES

Ecocardiograma

Indiscutivelmente, o ecocardiograma transtorácico é a ferramenta básica na investigação inicial de uma cardiomiopatia restritiva em que se pode encontrar ventrículos de dimensões preservadas, aumento importante dos átrios e padrão de enchimento restritivo. O aumento da espessura miocárdica, após exclusão da estenose aórtica e hipertensão arterial sistêmica, é descrito nas cardiomiopatias restritivas.

Esperar que se encontrem os sinais clássicos de cardiomiopatia restritiva incorrerá na problemática de diagnosticar os estágios mais tardios da doença e deixará de se estabelecer o diagnóstico de um grande número de doentes em estágios pré-clínicos ou estágios A e B de insuficiência cardíaca, em que o tratamento geralmente seria efetivo.

A análise dos índices de deformação miocárdica, como o *strain*, permite detectar alterações precoces do envolvimento cardíaco, bem como padrões de deformação que sugerem etiologias específicas, como é o caso da amiloidose.

Mais recentemente, uma nova técnica de análise de rigidez miocárdica (*shear wave imaging*) poderá auxiliar no diagnóstico precoce nesse contexto clínico. Essa técnica era previamente utilizada em fígado e mama.

Ressonância magnética cardíaca

A ressonância magnética (RM) cardíaca, quando associada aos dados do ecocardiograma, vem somando informações que reduziram a necessidade de biópsia endomiocárdica. O ecocardiograma fornece informações hemodinâmicas, e a RM, a caracterização tecidual, não havendo predomínio de uma técnica sobre a outra.

A sequência pesada em T2 indica edema ou inflamação em áreas com aumento da intensidade do sinal. Por outro lado, redução da intensidade do sinal em T2 está presente nas condições de sobrecarga de ferro. Uma quantificação mais recente que vem ganhando relevância no cenário clínico é a mensuração do volume extracelular. O realce tardio é capaz de detectar e quantificar áreas grosseiras de fibrose, auxiliando na estratificação prognóstica e na investigação etiológica, a depender do padrão de acometimento miocárdico: endomiocárdico difuso sugere amiloidose, padrão salpicado na sarcoidose, por exemplo. Por outro lado, a mensuração do volume extracelular pode refletir a fibrose intersticial, fornecendo dados adicionais de prognóstico, além de auxiliar na investigação etiológica. Na amiloidose, por exemplo, nota-se aumento da intensidade na sequência pesada em T1 e um aumento do volume extracelular, associado à fibrose endomiocárdica difusa.

Biópsia endomiocárdica

Trata-se de um procedimento invasivo e com risco de complicações sérias, como bloqueios atrioventriculares, pneumotórax, punção arterial acidental, embolia pulmonar, paresia do nervo, hematoma, lesão da valva tricúspide, trombose venosa profunda e tamponamento. Apesar de apresentar risco de complicações sérias, a taxa menor está entre 0,2 e 6,9% e maior, entre 0,09 e 5,2%.

Em relação às cardiomiopatias restritivas, a realização de biópsia endomiocárdica é classe de evidência IIa e nível de evidência C ACC/AHA e Sociedade Europeia de Cardiologia. A depender do acometimento miocárdico, a sensibilidade é bastante variável, sendo de apenas 25% para sarcoidose por conta do acometimento cardíaco salteado.

Outro caso em que a biópsia pode não ajudar é o da endomiocardiofibrose, em que o resultado da biópsia pode indicar apenas fibrose, o que não contribui para o diagnóstico etiológico. Entretanto, esse procedimento pode ser útil em excluir doenças infiltrativas ou de depósito e auxiliar na diferenciação entre a pericardite constritiva e as cardiomiopatias restritivas.

PRINCÍPIOS GERAIS DO TRATAMENTO

É recomendável que se oriente sobre as medidas comportamentais que auxiliarão no alívio dos sintomas, como restrição hídrica e de sódio, uso de diuréticos de alça para alívio da congestão pulmonar, havendo uma ressalva do uso com parcimônia porque o débito cardíaco pode reduzir e levar à azotemia pré-renal e lipotimia. O limiar de tolerabilidade entre pré-carga e pós-carga é muito estreito e lábil.

Uma nova ferramenta de imagem da cardiologia tem sido valorizada e consolidada: a avaliação de congestão pulmonar pela ultrassonografia pulmonar, em que se evidenciam as linhas B e o derrame pleural que são sinais indiretos de congestão pulmonar. Especial atenção para as cardiomiopatias restritivas que evoluem para fibrilação atrial, sendo esta geralmente pouco tolerada e uma das causas de descompensação clínica. Existe um racional de que o controle do ritmo seja superior ao controle da frequência cardíaca, uma vez que o débito cardíaco em um ventrículo pouco complacente depende boa parte da contração atrial.

A sarcoidose cardíaca para o implante de cardiodesfibrilador implantável tem uma particularidade, já que essa doença apresenta uma condição de risco para morte súbita e bloqueio atrioventricular. O tratamento das cardiomiopatias restritivas tem que ser guiado e individualizado para a etiologia primária.

PRINCIPAIS CARDIOMIOPATIAS RESTRITIVAS

Amiloidose cardíaca

A amiloidose é considerada o protótipo das cardiomiopatias restritivas e é decorrente do desdobramento anormal de proteínas insolúveis que se depositam no meio extracelular do coração e dos tecidos.

Esse processo crônico e contínuo de acúmulo dessa proteína fibrilar amiloide. Esse termo foi introduzido por Virchow, em 1854, por ser semelhante ao amido, de consistência emborrachada. Foi demonstrado, em seguida, que se tratava de uma proteína fibrilar, insolúvel, não relacionada às proteínas precursoras do organismo e apresenta um componente amiloide sérico P, uma proteína plasmática, de estrutura pentagonal, acompanhada de uma matriz de glicosaminoglicano sulfatada, cálcio e resistente à degradação.

As principais formas de amiloidose cardíaca são decorrentes do depósito de duas proteínas, a transtirretina e a cadeia leve. A primeira é produzida principalmente no fígado, e a segunda é decorrente de produção clonal por plasmócitos na medula. Esse conhecimento é fundamental na compreensão e no direcionamento terapêutico da doença.

Os sintomas sistêmicos são bastante inespecíficos, como náuseas, vômitos, sangramento, hipotensão postural, tontura, perda de peso, diarreia, o que deixa a suspeita clínica bastante difícil.

Não é raro o diagnóstico vir da infiltração de outro órgão, como na síndrome do túnel do carpo. Um erro frequente na prática clínica é atribuir qualquer aumento da espessura miocárdica à hipertensão arterial sistêmica, lembrando que jovens, brancos e mulheres são os que mais dificilmente cursam com aumento da espessura ventricular.

Ao deparar uma jovem hipertensa, usando apenas uma classe de anti-hipertensivo, com uma parede e um septo com 14 mm de espessura, deve-se lembrar de investigar amiloidose, já que essa hipertrofia ventricular certamente não é secundária à hipertensão.

O tratamento cardiológico apresenta algumas particularidades, especialmente pelo fato do uso do betabloqueador poder agravar os sintomas, já que alguns pacientes dependem da frequência cardíaca para manter o débito cardíaco, ademais, eles podem evoluir para bloqueio atrioventricular.

Os inibidores da enzima de conversão da angiotensina podem agravar a disautonomia, tornando-se intoleráveis pelos sintomas de hipotensão postural. Deve-se ter cautela na anticoagulação desses pacientes porque eles têm redução do fator Xa, predispondo a sangramentos.

A amiloidose por cadeia leve (AL) é a mais estudada e a de pior prognóstico. Pode ocorrer aumento de 2 mm da espessura miocárdica por mês, nos casos em que se desenvolvem a insuficiência cardíaca, o óbito ocorre em cerca de 6 meses o que ressalta a importância da celeridade na investigação diagnóstica. Fora essa evolução grave da forma AL, existem algumas diferenças clínicas com a forma da transtirretina, por exemplo: a forma AL atinge idade mais avançada que a forma familiar da transtirretina; o aumento da espessura é mais evidente na forma senil da transtirretina; a baixa voltagem é mais comum na forma AL (60 *versus* 25% da transtirretina); a forma AL leva mais à disfunção hemodinâmica; a forma senil da transtirretina cursa mais com bloqueios atrioventriculares com necessidade de marca-passo cardíaco. O tratamento inadequado para o tipo de amiloidose apresenta prognóstico pior que a própria história natural da doença. Para a forma AL, o tratamento consiste em quimioterapia (bortezomibe, ciclofosfamida e dexametasona) ou transplante de medula.

A clínica Mayo desenvolveu um escore em que cada um dos seguintes parâmetros equivale a 1 ponto: NT-pro-BNP (≥ 1.800 pg/mL), troponina T (≥ 0,025 ng/mL) e dosagem de cadeia leve sérica (≥ 18 mg/dL), então teriam 0, 1, 2 e 3, correspondendo aos estágios I, II, III e IV, respectivamente. A sobrevida no estágio I foi de 94,1 meses; no II, 40,3 meses; no III, 14 meses e no estágio IV foi de apenas 5,8 meses. Esse mesmo escore foi validado com BNP, tendo o ponto de corte > 400 ng/dL.

Já na forma familiar da transtirretina, o transplante hepático é recomendável e, quando há acometimento cardíaco manifesto, é realizado o transplante duplo coração-fígado. Recentemente, tem sido demonstrado o aumento crescente da prevalência da amiloidose na forma selvagem em indivíduos idosos, chegando a 13% da etiologia na insuficiência cardíaca com fração de ejeção preservada. Entre os pacientes com estenose aórtica grave, a prevalência de amiloidose por transtirretina chega a 16%, destes, 20% apresentavam geometria ventricular normal. A geometria da amiloidose cardíaca mais comum é o padrão assimétrico com septo sigmoide, correspondendo a 55% dos casos, sendo um dos motivos de ser subdiagnosticada; a forma clássica de aumento da espessura ventricular ocorre em apenas 18% dos casos e 3% têm morfologia normal.

A biópsia endomiocárdica é, indiscutivelmente, o melhor exame para diagnóstico, porém a medicina de imagem vem auxiliando no diagnóstico precoce da doença. Análise de deformação miocárdica longitudinal do ventrículo esquerdo pelo ecocardiograma apresenta um padrão bastante sugestivo que auxilia no diagnóstico diferencial das hipertrofias, em que os valores do ápice encontram-se preservados e das porções médio-basal do ventrículo esquerdo com valores bastante reduzidos.

A cintilografia cardíaca com pirofosfato vem se consolidando, mais na Europa, como um exame diagnóstico da forma transtirretina.

Na amiloidose por cadeia leve, ocorre aumento das cadeias séricas no sangue e na urina. Portanto, advoga-se a possibilidade diagnóstica da amiloidose e da diferenciação entre transtirretina e forma AL a partir da realização de um ecocardiograma sugestivo (padrão de deformação do ventrículo esquerdo), associado à cintilografia com pirofosfato e dosagem sérica/urinária de cadeia leve. Cintilografia com pirofosfato sugestiva e dosagem sérica negativa para cadeia leve negativa indicam amiloidose por transtirretina. A amiloidose pela forma AL apresenta cintilografia com pirofosfato normal. A partir desses achados pode-se direcionar para avaliação da medula (forma AL) ou pesquisa genética para forma familiar de transtirretina.

Indiscutivelmente, a RM cardíaca é um dos exames de imagem que mais fornece informações diagnóstica e prognóstica na amiloidose cardíaca, porém não tem o poder discriminatório entre as formas AL e transtirretina. O padrão de realce subendocárdico difuso é bastante sugestivo, podendo acometer 86,7% dos pacientes, motivo pelo qual a biópsia endomiocárdica tem sensibilidade em torno de 100%. Outra ferramenta da RM é a avaliação da quantificação do volume extracelular, sendo considerado um dos melhores parâmetros prognósticos na amiloidose.

A biópsia apresenta um achado típico, a presença de fibras birrefringentes de coloração de maçã verde quando coradas com vermelho do Congo sob a luz polarizada do microscópio e, mais recentemente, tem-se utilizado o corante tioflavina. O passo seguinte é a realização da imunoistoquímica para distinguir a forma AL das variantes da transtirretina.

Em 2017, a Comissão Nacional de Incorporação de Tecnologias no SUS (Conitec) aprovou o uso do tafamidis para polineuropatia amiloidótica familiar nas formas leves. A Pfizer anunciou que em breve será publicado um estudo que demonstrou benefício clínico dessa medicação para esta forma de acometimento cardíaco.

Cardiomiopatias infiltrativas por depósito lisossomal

Existem aproximadamente 40 formas de cardiomiopatias infiltrativas por depósito lisossomal, causadas por deficiência da atividade enzimática lisossomal. As mais comuns são Danon, Fabry e PRKAG2. São cardiomiopatias raras, a mais comum (doença de Fabry) tem prevalência de 1 para 50 mil indivíduos, trata-se de uma doença recessiva ligada ao X que apresenta inatividade da atividade enzimática alfa-galactosidase A. O gene envolvido já foi sequenciado e localiza-se na região Xq21.33-Xq22. Progressivamente ocorre depósito nos rins, coração e nervos de globotriaosilceramida. Inicialmente pode apresentar dor nas extremidades e lesões cutâneas – os angioqueratomas.

Acomete mais adultos jovens e as manifestações cardíacas ocorrem na terceira década de vida nos homens e mais tardiamente nas mulheres heterozigotas. Entre a sexta e a oitava década pode ocorrer um fenótipo de hipertrofia apical do ventrículo esquerdo.

O aspecto eletrocardiográfico é rico, podendo encontrar PR curto, bloqueio de ramo direito, sinais de hipertrofia ventricular e ondas T negativas gigantes. Diferentemente da cardiomiopatia infiltrativa da amiloidose, que pode apresentar baixa voltagem do QRS, acontece porque o depósito ocorre no cardiomiócito, não no interstício. Existe correlação linear entre hipertrofia ventricular e a gravidade da doença. Um padrão de realce tardio descrito pela RM é o padrão mesocárdico na porção basal da parede inferolateral, poupando o endocárdio.

Cerca de 4% das cardiomiopatias hipertróficas são na verdade doença de Fabry. O diagnóstico é clínico, associado à dosagem enzimática da galactosidase. O tratamento é realizado pela reposição enzimática que leva à redução da massa do ventrículo esquerdo, melhora das funções sistólica e diastólica e reduz os eventos maiores como morte, insuficiência renal, insuficiência cardíaca e acidente vascular cerebral (AVC).

Cardiomiopatia por sobrecarga de ferro

A hemocromatose é uma doença genética, secundária ao uso prolongado de reposição de ferro ou transfusões, como as anemias (alfatalassemia, betatalassemia e falciforme), e apresenta semelhanças dos achados cardíacos quando há excesso de depósito de ferro no coração. Essa condição clínica merece atenção pela rápida evolução da disfunção diastólica restritiva para os estágios terminais de insuficiência cardíaca por disfunção sistólica importante e dilatada. O excesso de ferro causa dano mitocondrial, excesso de radicais livres e lesão das membranas lisossomais, esse conjunto leva à morte celular, agravando progressivamente o quadro cardíaco. Esse depósito de ferro segue um gradiente miocárdico, iniciando no epicárdio e, por último, no endocárdio.

A hemocromatose familiar é uma doença autossômica em que há aumento da absorção do ferro. Tipicamente, o acometimento cardíaco se manifesta por volta da quarta à quinta década de vida, a depender da mutação, como tipos I e II e pode manifestar-se mais precocemente.

É importante atentar para algumas manifestações sistêmicas como diabete, artralgia, hipogonadismo, cirrose hepática e pele bronzeada.

As doenças cardiovasculares são as principais causas de morte nas situações de sobrecarga de ferro crônico. As arritmias supraventriculares são frequentes e as ventriculares, raras.

Diante de uma suspeita clínica, deve-se ter em mente que o acometimento hepático é mais precoce que o cardíaco, podendo ser interessante o estudo por RM hepática quando houver tal suspeita.

O diagnóstico pode começar com avaliação sérica da sobrecarga de ferro, como saturação da transferrina > 55% e ferritina elevada. Diferentemente das outras cardiomiopatias restritivas, a cardiomiopatia por sobrecarga de ferro apresenta padrão restritivo sem aumento da espessura miocárdica. A RM tanto hepática como cardíaca é uma excelente opção de método diagnóstico não invasivo em que na sequência pesada em T2 nota-se redução do tempo de relaxamento, sendo um marcador indireto de depósito de ferro, quanto menor o tempo, maior o depósito de ferro, tipicamente menor que 20 ms, suplantando a necessidade de biópsia. O tratamento consiste na quelação de ferro (deferoxamina, deferiprone e deferasirox) e flebotomias.

Sarcoidose

É uma granulomatose sistêmica de etiologia desconhecida, caracterizada pela formação de granulomas não caseosos em diversos tecidos do organismo, sendo o pulmão e os linfonodos os locais mais frequentemente envolvidos. A prevalência é em torno de 10,9 para cada 100 mil brancos e de 35,5 para cada 100 mil negros e estima-se envolvimento miocárdico em aproximadamente 25% das autópsias. Acomete mais mulheres na faixa etária entre 25 e 60 anos, sendo rara nos extremos da idade.

As manifestações clínicas iniciais são inespecíficas, como dispneia, fadiga, perda ponderal, febre, dor retroesternal, tosse, entre outros. A disfunção cardíaca é a segunda causa de morte, porém os sintomas cardíacos estão presentes em apenas 2 a 5%.

Depende da localização, da atividade e da extensão dos granulomas no coração. Portanto, a apresentação cardíaca é bastante variável, de assintomáticos a distúrbio de condução, arritmias e morte súbita. O padrão restritivo é raro, sendo o mais comum a forma com disfunção e dilatada.

Um achado que chama a atenção para essa etiologia é a presença de aneurismas ventriculares com coronárias normais, associado a distúrbios de condução, podendo haver necessidade de marca-passo cardíaco. A presença de arritmias ventriculares complexas não é rara, mesmo sem disfunção ventricular, a morte súbita pode ser a manifestação inicial em cerca de 25% dos casos.

Muitas vezes a suspeita cardíaca é difícil por causa do acometimento mais pronunciado do pulmão. O diagnóstico depende de uma avaliação clínica sistêmica, associado à multimodalidade de imagem.

O eletrocardigrama pode mostrar fragmentação do QRS (75%), bloqueio do ramo direito (23%) e esquerdo (3,8%), com graus variados de bloqueio atrioventricular.

A RM cardíaca é uma ferramenta importante no diagnóstico, embora não exista um padrão de realce específico da doença. No entanto, assim como outras cardiomiopatias, a extensão do realce é um marcador de mal prognóstico.

A tomografia por emissão de pósitron – que utiliza a fluordeoxiglicose marcada com flúor-18 (FDG-18F) – vem se destacando como ferramenta importante no diagnóstico, na estratificação prognóstica e na avaliação da resposta terapêutica nesses doentes. As células inflamatórias mostram aumento da atividade metabólica, motivo pelo qual os granulomas em atividade são demonstrados como "ilhas" de hipercaptação da glicose marcada no coração.

A biópsia endomiocárdica é raramente indicada e apresenta uma sensibilidade menor que 25%, por conta do acometimento focal. O tratamento é realizado com imunossupressores, que têm demonstrado bons resultados em relação às arritmias cardíacas e aos distúrbios de condução, porém, naqueles com disfunção sistólica importante, não se nota uma boa resposta à imunossupressão. Para pacientes com sarcoidose ativa e função ventricular preservada, a terapia imunossupressora demonstrou preservar a função sistólica.

Outro ponto importante é para pacientes com bloqueio atrioventricular de segundo ou terceiro grau que necessitam de implante de marca-passo permanente, mesmo que haja resposta terapêutica com corticoide. Nesses casos, é inclusive recomendável o cardiodesfibrilador implantável na ocasião do implante de marca-passo, porém essa conduta é controversa.

Endomiocardiofibrose

A endomiocardiofibrose (EMF) é uma cardiomiopatia de etiologia desconhecida que acomete mais indivíduos de países pobres, localizados a faixa equatorial, como Brasil, Nigéria e Uganda. Na África equatorial, corresponde a 20% das causas de insuficiência cardíaca e 15% de óbito de etiologia cardíaca, sendo observado pico bimodal nas idades de 10 e 30 anos. É caracterizada por envolvimento fibrótico do endocárdio e miocárdio adjacente, do ápice e da via de entrada de um ou ambos os ventrículos, poupando a via de saída.

O processo fibrótico acomete frequentemente o aparelho subvalvar, determinando disfunções valvares. A morfologia ventricular é distorcida, tipicamente com ventrículos com volume normal ou reduzido, enquanto o volume atrial frequentemente se encontra aumentado. No Brasil, os primeiros casos descritos são da região sul, em 1963, mas apenas em 1965, em encontro realizado pela Organização Mundial da Saúde, em Kampala, a EMF foi reconhecida como nova entidade e foram descritos os critérios diagnósticos.

Um estudo nacional com 160 pacientes mostrou comprometimento biventricular em 81 deles (50,6%), de ventrículo esquerdo em 51 (31,9%) e de ventrículo direito em 28 (17,5%). A patologia é caracterizada pelo espessamento fibroso acentuado do endocárdio do ápice, que se estende para via de entrada ventricular e poupa via de saída. Tal espessamento penetra de forma irregular no miocárdio subendocárdico, levando à fisiologia restritiva. Geralmente, há focos de calcificação e trombos recentes superficiais, aderidos à fibrose ventricular.

A manifestação clínica depende da extensão da fibrose endomiocárdica, do grau de acometimento valvar ou da câmara ventricular acometida. Nos casos em que houver acometimento restritivo do ventrículo direito, pode-se encontrar desnutrição, edema facial, derrame pericárdico, exoftalmia, hepatomegalia e ascite. Esta apresenta uma peculiaridade de ter desproporção com o edema periférico.

Os estudos de biópsia peritoneal demonstraram processo inflamatório ativo, portanto, a ascite não se justifica apenas pela fisiopatologia hemodinâmica restritiva do ventrículo direito. O eletrocardiograma é inespecífico, podendo apresentar baixa voltagem nos casos com derrame pericárdico. Na radiografia de tórax raramente encontram-se calcificações, sendo o achado mais comum o aumento dos átrios. O ecocardiograma é o exame de primeira linha por fornecer dados anatômicos e hemodinâmicos da doença. Os achados ecocardiográficos mais significativos são obliteração de um ou ambos os ápices com função sistólica preservada, volume atrial geralmente significativamente aumentado e ventricular normal. Em alguns casos, é difícil distinguir das doenças que acometem o ápice do ventrículo esquerdo, como tumor, trombo, cardiomiopatia hipertrófica apical, miocárdio não compactado. A RM cardíaca, pela técnica de realce tardio, demonstra realce subendocárdico da via de entrada, com extensão e predomínio no ápice ventricular, podendo apresentar trombo associado, o que contribui com elucidação diagnóstica.

O tratamento é clínico nos pacientes em NYHA I e II, para aqueles em NYHA III e IV, a opção terapêutica é a ressecção cirúrgica, havendo a necessidade de troca valvar nos casos com acometimento importante do subvalvar.

DIAGNÓSTICO DIFERENCIAL

O principal diagnóstico diferencial das cardiomiopatias restritivas é a pericardite constritiva (PC). Ela decorre da cicatrização patológica de uma pericardite aguda, sendo mais prevalente em indivíduos com história prévia de cirurgia cardíaca, radiação torácica por malignidade ou tuberculose.

A sintomatologia e a hemodinâmica são muito similares, sendo um grande desafio diagnóstico. Uma característica da PC é a marcante interdependência ventricular, apresentando importantes variações hemodinâmicas pela mudança intratorácica com a respiração. O sinal mais específico encontrado pelo ecocardiograma é a mudança do septo pela respiração, embora esse achado possa estar ausente naqueles em diureticoterapia. Do ponto de vista hemodinâmico, nota-se o enchimento ventricular rápido e com importante variação pela respiração, achado ausente na cardiomiopatia restritiva.

Técnicas recentes de análise da deformação miocárdica vêm contribuindo na diferenciação, em que há redução da deformação circunferencial e da torção, associado à deformação longitudinal preservada, fato inverso ao descrito na cardiomiopatia restritiva.

Nos casos não esclarecidos pelo ecocardiograma, a RM cardíaca contribui pela análise tecidual do miocárdio, bem como melhor resolução espacial para avaliar o espessamento pericárdico. A tomografia também pode ser utilizada na avaliação de PC, tendo um papel nos pacientes com ritmo irregular e em uso de dispositivos implantáveis, em que há contraindicação para realização da ressonância, no entanto, é um exame estático que não fornece dados teciduais miocárdicos.

CONSIDERAÇÕES FINAIS

As cardiomiopatias restritivas são um grupo heterogênico de doenças e que uma avaliação sistêmica é imperiosa para que se chegue ao diagnóstico de forma mais célere. Existe um longo período pré-clínico e ferramentas diagnósticas de imagem podem sugerir o diagnóstico ainda em fase assintomática. O tratamento é individualizado para a causa base, sendo importante aventar sempre os possíveis diagnósticos diferenciais, como a pericardite constritiva. Deve-se realizar sempre o rastreio familiar no probando nas etiologias em que há mutação conhecida, como doença de Fabry, amiloidose por transtirretina e doença de Danon. Muitas vezes, o caso índice tem prognóstico reservado, porém beneficia vários familiares com diagnóstico na fase inicial da doença.

LEITURA SUGERIDA

1. Arbustini E, Narula N, Tavazzi L, Serio A, Grasso M, Favalli V, et al. The Moge(S) classification of cardiomyopathy for clinicians. J Am Coll Cardiol. 2014;64(3):304-18.
2. Doughan AR, Williams BR. Cardiac sarcoidosis. Heart. 2006;92(2):282-8.
3. Dubrey SW, Hawkins PN, Falk RH. Amyloid diseases of the heart: assessment, diagnosis, and referral. Heart. 2011;97(1):75-84.
4. Muchtar E, Blauwet LA, Gertz MA. Restrictive Cardiomyopathy: Genetics, Pathogenesis, Clinical Manifestations, Diagnosis, and Therapy. Circ Res. 2017;121(7):819-37.
5. Murphy CJ, Oudit GY. Iron-overload cardiomyopathy: pathophysiology, diagnosis, and treatment. J Card Fail. 2010;16(11):888-900.
6. Nagueh SF. Anderson-Fabry disease and other lysosomal storage disorders. Circulation. 2014; 130(13):1081-90.
7. Ortiz A, Germain DP, Desnick RJ, Politei J, Mauer M, Burlina A, et al. Fabry disease revisited: Management and treatment recommendations for adult patients. Mol Genet Metab. 2018;123(4):416-27.
8. Sliwa K, Acquah L, Gersh BJ, Mocumbi AO. Impact of Socioeconomic Status, Ethnicity, and Urbanization on Risk Factor Profiles of Cardiovascular Disease in Africa. Circulation. 2016;133(12):1199-208.
9. Sweet ME, Mestroni L, Taylor MRG. Genetic Infiltrative Cardiomyopathies. Heart Fail Clin. 2018; 14(2):215-24.
10. Yatsynovich Y, Dittoe N, Petrov M, Maroz N. Cardiac sarcoidosis: a review of contemporary challenges in diagnosis and treatment. Am J Med Sci. 2018; 355(2):113-25.

CAPÍTULO 50

Doença de Chagas

Júlio César Ayres Ferreira Filho
Victor Issa
Carlos Alberto Franchin Neto
Vera Maria Cury Salemi

INTRODUÇÃO

A doença de Chagas (DC) é a infecção causada pelo protozoário *Trypanosoma cruzi*. Os vetores são triatomíneos, insetos hematófagos popularmente conhecidos como barbeiros. Apresenta uma fase aguda, que pode ser sintomática ou não, podendo evoluir para as formas crônicas, caso não seja tratada precocemente. É um problema de saúde pública na América Latina: a Organização Mundial da Saúde (OMS) estima em aproximadamente 6 a 7 milhões o número de pessoas infectadas em todo o mundo, a maioria na América Latina e, no Brasil, em estudos recentes, as estimativas de prevalência variam de 1 a 2,4% da população. A cardiomiopatia chagásica representa uma importante causa de insuficiência cardíaca e morte súbita, sendo uma das quatro maiores causas de mortes por doenças infecciosas e parasitárias no Brasil.

Em 2006, o Brasil recebeu da OMS o certificado de erradicação da transmissão da doença pelo *Triatoma infestans*; todavia, não representou a extinção da doença, tendo em vista que se transmite também por via oral (69%), via vetorial (9%) e em 21% dos casos não foi possível identificar a real forma de transmissão.

Entre o período de 2007 e 2016, foram registrados casos confirmados de DC aguda em quase todos os estados brasileiros, com a média anual de 200 casos, principalmente na região Norte, nos estados do Pará e do Amazonas, sendo o estado do Pará responsável por 85% dos casos, distribuídos em mais de 45 municípios diferentes.

QUADRO CLÍNICO

A DC pode ser classificada em duas fases: a aguda e a crônica. A fase aguda pode ser causada por infecção primária ou reativação de fase crônica. A fase crônica é dividida em: formas indeterminada, cardíaca, digestiva e mista (acometimento cardíaco e digestivo no mesmo paciente). O predomínio do comprometimento cardíaco ou digestivo dependerá da cepa do parasita e da suscetibilidade do hospedeiro.

Fase aguda

Após a infecção, a fase aguda da DC dura de 6 a 8 semanas. O quadro clínico é caracterizado por manifestações sistêmicas de febre, taquicardia desproporcional, esplenomegalia, edema e comumente miocardite. Se o local de penetração for a região ocular, pode ocorrer conjuntivite acompanhada de edema palpebral unilateral e adenopatia satélite pré-auricular – o sinal de Romaña – ao passo que na pele há o chagoma de inoculação (lesão semelhante ao furúnculo com linfadenopatia local). A fase aguda é detectada mais frequentemente em crianças e, sem tratamento, ocorre mortalidade de 5 a 10% dos sintomáticos, em decorrência de insuficiência cardíaca (IC) aguda, meningite e, raramente, morte súbita.

Fase crônica

A forma indeterminada pode durar até 30 a 40 anos e, na evolução, 30 a 40% dos pacientes desenvolverão a forma cardíaca. Nessa fase, o paciente permanece assintomático, mas os testes sorológicos são positivos e às vezes o exame parasitológico confirma a presença de infecção; além disso, o eletrocardiograma (ECG) e a radiografia de tórax são normais. Entretanto, se o paciente for submetido a testes mais detalhados, serão observadas alterações discretas e sem valor prognóstico.

A forma cardíaca sem disfunção ventricular é caracterizada apenas por arritmias e distúrbios de condução intraventricular e atrioventricular, com função ventricular normal.

A forma cardíaca com disfunção ventricular é caracterizada por IC, arritmias e tromboembolismo. A apresentação clínica mais frequente é IC biventricular, com predominância dos sintomas à direita, associada a arritmias ventriculares, atriais e distúrbios de condução atrioventricular e intraventricular. A dor torácica é comum, geralmente atípica, relacionada a anormalidades da microvasculatura ou da reserva de fluxo coronariano.

O aneurisma ventricular apical é característico, ocorre em 52% dos casos e está associado à dilatação ventricular e à fibrilação atrial, podendo levar a fenômenos tromboembólicos sistêmicos e pulmonares. Além disso, os acidentes vasculares cerebrais são mais comuns em pacientes com IC de etiologia chagásica que em outras etiologias.

MÉTODOS DIAGNÓSTICOS

Diagnóstico laboratorial

São utilizados métodos parasitológicos diretos e/ou métodos sorológicos, a depender da fase clínica da doença.

Fase aguda

O método parasitológico direto é o exame considerado padrão de referência nessa fase da doença. Considera-se positivo quando visualizados tripomastigotas de *T. cruzi*. Quando os resultados forem negativos na primeira coleta, devem ser realizadas novas coletas. Existem três modalidades:

1. Pesquisa a fresco do próprio tripanossomatídeo, método simples e de fácil reprodutibilidade e que deve ser idealmente feito com o paciente febril e dentro de 30 dias do início dos sintomas.
2. Métodos de concentração, também de rápida realização, mas, ao contrário do método anterior, tem melhor indicação nos sintomáticos com mais de 30 dias de evolução. Como exemplo desse método, há o de Strout, o micro-hematócrito e o creme leucocitário.
3. Lâmina corada de gota espessa ou esfregaço possui menor sensibilidade em relação aos métodos anteriores, sendo realizado prioritariamente na região da Amazônia Legal em virtude da utilização concomitante para o diagnóstico da malária.

Os métodos sorológicos, embora não sejam os mais indicados na fase aguda da doença, também são utilizados na maioria dos casos, principalmente se houver discrepância entre os exames parasitológicos normais e a suspeita clínica muito significativa. Da mesma forma que os exames parasitológicos, os métodos sorológicos possuem algumas modalidades como hemaglutinação indireta (HAI), imunofluorescência indireta (IFI) e método imunoenzimático (Elisa).

Para confirmar o diagnóstico de DC, é necessária a detecção de anticorpos anti-*T. cruzi* da classe IgG em pelo menos duas coletas com intervalo de 15 dias entre as coletas ou a detecção de anticorpos anti-*T. cruzi* da classe IgM, e essa detecção apresenta muitos falso-positivos na vigência de febre. É mais utilizado na fase aguda tardia, quando os outros métodos são normais, apesar do quadro clínico compatível e epidemiologia considerável de DC.

Fase crônica

Nesta fase, não se utilizam de maneira rotineira os exames parasitológicos, porque a parasitemia é pouco pronunciada, diminuindo de maneira significativa a sensibilidade desses exames; assim, um exame positivo tem valor diagnóstico absoluto. O diagnóstico, portanto, é eminentemente sorológico, sendo considerado positivo quando realizado um teste de elevada sensibilidade (Elisa) em conjunto com outro de alta especificidade (HAI, IFI). A confirmação ocorre quando pelo menos dois testes são reagentes, sendo preferencialmente um destes o Elisa.

Existem ainda dois métodos parasitológicos indiretos, denominados xenodiagnóstico e cultura para *T. cruzi*. O xenodiagnóstico é um método no qual se alimentam ninfas do triatomíneo sem infecção do próprio sangue do paciente suspeito. Pode ser realizado como vetor picando diretamente o paciente, chamado de forma natural ou direto, ou por meio de membranas artificiais pelas quais o vetor é alimentado pelo sangue do paciente em estudo, chamado de forma artificial ou indireto. A forma artificial deve ser a de preferência, pois não provoca incômodo para o paciente e é de mais fácil repetição.

Exames complementares

Eletrocardiograma

O ECG é um exame de fácil realização e grande reprodutibilidade, que deve ser realizado em todos os casos suspeitos de DC. O ECG pode apresentar alterações tanto totalmente inespecíficas quanto bastante sugestivas da doença, além de algumas dessas alterações terem correlações comprovadas com o prognóstico, sendo, portanto, um exame tanto para diagnóstico quanto para avaliar prognóstico desses pacientes.

Na fase aguda da doença, podem existir alterações inespecíficas como taquicardia sinusal, baixa voltagem dos complexos QRS, prolongamento do intervalo PR, prolongamento do intervalo QT e alteração da repolarização ventricular.

Nessa fase, o aparecimento de arritmias ventriculares (extrassístoles ventriculares, taquicardia ventricular não sustentada), fibrilação atrial ou bloqueio do ramo direito (BRD) indicam pior prognóstico.

Na fase crônica da doença, a presença ou não das alterações eletrocardiográficas dependerá do estágio em que o paciente se encontra: formas indeterminada, cardíaca sem disfunção ventricular ou cardíaca com disfunção ventricular. Quando o paciente se encontra no estágio indeterminado, não há alterações específicas da doença. Já na forma cardíaca sem disfunção ventricular pode aparecer o BRD, bloqueio divisional anterossuperior esquerdo (BDAS) ou até mesmo o bloqueio atrioventricular do primeiro grau.

Algumas arritmias podem surgir nesse momento, embora não ocorram com certa frequência; no entanto, quando ocorre arritmia ventricular, constitui um importante marcador prognóstico. Na forma cardíaca com disfunção ventricular, além das alterações citadas, pode-se ter o aparecimento de ondas Q patológicas decorrentes de fibrose miocárdica. Embora o bloqueio do ramo esquerdo não costume ocorrer, quando está presente configura pior prognóstico.

A associação de duas ou mais anormalidades no mesmo ECG constitui uma das características da forma cardíaca avançada da DC. A mais frequente é a presença de distúrbios de condução associados a arritmias ventriculares. Quanto maior o número de alterações no ECG, mais grave será o prognóstico.

O escore de QRS aplicado ao ECG correlaciona-se com a classe funcional da NYHA e com a extensão da fibrose miocárdica detectada pela ressonância cardíaca.

Radiografia de tórax

Na fase aguda, a radiografia de tórax muitas vezes se mostra normal; todavia, nas fases mais avançadas, pode ocorrer aumento da área cardíaca, considerado fator de mau prognóstico pelo escore de Rassi.

Holter de 24 horas

O Holter de 24 horas é outro exame de grande valia na investigação da DC. Deve ser solicitado todas as vezes que se suspeita de arritmias nesses pacientes e não se consegue flagrá-las no ECG convencional.

Este exame serve para avaliar tanto diagnóstico quanto prognóstico, tendo em vista que o aparecimento de taquicardias ventriculares não sustentadas é um fator de pior prognóstico, fazendo parte do escore de Rassi, conforme demonstrado na Tabela 1.

Ecocardiograma

As alterações contráteis podem ocorrer em até 74% dos casos e acometem principalmente a parede posterior do ventrículo esquerdo, sendo o septo e as paredes anterior e lateral bem menos acometidas. A forma indeterminada da DC já mostra alterações precoces de motilidade, documentadas pelo Doppler tecidual ou pelos índices de deformação miocárdica. O *strain* bidimensional evidenciou alterações preferencialmente nas regiões média e apical da parede inferolateral do ventrículo esquerdo, não detectadas pela ecocardiografia convencional. A dilatação das cavidades é uma das manifestações mais frequentes da cardiopatia chagásica, podendo ocorrer também o aneurisma de ponta. Essas alterações devem ser diferenciadas da cardiopatia isquêmica.

A ressonância cardíaca (RC) é útil para avaliar morfologia, função miocárdica global e segmentar e realce tardio. A presença de fibrose possui relação direta com a gravidade clínica da doença. Dessa forma, o realce tardio apresenta relação com classe funcional da NYHA e tem relação inversa com a função sistólica do ventrículo esquerdo representada pela fração de ejeção. Além da presença do realce tardio, a fração de ejeção obtida pela RC também tem uma forte relação com o escore de Rassi. Assim, esse exame também é utilizado para avaliar o risco de morte súbita, mesmo em pacientes com fração de ejeção normal.

TABELA 1 Resumo dos principais estudos sobre o tratamento farmacológico da insuficiência cardíaca na cardiopatia chagásica

Tratamento testado	Tipo de estudo	Número de pacientes	Desfecho	Resultado
Digoxina seguida de enalapril	Ensaio não randomizado	13	Ativação neuro-humoral	Digoxina reduziu noradrenalina plasmática, aldosterona e atividade de renina. Enalapril induziu redução maior, mas sem significância
Carvedilol	Ensaio não randomizado	42	Estresse oxidativo	Redução no nível da proteína carbonil, glutationa e enzimas antioxidantes
Betabloqueador	Análise retrospectiva	231	Mortalidade	Betabloqueadores apresentaram efeito protetor (razão de risco = 0,34; intervalo de confiança 95% 0,23 a 0,51; $p < 0,0005$)
Betabloqueador	Análise retrospectiva	456 (68 com doença de Chagas)	Mortalidade	Pacientes com Chagas que receberam betabloqueadores apresentaram maior sobrevida que os que não receberam
Carvedilol	Ensaio randomizado	42	Fração de ejeção do ventrículo esquerdo	Tendência ao aumento da fração de ejeção (aumento absoluto de 2,3%, $p = 0,094$)
Rosuvastatina	Ensaio randomizado	39	Proteína C-reativa	Sem redução na proteína C, qualidade de vida ou capacidade funcional

Fonte: adaptada de Bocchi et al., 2017.

O cateterismo cardíaco é útil para fazer o diagnóstico diferencial com doença arterial coronariana quando o paciente possui alterações segmentares em outro método complementar e não se sabe ao certo a etiologia.

Em relação à biópsia endomiocárdica, raramente é necessária para o diagnóstico, podendo ser utilizada nos casos pós-transplante cardíaco na reativação da DC.

Tratamento da insuficiência cardíaca

Dados referentes ao tratamento farmacológico da IC em pacientes com cardiomiopatia chagásica são restritos a modelos *in vitro* e animais, bem como análise retrospectiva de pacientes. Existe grande lacuna na evidência para apoiar as práticas atuais, tornando imperativa a implementação de ensaios clínicos prospectivos nessa população.

Pacientes com IC secundária à cardiopatia chagásica compartilham muitos aspectos com indivíduos com IC de outras etiologias. Do ponto de vista fisiopatológico, a ocorrência de remodelamento ventricular é provavelmente a principal intersecção entre essas entidades clínicas, e é o reflexo da ocorrência de ativação de uma série de eixos neuro-humorais. Em favor dessa visão, a ativação do sistema simpático e do sistema renina-angiotensina-aldosterona, aumento da expressão de moléculas e de células inflamatórias, aumento da secreção de peptídeos natriuréticos e desequilíbrio na regulação da produção de NO/endotelina foram descritos em pacientes chagásicos. Esses achados têm sido utilizados como base para o uso do tratamento clínico atual da IC em pacientes com cardiomiopatia chagásica. Além disso, uma coorte que incluiu pacientes com cardiomiopatia chagásica sugeriu melhora na sobrevida quando comparada ao controle histórico.

No entanto, argumenta-se que as particularidades da DC podem modular a intensidade e o padrão de ativação neuro-humoral e inflamatória e, portanto, influenciam a resposta ao tratamento. De fato, os autores descreveram níveis mais baixos de norepinefrina, aumento do tônus parassimpático (diminuição da frequência cardíaca), diminuição da modulação vagal e bradicardia em pacientes com DC em comparação a outras etiologias.

É importante ressaltar que a persistência do parasita na fase crônica da doença apresenta um aspecto fisiopatológico adicional e desafia a aplicação direta do conhecimento científico e da experiência clínica derivados de outras populações de pacientes.

Essas considerações têm sido levantadas há muito tempo para apoiar ou criticar a aplicação de intervenções terapêuticas padronizadas a pacientes com cardiopatia chagásica. A controvérsia é ainda estimulada pela ausência de evidências concretas derivadas de experimentos clínicos.

Em que pesem essas considerações, considera-se que o paciente com DC deva receber o tratamento corrente para a IC conforme as diretrizes atuais, no que diz respeito às intervenções tanto farmacológicas como cirúrgicas. É de se considerar, entretanto, que a resposta desse paciente seja modificada e muitas vezes atenuada em comparação às demais etiologias.

Tratamento etiológico

Estudos observacionais, ensaios controlados randomizados e estudos não randomizados com baixa precisão têm sugerido que o benzonidazol possa ter um efeito tripanocida. Uma metanálise de estudos não randomizados mostra resultados heterogêneos relacionados à redução da carga parasitária, medida por diferentes métodos, como sorologia, reação em cadeia da polimerase (PCR), xenodiagnóstico.

Recentemente, o estudo prospectivo, multicêntrico, randomizado e placebo-controlado Benefit (avaliação do benzonidazol na interrupção da tripanossomíase) mostrou que a terapia tripanocida com benzonidazol em pacientes com cardiopatia chagásica reduziu modestamente a detecção sérica de parasitas em 5 anos

(PCR de 46,7% para o placebo e 33,1% para o benzonidazol), mas não reduziu significativamente a deterioração clínica cardíaca.

Uma análise exploratória encontrou redução na hospitalização. Subanálise geográfica não mostrou influência estatisticamente significativa no resultado. Além disso, no Stop-Chagas (um estudo do uso de posaconazol oral no tratamento da DC crônica assintomática), ensaio clínico que não incluiu pacientes com cardiopatia, o posaconazol foi ineficaz no seguimento de curto prazo (1 ano) em portadores assintomáticos de *T. cruzi*, mas o benzonidazol resultou em taxas de conversão de RT-PCR de 1 ano (96%).

Além disso, no Chagasol (terapia celular em cardiomiopatia chagásica), que incluiu formas indeterminadas e precoces da cardiopatia da DC, o posaconazol resultou na taxa de 81% de falha no tratamento (definida como RT-PCR positiva persistente), comparada com 38% no grupo benzonidazol.

Por essas razões, permanece incerto o valor do tratamento etiológico em pacientes com cardiomiopatia da DC. No entanto, o tratamento pode ainda ter um papel importante para pacientes selecionados, especialmente recém-infectados, crianças, adultos jovens e mulheres em idade fértil para a prevenção da transmissão vertical de infecção por *T. cruzi*. Apesar da frustração com o atual tratamento anti-*T. cruzi*, a erradicação do parasita ainda seria um alvo, principalmente nas fases iniciais da infecção.

PROGNÓSTICO

Para avaliar a história natural da cardiopatia chagásica é preciso dividi-la nas fases aguda e crônica. A fase aguda pode ser separada em transmissão congênita e infecção aguda pelo *T. cruzi*. Aproximadamente 1 a 10% das crianças nascidas de mães infectadas desenvolvem a manifestação aguda da doença. A maior parte dessas infecções congênitas é assintomática. Apenas uma minoria desenvolve a forma grave com meningoencefalite e insuficiência respiratória, com altas taxas de mortalidade.

As crianças sobreviventes a uma infecção congênita têm o mesmo prognóstico e risco de desenvolver a doença cardíaca ou gastrointestinal dos demais indivíduos infectados (20 a 30%). O tratamento da fase aguda reduz a gravidade dos sintomas e a duração da parasitemia. A cura clínica e parasitológica ocorre em 60 a 85% dos pacientes tratados, chegando a quase 90% na transmissão congênita quando o tratamento é iniciado no primeiro ano de vida.

A fase crônica da doença pode ser dividida em forma indeterminada e forma clínica, na qual se encontram a insuficiência cardíaca, as arritmias e o tromboembolismo.

Aproximadamente de um terço a metade dos pacientes com a forma indeterminada desenvolverão a forma clínica da doença no período de 5 a 30 anos.

A mortalidade da cardiopatia chagásica ocorre por morte súbita em 55 a 65%, por IC progressiva em 25 a 30% e por acidente vascular cerebral em 10 a 15% dos casos.

Para avaliar o risco de morte por cardiopatia chagásica foi desenvolvido o escore de Rassi. Em uma análise multivariada do estudo foram identificados seis fatores independentes como preditores de morte, sendo designada a eles a pontuação detalhada na Tabela 2.

A combinação de disfunção ventricular com TVNS foi associada a maior risco.

TABELA 2 Escore de Rassi

Fatores prognósticos independentes	Pontos
Classe funcional NYHA III ou IV	5
Evidência de cardiomegalia na radiografia de tórax	5
Disfunção sistólica ventricular esquerda na ecocardiografia	3
TVNS no Holter de 24 horas	3
QRS de baixa voltagem no eletrocardiograma	2
Sexo masculino	2

Baixo risco (0 a 6 pontos), risco intermediário (7 a 11 pontos) e alto risco (12 a 20 pontos).
A mortalidade em 10 anos segundo o estudo: 12 a 20 pontos (84-85%), 7 a 11 pontos (37-44%), até 6 pontos (9-10%).

Uma revisão de 12 estudos observacionais com 4.277 pacientes identificou que o maior fator de risco independente é a disfunção ventricular esquerda, incluindo redução da fração de ejeção e dilatação ventricular

LEITURA SUGERIDA

1. Bocchi EA, Bestetti RB, Scanavacca MI, Cunha Neto E, Issa VS. Chronic Chagas heart disease management: from etiology to cardiomyopathy treatment. J Am Coll Cardiol. 2017;70(12):1510-24.
2. Bocchi EA, Marcondes-Braga FG, Ayub-Ferreira SM, Rohde LE, Oliveira WA, Almeida DR, et al.; Sociedade Brasileira de Cardiologia. III Diretriz Brasileira de Insuficiência Cardíaca Crônica. Arq Bras Cardiol. 2009;93(1 Suppl 1):1-71.
3. Morillo CA, Marin-Neto JA, Avezum A, Sosa-Estani S, Rassi A Jr, Rosas F, et al.; Benefit Investigators. Randomized trial of benznidazole for chronic Chagas' cardiomyopathy. N Engl J Med. 2015;373(14):1295-306.
4. Rassi A Jr, Rassi A, Little WC, Xavier SS, Rassi SG, Rassi AG, et al. Development and validation of a risk score for predicting death in Chagas heart disease. N Engl J Med. 2006;355(8):799-808.
5. Rassi A Jr, Rassi A, Rassi SG. Predictors of mortality in chronic Chagas disease: a systematic review of observational studies. Circulation. 2007;115(9):1101-8.

SEÇÃO 8

DOENÇA VASCULAR PULMONAR E AORTOPATIAS

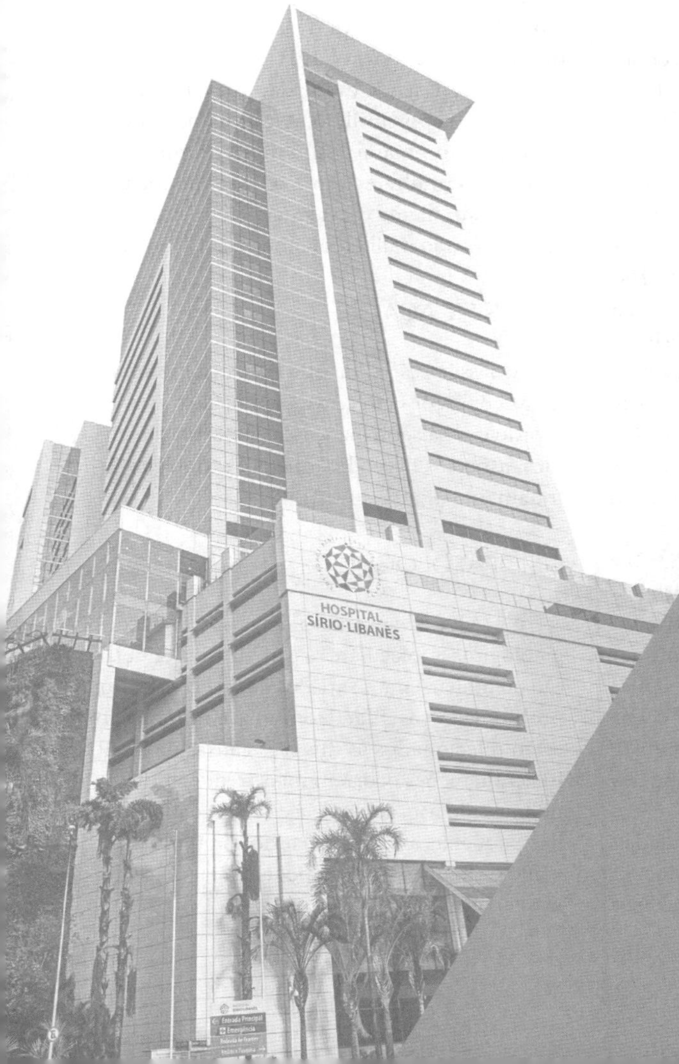

CAPÍTULO 51

Hipertensão pulmonar

Paulo Caied
Antonio Foronda
Gustavo Foronda

DEFINIÇÃO

A hipertensão pulmonar (HP) pode ser definida por qualquer elevação da pressão arterial pulmonar acima do normal. A presença de HP pode compreender uma doença vascular grave ou apenas uma manifestação de alto débito cardíaco. O diagnóstico etiológico é primordial para guiar um tratamento eficaz.

A HP é estabelecida pelo aumento na pressão média da artéria pulmonar (PAPm) ≥ 25 mmHg em repouso, aferida pelo cateterismo cardíaco direito. Os valores considerados normais para PAPm em repouso estão em torno de 14 ± 3 mmHg. Valores entre 20 e 25 mmHg têm significado incerto. Pacientes com esses níveis devem ser acompanhados com cautela, mas não recebem o diagnóstico da doença.

A hipertensão arterial pulmonar (HAP) é composta por um grupo de pacientes portadores de HP, hemodinamicamente caracterizados pela pressão de oclusão de artéria pulmonar (POAP) ≤ 15 mmHg e a resistência vascular pulmonar (RVP) > 3 unidades woods (UW) na ausência de causas de HP pré-capilar, como HP causada por doenças pulmonares, tromboembólica crônica ou outras raras.

A HP acomete indivíduos de todas idades, gêneros e origens étnicas. Por ser uma doença com múltiplas etiologias e estimar a prevalência nas diferentes formas é um desafio. A hipertensão pulmonar idiopática (HAPI) e a hipertensão pulmonar hereditária (HPH) são raras na população geral, sendo estimada a prevalência em 5 a 15 casos por milhão. A esquistossomose aparece como maior causa de HAP mundialmente. As mulheres são mais sintomáticas e apresentam maior prevalência em relação aos homens (razão mulheres:homens de 1,7 a 4,8:1).

CLASSIFICAÇÃO

A classificação clínica da HP categoriza múltiplas condições em cinco grupos distintos de acordo com a semelhança da apresentação clínica, aspectos hemodinâmicos e estratégias de tratamento (Tabelas 1 e 2).

FISIOPATOLOGIA

A HAP é a via comum de várias alterações patológicas, moleculares e genéticas na circulação pulmonar. Graus variados de vasoconstrição, proliferação vascular, trombose e inflamação estão relacionados às diversas causas de HAP. Essas alterações ocorrem mais frequentemente no músculo liso, adventícia e células endoteliais das pequenas artérias e arteríolas pulmonares < 500 mcm, mas também podem estar presentes nos territórios venoso e capilar.

TABELA 1 Classificação hemodinâmica da hipertensão pulmonar (HP)

Definição	Hemodinâmica	Grupo clínico
HP	PAPm ≥ 25 mmHg	Todos
HP pré-capilar	PAPm ≥ 25 mmHg POAP ≤ 15	1 HAP 3 HP por doença pulmonar 4 HP por doença tromboembólica crônica 5 HP por mecanismos multifatoriais desconhecidos
HP pós-capilar	PAPm ≥ 25 mmHg POAP > 15	2 HP secundárias à doença cardíaca esquerda 5 HP por mecanismos multifatoriais desconhecidos
HP pós-capilar isolada	GDP < 7 mmHg e/ou RVP ≤ 3 UW	
HP pós e pré-capilar combinadas	GDP ≥ 7 mmHg e/ou RVP < 3 UW	

GDP: gradiente diastólico pulmonar ; HAP: hipertensão arterial pulmonar; POAP: pressão diastólica da artéria pulmonar. Todos os valores medidos em repouso.

TABELA 2 Classificação clínica modificada de Simonneau et al.

Hipertensão arterial pulmonar	Hipertensão arterial pulmonar idiopática (HAPI) Esporádica Familiar (mutação do gene *BMPR2* ou outros genes) Exposição a fármacos e toxinas, p. ex. anorexígenos (fenfluramina, aminorex) Infecção pelo HIV HP persistente do recém-nascido *Shunts* congênitos da circulação sistêmica para circulação pulmonar Hemangiomatose capilar pulmonar (HCP) e/ou doença veno-oclusiva Doença do colágeno com comprometimento vascular, p. ex. esclerose sistêmica Hipertensão portal
Hipertensão pulmonar decorrente de doença cardíaca esquerda	Disfunção sistólica ventricular esquerda Disfunção diastólica ventricular esquerda Doença valvar, estenose mitral Cardiopatia congênita/adquirida: obstrução de via de saída ou via de entrada, estenose de artéria pulmonar
Hipertensão pulmonar decorrente de doença pulmonar e/ou hipóxia	Doença pulmonar obstrutiva crônica (DPOC) Doença pulmonar intersticial ou restritiva Apneia obstrutiva do sono (AOS) Distúrbios alveolares de hipoventilação Exposição crônica a altas altitudes
Hipertensão pulmonar decorrente de doença tromboembólica crônica e/ou obstruções arteriais pulmonares	Doença tromboembólica crônica Outras obstruções arteriais pulmonares: tumores intravasculares, angiossarcoma, arterites, parasitoses, estenose congênita da artéria pulmonar
Hipertensão pulmonar de causa indefinida e/ou multifatorial	Distúrbios hematológicos: anemia falciforme, doença mieloproliferativa, esplenectomia, anemia hemolítica Distúrbios sistêmicos: sarcoidose, histiocitose pulmonar, neurofibromatose Distúrbios metabólicos: doença do depósito de glicogênio, doença de Gaucher, doenças da tireoide

Os padrões histológicos que resultam das alterações vasculares são: lesão plexiforme, hipertrofia, arterite com inflamação transmural e necrose fibrinoide.

APRESENTAÇÃO CLÍNICA

A sintomatologia é pouco específica, o que causa atraso no diagnóstico da doença. Geralmente está associada à disfunção progressiva do ventrículo direito (VD). O principal sintoma é a dispneia ao esforço. Outros sintomas relacionados à diminuição de débito cardíaco são fadiga, fraqueza, angina ou síncope. A dor torácica é frequente e está relacionada à isquemia crônica do VD ou à compressão do tronco da coronária esquerda pela artéria pulmonar dilatada. Pacientes portadores de HP oriunda de doenças pulmonares podem apresentar tosse.

Podem ser encontrados sinais de insuficiência ventricular direita como turgência jugular, edema periférico e hepatomegalia. Sinais de congestão esquerda estão presentes nos casos com comprometimento cardíaco do ventrículo esquerdo. Sopros sistólicos geralmente são provenientes da insuficiência tricúspide e sopros diastólicos se apresentam em casos de insuficiência pulmonar grave.

EXAMES COMPLEMENTARES E AVALIAÇÃO DIAGNÓSTICA

Pacientes com risco de desenvolverem HP, incluindo aqueles com mutação no gene *BMPR2*, doenças do colágeno (esclerodermia) e portadores de hipertensão portal em avaliação para transplante hepático devem ser submetidos a avaliações periódicas. A avaliação inicial deve conter história clínica, exame físico, eletrocardiograma (ECG) e radiografia de tórax. O ecocardiograma é o exame mais apropriado quando a suspeita diagnóstica de HP for considerada após avaliação inicial.

O diagnóstico diferencial de outras causas de HP (p. ex., doença tromboembólica) deve ser pesquisado. E a confirmação diagnóstica de HP deve ser feita sempre por cateterismo cardíaco direito (Tabela 3).

O cateterismo cardíaco direito é o padrão-ouro e sempre deve ser realizado. O procedimento é feito com a passagem do cateter de Swan-Ganz por via venosa. São aferidas as pressões do átrio direito, VD, artéria pulmonar, pressão de oclusão de artéria pulmonar e débito cardíaco (por termodiluição ou método de Fick). Durante o exame também se realizam provas para melhor caracterização da HP.

O teste de vasorreatividade é primordial na abordagem de pacientes com HAP por guiar a terapêutica. Inalação de óxido nítrico (NO) é feita durante 10 minutos. O paciente é considerado vasorreativo quando a PAPm tiver queda > 10 mmHg, chegando a valores < 40 mmHg, sem queda do débito cardíaco. Outros agentes que podem ser utilizados nesse teste

TABELA 3 Exames complementares utilizados na avaliação de HP

Exames complementares	Achados importantes na suspeita de HP
Eletrocardiograma	Desvio do eixo para a direita. Inversão da onda T em derivações precordiais. Onda P *pulmonale*
Radiografia de tórax	Alargamento das artérias pulmonares, aumento de câmaras direitas, coração em forma de gota, preenchimento do espaço retroesternal
Ecodopplercardiograma	Elevação da pressão sistólica da artéria pulmonar, avalia disfunção e aumento de câmaras direitas
Cintilografia de perfusão pulmonar	Anormalidades de perfusão, resultado de doença vascular pulmonar
Tomografia de tórax	Anormalidades do parênquima e do interstício pulmonar. Avaliação da doença tromboembólica
Teste de função pulmonar/capacidade de difusão de monóxido de carbono	Avaliação da capacidade vital pulmonar e de componentes restritivos ou obstrutivos
Teste de esforço	Avaliação de sintomas ao esforço com grande valia na avaliação de eficácia do tratamento
Ressonância cardíaca	Padrão-ouro para avaliação da função ventricular direita

são epoprostenol, adenosina e iloprosta. Entretanto, o NO é preferido por não interferir no débito cardíaco.

Prova com nitroprussiato pode ser útil para pacientes hipertensos e com elevação da POAP. A normalização da PAPm após normalização da pressão sistêmica está correlacionada com HP associada à doença cardíaca esquerda. Uma alternativa para diferenciação da HP do grupo 1 do grupo 2 é a prova de volume, com 500 mL de solução isotônica infundidos entre 5 e 10 minutos. Aumento da POAP sugere componente pós-capilar.

TRATAMENTO CLÍNICO

O tratamento visa a reverter ou ao menos prevenir a progressão da doença, melhorar os sintomas e aumentar a capacidade funcional. Em razão das múltiplas etiologias, existem diversas medidas específicas guiadas para cada doença. O tratamento de cada doença geradora da HP secundária deve ser realizado com medidas direcionadas. Tratamento cirúrgico com tromboendarterectomia nos casos de doença tromboembólica crônica (grupo 4), manejo das cardiopatias esquerdas (grupo 2), tratamento das doenças pulmonares e prevenção da hipóxia (grupo 3). O uso de medicações específicas para o grupo de HP primária não demonstrou benefício para os pacientes não classificados no grupo 1.

Todos os pacientes devem receber orientações gerais. Recomenda-se a vacinação anti-*influenza* anual e vacina pneumocócica. Quanto à atividade física, esforços extenuantes são contraindicados, mas atividade aeróbica moderada e supervisionada deve ser estimulada. As mulheres em idade fértil devem ser orientadas sobre contracepção visando a evitar a gravidez, uma vez que a gestação é contraindicada. Em pacientes com $PaO_2 < 60$ mmHg ou com saturação de oxigênio < 90%, está indicado o uso de oxigênio.

Existem alguns agentes utilizados rotineiramente no tratamento da HAP, apesar de poucos dados clínicos controlados embasando-os. Os anticoagulantes foram estudados em três séries de estudos observacionais não controlados, um estudo prospectivo e dois retrospectivos. Aumento na sobrevida de paciente com HAP idiopática foi encontrado com a anticoagulação com varfarina. Diretrizes internacionais recomendam a anticoagulação desses pacientes com doença avançada, utilizando varfarina com INR alvo entre 2 a 3 vezes o valor da normalidade.

Diuréticos são indicados no manejo da sobrecarga de volume em pacientes com disfunção ventricular direita, em alguns casos sendo necessária infusão endovenosa.

Digoxina, por causar leve aumento do débito cardíaco e redução nos níveis séricos de norepinefrina, algumas vezes é utilizada para pacientes com quadro de baixo débito e arritmias atriais.

Os medicamentos específicos para o tratamento da HAP são: bloqueadores de canais de cálcio (BCC), antagonistas dos receptores de endotelina (ARE), inibidores da fosfodiesterase-5 (IFDE-5), análogos da prostaciclina e estimulador da guanilato ciclase solúvel (sGCS).

BCC devem ser prescritos para todos paciente considerados vasorreativos. Em paciente não respondedores à prova de vasorreatividade, a prescrição mostrou piora de sobrevida. As doses são elevadas e devem ser alcançadas para maior eficácia do tratamento (anlodipino 20 a 30 mg/dia; nifedipina 180 a 240 mg/dia; diltiazem 720 a 960 mg/dia).

IFDE-5, representados pelo sildenafil e tadalafil, demonstraram melhorar a capacidade funcional, a hemodinâmica e os sintomas. Entre os principais efeitos colaterais estão cefaleia, epistaxe e rubor facial por vasodilatação. A dose de sildenafil preconizada é de 20 mg, três vezes ao dia, o tadalafil tem a vantagem da posologia em dose única diária.

Análogos da prostaciclina apesar de serem a primeira classe aprovada para o tratamento da HAP não estão disponíveis no Brasil. A iloprosta de via inalatória encontra-se registrada, porém não está disponível comercialmente. O epoprostenol é usado via endovenosa contínua, sendo opção de primeira linha nos Estados Unidos e

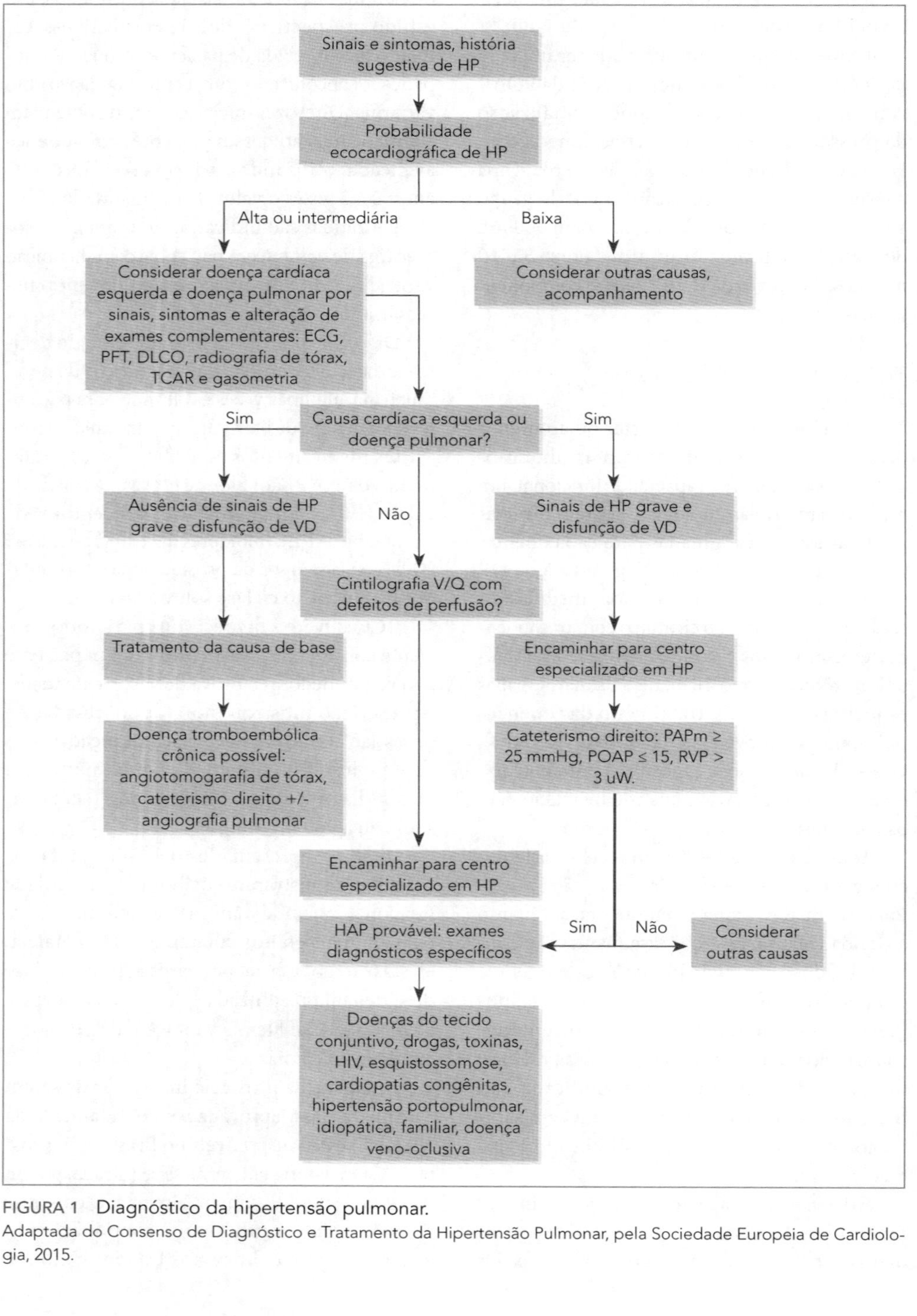

FIGURA 1 Diagnóstico da hipertensão pulmonar.
Adaptada do Consenso de Diagnóstico e Tratamento da Hipertensão Pulmonar, pela Sociedade Europeia de Cardiologia, 2015.

na Europa para pacientes em classes funcionais III e IV, da New York Heart Association (NYHA). É a única medicação que evidenciou diminuição de mortalidade em um estudo prospectivo randomizado. Beraprosta é um análogo via oral apenas liberado no Japão e o treprostinil possui via subcutânea de liberação lenta, mas também não está disponível no Brasil.

Antagonistas do receptor de endotelina atuam inibindo a ação vasoconstritora e mitogênica da endotelina-1. Existem três medicações aprovadas, sem evidências comparativas de eficácia entre elas. A bosentana e o macitentan inibem os receptores A e B; e o ambrisentan é inibidor seletivo do tipo A. Todos demonstraram melhorar os sintomas de forma significativa, a capacidade de exercício, os parâmetros hemodinâmicos e o aumento de tempo até piora clínica. Esses fármacos apresentam efeitos colaterais semelhantes, como edema periférico e interação com inibidores de vitamina K. A bosentana tem o principal efeito colateral a hepatotoxicidade, o que obriga que seja realizado o acompanhamento mensal da função hepática.

O sGCS representado pelo riociguat demonstrou melhora significativa hemodinâmica, dos sintomas e da capacidade funcional, além de retardar a piora clínica. Age na via do NO e o principal efeito adverso é a hipotensão. Contraindicada a combinação com IFDE-5.

TRATAMENTO CIRÚRGICO

A septostomia atrial é baseada na lógica que um defeito interatrial permitiria um *shunt* da direita para esquerda com potencial benefício. As indicações incluem síncope recorrente ou insuficiência cardíaca direita apesar de terapêutica otimizada como ponte para transplante na inexistência de outra opção. A taxa de mortalidade é alta e o procedimento não deve ser realizado em pacientes com morte iminente ou com insuficiência cardíaca direita grave.

O transplante pulmonar tem indicações menos objetivas em relação a outras doenças pulmonares. É indicado na falha ao tratamento medicamentoso e os pacientes devem ser avaliados no início da terapia combinada, evitando assim a indicação em estágios avançados de deterioração clínica, que estão relacionados com maior mortalidade perioperatória.

PROGNÓSTICO

A sobrevida dos portadores de HAP aumentou nos últimos anos pelos avanços no trata-

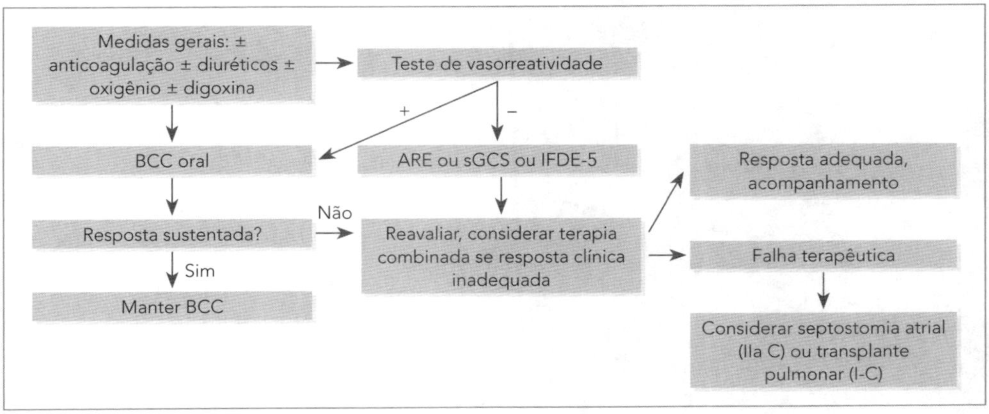

FIGURA 2 Fluxograma de tratamento da hipertensão pulmonar.
Adaptada do Consenso Americano de Hipertensão Pulmonar, 2009.
BCC: bloqueadores dos canais de cálcio; ARE: antagonistas dos receptores de endotelina; sGCS: estimuladores da guanilato ciclase solúvel; IFDE-5: inibidores da fosfodiesterase 5.

mento. Entretanto, a doença continua sendo de caráter progressivo e com alta mortalidade.

São fatores associados a pior prognóstico: sexo masculino, disfunção ventricular direita, limitação ao exercício físico e classes funcionais III e IV pelo NYHA. O teste de caminhada de 6 minutos (TC6M) reduzido e baixo débito cardíaco são fortes marcadores independentes de pior prognóstico.

Em contrapartida, são preditores independentes de melhor prognóstico: sexo feminino, melhor tolerância ao TC6M, classe funcional I ou II pelo NYHA e função ventricular preservada, o que sugere que um diagnóstico em estágio mais inicial e o início de tratamento precoce possam levar a melhores desfechos clínicos.

LEITURA SUGERIDA

1. Badesch DB, Raskob GE, Elliott CG, Krichman AM, Farber HW, Frost AE, et al. Pulmonary arterial hypertension: baseline characteristics from the REVEAL Registry. Chest. 2010;137(2):376-87.
2. Galiè N, Humbert M, Vachiery J-L, Gibbs S, Lang I, Torbicki A, et al. 2015 ESC/ERS Guidelines for the diagnosis and treatment of pulmonary hypertension. Eur Respir J. 2015;46(4):903-75.
3. Guimarães JI, Lopes AA, Aiello VD, Carvalho ACC, Almeida Dr, et al.; Sociedade Brasileira de Cardiologia. Diagnóstico, avaliação e terapêutica da hipertensão pulmonar. Arq Bras Cardiol. 2005;84(Suppl 1):1-189.
4. Hoeper MM, Bogaard HJ, Condliffe R, Frantz R, Khanna D, Kurzyna M, et al. Definitions and diagnosis of pulmonary hypertension. J Am Coll Cardiol. 2013;62(25 Suppl):D42-50.
5. Kholdani C, Fares WH, Trow TK. Macitentan for the treatment of pulmonary arterial hypertension. 2014. Vasc Health Risk Manag. 2014;10:665-73.
6. McGoon MD, Benza RL, Escribano-Subias P, Jiang X, Miller DP, Peacock AJ, et al. Pulmonary arterial hypertension: epidemiology and registries. J Am Coll Cardiol. 2013;(25 Suppl)62:D51-9.
7. McLaughlin VV, Archer SL, Badesch DB, Barst RJ, Farber HW, Lindner JR, et al.; American College of Cardiology Foundation Task Force on Expert Consensus Documents; American Heart Association; American College of Chest Physicians; American Thoracic Society, Inc; Pulmonary Hypertension Association. ACCF/AHA 2009 expert consensus document on pulmonary hypertension: a report of the American College of Cardiology Foundation Task Force on Expert Consensus Documents and the American Heart Association. J Am Coll Cardiol. 2009;53(17):1573-619.
8. Simonneau G, Gatzoulis MA, Adatia I, Celermajer D, Denton C, Ghofrani A, et al. Updated clinical classification of pulmonary hypertension. J Am Coll Cardiol. 2013;62(25 Suppl):D34-D41.

CAPÍTULO 52

Tromboembolismo pulmonar

Carlos Viana Poyares Jardim
Elnara Marcia Negri
Luciana Tamie Kato Morinaga
Daniel Deheinzelin

INTRODUÇÃO

O tromboembolismo pulmonar (TEP) agudo é uma das causas mais comuns de morbimortalidade cardiovascular. Nos últimos 15 anos, avanços significativos em termos de diagnóstico e tratamento do TEP mudaram substancialmente a abordagem do paciente nas salas de emergência.

A definição de TEP pode ser descrita pela obstrução ao fluxo sanguíneo pelas artérias pulmonares por um material com origem em outra parte do corpo, ou seja, não originário da própria vasculatura pulmonar. As consequências dessa obstrução causarão, em maior ou menor grau, alterações hemodinâmicas que definirão a gravidade do quadro.

Neste capítulo, será discutido o TEP agudo, aquele em que o paciente apresenta sinais e sintomas logo após a obstrução dos vasos da circulação arterial pulmonar.

O TEP agudo pode ser dividido em dois grandes grupos:

1. Com instabilidade hemodinâmica.
2. Sem instabilidade hemodinâmica.

A instabilidade, ou seja, as consequências da embolia são mais importantes que a extensão anatômica que eventualmente possam ser vistas aos exames de imagem no momento do diagnóstico, seja uma cintilografia de inalação/perfusão, uma angiotomografia das artérias pulmonares ou uma arteriografia pulmonar.

O TEP com instabilidade hemodinâmica pode também receber o nome de TEP maciço ou de alto risco; os casos sem instabilidade hemodinâmica podem ser de risco baixo, intermediário ou intermediário alto a depender dos marcadores de disfunção do ventrículo direito.

Definições

O TEP com instabilidade hemodinâmica é aquele com pressão arterial sistólica < 90 mmHg ou que cause queda da pressão sistólica maior ou igual a 40 mmHg em relação à primeira avaliação em período de 15 minutos e que indique necessidade de vasopressores, na ausência de outras condições, tais como sepse, arritmia, infarto do miocárdio ou outras situações análogas.

O TEP sem instabilidade hemodinâmica pode ser dividido em três categorias segundo o último consenso europeu de TEP: baixo risco, risco intermediário baixo ou risco intermediário alto.

EPIDEMIOLOGIA

A incidência e a prevalência da embolia pulmonar variam de acordo com os métodos utilizados para o diagnóstico. Após a introdução do teste do D-dímero e com o advento dos protocolos de angiotomografia de artérias pulmonares com os aparelhos de alta resolução, o número de casos aumentou consideravelmente. Aceita-se atualmente que a incidência seja maior em homens que em mulheres (16% maior) e que aumenta com a idade. Nos EUA, estima-se que ocorram 100 mil mortes por ano por TEP agudo e na Europa cerca de 300 mil para o mesmo período. Nos últimos 30 anos, a mortalidade associada ao TEP diagnosticado caiu cerca de 70%. Ainda assim, a mortalidade atribuída ao TEP agudo é elevada, sendo a terceira maior causa de mortalidade cardiovascular, depois do infarto agudo do miocárdio e do acidente vascular cerebral. Estima-se que a mortalidade em 30 dias e em 1 ano sejam, respectivamente, de 4 e 13%. No Brasil, infelizmente, não se possui dados confiáveis sobre essa condição, mas acredita-se que não deva diferir muito dos dados internacionais.

Não se deve definir grupos de risco para TEP. Entretanto, sabe-se que existem fatores de risco fortemente associados ao desenvolvimento com *odds ratio* > 10 (Quadro 1).

FISIOPATOLOGIA

A fisiopatologia do TEP está relacionada aos fatores de risco para trombose descritos pela tríade de Virchow: hipercoagulabilidade, estase venosa e lesão endotelial. Sempre que houver uma suspeita de presença desses fatores, em quadro clínico compatível, o diagnóstico de TEP deve ser considerado. A literatura médica do assunto constantemente reavalia fatores de risco já conhecidos e apresenta evidências de novas associações. Por esse motivo, a lista de fatores de risco aqui apresentada mostra somente aqueles com forte associação, mas não deve ser tomada como definitiva.

QUADRO 1 Fatores de risco relevantes (OR > 10)
Fratura de membros inferiores
Hospitalização nos últimos 3 meses por insuficiência cardíaca ou fibrilação atrial/*flutter* atrial
Prótese de joelho ou quadril
Trauma grave
Infarto agudo do miocárdio nos últimos 3 meses
Tromboembolismo venoso prévio
Lesão medular

A maior parte dos trombos tem origem nos membros inferiores, de veias proximais (ilíacas, femorais e poplíteas). Cerca de 30% das tromboses mais distais, se não tratadas, podem evoluir para tromboses proximais e causar TEP.

Uma vez na circulação pulmonar, os trombos podem causar infarto pulmonar (~ 10%), associado comumente à dor pleurítica e à hemoptise. Alterações de trocas gasosas podem ocorrer por mudanças na relação ventilação/perfusão (*shunt*) e por atelectasias associadas a alterações no surfactante secundárias ao processo inflamatório.

A consequência mais temida desse quadro é a instabilidade hemodinâmica (hipotensão, choque ou parada cardiorrespiratória) que pode acontecer em decorrência da sobrecarga do ventrículo direito (VD). A circulação pulmonar é um sistema de alta complacência e baixa resistência. Por esse motivo, o VD apresenta paredes delgadas e tem perfusão tanto na sístole como na diástole. Quando a resistência aumenta consideravelmente, o VD tem que se adaptar agudamente e, neste processo, pode haver desadaptação que leva à isquemia de VD e queda do débito cardíaco. O trabalho para manter o fluxo adequado para as artérias pulmonares é significativamente aumentado quando o grau de obstrução da circulação pulmonar chega a 75%. Em pacientes com enfermidades cardiopulmonares já existentes, esse limiar pode ser ainda mais baixo.

AVALIAÇÃO E DIAGNÓSTICO

Pacientes com TEP podem apresentar-se com sintomas inespecíficos, tais como dispneia, dor torácica ou síncope. Fazem parte do quadro também tosse ou palpitação. Hemoptise ocorre em menos de 15% dos casos e a tríade clássica (dispneia, dor pleurítica e hemoptise) pode ser ainda mais rara. Por esse motivo é muito importante uma história clínica detalhada e a avaliação da probabilidade do diagnóstico baseado em sinais, sintomas e dados epidemiológicos. Existem algumas tabelas que podem ajudar o clínico a determinar a probabilidade, tais como as tabelas de Wells, Wells simplificado, Genebra etc. (Tabela 1).

Após a avaliação clínica, pode-se partir para os exames subsidiários. O D-dímero (presente quando há trombos) tem sido utilizado como um marcador laboratorial especialmente para excluir o diagnóstico, ou seja, quando a probabilidade clínica é baixa e o resultado é negativo, isso porque é um exame bastante sensível e com um elevado valor preditivo negativo.

Outras alterações laboratoriais podem estar presentes e devem ser consideradas à luz da apresentação clínica. A partir daí pode-se partir para a avaliação radiológica que pode definir a presença e a consequência da obstrução vascular resultante do TEP. A depender das condições clínicas do paciente e do grau de suspeita do TEP, pode-se realizar a angiotomografia de artérias pulmonares, cintilografia de inalação/perfusão ou arteriografia de artérias pulmonares. Em alguns casos, a identificação de trombose venosa profunda por ultrassonografia Doppler ou o ecocardiograma podem ser suficientes para se tomar a decisão de anticoagular um paciente com suspeita de TEP.

TABELA 1

Parâmetro	Pontos
Sinais/sintomas de TVP	3
Pouco provável outro diagnóstico	3
FC > 100 bpm	1,5
Imobilização/cirurgia	1,5
TVP/TEP prévios	1,5
Hemoptise	1
Diagnóstico de câncer	1

Escore em 3 níveis: alta probabilidade > 6; probabilidade intermediária 2-6; baixa probabilidade < 2.

Após o diagnóstico podem ser utilizados escores de gravidade que podem sugerir a gravidade do TEP, como o Pulmonary Severity Index Score (PESI). A avaliação do VD, seja por imagem (sinais de sobrecarga ao ecocardiograma ou angiotomografia), seja por exames laboratoriais (BNP, NT-proBNP ou troponina I), também é importante para a definição da gravidade do TEP.

TRATAMENTO

Além do suporte necessário no momento do diagnóstico (oxigênio, hidratação, antiarrítmicos etc.), a base do tratamento é a anticoagulação. O maior determinante de morbimortalidade é o não tratamento seja por falha diagnóstica ou por anticoagulação inadequada. Atualmente, para pacientes hemodinamicamente estáveis, aceita-se que a anticoagulação deva ser realizada com os anticoagulantes diretos (DOAC), também já chamados novos anticoagulantes (NOAC) por apresentarem o melhor perfil de segurança e com eficácia comprovada. O tratamento com antagonistas de vitamina K ou com heparinas (não fracionada ou de baixo peso molecular) pode ser realizado para pacientes com contraindicação para os DOAC.

Os DOAC atualmente disponíveis são: apixabana, edoxabana e rivaroxabana (inibidores do fator Xa) e dabigatrana (inibidor direto de trombina). A posologia pode ser vista na Tabela 2.

Para os pacientes sem instabilidade hemodinâmica e com disfunção de VD não está indicada a trombólise. Apesar da melhora de função do VD e de outros marcadores, os estudos demonstraram que os pacientes sem instabilidade hemodinâmica que foram trombolisados apresentaram maior incidência de sangramento em sistema nervoso central tornado a indicação rotineira proibitiva.

A trombólise, farmacológica ou mecânica, deve ser considerada somente nos casos de pacientes com instabilidade hemodinâmica (hipotensão, choque ou PCR). A trombólise

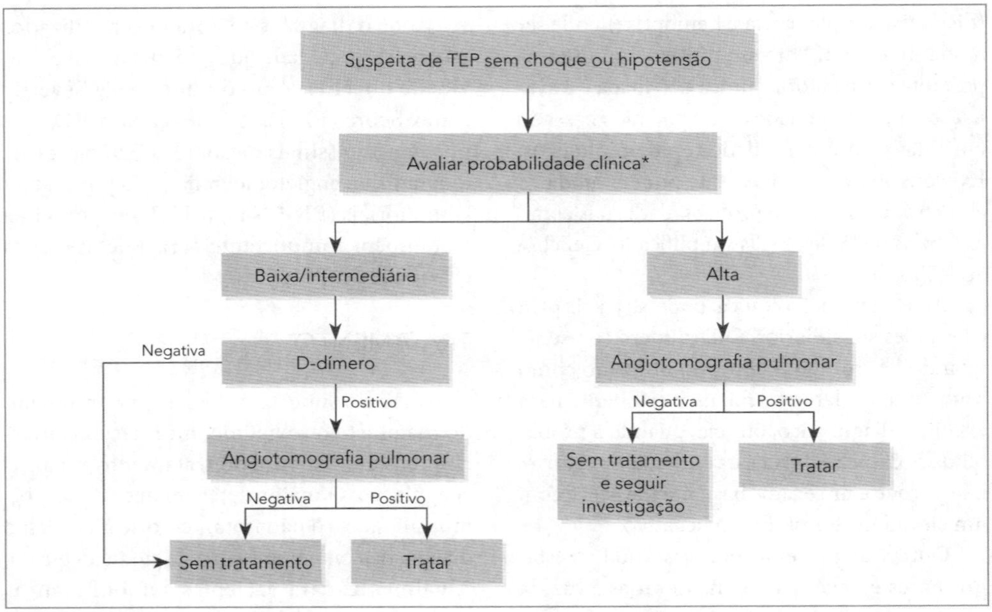

FIGURA 1 Diagnóstico.

TABELA 2 Posologia dos anticoagulantes diretos utilizados no tratamento do tromboembolismo pulmonar

Medicação	Dose inicial	Dose de manutenção
Apixabana*	10 mg 2x/dia por 7 dias	5 mg 2x/dia
Edoxabana*	Requer início de heparina ou HBPM por 5 a 10 dias em dose plena para anticoagulação	Pacientes com > 60 kg: 60 mg 1x/dia Pacientes com ≤ 60 kg: 30 mg 1x/dia
Rivaroxabana*	15 mg 2x/dia por 21 dias	20 mg 1x/dia
Dabigatrana*	Requer início de heparina ou HBPM por 5 a 10 dias)	150 mg 2x/dia

HBPM: heparina de baixo peso molecular.
* OBS: consultar bula para considerações sobre função renal e uso de medicação concomitante

mecânica está indicada em pacientes com contraindicação à trombólise farmacológica. No entanto, os estudos nessa população foram feitos com grupos relativamente pequenos e com diversas técnicas, o que não permitem uma comparação adequada entre os métodos.

Após o início do tratamento que pode durar de 3 a 6 meses ou por tempo indeterminado, os pacientes devem ser acompanhados para avaliação de recorrência, sangramento ou mesmo TEP crônico. Para cada estratégia de tratamento deve haver um tipo de seguimento (monitoração de anticoagulação, função renal etc.). A duração do tratamento será baseada no risco de recorrência do TEP.

Uma consideração relevante é a determinação se o TEP é considerado provocado (fatores de risco claramente reconhecidos) ou não provocado. Alguns autores consideram que mesmo os pacientes com TEP provocado podem se beneficiar de anticoagulação por tempo indeterminado ou estendido.

Uma discussão atual se refere ao local de tratamento: alguns pacientes (baixo risco, sem comorbidades) podem ser considerados para tratamento domiciliar, sem necessidade de internação. Essa decisão deve se basear em protocolos institucionais e não somente na opinião individual do profissional de saúde.

Questões orientadoras

1. Qual é o principal fator associado ao prognóstico do TEP?
2. Qual é o valor do D-dímero na investigação do TEP?
3. Quais são as opções farmacológicas de tratamento do TEP?
4. O que determina a duração de tratamento do TEP?
5. O que é considerado TEP não provocado?

LEITURA SUGERIDA

1. Kearon C, Akl EA, Ornelas J, Blaivas A, Jimenez D, Bounameaux H, et al. Antithrombotic Therapy for VTE Disease: CHEST Guideline and Expert Panel Report. Chest. 2016;149(2):315-52.
2. Konstantinides SV, Torbicki A, Agnelli G, Danchin N, Fitzmaurice D, Galiè N, et al. 2014 ESC guidelines on the diagnosis and management of acute pulmonary embolism. Eur Heart J. 2014;35(43):3033-69.
3. Konstantinides SV, Vicaut E, Danays T, Becattini C, Bertoletti L, Beyer-Westendorf J, et al. Impact of Thrombolytic Therapy on the Long-Term Outcome of Intermediate-Risk Pulmonary Embolism. J Am Coll Cardiol. 2017;69(12):1536-44.
4. PIOPED Investigators. Value of the ventilation/perfusion scan in acute pulmonary embolism. Results of the prospective investigation of pulmonary embolism diagnosis (PIOPED). JAMA. 1990;263(20):2753-9.

CAPÍTULO 53

Aneurisma de aorta

Ramez Anbar
Fabio Biscegli Jatene

DEFINIÇÃO

O aneurisma aórtico é definido como uma dilatação permanente da aorta, correspondente a pelo menos uma vez e meia o diâmetro normal. A aorta é composta de três camadas, sendo a íntima mais interna (inclui endotélio de camada única); a média é a mais espessa da parede aórtica (formada por tecido elástico, células musculares lisas e colágeno), que fornece resistência à tração e distensibilidade à aorta; e a adventícia, a mais externa (composta de tecido conjuntivo solto) contendo o vaso vasório, que constitui o fornecimento de sangue à parede aórtica.

Na maioria das vezes, os aneurismas da aorta são devidos à degeneração cística da camada média, que histologicamente consiste em diminuição das células musculares lisas e degeneração das fibras elásticas. Essas alterações promovem o enfraquecimento da parede aórtica e resultam na dilatação e na formação de aneurisma.

EPIDEMIOLOGIA

A maioria ocorre geralmente na faixa etária entre 50 e 60 anos e a incidência estimada é de aproximadamente 7,5 em 100 mil pacientes/ano. Há predominância masculina de 3:1.

ETIOLOGIA

TABELA 1 Etiologia do aneurisma da aorta

Doenças genéticas (degeneração cística da camada média)	Síndrome de Marfan
	Síndrome de Loeys-Dietz
	Válvula aórtica bicúspide
	Síndromes de aneurisma da aorta torácica familiar
	Síndrome vascular de Ehlers-Danlos
	Síndrome de Turner
Doenças degenerativas (enfraquecimento da parede aórtica)	Aterosclerose
	Hipertensão
Doenças inflamatórias (vasculites)	Arterite de células gigantes
	Aortite não específica
	Arterite de Takayasu
	Síndrome de Reiter
	Doença de Kawasaki
	Síndrome de Behçet
Mecânico (laceração traumática/ desaceleração)	Dissecção aórtica e variantes
	Trauma
Doenças infecciosas (micóticos)	Aortite bacteriana (estafilococos, salmonelas)
	Sífilis
	Aspergillus
	Correção aórtico endovascular infectado

MANIFESTAÇÕES CLÍNICAS

Os aneurismas de aorta torácica são frequentemente assintomáticos e identificados em achados de exames de imagem torácico ou abdominal. O surgimento de sintomas pode estar relacionado ao efeito de compressão em vias aéreas (tosse, dispneia, quadros pulmonares infecciosos), esofágica (disfagia) ou do nervo laríngeo recorrente (rouquidão). Quando há uma dilatação anulo aórtica, que determine insuficiência aórtica importante, poderá ocorrer quadro de insuficiência cardíaca. Em situações mais graves, as manifestações clínicas podem se apresentar decorrentes de complicações, tais como fístulas aortobrônquica (hemoptise) ou aortoesofágica (hematêmese), dissecção aórtica (dor torácica intensa, abrupta, irradiada para região lombar ou abdominal, podendo evoluir com quadros isquêmicos ou tromboembólicos).

Os pseudoaneurismas da aorta torácica são geralmente resultantes de trauma torácico significativo (penetrante ou contundente) que possuem mortalidade muito elevada, com 80 a 90% de óbito dos pacientes antes de adentrarem a um hospital.

CLASSIFICAÇÃO

Localização

A dilatação aneurismática pode afetar qualquer parte da aorta (com algumas envolvendo mais de um segmento). Os segmentos frequentemente comprometidos são:

- Raiz aórtica/aorta ascendente: 60%.
- Arco aórtico: 10%.
- Aorta descendente: 40%.
- Segmento toracoabdominal: 10%.

Formato

- Fusiforme: dilatação uniforme em toda circunferência aórtica (orientação longitudinal).
- Sacular: dilatação restrita a uma porção da parede (projeção lateral com colo que se comunica com a luz aórtica) e o restante da circunferência aórtica normal.

DIAGNÓSTICO

A radiografia de tórax pode ser normal em casos de dissecção. Um achado habitual é o alargamento do mediastino, presente em cerca de 60% dos casos. A ruptura no espaço pleural ou pericárdico se manifesta como derrames pleurais ou uma área cardíaca aumentada; este também pode estar presente devido à insuficiência valvar aórtica crônica. O eletrocardiograma pode ser normal, mas muitas vezes demonstra alterações inespecíficas do segmento ST. O envolvimento dos óstios da artéria coronária pode resultar na elevação do segmento ST, representando um padrão agudo de lesão miocárdica. O ecocardiograma transtorácico pode ocasionalmente identificar uma aba de dissecção proximal ou distal. Mesmo que não se identifique uma aba, a presença de dilatação aórtica, regurgitação aórtica ou um derrame pericárdico inexplicado (presente em um terço dos pacientes) podem ser pistas importantes na consideração diagnóstica da dissecção em um paciente com dor torácica.

As modalidades diagnósticas mais definitivas incluem o ecocardiograma transesofágico (Figura 1), angiotomografia computadorizada de aorta (Figura 2) e angiorressonância magnética de aorta (Figura 3). Cada um dos métodos possui

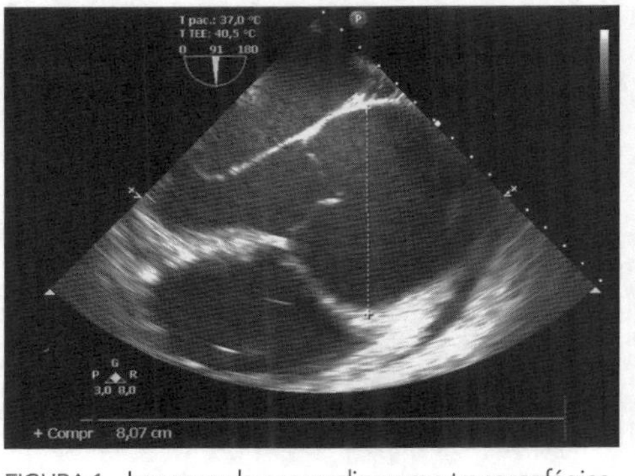

FIGURA 1 Imagem de ecocardiograma transesofágico.

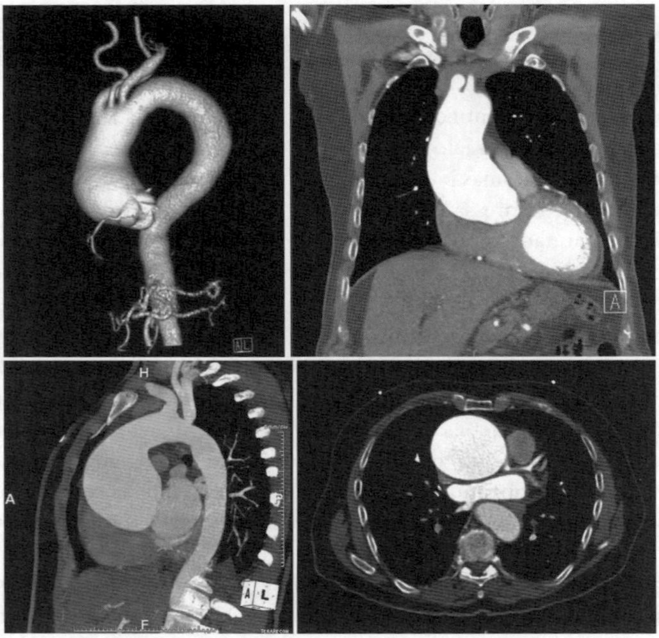

FIGURA 2 Imagem de angiotomografia de aorta.

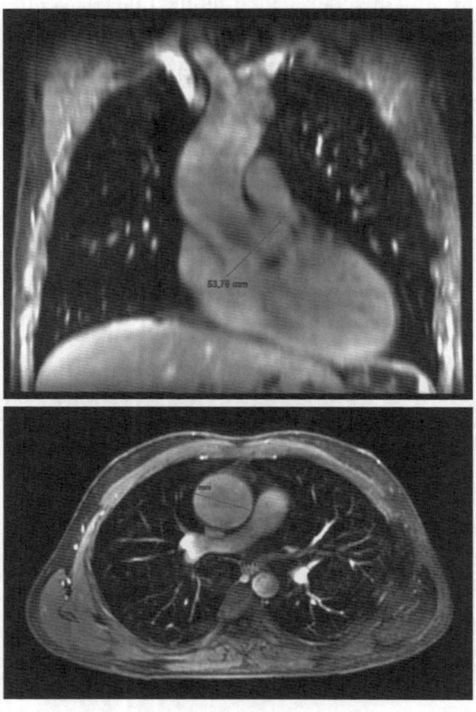

FIGURA 3 Imagem de angiorressonância de aorta.

vantagens e desvantagens relativas, mas todos possuem excelente sensibilidade e especificidade.

TRATAMENTO

A dilatação aneurismática leve a moderada geralmente pode ser tratada de forma conservadora e monitorada. Quando o diâmetro atinge 5 a 6 cm, a intervenção é geralmente considerada devido ao risco de ruptura. A maioria dos pacientes com aneurismas de aorta torácica morre de uma complicação direta do aneurisma (ruptura mais frequente) ou outras complicações cardiovasculares. Os principais preditores de ruptura são o tamanho e a velocidade do crescimento. O crescimento médio de um aneurisma torácico parece ser menor que o dos aneurismas abdominais, tipicamente na ordem de 1 a 2 mm/ano e correlaciona-se com melhor prognóstico para aneurismas torácicos quando controlados pelo tamanho. Existem dados que indicam que betabloqueadores e bloqueadores dos receptores da angiotensina possam retardar a taxa de expan-

TABELA 2 Comparação das modalidades de imagem para aneurisma e dissecção de aorta

Vantagens	Desvantagens
Ecocardiograma transesofágico (TTE)	
▪ Portabilidade ▪ Avalia a função valvar ▪ Avalia a função ventricular ▪ Nenhum agente de contraste	▪ "Ponto cego": onde a aorta ascendente cruza o esôfago e os brônquios ▪ Dificuldade em avaliar os ramos supra-aórticos ▪ Dificuldade em diagnosticar o hematoma intramural ▪ Exige sedação
Tomografia computadorizada (TC)	
▪ Avalia os grandes vasos e ramos supra-aórticos ▪ Aferição precisa dos diâmetros dos segmentos aórticos ▪ Identifica lâmina de dissecção ▪ Tempo de execução rápida	▪ Falta avaliação de função valvular e ventricular ▪ Falta a portabilidade ▪ Requer infusão de contraste ▪ Exposição à radiação
Ressonância magnética (MRA)	
▪ Fornece resolução detalhada da aorta e ramos supra-aórticos ▪ Contraste sem nefrotoxicidade ▪ Não exposição à radiação	▪ Falta portabilidade ▪ Acesso limitado a *scanners* ▪ Custo elevado ▪ Tempo de execução demorada
Angiografia	
▪ Avalia anatomia coronariana (controverso sobre se deve ser realizado antes da cirurgia)	▪ Risco invasivo e dificuldade em acessar o lúmen verdadeiro (nas dissecções aórticas) ▪ Requer infusão de contraste

são do aneurisma torácico em pacientes que estejam sendo seguidos de forma conservadora. A utilização de estatinas para controle do perfil lipídico e a interrupção do tabagismo também podem contribuir para prevenção da dilatação da aorta. A dissecção e a ruptura dos aneurismas de aorta são as complicações mais temidas, e a prevenção desta ocorrência é o propósito do tratamento cirúrgico eletivo. O tamanho é claramente um fator de risco e o principal determinante para dissecção e ruptura.

Em uma série, a taxa anual de dissecção ou ruptura foi de 2% para os aneurismas de aorta torácica menores que 5 cm, 3% para dilatações entre 5 a 5,9 cm e 7% para maiores de 6 cm. Portanto, a intervenção cirúrgica profilática deve ser considerada antes de um aumento que predisponha a instabilidade aórtica.

Embora o tempo ideal para indicação cirúrgica profilática permaneça incerto, as recomendações para a correção são de 5,5 cm para um aneurisma de aorta ascendente e 6 cm para aorta descendente. Pacientes com síndrome de Marfan, Loeys-Dietz, válvula aórtica bicúspide ou história familiar de instabilidade aórtica prematura devem ser considerados para reparo anterior (entre 4,5 a 5 cm e 5,5 a 6 cm para aneurismas ascendentes e descendentes, respectivamente). O alargamento rápido da aorta (> 0,5 a 1 cm/ano) ou desenvolvimento de sintomas também foi recomendado como indicações para a cirurgia (Quadro 1 e Figura 4).

QUADRO 1 Indicação cirúrgica para correção de aneurisma de aorta

- Dilatação da aorta ascendente maior ou igual a 5,5 cm
- Pacientes com síndrome de Marfan ou outras síndromes genéticas (Ehlers-Danlos e Turner), valva aórtica bicúspide, história familiar de aneurisma. A cirurgia será indicada com diâmetro aórtico entre 4 e 5 cm com finalidade de evitar dissecção aguda ou rotura aórtica
- Paciente com aneurisma de aorta ascendente menor que 5,5 cm, mas com taxa de crescimento maior que 0,5 cm por ano
- Paciente que será submetido a troca valvar aórtica ou revascularização do miocárdio com aorta ascendente maior ou igual a 4,5 cm

Hiratzka et al., 2010.

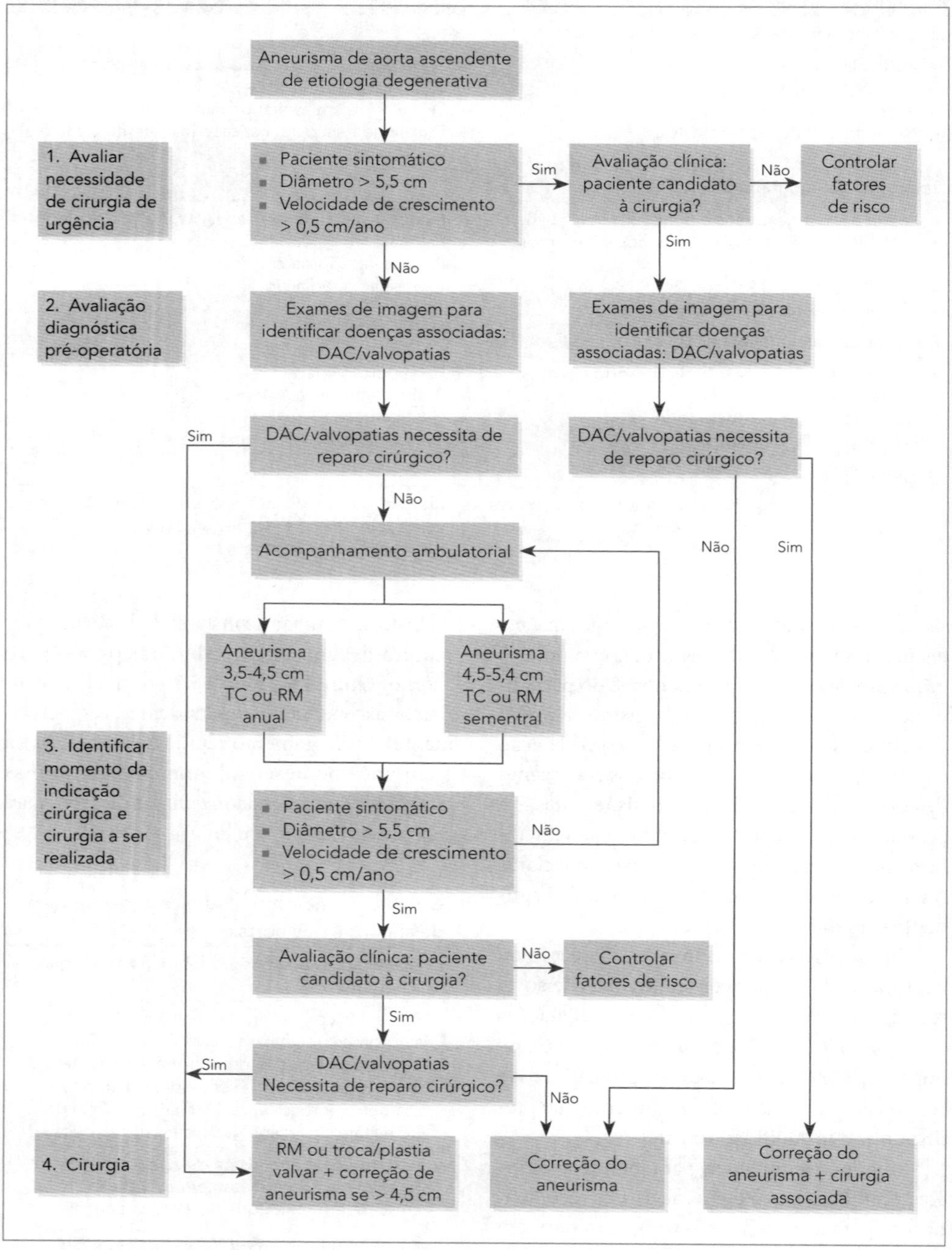

FIGURA 4 Algoritmo de avaliação e tratamento de aneurismas de aorta.
Adaptado Hiratzka et al., 2010.

CIRURGIA

TABELA 3 Opções para tratamento cirúrgico da aorta ascendente

Técnica cirúrgica	Considerações
Aortoplastia (redução do diâmetro aórtico com ressecção de fuso da parede da aorta)	Geralmente não recomendado (risco de dilatação progressiva) Alternativa para pacientes com alto risco cirúrgico (especialmente se os seios não estiverem significativamente dilatados)
Troca de aorta ascendente (porção tubular) por enxerto de Dacron (Figura 6)	Recomendado para casos com dilatação tubular da aorta ascendente sem disfunção valvar aórtica
Troca de aorta ascendente (porção tubular) por enxerto de Dacron e substituição da valva aórtica por bioprótese ou prótese mecânica (independentes)	Geralmente não recomendado (risco de dilatação progressiva) Alternativa para pacientes idosos com disfunção da valva aórtica (seios de tamanho normal e dilatação tubular da aorta ascendente)
Substituição da raiz aórtica, aorta ascendente por tubo valvulado e reimplante de óstios coronários (Bentall e De Bono, 1968) (Figura 7)	Técnica padrão para pacientes com doença valvar significativa e dilatação da aorta ascendente
Substituição aórtica com preservação valvar e reimplante de óstios coronários (Sarsan e Yacoub, 1993; David e Feindel, 1992)	Técnica utilizada para pacientes jovens sem disfunção valvar aórtica Sem necessidade de anticoagulação

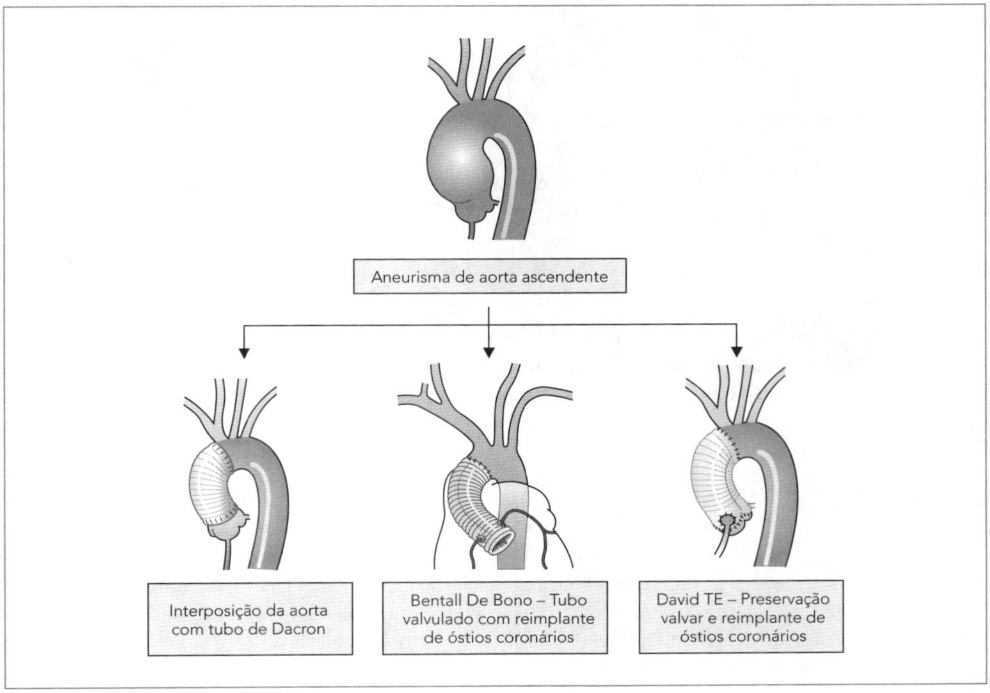

FIGURA 5 Tratamento cirúrgico de aneurisma da aorta ascendente.

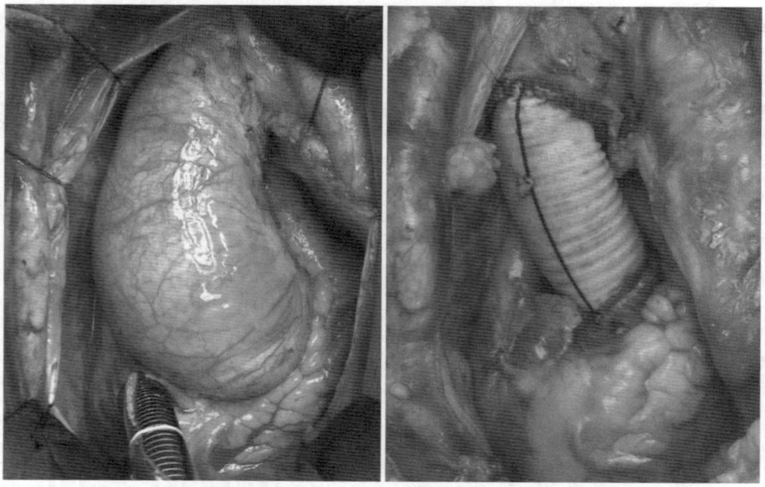

FIGURA 6 Imagem de correção de aneurisma de aorta com interposição de tubo de Dacron.

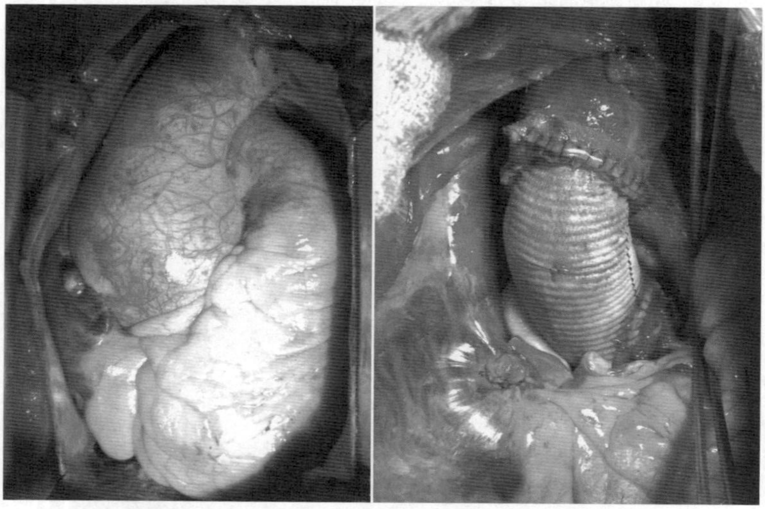

FIGURA 7 Imagem de correção de aneurisma de aorta com tubo valvulado e reimplante de artérias coronárias.

LEITURA SUGERIDA

1. Bentall HH, De Bono A. A technique for complete replacementof the ascending aorta. Thorax. 1968;23(4):338-9.
2. Coady MA, Davies RR, Roberts M, Goldstein LJ, Rogalski MJ, Rizzo JA, et al. Familial patterns of thoracic aortic aneurysms. Arch Surg. 1999;134(4):361-7.
3. David TE, Feindel CM. An aortic valve-sparing operation for patients with aortic incompetence and aneurysm of the ascending aorta. J Thorac Cardiovasc Surg. 1992;103(4):617-22.
4. Guo D, Hasham S, Kuang S-Q, Vaughan CJ, Boerwinkle E, Chen H, et al. Familial thoracic aortic aneurysms and dissections. Circulation. 2001;103(20):2461-8.
5. Hiratzka LF, Bakris GL, Beckman JA, Bersin RM, Carr VF, Casey DE Jr, et al.; American College of Cardiology Foundation; American Heart Association Task Force on Practice Guidelines; American Asso-

ciation for Thoracic Surgery; American College of Radiology; American Stroke Association; Society of Cardiovascular Anesthesiologists; Society for Cardiovascular Angiography and Interventions; Society of Interventional Radiology; Society of Thoracic Surgeons; Society for Vascular Medicine. Catheter Cardiovasc Interv. 2010;76(2):E43-86.

6. Isselbacher EM. Thoracic and abdominal aortic aneurysms. Circulation. 2005;111(6):816-28.
7. Jeremy RW, Huang H, Hwa J, McCarron H, Hughes CF, Richards JG. Relation between age, arterial distensibility, and aortic dilatation in the Marfan syndrome. Am J Cardiol. 1994;74(4):369-73.
8. Lavall D, Schäfers HJ, Böhm M, Laufs U. Aneurysms of the ascending aorta. Dtsch Arztebl Int. 2012;109 (13):227-33.
9. Masuda Y, Takanashi K, Takasu J, Morooka N, Inagaki Y. Expansion rate of thoracic aortic aneurysms and influencing factors. Chest. 1992;102(2):461-6.
10. Nkomo VT, Enriquez-Sarano M, Ammash NM, Melton LJ 3rd, Bailey KR, Desjardins V, et al. Bicuspid aortic valve associated with aortic dilatation; a community-based study. Arterioscler Thromb Vasc Biol. 2003;23(2):351-6.
11. Nuenninghoff DM, Hunder GG, Christianson TJH, McClelland RL, Matteson EL. Incidence and predictors of large-artery complications (aortic aneurysm, aortic dissection, and/or large-artery stenosis) in patients with giant cell arteritis: a population-based study over 50 years. Arthritis Rheum. 2003;48(12):3522-31.
12. Procter CD, Hollier LH. Takayasu's arteritis and temporal arteritis. Ann Vasc Surg. 1992;6(2):195-8.
13. Rosenfield R. Hypertension, aortic dilatation, and aortic dissection in Turner's syndrome: a potentially lethal triad. Clin Endocrinol. 2001;54(2):155-6.
14. Sarsan MAI, Yacoub M. Remodeling of the aortic valve annulus. J Thorac Cardiovasc Surg. 1993;105(3):435-8.

CAPÍTULO 54

Dissecção de aorta

Paulo Manuel Pêgo-Fernandes
Gabriela Favaro Faria

Dissecção de aorta pode ser definida como a delaminação de suas paredes por meio da ruptura da camada média com sangramento dentro e ao longo de suas paredes. Possui alta mortalidade se não tratada e diagnosticada adequadamente, por volta de 50% nas primeiras 48 horas e 60 a 90% em uma semana. A incidência é de 3 casos por 100.000 pessoas por ano, dependendo da prevalência dos fatores de risco na população estudada. Estima-se que a incidência no Brasil seja de 2.500 casos por ano. Os homens são mais atingidos que as mulheres, com uma incidência maior na sexta ou sétima década de vida.

FATORES DE RISCO

Os fatores de risco da dissecção aórtica dividem-se em duas categorias: as condições que contribuem para a degeneração da camada média e as que aumentam o estresse da parede aórtica. Condições associadas à degeneração da camada mediana incluem síndrome de Marfan, síndrome de Loeys-Dietz, a forma vascular da síndrome de Ehlers-Danlos, doença inflamatória da aorta, síndrome de Turner e válvula aórtica bicúspide, além de história familiar de aneurisma de aorta e dissecção.

A condição mais comum que aumenta o estresse na parede é a hipertensão, presente em mais de dois terços dos pacientes com dissecção aórtica. Outra condição envolvida na dissecção pode ser a utilização de substâncias estimulantes, como cocaína e anfetaminas.

O trauma físico pode aumentar o estresse da parede e causar dissecção, como no levantamento de peso ou na lesão de desaceleração em acidentes com veículos motorizados ou quedas. O tabagismo e a cirurgia cardíaca prévia também podem aumentar o risco de dissecção e complicações.

O Registro Internacional de Dados de Dissecção Aórtica Aguda (IRAD) aponta que 15% dos pacientes com dissecção realizaram cirurgia cardíaca prévia.

CLASSIFICAÇÃO

A dissecção de aorta pode ser classificada de acordo com o tempo de início do evento. Quando o início é inferior a 2 semanas, é denominada dissecção aguda; nos processos mais tardios, a dissecção é crônica.

Um tipo de classificação bastante utilizado é o sugerido por DeBakey et al., com base nos critérios anatomocirúrgicos: local da rotura primária da camada íntima e possível envolvimento da aorta ascendente (Tabela 1).

Outra classificação comumente utilizada é a desenvolvida pelo grupo de Stanford, que se baseia na presença ou não do envolvimento da aorta ascendente (Tabela 2).

TABELA 1 Classificação com base nos critérios anatomocirúrgicos

Tipo I	Quando há acometimento da aorta ascendente com delaminação se estendendo pelo arco da aorta e aorta descendente por extensões variadas, podendo atingir até as ilíacas
Tipo II	Quando a delaminação se estende à aorta ascendente até a reflexão pericárdica
Tipo III	Dissecção se inicia justadistal à artéria subclávia esquerda
Tipo IIIa	Dissecção na aorta torácica descendente
Tipo IIIb	Dissecção se estende por baixo do diafragma

TABELA 2 Classificação com base na presença ou não do envolvimento da aorta ascendente

Tipo A	Envolve a aorta ascendente com extensão ou não para a aorta descendente
Tipo B	Envolve somente a aorta descendente

MANIFESTAÇÕES CLÍNICAS

A dor torácica retrosternal ou interescapular abrupta e severa, com irradiação para as costas, ocorre em 90% dos pacientes e ocorre em razão do processo de dissecção em si. A dor pode ser confundida com a do infarto, porém na delaminação pode haver sintomas decorrentes dos ramos da aorta dissecados acometidos pelo processo de delaminação, como síncope, paraplegia ou perda de pulso em alguma extremidade. O processo isquêmico pode ocorrer nos braços ou pernas em 20% de pacientes, no rim em 15%, miocárdio em 10%, cérebro em 5%, no mesentério ou na medula espinhal em 3%.

TABELA 3 Manifestações clínicas da dissecção aguda

Hipertensão
Dor (com associações: síncope, insuficiência cardíaca, acidente vascular cerebral)
Insuficiência cardíaca
Acidente vascular cerebral
Radiografia de tórax anormal
Perda de pulso periférico – oclusão arterial aguda

O paciente pode ainda apresentar hipertensão ou extremidades frias, com má perfusão periférica. Esses sintomas ocorrem por causa do comprometimento dos barorreceptores, da liberação de catecolaminas e da ativação do sistema renina--angiotensina. A liberação tardia desses hormônios pode ser secundária à obstrução renal.

O tamponamento cardíaco ou ruptura da aorta para o tórax ou abdome pode causar hipotensão. A taquicardia quase sempre está presente, seja pela dor, seja pela instabilidade hemo-

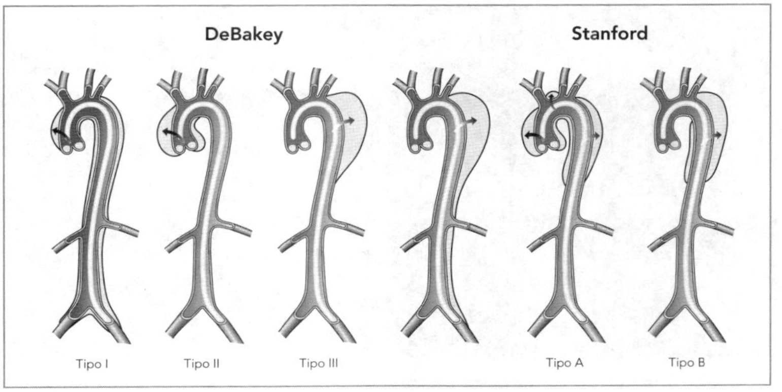

FIGURA 1 Desenho esquemático das classificações.

dinâmica. Na ausculta a insuficiência aórtica será detectada em mais de 50% dos casos.

DIAGNÓSTICO

Além da suspeita clínica, o diagnóstico deve ser confirmado por exames de imagem, que podem apresentar informações importantes para determinar as medidas terapêuticas. A presença de dupla luz determina o diagnóstico de dissecção; a presença de derrame pericárdico e o comprometimento da aorta ascendente indicam que o tratamento deve ser cirúrgico, em razão do alto risco de rotura.

São informações importantes: localização da fenda intimal, presença de insuficiência aórtica, permeabilidade da falsa luz, comprometimento de ramos arteriais da aorta. Para orientação diagnóstica, alguns exames são fundamentais: tomografia, angiotomografia, ecocardiograma transtorácico ou transesofágico, ressonância magnética e aortografia.

Radiografia

A radiografia de tórax em 50% dos casos apresenta-se normal, e na outra metade mostra aumento do mediastino. Por isso, com o decorrer do tempo, a tomografia de tórax computadorizada passou a ser o exame primário escolhido para confirmação do diagnóstico.

Ecocardiograma transtorácico e transesofágico

Em pacientes hemodinamicamente instáveis, o ecocardiograma transtorácico é favorecido porque é portátil. No entanto, apresenta algumas limitações: é dependente do operador, a visualização da janela acústica é estreita e a sobreposição dos pulmões pode dificultar ou obstruir a visualização da aorta ascendente proximal e do arco aórtico, resultando em uma imagem de má qualidade. Nessas situações, o ecotransesofágico é mais indicado, podendo ou não ser associado ao transtorácico. Esse exame pode evidenciar a presença ou não de derrame pericárdico, insuficiência aórtica, função ventricular, localização das lesões intimais, hematoma intramural e úlcera penetrante. É muito útil na confirmação diagnóstica nos casos de dissecção de aorta aguda.

Tomografia

A tomografia é um exame não invasivo que permite imagem em dois planos, podendo identificar o envolvimento da aorta em toda sua extensão, assim como seus ramos. Esse método é muito mais sensível e específico nas dissecções tipo A, sendo pouco informativo nas dissecções envolvendo o arco distal e o início da aorta descendente. Uma desvantagem é que não demonstra com clareza o local lesionado da camada

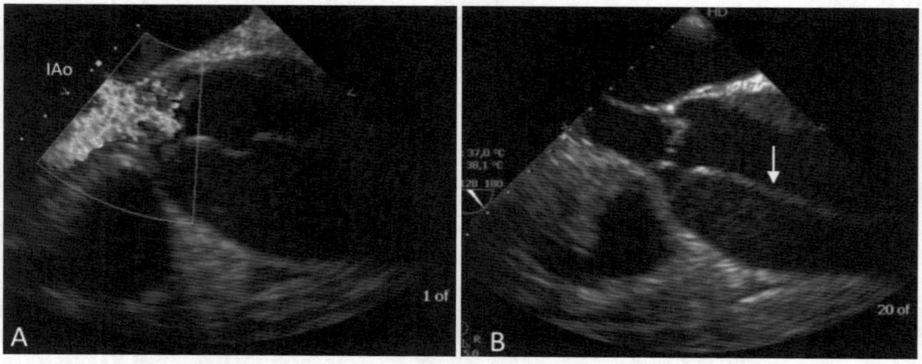

FIGURA 2 (A) Ecotransesofágico demonstrando dissecção com insuficiência aórtica (IAo) importante. (B) Luz verdadeira e falsa luz.

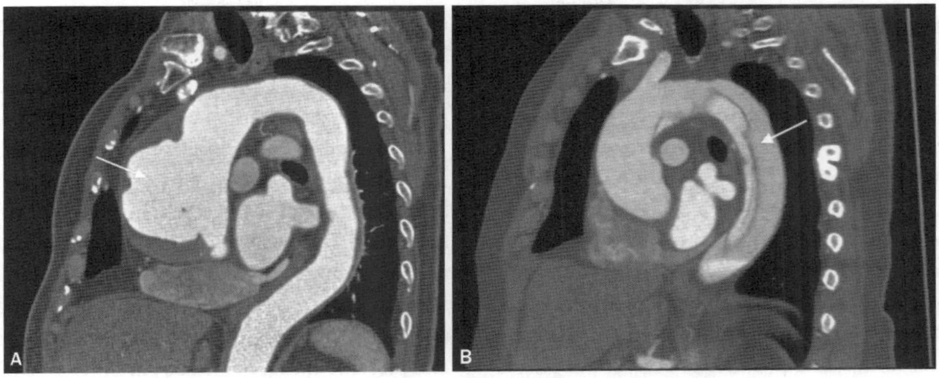

FIGURA 3 Corte tomográfico sagital exibindo presença de dissecção da aorta.

íntima, o que diferencia o tratamento cirúrgico do endovascular.

Angiotomografia

É o exame mais utilizado para diagnosticar a dissecção da aorta crônica. Na fase aguda, é utilizada quando possível para confirmação diagnóstica e planejamento terapêutico. Atualmente, está disponível na maioria dos hospitais e as imagens podem ser obtidas em minutos. A sensibilidade e a especificidade podem aproximar-se de 100%, e o exame pode ser mais sensível do que a ressonância e o ecotransesofágico na avaliação do envolvimento do arco aórtico. Como a angiografia convencional, ela requer a administração de contraste nefrotóxico. Contudo, nem sempre é possível visualizar os locais de entrada e saída de uma dissecção, e o exame fornece informações limitadas sobre as artérias coronárias e nenhuma informação sobre a competência da válvula aórtica. Assim, se a dissecção aórtica for identificada pela angiotomografia, um segundo estudo pode ser necessário para fornecer mais informações do diagnóstico e para orientar a intervenção cirúrgica.

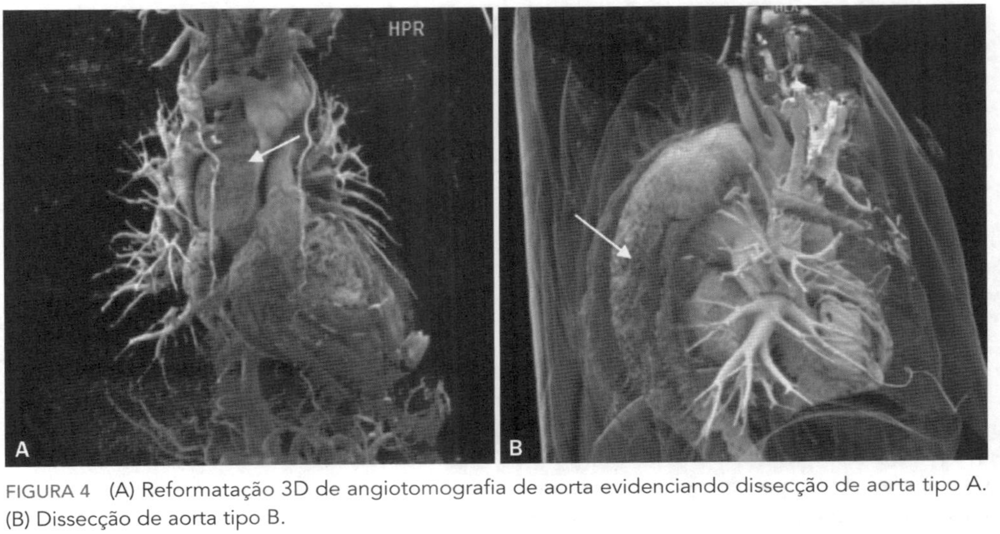

FIGURA 4 (A) Reformatação 3D de angiotomografia de aorta evidenciando dissecção de aorta tipo A. (B) Dissecção de aorta tipo B.

Ressonância magnética

Esse exame pode combinar informações anatômicas e funcionais abrangentes com altas sensibilidade e especificidade. Identifica toda extensão da dissecção, permitindo visualizar o fluxo sanguíneo na falsa luz sem utilização de contraste. Sua limitação é que não pode ser utilizada em pacientes instáveis por causa do tempo de duração do exame e por não ser um equipamento presente em grande parte dos hospitais. A ressonância é padrão de referência para a avaliação ambulatorial de pacientes já operados.

Aortografia

É o exame mais antigo e pouco realizado atualmente para detecção diagnóstica. Permite identificar as lesões da camada íntima, a luz verdadeira e a falsa, além dos ramos da aorta acometidos, função ventricular e coronárias. Contudo, necessita de médico experiente para sua realização e é um exame invasivo, com necessidade de utilização de contraste.

TRATAMENTO

Dissecção aguda

É uma doença com altas taxas de mortalidade nas primeiras 48 horas da manifestação dos sintomas, por isso o tratamento intensivo desde o diagnóstico até sua confirmação é essencial.

Clínico

O controle da dor nessa situação é fundamental, pois ela pode elevar o tônus adrenérgico e aumentar a dissecção. Opiáceos e benzodiazepínicos para ansiedade são os medicamentos mais utilizados nessas circunstâncias.

Aproximadamente metade dos pacientes com dissecção aguda é hipertensa, por isso o tratamento da pressão arterial deve ser iniciado assim que o diagnóstico de dissecção for constatado. Os bloqueadores beta-adrenérgicos intravenosos são o pilar da terapia aguda e crônica. Seus efeitos inotrópicos e cronotrópicos negativos diminuem o esforço de cisalhamento através do lúmen aórtico e diminuem a probabilidade de propagação da dissecção e dilatação aórtica. Os vasodilatadores parenterais (p.ex., nitroprussiato e nitroglicerina) devem ser iniciados se os betabloqueadores se revelarem insuficientes para baixar a pressão arterial. Eles nunca devem ser usados sozinhos, pois podem causar taquicardia reflexa e , consequentemente, aumentar o estresse de cisalhamento intraluminal. A hipotensão está presente em 15 a 30% dos pacientes e a chance de óbito nesses casos aumenta em 5 vezes.

A hipotensão pode resultar de falha da bomba (decorrente de insuficiência aórtica aguda, tamponamento pericárdico ou isquemia miocárdica), ruptura aórtica, acidose láctica sistêmica ou choque espinal. A ecocardiografia transtorácica pode ser usada para determinar de forma rápida e não invasiva a funcionalidade da valva aórtica e a presença de derrame pericárdico. Embora a hipotensão possa responder de forma transitória à ressuscitação do volume, todos os pacientes hipotensos com dissecção aórtica, independentemente do tipo, devem ser imediatamente encaminhados para avaliação cirúrgica.

Cirúrgico

A intervenção cirúrgica deve ser considerada nos pacientes com dissecção tipo A. O objetivo da cirurgia é prevenir a ruptura aórtica e o derrame pericárdico que pode levar ao tamponamento cardíaco. Também é imperativo eliminar a regurgitação aórtica, evitar a isquemia do miocárdio e redirecionar o fluxo pela luz verdadeira aos ramos supraórticos e aorta descendente.

A abordagem convencional para correção cirúrgica da dissecção tipo A é a esternotomia mediana, com o circuito de circulação extracorpórea (CEC) estabelecido a partir da canulação do átrio direito (AD) e da artéria femoral, utilizando-se geralmente hipotermia moderada de 28 a 32°C.

Se os diâmetros da aorta ascendente e da raiz da aorta são normais, e não há desalinhamento do plano comissural da válvula aórtica nem distorção dos óstios coronarianos, a correção usualmente é feita pela interposição de um enxerto de dácron.

Pacientes com dissecção tipo A que não receberam tratamento tiveram mortalidade aproximada de 1 a 2% por hora durante o primeiro dia e quase metade morreram em uma semana.

O tratamento endovascular para o tipo A tem sido reportado em alguns pacientes. No entanto, essa abordagem não deve ser considerada como padrão, além de possuir restrições anatômicas.

Dissecção crônica

Clínico

Os pacientes com dissecção crônica devem ser tratados clinicamente visando à prevenção do crescimento da dissecção e sua ruptura. O tratamento medicamentoso também deve compreender o controle rigoroso da pressão arterial e da frequência cardíaca.

Pacientes com dissecção de aorta tipo B tratados apenas com medicamentos possuem menor mortalidade, já que em pacientes submetidos a operação a mortalidade foi de 31%, sendo as causas ruptura aórtica (38,5%) e isquemia visceral (15,4%).

Cirúrgico

O tratamento cirúrgico da dissecção tipo B deve ser considerado quando há dor torácica persistente e recorrente, quando há dissecção ocorrendo em uma aorta previamente aneurismática com diâmetro maior que 5 cm ou início de outras complicações como isquemia de membros, rins ou intestino.

Nos pacientes com dissecção aórtica crônica e insuficiência valvar, um estudo demonstrou que a ressuspensão da válvula é uma técnica satisfatória. A operação apresenta baixa mortalidade e diminuição da incidência de complicações em comparação com a substituição da válvula. A identificação do mecanismo da incompetência valvar é fundamental para a escolha do procedimento cirúrgico. Os procedimentos aortoplásticos devem ser evitados por causa da alta incidência de redissecção.

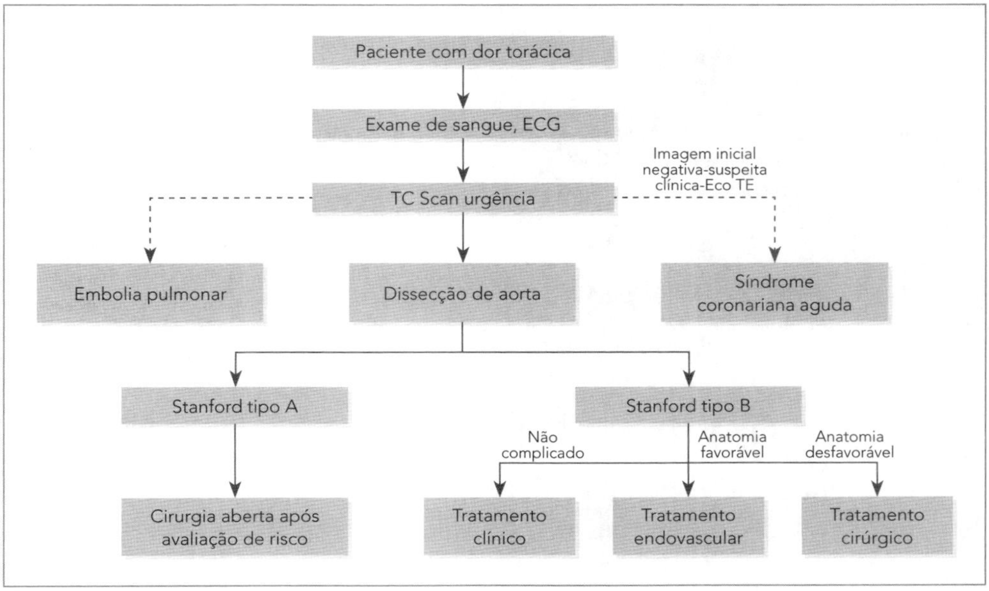

FIGURA 5 Fluxograma para tratamento da dissecção de aorta.

ECG: eletrocardiograma; ECO TE: ecocardiograma transesofágico; TC *Scan*: tomografia computadorizada *scan*.

Fonte: adaptada de Ninaber e Clough.

Na técnica originalmente descrita por Bentall e De Bono, os óstios coronários são incluídos na porção ascendente do tubo de dácron, através de anastomoses diretas, realizadas após o implante valvar. Essa técnica é mais utilizada nas dissecções crônicas e nas ectasias ânulo-aórticas.

O manejo cirúrgico das dissecções da aorta descendente aguda e crônica compreende a substituição de porções afetadas com um enxerto tubular de tamanho apropriado.

A maioria dos cirurgiões executa a operação usando CEC. Normalmente, a hipotermia moderada é induzida com cuidado, tomando-se a precaução de igualar as pressões de perfusão durante a implantação do enxerto proximal e distal ao *cross-clamp* aórtico.

A utilização de prótese percutânea para o tratamento de dissecções de aorta descendente tem aumentado muito nos últimos tempos, pois esse tipo de intervenção diminui a morbimortalidade cirúrgica e complicações inerentes da cirurgia convencional, como insuficiências reparatória e renal, coagulopatias, dor, paraplegia, hematoma e pseudoaneurisma.

Questões orientadoras

1. Quais os fatores de risco da dissecção de aorta?
2. Qual a classificação da dissecção de aorta?
3. Quais os sinais e sintomas?
4. Como é realizado o diagnóstico?
5. Qual o tratamento?

LEITURA SUGERIDA

1. Albuquerque L, Braile D, Palma J, Saadi E, Almeida R, Gomes W, et al. Diretrizes para o tratamento cirúrgico das doenças da aorta da Sociedade Brasileira de Cirurgia Cardiovascular: atualização 2009. Rev Bras Cir Cardiovasc. 2009;24(2):7-33.
2. Debakey ME, Henly WS, Cooley DA, Morris GC Jr, Crawford ES, Beall AC Jr. Surgical management of dissecting aneurysms of the aorta. J Thorac Cardiovasc Surg. 1965;49:130-49.
3. Fann J, Sarris G, Mitchell R, Shumway N, Stinson E, Oyer P, et al. Treatment of patients with aortic dissection presenting with peripheral vascular complications. Ann Surg. 1990;212(6):705-13.
4. Goldfinger J, Halperin J, Marin M, Stewart A, Eagle K, Fuster V. Thoracic aortic aneurysm and dissection. J Am Coll Cardiol. 2014;64(16):1725-39.
5. Hagan P, Nienaber C, Isselbacher E, Bruckman D, Karavite D, Russman P, et al. The International Registry of Acute Aortic Dissection (IRAD). JAMA. 2000;283(7):897.
6. Hagan P, Nienaber C, Isselbacher E, Bruckman D, Karavite D, Russman P, et al. The International Registry of Acute Aortic Dissection (IRAD). JAMA. 2000;283(7):897.
7. Khan I, Nair C. Clinical, diagnostic, and management perspectives of aortic dissection. Chest. 2002; 122(1):311-28.
8. Nienaber C, Clough R. Management of acute aortic dissection. Lancet. 2015;385(9970):800-11.
9. Pape L, Awais M, Woznicki E, Suzuki T, Trimarchi S, Evangelista A, et al. Presentation, diagnosis, and outcomes of acute aortic dissection. J Am Coll Cardiol. 2015;66(4):350-8.
10. Pêgo-Fernandes PM, Stolf NA, Moreira LF, Pereira Barreto AC, Bittencourt D, Jatene AD. Management of aortic insufficiency in chronic aortic dissection. Ann Thorac Surg. 1991;51(3):438-42.

CAPÍTULO 55

Doença arterial obstrutiva periférica

Mauro Andrade

INTRODUÇÃO

Existem várias doenças que provocam obstruções arteriais, mas a doença arterial obstrutiva periférica (DAOP) de origem aterosclerótica é, de longe, a mais comum na prática clínica, atingindo mais de 200 milhões de pessoas em todo o mundo. Essa prevalência inclui desde pacientes assintomáticos até aqueles em que a obstrução arterial representa risco iminente de perda do membro.

A aterosclerose acomete principalmente artérias de grande e médio calibre e tem predileção por áreas sujeitas a maior estresse hemodinâmico: regiões ostiais (como artéria subclávia, artérias renais, artérias mesentéricas), bifurcações arteriais (p. ex., aorta abdominal, carótida e artéria femoral) e áreas em que há menor mobilidade da artéria (como nas artérias ilíacas e na artéria femoral no seu trajeto pelo canal adutor).

Neste capítulo serão revistos aspectos da DAOP que acometem a circulação do membro inferior.

No paciente cardiológico, o diagnóstico de DAOP é importante por ser um marcador prognóstico de morbidade e mortalidade em pacientes com aterosclerose e, mesmo em pacientes assintomáticos, o diagnóstico adequado e precoce pode reduzir as complicações relacionadas às obstruções arteriais.

FATORES DE RISCO

Os fatores de risco da DAOP são semelhantes aos observados na doença cardiovascular, e sua relação com a idade está descrita no Quadro 1.

Os fatores de risco e sua importância individual para a DAOP estão na Tabela 1. Embora todos sejam índices de aumento geral de risco, na oclusão aortoilíaca o tabagismo e a dislipi-

QUADRO 1 Fatores de risco da doença arterial obstrutiva periférica

1. Pacientes com idade superior a 65 anos
2. Pacientes entre 50 e 64 anos com pelo menos um fator de risco para doença aterosclerótica (tabagismo, hipertensão, dislipidemia, diabete melito) ou história familiar de DAOP
3. Pacientes com menos de 50 anos com diabete melito e pelo menos outro fator de risco para doença aterosclerótica
4. Pacientes com doença aterosclerótica diagnosticada em artérias coronárias, carótidas, renais, mesentéricas ou presença de aneurisma de aorta abdominal

TABELA 1 Aumento da probabilidade de DAOP conforme fatores de risco para aterosclerose

Tabagismo	2,0 a 2,7
Diabete melito	1,9 a 4,0
Hipertensão	1,3 a 2,2
Hipercolesterolemia	1,05 a 1,1

demia têm maior importância relativa que nas obstruções arteriais do membro inferior, nas quais, além do tabagismo, a influência do diabete melito e hipertensão é mais significativa.

Outras condições associadas à DAOP são a hiper-homocisteinemia, a hiperfibrinogenemia e a elevação da proteína C-reativa. No entanto, elas aparentam ser mais úteis como marcadores da doença aterosclerótica e não como fatores de risco isolados, pois podem estar elevadas secundariamente, sobretudo ao tabagismo.

DIAGNÓSTICO

História clínica e exame físico

A DAOP pode apresentar-se desde a forma clinicamente assintomática até lesões teciduais incompatíveis com a preservação do membro acometido. A claudicação intermitente deve ser quantificada em metros de marcha até o aparecimento da dor no grupamento muscular afetado. A dor corresponde à isquemia muscular observada com o aumento da necessidade metabólica do exercício e melhora com o repouso. A dor em repouso normalmente se localiza em regiões mais distais do membro (pé e dedos) e costuma ser pior à noite. Quando presente, significa que o aporte sanguíneo basal é insuficiente para manter a integridade dos tecidos. A dor em repouso costuma melhorar com o declive, frequentemente obrigando o paciente a dormir sentado ou com o pé pendente. As lesões tróficas, caracterizadas pela presença de lesões ulceradas e dolorosas de difícil cicatrização ou presença de necrose, podem ocorrer espontaneamente ou após pequenos traumas.

O estadiamento clínico da DAOP é usualmente feito por meio das classificações de Fontaine e de Rutherford (Tabela 2).

No exame físico devem-se observar o enchimento capilar do pé e dos dedos, a velocidade do enchimento venoso, a presença de palidez à elevação do membro e a hiperemia quando o pé se encontra em posição pendente.

Os pulsos femorais, poplíteos, tibiais anteriores e posteriores e o pulso da artéria dorsal do pé devem ser palpados e sugerem obstrução arterial na sua ausência ou diminuição de sua amplitude.

TABELA 2 Classificações da DAOP baseadas no quadro clínico

Classificação de Fontaine	Classificação de Rutherford
Estágio I - Assintomático	Categoria 0 - Assintomático
Estágio II a) - Claudicação intermitente Estágio II b) - Claudicação intermitente incapacitante	Categoria 1 - Claudicação leve Categoria 2 - Claudicação moderada Categoria 3 - Claudicação severa
Estágio III - Dor isquêmica em repouso	Categoria 4 - Dor em repouso
Estágio IV - Lesões tróficas	Categoria 5 - Lesão trófica pequena Categoria 6 - Necrose extensa

A ausculta abdominal e da artéria femoral no trígono femoral devem ser feitas para a pesquisa de sopros que podem corresponder a estenoses.

Faz parte do exame clínico arterial dos membros inferiores a obtenção do índice tornozelo-braço (ITB). O ITB corresponde à relação entre a pressão sistólica do membro superior e a maior pressão obtida nas artérias da região do tornozelo ou do pé por meio de um aparelho portátil de ultrassonografia Doppler. Os valores do ITB referentes à gravidade da DAOP estão mostrados na Tabela 3.

Métodos complementares

Para a avaliação da DAOP, outros métodos diagnósticos podem ser utilizados. Todavia, sua indicação se limita à melhor definição anatômica da obstrução após o diagnóstico clínico ou ao controle de intervenções, não tendo indicação para rastreamento ou diagnóstico inicial da DAOP.

O ecodoppler colorido não é invasivo, é capaz de diagnosticar a topografia e o grau da lesão arterial e é muito útil no acompanhamen-

TABELA 3 Correlação entre ITB e diagnóstico da presença de DAOP (índices superiores a 1,4 são observados em calcificação extensa das artérias e necessitam de outros métodos para o diagnóstico)

Normal	1 a 1,4
Anormal	Abaixo de 0,9*
Limítrofe	Entre 0,9 e 1

* Índices iguais ou inferiores a 0,4 são compatíveis com isquemia crítica.

to pós-operatório de reconstruções arteriais e angioplastias. No entanto, sua acurácia depende do operador e a avaliação da aorta e das artérias ilíacas pode apresentar dificuldades técnicas.

Angiografia por subtração digital, ressonância magnética ou tomografia computadorizada apresentam excelentes sensibilidade e especificidade na definição anatômica das lesões arteriais, mas são métodos invasivos e têm indicação restrita em pacientes com insuficiência renal ou alergia ao contraste iodado. Devem ser utilizadas apenas quando se considera a realização de procedimentos de revascularização.

TRATAMENTO

No tratamento dos pacientes com DAOP, devem-se considerar dois fatores:

- São pacientes clinicamente graves. Em 5 anos, 20 a 30% deles vão sofrer um infarto do miocárdio não fatal ou acidente vascular cerebral, e a mortalidade desse grupo é de 15 a 30%, a maioria por doença cardiovascular.
- Em um período de 5 anos, a evolução da morbidade relacionada ao membro inferior é relativamente benigna. Em 70 a 80% dos pacientes, a claudicação permanece estável. Entre 10 e 20% apresentam redução da distância de marcha e 1 a 2% dos pacientes apresentarão isquemia crítica e risco de perda do membro. Nesse grupo, a gravidade é maior, e apenas 50% deles estarão vivos e livres de amputação após 1 ano.

Tratamento conservador

Controle dos fatores de risco

O tratamento adequado da hipertensão arterial e do diabete melito tem impacto na sobrevida dos pacientes com DAOP. A cessação do tabagismo melhora o resultado do tratamento da claudicação intermitente e tem efeito positivo na perviedade tardia de restaurações arteriais.

Exercícios físicos

Idealmente realizadas sob supervisão, caminhadas regulares de 30 minutos podem aumentar a distância de marcha sem claudicação em até 150%.

Antiagregantes plaquetários

Em pacientes com DAOP sintomática, recomenda-se o uso de ácido acetilsalicílico 100 mg/dia ou clopidogrel 75 mg/dia. Não há benefício na associação de antiagregantes. O uso de anticoagulantes não é mais eficaz que o de antiplaquetários e tem maior risco de sangramento.

Estatinas

Recomenda-se o uso de estatinas a todos os pacientes com DAOP, independentemente dos níveis séricos de colesterol. Reduzem-se eventos cardiovasculares, a piora da claudicação intermitente, a necessidade de revascularização e as taxas de amputação. Um estudo mostra efeito benéfico no uso de atorvastatina 80 mg/dia no aumento da distância percorrida sem dor em claudicantes.

Vasodilatadores/hemorreológicos

Demonstrou-se que o uso de cilostazol aumenta a distância de marcha em 50% em pacientes claudicantes. Todavia, cefaleia é um efeito colateral frequente, provoca descontinuação do tratamento em até 30% dos pacientes e é uma medicação contraindicada em insuficiência cardíaca congestiva.

A pentoxifilina não melhora a distância de marcha. Ocasionalmente, pode ser útil em pacientes diabéticos.

Tratamento endovascular ou cirúrgico convencional

Pacientes com claudicação que limite sua qualidade de vida ou vida profissional e que não responderam ao tratamento conservador realizado adequadamente (sobretudo exercícios e cessação do tabagismo) podem ser candidatos a revascularizações endovasculares, desde que apresentem condições anatômicas favoráveis para o procedimento e tenham baixo risco cirúrgico. Os melhores resultados tardios são observados nos procedimentos sobre lesões limitadas da artéria ilíaca. Para a artéria femoral, o prognóstico da angioplastia e a colocação de *stent* apresentam pouca vantagem sobre o tratamento conservador, embora o uso de *stents* ou balões farmacológicos aumente significativamente a perviedade tardia do procedimento.

A indicação da revascularização cirúrgica convencional com substitutos arteriais protéticos ou autólogos para esse grupo de pacientes claudicantes segue os mesmos princípios das abordagens endovasculares. Essa técnica é empregada se houve falha ou se há contraindicação técnica da angioplastia.

As intervenções cirúrgicas convencionais ou endovasculares não têm indicação nem devem ser realizadas em pacientes com DAOP com o objetivo de prevenir o aparecimento de isquemia crítica.

Isquemia crítica

Para os pacientes com isquemia crítica do membro (dor isquêmica de repouso, úlceras isquêmicas ou necrose), a restauração do fluxo sanguíneo deve ser sempre considerada para limitar as perdas teciduais. Deve-se considerar a maior gravidade desse subgrupo de pacientes; a mortalidade cardiovascular em 1 ano é superior a 20% e conseguem-se evitar amputações em menos de 80% dos pacientes.

Em casos de lesões necróticas, é ideal promover a revascularização efetiva de pelo menos uma das artérias do pé, sobretudo em pacientes com diabete melito com lesões necróticas infectadas. Nessa situação, pode ser necessário o tratamento de lesões oclusivas em mais de um segmento arterial.

Em pacientes com DAOP e lesões de diversos segmentos arteriais com dor isquêmica ou pequenas úlceras, a restauração arterial pode ser bem-sucedida, ainda que realizada em apenas um território. O tratamento das lesões dos demais territórios pode ser completado em um segundo tempo, se necessário.

Questões orientadoras

1. Como caracterizar a dor à deambulação como decorrente de obstrução arterial?
2. Estabeleça as diferenças entre lesões ulceradas do membro inferior causadas por isquemia e as de outras causas.
3. Durante uma consulta clínica de rotina, observou-se ausência dos pulsos poplíteo, tibial posterior e pedioso em um dos membros do paciente. Quais seriam os dados de história a ser obtidos e a sequência diagnóstica adequada?
4. Para um paciente com claudicação intermitente por obstrução da artéria ilíaca comum, sugira o tratamento inicial e as condições que o fariam pensar em procedimentos de revascularização.
5. O que mudaria se a artéria afetada fosse a femoral?

LEITURA SUGERIDA

1. Gerhard-Herman MD, Gornik HL, Barrett C, Barshes NR, Corriere MA, Drachman DE, et al. 2016 AHA/ACC Guideline on the Management of Patients with Lower Extremity Peripheral Artery Disease: a report of the American College of Cardiology/American Heart Association Task Force on Clinical Practice Guidelines. J Am Coll Cardiol. 2017;69(11):1465-508.
2. Presti C, Miranda Jr. F, Casella IB, De Luccia N, Covre MR. Projeto Diretrizes SBACV. Doença arterial periférica obstrutiva de membros inferiores. Diagnóstico e tratamento. Elaboração final em novembro de 2015. Disponível em: http://www.sbacv.com.br/lib/media/pdf/diretrizes/daopmmii.pdf.

CAPÍTULO 56

Doença cerebrovascular

Eli Faria Evaristo

DEFINIÇÃO

O termo doença cerebrovascular (DCV) reúne um conjunto de diferentes apresentações clínicas e alterações patológicas que se caracterizam pela ocorrência de um déficit neurológico de instalação súbita, habitualmente focal, decorrente de alterações vasculares estruturais não traumáticas ou funcionais, relacionadas ao fluxo sanguíneo e ao sistema de coagulação.

EPIDEMIOLOGIA

Frequente e com alto impacto na qualidade de vida do paciente e de seus familiares e cuidadores, a DCV responde por mais da metade de todas as hospitalizações por doença neurológica aguda no Brasil, sendo responsável por cerca de 100 mil mortes por ano.

MECANISMOS E ETIOLOGIA

Diferentes alterações patológicas e fisiopatológicas determinam os diversos mecanismos e formas de apresentação da DCV, que incluem o acidente vascular cerebral isquêmico (AVCI), o ataque isquêmico transitório (AIT) e o acidente vascular cerebral hemorrágico (AVCH), seja hemorragia intraparenquimatosa (HIP), seja hemorragia subaracnóidea (HSA) (Tabela 1).

O cuidado adequado ao paciente que se apresenta com um quadro cerebrovascular depende do correto reconhecimento de suas diferentes apresentações, mecanismos e etiologias, uma vez que vários aspectos do tratamento

TABELA 1 Principais mecanismos da doença cerebrovascular

Tipo de DCV	Apresentação	Mecanismos
Isquêmica	AVCI, AIT	Trombose de grandes artérias
		Embolia de origem cardíaca
		Oclusão de pequenas artérias
		Outros
Hemorrágica	HIP	Arteriolopatia (secundária à hipertensão)
		Coagulopatia
		Malformação vascular
		Outros
	HSA	Aneurisma sacular
		Coagulopatia
		Outros

AIT: ataque isquêmico transitório; AVCI: acidente vascular cerebral isquêmico; DCV: doença cerebrovascular; HIP: hemorragia intraparenquimatosa; HSA: hemorragia subaracnóidea.

diferem em cada um deles, tanto nas condutas da fase aguda quanto na prevenção secundária. Trombose de grandes artérias está comumente associada a doença aterosclerótica e seus conhecidos fatores de risco. Embolia de origem cardíaca pode ocorrer em diversas arritmias, principalmente a fibrilação atrial; valvopatias, como a doença reumática e outras; e miocardiopatias, isquêmica, chagásica ou inflamatória. Oclusão de pequenas artérias ocorre geralmente por arteriolopatia decorrente de lipo-hialinose associada a hipertensão arterial e diabetes, e por microateromas. HIP pode ocorrer por arteriolopatias, especialmente relacionadas à hipertensão arterial; coagulopatias hereditárias e adquiridas, incluindo as medicamentosas; malformações vasculares, arteriais e venosas; e outras, incluindo neoplasias e vasculopatias inflamatórias e não inflamatórias. HSA espontânea tem como principal causa a rotura de aneurismas cerebrais saculares, podendo também ser causada por coagulopatias e outras vasculopatias, inflamatórias ou não.

DIAGNÓSTICO DIFERENCIAL

O diagnóstico diferencial envolve outras doenças nas quais podem ocorrer manifestações neurológicas de início súbito. A anamnese inicial, o exame clínico e os exames complementares são de extrema importância para, de uma forma rápida e sistemática, descartar tais diagnósticos e prosseguir com o tratamento adequado (Quadro 1).

QUADRO 1 Principais diagnósticos diferenciais
Déficit neurológico secundário a crises epilépticas
Alterações metabólicas (hiperglicemia, hipoglicemia, encefalopatia hepática)
Infecções sistêmicas (especialmente em idosos)
Neoplasias cerebrais
Infecções do sistema nervoso central
Outras lesões estruturais cerebrais (hematoma subdural crônico, especialmente em idosos)

ACHADOS DE IMAGEM

As informações de neuroimagem e de imagem vascular são indispensáveis para o tratamento otimizado de todas as formas de DCV, seja nas condutas de fase aguda ou de investigação etiológica, necessárias para a definição da melhor forma de prevenção secundária.

O objetivo da neuroimagem na fase aguda é descartar a presença de lesões cerebrais de causa não vascular (tumores, abscessos etc.) e auxiliar na diferenciação entre as diversas apresentações cerebrovasculares agudas (AVCI/AIT/HIP/HSA). Além disso, pela possibilidade de tratamentos endovasculares (trombectomia, angioplastia e embolização) e cirúrgicos (drenagem de hematoma e clipagem de aneurisma) em pacientes selecionados, exames de imagem vascular são habitualmente incorporados ao protocolo de neuroimagem. Há protocolos por tomografia computadorizada (TC) e por ressonância magnética (RM), embora a maior parte dos serviços de emergência utilize TC, pelo seu menor custo, maior disponibilidade, processamento mais rápido, alta sensibilidade diagnóstica para a presença de hemorragia intracraniana e possibilidade de detectar sinais de infarto recente (embora sua sensibilidade para isso seja bem menor que a da RM).

Como o tempo é fundamental, pacientes com quadro cerebrovascular agudo devem ser priorizados para a realização da neuroimagem já nos primeiros minutos de sua chegada ao serviço de emergência, desde que não apresentem emergências ventilatórias ou hemodinâmicas. Nos pacientes candidatos a tratamento trombolítico intravenoso ou trombectomia mecânica (TM), a neuroimagem deve ser realizada dentro dos primeiros 20 minutos da admissão do paciente e o protocolo de imagem deve ser otimizado para não causar atraso ao início do tratamento.

Mais recentemente, a possibilidade de expansão da janela terapêutica para TM primária em pacientes com AVCI até 24 horas de evolução, mediante o uso de avaliação radiológica ou clínico-radiológica, por TC ou RM, para estimar a presença de viabilidade tecidual, traz a necessidade de adicionar esse tipo de estudo ao protocolo de neuroimagem para seleção de candidatos a tratamento endovascular primário, sobretudo nos pacientes com tempo de evolução dos sintomas acima de 6 horas.

TRATAMENTO

O tratamento da DCV aguda começa a partir de sua suspeita diagnóstica, pela existência de um déficit neurológico de instalação súbita, mesmo antes da definição de sua forma de apresentação (AVCI/AIT/HIP/HSA). A suspeita diagnóstica deve levar ao acionamento de um código de atendimento envolvendo uma equipe multiprofissional e setores hospitalares para uma atuação conjunta, integrada e rápida, baseada em um protocolo institucional predefinido, desencadeando um processo que inclui condutas diagnósticas e medidas terapêuticas iniciais (Quadro 2). Muitas ações protocolares aplicadas por essa equipe multiprofissional podem e devem ser simultâneas, a fim de acelerar o processo diagnóstico e a continuidade do tratamento com a implantação de medidas terapêuticas específicas. Estas variam na dependência da forma de apresentação da DCV aguda, devendo ser iniciadas o mais rapidamente possível a partir da decisão da conduta pelo neurologista (por meio de assistência presencial ou consultoria por telemedicina, conforme regulamentação vigente).

No AVCI agudo, os tratamentos de recanalização (química e mecânica) têm alto nível de evidência científica e de recomendação, sendo de extrema importância seu rápido início, observando-se cuidadosamente seus critérios de elegibilidade e de exclusão (Quadros 3 e 4).

Na HIP, embora o nível de evidência para a maioria das condutas não seja alto, as principais medidas recomendadas na fase aguda envolvem o controle da hipertensão arterial, da hemostasia (nos casos em que essa se encontra alterada) e da pressão intracraniana (PIC) e, em alguns casos muito selecionados, o tratamento cirúrgico (Quadro 5).

QUADRO 2 Condutas diagnósticas e medidas terapêuticas iniciais

Suspeita diagnóstica de quadro cerebrovascular agudo
Déficit neurológico de início súbito
Escalas para reconhecimento de suspeita diagnóstica (CPSS, LAPSS)
Documentação do tempo de evolução dos sintomas
Escalas para suspeita de oclusão de grande artéria (FAST ED, CPSSS, LAMS, RACE)
Acionamento do código de atendimento
Equipe multiprofissional (enfermeiro, médico, farmacêutico, biomédico, outros)
Setores hospitalares (emergência, radiologia, neurorradiologia intervencionista, farmácia, UTI, UAVC, outros)
Solicitação da neuroimagem (protocolo AVC institucional)
Coleta de exames laboratoriais (protocolo AVC institucional)
Monitoramento e correção de parâmetros vitais
Monitoramento multiparamétrico (pelo menos nas primeiras 24 horas)
Decúbito elevado a 30° (decisão individual sobre o melhor decúbito, posteriormente)
Saturação de O_2 (manter ≥ 95% da maneira menos invasiva possível)
Proteção de vias aéreas em pacientes com risco evidente de broncoaspiração
Glicemia capilar (manter entre 60 e 180 mg/dL) com monitoramento frequente
Hidratação (manter normoidratação com soluções salinas isotônicas)
Temperatura (manter abaixo de 38°C)
Jejum até definição diagnóstica, estabilização neurológica e avaliação da capacidade de deglutição
Avaliação clínica e neurológica[$]
Anamnese (diagnósticos diferenciais, contraindicações a alteplase IV, doenças com risco hemorrágico)
Exame físico geral e neurológico (incluindo escala de AVC do NIH e escala de coma de Glasgow [GCS])
Encaminhamento para exame de neuroimagem
Conforme protocolo institucional e perfil do paciente (principalmente quadro clínico e tempo de evolução)
TC sem contraste[&]

(continua)

QUADRO 2 Condutas diagnósticas e medidas terapêuticas iniciais *(continuação)*

TC sem contraste + angiotomografia de vasos cerebrais (e, se possível, cervicais)[&]
TC sem contraste + angiotomografia de vasos cerebrais e cervicais + TC perfusão[&]
Avaliação clínico-radiológica (laboratorial, se necessária) e definição diagnóstica
Definição diagnóstica pelo neurologista (AVCI, AIT, HIP, HSA, não AVC)[$]
Decisão e início das medidas terapêuticas específicas (quando indicadas)
AVCI (tratamento trombolítico IV, trombectomia)
AIT (prevenção secundária)
HIP (cirurgia, tratamento endovascular)
HSA (tratamento endovascular, cirurgia)
Não AVC (encaminhamento adequado ao diagnóstico)
Continuidade do tratamento
Medidas gerais, medidas específicas, prevenção secundária e reabilitação
Encaminhamento para leito monitorado
UTI, UAVC

AIT: ataque isquêmico transitório; AVCI: acidente vascular cerebral isquêmico; CPSS: Cincinnati Prehospital Stroke Scale; CPSSS: Cincinnati Prehospital Stroke Severity Scale; FAST ED: The Field Assessment Stroke Triage for Emergency Destination; HIP: hemorragia intraparenquimatosa; HSA: hemorragia subaracnóidea; IV: intravenoso; LAMS: Los Angeles Motor Scale; LAPSS: Los Angeles Prehospital Stroke Screen; NIH: National Institute of Health; RACE: Rapid Arterial Occlusion Evaluation; TC: tomografia computadorizada; UAVC: unidade de AVC; UTI: unidade de terapia intensiva. [&] Ou protocolos equivalentes por meio de ressonância magnética. [$] Assistência presencial do neurologista ou consultoria por telemedicina (conforme regulamentação vigente para uso de telemedicina).

QUADRO 3 Acidente vascular cerebral isquêmico (AVCI) fase aguda – tratamento trombolítico intravenoso

Alteplase 0,9 mg/kg (máximo 90 mg), IV, em 60 minutos, sendo 10% da dose em *bolus*, em 1 minuto
Elegibilidade
Tempo de evolução ≤ 270 minutos
Idade ≥ 18 anos
Neuroimagem sem hemorragias, diagnósticos diferenciais, ou sinais de franca alteração isquêmica recente

(continua)

QUADRO 3 Acidente vascular cerebral isquêmico (AVCI) fase aguda – tratamento trombolítico intravenoso *(continuação)*

Critérios de exclusão
Pressão arterial (PA) ≥ 185/110 mmHg, sem possibilidade de redução e estabilidade antes do início da alteplase
Glicemia inicial ≤ 50 mg/dL (relativo, a critério do neurologista, se há melhora após a normalização da glicemia)
TC de crânio com hipoatenuação intensa ou extensa
AVCI nos últimos 3 meses
Traumatismo craniano grave nos últimos 3 meses
Cirurgia intracraniana ou intrarraquiana nos últimos 3 meses
História de hemorragia intracraniana
Sinais e sintomas suspeitos de hemorragia subaracnóidea
Tumor gastrointestinal ou sangramento gastrointestinal nos últimos 21 dias
Plaquetopenia < 100.000/mm^3
Razão normatizada internacional (RNI) > 1,7
Tempo de protrombina (TP) > 15 segundos
Tempo de tromboplastina parcial ativado (TTPa) > 40 segundos
Uso de dose terapêutica de heparina de baixo peso molecular nas últimas 24 horas
Uso de novos anticoagulantes, salvo testes laboratoriais apropriados normais ou última dose em tempo ≥ 48 horas, assumindo função renal normal
Suspeita de endocardite bacteriana
Suspeita de dissecção aórtica
Presença de tumor cerebral intra-axial
Recomendações
Iniciar a alteplase IV ainda no setor de neuroimagem para acelerar o início do tratamento
Não aguardar os resultados laboratoriais para iniciar a alteplase IV, salvo em casos de risco suspeito
Aguardar pelo menos 30 minutos do término da alteplase IV para sondagem vesical, se imprescindível
Evitar anticoagulantes e antiagregantes nas primeiras 24 horas após o uso da alteplase IV
Neuroimagem (TC ou RM) de controle 24 horas após o uso da alteplase IV antes de iniciar antitrombóticos

IV: intravenoso; RM: ressonância magnética; TC: tomografia computadorizada.

QUADRO 4 Acidente vascular cerebral isquêmico fase aguda – trombectomia mecânica (TM)

Possibilidade de início[$] do tratamento endovascular até 6 horas de evolução Elegibilidade
Pacientes com oclusão de ACID ou ACM proximal
Idade ≥ 18 anos
Pontuação ≥ 6 na escala de AVC do NIH
Tomografia de crânio com pontuação ≥ 6 na escala ASPECTS
Pontuação 0 a 1 na escala de Rankin modificada (mRS) antes do AVCI atual
Pacientes com tempo de evolução dos sintomas < 24 horas Elegibilidade
Pacientes com oclusão de ACID ou ACM proximal
Idade ≥ 18 anos
Seleção a partir da estimativa da presença de viabilidade tecidual
Critério *mismatch* clínico-radiológico (6 a 24 horas)
▪ Uso da escala de AVC do NIH (NIHSS) para estimar extensão da região com hipoperfusão
▪ Uso de neuroimagem (TC perfusão ou RM DWI) para estimar lesão irreversível (*core*)
– Idade < 80 anos + NIHSS ≥ 10 + *core* < 31 mL ou NIHSS ≥ 20 + *core* < 51 mL
– Idade ≥ 80 anos + NIHSS ≥ 10 + *core* < 21 mL
Critério *mismatch* radiológico (6 a 16 horas)
▪ Uso de neuroimagem (TC perfusão ou RM DWI/PWI) para estimar tecido isquêmico viável
– Idade ≤ 80 anos + NIHSS ≥ 6
– *Core* < 70 mL + relação hipoperfusão/*core* ≥ 1,8 + estimativa de tecido isquêmico viável ≥ 15 mL
Recomendações
Não prescindir da alteplase IV em favor do tratamento endovascular quando a primeira tiver indicação
Dar preferência aos dispositivos *stent retrievers* em relação a modelos anteriores (Merci)

ACID: artéria carótida interna direita; ACM: artéria cerebral média; DWI: imagem ponderada por difusão; NIHSS: National Institute of Health Stroke Scale; PWI: imagem ponderada por perfusão. [$] Início do tratamento considerado a partir da punção arterial.

Na HSA, o quadro clínico mais comum envolve sintomas mais difusos, como cefaleia de início súbito, relatada como "a pior dor de cabeça da vida", náuseas e vômitos, sinais de irri-

QUADRO 5 Hemorragia intraparenquimatosa – condutas na fase aguda

Controle rápido da hipertensão arterial
É razoável reduzir rapidamente a PAS mantendo-a entre 140 e 180 mmHg com anti-hipertensivos parenterais
Deve-se ser evitada uma redução da PAS para níveis < 140 mmHg, pelo risco de pior prognóstico
Nos pacientes em coma, controlar a PA mantendo a pressão de perfusão cerebral (PPC) > 70 mmHg
Escolher o anti-hipertensivo com base no perfil clínico do paciente, mecanismo de ação, efeitos colaterais e disponibilidade (Tabela 2)
Normalização rápida da hemostasia
HIP e uso de varfarina: complexo protrombínico de quatro fatores (II, VII, XI e X) na dose de 25 a 50 UI/kg IV ou plasma fresco congelado na dose de 5 a 10 mL/kg IV; e vitamina K na dose de 1 a 2 mg IV, buscando alcançar RNI < 1,3. Essas medidas devem ser tomadas mesmo antes do resultado dos exames laboratoriais de coagulação
HIP e uso de heparina: sulfato de protamina 0,01 mg/UI de heparina IV
HIP e uso de alteplase: plasma fresco congelado na dose de 10 a 15 mL/kg IV; crioprecipitado na dose de 1 a 2 UI/10 kg IV; e concentrado de plaquetas na dose de 1 UI/10 kg IV
HIP e uso dos novos anticoagulantes (dabigatrana, rivaroxabana e apixabana): uso de idaracizumab para antagonismo específico da dabigatrana; pode ser considerado o uso de complexo protrombínico ou fator VII ativado; uso de carvão ativado caso a última dose desses medicamentos tenha sido tomada há menos de 2 horas
HIP e plaquetopenia: reposição de plaquetas
Monitoramento e controle da PIC
Pacientes com hemorragias pequenas provavelmente não necessitam de monitoramento da PIC
Pacientes em coma (GCS < 8) e hipertensão intracraniana podem se beneficiar do monitoramento da PIC
Medidas para controle da PIC podem incluir elevação da cabeceira a 30°, analgesia, sedação, doses moderadas de manitol a 20%, solução salina hipertônica e hiperventilação (manter $PaCO_2$ entre 28 e 32 mmHg)
Não administrar corticosteroides com o objetivo de reduzir a PIC
Considerações sobre tratamento cirúrgico
Pacientes com HIP cerebelar e deterioração neurológica, presença de sinais de compressão de tronco cerebral ou hidrocefalia sintomática não comunicante devem ser submetidos a evacuação cirúrgica o mais rápido possível

(continua)

QUADRO 5 Hemorragia intraparenquimatosa – condutas na fase aguda *(continuação)*

Não há recomendação para a evacuação cirúrgica de HIP supratentorial, na maioria dos casos
Não há evidências claras de que uma rotina de evacuação cirúrgica precoce da HIP traga benefício maior em comparação com sua realização no momento de sinais de deterioração

GCS: escala de coma de Glasgow; HIP: hemorragia intraparenquimatosa; PAS: pressão arterial sistólica; PIC: pressão intracraniana.

tação meníngea e, ocasionalmente, paresia de nervos cranianos. Embora na maior parte dos casos a neuroimagem protocolar mais comum (TC de crânio) tenha grande sensibilidade diagnóstica (quase 100% nos primeiros 3 dias), ela vai declinando nos dias subsequentes, caindo para 50% ao final da primeira semana. Nesses casos (suspeita diagnóstica de HSA com TC de crânio normal), é recomendável a coleta do líquido cefalorraquidiano (LCR) lombar na busca dessa confirmação diagnóstica. Na HSA, as medidas terapêuticas iniciais têm como foco a redução do risco de ressangramento (que é maior quanto mais próximo do sangramento inicial) até que o aneurisma roto tenha sido tratado (tratamento cirúrgico ou endovascular); a correção de hiponatremia, que é um fenômeno frequente (por aumento da natriurese); a prevenção e o tratamento do vasoespasmo (e consequente isquemia cerebral tardia) que, geralmente, se caracteriza pelo surgimento de uma cefaleia insidiosa, rebaixamento de nível de consciência e sinais neurológicos focais, e cuja ocorrência predomina entre 4 e 14 dias após o sangramento inicial, tendendo a se resolver em 21 a 28 dias; e tratamento da hidrocefalia sintomática (Quadro 6).

Além das medidas terapêuticas de fase aguda mais específicas, outras medidas devem ser aplicadas na continuidade do tratamento de fase aguda, algumas delas com certas particularidades dependentes da forma de apresentação da DCV (Quadro 7).

COMPLICAÇÕES

Complicações associadas aos quadros cerebrovasculares agudos podem ser neurológicas, propriamente ditas, ou sistêmicas e estão relacionadas a diversos fatores, como imobilidade (tromboembolismo venoso, úlcera de pressão), disfagia e broncoaspiração (pneumonia), dano cerebral secundário (convulsão, hidrocefalia na HIP e HSA, vasoespasmo na HSA) e efeitos colaterais do tratamento. No AVCI, as principais complicações na fase aguda incluem a hemorragia secundária ao uso da alteplase IV e o infarto cerebral maligno, decorrente de infarto extenso em território de artéria cerebral média, com edema cerebral, desvio das estruturas da linha média e hipertensão intracraniana (Quadro 8).

Após o período de fase aguda, as medidas terapêuticas devem contemplar outras necessidades, que incluem a prevenção secundária e a reabilitação. A melhor estratégia de tratamento preventivo deve ser definida a partir do entendimento do mecanismo e da etiologia causadores do quadro cerebrovascular. Nesse sentido, os exames complementares realizados na fase aguda e eventualmente outros, poste-

TABELA 2 Drogas anti-hipertensivas parenterais

Droga IV	Mecanismo	Ataque	Manutenção
Esmolol	Betabloqueador	500 mcg/kg/min	50 a 150 mcg/kg/min
Diltiazem	Bloqueador do canal de cálcio	0,25 a 0,35 mg/kg em 10 min	5 a 15 mg/hora
Enalapril	Inibidor da enzima conversora de angiotensina	0,625 a 1,25 mg em 5 min (*bolus*)	*Bolus* a cada 6 horas
Hidralazina	Vasodilatador	5 mg (*bolus*)	*Bolus* a cada 15 min
Nitroprussiato	Vasodilatador		0,25 a 10 mcg/kg/min

QUADRO 6 Hemorragia subaracnóidea – condutas na fase aguda

Medidas clínicas para redução do risco de ressangramento
▪ Medidas gerais para evitar aumento da PA e PIC (repouso no leito, antieméticos, laxativos e analgésicos)
▪ Manter PAS < 180 mmHg até o tratamento do aneurisma roto (se necessário, anti-hipertensivos)
Correção de hiponatremia
Prevenção e tratamento do vasoespasmo
▪ Hidratação (normovolemia; evitar desidratação)
▪ Nimodipina 60 mg VO a cada 4 horas por 21 (não reduz a ocorrência, mas sim a gravidade do vasoespasmo)
▪ Hipertensão induzida (com droga vasoativa) em caso de vasoespasmo sintomático
Tratamento da hidrocefalia sintomática
Derivação ventricular

PA: pressão arterial; PAS: pressão arterial sistólica; PIC: pressão intracraniana; VO: via oral.

QUADRO 7 Continuidade do tratamento de fase aguda (AVCI/AIT/HIP/HSA)

Tratamento do ACV agudo em unidade crítica (UTI, UAVC)
Monitoramento multiparamétrico não invasivo
Monitoramento neurológico periódico e frequente (por meio da escala de AVC do NIH)
Avaliação da capacidade de deglutição (*screening* de disfagia)
Cuidados nutricionais
Hidratação (com soluções salinas isotônicas)
Profilaxia de tromboembolismo venoso
▪ AVCI: heparina de baixo peso molecular (enoxaparina 40 mg 1 vez/dia, dalteparina 5.000 UI 1 vez/dia etc.) ou heparina não fracionada 5.000 UI, a cada 8 horas, podendo ser associada a dispositivos de compressão pneumática intermitente. Em pacientes submetidos ao uso de alteplase IV, aguardar 24 horas para a profilaxia medicamentosa. As evidências atuais não recomendam o uso de meias elásticas
▪ HIP: dispositivos de compressão pneumática intermitente a partir da admissão hospitalar; associar uso de anticoagulantes após documentação da cessação da hemorragia (ausência de expansão do hematoma) e ausência de outras coagulopatias, dentro das primeiras 48 horas

(continua)

QUADRO 7 Continuidade do tratamento de fase aguda (AVCI/AIT/HIP/HSA) *(continuação)*

▪ HSA: dispositivos de compressão pneumática intermitente a partir da admissão hospitalar; heparina não fracionada 5.000 UI, a cada 12 horas, iniciando pelo menos após 24 horas do tratamento do aneurisma roto (embolização ou clipagem)
Uso de antitrombóticos (casos de AVCI/AIT)
▪ AAS (160 a 300 mg/dia) o mais rapidamente possível, dentro das primeiras 48 horas do AVCI. Em pacientes submetidos ao uso de alteplase IV, aguardar 24 horas para o início do AAS
▪ Pacientes com AVC não cardioembólico de pequena extensão (NIHSS ≤ 4) ou AIT de alto risco de recorrência podem ter benefício com dupla antiagregação (AAS + clopidogrel) nos primeiros 21 dias do início dos sintomas

AAS: ácido acetilsalicílico; NIH: National Institute of Health; NIHSS: National Institute of Health Stroke Scale; UAVC: unidade de AVC.

QUADRO 8 Conduta nas principais complicações do AVCI na fase aguda

Hemorragia secundária ao uso da alteplase IV
Interromper infusão da alteplase (se ainda estiver em uso)
Coleta laboratorial (hemoglobina/hematócrito, TP/RNI, TTPA, fibrinogênio, tipagem sanguínea)
TC de crânio sem contraste urgente
Crioprecipitado (10 UI, IV, em 10 a 30 minutos); dose adicional se fibrinogênio < 200 mg/dL
Ácido tranexâmico (1.000 mg, IV, em 10 minutos) ou ácido épsilon-aminocaproico (4 a 5 g em 1 hora; dose adicional de 1 g até controle total do sangramento)
Avaliação hematológica e neurocirúrgica
Suporte clínico e neurointensivo
Concentrado de hemácias em pacientes com hemorragia sistêmica e queda da hemoglobina
Infarto cerebral maligno
Monitorar atentamente o estado neurológico (escala de AVC do NIH e GCS) dos pacientes com risco aumentado de infarto cerebral maligno (franca hipodensidade tomográfica já nas primeiras 6 horas de evolução; acometimento maior que 1/3 do território da artéria cerebral média e desvio precoce das estruturas da linha média são achados tomográficos preditivos do risco de infarto cerebral maligno)
Controle periódico de neuroimagem (habitualmente tomografia de crânio) nos primeiros 2 dias de evolução

(continua)

QUADRO 8 Conduta nas principais complicações do AVCI na fase aguda *(continuação)*

Manter normoventilação (hiperventilação profilática não é recomendada)
Diuréticos osmóticos (manitol) e solução salina hipertônica em caso de deterioração clínica (como preparo para craniectomia descompressiva)
Não há recomendação para hipotermia, barbitúricos ou corticosteroides no contexto do infarto cerebral maligno
Avaliação neurocirúrgica para craniectomia descompressiva com expansão dural no caso de deterioração clínica (habitualmente rebaixamento do nível de consciência), especialmente dentro das primeiras 48 horas nos pacientes < 60 anos. O benefício do tratamento cirúrgico em pacientes > 60 anos é incerto

NIH: National Institute of Health.

riormente realizados, serão importantes para a definição terapêutica.

É importante salientar que, mesmo nos quadros de AIT, a investigação do mecanismo e da etiologia, para definição da prevenção secundária, deve ser rápida, uma vez que o risco de ocorrência de AVCI é alto nos dias subsequentes.

A reabilitação multiprofissional deve ser iniciada o mais rapidamente possível, uma vez que as medidas terapêuticas de fase aguda tenham sido aplicadas e haja estabilidade clínica. É recomendado evitar a mobilização intensa e muito precoce do paciente para fora do leito nas primeiras 24 horas. Um estudo recente demonstrou um prognóstico levemente pior nos pacientes submetidos a essa prática.

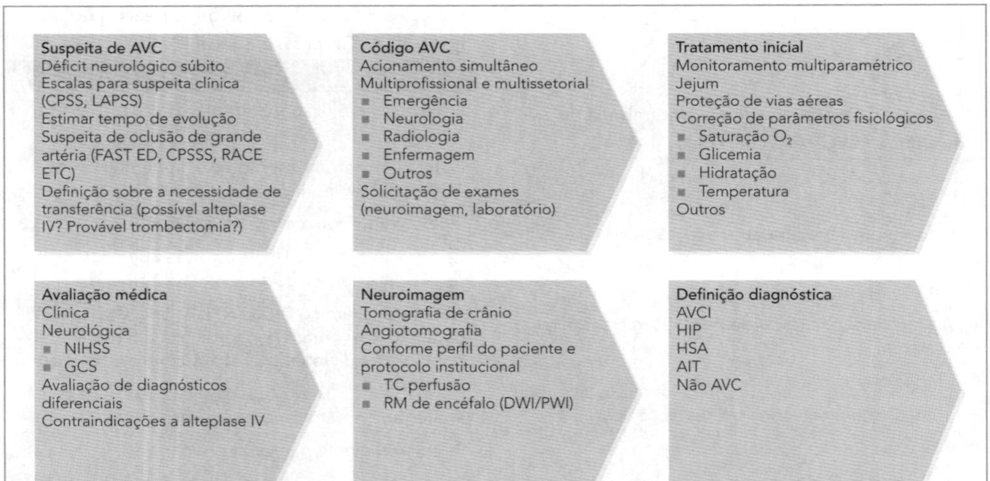

FIGURA 1 CPSS: Cincinnati Prehospital Stroke Scale; CPSSS: Cincinnati Prehospital Stroke Severity Scale; DWI: imagem ponderada por difusão; FAST ED: The Field Assessment Stroke Triage for Emergency Destination; IV: intravenoso; LAPSS: Los Angeles Prehospital Stroke Screen; NIHSS: National Institute of Health Stroke Scale; PWI: imagem ponderada por perfusão; RACE: Rapid Arterial Occlusion Evaluation.

CONCLUSÃO

A abordagem diagnóstica e terapêutica das diversas apresentações agudas da DCV, a qual envolve uma equipe multiprofissional e diversos setores hospitalares, deve ser rápida, sistematizada e integrada, utilizando-se de protocolos institucionais e fluxogramas assistenciais que padronizem e acelerem os processos incluídos no cuidado ao paciente, conforme as melhores evidências disponíveis. Por isso, tais documentos são instrumentos sujeitos a constantes ajustes, com base no desenvolvimento científico e tecnológico, no aprimoramento técnico-profissional e nos modelos de atendimento existentes nos níveis local e regional (serviços com estrutura para tratamento trombolítico intravenoso, serviços com TM, redes regionais de atendimento ao AVC, centrais reguladoras, telemedicina etc.).

Questões orientadoras

1. Quais os tipos de apresentação da doença cerebrovascular e seus respectivos mecanismos causadores?
2. Cite os principais diagnósticos diferenciais na fase aguda do acidente vascular cerebral.
3. Que exames de neuroimagem podem ser utilizados no atendimento agudo da doença cerebrovascular e como o tempo de evolução dos sintomas pode influenciar no padrão de realização dos mesmos?
4. Cite as duas principais potenciais complicações na fase aguda do acidente vascular cerebral isquêmico e as condutas terapêuticas para esses casos.
5. Quais as principais medidas terapêuticas na fase aguda da hemorragia intraparenquimatosa?

LEITURA SUGERIDA

1. Grasso G, Alafaci C, Macdonald RL. Management of aneurysmal subarachnoid hemorrhage: State of the art and future perspectives. Surg Neurol Int. 2017;8:11.
2. Hemphill JC, Greenberg SM, Anderson CS, Becker K, Bendok BR, Cushman M, et al.; American Heart Association Stroke Council; Council on Cardiovascular and Stroke Nursing; Council on Clinical Cardiology. Guidelines for the Management of Spontaneous Intracerebral Hemorrhage. Stroke. 2015;46(7):2032-60.
3. Kernan WN, Ovbiagele B, Black HR, Bravata DM, Chimowitz MI, Ezekowitz MD, et al.; American Heart Association Stroke Council, Council on Cardiovascular and Stroke Nursing, Council on Clinical Cardiology, and Council on Peripheral Vascular Disease. Guidelines for the prevention of stroke in patients with stroke and transient ischemic attack. Stroke. 2014;45(7):2160-236.
4. Powers WJ, Rabinstein AA, Ackerson T, Adeoye OM, Bambakidis NC, Becker K, et al.; American Heart Association Stroke Council. 2018 Guidelines for the early management of patients with acute ischemic stroke. Stroke. 2018;49(3):e46-e110.
5. Souter MJ. Critical care of subarachnoid haemorrhage. J Neuroanaesthesiol Crit Care. 2017;4:49-55.
6. Winstein CJ, Stein J, Arena R, Bates B, Cherney LR, Cramer SC, et al.; American Heart Association Stroke Council, Council on Cardiovascular and Stroke Nursing, Council on Clinical Cardiology, and Council on Quality of Care and Outcomes Research. Guidelines for Adult Stroke Rehabilitation and Recovery: A Guideline for Healthcare Professionals From the American Heart Association/American Stroke Association. Stroke. 2016;47(6):e98-e169.

SEÇÃO 9

MISCELÂNEA

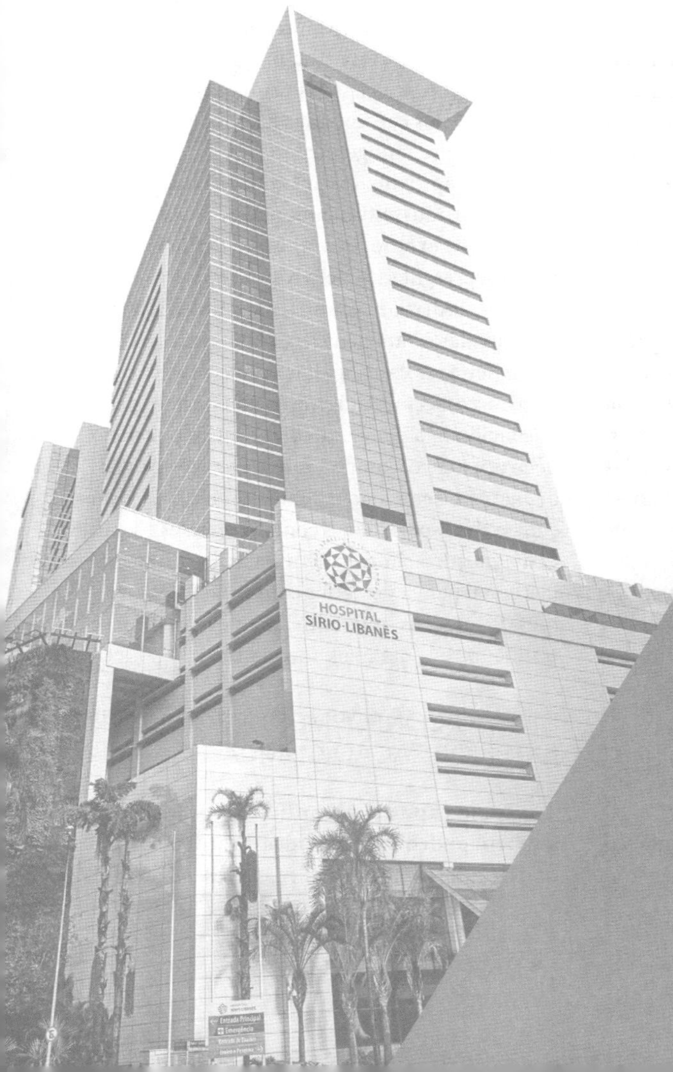

CAPÍTULO 57

Cardiopatias congênitas

Edmar Atik

INTRODUÇÃO

Salienta-se inicialmente a importância do assunto em âmbito conjunto da cardiologia e da pediatria. Essa relevância reside no fato já bem conhecido de que a grande incidência das cardiopatias congênitas – que oscila dentre 6 a 8 de cada mil recém-nascidos vivos – constituem a causa de maior mortalidade neonatal dentre todas as malformações.

Essa prevalência certamente pode ser bem maior sabendo-se que, pelos recursos diagnósticos da ecocardiografia, estima-se que a mortalidade fetal por cardiopatia congênita seja também elevada, variando de 15 a 25% dos casos.

É importante salientar que a perspectiva das crianças portadoras de cardiopatias mudou consideravelmente nos últimos anos, em decorrência dos inegáveis avanços diagnósticos e terapêuticos. Daí torna-se obrigatório seu conhecimento mais adequado, afim de melhorar ainda mais a sobrevida e atenuar o sofrimento da criança portadora de uma cardiopatia.

APROXIMAÇÃO DIAGNÓSTICA CLÍNICA

Dada a grande diversidade de apresentação clínica dessas cardiopatias, salienta-se o grupo daquelas com nenhuma a discreta repercussão até as que apresentam acentuada complexidade e altamente limitante e de prognóstico desfavorável. De modo geral, as primeiras são representadas pelas cardiopatias acianogênicas e as demais pelas cianogênicas.

Para a aproximação diagnóstica mais apropriada, tornou-se fundamental se basear mais nos tipos de exteriorização clínica dessas cardiopatias representados pelo sopro cardíaco, insuficiência cardíaca e cianose em vez da divisão em cardiopatias acianogênicas e cianogênicas. Dessa maneira, as cardiopatias congênitas se relacionam a aspectos patogênicos e fisiopatológicos, que facilitam a conclusão diagnóstica por meio de grupos de cardiopatias que se exteriorizam de maneira semelhante, tanto do ponto de vista clínico como por exames complementares usuais. O diagnóstico clínico assim estabelecido se torna capital para a posterior confirmação por exames de imagens, hoje concludentes, para daí se ultimar a conduta mais adequada.

DIVISÃO CONFORME O TIPO DE EXTERIORIZAÇÃO CLÍNICA

Como exposto, as cardiopatias congênitas também podem ser divididas de acordo com o tipo de exteriorização clínica, representadas por cianose, insuficiência cardíaca e sopro cardíaco. Essa divisão pode ajudar na orientação diagnóstica e depende essencialmente da análise adequada de cada um.

As cardiopatias que se expressam pela cianose acentuada – em geral as com fluxo pulmonar canal-arterial dependentes, já no período neonatal, com desvio de sangue da direita para a esquerda – são representadas por atresia pulmonar (AP), atresia tricúspide (AT), estenose pulmonar valvar (EPV), tetralogia de Fallot (TF) e, ainda, por outras cardiopatias congênitas que se acompanham de estenose pulmonar, incluindo-se as complexas. A transposição das grandes artérias (TGA) figura também nesse grupo, mas com desvio de sangue bidirecional.

Passado o primeiro mês, a cianose geralmente fica mais discreta, decorre de cardiopatias com fluxo pulmonar um pouco mais acentuado, o que ocorre habitualmente com a tetralogia de Fallot, extensivo àquelas com estenose pulmonar associada mas progressivamente mais acentuada. No diagrama representativo da cianose, acrescentando-se aos elementos semiológicos os de exames complementares usuais – eletrocardiograma (ECG) e radiografia de tórax –, pode-se verificar que as anomalias cianogênicas se comportam de maneira semelhante. No entanto, elementos diferenciais orientam ao diagnóstico específico de cada cardiopatia. Assim, as anomalias que se acompanham de hipoplasia de ventrículo direito, como atresia tricúspide e pulmonar com septo ventricular íntegro, ausência de potenciais elétricos de ventrículo direito no ECG, que são altamente sugestivos. Quando hipofonético, o segundo ruído cardíaco orienta à estenose pulmonar e a todas as anomalias com normoposição arterial. O contrário ocorre com a tetralogia de Fallot e a transposição das grandes artérias, bem como com outros elementos, como forma cardíaca ovalada na TGA e em bota na TF. Salienta-se que nesse grupo de anomalias o sopro cardíaco, por ser discreto, se torna o menos significativo como elemento diagnóstico. O conjunto desses elementos assim se torna orientador, antes da conclusão pela ecocardiografia.

Diagrama representativo da cianose (anomalias-clínica-ECG-radiografia de tórax)
Fluxo pulmonar dependente do canal arterial
***Shunt* D → E**
AP - EPV - AT -TF - Outras + EP - Ebstein
***Shunt* D ↔ E**
TGA
Características:
Sopro cardíaco: discreto ou ausente (inexpressivo), exceto na anomalia de Ebstein
Ruidos cardíacos, especialmente o 2º: hiperfonéticos (TF, TGA), hipofonéticos (AP, EPV, AT, Ebstein)
ECG: SVD (EPV, TF, TGA), SVE (AP, AT)
Radiografia de tórax: área cardíaca próxima do normal exceto no Ebstein
Forma ovalada (TGA), em bota (TF)

As cardiopatias que se expressam com insuficiência cardíaca congestiva (ICC) diferenciam-se patogenicamente em três grupos. No primeiro, as cardiopatias dependem da persistência da hipertensão pulmonar – como na anomalia de Ebstein e na agenesia da valva pulmonar –, com exteriorização clínica nas primeiras horas de vida. A semiologia cardíaca salienta a ausculta de sopro cardíaco intenso ao lado de sinais de hipóxia, cardiomegalia e sobrecarga elétrica das cavidades direitas. No segundo grupo, distinguem-se aquelas cujo fluxo sistêmico depende do canal arterial em cardiopatias obstrutivas do coração esquerdo, tipo coarctação da aorta (CoAo), interrupção do arco aórtico (IAAo), estenose aórtica (EAo), estenose mitral (EM) e hipoplasia do coração esquerdo (HCE) com exteriorização clínica na primeira semana de vida. Nessas anomalias, o sopro cardíaco não é expressivo, mas pela palpação adequada dos pulsos periféricos torna-se possível o diagnóstico da CoAo e IAAo em presença de contraste dos pulsos entre os membros superiores (mais intensos) e os inferiores (menos intensos). Na HCE, os pulsos se tornam mais proeminentes em membros inferiores, em razão do fluxo reverso da artéria pulmonar para a aorta descendente pelo canal arterial, e na EAo todos os pulsos se encontram diminuídos, dado o baixo débito de sangue a partir do ventrículo esquerdo. Em todas essas anomalias há sobrecarga de ventrículo direito no ECG em face da hipertensão arterial pulmonar retrógrada e da cardiomegalia na radiografia de tórax.

No último grupo figuram as cardiopatias que dependem da regressão da hipertensão pulmonar em anomalias com desvios de sangue, representadas, entre as acianogênicas, por comunicação interventricular (CIV), persistência do canal arterial (PCA) e defeito do septo atrioventricular (DSAV). Transposição das grandes artérias (TGA), tronco arterial comum (TAC), drenagem anômala total das veias pulmonares (DATVP) e o ventrículo único (VU) estão entre as cianogênicas. Nessas anomalias, o sopro cardíaco torna-se elemento diagnóstico, por conta da maior intensidade.

Na CIV, DSAV, TGA com CIV, TAC e VU salienta-se o sopro holossistólico baixo na borda esternal esquerda. Na DATVP, o sopro se assemelha ao da CIA, e o sopro contínuo clássico caracteriza o canal arterial (PCA). A sobrecarga biventricular domina no ECG, exceção à sobrecarga de ventrículo direito na DATVP. Cardiomegalia por sobrecarga de volume e trama vascular pulmonar aumentada completam o quadro radiográfico.

Na origem anômala da artéria coronária esquerda, quadro de cardiomiopatia isquêmica se apresenta com cardiomegalia e sobrecarga de ventrículo esquerdo e sem sopros cardíacos. O ECG se torna o elemento diagnóstico com sinais de isquemia e necrose miocárdica de parede anterolateral de ventrículo esquerdo.

No tipo de exteriorização clínica por sopro cardíaco, destacam-se as cardiopatias acianogênicas de discreta repercussão, tanto as com desvios de sangue da esquerda à direita, representadas pelas comunicações interatrial (CIA) e CIV, além do PCA, como as com obstrução ao fluxo, como estenoses pulmonar (EP) e EAo, além da própria CoAo. Nesse tipo de exteriorização clínica, passa a ser até simples a caracterização diagnóstica específica de cada cardiopatia congênita, desde que se analise o conjunto dos elementos clínicos partindo-se da anamnese e do exame físico, complementados pelos elementos radiográficos e eletrocardiográficos.

Em todas as anomalias, a intensidade do sopro cardíaco é proporcional ao tamanho e à localização em relação a cada defeito específico. Assim, sopro na área pulmonar indica presença do defeito valvar pulmonar e CIA, na área aórtica ao defeito da valva aórtica e a CoAo, na borda esternal esquerda baixa à CIV. O segundo ruído constantemente desdobrado à CIA. A sobrecarga elétrica de ventrículo direito ocorre na CIA, do tipo diastólico e na EP do tipo sistólico. A sobrecarga de ventrículo esquerdo à PCA, tipo diastólico e à EAo do tipo sistólico. A sobrecarga biventricular à CIV. Cardiomegalia com trama vascular pulmonar acompanham as cardiopatias com desvio de sangue da esquerda para a direita. Nas cardiopatias obstrutivas, sa-

Diagrama representativo da insuficiência cardíaca congestiva: patogenia e tipos de cardiopatias - clínica-ECG-radiografia de tórax	
Primeiras horas de vida	Clínica-ECG- -radiografia de tórax
(QP dependente da continuidade da HP)	Sopro intenso
Ebstein – agenesia valva pulmonar	(Hipóxia)
	SVD-SAD/ cardiomegalia
Exteriorização súbita e grave	Sopro discreto
(QS-dependente-do-canal-arterial)	(Pulsos contrastantes)
CoAo-IAAo-EAo-EM-HCE	SVD/cardiomegalia
Exteriorização gradual primeiras semanas	Sopro intenso
a. (QP dependente da diminuição da HP) CIV-DSAV- PCA-TGA-TA-DATVP-VU	SBV-SVD/ cardiomegalia
b. (Isquemia miocárdica) Origem anômala da ACE das AP	Sem sopro (cardiomiopatia) SVE-alt ST-T/ cardiomegalia

lienta-se a dilatação do tronco pulmonar na EP e da aorta na EAo e na CoAo.

O diagnóstico funcional obtido serve de base para uma orientação mais adequada em relação à conduta a ser adotada, a expectante clínica ou a cirúrgica, esta de urgência ou eletiva, entremeadas pela melhora de uma terapêutica efetiva.

No entanto, para a confirmação desse diagnóstico e adoção do caminho mais adequado, já traçado brevemente, a ecocardiografia figura hoje como o exame indispensável.

TABELA 2 Sopro cardíaco sem outos sinais

Diagrama representativo do sopro cardíaco (sem outros sinais)	Tipos de Cardiopatias--Clínica-ECG-RX-Tórax
Sopro discreto	Repercussão discreta da cardiopatia x sopro funcional
Sopro moderado a intenso	Maior manifestação (sem descompensação)
Desvio de sangue	E-D, CIA, CIV, PCA, Cardiomegalia com TVP aumentada, ECG: SVD-SBV-SVE (respectivamente)
Obstrução ao fluxo	EP, EAo, CoAo, área cardíaca normal com aumento do TP e da aorta (respectivamente), ECG: SVD-SVE

DIVISÃO CONFORME A SATURAÇÃO ARTERIAL DE OXIGÊNIO

Nas tabelas seguintes, os mesmos elementos clínicos associados aos de ECG e radiografia de tórax distinguem as várias anomalias entre si, mas em divisão das cardiopatias congênitas acianogênicas obstrutivas (Tabela 3), cardiopatias acianogênicas com desvio de sangue da esquerda para a direita (Tabela 4), cardiopatias congênitas cianogênicas com hipofluxo pulmonar (Tabela 5) e cardiopatias cianogênicas com hiperfluxo pulmonar (Tabela 6).

TRATAMENTO FARMACOLÓGICO

Tornou-se cômodo ordenar os avanços e o enfoque terapêutico para cada situação fisiopatológica.

Em linhas gerais, o tratamento farmacológico visa a melhorar a qualidade de vida, prolongá-la e preparar melhor o paciente para a correção cirúrgica, interferindo, favoravelmente, nos resultados imediatos e até tardios à operação,

TABELA 3 Cardiopatias congênitas acianogênicas obstrutivas principais, com e sem compensação cardíaca, correlacionadas a dados de exteriorização clínica, de eletrocardiograma e de radiografia de tórax

	Manutenção do fluxo anterógrado					
	Sim			Não		
	Clínica	ECG	Radiografia de tórax	Clínica	ECG	Radiografia de tórax
			TVP/AC			TVP/AC
Estenose pulmonar	Sopro	Normal/ SVD	Normal Normal	ICD Cianose	SVD	Diminuida/ Nl-aumentada
Estenose aórtica	Sopro	Normal/ SVE	Normal Normal	ICE	SBV/ SVD-EE	Nl-congestão/ aumentada
Estenose mitral	Sopro	Normal SAE/SVD	Normal Normal	ICC	SVD SAE	Congestão/ normal
Coartação da aorta	Sopro	Normal/ SVE	Normal Normal	ICC	SBV/ SVD	Nl-congestão/ aumentada

AC: área cardíaca; ICC: insuficiência cardíaca congestiva; ICD: insuficiência cardíca direita; ICE: insuficiência cardíaca esquerda; Nl: normal; SAE: sobrecarga atrial esquerda; SBV: sobrecarga biventricular; SVD: sobrecarga ventricular direita; SVE: sobrecarga ventricular esquerda; TVP: trama vascular pulmonar.

TABELA 4 Cardiopatias congênitas acianogênicas principais, com desvio de sangue da esquerda à direita, com graus variados de fluxo pulmonar, correlacionadas a dados de exteriorização clínica, eletrocardiograma e radiografia de tórax

	Fluxo pulmonar aumentado					
	Discreto			Moderado/acentuado		
	Clínica	ECG	Radiografia de tórax	Clínica	ECG	Radiografia de tórax
	AC			AC		
Comunicação interatrial	Sopro	Nl/SVD	Nl/ aumentada discreta	ICD	SVD	Aumentada
Comunicação interventricular	"	Nl/SVE	"	ICC	SBV/ SVD	"
Defeito parcial do septo atrioventricular	"	Nl/SBV	"	ICC	SBV	"
Defeito total do septo atrioventricular	"	SBV	Aumentada	ICC	SBV/ SVD	"
Canal arterial	"	Nl/SVE	Nl/ aumentada discreta	ICC	SVE/ SBV	"

AC: área cardíaca; ICC: insuficiência cardíaca congestiva; ICD: insuficiência cardíaca direita; SBV: sobrecarga biventricular; SVD: sobrecarga ventricular direita; SVE: sobrecarga ventricular esquerda.

TABELA 5 Cardiopatias congênitas cianogênicas principais, com hipofluxo pulmonar, correlacionadas a dados de exteriorização clínica, eletrocardiograma e radiografia de tórax

	Anomalia	Clínica	ECG	Radiografia de AC nl
Obstrução	Atresia tricúspide	Cianose	SVE-SAD BDAS	> VE
	Tetralogia de Fallot	"	SVD	> VD
	Atresia pulmonar + CIV	"	SVD	> VD
	Atresia pulmonar-I	"	SVE	> VE
	Atresia pulmonar-II	Cianose ICD	SVD/SBV	> VD-VE
	Estenose pulmonar	"	SVD	> VD-AD
Regurgitação	Ebstein	"	SVD-BCRD	> AD-VD
	Agenesia pulmonar	"	SVD	> VD > TVP hilar

AC: área cardíaca; AD: átrio direito; BCRD: bloqueio completo do ramo direito; BDAS: bloqueio divisional anterossuperior do ramo esquerdo; CIV: comunicação interventricular; ICD: insuficiência cardíaca direita; SAD: sobrecarga atrial direita; SBV: sobrecarga biventricular; SVD: sobrecarga ventricular direita; SVE: sobrecarga ventricular esquerda; TVP: trama vascular pulmonar; VD: ventrículo direito; VE: ventrículo esquerdo.

TABELA 6 Cardiopatias congênitas cianogênicas principais, com hiperfluxo pulmonar, correlacionadas a dados de exteriorização clínica, eletrocardiograma e radiografia de tórax

Anomalia	Clínica	ECG	Radiografia de tórax TVP aumentada
Transposição das grandes artérias	Cianose ICC	SVD-SBV	Forma oval
Tronco arterial	ICC	SBV	> VD-VE
Drenagem anômala das veias pulmonares	ICC	SVD	> AD-VD-veias sistêmicas Forma em oito
Ventrículo único	ICC	SVD-E-I	> VD-VE
Hipoplasia do coração esquerdo	ICC BD	SVD	> AD-VD
Atresia tricúspide	ICC	SVE	> VE
Atresia mitral	ICC	SVD	> VD

AD: átrio direito; BDAS: bloqueio divisional anterossuperior do ramo esquerdo; ICC: insuficiência cardíaca congestiva; SBV: sobrecarga biventricular; SVD: sobrecarga ventricular direita; SVE: sobrecarga ventricular esquerda; SVI: sobrecarga ventricular indeterminada; TVP: trama vascular pulmonar; VD: ventrículo direito; VE: ventrículo esquerdo.

além de propiciar equilíbrio hemodinâmico mais adequado, tanto sistêmico quanto pulmonar, imediatamente após a correção.

Os resultados desses objetivos têm sido adequados e visam, essencialmente, ao aumento do débito cardíaco, à diminuição da hipertensão venocapilar pulmonar e ao incremento da saturação arterial de oxigênio.

Torna-se mais simples o entendimento do tipo e da eficácia medicamentosa ao aliar os mecanismos patogênicos de cada grupo de cardiopatia encontrados na idade pediátrica.

Assim, nas cardiopatias congênitas cianogênicas com hipofluxo pulmonar, cujo fluxo pulmonar dependa do canal arterial – como na atresia pulmonar, com ou sem comunicação interventricular, na estenose pulmonar crítica, isolada ou associada como na tetralogia de Fallot, dupla via de saída dos grandes vasos do VD, atresia tricúspide, anomalia de Ebstein e outras – o medicamento de eleição aplicável no período neonatal é a prostaglandina E1. Pela dilatação do canal arterial, há aumento do fluxo pulmonar, maior hematose pulmonar e diminuição da hipoxemia. E esse efeito faz-se evidente nas primeiras semanas de vida, quando ainda persiste aberto o canal arterial. A prostaglandina E1, pela ação de vasodilatação arterial sistêmica e pulmonar e, principalmente, do canal arterial, aliada à menor adesividade plaquetária, consegue a obtenção de excelentes resultados, a ponto de ter se tornado um marco terapêutico que revolucionou a cardiologia pediátrica, desde meados da década de 1970. Ela faz surgir sopros, inicialmente sistólicos e, posteriormente, contínuos, a cianose regride, a PaO_2 se eleva e a acidose metabólica compensa. Dada a diminuição da capacidade contrátil do canal arterial depois do primeiro mês de vida, esse medicamento perde a efetividade.

Em cardiopatias congênitas cianogênicas com hipofluxo pulmonar e insuficiência cardíaca nas primeiras horas de vida, na dependência da continuidade da hipertensão pulmonar, como ocorre com a anomalia de Ebstein e com a agenesia valvar pulmonar, o medicamento de eleição também é a prostaglandina E1, aliada ou não a outros vasodilatadores, como o NO inalado ou a milrinona, utilizando-se este como inotrópico na tentativa de melhorar a função contrátil do VD. Com a vasodilatação arterial pulmonar e consequente diminuição da resistência pulmonar, há aumento do fluxo pulmonar anterógrado e a insuficiência tricúspide e/ou pulmonar diminuem de repercussão, mostrando então melhora evidente da insuficiência cardíaca direita, desde que não haja defeitos associados, com frequência presentes.

Em cardiopatias congênitas cianogênicas com hiperfluxo pulmonar, cuja circulação sistêmica dependa do canal arterial e da continuidade da hipertensão pulmonar, como na hipoplasia do coração esquerdo e na interrupção do arco aórtico, os medicamentos adequados relacionam-se à prostaglandina E1 para a dilatação do canal arterial e às drogas vasoativas, tipo dobutamina e dopamina, para manter mais elevada a pressão arterial pulmonar. Dessa maneira, restitui-se ou mantém-se o fluxo sistêmico adequado às necessidades orgânicas, incluindo-se o fluxo coronariano retrógrado. A pressão arterial sistêmica é assim mantida. Outras medidas como as de ventilação mecânica com fluxo inspiratório de oxigênio próximo de 20% e com pCO_2 baixa favorecem também a vasoconstrição arterial pulmonar, com manutenção da dinâmica circulatória.

Em cardiopatias congênitas cianogênicas com hiperfluxo pulmonar, cujo fluxo pulmonar seja dependente do canal arterial, como na transposição das grandes artérias e mistura de sangue inadequada ao nível atrial e/ou ventricular, a dilatação do canal arterial pela prostaglandina E1 favorece o desvio de sangue da aorta para a artéria pulmonar na sístole, maior hematose pulmonar e consequente diminuição da hipóxia. No entanto, a persistir essa mistura deficiente intracardíaca, o aumento do fluxo pulmonar provocado pode ser maléfico, a ponto de provocar aumento da hipertensão venocapilar pulmonar com retorno à situação de hipóxia. Assim, é imprescindível a feitura concomitante da comunicação interatrial para aumentar a mistura na diástole do átrio esquerdo ao direito. Essa atitude é capital, visto que a persistência da hipóxia constitui um dos fatores adversos de morbimortalidade maior, dentre pacientes submetidos à correção de Jatene.

Em cardiopatias congênitas acianogênicas com obstrução à esquerda do coração, tipo estenose mitral, estenose aórtica e coartação da aorta e com congestão venocapilar pulmonar retrógrada, cujo fluxo sistêmico dependa também do canal arterial, a prostaglandina E1 constitui novamente de grande utilidade e eficácia diminuindo a pressão arterial pulmonar e ajudando na manutenção do débito sistêmico. Mesmo em lesões obstrutivas tipo drenagem anômala total de veias pulmonares com obstrução venosa pulmonar observa-se também essa ação benéfica da prostaglandina E1, permitindo que ocorra maior escape de sangue da artéria pulmonar para a aorta pelo canal arterial do que o presumível aumento da congestão venocapilar pulmonar em face da vasodilatação arterial pulmonar e consequente aumento do fluxo anterógrado pulmonar.

Os diuréticos – sendo os mais utilizados a furosemida e a hidroclorotiazida, além dos inibidores da aldosterona – são os medicamentos mais úteis nas seguintes patologias: cardiopatias congênitas acianogênicas e cianogênicas com hiperfluxo pulmonar com sobrecarga de volume e insuficiência cardíaca decorrente da presença de defeitos septais, que se manifestam após a diminuição da resistência pulmonar por regressão das alterações vasculares pulmonares que acompanham o paciente durante a vida fetal, tipo canal arterial, comunicação interventricular e defeito do septo atrioventricular nas primeiras cardiopatias e tronco arterial comum, drenagem anômala total das veias pulmonares sem obstrução, ventrículo único, atresia das valvas atrioventriculares direita e esquerda e a transposição das grandes artérias com comunicação interventricular nas demais, os medicamentos mais úteis são os diuréticos. Nesses casos, em geral, a digital é associada no auxílio à maior contratilidade miocárdica, especialmente quando houver acentuada sobrecarga de volume com decorrente disfunção miocárdica, além do emprego de vasodilatadores sistêmicos, como os inibidores da enzima conversora.

A diminuição da frequência cardíaca motivada pelo uso da digital é responsável também pela melhora da insuficiência cardíaca, prolongando-se a diástole e com maior enchimento coronariano.

Nas cardiopatias que evoluem com disfunção ventricular – como nas cardiomiopatias primárias ou secundárias, as cardiopatias tanto acianogênicas como as cianogênicas com alterações da estrutura miocárdica dependentes de sobrecarga sistólica e/ou diastólica acentuada e crônica –, os medicamentos inotrópicos são os indicados como a digital e as drogas vasoativas tipo dopamina/dobutamina/milrinona. Nessa situação, as drogas vasodilatadoras, oral ou parenteral, são de grande auxílio para aumentar o débito cardíaco, em razão da diminuição da resistência sistêmica provocada, representadas por captopril, enalapril, nitroprussiato de sódio, isoproterenol, milrinona e carvedilol.

Na hipertensão pulmonar primária ou secundária, vasodilatadores potentes são invocados na tentativa de diminuir a pressão arterial pulmonar e favorecer o fluxo pulmonar, tipo antagonistas dos canais de cálcio, inibidores da enzima de conversão da angiotensina, além do NO inalado, usado até ambulatorialmente em domicílio, o próprio oxigênio e, mais recentemente, a introdução do sildenafil por via venosa e mesmo por via oral, em associação ou não aos derivados da prostaciclina, por via oral (beraprosta) ou via inalatória (iloprosta) e o bosentan, inibidor da elastina.

Em infecções bacterianas e/ou virais, os antimicrobianos têm se tornado mais específicos e mais potentes. No pós-operatório imediato, as drogas vasoativas, já assinaladas, mantém o equilíbrio dos fluxos sistêmico e pulmonar, as arritmias são controladas por antiarrítmicos, principalmente representados pela amiodarona, as tromboses de tubos pelo emprego dos trombolíticos de primeira até a terceira geração, e assim por diante.

Em suma, o tipo do medicamento a ser empregado na cardiologia pediátrica decorre hoje do entendimento patogênico da insuficiência cardíaca e da hipóxia, do conhecimento fisiopatológico da cardiopatia e do progresso bioquímico e farmacodinâmico pelo uso de drogas mais potentes e mais adequadas para cada caso (Quadro 1).

QUADRO 1 **Medicamentos principais utilizados, com dosagem**

Digoxina: 10 mcg/kg/dia
Propranolol: 1-4 mg/kg/dia
Carvedilol: 0,01-0,1 mg/kg/dia
Captopril: 0,5-3 mg/kg/dia
Maleato de enalapril: 0,1 mg/kg/dia
Furosemida: 0,5-4 mg/kg/dia
Hidroclorotiazida: 1-3 mg/kg/dia
Espironolactona: 1-3,5 mg/kg/dia
Prostaglandina E1: 0,1-1,0 mcg/kg/min
Sildenafil: 1-6 mg/kg/dia
Amiodarona: 5-10 mg/kg/dia
Bosentan: 62,5-125 mg 2x/dia
Dopamina: 2-20 mcg/kg/min
Dobutamina: 2,5-20 mcg/kg/min
Nitroprussiato de sódio: 0,3-1 mcg/kg/min
Milrinona: 0,2-0,75 mcg/kg/min
Isoproterenol: 2,5 mcg/kg/min

Lembrar que a medicina é a arte do que é possível e a prática do que deve ser feito, assim Coats se referiu para expressar esse momento de tantas transformações, aplicáveis também ao âmbito terapêutico.

VISÃO ATUAL DA INDICAÇÃO DA CIRURGIA CARDÍACA

A indicação para a correção cirúrgica da maioria das cardiopatias congênitas tornou-se hoje rotineira e quase sistemática, logo após a caracterização diagnóstica, em face dos indiscutíveis avanços nos vários campos de atuação da cardiologia pediátrica, em especial no cirúrgico.

Essa procura orienta à melhor terapêutica e aos cuidados peri e pós-operatórios, a fim de adequar cada vez mais os fluxos pulmonar e sistêmico.

Em linhas gerais, devem ser combatidas, na maioria das vezes, posições contrárias à indicação cirúrgica, que hoje são vivenciadas na cardiologia pediátrica. É essencial que o clínico posicione contra a época inoportuna da indicação, a qual deve ser precoce, tão precoce que não surjam possibilidades mesmo discretas para o aparecimento de quaisquer fatores adquiridos que venham a obscurecer os resultados em longo prazo, mesmo após correções operatórias bem-sucedidas.

Aliás, foi por essa norma de conduta mais precoce que se obteve a cura de anomalias, anteriormente temidas, como a transposição das grandes artérias, a drenagem anômala total das veias pulmonares dentre as cardiopatias cianogênicas, ao lado das cardiopatias acianogênicas simples, como a comunicação interatrial, comunicação interventricular e a persistência do canal arterial.

Essas efetivas correções precoces provam a necessidade da eliminação dos fatores adversos anatômicos e funcionais, adquiridos com o tempo. Com base nesses aspectos, orienta-se a correção programada da hipoplasia do coração esquerdo já nas primeiras horas de vida, antes do aparecimento dos sinais de baixo débito cardíaco ou de insuficiência cardíaca, graças ao valioso diagnóstico ecocardiográfico estabelecido em período pré-natal. O mesmo raciocínio se aplica às outras anomalias cianogênicas que descompensam muito precocemente na vida e se beneficiam com o tratamento programado antes do aparecimento de sinais de insuficiência cardíaca e/ou de hipoxemia, os quais alteram a perspectiva quando operados mais tardiamente. Essas cardiopatias são representadas principalmente pela transposição das grandes artérias, o tronco arterial comum, o ventrículo único, e as acianogênicas mais complicadas, como a coarctação acentuada da aorta, a interrupção do arco aórtico associada à comunicação interventricular, a estenose aórtica e pulmonar críticas, para citar as principais.

Reserva-se a indicação em época mais adequada e oportuna, em geral nos primeiros anos de vida, quando a anomalia não estiver interferindo sobremaneira na evolução como ocorre com as comunicações intercavitárias, interatrial e interventricular, no canal arterial e nas cardiopatias obstrutivas tipo estenoses pulmonar e aórtica e na própria coarctação da aorta.

Antes do advento da outra era da cardiologia pediátrica, qual seja a do conhecimento dos aspectos etiopatogênicos, indispensável para a prevenção adequada das cardiopatias congênitas, resta no momento melhorar a condição de vida destes cardiopatas.

Para tal, tornou-se meta importante a obtenção de uma população normal, mesmo dentre os portadores de cardiopatias congênitas, por meio do reconhecimento e da correção operatória precoces.

Questões orientadoras

1. A importância das cardiopatias congênitas situa-se na incidência elevada e nos recursos terapêuticos e cirúrgicos atuais.
2. O diagnóstico clínico se afigura simples desde que se divida as cardiopatias congênitas conforme o tipo de exteriorização clínica.
3. O tratamento farmacológico está intimamente correlacionado ao entendimento fisiopatológico das anomalias.
4. A indicação cirúrgica das cardiopatias congênitas obedece a regra da precocidade a se evitar aparecimento de caracteres adquiridos maléficos.
5. O diagnóstico pré-natal das cardiopatias congênitas se afigura importante a se poder programar a conduta adequada após o nascimento.

LEITURA SUGERIDA

1. Allen HD, Phillips JR, Chan DP. History and physical examination. In: Allen HD, Clark EB, Gutgesell HP, Driscoll DJ, editors. Moss and Adams Heart Disease in Infants, Children and Adolescents, 6. ed. Philadelphia: Lippincott Williams & Wilkins; 2001.
2. Atik E. Diagnóstico clínico e laboratorial das cardiopatias congênitas. In: Serrano Jr CV, Timerman A, Stefanini E, editors. Tratado de Cardiologia Socesp. 2ª ed. Barueri: Manole; 2009.

3. Atik E. Tratamento farmacológico na cardiologia pediátrica. Os avanços e o manejo específico em cada síndrome. Arq Bras Cardiol. 2002;79(6):editorial.
4. Attie F. Manifestaciones Clínicas. In: Attie F, Zabal C, Buendía AH, editors. Cardiologia Pediátrica, Diagnóstico y Tratamiento. Mexico: Medica Panamericana; 1993.
5. Banille E. Cardiointensivismo Pediátrico: Fisiología y Decisiones. Córdoba: Recursos Fotográficos; 2010.
6. Diaz G, Quero M, Piñeros D. Clasificación de las Cardiopatías Congénitas. In: Diaz G, Sandoval N, Vélez JF, Carrillo G, editors. Cardiologia Pediátrica. 2. ed. Colombia: McGraw Hill; 2018.

CAPÍTULO 58

Doença cardiovascular na gestante

Walkiria Samuel Avila

INTRODUÇÃO

Estima-se que cerca de 0,2 a 4% das gestações são complicadas por doença cardiovascular, percentual que tende a aumentar porque as mulheres estão engravidando em idade mais avançada e, dessa forma, expondo-se aos fatores de risco cardiovascular como diabetes, hipertensão, obesidade e os efeitos do uso dos anticoncepcionais.

Embora decrescendo, a mortalidade materna por cardiopatia ainda ocupa o primeiro lugar como causa não obstétrica e o quarto lugar no índice geral de mortalidade durante a gravidez.

O conhecimento dos mecanismos hemodinâmicos fisiológicos da gestação normal e sua interação com os principais tipos de cardiopatias, bem como a prevenção e o tratamento das complicações, são fundamentais na redução da morte materna causada pelas doenças cardíacas durante a gestação. Esses tópicos serão, em síntese, discutidos neste capítulo.

FISIOLOGIA E PROPEDÊUTICA CARDÍACA DA GRAVIDEZ NORMAL

Hemodinâmica (Tabela 1)

Ao longo da gravidez, o volume plasmático chega a ser 50% maior que o volume pré-gestacional. O débito cardíaco, em repouso, aumenta cerca de 40% e conceitualmente é o resultado do produto do volume sistólico (volume ejetado pelo coração a cada sístole) e da frequência cardíaca. Na primeira metade da gestação, o aumento do volume sistólico é o principal responsável pelo aumento do débito cardíaco, e, a partir do segundo trimestre, o aumento da frequência cardíaca (média de 16 bpm) mantém o débito elevado até o termo da gestação. Outro fator hemodinâmico de destaque é o comportamento da pressão arterial, conceituada como o produto do débito cardíaco e da resistência vascular periférica. As alterações locais do plexo uterino e a ação dos hormônios da gestação (estrogênio, progesterona, prolactina, prostaglandinas) provocam uma redução da resposta vascular à angiotensina e da resistência vascular sistêmica. Como resultado, a pressão arterial mantém-se constante ou apresenta uma tendência à queda, especialmente na primeira metade da gravidez. Próximo ao termo da gestação, a pressão arterial tende a uma elevação discreta, alcançando valores próximos aos da pré-gestação.

No terceiro trimestre da gravidez, a compressão da veia cava inferior pelo útero gravídico em posição supina materna acarreta redução no retorno venoso e no débito cardíaco, resultando na chamada "síndrome da hipotensão supina da gravidez". Essa compressão também pode resultar em aumento da pressão venosa

TABELA 1 Modificações das principais variáveis hemodinâmicas durante a gravidez e parto comparadas com a fase da pré-concepção

Pré- -concepção	Gravidez				Parto
Basal		1° trimestre	2° trimestre	3° trimestre	
Hemodinâmica	DC	↑	↑↑	↑↑	↑↑↑↑
	RVP	↓	↓↓	↓↓	
	FC	↑	↑↑	↑↑↑	↑↑↑↑
	PA	↓	↓	↔	(Dor)
Neuro-humoral			↑ Atividade simpática ↑ Estrogênio/progesterona/ relaxina		
Renina/ angiotensina	Volume plasmático	↑↑	↑↑↑	↑↑↑↑	↑↑↑↑↑
Glóbulos vermelhos	Massa	↑	↑↑	↑↑	(Autotransfusão)
Mudanças estruturais	Massa VE	↑	↑	↑	
	Tamanho das cavidades		Aumento das 4 câmaras		
	Aorta		Distensibilidade		

DC: débito cardíaco; FC: frequência cardíaca; PA: pressão arterial; RVP: resistência vascular sistêmica; VE: ventrículo esquerdo.
↑ e ↓ indicam as mudanças nos parâmetros relativos aos valores da pré-concepção. Adaptada de Sanghavi e Rutherford, 2014.

nos membros inferiores, sendo uma das causas do edema de membros inferiores que ocorre em cerca de 80% das gestantes saudáveis.

No trabalho de parto, o débito cardíaco aumenta em torno de 24% durante as contrações uterinas, atribuído à compressão intermitente dos vasos uterinos, da aorta distal e da veia cava inferior. A magnitude dessas oscilações relaciona-se diretamente com a intensidade da contração, estimando-se que 250 a 300 mL de sangue sejam lançados na circulação materna a cada contração, com subsequente aumento de 33% do volume sistólico.

Quando comparados aos do pré-parto, os valores do débito cardíaco situam-se, imediatamente após a expulsão fetal, próximos de 60% acima dos níveis pré-gestacionais. A brusca mudança do débito cardíaco é transitória, permanece elevada no puerpério imediato e não é acompanhada por variações da pressão arterial. A elevação do débito cardíaco no pós-parto imediato deve-se ao esvaziamento do útero, à descompressão do fluxo da veia cava inferior e à redução da capacidade do sistema venoso. Além disso, a resistência vascular periférica está aumentada em virtude da contração sustentada do útero, ocluindo os vasos que se abrem na superfície materna da placenta. O Quadro 1 resume as principais modificações hemodinâmicas fisiológicas da gestação.

Respiração

A hiperventilação da gravidez normal está relacionada com o nível de progesterona no sangue arterial. Ao reduzir a $paCO_2$, é considerada um mecanismo protetor para o feto contra os efeitos prejudiciais do excesso da concentração de gás carbônico tecidual. As modificações da caixa torácica decorrem do crescimento uterino e da elevação do diafragma (são acompanhadas por alterações da distribuição do ar nos diversos compartimentos pulmonares). Os exames de espirometria e de *peakflow*, se realizados em gestantes, revelam valores similares aos da população geral, visto que a capacidade vital forçada e

QUADRO 1 Quadro clínico da gestante saudável

Sintomas	Sinais
↓ Capacidade física (exercício)	Hiperventilação
Dispneia	Edema de membros
Cansaço	Distensão das veias do pescoço
Palpitação	Estertores de bases pulmonares
Tonturas	*Ictus cordis* desviado para a esquerda
Ortopneia	Impulso do ventrículo direito
Inchaço nas pernas	Alteração de bulhas cardíacas
Precordialgia	Sopros inocentes

Fonte: Davies e Herbert, 2007.

o volume expiratório forçado não são alterados pela gravidez. A capacidade de difusão dos pulmões e o volume sanguíneo dos capilares pulmonares não apresentam alterações na gestação.

Coagulação sanguínea

Durante a gravidez, ocorre uma ativação da síntese dos fatores de coagulação II, VII, VIII, IX, X e fibrinogênio e redução dos anticoagulantes endógenos (sobretudo da antitrombina e da proteína S), todos determinantes do estado de hipercoagulabilidade, peculiar a uma gravidez saudável. Somando esses mecanismos à compressão mecânica do plexo venoso para os membros inferiores pelo útero gravídico, justifica-se a predisposição característica da gravidez ao tromboembolismo, como a trombose venosa profunda periférica e o tromboembolismo pulmonar. A incidência de tromboembolismo venoso em gestantes, estimada em 1 a 2 casos por 1.000 gestantes, é cerca de cinco vezes maior que a existente em mulheres não grávidas na mesma faixa etária. Esse risco é expressivamente aumentado no pós-parto cesárea e permanece até a 12ª semana pós-parto. Assim, deve ser parte da rotina do exame físico no ciclo gravídico-puerperal a investigação de possíveis sinais de trombose venosa profunda e de fenômenos tromboembólicos.

Propedêutica

Os sinais e sintomas da gravidez normal muitas vezes podem se sobrepor às manifestações clínicas de diversas condições patológicas, gerando dúvidas ou conflitos no diagnóstico das cardiopatias, como apresentado no Quadro 1. Considera-se como exemplo a insuficiência cardíaca (IC), condição na qual sintomas como dispneia, fadiga, palpitação, edema, que preenchem os critérios de Framingham para o diagnóstico de IC, estão habitualmente presentes em gestantes saudáveis. O conhecimento das modificações fisiológicas da gravidez descritas anteriormente auxilia no entendimento e na identificação dos sintomas relatados na anamnese de gestantes saudáveis.

Exames subsidiários

A realização de exames complementares durante a gravidez deve obedecer a critérios fundamentados no seu benefício e nos riscos para o concepto. Na quase totalidade dos casos, o eletrocardiograma e o ecodopplercardiograma em sequência à propedêutica cardiológica criteriosa definem o diagnóstico anatômico e sindrômico das cardiopatias na gravidez. A radiografia de tórax não deve ser realizada de rotina, contudo, pode ser indicada em situações clínicas em que ela auxilia o diagnóstico e determina conduta. A radiação ionizante utilizada na produção das imagens de raios X é carcinogênica e a exposição contínua a esses raios ao longo do tempo poder ser prejudicial, aumentando o risco de câncer.

PRINCIPAIS CARDIOPATIAS E ESTRATIFICAÇÃO DE RISCO PARA A GRAVIDEZ

No Brasil, a alta incidência de mulheres jovens com cardiopatias graves, como valvopatias reumáticas, doenças congênitas, cardiomiopatias e doença de Chagas, contribui para a significativa mortalidade materna. Associa-se a falha de planejamento familiar e de orientação à anticoncepção e à programação de nova gestação, contribuindo para a gravidez de alto risco materno. Estudo brasileiro que acompanhou 1.000 gestantes com cardiopatias entre 1989 e 1999 mostrou que cerca de 55% apresentavam valvopatia reumática, e 20%, cardiopatia congênita. As outras causas distribuíram-se entre cardiomiopatia, doença arterial coronariana, doença vascular pulmonar, arterite de Takayasu, aneurisma de aorta torácica, síndrome de Marfan e outras. Nesse estudo, 23,5% das pacientes tiveram complicações e a mortalidade foi de 2,7%, sendo maior nos casos de cardiomiopatias e cardiopatias congênitas.

A estratificação de risco das cardiopatias para a gravidez é fundamental para o acompanhamento da gravidez e no planejamento familiar. Nesse sentido, entende-se no momento atual que a classificação elaborada pela Organização Mundial da Saúde (OMS) é considerada a mais aceita, exposta no Quadro 2. Nota-se que as marcações (*) referem-se a doenças que estão de acordo com a realidade brasileira, na qual a doença reumática é predominante.

QUADRO 2 Classificação de riscos da gestação (OMS)

WHO I → Risco não aumentado de morte e baixa morbidade: estenose pulmonar moderada, lesões simples operadas com sucesso (CIA, CIV, PCA, DAVP) e arritmias (extrassistolia atrial ou ventricular isolada), prolapso da valva mitral, valvopatia reumática não complicada*
WHO II → Risco pouco aumentado e moderada morbidade: CIA, CIV não operadas, T4F operada, arritmias sem complexidade, disfunção ventricular, cardiomiopatia hipertrófica, prótese valvar biológica, coarctação operada, síndrome de Marfan (Ao < 40 mm sem dissecção) e valva aórtica bicúspide (Ao < 45 mm); valvopatia reumática moderada*
WHO III → Risco significativo e morbidade importante: prótese mecânica, VD sistêmico (Mustard, Senning), pós-cirurgia de Fontan, CC não operada, CC complexas, valva aórtica bicúspide (45 < Ao < 50 mm) e síndrome de Marfan (40 < Ao < 45 mm); valvopatia reumática grave*
WHO IV→ Risco extremo de morte e de morbidade: obstrução grave do coração esquerdo, valva aórtica bicúspide (Ao > 50 mm), síndrome de Marfan (Ao > 45 mm), disfunção sistólica VE (FE < 30%), IC, coarctação de aorta grave, HAP de qualquer causa, CM periparto com disfunção

Ao: aorta; CC: cardiopatia congênita; CIA: comunicação interatrial; CIV: comunicação interventricular; CM: cardiomiopatia; DAVP: drenagem anômala de veias pulmonares; FE: fração de ejeção; HAP: hipertensão arterial pulmonar; IC: insuficiência cardíaca; PCA: persistência do canal arterial; T4F: tetralogia de Fallot; VD: ventrículo direito; VE: ventrículo esquerdo.
* Fonte: adaptado de Thorne et al., 2006.

Considera-se que pacientes em risco OMS I e II não apresentam restrições à gestação. Em contrapartida, o risco III permite desaconselhar, e o risco IV, contraindicar a gravidez. Acrescentam-se ainda a essa classificação condições clínicas que fazem parte da história natural dessas cardiopatias e da correção cirúrgica prévia, pois alteram o prognóstico da gravidez e independem da lesão cardíaca estrutural *per si*, merecendo destaque especial: hipertensão pulmonar, arritmias cardíacas, cianose, disfunção ventricular, potencial trombogênico elevado e lesões estruturais residuais após correção cirúrgica.

PREVENÇÃO E TRATAMENTO DAS PRINCIPAIS COMPLICAÇÕES

Admite-se que quase a totalidade dos fármacos de ação cardiovascular, exceto a heparina, atravessa a barreira placentária. A prioridade do tratamento é materna, contudo deve-se considerar os efeitos teratogênicos dos fármacos na embriogênese, que compreende as primeiras 12 semanas após a concepção, e que efeitos no desenvolvimento e no crescimento do feto ocorrem nos segundo e terceiro trimestres da gestação. Nesse sentido, o tratamento deve fundamentar-se nas diretrizes convencionais utilizadas para a população em geral e na classificação dos fármacos pela Food and Drug Admnistration (FDA) para uso na gestação (Quadro 3).

Na prática, o clínico deve estar preparado para o tratamento e a prevenção da IC, arritmias cardíacas, tromboembolismo e endocardite infecciosa, considerados os eventos mais frequentes. É oportuno apresentar uma orientação no diagnóstico diferencial da dispneia na sala de emergência (Tabela 2), essencial para se considerar o tratamento.

Insuficiência cardíaca

O tratamento da IC durante a gestação segue as linhas do restante da população (Quadro 4), exceto fármacos contraindicados que devem ser substituídos, como os inibidores da enzima conversora de angiotensina (IECA) e os bloqueadores do receptor de angiotensina, ou suspensos, como os antagonistas mineralocorticoides (espironolactona) e a ivabradina. Os diuréticos devem ser usados com parcimônia e para controle sintomático apenas, visto que podem reduzir o fluxo sanguíneo placentário. A digoxina, nas doses de 0,25 a 0,50 mg/dia, VO, pode ser

QUADRO 3 Classificação dos fármacos e seus efeitos durante a gravidez (FDA)

A → Estudos controlados em mulheres não demonstram risco para o feto no primeiro trimestre, não havendo evidência de risco nos demais
B → Estudos em animais não demonstraram risco fetal e não existem estudos controlados em mulheres no primeiro trimestre, não havendo evidência de risco nos demais
C → Estudos em animais não revelaram risco fetal, mas não há estudos controlados em mulheres nem em animais, e a droga deve ser administrada quando o risco potencial justifica o benefício
D → Há evidência de risco fetal em humanos, mas os benefícios são aceitáveis, apesar dos riscos
X → Estudos em animais e humanos demonstraram anormalidades fetais, sendo contraindicado

QUADRO 4 Tratamento da insuficiência cardíaca e/ou congestão pulmonar

Hospitalização, restrição hídrica e salina, definição de lesão cardíaca estrutural, exclusão de infecção e arritmias
Diuréticos: furosemida (< 80 mg/dia) e hidroclorotiazida (< 50 mg/dia)
Insuficiência cardíaca (IC) com disfunção sistólica
Betabloqueador: carvedilol (< 75 mg/dia) ou metoprolol (< 75 mg/dia)
Vasodilatador: hidralazina (< 100 mg/dia) e nitratos (< 40 mg/dia)
IC congestão pulmonar (estenose mitral/ cardiomiopatia hipertrófica)
Betabloqueador: propranolol (< 80 mgh/dia) ou metoprolol (< 75 mg/dia)
IC aguda grave
Vasodilatadores e inotrópicos intravenosos: dobutamina, dopamina, nitroprussiato de sódio e milrinona ou levosimendana podem ser considerados. Se houver necessidade de suporte inotrópico intravenoso, dobutamina, dopamina, milrinona ou levosimendana podem ser considerados

TABELA 2 Diagnóstico diferencial da dispneia aguda

	Cardiomiopatia periparto	Cardiopatia preexistente	Infarto agudo do miocárdio	Embolia pulmonar e/ou amniótica	Miocardite
História	Mais frequente após o parto	Mais frequente no segundo trimestre	Dor retroesternal, desconforto abdominal, náuseas	Dor tipo pleurítica	Infecção
Biomarcadores	↑ BNP	↑ BNP	↑ Troponina	↑ D-dímero D, troponina, BNP	↑ Troponina ↑ BNP possível
Ecocardiograma	Disfunção do VD/VE	Evidência de lesão cardíaca estrutural	Acinesia/ hipocinesia regional	Disfunção e ↑ PVD; sinal de McConnell	Hipocinesia difusa ou regional
Testes adicionais	Considerar RMI	Considerar RMI e/ou testes genéticos	Angiografia coronária	Cintilografia TC-*scan* ou V/Q; considerar angiografia	RMI Considerar biópsia miocárdica

BNP: peptídeo natriurético; RMI: imagem de ressonância magnética; VD/VE: ventrículos direito e esquerdo.
Fonte: adaptada de Bauersachs et al., 2016.

utilizada em qualquer época da gestação e geralmente é empregada para o controle de frequência cardíaca da fibrilação atrial. A valvoplastia por cateter-balão é o procedimento intervencionista de escolha para a congestão pulmonar da estenose mitral, quando refratária ao tratamento clínico, e obedece aos critérios clássicos do escore ecocardiográfico.

Arritmias cardíacas

A terapêutica farmacológica para as arritmias cardíacas durante a gestação deve ser aplicada em três situações: 1) arritmia associada a lesão cardíaca estrutural, como valvopatia mitral, comunicação interatrial e cardiomiopatia dilatada; 2) arritmia prévia controlada com fármacos previamente à gestação; 3) arritmia sintomática e mal tolerada ou com sinais de complexidade. Os fármacos antiarrítmicos classificados de acordo com o FDA B e C estão os disponíveis para a gravidez como mostra o Quadro 5. A cardioversão elétrica pode ser realizada em qualquer estágio da gravidez com a presença do anestesista. A anestesia para a cardioversão pode ser realizada com propofol (classe B do FDA) ou etomidato (classe C). A ablação com mapeamento eletromecânico, isenta de radiação, deve ser considerada como método seguro nas arritmias mal toleradas e refratárias ao tratamento convencional.

Tromboembolismo

O esquema de anticoagulação durante a gravidez deve estar de acordo com o risco de trombose e a situação clínica da paciente. Não existe diretriz para assegurar uma anticoagulação efetiva durante a gravidez. Ambos anticoagulantes disponíveis, heparina e varfarina, associam-se a efeitos colaterais materno-fetais. O FDA classifica os anticoagulantes orais – antitrombina e antifator Xa – como B e C, contudo, a experiência quanto ao uso na gravidez ainda é escassa. As recomendações apresentadas no Quadro 6 são as mais aceitas no momento.

QUADRO 5 Fármacos antiarrítmicos *versus* efeitos adversos no concepto

Fármaco	Efeitos adversos para o feto
Adenosina**	Não
Amiodarona****	Hipotireoidismo
Betabloqueador Propranolol*** (< 80 mg) Sotalol** (< 160 mg) Atenolol**** Pidolato de magnésio (Pidomag®)	 Não Bradicardia Restrição de crescimento
Digoxina**	Não
Diltiazem*** (< 180 mg)	Não
Lidocaína**	Depressão do sistema nervoso central
Quinidina***	Trombocitopenia, lesão do VIII par
Verapamil*** (< 240 mg)	Não
Propafenona*** (< 600 mg)	Não

FDA *A; **B; ***C; ****D.

QUADRO 6 Recomendações da anticoagulação durante a gestação

Situações de alto risco
▪ Próteses mecânicas
▪ Valvopatia mitral + fibrilação atrial
Heparina de baixo peso molecular: enoxaparina 1 mg/kg, SC, 2 vezes/dia – fator anti-Xa 0,6 a 1,0 ou
Heparina não fracionada – 20 a 40.000 UI – TTPA (1,5 a 2,0)
Durante o primeiro trimestre e após 36 semanas de gestação até 48 horas após o parto (suspensão transitória 12 horas antes do procedimento)
Varfarina sódica ajustada ao RNI: segundo trimestre até 36ª semana de gestação
Situações de menor risco
▪ Fibrilação/*flutter* atrial permanente
▪ ICC e cardiomiopatia dilatada
▪ Cardiopatias congênitas complexas
▪ Síndrome de Eisenmenger
▪ Hipertensão arterial pulmonar primária
▪ Antecedentes de acidente vascular cerebral
Heparina de baixo peso molecular: enoxaparina 1 mg/kg, SC, 2 vezes/dia – fator anti-Xa 0,6 a 1,0

ICC: insuficiência cardíaca congestiva; RNI: razão normatizada internacional; TTPA: tempo de tromboplastina parcialmente ativada.

Endocardite infecciosa

A antibioticoprofilaxia para endocardite infecciosa na ocasião do parto é controversa. No presente, tem sido recomendada para pacientes de riscos alto e intermediário apresentados no Quadro 7. A Tabela 3 apresenta um esquema de antibioticoprofilaxia para parto.

CONCLUSÃO

As últimas décadas mostraram um cenário de conquistas na área da cardiologia que resultaram na redução da mortalidade materna por cardiopatia, permitindo a concretização do desejo da gravidez na mulher portadora de cardiopatia.

QUADRO 7 Risco de endocardite infecciosa em cardiopatia

Alto risco – profilaxia recomendada
Doença reumática
Disfunção mitral
Disfunção aórtica
Dupla lesão mitral
Próteses valvares
Cardiopatia congênita
Cianóticos
Persistência do canal arterial
Estenose aórtica
Comunicação interventricular
Coarctação da aorta
Lesão intracardíaca residual, pós-correção cirúrgica, de repercussão hemodinâmica
Endocardite infecciosa prévia
Risco intermediário – profilaxia discutível
Prolapso da valva mitral com insuficiência mitral
Estenose mitral isolada
Disfunção tricúspide
Estenose pulmonar
Hipertrofia septal assimétrica
Valva aórtica bicúspide
Doença valvar degenerativa
Lesão intracardíaca residual aquém de 6 meses
Pós-cirurgia corretiva
Risco baixo – profilaxia não indicada
Prolapso da valva mitral sem insuficiência
Comunicação interatrial isolada
Doença coronariana
Marca-passo cardíaco
Lesão intracardíaca residual além de 6 meses
Pós-cirurgia corretiva

Fonte: Tedoldi et al., 2009.

TABELA 3 Esquema de antibioticoprofilaxia para parto

Antibiótico	Doses
▪ Ampicilina	2,0 g, IV ou IM
Associada à gentamicina	1,5 mg/kg, VO ou IV ou IM
Administração 60 minutos antes do parto	
Esquema alternativo: primeira dose parenteral seguida de amoxicilina	1,5 g, VO, 8 h após dose inicial
Pacientes alérgicos a penicilina/ampicilina/amoxacilina	
▪ Vancomicina (associada com gentamicina)	1,0 g, IV, em 1 h
Administração 30 min antes do parto	1,5 mg/kg, IV ou IM

IV: intravenoso; IM: intramuscular; VO: via oral. Fonte: Tedoldi et al., 2009.

LEITURA SUGERIDA

1. American College of Obstetricians and Gynecologists' Committee on Obstetric Practice. Committee opinion n. 656: Guidelines for diagnostic imaging during pregnancy and lactation. Obstet Gynecol. 2016; 127(2):e75-80.
2. Avila WS, Rossi EG, Ramires JA, Grinberg M, Bortolotto MR, Zugaib M, et al. Pregnancy in patients with heart disease: experience with 1,000 cases. Clin Cardiol. 2003;26(3):135-42.
3. Bauersachs J, Arrigo M, Hilfiker-Kleiner D. Current management of patients with severe acute peripartum cardiomyopathy: practical guidance from the Heart Failure Association of the European Society of Cardiology Study Group on peripartum cardiomyopathy. Eur J Heart Fail. 2016;18(9):1096-105.
4. Canobbio MM, Warnes CA, Aboulhosn J, Connolly HM, Khanna A, Koos BJ, et al.; American Heart Association Council on Cardiovascular and Stroke Nursing; Council on Clinical Cardiology; Council on Cardiovascular Disease in the Young; Council on Functional Genomics and Translational Biology; and Council on Quality of Care and Outcomes Research. Management of pregnancy in patients with complex congenital heart disease: a scientific statement for healthcare professionals from the American Heart Association. Circulation. 2017;135(8):e50-87.
5. Davies GA, Herbert WN. Assessment and management of cardiac disease in pregnancy. J Obstet Gynaecol Can. 2007;29(4):331-6.
6. European Society of Gynecology (ESG); Association for European Paediatric Cardiology (AEPC); German Society for Gender Medicine (DGesGM), Regitz-Zagrosek V, Blomstrom Lundqvist C, et al.; ESC Committee for Practice Guidelines. ESC Guidelines on the management of cardiovascular diseases during pregnancy: the Task Force on the Management of Cardiovascular Diseases during Pregnancy of the European Society of Cardiology (ESC). Eur Heart J. 2011;32(24):3147-97.
7. Sanghavi M, Rutherford JD. Cardiovascular physiology of pregnancy. Circulation. 2014;130:1003-8.
8. Tedoldi CL, Freire CMV, Bub TF, et al. Sociedade Brasileira de Cardiologia. Diretriz da Sociedade Brasileira de Cardiologia para gravidez na mulher portadora de cardiopatia. Arq Bras Cardiol. 2009; 93(6supl.1):e110-78.
9. Thorne S, MacGrecor A, Nelson-Piercy C. Risks of contraception and pregnancy in heart disease. Heart. 2006;92(10):1520-5.

CAPÍTULO 59

Doença cardiovascular no idoso

Caio de Assis Moura Tavares
Wilson Jacob Filho

INTRODUÇÃO

Antes de iniciar, especificamente, o tema principal deste capítulo, é importante fundamentar a ampla e profunda modificação da composição etária da população humana, verificada principalmente entre a segunda metade do século passado e a primeira metade do atual. Em síntese, entre 1950 e 2050 praticamente será quadruplicado o número de habitantes do planeta e duplicada a expectativa média de vida. Embora esse fenômeno se processe de forma diferente entre as diferentes regiões e culturas, os impactos são e serão universais.

Esse envelhecimento populacional ocorreu de forma lenta nos países desenvolvidos e em paralelo com o aumento das desigualdades de renda, aumentaram as disparidades no acesso aos cuidados de saúde e apoio social. Assim, ainda não se pode dizer que a maioria das pessoas está vivendo mais e melhor; provavelmente a maioria está experimentando extensos períodos de morbidade.

Essa mudança demográfica apresenta tanto oportunidades como desafios. A maioria das pessoas aspira a viver uma longa e saudável vida, e os idosos podem proporcionar valiosos recursos econômicos, sociais, culturais e familiares. Além da capacidade potencial para trabalhar, os idosos incorporam grande reserva de capital humano, especialmente em educação e experiência de trabalho. Uma vida inteira de experiências pode torná-los mais adequados a avaliar e abordar uma grande variedade de situações, além de orientação aos mais jovens. No entanto, o envelhecimento da população também pode ser associado à diminuição da população ativa e à maior demanda de cuidados de saúde, assistência social e pensões sociais.

Atualmente as principais causas de morte e deficiências em idade mais avançada são as doenças não transmissíveis (também conhecidas como crônico-degenerativas). Grande parte delas pode ser prevenida ou atrasada. Inclusive tem se dado ênfase crescente às estratégias que se relacionam a comportamentos saudáveis e controle de fatores de risco na fase inicial da vida. Alguns estudos sugerem que cerca de 25% da heterogeneidade relacionada à saúde e à capacidade funcional no envelhecimento é determinada geneticamente, e o restante se relaciona fortemente a comportamentos e desigualdades durante toda a vida.

Nesse sentido, as doenças cardiovasculares assumem papel de maior importância, não apenas por liderarem a lista de causas de mortalidade nesta faixa etária, mas também, e principalmente, por serem causa importante de limitações funcionais, o que muito frequentemente transforma o idoso em um ser dependente dos cuidados de outros, impondo-lhe a necessidade da presença do cuidador e as privações que resultam, amiúde, em exclusão social.

Quando o idoso com cardiopatia é devidamente acompanhado, da prevenção primária à reabilitação, além da considerável redução de incidências e prevalências, que resulta em benefício individual e familiar, há a consequente redução da alocação de recursos, o que beneficia em grande monta o financiamento do Sistema Único de Saúde, bem como os demais.

Com a proposta de atuar de maneira incisiva nesse complexo equilíbrio de forças e demandas, tornou-se necessária a criação de uma área interativa de conhecimento: a cardiogeriatria.

No Brasil, historicamente, iniciou-se em 1982 com a criação da Unidade de Cardiogeriatria do Incor. Em 1992, segundo Franken e Rosa, foi fundado o Grupo de Estudos Brasileiro em Cardiogeriatria, da Sociedade Brasileira de Cardiologia (SBC), que evoluiu, em 2005, para o Departamento de Cardiogeriatria da SBC (Decage-SBC). Em 2002 e 2010, foram publicadas a primeira e a segunda diretrizes em cardiogeriatria, a última com participação de representantes do American College of Cardiology.

Nessa evolução ficou cada vez mais claro que a cardiogeriatria não é "a cardiologia do idoso", assim como a geriatria não é "a clínica geral do idoso". Cardiogeriatria é uma área de conhecimento interativo entre a cardiologia e a geriatria que tem como objetivo fundamental a proposição de soluções adicionais às determinadas pela cardiologia e/ou pela geriatria, propiciando o controle das enfermidades e a preservação da funcionalidade de idosos cardiopatas.

SUB-REPRESENTAÇÃO DE IDOSOS NOS GRANDES ESTUDOS CLÍNICOS

Apesar de a incidência e a prevalência das doenças cardiovasculares aumentarem com a idade e serem a principal causa de morte no mundo em adultos acima dos 75 anos, essa população é muito pouco representada nos grandes estudos cardiológicos – que formam a base atual das recomendações de tratamento pelas diretrizes brasileiras e internacionais. Indivíduos com acometimento cognitivo, físico, fragilidade, acamados e moradores de casas de repouso foram sistematicamente excluídos dos estudos clínicos randomizados. Logo, a aplicação dos resultados desses estudos para indivíduos idosos, principalmente naqueles acima de 75 anos, deve ser realizada cautelosamente, visto que o benefício nesta subpopulação é duvidoso.

Entre os estudos clínicos randomizados citados pelas diretrizes americanas das sociedades de cardiologia de fibrilação atrial, insuficiência cardíaca e síndrome coronariana aguda (American Heart Association/American College of Cardiology), apenas 10 estudos (1,5% do total) incluíram pacientes com mais de 75 anos. A aplicabilidade desses achados usualmente é extrapolada para a população idosa: entre as medicações cardiovasculares aprovadas na Itália entre 2009 e 2012, o percentual de pacientes utilizando estes fármacos era maior no subgrupo de pacientes com mais de 75 anos, enquanto a sua representatividade nos estudos que levaram à aprovação das medicações foi muito pequena (Tabela 1).

Extrapolar os resultados desses estudos para idosos frágeis deve ser realizado com muita cautela. A presença de múltiplas comorbidades, aliada à perda de massa muscular e às alterações fisiológicas no tecido adiposo, renal, musculoesquelético, sistema nervoso central e rins, em decorrência da idade os coloca sob risco aumentado de complicações relacionadas ao tratamento. Assim, é fundamental para o cardiologista entender que existe esse *gap* de conhecimento

TABELA 1 Diferença entre pacientes incluídos nos estudos *versus* pacientes de fato utilizando as medicações na prática contemporânea. Percentuais aproximados

Idade	% pacientes tratados na prática clínica	% pacientes incluídos nos estudos clínicos
0-64 anos	33	63
65-74 anos	28	26
≥ 75 anos	39	11

Fonte: modificada de Carreta, Eichler e Rasi, 2012.

e que a tomada de decisão sobre a melhor terapêutica para o indivíduo idoso é complexa.

AVALIAÇÃO SISTEMÁTICA

A abordagem sistemática do paciente em um serviço de cardiogeriatria tem por objetivo incorporar complexidades relacionadas à idade e o grande número de comorbidades clínicas ao conhecimento e habilidades do cardiologista para que, contextualizadas as preferencias pessoais do paciente, sirvam como ferramenta de auxílio para decisão terapêutica e diagnóstica. A utilização de conceitos geriátricos para entendimento de riscos/benefícios do tratamento é fundamental.

A Tabela 2 elenca os principais elementos a serem avaliados durante uma consulta.

PECULIARIDADES DO IDOSO NO TRATAMENTO DE DOENÇAS CARDIOVASCULARES

Fibrilação atrial

Trata-se da arritmia sustentada mais frequente no idoso, associada com complicações tromboembólicas, síndrome demencial e perda de funcionalidade. Em aproximadamente 30% dos idosos com mais de 85 anos, a fibrilação atrial é assintomática.

TABELA 2

Elemento de avaliação	Como avaliar (exemplos)
Fragilidade	Escores de fragilidade (Fried/EFT/SPPB)
Funcionalidade	Katz/Lawton
Avaliação cognitiva	Mini-Cog MEEM Teste de fluência verbal
Depressão	GDS4
Desejos pessoais	--
Polifarmácia	Aplicativos de interação medicamentosa

Fried: escala para avaliação de fragilidade; EFT: *essential frailty toolset*; SPPB: *short physical performance battery*; MEEM: miniexame do estado mental; GDS-4: escala de depressão em geriatria.

Embora o risco de sangramento relacionado ao uso de anticoagulantes orais aumente progressivamente com a idade, a taxa de eventos tromboembólicos também aumenta, porém em maior proporção. Dessa maneira, o benefício líquido absoluto (taxa de eventos prevenidos – taxa de sangramento) da anticoagulação também aumenta com a idade. Muitas vezes subutilizados na prática clínica, os anticoagulantes devem ser utilizados na maior parte dos pacientes, a despeito do maior risco de complicações hemorrágicas. Ressalta-se que, assim como em outras situações, a decisão por anticoagulação deve ser baseada no escore CHA2DS2-VASC.

O risco de quedas na maioria dos casos também não é fator impeditivo para início ou manutenção da anticoagulação – dado que a incidência de hematoma subdural atribuída a quedas em estudos observacionais é extremamente rara. Estima-se, por exemplo, que para um paciente com fibrilação atrial e risco embólico de 6% ao ano, o número de quedas em um ano deveria ser de 295 ou mais para que o risco da queda se sobrepusesse ao benefício de prevenção de eventos tromboembólicos dos anticoagulantes.

O ácido acetilsalicílico (AAS) não deve ser utilizado para prevenção de eventos tromboembólicos, pois não diminui a incidência de eventos quando comparado ao placebo e aumenta o risco de sangramento.

O uso dos anticoagulantes de ação direta (DOAC) mostrou-se não inferior ao uso da varfarina com o potencial benefício de redução de risco de hemorragia intracraniana. Deve-se atentar para o ajuste de doses dessas medicações de acordo com peso, taxa de filtração glomerular e idade. Não devem ser utilizados por idosos com taxa de filtração glomerular estimada menor que 15 mL/minuto.

Estenose aórtica

Indivíduos idosos são mais suscetíveis à manifestação de síncope como sintoma da estenose aórtica, em virtude do acometimento aterosclerótico dos vasos cerebrais, facilitando a hipoperfusão cerebral. Os outros sintomas clássicos de estenose aórtica (dispneia ao esforço e/ou insuficiência cardíaca, angina) usualmente também estão presentes.

A decisão entre troca valvar cirúrgica ou implante de bioprótese transcateter (TAVI) não depende unicamente da idade cronológica do paciente, mas de uma série de fatores como funcionalidade, presença ou não de fragilidade, comorbidades, risco cirúrgico, anatomia valvar aórtica.

Em pacientes em que o risco cirúrgico é proibitivo, elevado (escore de risco da Society of Thoracic Surgeons [STS] ≥ 8%) ou haja contraindicação à troca valvar cirúrgica, após avaliação multidisciplinar (*heart team* institucional – cardiologista clínico, cirurgião cardíaco, hemodinamicista, anestesista e outros especialistas), a recomendação é pela TAVI – no entanto, este procedimento não deve ser realizado se a expectativa de vida esperada pelas comorbidades for inferior a um ano (procedimento possivelmente fútil).

Em pacientes com risco cirúrgico intermediário/baixo (escore STS < 8%) e idade acima de 70 anos, a utilização da escalas de fragilidade – como o EFT (Tabela 3) – pode auxiliar na decisão terapêutica, identificando pacientes que se beneficiariam da troca cirúrgica (aqueles com pontuação baixa), os pacientes aos quais a TAVI por via femoral estaria indicada (pontuação intermediária/alta) e aqueles em que o procedimento seria possivelmente fútil (sem mudança de qualidade de vida, alta morbimortalidade relacionada à intervenção – pontuação muito alta), visto que estudos randomizados neste subtipo de pacientes evidenciaram que os resultados com os dois procedimentos sem avaliação de fragilidade para guiar a decisão são semelhantes. Ressalta-se que esse tipo de avalição para decisão terapêutica ainda não foi testado de forma prospectiva e randomizada em estudos clínicos e esses dados foram obtidos por estudos observacionais/retrospectivos. A avaliação de fragilidade é, portanto, fundamental para a decisão multidisciplinar no *heart team*.

TABELA 3 Escore EFT

Teste de levantar e sentar da cadeira sem apoio das mãos, 5 vezes	Completa em < 15 segundos	0 ponto
	Completa em ≥ 15 segundos	1 ponto
	Não completa	2 pontos
Transtorno cognitivo (avaliado pelo MEEM ou Mini-Cog)	Normal	0 ponto
	Alterado	1 ponto
Hemoglobina	≥ 13,0 g/dL para homens ≥ 12,0 g/dL para mulheres	0 ponto
	< 13,0 g/dL para homens < 12,0 g/dL para mulheres	1 ponto
Albumina sérica	≥ 3,5 g/dL	0 ponto
	< 3,5 g/dL	1 ponto

Escore EFT (*essential frailty toolset*) para avaliação de fragilidade, sendo o paciente com escore 0 menos frágil e aquele com escore 5 o mais frágil. MEEM: miniexame do estado mental; Mini-Cog: avaliação cognitiva breve.
Fonte: adaptada de Afilalo et al., 2017.

TABELA 4 Mortalidade de acordo com escore EFT e tipo de troca valvar

Escore EFT	TAVI	Troca cirúrgica
0-1	6%	3%
2	15%	7%
3	28%	16%
4	30%	38%
5	65%	50%

Fonte: adaptada de Afilalo et al., 2017.

Questões orientadoras

1. Paciente de 85 anos, sexo masculino, com diagnóstico recente de fibrilação atrial, hipertensão arterial sistêmica (HAS), diabete melito (DM) em uso de losartana, clortalidona, metformina e atenolol. Totalmente independente para atividades básicas e instrumentais de vida diária, assintomático. Ao exame físico, sem alterações semiológicas cardiovasculares, FC = pulso =90; PA 130 x 80. Apresentou 5 quedas no último

ano. Qual seria a melhor conduta em relação à anticoagulação deste paciente:

a. Manter apenas com AAS pelo risco de quedas.
b. Manter sem anticoagualação e sem antiplaquetários pelo risco de quedas.
c. Iniciar anticoagulação com rivaroxabana, pois este anticoagulante se mostrou superior à varfarina em estudos clínicos.
d. Iniciar anticoagulação com varfarina ou algum anticoagulante de ação direta (rivaroxabana, dabigatrana, apixabana).

2. Paciente de 90 anos, sem antecedentes patológicos prévios, vem em consulta com queixa de dispneia aos moderados esforços (andar rápido no plano) de início há 3 meses. Ao exame físico com sopro ejetivo em foco aórtico 4+/6+. Ecocardiograma evidencia estenose aórtica importante com fração de ejeção preservada e gradiente médio de 55 mmHg. Assinalar a alternativa que indique corretamente a melhor alternativa terapêutica para este paciente:

a. Troca valvar aórtica transcateter (TAVI) independentemente da via de acesso (transfemoral, transaórtica, transapical).
b. Deve-se primeiro calcular o risco do procedimento cirúrgico pelo escore STS – caso o escore seja intermediário, tanto a TAVI como a troca cirúrgica podem ser realizadas, e a aplicação de escores de fragilidade pode auxiliar na decisão terapêutica.
c. TAVI é evidentemente superior à troca cirúrgica neste paciente.
d. Deve-se primeiro calcular o risco do procedimento cirúrgico pelo escore STS – caso o escore seja intermediário ou alto deve-se optar pela TAVI, dada a superioridade nesse subgrupo de pacientes.

3. Assinalar a alternativa que relaciona corretamente o risco de evento tromboembólico *versus* o risco de sangramento de acordo com a faixa etária:

a. Os dois riscos aumentam com a mesma progressão de acordo com o aumento da idade, de tal forma que o benefício líquido (taxa de eventos prevenidos menos taxa de sangramento) permanece igual.
b. Os dois riscos aumentam com a idade, porém o risco de evento tromboembólico aumenta mais que o risco de sangramento; logo, o benefício líquido (taxa de eventos prevenidos menos taxa de sangramento) aumenta com a idade.
c. O risco de evento tromboembólico permanece constante enquanto aumenta o risco de sangramento, porém o risco de evento tromboembólico ainda é maior que o risco de sangramento; logo, o paciente deve-se manter em anticoagulação.
d. Os dois riscos permanecem constantes, mantendo o benefício de anticoagulação com a idade.

4. Acerca das medicações para tratamento de doenças cardiovasculares e a aplicação na população geriátrica, assinalar a alternativa correta:

a. Os grandes estudos clínicos randomizados incluíram em sua maioria um grande número de idosos.
b. Pacientes acamados e moradores de casas de repouso são representados de maneira efetiva nos grandes estudos.
c. Muitos estudos tinham como critério de exclusão pacientes com idade > 75 anos.
d. A avaliação de fragilidade foi utilizada de rotina para a inclusão de pacientes na maior parte dos estudos.

Respostas

1. d
2. b
3. b
4. c

LEITURA SUGERIDA

1. Afilalo J, Lauck S, Kim DH, Lefèvre T, Piazza N, Lachapelle K, et al. Frailty in Older Adults Undergoing Aortic Valve Replacement: The Frailty-AVR study. J Am Coll Cardiol. 2017;70(6):689-700.
2. Beard JR, Bloom DE. Towards a comprehensive public health response to population ageing. Lancet. 2015;385(9968):658-61.

3. Carreta F, Eichler HG, Rasi G. Drug Policy for an Aging Population — The European Medicines Agency's Geriatric Medicines Strategy. N Engl J Med. 2012;367(21):1972-4.
4. Chao T, Lui C, Lin YJ, Chang SL, Lo LW, Hu YF, et al. Oral anticoagulation in very elderly patients with atrial fibrillation: a nationwide cohort study. Circulation. 2018;138(1):37-47.
5. Chatterji S, Byles J, Cutler D, Seeman T, Verdes E. Health, functioning, and disability in older adults: present status and future implications. Lancet. 2015;385(14):563-75.
6. Franken RA, Rosa RF. Cardiogeriatria, a cardiologia do futuro? Arq Bras Cardiol. 2014;103(4):e52-4.
7. Man-Son-Hing M, Nichol G, Lau A, Laupacis A. Choosing antithrombotic therapy for elderly patients with atrial fibrillation who are at risk for falls. Arch Intern Med. 1999;159(7):677-85.
8. Patti G, Lucerna M, Pecen L, Siller-Matula JM, Cavallari I, Kirchhof P, De Caterina R. Thromboembolic Risk, Bleeding Outcomes and Effect of Different Antithrombotic Strategies in Very Elderly Patients With Atrial Fibrillation: A Sub-Analysis From the PREFER in AF (PREvention oF Thromboembolic Events-European Registry in Atrial Fibrillation). J Am Heart Assoc. 2017;6(7). pii: e005657.
9. Siemieniuk RA, Agoritsas T, Manja V, Devji T, Chang Y, Bala MM, et al. Transcatheter versus surgical aortic valve replacement in patients with severe aortic stenosis at low and intermediate risk: systematic review and meta-analysis. BMJ. 2016;354:i5130.
10. Ungar A, Marchionni N. Cardiac management in the frail elderly patient and the oldest old. Springer; 2017.

CAPÍTULO 60

Doença cardiovascular na mulher

Marcela Freire Buffon
Fernando Ganem
Luiz Francisco Cardoso

INTRODUÇÃO

A doença cardiovascular (DCV) é a principal causa de morte em mulheres na pós-menopausa. Apesar de nas mulheres na pré-menopausa este risco ser sabidamente menor que nos homens de mesma idade, os mecanismos envolvidos ainda não foram completamente estabelecidos.

Nas últimas décadas, tem se observado grande progresso na educação e na sensibilização para os riscos de DCV na mulher, por parte tanto das pacientes como dos médicos. Apesar desse esforço, em muitos países, inclusive nos EUA, morrem mais mulheres que homens de DCV.

DIFERENÇAS CONHECIDAS

Além das diferenças diretamente relacionadas aos hormônios, homens e mulheres têm particularidades na farmacocinética e na farmacodinâmica dos medicamentos cardiovasculares, incluindo padrões alterados de absorção, distribuição, metabolismo e excreção. As mulheres de um modo geral têm absorção gástrica reduzida, volume de distribuição corporal menor, maior porcentagem de gordura, além de depuração renal em média 10 a 25% mais lenta.

EPIDEMIOLOGIA

A DCV tem particular importância na saúde pública em face do enorme impacto social, econômico e médico. De fato, nos Estados Unidos, os custos anuais com a doença arterial coronariana (DAC) alcançam 100 bilhões de dólares, enquanto com o acidente vascular cerebral (AVC) atingem 45 bilhões e com a hipertensão arterial (HAS), 40 bilhões (American Heart Association, 2001; Heart an Stroke Statistical Update, 2000).

Nos EUA, a mortalidade atual por DCV em mulheres é um terço menor em relação à de 1980. Isso se deve ao melhor controle de fatores de risco e à prevenção secundária. No Brasil, essa redução também é percebida, mas as taxas de mortalidade ainda continuam elevadas, o que se atribui à alta prevalência das DCV e ao mesmo tempo ao ainda pequeno controle dos fatores de risco nesta população. Por exemplo, a hipertensão arterial é o fator de risco mais prevalente na população brasileira, assim como são baixas as taxas de controle pressórico nos hipertensos.

Especialmente a mulher representa grande problema quanto ao diagnóstico das DCV, muitas vezes tardio, resultando, portanto, em atendimento de maior risco; além disso, apresenta-se com maior número de comorbidades associadas, como obesidade, diabete, hipertensão e outras.[2]

PARTICULARIDADES DA MULHER

A mulher representa grande problema quanto ao diagnóstico das DCV, muitas vezes tardio, resultando, portanto, em atendimento de maior risco; além disso, apresenta-se com maior número de comorbidades associadas, como obesidade, diabete, hipertensão e outras.[2]

Hipertensão arterial sistêmica

A hipertensão arterial sistêmica (HAS) afeta 75% das mulheres com mais de 60 anos de idade e é um importante fator preditivo de DCV. Apesar disso, no Brasil apenas 36% desta população trata e controla a doença.

Na fase pré-menopausa, a incidência e a prevalência de HAS são menores nas mulheres que nos homens da mesma idade, o que parece estar relacionado à proteção vasodilatadora de estrógenos endógenos.

Independentemente da fase do diagnóstico de HAS na mulher, as recomendações internacionais de abordagem terapêutica e a escolha de medicamentos não dependem do sexo.

Dislipidemia

A dislipidemia parece manifestar-se de forma semelhante entre homens e mulheres. O diagnóstico em qualquer fase baseia-se nos mesmos critérios que para a população em geral.

É sabido que após a menopausa o perfil lipídico se altera. Essas alterações parecem refletir a perda de ação dos estrogênios no metabolismo das lipoproteínas. Os estrogênios atuam em nível hepático, aumentando a síntese de VLDL e da apolipoproteína A-I e, consequentemente, aumentam os níveis de triglicerídeos e colesterol-HDL. Estudos longitudinais têm demonstrado que a menopausa tem efeito direto no perfil lipídico, sobretudo aumentando o colesterol total e LDL.

Objetivamente as últimas diretrizes definiram que mulheres com escore de Framingham (ERF) > 10% em 10 anos são consideradas de alto risco. Assim, o alvo nessas pacientes é de manter o LDL < 100. Isso baseia-se no fato de sabidamente o ERF subestimar o risco cardiovascular em mulheres. Dificilmente há um escore > 20% em mulheres < 75 anos, mesmo que tenham inúmeros fatores de risco para DCV.

Arritmias

Em geral, as mulheres apresentam frequência cardíaca e intervalo QT maiores que os homens. Ao longo das últimas décadas, tem-se verificado existirem importantes diferenças em relação ao tipo e à gravidade das arritmias cardíacas entre homens e mulheres. As possíveis causas incluem efeitos hormonais sobre canais iônicos, diferenças no tônus autonômico e na prevalência de cardiopatia estrutural.

A taquicardia supraventricular por reentrada nodal atrioventricular, forma mais comum de taquicardia supraventricular, apresenta incidência duas vezes maior em mulheres. Os episódios de taquicardia supraventricular são mais frequentes e apresentam maior duração na fase final do ciclo menstrual. Os resultados do tratamento por meio de ablação por radiofrequência são iguais entre homens e mulheres, porém as mulheres são mais tardiamente encaminhadas para essa forma de tratamento.

Durante a gestação, os episódios de taquicardia supraventricular são mais sintomáticos. A ocorrência de fibrilação atrial é mais comum em homens, enquanto o risco de acidente vascular cerebral e morte associada à fibrilação atrial é maior entre as mulheres. A síndrome do QT longo congênito é mais comum entre as mulheres. Até a puberdade, os eventos cardiovasculares associados à síndrome do QT longo ocorrem mais entre os homens. A partir da idade adulta, os eventos predominam entre as mulheres. O risco de *torsades de pointes* associado ao uso de drogas que prolongam o intervalo QT é maior entre as mulheres. Entre pacientes reanimados de morte súbita, as mulheres têm menor prevalência de DAC e mais frequentemente apresentam coração estruturalmente normal. Com relação ao benefício do uso de cardioversor/desfibrilador implantável, não há diferença associada ao sexo.

Valvopatias

Uma particularidade curiosa encontrada nas mulheres é a maior incidência de prolapso de valva mitral (PVM), que, além de mais comum nesse gênero, afeta mais as altas e magras que podem transmitir geneticamente essa alteração aos filhos.

O prolapso mitral é um defeito congênito no tamanho dos folhetos, fazendo com que a válvula não consiga se fechar corretamente. Um folheto empurra o outro, fazendo a válvula assumir a forma de um paraquedas, causando eu prolapso em direção ao átrio esquerdo.

O PVM é uma das causas de regurgitação mitral, pois os folhetos se empurram e não vedam completamente a passagem de sangue.

Até há pouco tempo, achava-se que o prolapso mitral era uma alteração muito comum, que acometia de 5 a 10% da população. Com o desenvolvimento de ecocardiogramas mais modernos, notou-se que boa parte das pessoas que recebiam o diagnóstico de prolapso mitral na verdade não o tinham; em vez disso, discretas alterações na anatomia normal da válvula mitral, que não chegam a causar um prolapso. Estima-se que a prevalência correta do PVM esteja abaixo de 2,5% da população. O prolapso mitral é considerado primário quando não está associado a nenhuma outra doença. Pode ter um componente hereditário quando associado a alterações cromossomais. Pode ser secundário quando associado a outras doenças, como síndrome de Marfan, síndrome de Ehlers-Danlos, *osteogenesis imperfecta* ou doença renal policística.

Segundo a mais atual diretriz da American Heart Association, ao contrário do que ocorre com pacientes com outras doenças das válvulas do coração, não há indicação de profilaxia antibiótica para endocardite em pacientes com prolapso mitral que se submeterão a procedimentos dentários.

Mulheres com prolapso mitral sem insuficiência mitral importante geralmente não apresentam problemas quando engravidam.

Doença arterial coronariana

Historicamente, as avaliações na área de doença isquêmica coronariana focaram-se exclusivamente nos homens e/ou recrutaram um número desproporcional de homens, o que originou a percepção errônea de que a DAC era uma doença masculina.

A DAC na mulher difere da DAC no homem no que diz respeito ao momento do início dos sintomas, manifestações clínicas, diagnóstico e prognóstico.

Na mulher, a DAC surge dez anos mais tarde que no homem, geralmente após a menopausa, o que tem sido atribuído aos efeitos protetores dos estrógenos antes da menopausa. Essa afirmação é reforçada pelo fato de as mulheres com menopausa cirúrgica terem risco de DAC 2,7 vezes maior que as mulheres sem menopausa com a mesma idade.

Fatores de risco convencionais (idade, hipertensão, dislipidemia, diabete melito, tabagismo e história familiar de DAC) são comuns a ambos os sexos, embora exista variabilidade inerente ao gênero na prevalência e no risco associado a estes fatores.

Com o estudo e o conhecimento aprimorados da saúde da mulher, evidências consistentes têm apontado que a avaliação desses fatores de risco tradicionais subvalorizam o risco cardiovascular nas mulheres, o que tem motivado a procura de novos marcadores de risco, como inflamatórios (proteína C-reativa de alta sensibilidade) e a identificação de aterosclerose subclínica (calcificação coronariana e redução da espessura da íntima-média da carótida).

Diante de enormes particularidades femininas, foi criado um algoritmo para avaliação de riscos para mulheres, pois se acredita que o ERF seja útil para mulheres de alto risco para DAC, mas um ERF de baixo risco não é suficiente para assegurar que a mulher seja individualmente de baixo risco.

Terapia de reposição hormonal

Ao se considerar a terapêutica de reposição hormonal (TRH) no climatério (período compreendido entre os 40 e 65 anos) ou em idosas (mais de 65 anos), deve-se ter em mente a tríade representada pelos efeitos colaterais, riscos e benefícios.

Um estudo duplo-cego, randomizado e prospectivo denominado HERS (Heart and Estrogen/Progestin Replacement Study) avaliou coronariopatas, com média etária de 66,7 anos, e durante 4,1 anos. Um grupo (1.380 mulheres) utilizou o esquema combinado contínuo (estrogênio conjugado equino 0,625 mg associado ao acetato de medroxiprogesterona 2,5 mg) e o outro grupo (1.383 mulheres) recebeu placebo. Os resultados mostraram 172 infartos do miocárdio e mortes por eventos coronarianos no grupo tratado e 176 no placebo, sem nenhuma diferença entre eles. A partir do primeiro ano constatou-se aumento dos eventos, principalmente, nos primeiros quatro meses, no grupo tratado. Do segundo ano em diante, a incidência desses eventos reduziu-se no grupo de mulheres usuárias de hormônios, sem atingir significância estatística. Os autores concluíram que o uso combinado de estrogênios (conjugado equino) e progestogênio (acetato de medroxiprogesterona) não reduziu o risco para mulheres após a menopausa com DAC estabelecida. No entanto, recomendam que mulheres que já estejam utilizando a TRH por longo período não interrompam o tratamento.

Em 2000, publicou-se o estudo ERA (Estrogen Replacement and Atherosclerosis), que avaliou prospectivamente 309 mulheres com DAC estabelecida divididas em três grupos: (1) usuárias de estrogênio isolado; (2) usuárias de estrogênio associado ao acetato de medroxiprogesterona; e (3) usuárias de placebo. Após 3,2 anos, 248 mulheres foram submetidas à cinecoronariografia e os resultados revelaram que nenhum dos grupos apresentou impacto favorável sobre a progressão da doença, independentemente da gravidade da lesão, idade da paciente ou qualquer outra característica. Essas conclusões são coincidentes com as do HERS, ou seja, a TRH não protege as mulheres com DAC estabelecida, quando se utiliza estrogênio conjugado equino e acetato de medroxiprogesterona, ambos por via oral.

É importante salientar que tanto o HERS quanto o ERA não contraindicam a TRH em relação à prevenção primária; além disso, toda a literatura pertinente até o momento demonstra de forma clara nítida proteção, apesar de os estudos serem observacionais.

Um estudo publicado posteriormente, o Women's Health Iniciative (WHI), estudo duplo-cego, prospectivo, definiu a questão: a TRH é uma importante alternativa para a prevenção primária da DAC.

Recentemente, Shlipak et al., em estudo coorte, retropectivo, com base nos dados do National Registry of Myocardial Infarction (NRMI-3), avaliaram 114.724 mulheres com idade superior a 55 anos e infarto do miocárdio. Os autores mostraram que a terapia de reposição hormonal parece estar associada com redução de mortalidade pós-infarto do miocárdio. Os resultados desse estudo de prevenção secundária sugerem que a terapia de reposição hormonal para este grupo de pacientes não deve ser contraindicada, mas sim mais bem estudada.

CONCLUSÕES

Diante da grande incidência e prevalência das DCV na população mundial e das dúvidas e incertezas que ainda persistem sobre o sexo feminino, o melhor caminho ainda parece ser o olhar clínico e individual para cada caso.

Avaliando o custo-efetividade de diversas medidas, especificamente para mulheres, concluiu-se que a prevenção primária continua tendo a melhor relação custo-efetividade: ácido acetilsalicílico para mulheres > 65 anos com moderado a alto risco de DCV, tratamento anti-hipertensivo, cessação de tabagismo e abordagens para controle de peso (incluindo terapia farmacológica e cirurgia bariátrica), o que na prática clínica não difere das orientações para os homens.

Outras intervenções são ainda consideradas como classe III e permanecem sendo estudadas e indicadas de forma individual. São algumas delas: TRH para prevenção primária e secundária para DCV, suplementação de vitaminas (vitaminas E, C e betacaroteno) para prevenção primária e secundária de DCV, uso de ácido fólico para prevenção primária ou secundária de DCV, prescrição rotineira de ácido acetilsalicílico para mulheres com idade < 65 anos de idade para prevenção primária.

LEITURA SUGERIDA

1. Chomistek AK, Henschel B, Eliassen AH, Mukamal KJ, Rimm EB. Frequency, type, and volume of leisure-time physical activity and risk of coronary heart disease in young women. Circulation. 2016;134(4):290-9.
2. Herrington DM, Reboussin DM, Brosnihan KB, Sharp PC, Shumaker SA, Snyder TE, et al. Effects of estrogen replacement on the progression of coronary-artery atherosclerosis. N Engl J Med. 2000;343(8):522-9.
3. Hulley S, Grady D, Bush T, Furberg C, Herrington D, Riggs B, Vittinghoff E. Randomized trial of estrogen plus progestin for secondary prevention of coronary heart disease in postmenopausal women. Heart and Estrogen/progestin Replacement Study (HERS) Research Group. JAMA. 1998;280(7):605-13.
4. Mosca L, Benjamin EJ, Berra K, Bezanson JL, Dolor RJ, Lloyd-Jones DM, et al. Effectiveness-based guidelines for the prevention of CVD in women—2011 update. A guideline from the American Heart Association. Circulation. 2011;123(11):1243-62.
5. Mosca L, Manson JE, Sutherland SE, Langer RD, Manolio T, Barrett-Connor E. Cardiovascular disease in women: a statement for healthcare professionals from the American Heart Association. Writing Group. Circulation. 1997;96(7):2468-82.
6. Pepine CJ, Ferdinand KC, Shaw LJ, Light-McGroary KA, Shah RU, Gulati M, et al.; ACC CVD in Women Committee. Emergence of nonobstructive coronary artery disease: A Woman's Problem and Need for Change in Definition on Angiography. J Am Coll Cardiol. 2015;66(17):1918-33.
7. Shlipak MG, Angeja BG, Go AS, Frederick PD, Canto JG, Grady D. Hormone therapy and in-hospital survival after myocardial infarction in postmenopausal women. Circulation. 2001;104(19):2300-4.

CAPÍTULO 61

Cardio-oncologia

Marília Harumi Higuchi dos Santos
Isabela Bispo Santos da Silva Costa

INTRODUÇÃO

O aumento no número de pacientes com câncer e de sobreviventes tem despertado na comunidade científica o interesse em diagnosticar e tratar precocemente os efeitos que as neoplasias e/ou os tratamentos trazem aos pacientes. Nesse cenário, a lesão causada ao sistema cardiovascular apresenta amplo espectro, podendo acometer todas as estruturas do sistema cardiovascular, com variabilidade clínica desde formas assintomáticas até morte cardiovascular. Essa é a principal causa de mortalidade tardia não oncológica nos sobreviventes de neoplasias.

As principais manifestações cardiovasculares relacionadas ao câncer e ao tratamento estão resumidas no Quadro 1 e serão abordadas nos próximos tópicos deste capítulo.

PRINCIPAIS MANIFESTAÇÕES DE CARDIOTOXICIDADE

Insuficiência cardíaca

Incidência e fisiopatologia

A insuficiência cardíaca (IC) é o foco da maioria dos estudos de cardiotoxicidade pela gravidade da apresentação. A incidência varia com relação ao tratamento antineoplásico utilizado (Tabela 1).

QUADRO 1 Apresentações clínicas mais frequentes de cardiotoxicidade

Insuficiência cardíaca
Hipertensão arterial
Isquemia miocárdica
Tromboembolismo
Arritmias
Hipertensão pulmonar
Doenças do pericárdio
Doença cardiovascular induzida por radiação

TABELA 1 Incidência de disfunção ventricular associada ao uso de antineoplásico (Adaptada do Cancer Treatment and Cardiovascular Toxicity, 2016)

Antineoplásico	Incidência (%)
Antraciclinas	
Doxorrubicina (400 a 700 mg/m²)	3 a 48
Idarrubicina (> 90 mg/m²)	8 a 18
Epirrubicina (> 900 mg/m²)	0,9 a 11,4
Agentes alquilantes	
Ciclofosfamida	7 a 28
Ifosfamida	0,5 a 17
Anticorpos monoclonais	
Trastuzumabe	1,7 a 20,1
Bevacizumabe	1,6 a 4
Pertuzumabe	0,7 a 1,2

(continua)

TABELA 1 Incidência de disfunção ventricular associada ao uso de antineoplásico (Adaptada do Cancer Treatment and Cardiovascular Toxicity, 2016) *(continuação)*

Antineoplásico	Incidência (%)
Inibidores da tirosina quinase	
Sunitinibe	2,7 a 19
Sorafenibe	4 a 8
Inibidores de proteassoma	
Carfilzomibe	11 a 25
Bortezomibe	2 a 5

As antraciclinas são os agentes mais comumente relacionados ao desenvolvimento dessa complicação. No entanto, terapias-alvo como trastuzumabe e inibidores da tirosina quinase também estão associados à ocorrência de disfunção ventricular.

O mecanismo de lesão ao miocárdio varia de acordo com o antineoplásico utilizado. O mecanismo mais estudado e conhecido de cardiotoxicidade é o da doxorrubicina. Essa droga faz com que a topoisomerase 2 quebre a dupla fita de DNA e lese as células cancerígenas. Nos cardiomiócitos, a doxorrubicina atinge a topoisomerase 2-beta, induzindo quebras nas duplas-fitas de DNA, causando lesão aos miócitos, sendo este o principal mecanismo de cardiotoxicidade atribuídos a essas drogas. Outra teoria que explica a cardiomiopatia induzida por antraciclinas é a do estresse oxidativo, na qual a formação de espécies reativas de oxigênio e a peroxidação lipídica da membrana celular dos cardiomiócitos possam levar a lesão celular.

Definição

A definição de cardiotoxicidade varia entre as diferentes sociedades. De forma geral, atribui-se cardiotoxicidade quando ocorre decréscimo de fração de ejeção de ventrículo esquerdo (FEVE) de 10% em relação ao início do tratamento para valores abaixo do limite da normalidade. Essa definição não inclui detecção de alteração subclínica como redução nos valores de *strain* ou elevação de biomarcadores.

Diagnóstico

A abordagem se inicia pela construção de uma história clínica completa e por um minucioso exame físico. A anamnese deve incluir a identificação dos fatores de risco (FR) clássicos para o desenvolvimento de doenças cardiovasculares clássicas e os dados do tratamento oncológico atuais e prévios, bem como a caracterização dos sintomas.

Classicamente, são enumerados os FR para o desenvolvimento de disfunção ventricular relacionadas às antraciclinas (Quadro 2) e ao trastuzumabe (Tabela 2).

Deve-se realizar avaliação da FEVE antes do tratamento com potencial cardiotóxico. A eco-

QUADRO 2 Fatores de risco associados à cardiotoxicidade relacionada às antraciclinas (Adaptado do Cancer Treatment and Cardiovascular Toxicity, 2016)

Dose cumulativa
Sexo feminino
Idade < 18 anos e > 65 anos
Insuficiência renal
Radiação torácica concomitante ou prévia
Quimioterapia concomitante com: agentes alquilantes (ciclofosfamida) ou agentes microtúbulos
Condições preexistentes: cardiopatia estrutural, hipertensão arterial e fatores genéticos

TABELA 2 Fatores associados ao risco de cardiotoxicidade associadas a agentes anti-HER2 (Adaptada do Cancer Treatment and Cardiovascular Toxicity, 2016)

Agentes	Fator de risco
Anticorpos ▪ Trastuzumabe ▪ Pertuzumabe ▪ T-DMI Inibidor de tirosina quinase ▪ Lapatinibe	Uso prévio ou concomitante de antraciclinas
	Idade > 65 anos
	Índice de massa corporal > 30 kg/mg^2
	Disfunção ventricular prévia
	Hipertensão arterial
	Radiação prévia

cardiografia é a metodologia mais utilizada para acompanhamento desses pacientes, sendo a ventriculografia e a ressonância cardíaca utilizadas como alternativa.

Vários estudos mostraram que os biomarcadores como troponina e BNP são úteis em avaliar os pacientes com lesões subclínicas e sob maior risco de desenvolver disfunção ventricular futura, porém ainda não há consenso em relação à forma de seguimento durante o tratamento oncológico.

Outro método que vem ganhando importância na detecção de dano subclínico é a medida da deformação miocárdica por meio do *strain*. Na maioria dos estudos, o *strain* foi capaz de detectar alterações subclínicas e predizer reduções significativas na FEVE. Estudo multicêntrico prospectivo mostrou que *strain* longitudinal global (GLS) < -19% foi preditor de cardiotoxicidade subsequente e esteve presente em todos os pacientes que desenvolveram IC.

Tratamento e seguimento

Os fatores de risco modificáveis clássicos como hipertensão, diabete, dislipidemias e tabagismo devem ser tratados de forma agressiva.

As estratégias de cardioproteção podem ser utilizadas nos pacientes de maior risco de desenvolvimento de cardiotoxicidade e nos com dano subclínico.

Medidas que reduzem a incidência de IC incluem: redução da dose total de antraciclinas, utilização de antraciclina lipossomal ou em infusão contínua. Também é aconselhável evitar o uso simultâneo de agentes cardiotóxicos como antraciclinas e trastuzumabe.

Além disso, algumas medicações comumente utilizadas para disfunção ventricular podem ser utilizadas como cardioprotetoras. Os estudos com betabloqueadores, inibidores de enzima de conversão de angiotensina (IECA), bloqueadores de receptor de angiotensina e espironolactona sugerem benefício.

No caso das antraciclinas, o dexrazoxano também se mostrou eficaz como cardioprotetor e é utilizado, sobretudo, em crianças e em pacientes que serão reexpostos às antraciclinas.

IC sintomática e assintomática devem ser tratadas de acordo com as diretrizes da Sociedade Brasileira de Cardiologia (SBC). É recomendado o tratamento da disfunção ventricular quando existe detecção de dano subclínico por *strain* ou aumento de biomarcadores. Podem-se utilizar betabloqueadores e IECA nos pacientes com sinais de IC. Todo esforço deve ser feito na tentativa de manter o tratamento antineoplásico ideal para o paciente.

O manejo dos pacientes tratados com antraciclinas e trastuzumabe está resumido nas Figuras 1 e 2, respectivamente.

Hipertensão arterial

A hipertensão arterial sistêmica (HAS) é uma das comorbidades mais presentes entre os pacientes com câncer, com prevalência de cerca de 37%.

No paciente oncológico, o desenvolvimento de HAS é multifatorial, pois normalmente já apresentam idade avançada e são expostos a diversas terapias que aumentam o risco de desenvolver elevação da pressão arterial (PA).

A HAS é um fator de risco para desenvolvimento de cardiotoxicidade relacionada a antraciclinas e trastuzumabe e é causa de interrupção frequente, porém desnecessária da terapia antineoplásica. Dessa forma, o diagnóstico precoce e o controle adequado são imprescindíveis em todo paciente oncológico em tratamento.

Incidência e fisiopatologia

Os principais quimioterápicos relacionados à hipertensão são os VEGF e inibidores de proteassoma. Os VEGF aumentam a produção de óxido nítrico (NO) e prostaciclina e reduzem a geração de endotelina-1. Os inibidores de VEGF afetam a homeostase vascular normal pela interferência na produção de NO nas paredes das arteríolas. A inibição do NO leva a vasoconstrição, aumento da resistência vascular periférica e aumento da PA.

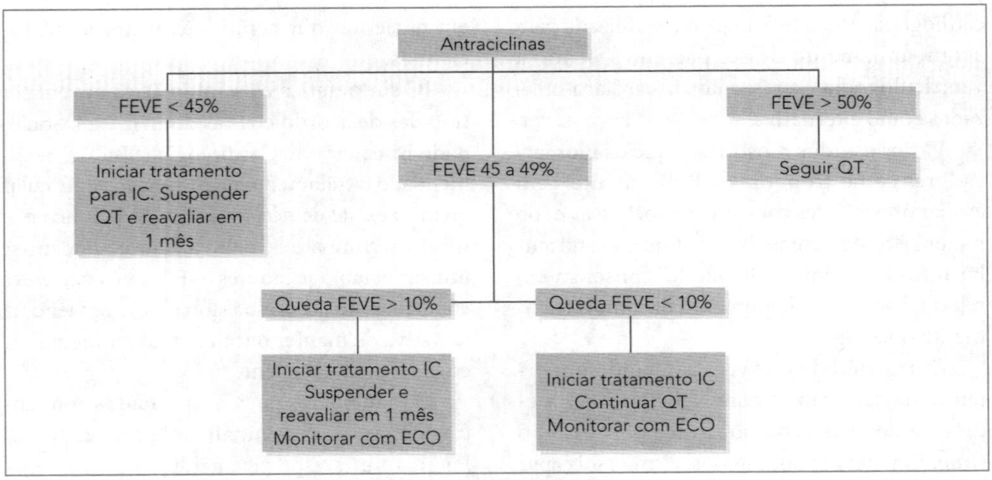

FIGURA 1 Protocolo de seguimento dos pacientes submetidos a tratamento com antraciclinas
ECO: ecocardiograma transtorácico; FEVE: fração de ejeção do ventrículo esquerdo; IC: insuficiência cardíaca; QT: quimioterapia. Adaptada de Yeh, 2016.

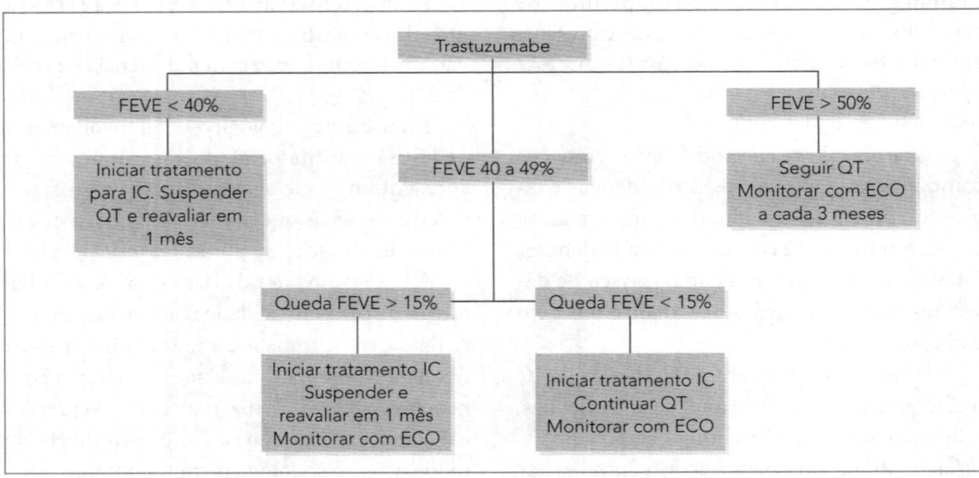

FIGURA 2 Protocolo de seguimento dos pacientes tratados com trastuzumabe.
ECO: ecocardiograma transtorácico; FEVE: fração de ejeção do ventrículo esquerdo; IC: insuficiência cardíaca; QT: quimioterapia.

Os mecanismos de ação pelos quais diferentes fármacos desenvolvem HAS estão resumidos na Tabela 3.

Os inibidores de VEGF, como bevacizumabe, sorafenibe e sunitinibe, têm como alvo a via de sinalização do VEGF e com isso acarretam aumento da PA. HAS também foi observada durante o tratamento com inibidores de proteassoma, sobretudo o carfilzomibe. A Tabela 4 resume a incidência dos principais quimioterápicos relacionados ao desenvolvimento de HAS.

Embora o tratamento com medicações anti-hipertensivas seja usualmente eficaz para a manutenção da terapia antineoplásica, em casos selecionados, pode haver necessidade de suspensão da terapia, particularmente naqueles em

TABELA 3 Resumo dos mecanismos pelos quais a quimioterapia pode levar à hipertensão arterial (Adaptada de Kalil Filho, Hajjar e Hoff, 2017)

Quimioterápico	Mecanismos do agente quimioterapêutico
Inibidores da angiogênese	
Axitinibe	Aumento do tônus vascular devido à diminuição na produção de óxido nítrico
Regorafenibe	Aumento da resistência periférica devido aos danos endoteliais
Ponatinibe	Rarefação capilar
Agentes alquilantes	
Ciclofosfamida	Disfunção endotelial que resulta em espasmo
Ifosfamida	Toxicidade crônica causando dano endotelial renal que resulta em hipertensão e microalbuminúria
Eritropoetina	
Exógena	Aumento da viscosidade do sangue
Endógena	Mudanças na produção ou sensibilidade a vasopressores endógenos
	Alterações no músculo liso vascular
	Desregulação da produção ou da responsividade a fatores vasodilatadores endógenos
	Ação vasopressora direita
Agentes imunossupressores	
Ciclosporina	Aumento da atividade simpática
Tacrolimo	Aumento da reabsorção do túbulo proximal renal
Micofenolato de mofetila	Alteração na síntese de prostaglandinas
	Alterações no sistema renina-angiotensina-aldosterona
	Distúrbios no ciclo circadiano sem o descenso noturno da pressão arterial
Esteroides	
	Aumento da sensibilidade vascular à circulação de aminas vasoativas
	Aumento de sódio e volume de sangue, hipocalemia com alcalose metabólica e supressão da renina plasmática e da aldosterona

que ocorre HAS refratária ou em que há lesões de órgão-alvo como IC, acidente vascular cerebral (AVC), síndrome coronariana aguda (SCA) e insuficiência renal.

Diagnóstico e tratamento

Deve-se avaliar a pressão arterial em todas as consultas médicas, bem como FR para CV. Nos pacientes com câncer, deve-se buscar associação temporal com elevação de PA e tratamento oncológico para estabelecer o diagnóstico e pode-se atentar para a periodicidade do antineoplásico para melhor ajuste da terapia anti-hipertensiva.

O tratamento da HAS induzida pelos antineoplásicos requer muitas vezes associação de medicações. IECA são a escolha de primeira linha. No caso de alguns antineoplásicos, como o sorafenibe, sugere-se evitar medicações que utilizem a via do citocromo p450, como diltiazem e verapamil.

Isquemia miocárdica

Com o envelhecimento e aumento na prevalência de fatores de risco clássicos comuns entre o câncer e a doença arterial coronária, muitos pacientes oncológicos apresentam as duas condições.

O tratamento oncológico, a radioterapia e a quimioterapia, está associado com o desenvolvimento de aterosclerose acelerada e algumas

TABELA 4 Incidência de hipertensão arterial relacionada aos diferentes quimioterápicos (Adaptada de Edward e Yeh, 2016)

Quimioterápicos	Incidência (%)
Anticorpos monoclonais	
Alemtuzumabe	14
Rituximabe	6-12
Anticorpo monoclonal – inibidores da tirosina quinase	
Adotrastuzumabe emtansine	5,1
Bevacizumabe	3-35
Inibidores de proteassoma	
Bortezomibe	6
Carfilzomibe	14,3
Inibidores da tirosino quinase pequenas moléculas	
Cabozantinibe	33-61
Ibrutinibe	17
Nilotinibe	10-11
Ponatinibe	68
Sorafenibe	7 a 43
Sunitinibe	15-34

vezes precipitam a ocorrência de SCA. Além disso, o câncer promove um estado pró-trombótico que pode favorecer a ocorrência de SCA.

Incidência e fisiopatologia

Os principais fármacos implicados na precipitação de SCA de pacientes oncológicos são o 5-fluorouracil (5-FU) e a capecitabina, a pró-droga oral de 5-FU. A incidência varia nos diferentes estudos, uma vez que são considerados diferentes critérios para o diagnóstico de SCA relacionadas a estas drogas.

A dor torácica é o sintoma mais comumente associado ao 5-FU. Outras manifestações frequentes são alterações eletrocardiográficas sugestivas de isquemia e elevação de biomarcadores.

Altas doses de 5-FU (> 800 mg/m^2) e infusão contínua são FR reconhecidos para a cardiotoxicidade do 5-FU. Outros FR incluem DAC prévia, radiação mediastinal prévia e uso concomitante de outros agentes quimioterápicos.

Os eventos cardiovasculares, em geral, são de curta duração (até 48 horas) e tendem a se manifestar dentro de 2 a 5 dias após o início do 5-FU.

Agentes microtúbulos como paclitaxel e docetaxel também já foram descritos como relacionados ao desenvolvimento de isquemia miocárdica e infarto agudo do miocárdio (IAM) foi reportado em aproximadamente 3% dos pacientes em uso de paclitaxel. Os eventos ocorrem em geral 2 semanas após a administração.

Outras drogas relacionadas são bevacizumabe, sorafenibe e carfilzomibe. O bevacizumabe está ligado ao aumento de eventos trombóticos arteriais em 2 a 3,8%. Em ensaios clínicos, também foi notado cerca de 3% de isquemia miocárdica com o uso de sorafenibe. A incidência de isquemia miocárdica com o uso de carfilzomibe parece estar aumentada e foi descrita como 3,4 a 5,9%.

Avaliação, diagnóstico e tratamento

Avaliação de DAC preexistente e controle de FR são essenciais em pacientes em programação de tratamento com terapias potencialmente cardiotóxicas.

Os pacientes com SCA devem ser tratados conforme as diretrizes da SBC, com esquemas padrão envolvendo antiagregantes plaquetários, anticoagulantes, IECA, betabloqueadores e estatinas.

Pode ser necessária a redução de dose de heparina para pacientes com contagens plaquetárias abaixo de 50.000. Dupla antiagregação plaquetária deve ser utilizada para pacientes com contagens de plaquetas acima de 30.000.

Nos pacientes com contagem plaquetária entre 10.000 e 30.000 sugere-se utilização isolada de ácido acetilsalicílico. Em contagens plaquetárias < 10.000, a conduta deve ser individualizada considerando risco de sangramento e necessidade de tratamento do evento trombótico.

Pacientes tratados com 5-FU e capecitabina devem ser monitorados para isquemia miocárdica e o uso de vasodilatadores coronarianos, tais como nitratos e bloqueadores de canais de cálcio, não são indicados de modo rotineiro.

Em pacientes que desenvolvem SCA durante o uso dessas medicações, deve-se suspender a utilização até o término do tratamento do evento. Reexposição pode ser considerada com monitoração cuidadosa, porém em alguns casos deve-se considerar alternativas terapêuticas.

Tromboembolismo

Sabe-se que o câncer predispõe a eventos tromboembólicos. A trombose no câncer parece ocorrer pela liberação de fatores pró-trombóticos, tais como fator tecidual, mucina e protease de cisteína, dentro da circulação para ativar a cascata de coagulação.

O risco de tromboembolismo arterial é maior nos primeiros 6 meses do diagnóstico de câncer e retorna aos níveis basais após 1 ano.

O risco de tromboembolismo é maior em determinados tipos de câncer, como pulmão, pâncreas, cólon/reto, rim e próstata, bem como em cenários metastáticos e está associado a fatores de risco como uso de cateteres centrais, imobilidade, IC, FA, hipovolemia e quimioterapia (Quadro 3).

Incidência e fisiopatologia

Os inibidores de VEGF aumentam o risco de tromboembolismo por alterar as propriedades protetoras vasculares das células endoteliais. A lesão endotelial se associa com a hipercoagulabilidade e as alterações hemodinâmicas seguidas de trombose.

A incidência de eventos trombóticos arteriais em pacientes em uso de inibidores de VEGF varia de 1 a 11%. Em relação ao tromboembolismo venoso (TEV), não está bem estabelecido o risco em relação aos inibidores de VEGF.

O uso de quimioterapias contendo cisplatina parece estar associado ao aumento de risco de tromboembolismo venoso, com incidência de até 12,9%. Os FR associados com aumento do risco de TEV foram: DAC, imobilidade, TEV prévio e massas pélvicas. A cisplatina causa lesão vascular e induz ativação plaquetária.

A lenalidomida e a talidomida aumentam o risco de tromboembolismo quando combinadas à terapia citotóxica ou aos corticoides. Os riscos são de 3 a 75% para a lenalidomida e 1 a 58% para a talidomida. O uso de ácido acetilsalicílico, heparina de baixo peso molecular (HBPM) e varfarina pode reduzir o risco de TEV. Entretanto, não há uma recomendação uniforme para uso dessas medicações para prevenção de eventos.

Diagnóstico, prevenção e tratamento

A estratégia diagnóstica com ultrassonografia com Doppler, angiotomografia de artérias pulmonares e/ou cintilografia pulmonar devem ser conforme a rotina de cada serviço.

QUADRO 3 Fatores clínicos associados ao aumento do risco de eventos tromboembólicos em pacientes com câncer

Fatores relacionados ao câncer
Sítio primário do câncer (principalmente pâncreas, cérebro, estômago, rins, pulmão, linfoma e mieloma)
Histologia (especialmente adenocarcinoma)
Estágio avançado (metastático)
Período inicial após o diagnóstico
Fatores relacionados ao paciente
Demográficos: idade avançada, sexo feminino, africanos
Comorbidades (infecção, doença renal crônica, doença pulmonar, doença aterotrombótica, obesidade)
Baixa funcionalidade
Fatores relacionados ao tratamento
Cirurgias de grande porte
Hospitalização
Quimioterapia e agentes inibidores de angiogênese
Terapia hormonal
Transfusões
Cateter venoso central

A prevenção deve ser priorizada em todos os pacientes com câncer. As estratégias de prevenção devem ser escolhidas de acordo com o tipo de câncer e a medicação antineoplásica. Como prevenção primária, sugere-se a utilização de heparina de baixo peso molecular ou heparina não fracionada em pacientes hospitalizados.

O modelo de avaliação de risco para tromboembolismo de Khorana pode ser utilizado para pacientes ambulatoriais (Tabela 5). Escore igual ou maior que 3 confere risco de 7,1 a 41% de risco de TEV sintomático, sendo razoável a utilização de profilaxia nesses casos.

Após a detecção de TEV, o tratamento deve ser realizado para melhora de sintomas e prevenção de novos eventos. Em pacientes em quimioterapia, a HBPM é a primeira escolha. Terapia trombolítica deve ser considerada se clinicamente indicada e na ausência de contraindicações.

A anticoagulação deve ser mantida enquanto houver malignidade e tratamento oncológico ativos. Deve-se evitar anticoagulação na presença de sangramento intracraniano, cirurgia recente, plaquetopenia menor que 50.000 ou coagulopatia.

Em relação aos anticoagulantes orais inibidores diretos, tais como dabigatrana, rivaroxabana e apixabana, existem poucos dados da literatura sobre a utilização na população oncológica. Estudo recente comparando edoxabana com dalteparina mostrou que edoxabana não é inferior à dalteparina, entretanto, a taxa de sangramento maior com a edoxabana parece ser superior.

Arritmias

Prolongamento do QT

O prolongamento do QT é causado por anormalidades na despolarização/repolarização que pode levar a *torsades de pointes* e morte súbita. Os pacientes com câncer em uso de trióxido de arsênio e inibidores da tirosina quinase são mais propensos a desenvolver prolongamento do QT. Outras medicações como antieméticos, bloqueadores de H2, inibidores de bomba de prótons e antipsicóticos podem aumentar o risco de prolongamento do QT, bem como distúrbios hidroeletrolíticos.

O intervalo QT varia com a frequência cardíaca e deve ser ajustado para o intervalo RR, de forma a calcular o QTc. Sugere-se a utilização da fórmula de Fridericia. O intervalo do QTc é considerado normal quando < 430 ms em homens e < 450 ms em mulheres. QTc ≥ 500 ms ou > 60 ms de aumento do basal está associado ao aumento do risco de *torsades de pointes*.

Eletrocardiograma (ECG) basal deve ser obtido em todos os pacientes antes do tratamento oncológico. Deve-se também corrigir distúrbios hidroeletrolíticos. Interações medicamentosas devem ser avaliadas para identificar o potencial de prolongamento de QTc. O ECG deve ser repetido em 7 dias após o início da terapia e periodicamente, sobretudo após ajustes de doses. Em caso de QTc > 500 ms, a medicação deve ser suspensa.

TABELA 5 Escore Khorana

Característica dos pacientes	Escore de risco
Sítio primário do câncer	
Muito alto risco (estômago e pâncreas)	2
Alto risco (pulmão, linfoma, ginecológico, testicular)	1
Contagem de plaquetas pré-quimioterapia ≥ 350 x 109/L	1
Hemoglobina < 10 g/dL	1
Contagem de leucócitos pré-quimioterapia ≥ 11 x 109/L	1
Índice de massa corporal 35 kg/m²	1
Total escore	**Risco de tromboembolismo sintomático**
0	Baixo (0,8 a 3%)
1-2	Intermediário (1,8 a 8,4%)
3 ou mais	Alto (7,1 a 41%)

Bradicardia e bloqueio atrioventricular

As medicações mais comumente associadas com bradicardia e bloqueios são cisplatina, irinotecano, paclitaxel, mitoxantrono, octreotida, talidomida, metotrexato, 5-FU e trióxido de arsênio.

A maioria dos pacientes com bradicardia secundária à quimioterapia é assintomática. O tratamento do BAV depende do ritmo de escape presente. Quando existe clara associação com medicação, deve ser considerada terapia alternativa. Nos casos de não haver substituição, deve-se manter monitoramento próximo durante a quimioterapia, sendo necessário o implante de marca-passo em alguns casos.

Taquiarritmias

As taquiarritmias, tais como arritmias supraventriculares, fibrilação atrial (FA), bem como arritmias ventriculares, podem ocorrer nos pacientes com câncer. A incidência de arritmias ventriculares aumenta significativamente nos pacientes com estágio mais avançado em relação àqueles menos avançados.

As causas de arritmias ventriculares no paciente oncológico incluem agentes quimioterápicos prolongadores de QTc, inflamação, envolvimento cardíaco pelo tumor e distúrbios metabólicos.

As arritmias, como a FA, também têm maior incidência no pós-operatório de pacientes oncológicos. Algumas medicações comumente associadas à ocorrência de FA incluem 5-FU, doxorrubicina, paclitaxel, cisplatina, ifosfamida, gencitabina e mitoxantrono. O ibrutinibe, utilizado na leucemia linfocítica crônica, também está associado à ocorrência de FA.

O manejo das taquiarritmias no paciente oncológico é semelhante ao de pacientes sem câncer. Deve-se atentar para as medicações antineoplásicas em uso, bem como distúrbios hidroeletrolíticos, comuns nesses pacientes. A decisão sobre anticoagulação nos pacientes com câncer e FA deve ser individualizada e discutida em conjunto com o oncologista.

Hipertensão pulmonar

A hipertensão pulmonar (HP) é uma doença da vasculatura pulmonar, sendo classificada em 5 grupos etiológicos principais (Tabela 6). A HP induzida por drogas é classificada como grupo I. O câncer pode causar HP por obstrução de artéria pulmonar por trombo organizado e hipercoagulabilidade, sendo considerada grupo IV. Também pode ocorrer compressão extrínseca de vasos pulmonares pelo tumor, sendo considerada HP grupo V.

O dasatinibe, inibidor da tirosina quinase utilizado primariamente na leucemia mieloide crônica, está associado à ocorrência de HP, com incidência de até 5%, em grande parte reversível após a suspensão da medicação. A inibição da quinase SRC pelo dasatinibe parece estar implicada na fisiopatologia da HP. Essa quinase está envolvida com a regulação da proliferação de células musculares lisas e vasoconstrição e a inibição parece levar ao aumento da resistência da vasculatura pulmonar.

Doenças do pericárdio

O derrame pericárdico é uma manifestação comum de malignidades em estágio avançado com incidência de 5 a 15% dos pacientes com câncer. As malignidades mais comumente relacionadas com derrame pericárdico são câncer de pulmão e mama, leucemia e linfoma.

O tratamento antineoplásico, como quimioterapia e radioterapia, também está relacionado ao desenvolvimento de doenças no pericárdio. As quimioterapias associadas com doença pericárdica incluem antraciclinas, ciclofosfamida, citarabina, imatinibe, dasatinibe, interferon alfa, trióxido de arsênio e, com menor frequência, 5-FU e docetaxel. A doença pericárdica pode ocorrer após tratamento radioterápico em cerca de 6 a 30% dos pacientes.

TABELA 6 Classificação de hipertensão pulmonar

Grupo I	Hipertensão arterial pulmonar (HAP)
	▪ Idiopática (HAPI) ▪ Familiar (HAPF) ▪ Associada à HAPA: – Doenças do tecido conjuntivo – *Shunts* congênitos sistêmicos-pulmonares – Hipertensão portal – Infecção pelo HIV – Fármacos e toxinas – Outras (doenças da tireoide, doenças de depósito de glicogênio, doença de Gaucher, telangiectasia hemorrágica hereditária, hemoglobinopatias, doenças mieloproliferativas, esplenectomia) ▪ Associada ao envolvimento capilar ou venoso significativo – Doença veno-oclusiva pulmonar (DVOP) – Hemoangiomatose capilar pulmonar (HCP) ▪ Hipertensão pulmonar resistente no recém-nascido (HPRR)
Grupo II	Hipertensão pulmonar associada a doenças do coração esquerdo
Grupo III	Hipertensão pulmonar associada a doenças respiratórias e/ou hipoxemia (incluindo doença pulmonar obstrutiva crônica)
Grupo IV	Hipertensão pulmonar devida à doença crônica trombótica e/ou embólica
Grupo V	Grupo miscelâneo
	▪ P. ex., sarcoidose, histiocitose X e linfangiomatose

Doença cardiovascular associada à radioterapia

A radioterapia afeta todas as estruturas cardíacas, incluindo pericárdio, epicárdio, microvasculatura, sistema de condução e miocárdio. Os pacientes podem apresentar pericardite aguda logo após a terapia com radiação ou pericardite crônica décadas após a terapia com radiação. A doença valvar e a doença coronariana usualmente se apresentam 5 a 10 anos após a terapia de radiação.

A DAC é a mais importante complicação cardiovascular da radiação. Mulheres com irradiação do tórax esquerdo têm risco aumentado de complicações cardiovasculares em relação às que foram irradiadas no lado direito. Altas doses de radiação estão associadas ao maior risco de eventos coronarianos em mulheres tratadas para câncer de mama.

Acredita-se que as novas técnicas de radioterapia, incluindo as manobras respiratórias, uso de planejamento 3D e a utilização de menores doses reduzam a ocorrência de complicações cardiovasculares. Fatores de risco CV, tais como HAS, diabete e dislipidemia e obesidade, aumentam o risco de complicações CV da radioterapia, sendo sugerido otimizar o controle destes fatores durante o tratamento radioterápico.

CONSIDERAÇÕES FINAIS

A cardio-oncologia tem como objetivo otimizar o tratamento de pacientes oncológicos com alterações cardiovasculares relacionadas ao tratamento antineoplásico, bem como o tratamento de pacientes conhecidamente cardiopatas que necessitem de tratamento oncológico. Visa a reduzir as complicações cardiovasculares decorrentes do tratamento oncológico nesses pacientes, com estratégias que favoreçam a manutenção do melhor tratamento para o paciente com câncer. Para isso, é necessário o estudo constante das terapias oncológicas pelo cardiologista, bem como aplicação da medicina individualizada.

Este capítulo resume as principais complicações cardiovasculares relacionadas ao tratamento do câncer, sendo imprescindível que cardiologistas e oncologistas/hematologistas trabalhem em conjunto para manejo adequado do paciente.

Questões orientadoras

1. Quais as principais manifestações da cardiotoxicidade?
2. Quais os principais fármacos relacionados ao desenvolvimento de disfunção ventricular?
3. Qual a definição de cardiotoxicidade relacionada ao uso de antraciclinas?
4. O 5-fluoracil está mais comumente implicado com o desenvolvimento de qual forma de cardiotoxicidade?
5. A exposição à radiação pode causar quais danos ao coração?

LEITURA SUGERIDA

1. Abdel-Qadir H, Ethier JL, Lee DS, Thavendiranathan P, Amir E. Cardiovascular toxicity of angiogenesis inhibitors in treatment of malignancy: a systematic review and meta-analysis. Cancer Treat Rev. 2017;53:120-7.
2. Adler Y, Charron P, Imazio M, Badano L, Baron-Esquivias G, Bogaert J, et al.; ESC Scientific Document Group. 2015 ESC Guidelines for the diagnosis and management of pericardial diseases: the Task Force for the Diagnosis and Management of Pericardial Diseases of the European Society of Cardiology (ESC). Endorsed by: the European Association for Cardio-Thoracic Surgery (EACTS). Eur Heart J. 2015;36(42):2921-64.
3. Applefeld MM, Wiernik PH. Cardiac disease after radiation therapy for Hodgkin's disease: analysis of 48 patients. Am J Cardiol 1983;51(10):1679-81.
4. Braunwald E. Biomarkers in Heart Filure. N Engl J Med. 2008;358(20):2148-59.
5. Cardinale D, Sandri MT, Colombo A, Colombo N, Boeri M, Lamantia G, et al. Prognostic value of troponin in cardiac risk stratification of câncer patients undergoing high dose chemotherapy. Circulation. 2004:109(22):2749-54.
6. Chang HM, Moudgil R, Scarabelli T, Okwuosa TM, Yeh ETH. Cardiovascular complications of cancer therapy. Part 1. J Am Coll Cardiol. 2017;70(20):2536-51.
7. de Forni M, Malet-Martino MC, Jaillais P, Shubinski RE, Bachaud JM, Lemaire L, et al. Cardiotoxicity of high-dose continuous infusion fluorouracil: a prospective clinical study. J Clin Oncol. 1992;10(11):1795-801.
8. Farmakis D, Parissis J, Filippatos G. Insights into onco-cardiology: atrial fibrillation in cancer. J Am Coll Cardiol. 2014;63(10):945-53.
9. Instituto Nacional de Câncer José Alencar Gomes da Silva (INCA). Estimativa 2018: incidência de câncer no Brasil. Rio de Janeiro:Inca; 2017.
10. Kalil Filho R, Hajjar LA, Bacal F, Hoff PM, Diz M del P, Galas FRBG, et al. I Diretriz Brasileira de Cardio-Oncologia da Sociedade Brasileira de Cardiologia. Arq Bras Cardiol. 2011;96(2 Suppl 1):1-52.
11. Kalil Filho R, Hajjar LA, Hoff P. Manual de condutas em cardio-oncologia. São Paulo: Atheneu; 2017.
12. Khorana AA, Connolly GC. Assessing risk of venous thromboembolism in the patient with cancer. J Clin Oncol. 2009;27(29):4839-47.
13. Khorana AA. Risk assessment and prophylaxis for VTE in cancer patients. J Natl Compr Canc Netw. 2011;9(7):789-97.
14. Ky B, French B, Levy WC, Sweitzer NK, Fang JC, Wu AH, et al. Multiple biomarkers for risk prediction in chronic heart failure. Circ Heart Fail. 2012;5(2):183-90.
15. Lenihan DJ, Kowey PR. Overview and management of cardiac adverse events associated with tyrosine kinase inhibitors. Oncologist. 2013;18(8):900-8.
16. Montani D, Bergot E, Gunther S, Savale L, Bergeron A, Bourdin A, et al. Pulmonary arterial hypertension in patients treated by dasatinib. Circulation. 2012;125(17):2128-37.
17. Negishi K, Negishi T, Hare JL, Haluska BA, Plana JC, Marwick TH. Independent and incremental value of deformation índices for prediction of trastuzumab-induced cardiotoxicity. J Am Soc Echocardiogr. 2013;36(5):493-8.
18. Priori SG, Blomstrom-Lundqvist C, Mazzanti A, Blom N, Borggrefe M, Camm J, et al. 2015 ESC Guidelines for the management of patients with ventricular arrhythmias and the prevention of sudden cardiac death: the Task Force for the Management of Patients with Ventricular Arrhythmias and the Prevention of Sudden Cardiac Death of the European Society of Cardiology (ESC). Endorsed by: Associa-

tion for European Paediatric and Congenital Cardiology (AEPC). Eur Heart J. 2015;36(41):2793-867.

19. Reulen RC, Winter DL, Frobisher C, Lancashire ER, Stiller CA, Jenney ME, et al.; British Childhood Cancer Survivor Study Steering Group. Long-term cause-specific mortality among survivors of childhood cancer. JAMA. 2010;304(2):172-9.
20. Sawaya H, Sebag IA, Plana JC, Januzzi JL, Ky B, Tan TC, et al. Assessment of echocardiography and biomarkers in patients treated with anthracyclines, taxanes, and trastuzumab. Circ Cardiovasc Imaging. 2012;5(5):596-603.
21. Shah RR, Morganroth J, Shah DR. Cardiovascular safety of tyrosine kinase inhibitors: with a special focus on cardiac repolarisation (QT interval). Drug As. 2013;36(5):295-316.
22. Simonneau G, Galiè N, Rubin LJ, Langleben D, Seeger W, Domenighetti G, et al. Clinical classification of pulmonary hypertension. *J Am Coll Cardiol.* 2004;43(Suppl S):5S-12.
23. Soignet SL, Frankel SR, Douer D, Tallman MS, Kantarjian H, Calleja E, et al. United States multicenter study of arsenic trioxide in relapsed acute promyelocytic leukemia. J Clin Oncol. 2001;19(18):3852-60.
24. Stewart JR, Fajardo LF, Gillette SM, Constine LS. Radiation injury to the heart. Int J Radiat Oncol Biol Phys. 1995;31(5):1205-11.
25. Strevel EL, Ing DJ, Siu LL. Molecularly targeted oncology therapeutics and prolongation of the QT interval. J Clin Oncol. 2007;25(22):3362-71.
26. Yeh ET, Bickford CL. Cardiovascular complications of cancer therapy: incidence, pathogenesis, diagnosis, and management. J Am Coll Cardiol. 2009;53(24):2231-47.
27. Yeh ETH. MD Anderson Practices in Onco-Cardiology. Primedia E-launc; 2016.
28. Yet ET, Chang HM. Oncocardiology-past present, and future. A review. JAMA Cardiol. 2016;1(9):1066-72.
29. Zamorano JL, Lancellotti P, Munoz DR, Aboyans V, Asteggiano R, Galderisi M, et al.; ESC Scientific Document Group. 2016 ESC Position Paper on cancer treatments and cardiovascular toxicity developed under the auspices of the ESC Committee for Practice Guidelines ESC guidelines. Euro Heart J. 2016;37(36):2768-801.

CAPÍTULO 62

Cardiologia do esporte e reabilitação

Amanda Gonzales Rodrigues
Patricia Alves de Oliveira
Carlos Eduardo Negrão

INTRODUÇÃO

A prevalência de síndrome metabólica no programa de reabilitação cardíaca (PRC) é estimada em 48 a 58%, mais do que o dobro da prevalência na população geral.

Assim estratégias para controlar os fatores de riscos cardiovasculares são fundamentais para estabilizar o processo de aterosclerose e consequente redução da mortalidade total e cardiovascular.

De todas as intervenções possíveis, o exercício físico é o principal fator de risco modificável, que também é capaz de influenciar outros fatores pela adaptação a um estilo de vida mais saudável, tornando-se o pilar da reabilitação cardíaca. O exercício ainda promove benefícios adicionais na melhora na capacidade cardiorrespiratória, redução da atividade nervosa simpática, melhora da função endotelial, ação anti-inflamatória, anti-isquêmica, antitrombótica e antiarrítmica (Tabela 1).

TABELA 1 Efeitos adicionais do exercício na doença cardiovascular

Antiaterogênico	▪ Controla os fatores de risco associados à aterosclerose ▪ Melhora a função endotelial pelo aumento do fluxo sanguíneo ▪ Aumenta a síntese de óxido nítrico
Anti-inflamatório	▪ Reduz níveis plasmático de proteína C
Antitrombótico	▪ Diminui a agregação plaquetária ▪ Melhora a atividade fibrinolítica
Anti-isquêmico	▪ Melhora a perfusão miocárdica (aumento da reserva coronariana) ▪ Aumenta o limiar isquemia/pré-condicionamento isquêmico no miocárdio
Antiarrítmica	▪ Melhora a função autonômica (reduz a atividade nervosa simpática) ▪ Aumenta o tônus vagal e diminui a atividade simpática
Capacidade funcional	▪ Aumenta a capacidade funcional em cerca de 20%

A reabilitação cardíaca é recomendada pelas diretrizes internacionais (classe I, nível de evidência A), porém mesmo diante de tantos benefícios a taxa de encaminhamentos para os programas de reabilitação é muito baixa. Estima-se que 80% dos pacientes elegíveis não são encaminhados para os programas por diversos fatores, dentre os principais estão a falta de familiaridade do médico com a reabilitação cardíaca e a importância das orientações sobre modificações do estilo de vida no momento da alta e falta de comunicação entre as equipes. Fatores como obesidade, hipertensão arterial, idade, gênero (feminino), acesso limitado e custos são também responsáveis pela baixa participação nos PRC. Quando encaminhados, a taxa de adesão é igualmente baixa. Cerca de 24 a 48% dos pacientes que iniciam o programa desistem. Tabagismo, hipertensão arterial, obesidade, depressão, necessidade de retornar ao trabalho, distância e custos são os principais motivos de baixa adesão.

CONCEITO

O PRC não se resume apenas a exercícios físicos. Conceitualmente, a reabilitação cardíaca se refere a um conjunto de intervenções envolvendo uma equipe multidisciplinar, com psicologia, nutrição, cessação do tabagismo e exercícios com o objetivo de melhorar as condições físicas e psicológicas dos pacientes e estabilizar o processo de aterosclerose por meio da modificação dos fatores de risco cardiovasculares (Figura 1).

PAPEL DO EXERCÍCIO NOS FATORES DE RISCOS CARDIOVASCULARES

Capacidade funcional

A capacidade funcional avaliada pelo consumo de oxigênio (VO_2) é uma importante variável prognóstica para pacientes com doença cardiovascular (DCV).

Estudos demonstram que o aumento da capacidade funcional está associado à redução da

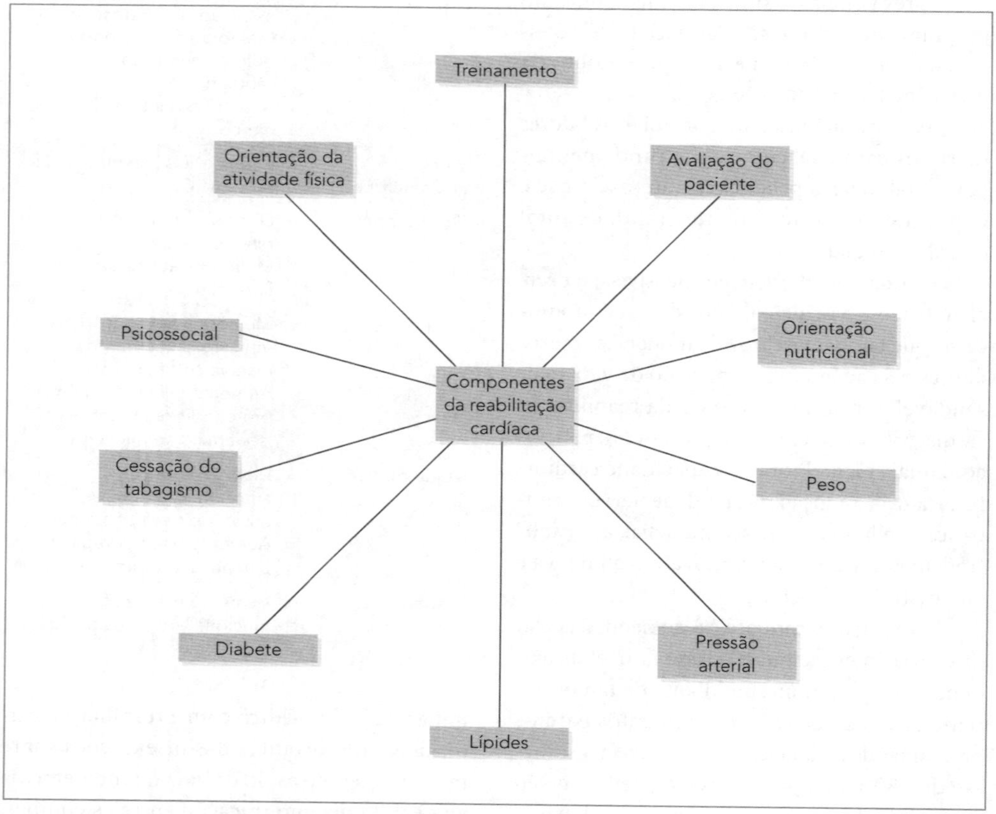

FIGURA 1 Componentes da reabilitação cardíaca.
Adaptada de Sandesara et al., 2015.

mortalidade de indivíduos com doença arterial coronariana. Um estudo mostrou redução da mortalidade 11% menor por 1 MET de incremento da capacidade funcional em indivíduos com DCV que foram submetidos ao PRC.

Pressão arterial

O impacto do exercício no controle da pressão arterial já está bem estabelecido.

O exercício reduz significativamente as pressões arterial sistólica, diastólica e média em indivíduos hipertensos quando submetido ao treinamento. Um estudo utilizando medida ambulatorial da pressão arterial mostrou que os efeitos do exercício na redução da pressão arterial iniciam logo após uma única sessão de treinamento e sem mantêm durante as 24 horas posteriores.

Lípides

Atingir as metas lipídicas em pacientes com DCV têm sido um desafio. O exercício tem mostrado elevar significativamente os níveis de HDL colesterol (± 6%) e reduzir os níveis de triglicérides (± 15%).

Apesar de a redução dos níveis de LDL colesterol serem relativamente menores, estudos mostram melhora na cinética do LDL após treinamento físico.

Glicemia

O exercício físico proporciona mudanças metabólicas que contribuem para a diminuição dos fatores de risco que levam ao diabete, além de melhorar o controle glicêmico e reduzir a resistência à insulina.

Aspectos psicossociais

Evidências mostram que fatores psicossociais estão envolvidos na patogênese e na progressão da DCV. Na prevenção secundária, o exercício físico reduz os sintomas de ansiedade e depressão, além de melhorar significativamente a qualidade de vida.

FASES DA REABILITAÇÃO

A reabilitação cardíaca foi didaticamente dividida em 4 fases, mas o modelo atual de reabilitação envolve somente 3 fases (Tabela 2). A divisão em fases auxilia a equipe multidisciplinar no estabelecimento de metas durante o tratamento.

TABELA 2 Fases da reabilitação cardíaca

	Fase I	Fase II	Fase III
Início	▪ 24 a 48 horas após o evento	▪ 30 dias após alta hospitalar	▪ Após a fase II
Duração	▪ Durante a internação	▪ 36 sessões	▪ Indefinida (manutenção)
Objetivos	▪ Prevenir a perda da capacidade funcional ▪ Permitir retorno rápido às condições físicas pré-internação ▪ Reduzir complicações respiratórias ▪ Reduzir tempo de internação	▪ Melhorar a capacidade funcional ▪ Recuperar a autoconfiança ▪ Modificar os fatores de risco	▪ Manter a capacidade funcional ▪ Manter a modificações dos fatores de risco
Tipo de exercícios	Exercícios passivos e ativos	Exercícios aeróbios de moderada intensidade, 40 minutos combinado com exercícios resistidos (15 minutos), equilíbrio e flexibilidade (5 minutos)	Exercícios aeróbios de moderada intensidade, 40 minutos combinado com exercícios resistidos

ORIENTAÇÃO DE EXERCÍCIOS NA ALTA HOSPITALAR

O tempo para o início de um programa de exercícios é controverso e deve se basear nas condições físicas do paciente no momento da alta, tempo de internação, tempo de cirurgia ou do evento (Quadro 1).

Recomenda-se que durante o intervalo entre a alta e a avaliação inicial para o PRC sejam realizados exercícios físicos em intensidade leve e progressiva de acordo com o nível de tolerância com o objetivo de prevenir a perda ainda maior da capacidade e o retorno mais rapidamente às condições físicas pré-internação (Tabela 3).

AVALIAÇÃO INICIAL

Realizada por um médico, a avaliação inicial auxilia na estratificação do risco para o exercício (Tabela 4) e na detecção de condições que contraindiquem a realização do programa (Quadro 2).

QUADRO 1 Orientação quanto ao tempo após o evento para início do PRC

Tempo para início do programa na fase II
▪ Pós-operatório de cirurgia cardíaca – 30 dias
▪ Pós-infarto anterior – 30 dias
▪ Pós-infarto inferior/lateral – 15 dias
▪ Pós-alta por ICC – imediato

TABELA 3 Orientação de exercícios na alta hospitalar

Semana	Tempo	Frequência	Cansaço
1ª semana	10 minutos	2x dia	Leve (fácil)
2ª semana	15 minutos	1x dia	Leve (fácil)
3ª semana	25 minutos	1x dia	Leve (fácil)
4ª semana	35 minutos	1x dia	Leve (fácil)
Reabilitação cardíaca			

TABELA 4 Estratificação de risco para o programa de reabilitação cardíaca

Baixo risco	▪ Capacidade funcional ≥ 7 MET ou VO_2 ≥ 24,5 mL/kg/minuto em teste de esforço ou ergoespirometria ▪ Ausência de arritmias ventriculares complexas ▪ Ausência de sinais/sintomas de insuficiência cardíaca e/ou que indiquem complicação pós-infarto, cirurgia ou angioplastia ▪ Função ventricular normal ou disfunção leve (fração de ejeção > 50%) ▪ Resposta adequada da pressão arterial ao esforço
Moderado risco	▪ Disfunção ventricular moderada (fração de ejeção 40 a 49%) ▪ Depressão do segmento ST ≤ 2 mm ▪ Sintoma de angina em níveis moderados de exercício (5 a 6,9 MET) ou no período de recuperação ▪ Ausência de queda da pressão arterial ao esforço
Alto risco	▪ Disfunção grave da função do ventrículo esquerdo (fração de ejeção < 40%) ▪ Arritmias ventriculares complexas ▪ Sintoma de angina com carga baixa de exercício (< 5 MET) ▪ Queda da pressão arterial infraesforço ▪ Baixa capacidade funcional (< 5 MET ou 17,5 mL/kg/minuto) ▪ Depressão do segmento T > 2 mm ▪ Complicação em cirurgias, infarto ou procedimento e sobreviventes de morte súbita

QUADRO 2 Contraindicações para o início do programa de reabilitação cardíaca

▪ Insuficiência cardíaca descompensada
▪ Angina instável
▪ Doença valvar importante
▪ Arritmias mal controladas
▪ Bloqueio atrioventricular total sem marca-passo
▪ Hipertensão arterial não controlada (PAS ≥ 200 ou PAD ≥ 110 mmHg)
▪ Diabete melito não controlada
▪ Febre de origem desconhecida ou doença sistêmica aguda
▪ Tromboflebite e/ou fenômenos embólicos recentes (< 3 meses)
▪ Pericardite e/ou miocardite recentes (< 3 meses)
▪ Limitações ortopédicas

Anamnese e exame físico

A anamnese deve considerar sintomas, antecedentes pessoais, familiares, hábitos de vida e medicações. Ao exame clínico atentar para sinais de descompensação cardíaca, irregularidade dos pulsos, pressão arterial mal controlada, sopros cardíacos e aspecto da ferida operatória.

Avaliação da capacidade funcional

A avaliação funcional permite ao médico estratificar o risco por meio do comportamento hemodinâmico (frequência cardíaca [FC] e pressão arterial), resposta eletrocardiográfica, além de avaliar a capacidade funcional e auxiliar na prescrição do treinamento.

Embora o teste ergométrico seja o exame mais utilizado, o teste ergoespirométrico ou ergoespirometria, permite uma avaliação adicional da capacidade funcional pela análise dos gases expirados, e deve ser realizada sempre que possível. Diversas variáveis auxiliam o médico na avaliação prognóstica e permitem diferenciar as causas para limitações ao esforço sejam elas, respiratórias, cardiovasculares ou periféricas (descondicionamento crônico).

PRESCRIÇÃO DO TREINAMENTO

A prescrição do treinamento deve ser individualizada, baseada na capacidade funcional, objetivos e fase da reabilitação.

O teste ergoespirométrico fornece, pela detecção dos limiares ventilatórios (limiar anaeróbio e ponto de compensação respiratória), FC ideais para cada fase e nível de aptidão.

A prescrição do treinamento com teste ergométrico deve ser baseada na FC de reserva (FCR) e determinada pela fórmula de Karvonen.

Fórmula de Karvonen: FCR = FC repouso + (0,5 a 0,8) x (FCM - FC repouso)

Exercícios aeróbios: o componente aeróbio é o mais importante do treinamento. Pode ser realizado em esteira ou cicloergômetro, numa intensidade moderada, com FC que variam do limiar anaeróbio até o ponto de compensação respiratória, ou entre 50 a 80% da FCR com duração de 40 minutos.

Exercícios resistidos (fortalecimento): visam a melhorar a resistência muscular localizada e devem priorizar grandes grupos musculares, com séries de 10 a 15 repetições e intensidade de aproximadamente 50% de 1 RM (1 RM = máxima carga com a qual o individuo consegue realizar apenas um movimento de forma correta).

SEGURANÇA

A estratificação de risco permite ao médico definir quais os pacientes necessitam de supervisão e/ou monitoramento nas sessões de exercício (Tabela 5). Com adequada avaliação, a taxa de eventos por paciente é baixa. Em pacientes com doença cardíaca que realizam atividade física regular tem sido descrita a taxa de eventos de um por 112 mil pacientes/hora, taxa de infarto do miocárdio de um por 300 mil pacientes/hora e mortalidade de um por 790 mil pacientes/hora. Estratégias como a monitoração cardíaca podem auxiliar na supervisão e na segurança do paciente de alto risco.

PROGRAMA DE REABILITAÇÃO SUPERVISIONADO A DISTÂNCIA

O programa de reabilitação a distância constitui uma alternativa prática, eficaz e segura

TABELA 5 Indicações para supervisão e monitoramento dos pacientes no PRC

Baixo risco	Risco moderado	Alto risco
Monitorar ECG nas primeiras 6 a 18 sessões	Monitorar ECG nas primeiras 12 a 24 sessões	Monitorar ECG sempre
Reavaliar a cada 1 ano	Reavaliar a cada 6 meses	Reavaliar a cada 1 ano
Podem realizar programa com supervisão a distância	Supervisão clínica permanente	Supervisão clínica permanente

diante da reabilitação supervisionada, para pacientes de baixo risco ou moderado e alto riscos que estejam estabilizados.

Estudos mostram que o programa supervisionado à distância não apresenta resultados inferiores aos programas supervisionados, com elevados índices de adesão, segurança e custos evidentemente inferiores.

Para esse tipo de programa não é necessário supervisão médica, podendo ser acompanhados por profissionais da educação física, fisioterapeutas ou ainda automonitorados.

LEITURA SUGERIDA

1. Herdy AH, López-Jiménez F, Terzic CP, Milani M, Stein R, Carvalho T, et al. Diretriz sul-americana de prevenção e reabilitação cardiovascular. Arq Bras Cardiologia. 2014;103(2 Suppl 1):1-31.
2. Leon AS, Franklin BA, Costa F, Balady GJ, Berra KA, Stewart KJ, et al.; American Heart Association; Council on Clinical Cardiology (Subcommittee on Exercise, Cardiac Rehabilitation, and Prevention; Council on Nutrition, Physical Activity, and Metabolism (Subcommittee on Physical Activity); American Association of Cardiovascular and Pulmonary Rehabilitation. Cardiac rehabilitation and secondary prevention of coronary heart disease: an American Heart Association scientific statement from the Council on Clinical Cardiology (Subcommittee on Exercise, Cardiac Rehabilitation, and Prevention) and the Council on Nutrition, Physical Activity, and Metabolism (Subcommittee on Physical Activity), in collaboration with the American Association of Cardiovascular and Pulmonary Rehabilitation. Circulation. 2005;111(3):369-76.
3. Menezes AR, Lavie CJ, Milani RV, Forman DE, King M, Williams MA. Cardiac rehabilitation in the United States. Prog Cardiovasc Dis. 2014;56 (5):522-9.
4. Sandesara PB, Lambert CT, Gordon NF, et al. Cardiac rehabilitation and risk reduction: time to "rebrand and reinvigorate". J Am Coll Cardiol. 2015;65(4):389-95.

CAPÍTULO 63

Atividade sexual e laborativa do cardiopata

Maria Janieire de Nazaré Nunes Alves
Marcelo Rodrigues dos Santos

INTRODUÇÃO

A disfunção sexual e a doença cardiovascular apresentam como fisiopatologia comum a disfunção endotelial.

Oitenta e sete por cento das mulheres foram diagnosticadas com disfunção sexual feminina (80% reduzem a lubrificação vaginal com insucesso sexual em 76%) e 84% dos homens com disfunção erétil. Trinta e seis por cento dos pacientes pensavam que a atividade sexual poderia prejudicar a condição cardíaca atual; 75% das mulheres e 60% dos homens afirmaram que nenhum médico perguntou sobre possíveis problemas sexuais. Cinquenta por cento dos homens consideraram a atividade sexual um aspecto essencial para a qualidade de vida. A alta prevalência em homens e mulheres com insuficiência cardíaca crônica compensada reduz a qualidade de vida para a maioria. A maioria dos pacientes (61%) está interessada em receber terapia para melhorar a disfunção sexual, as opções de tratamento raramente são discutidas ou iniciadas.

A redução da atividade sexual de cardiopatas leva com frequência a diversas alterações psicológicas tal como depressão e ansiedade, bem como, alterações fisiológicas como redução da libido e disfunção erétil de causa secundária.

Identificar estas alterações e orientar o cardiopata e familiares de forma segura para a prática da atividade sexual, assim como, quando possível, prescrever tratamento alternativo para disfunção sexual é fundamental para a adesão ao tratamento farmacológico geral.

Quantificar as limitações do paciente quanto ao esforço físico gerado pela prática sexual é fundamental para a orientação eficiente.

Perguntas e respostas sobre o efeito da atividade sexual sobre o sistema cardiovascular

1. Como o coração muda durante o sexo?

   A frequência cardíaca (FC), a pressão arterial e a frequência respiratória aumentam ligeiramente durante o sexo. Por exemplo, no pico (orgasmo), a frequência cardíaca pode atingir 102 a 127 batimentos por minuto. Isso é normal e seguro. Alterações na frequência cardíaca e na pressão arterial são mínimas em todas as posições sexuais. E, na fase preliminar da atividade sexual, observa-se leve aumento da pressão arterial sistólica (PAS), diastólica e da frequência cardíaca.
2. A atividade sexual é segura para o coração?

   Para a maioria dos pacientes, a atividade sexual é segura e comparável à atividade física leve a moderada (ou seja, subir 2 lances de escada ou caminhar rapidamente).

Pacientes com doença avançada ou com sintomas (p. ex., dor no peito ou desconforto) devem conversar com o médico antes de iniciar uma atividade sexual. Angina coital é a que ocorre imediatamente após a atividade sexual; isto representa 5% de todos os ataques de angina. A administração de limites de esforço (passivo ou ativo) e orientar o tempo da atividade sexual, podem ser orientados de acordo com os limites de positivação em teste de esforço em pacientes coronarianos. Ambos, homens e mulheres respondem de forma similar às respostas de pressão arterial, frequência cardíaca e neuroendócrina. Um desbalanço hemodinâmico (aumento da PAS ou FC) pelo inadequado uso de medicamentos pode precipitar a angina coital, que deve durar 0,15 minuto, se os nitratos não estiverem disponíveis. Caso persista por mais de 5 minutos sem ceder, o paciente e familiares devem ser orientados a contatar o sistema de emergência. Caso o paciente tenha feito uso de inibidores da enzima fosfodiesterase tipo 5 (PDE5) que causam vasodilatação leve, aumentar os efeitos hipotensores com o uso de nitratos pode desencadear efeitos cardíacos adversos potencialmente graves.

3. Se um casal praticou sexo há muito tempo quais passos precisam dar para retomar a intimidade?

   Discutir as necessidades sexuais de cada um e decidir se estão prontos para retomar o sexo.

   Dar a si mesmo muito tempo para "entrar no clima". Sentir-se relaxado é importante para o conforto sexual e o prazer. Começar devagar e dizer ao parceiro o que é bom e o que não é.

4. Qual é o risco de sofrer um evento cardíaco durante o sexo?

   É extremamente baixo. Menos que 1% de todos os ataques cardíacos ocorrem durante a atividade sexual.

   A atividade sexual tem a intensidade de leve a moderada (3 a 5 MET*), o equivalente a caminhar vigorosamente.

   Por exemplo:

Caminhada até 3,5 km/h	2 MET
Caminhada até 5 km/h	3 MET
Atividade sexual pré-orgasmo	2 a 3 MET
Atividade sexual durante o orgasmo	3 a 4 MET

5. Se o parceiro tem um desfibrilador cardioversor implantável a atividade sexual pode desencadear um choque no dispositivo? E se recebe um choque durante o sexo, vai machucar o parceiro?

   Não, a atividade sexual não fará com que o dispositivo cause um choque. Mesmo se receber um choque durante o sexo, não vai ferir o portador ou o parceiro de forma alguma ou causar dor.

6. Se o indivíduo se preocupa com o fato de que o sexo possa prejudicar o coração do parceiro, como é que se pode tranquilizá-lo de que é seguro retomar o sexo?

   Casais muitas vezes se preocupam quando e como retomar a intimidade após um evento cardíaco. Conversar com o médico sobre a prontidão para retornar à atividade sexual. Trazer o seu parceiro para esse compromisso e perguntar se isso os ajudará a se sentir confortável e confiante em retomar intimidade.

7. Existem certas posições ou técnicas sexuais que devem ser evitadas?

   Não. Certas posições ou práticas, no entanto, podem ser mais confortáveis, dependendo da tolerância para exercício e limitações físicas. Suporte extra com almofadas pode melhorar o conforto. Aparelhos eróticos também são geralmente seguros para cardíacos e indivíduos com desfibriladores cardioversores implantáveis.

* MET = equivalente metabólico; 1 MET = 3,5 mL/kg/minuto.

8. A duração da atividade sexual será prejudicada por causa das limitações de saúde de um dos parceiros? Existem outras maneiras de ser fisicamente íntimos?

   Expressão sexual inclui ampla gama de posições e práticas alternativas e não é limitada para o tempo de sexo propriamente dito. O objetivo é se conectar emocional e fisicamente com o parceiro. Alguns casais conseguem bastante satisfação com atitudes de carinho (de mãos dadas, beijando ou abraçando). Comunicar as próprias necessidades ao parceiro e identificar atividades que sejam mutuamente satisfatórias.

RECOMENDAÇÕES GERAIS PARA DOENÇA CARDIOVASCULAR

As mulheres devem ser aconselhadas quanto a métodos contraceptivos e gestação (classe I; nível de evidência C).

É aconselhável que pacientes com doença cardiovascular que desejem iniciar ou retomar a atividade sexual sejam avaliados pela história médica completa e exame físico (classe IIa; nível de evidência C).

A atividade sexual pode ser indicada para pacientes com doenças cardiovasculares que na avaliação clínica foram determinados com baixo risco de complicações cardiovasculares (classe IIa; nível de evidência B).

O teste de esforço deve ser utilizado para avaliar a capacidade de exercício e desenvolvimento de sintomas, isquemia ou arritmias em pacientes com moderado a alto risco cardiovascular (classe IIa; nível de evidência C).

A atividade sexual é aceitável para indivíduos que possam realizar intensidade entre 3 e 5 MET sem apresentar angina, dispneia excessiva, alterações isquêmicas do segmento ST, cianose, hipotensão e arritmia (classe IIa; nível de evidência C).

A reabilitação cardíaca e/ou exercício físico regular pode ser útil para reduzir o risco de complicações cardiovasculares durante a atividade sexual (classe IIa; nível de evidência B).

Para pacientes instáveis, descompensados e/ou sintomáticos a atividade sexual deve ser suspensa até que a condição clínica esteja estabilizada (classe III; nível de evidência C).

Pacientes que apresentam sintomas cardiovasculares induzidos pela atividade sexual devem suspender esta atividade até que a condição clínica esteja estabilizada e/ou a medicação otimizada (classe III, nível de evidência C).

RECOMENDAÇÕES ESPECÍFICAS PARA DOENÇA CARDIOVASCULAR

Doença arterial coronariana

A atividade sexual é recomendada para pacientes sem angina ou com angina leve (classe IIa; nível de evidência B).

A atividade sexual é recomendada depois de uma ou mais semanas após um infarto, se o paciente estiver sem sintomas cardíacos durante uma atividade física leve a moderada (classe IIa; nível de evidência C).

A atividade sexual é recomendada para pacientes que tenham sido submetidos à revascularização coronariana completa (classe IIa; nível de evidência B); e pode ser retomada: (a) após alguns dias de angioplastia coronariana, se o local de acesso vascular estiver sem complicações (classe IIa; nível de evidência C); ou (b) 6 a 8 semanas após uma cirurgia de revascularização do miocárdio, desde que a esternotomia esteja bem cicatrizada (classe IIa; nível de evidência B).

A atividade sexual é recomendada para pacientes que foram submetidos à cirurgia aberta do coração, sem intervenção coronariana, e pode ser retomada de 6 a 8 semanas após o procedimento, desde que a esternotomia esteja bem cicatrizada (classe IIa; nível de evidência C).

Para pacientes com revascularização coronariana incompleta, o teste ergométrico pode ser considerado para avaliar a extensão e a gravidade da isquemia residual (classe IIb; nível de evidência C).

A atividade sexual deve ser adiada por pacientes com angina instável ou refratária até que a condição esteja estabilizada e a medicação otimizada (classe III; nível de evidência C).

Insuficiência cardíaca

A atividade sexual é recomendada para pacientes com insuficiência cardíaca compensada e/ou leve (NYHA I ou II) (classe IIa; nível de evidência B).

A atividade sexual não é recomendada para pacientes com insuficiência cardíaca descompensada ou avançada (NYHA III ou IV) até que a condição esteja estabilizada e a medicação otimizada (classe III; nível de evidência C).

A atividade sexual é recomendada para pacientes com insuficiência cardíaca compensada e/ou leve (NYHA I ou II) (classe IIa; nível de evidência B).

A atividade sexual não é recomendada para pacientes com insuficiência cardíaca descompensada ou avançada (NYHA III ou IV) até que a condição esteja estabilizada e a medicação otimizada (classe III; nível de evidência C).

Doença cardíaca valvular

A atividade sexual é recomendada para pacientes com doença valvular cardíaca leve ou moderada, sem sintomas ou com sintomas leves (classe IIa; nível de evidência C).

A atividade sexual é recomendada para pacientes com função normal da prótese valvar, com reparo de válvulas e intervenções de válvulas com sucesso (classe IIa; nível de evidência C).

A atividade sexual não é recomendada para pacientes com doença valvar grave ou sintomática até que a condição esteja estabilizada e a medicação otimizada (classe III; nível de evidência C).

Arritmias, marca-passo e cardiodesfibrilador

A atividade sexual é recomendada para pacientes com fibrilação atrial ou *flutter* atrial e frequência ventricular bem controlada (classe IIa; nível de evidência C).

A atividade sexual é recomendada para pacientes com história de taquicardia por reentrada nodal atrioventricular, taquicardia por reentrada atrioventricular ou taquicardia atrial com arritmias controladas (classe IIa; nível de evidência C).

A atividade sexual é recomendada para pacientes com marca-passo (classe IIa; nível de evidência C).

A atividade sexual é recomendada para pacientes com cardiodesfibrilador (CDI) implantado para a prevenção primária (classe IIa; nível de evidência C).

A atividade sexual é recomendada para pacientes com CDI para prevenção secundária, nos quais a atividade física moderada (≥ 3 a 5 MET) não apresente taquicardia ventricular ou fibrilação e choques frequentes (nível de evidência C).

A atividade sexual deve ser adiada para pacientes com fibrilação atrial e ritmo ventricular mal controlados, arritmias supraventriculares não controladas ou sintomáticas e taquicardia ventricular espontânea ou induzida por exercício até que a condição clínica esteja estabilizada (classe III; nível de evidência C).

A atividade sexual deve ser adiada para pacientes com CDI que receberam múltiplos choques até que a causa da arritmia esteja estabilizada e controlada (classe III; nível de evidência C).

Doença cardíaca congênita

A atividade sexual é recomendada para a maioria dos pacientes com doença cardíaca congênita que não tenha insuficiência cardíaca descompensada ou avançada, doença valvar grave e/ou significativamente sintomáticos ou arritmias não controladas (classe IIa; nível de evidência C).

Cardiomiopatia hipertrófica

A atividade sexual é recomendada para a maioria dos pacientes com cardiomiopatia hipertrófica (classe IIa; nível de evidência C).

A atividade sexual deve ser adiada por pacientes com cardiomiopatia hipertrófica que apresentem sintomas graves até que a condição esteja estabilizada (classe III; nível de evidência C).

Drogas cardiovasculares e função sexual

Os medicamentos cardiovasculares que comprovadamente melhoram os sintomas e a sobrevivência não devem ser suspensos em razão de preocupações sobre o potencial impacto sobre a função sexual (classe III: potencialmente perigoso; nível de evidência C).

Apesar de o uso do betabloqueador estar relacionado com disfunção erétil, estudos recentes não encontraram relações entre estes e a disfunção.

TRATAMENTO FARMACOLÓGICO PARA DISFUNÇÃO SEXUAL

Inibidor da fosfodiesterase-5

Inibidores da PDE5 são úteis para o tratamento da disfunção erétil em pacientes com doença cardiovascular estável (classe I; nível de evidência A).

A segurança dos inibidores da PDE5 é desconhecida em pacientes com estenose aórtica grave ou cardiomiopatia hipertrófica (classe IIa; nível de evidência C).

Inibidores da PDE5 não deve ser usado por pacientes que recebem terapia com nitratos (classe III; nível de evidência B).

Nitrato não deve ser administrado a pacientes por 24 horas após o uso de sildenafil ou vardenafil ou por 48 horas após a administração tadalafil (classe III, nível de evidência B).

Problemas psicológicos da atividade sexual

Problemas de ansiedade e depressão quanto à atividade sexual, devem ser avaliados em pacientes com doença cardiovascular (classe I, nível de evidência B).

Aconselhamento ao paciente e a parceira(o)

Tanto o paciente quanto o cônjuge/parceiro devem ser aconselhados por profissionais de saúde para ajudar na retomada da atividade sexual depois de um evento cardíaco agudo, um novo diagnóstico de doença cardiovascular ou implante de CDI (classe I, nível de evidência B).

LEITURA SUGERIDA

1. Bansal S. Sexual dysfunction in hypertensive men. A critical review of the literature. Hypertension. 1988;12(1):1-10.
2. Baumhakel M, Schlimmer N, Kratz M, Hackett G, Jackson G, Bohm M. Cardiovascular risk, drugs and erectile function--a systematic analysis. Int J Clin Pract. 2011;65(3):289-98.
3. Dusing R. Sexual dysfunction in male patients with hypertension: influence of antihypertensive drugs. Drugs. 2005;65:773-86.
4. Erdmann E. Safety and tolerability of beta-blockers: prejudices & reality. Indian Heart J. 2010;62(2):132-5.
5. Franzen D, Metha A, Seifert N, Braun M, Hopp HW. Effects of beta-blockers on sexual performance in men with coronary heart disease. A prospective, randomized and double blinded study. Int J Impot Res. 2001;13(6):348-51.
6. Grimm RH, Jr., Grandits GA, Prineas RJ, McDonald RH, Lewis CE, Flack JM, et al. Long-term effects on sexual function of five antihypertensive drugs and nutritional hygienic treatment in hypertensive men and women. Treatment of Mild Hypertension Study (TOMHS). Hypertension. 1997;29(1 Pt 1):8-14.
7. Jackson G, Betteridge J, Dean J, Eardley I, Hall R, Holdright D, et al. A systematic approach to erectile dysfunction in the cardiovascular patient: a Consensus Statement--update 2002. Int J Clin Pract. 2002;56:663-71.
8. Lane-Cordova AD, Kershaw K, Liu K, Herrington D, Lloyd-Jones DM. Association between cardiovascular health and endothelial function with future erectile dysfunction: the multi-ethnic study of atherosclerosis. Am J Hypertens. 2017;30(8):815-21.
9. Levine GN, Steinke EE, Bakaeen FG, Bozkurt B, Cheitlin MD, Conti JB, et al.; American Heart Association Council on Clinical Cardiology; Council on Cardiovascular Nursing; Council on Cardiovascular Surgery

and Anesthesia; Council on Quality of Care and Outcomes Research. Sexual activity and cardiovascular disease: a scientific statement from the American Heart Association. Circulation. 2012;125(8):1058-72.

10. Rosman L, Cahill JM, McCammon SL, Sears SF. Sexual health concerns in patients with cardiovascular disease. Circulation. 2014;129(5):e313-6.
11. Schwarz ER, Kapur V, Bionat S, Rastogi S, Gupta R, Rosanio S. The prevalence and clinical relevance of sexual dysfunction in women and men with chronic heart failure. Int J Impot Res. 2008;20(1):85-91.
12. Steinke EE. How can heart failure patients and their partners be counseled on sexual activity? Curr Heart Fail Rep. 2013;10(3):262-9.

CAPÍTULO 64

Tóxicos e coração

Fábio de Cerqueira Lario
Ricardo Couto Moraes
Marcello Simaro Barduco
Marcela Cibien Baratella

INTRODUÇÃO

O álcool e o tabaco são as duas substâncias (drogas) recreacionais mais utilizadas ao redor do mundo e também no Brasil, disponíveis legalmente. O abuso dessas substâncias e os efeitos sobre o sistema cardiovascular já foram extensivamente documentados.

Além dessas substâncias, outras drogas ilegais estão disponíveis e a utilização tem aumentado, mesmo entre adolescentes, conforme mostra pesquisa recente do Instituto Brasileiro de Geografia e Estatística (Figura 1).

Entre os universitários, a estatística é muito semelhante, conforme Figura 2.

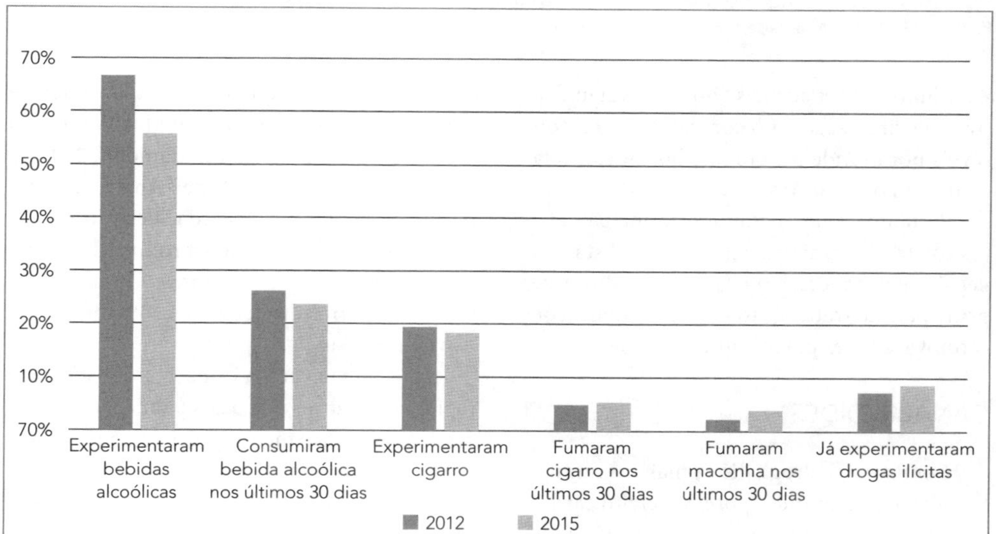

FIGURA 1 Comparação do uso de drogas entre os alunos do Ensino Fundamental e Médio das Escolas Públicas nos anos de 2012 e 2015.
Fonte: IBGE.

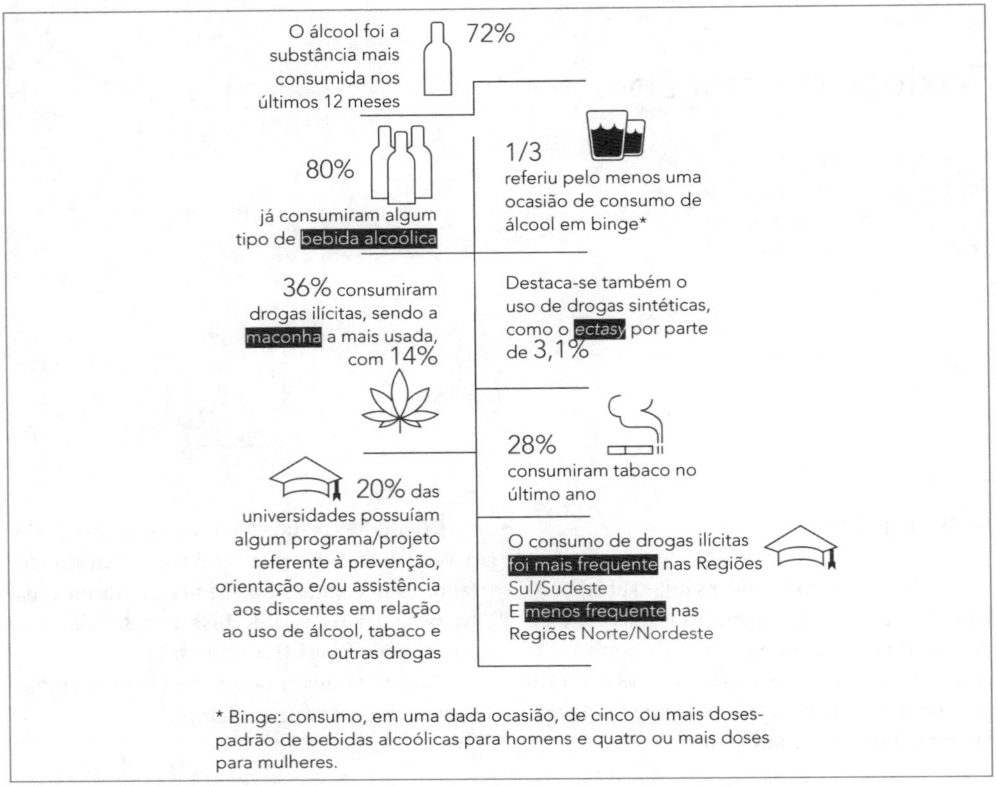

FIGURA 2 Estatísticas de uso de drogas entre estudantes universitários no Brasil.
Fonte: IBGE (2010). Adaptada por NUTE, UFSC, 2016.

Muitos desses agentes têm efeitos significativos na circulação e no coração e são responsáveis por grande proporção das mortes relacionadas ao uso de drogas.

Portanto, serão revisados os principais efeitos colaterais cardiovasculares das substâncias ilegais de uso recreacional, além das diretrizes principais de tratamento dessas complicações cardiovasculares potencialmente letais.

CANABINOIDES

Cannabis é a droga ilícita mais comumente utilizada no mundo, porém o efeito cardiovascular não é totalmente conhecido. O número de usuários também é incerto, devido à legislação de cada país e os registro dos dados. O Serviço de Drogas e Crime do Reino Unido estimou, em 2006, que havia 166 milhões de adultos (3 a 9% da população global entre 15 a 64 anos), sendo aproximadamente 31% na Ásia, 25% na África, 24% nas Américas, 18% na Europa e 2% na Oceania. Pesquisadores americanos indicam que, aproximadamente, 10% das pessoas que consomem *Cannabis* tornam-se usuários diários e 20 a 30% tornam-se usuários semanais.

Após a inalação da fumaça, a substância é rapidamente absorvida pelos pulmões. A absorção é mais lenta e menos previsível após ingestão gastrointestinal.

Os efeitos fisiológicos da *Cannabis* são dependentes da dose, modo de administração, experiência de consumo e expectativa do usuário, com diversos efeitos no estado de humor e comportamento social durante o consumo. Em geral, aparecem rapidamente após a absorção e persistem por 4 a 6 horas.

A *Cannabis* tem meia-vida de 20 a 30 horas e pode ser detectada na urina por vários dias em usuários ocasionais e por até dois meses em usuários assíduos.

O efeito primário ocorre pelo delta-9-tetra--hidrocanabinol (THC), produzindo efeitos psicoativos e físicos no receptores cerebrais e de ação bifásica no sistema nervoso autonômo. Doses baixas a moderadas aumentam a atividade simpática e reduzem a parassimpática, produzindo taquicadia e aumento do débito cardíaco. Em doses altas, a atividade simpática é inibida com aumento do sistema vagotônico, com bradicardia e hipotensão arterial. Alterações eletrocardiográficas nas ondas P e T e no segmento ST foram reportadas independentemente das doses.

Aumento de atividade ectópica supraventricular e ventricular pode ser registrado, porém sem correlação com arritmias fatais.

Um estudo, em 2001, com 3.882 pacientes que tiveram infarto agudo do miocárdio (IAM) após consumo de *Cannabis* sugere o aumento do risco de IAM de 4,8 vezes maior após 60 minutos do consumo. Um análise multicêntrica de 2011 a 2016 identificou 210.700 usuários de *Cannabis* que foram comparados em um grupo-controle de quase 10.400.000 casos; o estudo evidenciou aumento do risco relativo de IAM em 44% dos usuários nos 5 anos de seguimento, aumento de 3,2 vezes do risco de IAM nos jovens entre 25 e 29 anos e 4,5 vezes nos pacientes de 30 a 34 anos (Figura 3). Na análise multivariada, o consumo de *Cannabis* aumenta 1,72 vez o risco de IAM, independentemente de idade, hipertensão arterial, diabete melito, tabagismo, doença coronariana, abuso de álcool e cocaína.

O quadro clínico da intoxicação aguda pode ser sutil, e há predominância dos efeitos no sistema nervoso central. Na ausência de doença cardíaca estrutural, os efeitos autonômicos são em geral bem tolerados. Eventual hipotensão costuma responder bem à administração endovenosa de fluidos.

SUBSTÂNCIAS VOLÁTEIS

O uso recreacional de substâncias voláteis é um problema comum entre 3,5 e 5% dos adolescentes, mais prevalente no sexo masculino com 90% de todos os eventos fatais. Os produtos comumente são legais, baratos e de fácil acesso, com consumo em sacos plásticos e potes, maximizando as concentrações inaladas do agente ativo. Alguns usuários utilizam *sprays*

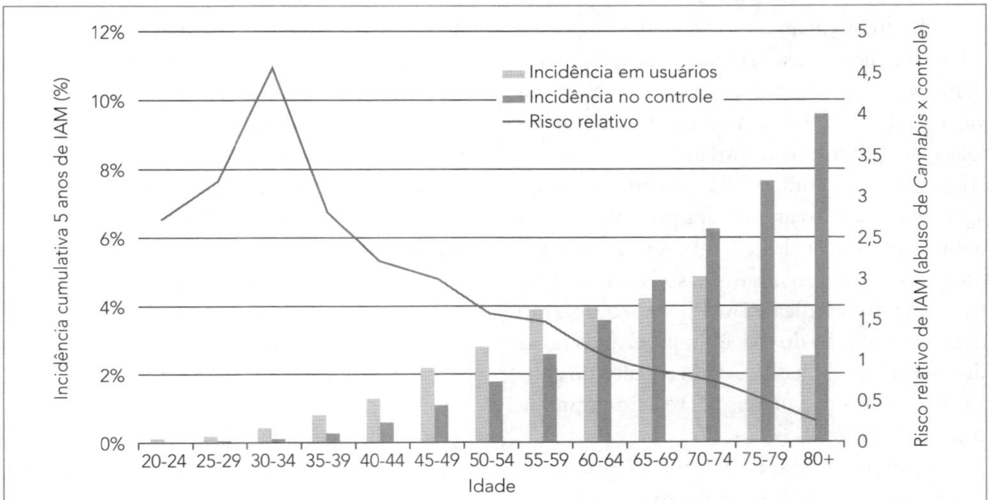

FIGURA 3 Incidência de infarto agudo do miocárdio (IAM) em usuários de *Cannabis*.

diretamente na cavidade oral. A detecção dos componentes inalados no sangue ocorre em até 10 horas da exposição e a análise na urina dos metabólitos (tolueno, etileno e solventes clorinados) ainda tem testes limitados.

Os efeitos psicoativos de euforia, excitação e sentimento de invulnerabilidade ocorre rapidamente após o consumo. Os efeitos cardiovasculares são diversos, porém a maioria correlaciona-se com a morte súbita. Algumas substâncias voláteis induzem taquiarritmias potencialmente fatais por aumento da atividade simpática ou por aumento da sensibilidade miocárdica às catecolaminas circulantes. O exato mecanismo do aumento da sensibilidade ainda é desconhecido, porém estudos em animais demonstram mudança na permeabilidade da membrana celular na condução iônica transmembrana.

A hipóxia é o mecanismo de morte súbita mais comum com substâncias voláteis associado à depressão respiratória, à aspiração, à asfixia com sacos plásticos, com formação de metaemoglobina, edema e espasmo de laringe. Somado a isso, as alterações eletrolíticas causadas pelos voláteis induzem taquiarritmias potencialmente fatais. Estudos em animais, evidenciaram a redução da automaticidade do nó sinoatrial, prolongamento do intervalo PR e indução do bloqueio atrioventricular.

O consumo de substâncias voláteis diretamente na cavidade oral leva a intenso estímulo vagal, induzindo intensa bradicardia até assistolia ou taquiarritmias ventriculares secundárias. Algumas substâncias voláteis utilizadas são agentes inalatórios anestésicos podendo levar à depressão miocárdica e à hipotensão arterial. Somado a isso, em alguns casos pode levar à isquemia miocárdica e IAM por vasoespasmo devido à redução do oxigênio pelas altas taxas de metaemoglobinemia. Alguns relatos do consumo crônico de voláteis correlacionaram-se com cardiomiopatias.

O atendimento das complicações cardiovasculares associadas ao consumo de substâncias voláteis é composto do tratamento comportamental, sedação se necessário, correção da hipóxia e dos distúrbios eletrolíticos, assim como de eventual instabilidade hemodinâmica, muitas vezes ocasionada por taquiarritmias com indicação de cardioversão elétrica. Algumas poucas evidências, demonstram que o uso de alfabloqueadores ou amiodarona pode ajudar no combate da ativação simpática.

COCAÍNA, *CRACK*, ANFETAMINA E *ECSTASY*

A cocaína, as anfetaminas e o *ecstasy* têm efeitos semelhantes sobre o sistema cardiovascular pela ativação do sistema nervoso simpático.

A cocaína e a forma básica livre – *crack* – são absorvidos por todas as membranas mucosas do corpo e podem ser fumados, inalados ou injetados. Têm efeito simpatomimético – inibem a recaptação de noradrenalina e dopamina nos terminais nervosos simpáticos e também podem atuar em vias centrais para liberar noradrenalina da medula adrenal.

Em altas doses, podem prejudicar a atividade elétrica do miócito ao bloquear os canais rápidos de sódio e potássio, inibindo a entrada de cálcio nos miócitos.

A meia-vida é curta, de aproximadamente 30 a 80 minutos, e 90% é metabolizado e excretado na urina em um período de duas semanas.

Alguns metabólitos da cocaína (p. ex., cocaetileno, produzido quando a cocaína é ingerida em conjunto com o álcool) são mais cardiotóxicos que a substância original.

A *Cannabis* pode intensificar os efeitos da cocaína, pelo aumento da concentração plasmática da droga.

A anfetamina pode ser ingerida oralmente, inalada ou injetada por via endovenosa. Tem absorção rápida e ultrapassa a barreira hematoencefálica. A meia-vida plasmática varia de 5 a 30 horas. Pode ser detectada na urina vários dias após a ingestão.

O *ecstasy* é um derivado da anfetamina e tem efeitos semelhantes, que começam 20 minutos após a ingestão e geralmente perduram por até 6 a 48 horas. Metabolizado pelo fígado e excretado pela urina.

Ambos (anfetaminas e *ecstasy*) produzem ativação simpática indireta pela liberação de noradrenalina, dopamina e serotonina nos sistemas nervoso autônomo e central. Ao contrário da cocaína, a anfetamina pode inibir a enzima monoamino oxidase (MAO) e não tem o efeito anestésico de inibir os canais rápidos de sódio. A toxicidade da anfetamina também é potencializada pelo consumo concomitante de álcool.

A apresentação clínica predominante da intoxicação por esse grupo de substâncias compreende hipertensão, bradi ou taquiarritmias, isquemia miocárdica, insuficiência cardíaca, edema pulmonar não cardiogênico e cardiomiopatia, conforme ilustrado na Figura 4.

O tratamento das complicações do uso desse grupo de substâncias envolve benzodiazepínicos, alfabloqueadores e vasodilatadores como nitratos, nitroprussiato ou hidralazina. O uso isolado de betabloqueadores deve ser evitado devido à possibilidade de exacerbação do efeito alfa estimulante e consequente piora da hipertensão.

O tratamento inicial do paciente com dor torácica relacionada ao uso de cocaína pode ser visto na Figura 5.

DIETILAMIDA DO ÁCIDO LISÉRGICO (LSD) E PSILOCIBINA ("COGUMELOS")

Os agentes alucinógenos LSD e psilocibina são utilizados por um grande número de indivíduos ao redor do mundo. A psilocibina é derivada de espécies comuns de cogumelos, enquanto o LSD é uma droga sintética.

Os efeitos são similares, mas o LSD é cerca de 100 vezes mais potente que a psilocibina. Ambas as drogas são derivados indólicos, cujas estruturas se assemelham à serotonina.

O mecanismo de ação é complexo e inclui efeitos agonistas, agonistas parciais e antagonistas de receptores serotoninérgicos, dopaminérgicos e adrenérgicos. Os efeitos adrenérgicos em geral são leves.

Após a ingestão oral, os efeitos no sistema nervoso central começam em 15 a 45 minutos e persiste por cerca de 4 a 6 horas.

O LSD é metabolizado pelo fígado e a meia-vida plasmática é de cerca de 100 minutos. Pode ser detectado no plasma ou urina por até 3 dias.

Os efeitos alucinógenos são bem conhecidos, bem como os sintomas de ativação sim-

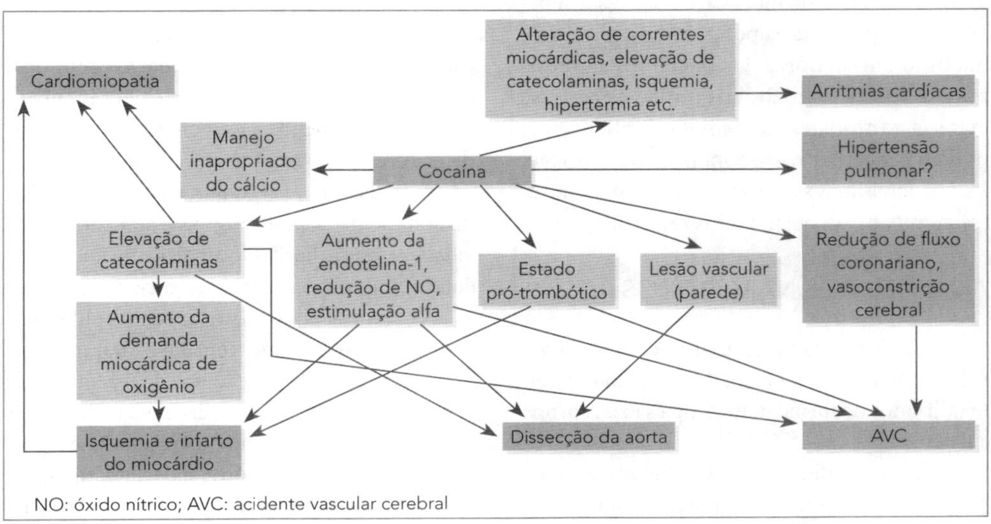

FIGURA 4 Efeitos cardiovasculares da cocaína.
Fonte: Havakuk et al., 2017.

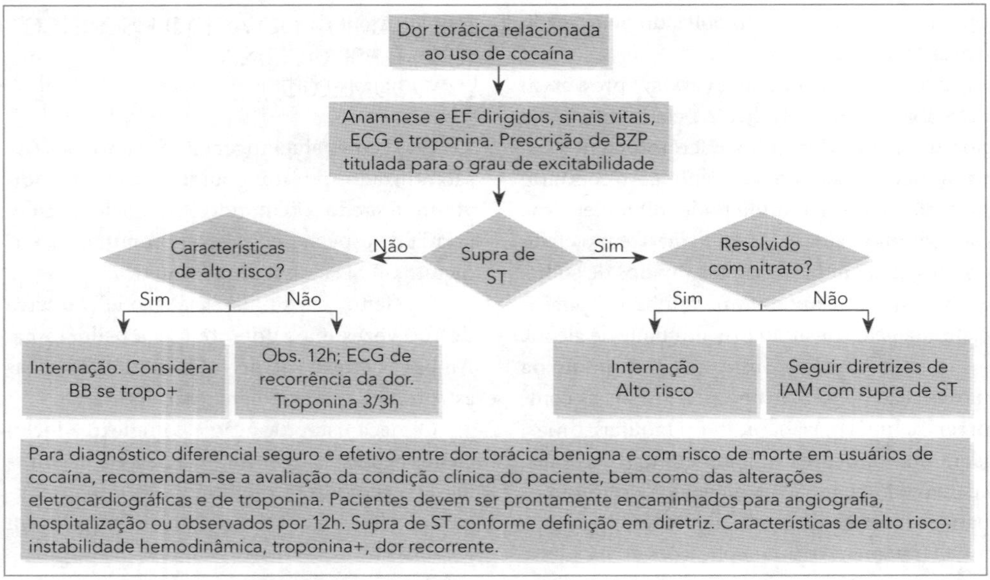

FIGURA 5 Tratamento inicial do paciente com dor torácica relacionada ao uso da cocaína.
BB: betabloqueador; BZD: benzodiazepínicos; ECG: eletrocardiograma; ST: segmento ST do ECG; IAM: infarto agudo do miocárdio.

pática geral: midríase, taquicardia, hipertensão e hiper-reflexia.

As complicações cardiovasculares raramente são sérias, embora haja relatos na literatura de taquicardia supraventricular e IAM.

O tratamento da intoxicação por essas substâncias em geral é de suporte, com resolução no máximo em 12 horas. Os pacientes agitados podem receber benzodiazepínicos e deve-se evitar a administração de neurolépticos, que podem exacerbar os sintomas de intoxicação. As taquiarritmias supraventriculares podem ser tratadas com adenosina ou verapamil.

ANALGÉSICOS NARCÓTICOS

Os analgésicos narcóticos podem ser ingeridos, fumados ou injetados. Os mais comumente utilizados de forma inadvertida são a morfina e a heroína.

A heroína (diacetilmorfina) é um análogo semissintético da morfina, metabolizado lentamente ao composto original. Como é mais lipossolúvel que a morfina, age mais rapidamente.

A morfina tem meia-vida plasmática de duas a três horas, passa por rápida metabolização hepática e os metabólitos são excretados pela urina (podem, em geral, ser detectados até 48 horas em usuários ocasionais ou até por vários dias em usuários assíduos).

Eles atuam diretamente no centro vasomotor e aumentam a atividade parassimpática, reduzem a atividade simpática e liberam histamina dos mastócitos. Esses efeitos levam à bradicardia e à hipotensão.

A bradicardia, em conjunto com automaticidade aumentada, pode precipitar aumento de atividade ectópica, fibrilação atrial, ritmo idioventricular e ainda taquiarritmias potencialmente letais.

A overdose pode provocar edema pulmonar agudo não cardiogênico, em até 24 horas após a administração, e bloqueadores de receptores de analgésicos narcóticos também podem precipitar essa situação, ao reverter a vasodilatação e represamento venoso induzidos pelos narcóticos.

O tratamento inicial da intoxicação por narcóticos requer estabilização de vias aéreas e suporte ventilatório se necessário.

Em pacientes estáveis hemodinamicamente deve ser evitado o uso de bloqueadores de receptores narcóticos, pelo risco de edema pulmonar. Entretanto na presença de hipotensão e bradicardia graves a utilização pode ser necessária.

O tratamento das arritmias devem seguir as respectivas diretrizes; entretanto, como a maioria desses agentes é rapidamente metabolizado, as arritmias em geral são autolimitadas, e deve-se concentrar esforços para o tratamento de suporte (correção dos distúrbios hidroeletrolíticos e ácido-base, suporte ventilatório e hemodinâmico).

CONCLUSÕES

Muitos pacientes que apresentam complicações do uso de drogas ilícitas podem ser incapazes de fornecer história clínica adequada, ou podem querer evitar falar sobre a situação. Como tem aumentado o uso dessas substâncias, deve-se manter alto grau de suspeita clínica, sobretudo em situações de pacientes que apresentem sintomas ou sinais cardiovasculares incomuns, sobretudo quando associados à disfunção do sistema nervoso central. Só assim se pode reconhecer e intervir apropriadamente, e administrar o melhor tratamento. O exame toxicológico de urina pode auxiliar no diagnóstico retrospectivo da situação.

Um resumo dos principais efeitos cardiovasculares das drogas ilícitas, bem como dos princípios de tratamento para cada uma das situações pode ser encontrado na Tabela 1.

Questões orientadoras

1. Qual é o efeito cardiovascular mais comum pelo consumo de *Cannabis* por via inalatória?
2. Qual é o principal mecanismo associado à morte súbita por consumo abusivo de substâncias voláteis?
3. Citar exemplos de efeitos cardiotóxicos sinérgicos das drogas.
4. Qual deve ser o tratamento inicial da crise hipertensiva associada ao abuso de cocaína?
5. Quais são as manifestações cardiovasculares mais comuns da intoxicação por narcóticos?

TABELA 1 Resumo dos efeitos cardiovasculares das drogas ilícitas e diretrizes terapêuticas principais

Droga ilícita	Efeitos	Complicações cardiovasculares	Tratamento recomendado
Cocaína	Inibe a recaptação neuronal de catecolaminas	Hipertensão	Benzodiazepínicos, nitratos, nitroprussiato de sódio, hidralazina
	Efeito antiarrítmico – classe I (bloqueio de canais de sódio)	Bradiarritmias (cocaína)	Atropina (cautelosamente), marca-passo provisório
Anfetamina	Liberação de catecolamina dos terminais nervosos	Taquiarritmias supraventriculares Arritmias ventriculares	Observação (se estável); adenosina, CVE, AB/BB CVE, lidocaína, sulfato de magnésio
Ecstasy	Liberação de catecolamina dos terminais nervosos	Isquemia e infarto do miocárdio Insuficiência cardíaca aguda Edema pulmonar não cardiogênico Insuficiência cardíaca crônica Endocardite	AAS, nitratos, trombólise ou ICP Diuréticos, inotrópicos, ventilação mecânica, BIA Ventilação mecânica/suporte respiratório Convencional Convencional

(continua)

TABELA 1 Resumo dos efeitos cardiovasculares das drogas ilícitas e diretrizes terapêuticas principais *(continuação)*

Droga ilícita	Efeitos	Complicações cardiovasculares	Tratamento recomendado	
LSD/ psilocibina (cogumelos)	Atividade serotoninérgica e adrenérgica	Taquicardias	Observação	
		Taquiarritmias supraventriculares	Observação, adenosina ou verapamil	
		Hipertensão	Observação. Se grave, tratamento semelhante ao da cocaína, anfetamina e *ecstasy*	
		Isquemia miocárdica	Mesmo tratamento que cocaína, anfetamina e *ecstasy*	
Narcóticos	Atuam no centro vasomotor (aumento da atividade parassimpática e redução da atividade simpática	Bradiarritmias	Atropina, marca-passo provisório	Pode requerer tratamento com antagonista opioides
		Arritmias supraventriculares	Adenosina, BB, verapamil, CVE	
		Arritmias ventriculares	CVE, antiarrítmicos com cautela	
		Hipotensão	Fluidos IV, vasopressores/ inotrópicos	
	Degranulação de mastócitos (histamina)	Edema pulmonar não cardiogênico	Ventilação mecânica/suporte respiratório	
		Endocardite	Convencional	
Substâncias voláteis	Efeitos complexos multissistêmicos na função cardiovascular	Bradiarritmias	Atropina (cautelosamente), marca-passo provisório	
		Arritmias supraventriculares	Adenosina, BB	
		Arritmias ventriculares	Lidocaína, BB, amiodarona	
		Hipotensão	Fluidos IV, gluconato ou cloreto de cálcio	
		Isquemia cardíaca	Convencional	
		Cardiomiopatia	Convencional	
Cannabis	Efeito bifásico (dose-dependente) no sistema nervoso autônomo	Taquicardia com leve aumento ou sem aumento da pressão arterial	Suporte. Se bradicardia significativa, considerar atropina	
		Grandes doses: hipotensão e bradicardia	Hipotensão pronunciada, considerar fluidos IV	

Medidas gerais incluem: assegurar vias aéreas adequadamente, suporte respiratório, circulatório, corrigir hipoxemia e distúrbios metabólicos e eletrolíticos.
CVE: cardioversão elétrica; AB: alfabloqueador; BB: betabloqueador.

LEITURA SUGERIDA

1. Brasil. Instituto Brasileiro de Geografia e Estatística [IBGE]. Pesquisa Nacional de Saúde do Escolar 2015. Disponível em: https://ww2.ibge.gov.br/home/estatistica/populacao/pense/2015/default_xls.shtm.
2. Ghuran A, Nolan J. Recreational drug misuse: issues for the cardiologist. Heart. 2000;83(6):627-33.
3. Havakuk O, Rezkalla SH, Kloner RA. The cardiovascular effects of cocaine. J Am Coll Cardiol. 2017;70(1):101-13.
4. Mladenka P, Applová L, Patočka J, Costa VM, Remiao F, Pourová J, et al.; Tox-Oer and Cardiotox Hradec Králové Researchers and Collaborators. Comprehensive review of cardiovascular toxicity of drugs and related agents. Med Res Rev. 2018;38(4):1332-403.
5. Reis NB, Bastos FIPM. Pesquisa sobre o consumo d drogas o Brasil. Disponível em: http://www.aberta.senad.gov.br/medias/original/201704/20170424-094329-001.pdf.

CAPÍTULO 65

Anticoagulação no cardiopata

Elisabetta Sachsida Colombo
Audrey Krüse Zeinad Valim
Carolina Kassab Wroclawski
Melina Santos Erdens de Oliveira
Cyrillo Cavalheiro Filho

DEFINIÇÃO

Define-se insuficiência cardíaca (IC) como a condição clínica caracterizada pela perda de função do miocárdio. Trata-se de uma doença crônica, que representa a via final de inúmeras disfunções cardiovasculares e impacta expressivamente na morbidade e na mortalidade dos pacientes.

Os pacientes portadores de miocardiopatias apresentam uma perturbação global da Tríade de Virchow. Dessa forma, comorbidades como o tromboembolismo venoso e o acidente vascular encefálico (AVC) isquêmico são freqüentemente diagnosticadas e exercem um grande impacto nessa população.

Tais pacientes manifestam um estado de hipercoagulabilidade (aumento do fator de Von Willebrand, dos dímeros D, do fibrinogênio e da viscosidade plasmática) potencializado por disfunção edotelial. Tais variáveis, somadas à ocorrência de arritmias e à disfunção contrátil das câmaras cardíacas dilatadas, predispõem à formação de trombos.

Nesse contexto, a anticoagulação constitui uma opção terapêutica valiosa para portadores de IC, sobretudo na presença de arritmias, como a fibrilação atrial (FA), ou na ocorrência de eventos tromboembólicos pregressos.

Sabe-se que cerca de 70% dos pacientes portadores de disfunção ventricular esquerda apresentam doença arterial coronariana concomitante. Dessa forma, a associação de drogas antiplaquetárias à anticoagulação precisa ser considerada. Nessas situações deve-se atentar para o aumento do risco de complicações hemorrágicas.

A Tabela 1 mostra as principais condições predisponentes aos fenômenos tromboembólicos no contexto das miocardiopatias.

EPIDEMIOLOGIA

Observou-se uma mudança no perfil do portador de IC nos últimos 50 anos graças aos avanços terapêuticos e também às mudanças adotadas no estilo de vida da população. Na década de 1950 as causas não isquêmicas ainda

TABELA 1 Condições comumente associadas a IC e tromboembolismos

Fibrilação atrial
Cardiomiopatia amiloide
Doença de Chagas
Cardiomiopatia hipertrófica
Trombo de ventrículo esquerdo após infarto agudo do miocárdio

eram as mais comuns (hipertensão arterial sistêmica não tratada, doença de Chagas, valvopatia reumática), enquanto atualmente as causas isquêmicas são as mais prevalentes.

A IC continua a ser uma doença mais comum na terceira idade, e metade dos pacientes apresentam IC sistólica. Acredita-se que 23 milhões de pessoas ao redor do mundo sejam portadoras de IC, com incidência de 2 milhões de casos novos/ano.

Estima-se que os acidentes vasculares encefálicos constituam a segunda causa de morte por doenças cardiovasculares nos Estados Unidos de acordo com estatísticas da OMS de 2015. No Brasil, em 2013, estimou-se uma prevalência de 2,2 milhões de pessoas com diagnóstico de AVC e 568 mil portadoras de incapacidade grave secundária a essa condição. A prevalência pontual foi de 1,6% em homens e 1,4% em mulheres, e a de incapacidade 29,5% em homens e 21,5% em mulheres.

TABELA 2

Fator de risco	Pontos
C (*Congestive heart failure/left ventricle*) Exacerbação de cardiopatia congestiva recente	+1
H Hipertensão (> 140 x 90 mmHg)	+1
A (*Age*) Idade ≥ 75 anos	+2
D Diabete melito	+1
S (*Stroke*) Acidente vascular encefálico ou acidente isquêmico transitório prévio	+2
V (*Vascular disease*) IAM pregresso, doença arterial periférica ou placa aterosclerótica na aorta	+1
A (*Age*) Idade: 65 a 74 anos	+1
Sc (S*ex* c*ategory – Female*) Sexo feminino	+1

Fonte: adaptada de Melgaard et al., 2015.

INDICAÇÕES TERAPÊUTICAS

A abordagem do paciente portador de cardiopatia e candidato à anticoagulação deve considerar as situações clínicas a seguir.

Diagnóstico de IC em ritmo sinusal

Não há evidências na literatura que sustentem a anticoagulação de pacientes portadores de IC na ausência de arritmias (principalmente FA) ou de evento tromboembólico pregresso. Nessas situações, deve-se levar em consideração o aumento dos riscos hemorrágicos sem a contrapartida de maiores benefícios.

Diagnóstico de IC e fibrilação atrial

Em pacientes com disgnóstico de FA, é recomendável calcular o risco de tromboembolismos pelo escore CHA2DS2-VASc: pacientes com risco intermediário (1 ponto) a alto (2 ou mais pontos) devem ser candidatos para a profilaxia de fenômenos cardioembólicos (Tabela 2).

Diagnóstico de IC e trombo em ventrículo esquerdo

A incidência de disfunção ventricular esquerda após eventos isquêmicos inadequada ou tardiamente tratados pode predispor à formação de trombos. A literatura, contudo, não apresenta resultados consensuais com relação à indicação de anticoagulação para a profilaxia desse fenômeno. Portanto, nos casos de miocardiopatia isquêmica grave com reduzida fração de ejeção, a indicação de anticoagulação profilática deverá ser individualizada. Quando do diagnóstico de trombo intracardíaco, a anticoagulação deverá ser iniciada, salvo contraindicações.

Diagnóstico de IC e evento tromboembólico

Todo paciente com diagnóstico de fenômeno tromboembólico agudo (tromboembolismo pulmonar, AVC isquêmico embólico) deve ser candidato à anticoagulação. Deve-se ponderar, contudo, os riscos hemorrágicos e contemplar às contraindicações ao tratamento. O escore HAs-Bled (Tabela 3) pode auxiliar na tomada dessa decisão.

Algumas comorbidades podem exacerbar o risco hemorrágico e merecem ser consideradas individualmente:

- Presença de sangramento ativo.
- Úlcera péptica ativa.
- Hipertensão arterial não controlada.
- Contagem de plaquetas inferior a 50.000/ mm^3.
- Neurocirurgia ou cirurgia oftalmológica há menos de 2 semanas (exceto facectomia).
- Coleta de liquor há menos de 24 h.

A Tabela 4 resume os principais fármacos disponíveis para o estabelecimento da anticoagulação.

Terapia antiplaquetária

A terapia antiplaquetária estará indicada para pacientes portadores de doença arterial coronariana. Se houver indicação concomitante de anticoagulação, deverá ser dada especial atenção ao risco de eventos adversos de natureza hemorrágica. Se o paciente for candidato à dupla antiagregação somada à anticoagulação, a varfarina é a droga de escolha para tais situações.

TABELA 3

Fator de risco	Pontos
H Hipertensão arterial (> 160 mmHg)	+1
A (*Abnormality*) Alteração da função renal e hepática*	+1 (em cada alteração)
S (*Stroke*) Acidente vascular cerebral	+1
B (*Bleeding*) Sangramentos	+2
L (*Labile INR*) Labilidade do RNI	+1
E (*Elderly*) Idade > 65 anos	+1
D (*Drugs or ETOH/ethyl alcohol*) Medicamentos ou abuso de álcool > 8 semanas	+1 cada

* Alteração ou disfunção renal com índices acima de 2,6 de creatinina, com indicação de diálise renal ou transplante renal ou disfunção hepática com diagnóstico de cirrose ou incremento de níveis de bilirrubinas acima de duas vezes do normal, associada à elevação de transaminases e fosfatase alcalina acima de três vezes da normalidade.
Fonte: Lip et al., 2011.

COMPLICAÇÕES

Complicações hemorrágicas da anticoagulação

Os pacientes em anticoagulação devem ser adequadamente instruídos sobre a ocorrência de complicações hemorrágicas. Nessas condições, preconiza-se a interrupção imediata do tratamento e a procura do serviço de emergência. Especial atenção deve ser dada aos pacientes portadores de insuficiência renal e hepática para a indicação apropriada dos fármacos, bem como o ajuste de suas doses (ver Tabelas 3 e 4).

Fenômenos tromboembólicos recorrentes

Essa situação delicada e especialmente complexa demanda abordagem individualizada. Inicialmente, deve-se averiguar a adesão ao tratamento. Descartado o uso inadequado das medicações, deve-se considerar a necessidade de ajustes de dose, interação com outros fármacos ou alimentos, bem como a presença de trombofilias (como a síndrome do anticorpo anti-fosfolípide). Situações especiais como a disfunção endotelial presente nas vasculites ou outras condições que favoreçam a ocorrência de fenômenos trombóticos, como a presença de neoplasias, devem sem investigadas. A modificação do esquema terapêutico deve ser considerada nessas situações.

TABELA 4 Principais fármacos disponíveis para o estabelecimento da anticoagulação

Fármaco	Meia-vida	Dose	Indicações	Contraindicações
Heparina sódica não fracionada	Depende da dose administrada e é de uma hora com 100 UI/kg e 2,5 horas com 400 UI/kg. A insuficiência hepática e/ou renal grave pode causar o acúmulo dessa droga	▪ Profilaxia de TEV: 5.000 UI a cada 12 h ou a cada 8 h ▪ Tratamento de TEV/TEP: 10 a 12 U/kg/hora em bomba de infusão contínua (rTTPa entre 1,70 a 2,50) ▪ IAM: iniciar com 80 U/kg em *bolus* (máximo: 10.000 U) seguido de 18 U/kg EV em bomba de infusão contínua. Controle de TTPA R a cada 6 h. Manter TTPA-alvo de 46 a 70 s ou R por volta de 2,0	IAM, profilaxia e tratamento de eventos tromboembólicos	▪ Sangramento ativo ou colecionado ▪ Doença hepática grave ▪ Trombocitopenia (contagem inferior a 50.000) ▪ Trombocitopenia induzida por heparina (HIT) ▪ *Clearence* < 30 mL/min (requer ajuste de dose cuidadoso com base em testes de coagulação)
Enoxaparina (heparina de baixo peso molecular)	Aproximadamente 4 horas após uma dose subcutânea única, e até aproximadamente 7 horas após doses repetidas	▪ Profilaxia de TEV: 40 mg/dia SC ▪ Tromboembolismo agudo: 1 mg/kg SC a cada 12 h. Em obesos com peso até 144 kg, a dose pode ser calculada com base no peso total. Em idosos com 75 anos ou mais: estimar a dose com base no peso ideal. A faixa terapêutica poderá ser monitorada pelo a-Xa (colher 4 h após a terceira dose consecutiva)	IAM, profilaxia e tratamento de eventos tromboembólicos	▪ Sangramento ativo ou colecionado ▪ *Clearance* < 30 mL/min (requer ajuste de dose) ▪ Doença hepática grave ▪ Trombocitopenia (contagem inferior a 50.000) ▪ HIT
Fondaparinux	A meia-vida de eliminação é de cerca de 17 horas em indivíduos jovens saudáveis e de cerca de 20 horas em indivíduos idosos saudáveis	▪ Profilaxia de TEV (> 50 kg): 2,5 mg/dia SC ▪ Tromboembolismo agudo: 5 mg SC 1 vez/dia; 7,5 mg se peso entre 50 e 100 kg; 10 mg se peso > 100 kg; 1,5 mg/dia se *clearance* entre 50 e 20 mL/min	Profilaxia e tratamento de eventos tromboembólicos. No Brasil é a alternativa para pacientes com diagnóstico de HIT	▪ Sangramento ativo ou colecionado ▪ Doença hepática grave ▪ Trombocitopenia (contagem inferior a 50.000) ▪ Insuficiência renal grave (*clearence* < 30 mL/min). Atenção para a necessidade de eventuais ajustes de doses em idosos, peso < 50 kg e *clearence* entre 50 e 30
Varfarina sódica	A varfarina racêmica tem uma meia-vida plasmática de 36 a 42 horas. A sua ação se inicia dentro de 24 horas, por causa da inibição da produção do fator VII, que tem uma meia-vida de seis a sete horas, mas o pico da atividade se dá entre 72 a 96 horas devido às meias-vidas maiores dos fatores II, IX e X. Após administração por via oral, em indivíduos normais, concentrações plasmáticas máximas são atingidas em cerca de 90 minutos	▪ Dose inicial: 5 a 10 mg/dia, VO. Essa dose deve ser < 5 mg/dia para pacientes idosos, portadores de hepatopatia, trombose abdominal, desnutrição ou pacientes em uso de drogas capazes de interferir diretamente no metabolismo desse antagonista da vitamina K. Deve-se prescrever heparina em dose plena até atingir a RNI-alvo (entre 2 e 3) até o paciente atingir INR-alvo (>1,9). Uma vez atingido o alvo a heparina deve ser suspensa ▪ Pacientes que se mantêm com o INR abaixo ou acima do alvo podem ter sua dose total semanal de varfarina aumentada ou diminuída em 20%, com monitoração mais frequente até sua estabilização. Atenção para interações farmacológicas, que podem alterar consistentemente o TP/RNI	Tratamento de eventos tromboembólicos, profilaxia de AVCI cardioembólico em portadores de FA (valvar ou não) e prótese valvar metálica	▪ Sangramento ativo ou colecionado ▪ Doença hepática grave ▪ Trombocitopenia (contagem inferior a 50.000) ▪ Tratamento com cetoconazol sistêmico ou inibidores da glicoproteína P: realizar monitorização cautelosa ▪ Genótipos CYP2C(2* e 3*) e VKORC1: atenção ao risco de sangramentos em virtude de maior sensibilidade a essa droga ▪ Deficiências de protepinas C e S: risco de necrose cutânea

(continua)

TABELA 4 Principais fármacos disponíveis para o estabelecimento da anticoagulação *(continuação)*

Fármaco	Meia-vida	Dose	Indicações	Contraindicações
Dabigatran	Após doses múltiplas, foi observada uma meia-vida terminal de cerca de 12-14 horas. A meia-vida foi independente da dose. Entretanto, a meia-vida é prolongada quando há comprometimento da função renal	▪ Para profilaxia de AVCI em portadores de FA: 150 mg VO a cada 12 h ou 110 mg VO a cada 12 h se idosos ou risco maior de sangramento ▪ Profilaxia de TEV após cirurgia ortopédica: 220 mg/dia ▪ Tromboembolismo agudo: 150 mg VO a cada 12 h	Tratamento de eventos tromboembólicos agudos, profilaxia de eventos tromboembólicos em pós-operatório de cirurgia ortopédica, profilaxia de AVCI cardioembólico em portadores de FA não valvar	▪ Sangramento ativo ou colecionado ▪ Doença hepática grave ▪ Trombocitopenia (contagem inferior a 50.000) ▪ Tratamento com cetoconazol sistêmico ou inibidores da glicoproteína P ▪ Insuficiência renal grave, sobretudo se *clearance* inferior a 30 mL/min
Rivaroxaban	Foram observadas meias-vidas terminais de 5 a 9 horas em indivíduos jovens e 11 a 13 horas em idosos	▪ Para profilaxia de AVCI em portadores de FA não valvar: 20 mg/dia. Para *clearance* de creatinina entre 50 e 15: 15 mg/dia ▪ Profilaxia de TEV após cirurgia ortopédica: 10 mg/dia ▪ Tromboembolismo agudo: 15 mg VO a cada 12 h por 21 dias seguido de 20 mg VO 1 vez/dia	Tratamento de eventos tromboembólicos agudos, profilaxia de eventos tromboembólicos em pós-operatório de cirurgia ortopédica, profilaxia de AVCI cardioembólico em portadores de FA não valvar	▪ Sangramento ativo ou colecionado ▪ Doença hepática grave ▪ Trombocitopenia (contagem inferior a 50.000) ▪ Uso de antirretrovirais inibidores de protease ▪ Uso concomitante de inibidores do CYP3A4 (p. ex., cetoconazol, claritromicina) ▪ Insuficiência renal grave, principalmente se *clearance* inferior a 15 mL/min
Apixaban	Aproximadamente 12 horas. Atentar para função renal e idosos	▪ Tromboembolismo agudo: 10 mg VO a cada 12 h por 7 dias seguido de 5 mg VO a cada 12 h ▪ Para profilaxia de AVCI em portadores de FA não valvar: 5 mg VO a cada 12 h. Reduzir para 2,5 mg a cada 12 h para pacientes com pelo menos duas das características a seguir: idade ≥ 80 anos, peso corporal ≤ 60 kg ou creatinina sérica ≥ 1,5 mg/dL ▪ Profilaxia de TEV após cirurgia ortopédica: 2,5 mg a cada 12 h	Tratamento de eventos tromboembólicos agudos, profilaxia de eventos tromboembólicos em pós-operatório de cirurgia ortopédica, profilaxia de AVCI cardioembólico em portadores de FA não valvar	▪ Sangramento ativo ou colecionado ▪ Doença hepática severa ▪ Trombocitopenia (contagem inferior a 50.000) ▪ Atenção para uso concomitante de inibidores da CYP3A4 e glicoproteína P (reduzir dose em 50%) ▪ Insuficiência renal grave, principalmente se clearence inferior a 15 mL/min

(continua)

TABELA 4 Principais fármacos disponíveis para o estabelecimento da anticoagulação *(continuação)*

Fármaco	Meia-vida	Dose	Indicações	Contraindicações
Edoxaban	De 10 a 14 horas	▪ Tratamento e profilaxia de tromboembolismo e de AVCI na FA: 60 mg VO 1 vez/dia; 30 mg VO 1 vez/dia se *clearance* entre 15 e 50 mL/min, se peso < 60 kg ou se uso concomitante de inibidores da glicoproteína P	Tratamento de eventos tromboembólicos agudos, profilaxia de eventos tromboembólicos em pós-operatório de cirurgia ortopédica, profilaxia de AVCI cardioembólico em portadores de FA não valvar	▪ Sangramento ativo ou colecionado ▪ Doença hepática grave ▪ Doença renal crônica grave ou dialítica ▪ Trombocitopenia (contagem inferior a 50.000) ▪ Atenção para uso concomitante de inibidores da glicoproteína P (reduzir dose em 50%)

1. Os fármacos dabigatran, rivaroxaban, apixaban e edoxaban não requerem o uso concomitante de heparina ("ponte") ao início do tratamento.
2. Durante a gestação apenas as heparinas poderão ser utilizadas com segurança.

AVCI: acidente vascular cerebral isquêmico; FA: fibrilação atrial; IAM: infarto agudo do miocárdio; RNI: razão normalizada internacional; rTTPa: relação do tempo de tromboplastina parcialmente ativada; SC: subcutâneo; TEP: tromboembolismo pulmonar; TEV: tromboembolismo venoso; TP: tempo de protrombina; TTPA: tempo de tromboplastina parcialmente ativada; VO: via oral.

Questões orientadoras

1. Qual a importância da anticoagulação para pacientes portadores de miocardiopatias?
2. Quais as principais indicações de anticoagulação para os pacientes cardiopatas?
3. Quais são as condições clínicas que contraindicam a anticoagulação?
4. Quais são os principais fármacos disponíveis para o tratamento de anticoagulação?
5. Quais são as condições clínicas a serem consideradas quando da presença de tromboembolismos recorrentes?

LEITURA SUGERIDA

1. Academia Brasileira de Neurologia, Associação de Medicina Intensiva Brasileira, Federação Brasileira das Associações de Ginecologia e Obstetrícia, Sociedade Brasileira de Angiologia e de Cirurgia Vascular, Sociedade Brasileira de Cancerologia, Sociedade Brasileira de Cardiologia, Sociedade Brasileira de Clínica Médica, et al. Tromboembolismo venoso – Profilaxia em pacientes clínicos – Parte I. Projeto Diretrizes. 2005.
2. Benjamin et al. Heart Disease and Stroke Statistics-2018 Update: A Report From the American Heart Association. Circulation. 2018;137(12):e67-e492.
3. Bensenor IM, Goulart AC, Szwarcwald CL, Vieira MLFP, Malta DC, Lotufo PA.Prevalência de acidente vascular cerebral e de incapacidade associada no Brasil: Pesquisa Nacional de Saúde – 2013. Arq Neuro-Psiquiatr. 2015;73(9):746-50.
4. Cavalheiro Filho C, Rached RA. Reversão da anticoagulação oral em situações de risco. Revista da Sociedade de Cardiologia do Estado de São Paulo. 2006;16:287-94.
5. Colombo ES, Oliveira EM, Okazaki E. Indicações e manejo da anticoagulação. In: Martins MA. Manual do Residente de Clínica Médica. 2. ed. Barueri: Manole; 2017.
6. Gurbel PA, Tantry US. Antiplatelet and anticoagulant agents in heart failure: current status and future perspectives. JACC Heart Fail. 2014;2(1):1-14.
7. Holbrook A, Schulman S, Witt DM, Vandvik PO, Fish J, Kovacs MJ, et al. Evidence-based management of anticoagulant therapy: Antithrombotic therapy and prevention of thrombosis, 9th ed: American College of Chest Physicians Evidence-Based Clinical Practice Guidelines. Chest. 2012;141(2 Suppl):e152S-e184S.
8. Lip GY, Frison L, Halperin JL, Lane DA. Comparative validation of a novel risk score for predicting bleeding risk in anticoagulated patients with atrial fibrilation. J. Am Coll Cardiol. 2011;57(2):173-80.
9. Lip GY, Gibbs CR. Does heart failure confer a hypercoagulable state? Virchow's triad revisited. J Am Coll Cardiol. 1999;33(5):1424-6.
10. Massaro AR. AVC isquêmico e doenças cardíacas: necessidade de prevenção e tratamento global. In: Serrano Jr CV, Timerman A, Stefanini E, editores. Tratado de Cardiologia da Socesp. 2. ed. Barueri: Manole; 2009.
11. Melgaard L, Gorst-Rasmussen A, Lane DA, Rasmussen LH, Larsen TB, Lip GY. Assessment of the CHA2DS2-VASc score in predicting ischemic stroke, thromboembolism, and death in patients with heart failure with and without atrial fibrillation. JAMA. 2015;314(10):1030-8.
12. Ramos RB, Fabri Jr J, Mansur AP. A insuficiência cardíaca no Brasil e no mundo e avaliação de sua influência socioeconômica. In: Serrano Jr CV, Timerman A, Stefanini E, editores. Tratado de Cardiologia da Socesp. 2. ed. Barueri: Manole; 2009.
13. Schulman S. How I treat recurrent venous thromboembolism in patients receiving anticoagulant therapy. Blood. 2017;129(25):3285-93.
14. Zeitler EP, Eapen ZJ. Anticoagulation in heart failure: a review. J Atr Fibrillation. 2015;8(1):31-8.

SEÇÃO 10

CARDIOLOGIA INTENSIVA

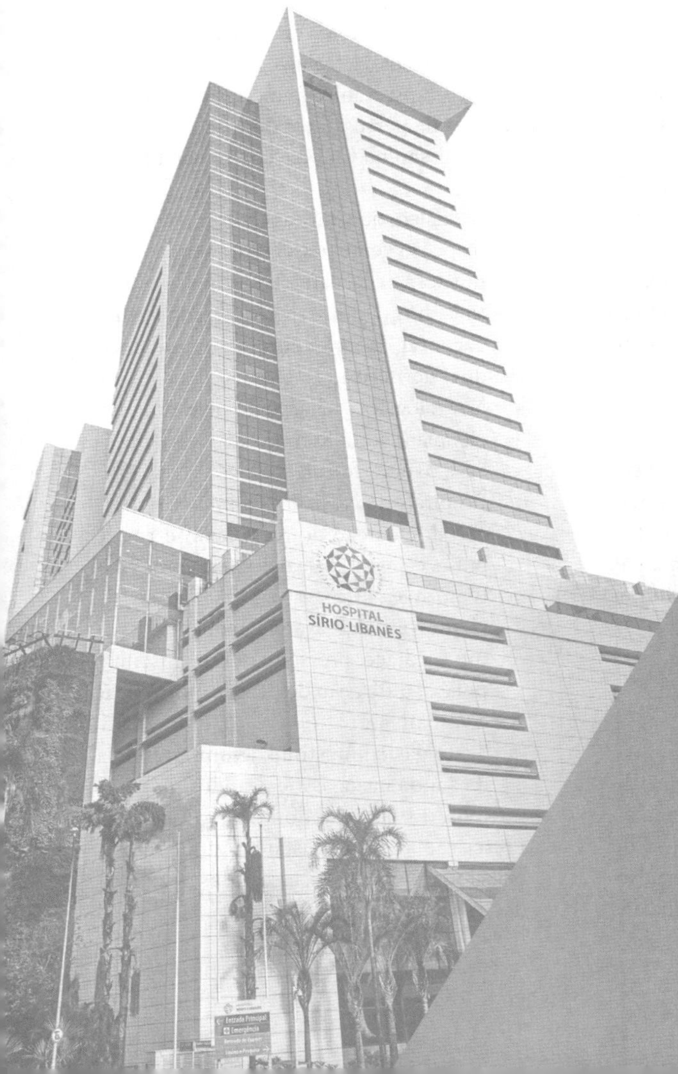

CAPÍTULO 66

Pós-operatório de cirurgia cardíaca

Maria Alice Estrada Gaiane Querido
Stéphanie Itala Rizk
Filomena Regina Barbosa Gomes Galas
Ludhmila Abrahão Hajjar

INTRODUÇÃO

Apesar dos avanços na cirurgia cardíaca em monitoração hemodinâmica, técnica operatória, soluções de cardioplegia e manejo anestésico, a incidência de complicações no pós-operatório ainda é elevada. A síndrome da resposta inflamatória sistêmica (SRIS) decorrente do trauma cirúrgico e da circulação extracorpórea (CEC) está associada ao aumento da permeabilidade endotelial e vascular, que contribui para o aumento na incidência de eventos isquêmicos cardíacos, disfunção respiratória, renal, neurológica, hepática, eventos hemorrágicos, disfunção multiorgânica e morte.

Apesar da magnitude do trauma cirúrgico e das alterações multiorgânicas associadas à cirurgia cardíaca, uma monitoração e manejo adequados nessa fase pós-operatória permite a identificação precoce de alguma disfunção e, consequentemente, uma conduta para minimizar ou mesmo reverter algum dano.

MONITORAÇÃO E AVALIAÇÃO INICIAIS

O pós-operatório imediato (POi) inicia-se no centro cirúrgico e o paciente deve permanecer com monitoração do ritmo cardíaco, da pressão arterial média e da oximetria de pulso. Dados relevantes do intraoperatório são: balanços hídrico e sanguíneo, diurese, temperatura, controle glicêmico, doses de drogas vasoativas, uso de antibióticos, eletrólitos, gases sanguíneos, coagulação, transfusão de hemoderivados e biomarcadores da perfusão tecidual.

Na admissão na UTI devem-se objetivar:

- Exame físico, que deve incluir:
  - Inspeção geral: presença de sondas, drenos torácicos, cateteres venosos e arteriais, fios de marca-passo, temperatura corporal, sangramento e perfusão tecidual periférica.
  - Neurológico: avaliação do nível de consciência (escala Richmond-Rass), pupilas e déficits focais.
  - Respiratório: ausculta pulmonar, avaliação da posição do tubo, oximetria de pulso, capnografia e dos parâmetros ventilatórios.
  - Cardiovascular: avaliar frequência e ritmo cardíaco, pressão arterial, ausculta, pulsos, utilização de drogas inotrópicas e vasoativas.
  - Trato gastrointestinal: jejum, presença de sonda nasogástrica, ruídos hidroaéreos, distensão abdominal.
- Prescrição: devem constar a rotina preestabelecida e, quando necessário, as peculiaridades de cada cirurgia.

- Rotina laboratorial no POi:
  - Hemograma e contagem de plaquetas.
  - Ureia e creatinina.
  - Coagulograma.
  - Proteína C-reativa.
  - Transaminases hepáticas e bilirrubinas totais e frações.
  - Gasometrias arterial e venosa.
  - Lactatos arterial e venoso.
  - Eletrólitos (sódio, potássio, cálcio ionizado, cloro e magnésio).
  - Marcadores de necrose miocárdica (CK-Mb e troponina).
  - Creatinofosfoquinase (CPK).
  - Glicemia.
- Rotina de imagem:
  - Radiografia de tórax.
  - Eletrocardiograma.
  - Ecocardiograma transtorácico dinâmico (à beira do leito).
- Monitoração hemodinâmica:

O monitoramento de rotina após a cirurgia cardíaca geralmente inclui telemetria contínua, medição da pressão arterial por meio de um cateter arterial (em artéria radial ou femoral), medição da pressão de enchimento cardíaco por meio de um cateter de artéria pulmonar (cateter de Swan-Ganz), avaliação contínua da oxigenação arterial por oximetria de pulso e medição contínua da saturação mista de oxigênio venoso por meio de um cateter de artéria pulmonar. Caso não seja possível a monitoração utilizando-se de um cateter de artéria pulmonar, pode-se usar também a medida do débito cardíaco minimamente invasiva (VigiLeo ou EV 1000 ou LiDCO rapid), por meio de um cateter arterial radial ou femoral.

MANEJO PÓS-OPERATÓRIO

Dieta

O paciente deve permanecer com aporte glicêmico e jejum com sonda nasogástrica ou orogástrica até a extubação. A dieta oral será liberada após 6 horas da extubação se o paciente mantiver nível de consciência adequado e estiver estável hemodinamicamente.

Analgesia e sedação

Na UTI no pós-operatório de cirurgia cardíaca, a introdução da analgesia deve ser precoce e intensificada para a extubação. Sendo assim, em pacientes adultos utiliza-se dipirona 30 mg/kg, intravenosa, a cada 6 horas. Quando necessário associa-se tramadol 50 a 100 mg ou morfina. Nas dores mais intensas pode ser utilizado o sistema de analgesia controlada pelo paciente.

Antibioticoterapia profilática

Recomenda-se a utilização de cefuroxima 1,5 g, intravenosa, na indução anestésica, e 750 mg a cada 6 horas por 24 horas.

Profilaxia de trombose venosa profunda

Deve ser individualizada de acordo com o risco de trombose e sangramento de cada pacien-

QUADRO 1 Variáveis hemodinâmicas esperadas no pós-operatório imediato

Parâmetros	Valor esperado
Pressão arterial média	60 a 90 mmHg
Pressão arterial sistólica	90 a 140 mmHg
Pressão atrial direita	5 a 15 mmHg
Pressão de oclusão da artéria pulmonar	10 a 15 mmHg
Índice cardíaco	2,2 a 4,4 L/min/m^2
Resistência vascular sistêmica	1.400 a 2.800 (dyn.s)/cm^5

te (escore de Caprini). No 2º dia do pós-operatório de cirurgia cardíaca, caso não haja uma contraindicação para iniciar a profilaxia farmacológica, é prescrita enoxaparina 40 mg uma vez por dia, por via subcutânea, e, nos casos de insuficiência renal, opta-se por heparina não fracionada 5.000 UI, 2 vezes ao dia, por via subcutânea.

Profilaxia de úlcera de estresse

Utiliza-se omeprazol 40 mg endovenoso uma vez ao dia no POi, e quando o paciente for extubado transiciona-se para via oral.

Extubação

A extubação deve ser realizada o mais precoce possível, idealmente 6 horas da admissão na UTI.

Os parâmetros ventilatórios são ajustados inicialmente na modalidade de pressão controlada (PCV), que preconiza: volume corrente 5 a 8 mL/kg, frequência respiratória 12 irpm, fração inspirada de oxigênio (FiO_2) 60% e pressão positiva expiratória final (PEEP) de 6 a 8 cmH_2O. Na sequência, com o paciente hemodinamicamente estável, após avaliação da radiografia de tórax para descartar complicações mecânicas pulmonares e pneumotórax, na presença de hipoxemia ($PaO_2/FiO_2 < 200$), realiza-se manobra de recrutamento alveolar (MRA), que consiste em três insuflações sustentadas com PEEP de 20 cmH_2O com duração de 30 segundos cada, na modalidade PCV, com delta de pressão de 15 cmH_2O, com intervalos de cinco ciclos respiratórios entre cada insuflação. Após a realização da MRA, a PEEP é ajustada em 10 a 12 cmH_2O, e aguarda-se nova gasometria arterial. Se a hipoxemia persistir, repete-se a MRA.

Se o paciente se mantiver estável hemodinamicamente, com nível de consciência adequado, apresentar bom débito urinário e não tiver sinais de sangramentos pelos drenos, inicia-se o desmame da modalidade PCV, objetivando antes da extubação uma PEEP entre 5 e 8 cmH_2O e FiO_2 igual a 40%, mantendo-se uma saturação de oxigênio acima de 95%. Após a extubação, o paciente permanece com oxigenioterapia nas primeiras 24 horas de pós-operatório ou na presença de drogas vasoativas.

COMPLICAÇÕES DO PÓS-OPERATÓRIO DE CIRURGIA CARDÍACA

Cardiovasculares

Insuficiência cardíaca e baixo débito cardíaco

A disfunção cardiovascular aguda no pós-operatório de cirurgia cardíaca ocorre em mais de 20% dos pacientes. Uma disfunção cardíaca durante o pós-operatório precoce de cirurgia cardíaca está associada a um aumento do risco de morte. Suspeita-se quando a evolução pós-operatória é marcada por hipotensão arterial, taquicardia e/ou edema pulmonar sem uma causa aparente.

Na suspeita da disfunção cardíaca, devem-se avaliar:

- Telemetria contínua para identificar ou excluir arritmias cardíacas.
- Ecocardiograma transtorácico ou transesofágico para avaliar função biventricular, doença valvar residual ou inesperada, e para excluir tamponamento cardíaco.
- Eletrocardiograma de 12 derivações para avaliar isquemia miocárdica e arritmias.
- Avaliação hemodinâmica invasiva por meio de um cateter de artéria pulmonar: para mensurar as pressões cardiopulmonares, devem-se avaliar traçados de pressão, de débito cardíaco e calcular as resistências vasculares pulmonar e sistêmica. Essas informações são usadas para identificar disfunção valvar, detectar tamponamento cardíaco, determinar se o edema pulmonar é de origem cardiogênica ou não e distinguir se a hipotensão é secundária à disfunção cardíaca, hipovolemia ou vasoplegia.

As causas mais comuns de disfunção cardíaca no pós-operatório de cirurgia cardíaca são as complicações mecânicas, as complicações

QUADRO 2 **Complicações cardiovasculares no pós-operatório de cirurgia cardíaca**

Complicações cardiovasculares	Manejo terapêutico
Complicações mecânicas	
▪ Espasmo ou oclusão de enxerto arterial ▪ Regurgitação protética paravalvar ▪ Tamponamento cardíaco ▪ Hematoma ▪ Movimentação anterior sistólica da valva mitral causando obstrução da via de saída do ventrículo esquerdo	Tratamento cirúrgico na maioria dos casos
Complicações fisiológicas	
Pré-carga inadequada: ▪ Mais frequente no POi Causas: ▪ Perda do tônus vasomotor, aumento da permeabilidade capilar, perda sanguínea no intra e no pós-operatório ou a alta perda de volume urinário pela hipotermia	Administração de volume (guiado por medidas hemodinâmicas invasivas e ecocardiografia à beira do leito)
Pós-carga excessiva: ▪ Redução do volume ejetado e aumento da demanda de oxigênio para o miocárdio. A etiologia presumida é a vasoconstrição sistêmica, relacionada à hipotermia causada pela CEC. A consequência da vasoconstrição sistêmica inclui hipóxia tecidual no músculo esquelético e acidose metabólica secundária	Vasodilatadores, nitroprussiato de sódio
Redução da contratilidade: ▪ Função ventricular prejudicada que pode estar diminuída por causa de eventos intraoperatórios, pós-operatórios e/ou miocárdio hibernado	Agentes inotrópicos (dobutamina, epinefrina, milrinona)
Arritmias	
Fibrilação atrial: ▪ É a arritmia mais comum após a cirurgia cardíaca (incidência entre 20 e 40% das cirurgias de revascularização miocárdica e é ainda maior nas cirurgias valvares e combinadas)	Controle da FC, amiodarona dose de ataque 150 mg/300 mg e, se necessário, manutenção 900 mg/dia
Taquiarritmias ventriculares: ▪ A instabilidade hemodinâmica pode ser variável e depende da frequência cardíaca e da função sistólica e diastólica do ventrículo esquerdo	▪ Instabilidade hemodinâmica: ▪ A cardioversão elétrica (CVE) é o tratamento de escolha. ▪ Estabilidade hemodinâmica: CVE ou tratamento farmacológico, com amiodarona, seguida da lidocaína. O magnésio deve ser reposto rotineiramente e devem ser corrigidos outros eletrólitos, como o potássio, tentando manter níveis acima de 4,0[3]
Bradiarritmias: ▪ Não são incomuns após cirurgias de trocas valvares; podem ser secundárias à lesão cirúrgica direta do feixe elétrico ou edema local	▪ Sintomática: Marca-passos temporários podem ser necessários. Tolera-se a permanência de BAVT/dissociação AV com marca-passo provisório por até 2 semanas do pós-operatório, período em que o edema local e o problema do sistema de condução à cirurgia podem ser reversíveis. Após esse período, a reversibilidade do bloqueio é mais rara e, geralmente, indica-se marca-passo definitivo[3]

(continuação)

QUADRO 2 Complicações cardiovasculares no pós-operatório de cirurgia cardíaca *(continuação)*

Complicações cardiovasculares	Manejo terapêutico
Isquemia miocárdica: ▪ Infarto do miocárdio perioperatório ocorre em 4 a 5% dos pacientes submetidos a cirurgia de revascularização do miocárdio. Geralmente é decorrente de perfusão distal ruim após o enxerto das artérias coronárias mais proximais. O diagnóstico se baseia na elevação de enzimas cardíacas (CK-MB 5 vezes superior ao valor de referência ou valores de troponina I superiores a 5 ng/mL) associada a um dos seguintes: aparecimento de nova onda Q patológica, oclusão arterial coronariana nova documentada angiograficamente, ou evidência de déficit segmentar novo ao ecocardiograma	Em casos de instabilidade hemodinâmica associada a déficit segmentar ou na ocorrência de síndrome coronariana aguda, considerar angiografia

AV: atrioventricular; BAVT: bloqueio atrioventricular total; CEC: circulação extracorpórea; CK-MB: creatinofosfoquinase MB; FC: frequência cardíaca; POi: pós-operatório imediato.

fisiológicas (pré-carga inadequada, pós-carga excessiva e baixo débito cardíaco), as arritmias e o infarto do miocárdio.

As complicações mecânicas são geralmente detectadas por meio de um ecocardiograma ou uma avaliação hemodinâmica invasiva. São alguns exemplos: espasmo ou oclusão de enxerto arterial, regurgitação protética paravalvar, tamponamento cardíaco, hematoma e movimentação anterior sistólica da valva mitral causando obstrução da via de saída do ventrículo esquerdo. O tratamento dessas complicações na cirurgia cardíaca é normalmente cirúrgico.

Existem algumas outras complicações mecânicas que não envolvem o coração diretamente, como pneumotórax, hemotórax e mau posicionamento do tubo orotraqueal, que podem ser identificadas por meio de uma radiografia de tórax e corrigidas antes da extubação.

Uma vez descartadas as causas mecânicas de complicação no pós-operatório de cirurgia cardíaca, pensa-se nas alterações funcionais, a disfunção cardíaca propriamente dita, por meio da pré-carga ventricular esquerda inadequada (hipovolemia intravascular), sobrecarga ventricular esquerda excessiva (hipertensão) e/ou baixo inotropismo cardíaco (cardiomiopatias).

Nos pacientes em que persiste o baixo inotropismo, apesar da correção das principais causas, deve-se pensar no tratamento farmacológico da disfunção ventricular pós-operatória com o uso de agentes inotrópicos. Os pacientes que mais se beneficiarão do suporte inotrópico são aqueles com índice cardíaco abaixo de 2 L/min/m^2, a despeito da otimização de frequência cardíaca (FC), ritmo, pré-carga, pós-carga, e sem evidência de tamponamento cardíaco.

Todas as catecolaminas possuem efeitos inotrópicos e cronotrópicos positivos. Epinefrina produz aumento de débito cardíaco com efeitos variáveis na pressão arterial após cirurgia cardíaca. A dobutamina também aumenta o débito cardíaco e a FC, e parece ter efeitos similares à epinefrina. Dobutamina produz uma considerável redução na pré-carga do ventrículo esquerdo, e isso aumenta o fluxo de sangue coronariano.

Os inibidores da fosfodiesterase, como milrinona, aumentam a contratilidade miocárdica, melhoram o relaxamento miocárdico, aumentam o fluxo de sangue coronariano e reduzem a resistência vascular sistêmica. O efeito é aumentar o índice cardíaco e reduzir a pré e a pós-carga do ventrículo esquerdo, com uma mínima mudança na demanda de oxigênio.

A disfunção ventricular importante, quando presente, apesar do uso de inotrópicos no intraoperatório, pode impedir a saída de CEC. Muitas vezes é necessária a adição de dispositivos de assistência mecânica, como o balão intra-aórtico ou algum dispositivo de assistência ventricular, até que a função ventricular nativa se recupere do estresse da cirurgia e da CEC. Esses dispositivos reduzem o estresse da parede ventricular e aumentam a perfusão coronariana e sistêmica.

O dispositivo de assistência ventricular pode ser de ventrículo direito, esquerdo ou biventricular. A assistência esquerda é estabelecida conectando-se a cânula atrial esquerda à cânula aórtica através de uma bomba centrífuga que impulsiona o sangue, promovendo fluxo contínuo. A assistência direita é feita conectando-se a cânula atrial direita ao tronco da pulmonar.

A membrana de oxigenação extracorpórea (ECMO) é um sistema de suporte cardiopulmonar que inclui uma bomba centrífuga e um oxigenador de membrana. Uma cânula é inserida no átrio direito e outra em uma artéria sistêmica, permitindo a troca gasosa.

Choque vasoplégico

A SRIS grave, associada a hipotensão significativa no pós-operatório de cirurgia cardíaca, é denominada síndrome vasoplégica (SV). Complicação comum, ocorre em 5 a 25% dos pacientes submetidos ao procedimento e aumenta a morbimortalidade cirúrgica. A ocorrência da SV caracterizada por hipotensão com débito cardíaco normal ou aumentado e baixa resistência vascular sistêmica aumenta a necessidade do uso de fluidos e vasopressores durante o período perioperatório.

Complicações hematológicas

Os pacientes submetidos a cirurgia cardíaca apresentam maior risco tanto de sangramento como de trombose.

O sangramento pós-operatório é comum; quando severo (que necessite de mais de 10 unidades de concentrados de hemácias), ocorre em 3 a 5% dos pacientes submetidos a cirurgias com CEC. Esse sangramento extenso geralmente é decorrente de um ou mais dos seguintes fatores: hemostasia cirúrgica incompleta, efeito residual da heparina após CEC, depleção de fatores da coagulação, hipotermia, hipotensão no pós-operatório, hemodiluição (trombocitopenia dilucional e coagulopatias) ou anormalidades plaquetárias (disfunção plaquetária e trombocitopenia).

A associação da CEC com trombocitopenia e disfunção plaquetária foi ilustrada em um estudo observacional de 60 pacientes submetidos a revascularização miocárdica com e sem CEC. Os que eram submetidos à CEC tiveram mais trombocitopenia severa e disfunção plaquetária no pós-operatório.

O sangramento no pós-operatório de cirurgia cardíaca frequentemente requer plasma fresco congelado e plaquetas para corrigir as anormalidades da coagulação. Transfusão de concentrado de hemácias também pode ser necessária para reparar as perdas sanguíneas. Nos sangramentos mais extensos também se utilizam agentes antifibrinolíticos, como ácido tranexâmico ou ácido aminocaproico, para tentar corrigir coagulopatias.

O ideal é dispor do método de tromboelastometria, que auxilia na definição de qual hemoderivado necessita ser transfundido para corrigir uma coagulopatia específica.

Complicações respiratórias

As principais complicações pulmonares no pós-operatório de cirurgia cardíaca incluem: atelectasia, pneumonia, broncoconstrição, hi-

QUADRO 3 Principais causas de sangramento no pós-operatório de cirurgia cardíaca

Hipotermia
Hipocalcemia
Acidose
Fibrinólise
Disfunção plaquetária
Depleção de fibrinogênio
Coagulopatias
Reoperação
Hemostasia cirúrgica incompleta

poxemia, derrame pleural, síndrome do desconforto respiratório (SDRA), insuficiência respiratória e ventilação mecânica prolongada.

A atelectasia é a principal causa de hipoxemia pós-operatória, podendo afetar as trocas gasosas e reduzir a complacência estática, gerando injúria pulmonar.

O próprio trauma cirúrgico pode reduzir a capacidade residual funcional e vital e gerar atelectasias pulmonares.

Os derrames pleurais são achados comuns no pós-operatório de pacientes submetidos a cirurgias cardíacas. A maioria é consequência da própria cirurgia e segue um curso benigno. No entanto, derrames pleurais também podem ocorrer após lesão cardíaca e se tornar uma complicação de difícil manejo.

As incisões da esternotomia e da toracotomia causam dor, o que muitas vezes impossibilita a inspiração profunda e a habilidade de tossir. Isso aumenta o risco de pneumonia. A incidência de pneumonia no pós-operatório de cirurgia cardíaca é estimada entre 1 e 5% e associa-se ao aumento da mortalidade. Fatores de risco incluem a doença pulmonar obstrutiva crônica, o tabagismo e idade mais avançada.

QUADRO 4 Causas de derrame pleural após cirurgia cardíaca

Derrame pleural não específico nos primeiros 30 dias do pós-operatório
Derrame pleural não específico tardio (> 30 dias) do pós-operatório
Síndromes da pericardiotomia
Insuficiência cardíaca
Pneumonia
Infecções pleurais
Embolia pulmonar
Hemotórax
Complicações na passagem de cateteres venosos centrais
Mediastinite
Quilotórax

A disfunção diafragmática, apesar de rara, pode ocorrer quando há lesão do nervo frênico durante o procedimento cirúrgico.

Outra injúria pulmonar que pode ocorrer é a SDRA, que se caracteriza com início agudo de sintomas com relação $PaO_2/FiO_2 \leq 200$ mmHg (independentemente dos níveis de PEEP), infiltrados bilaterais à radiografia de tórax e pressão de oclusão da artéria pulmonar ≤ 18 mmHg quando medida ou ausência de evidência clínica de aumento das pressões de enchimento do lado esquerdo do coração.

Pacientes submetidos a cirurgia cardíaca por doença cardíaca estrutural ou congênita frequentemente têm hipertensão pulmonar que pode dificultar o manejo pós-operatório. Por exemplo, complicações pulmonares (atelectasia, pneumonia) podem causar vasoconstrição hipóxica, piorando a hipertensão pulmonar e a hipoxemia. O óxido nítrico (NO) inalatório causa vasodilatação pulmonar seletiva, podendo minimizar a exacerbação da hipertensão pulmonar e estabilizar a hemodinâmica comprometida nesses casos.

Complicações neurológicas

A incidência de sequelas neurológicas no pós-operatório de revascularização do miocárdio é de 2 a 6%, e essa incidência aumenta em pacientes idosos. Incluem desde injúrias focais (primariamente acidente vascular encefálico), estupor ou coma na alta até deterioração na função intelectual, delírio, déficits de memória ou convulsões.

A complicação tipo I ocorre em 3%, consistindo principalmente em acidentes vasculares cerebrais não fatais. O tipo II também ocorre na mesma proporção e consiste principalmente em deterioração da capacidade intelectual.

Complicações renais

A insuficiência renal aguda, quando definida como 50% de aumento na concentração da creatinina sérica acima dos níveis basais, ocorre em mais de 30% dos pacientes submetidos a cirurgia cardíaca. É uma complicação importante, pode requerer diálise em 1 a 5% dos pacientes e parece estar associada a um aumento da mortalidade.

Os fatores de risco no pós-operatório incluem um desempenho cardíaco pobre e instabilidade hemodinâmica no perioperatório. Outros fatores que não podem ser controlados no pós-operatório incluem doença vascular aterosclerótica, redução do *clearance* de creatinina, tempo prolongado de CEC e uso de agentes radiocontrastados antes da cirurgia.

Os mecanismos de insuficiência renal no perioperatório incluem vasoconstrição da artéria renal, hipotermia, perda do fluxo pulsátil durante a CEC e doença arteroembólica.

A melhor estratégia preventiva para a otimização da perfusão renal é evitar hipotensão e hipovolemia e evitar agentes potencialmente nefrotóxicos no período do POi.

O uso de diuréticos para pacientes com insuficiência renal deve ser criterioso. Geralmente os pacientes que já fazem uso prévio de diuréticos precisam desse estímulo no pós-operatório.

CONCLUSÃO

A taxa de mortalidade perioperatória e intra-hospitalar após cirurgia cardíaca varia de 1 a 5%. Em pacientes de alto risco submetidos a cirurgia cardíaca, um tratamento hemodinâmico direcionado por metas diminui complicações pós-operatórias e também tempo de permanência em UTI e hospitalização. Sendo assim, a abordagem personalizada do paciente, desde a avaliação pré-operatória aos cuidados do intra e pós-operatórios, reduzem as taxas de morbimortalidade.

LEITURA SUGERIDA

1. Ballota A, Saleh HZ, El Baghdady HW, Gomaa M, Belloli F, Kandil H, et al. Comparison of early platelet activation in patients undergoing on-pump versus off-pump coronary artery by-pass surgery. J Thorac Cardiovasc Surg. 2007;134(1):132-8.
2. Chertow GM, Lazarus JM, Christiansen CL, Cook EF, Hammermeister KE, Grover F, et al. Preoperative renal risk stratification. Circulation. 1997;95(4):878-84.
3. Corwin HL, Sprague SM, DeLaria GA, Norusis MJ. Acute renal failure associated with cardiac operations. a case-control study. J Thorac Cardiovasc Surg. 1989;98:1107.
4. Ferguson ND, Fan E, Camporota L, Antonelli M, Anzueto A, Beale R, et al. The Berlin definition of ARDS: an expanded rationale, justification, and supplementary material. Intensive Care Med. 2012;38(10):1573-82.
5. Hajjar LA, Galas FRBG, Almeida JP, Santos MH, Nakamura RE, Sundin MR, et al. Pós-operatório de cirurgia cardíaca. In: Schettino G, Cardoso LF, Matter Jr J, Ganem F (eds.). Paciente crítico diagnóstico e tratamento do Hospital Sírio-Libanês. Barueri: Manole; 2012. p.531-49.
6. Hajjar LA, Vicent JL, Barbosa Gomes Galas FR, Rhodes A, Landoni G, Osawa EA, et al. Vasopressin versus noraepinephrine in patients with vasoplegic shock after cardiac surgery: The VANCS Randomized Clinical Trial. Anesthesiology. 2017;126(1):85-93.
7. Jaffe AS. Third universal definition of myocardial infarction. Clin Biochem. 2013;46(1-2):1-4.
8. Mazzeffi M, Zivot J, Buchman T, Halkos M. In-hospital mortality after cardiac surgery: patient characteristics, timing, and association with postoperative length of intensive care unit and hopistal stay. Ann Thorac Surg. 2014;97:1220.
9. McKenney PA, Apstein CS, Mendes LA, Connelly GP, Aldea GS, Shemin RJ, et al. Increase left ventricular diastolic chamber stiffness immediately after coronary artery by-pass surgery. J Am Coll Cardiol. 1994;24(5):1189-94.
10. Murphy GS, Whitlock RP, Gutsche JT, Augoustides JGT. Steroids for adult cardiac surgery with cardiopulmonary bypass: update on dose and key randomized trials. J Cardiothorac Vasc Anesth. 2013;27(5):1053-9.
11. Osawa EA, Rhodes A, Landoni G, Galas FR, Fukushima JT, Park CH, et al. Effect of peroperative goal-directed hemodynamic ressucitation therapy on outcames following cardiac surgery: a randomized clinical trial and systematic review. Crit Care Med. 2016;44(4):724-33.
12. Packer M, Carver JR, Rodeheffer RJ, Ivanhoe RJ, DiBianco R, Zeldis SM, et al. Effect of oral milrinone on mortality in severe chronic heart failure. The

PROMISE Study Research Group. N Engl J Med. 1991;325(21):1468-75.
13. Silvestry FE. Postoperative complications among patients undergoing cardiac surgery. UpToDate [Acesso em: 02 Jun. 2017].
14. Uretsky BF, Jessup M, Konstam MA, Dec GW, Leier CV, Benotti J, et al. Multicenter trial of oral enoximone in patient with moderate to moderately severe congestive heart failure. Lack of benefit compared with placebo. Enoximore Multicenter Trial Group. Ciurculation. 1990;82(3):774-80.
15. Whitlock RP, Chan S, Devereaux PJ, Sun J, Rubens FD, Thorlund K, et al. Clinical benefit of steroid use in patients undergoing cardiopulmonary bypass : a meta-analysis of randomized trials. Eur Heart J. 2008;29(21):2592-600.
16. Whitlock RP, Devereaux PJ, Teoh KH, Lamy A, Vincent J, Pogue J, et al. Methylprednisolone in patients undergoing cardiopulmonary bypass (SIRS): A randomised, double-blind, placebo-controlled trial. Lancet. 2015;386(10000):1243-53.

CAPÍTULO 67

Manejo do choque cardiogênico

Stéphanie Itala Rizk
Suellen Rodrigues Rangel Siqueira
Felipe Lourenço Fernandes

DEFINIÇÃO

O choque cardiogênico é o fenótipo mais grave da insuficiência cardíaca (IC) aguda e consiste em um estado de hipoperfusão tecidual decorrente da disfunção cardiovascular. Os dois mecanismos predominantes da disfunção orgânica são congestão e hipoperfusão. Sua definição é clínica e inclui um estado prolongado de hipotensão arterial sistólica [pressão arterial sistólica (PAS) < 90 mmHg] ou necessidade de vasopressor para manter a PAS > 90 mmHg, excluída causa hipovolêmica, e sinais de hipoperfusão (periferia fria ou pele úmida, confusão mental, oligúria e/ou lactato sérico elevado). Caso um tratamento efetivo não seja instituído imediatamente, o choque cardiogênico pode desencadear uma resposta inflamatória sistêmica, culminando em disfunção de múltiplos órgãos e eventualmente em morte.

EPIDEMIOLOGIA

Etiologia

A principal causa de disfunção ventricular esquerda é a síndrome coronariana aguda (SCA); outras causas são miocardite aguda, cardiomiopatia de Takotsubo (também conhecida como miocardiopatia do estresse), miocardiopatia da sepse, miocardite periparto, contusão miocárdica e fase avançada de cardiomiopatias crônicas (miocardiopatia chagásica, amiloidose, entre outras). A disfunção ventricular direita, apesar de menos comum, pode causar importante repercussão clínica. Como principais etiologias, têm-se: infarto de ventrículo direito (VD) e hipertensão pulmonar em fase avançada.

Disfunções valvares agudas também podem culminar em choque cardiogênico, como insuficiência mitral isquêmica, ruptura de cordoalha e dissecção aórtica acometendo o plano valvar e lesões traumáticas. A ruptura de parede livre ventricular, apesar de rara, causa um quadro clínico dramático com derrame pericárdico e tamponamento cardíaco. As principais etiologias estão exemplificadas no Quadro 1.

INCIDÊNCIA

O infarto agudo do miocárdio (IAM), principal causa do choque cardiogênico, possui uma taxa de complicação entre 5 e 8% nos infartos com supradesnivelamento do segmento ST (IAMCSST) e 2,5% nos infartos sem supradesnivelamento do segmento ST (IAMSSST). Apesar de a incidência de choque cardiogênico pós-infarto ter diminuído com a terapia de reperfusão, a mortalidade quando o choque cardiogênico é instalado ainda é alta.

QUADRO 1 Principais etiologias do choque cardiogênico

1. Falência ventricular esquerda
   a. Síndrome coronariana aguda
   b. Miocardite aguda
   c. Takotsubo
   d. Contusão miocárdica
   e. Cardiomiopatias avançadas (Chagas, amiloidose)
   f. Síndrome pós-cardiotomia
   g. Miocardiopatia da sepse
   h. Miocardite periparto
2. Falência ventricular direita
   a. Infarto de ventrículo direito
   b. Estágio final da hipertensão pulmonar
3. Insuficiência valvar aguda
   a. Isquêmica
   b. Ruptura de músculo papilar
   c. Degeneração mixomatosa com ruptura de cordoalha
   d. Endocardite infecciosa
   e. Trauma
   f. Dissecção de aorta
4. Ruptura ventricular
   a. Ruptura de parede livre
   b. Ruptura de septo interventricular

Fonte: adaptado de Cooper e Panza.

FATORES DE RISCO

Os principais fatores de risco para o desenvolvimento do choque cardiogênico são hipertensão, diabete, doença coronariana multiarterial, infarto de parede anterior, angina ou infarto prévio, IC estabelecida, IAMCSST e bloqueio de ramo esquerdo. Vale ressaltar que no IAMCSST o tempo de reperfusão é o principal preditor para evolução do choque cardiogênico. Pressão arterial média mais baixa e frequência cardíaca mais elevada foram encontradas mais frequentemente em pacientes que desenvolveram o choque cardiogênico.

ESTRATIFICAÇÃO DE RISCO

A classificação hemodinâmica de Forrester classifica os pacientes em quatro grupos distintos e avalia congestão pulmonar (pressão capilar pulmonar > 18 mmHg) e hipoperfusão sistêmica (índice cardíaco < 2,2 L/min/m^2). O grupo com maior mortalidade intra-hospitalar é aquele cujos pacientes estão congestos e hipoperfundidos (Quadro 2).

A classificação de Killip e Kimball também divide os pacientes em quatro grupos e é utilizada em pacientes com IAM e sinais e sintomas de IC. A mortalidade aumenta duas vezes entre cada grupo, progressivamente, até o grupo de maior mortalidade.

EXAMES COMPLEMENTARES

- Eletrocardiograma: primeiro exame a ser realizado após a avaliação clínica inicial. Pode detectar taquiarritmias e bradiarritmias, bem como quadros isquêmicos.
- Radiografia de tórax: avalia grau de congestão pulmonar, presença de derrame pleural e pericárdico, e pneumotórax. Também é útil para pesquisar broncopneumonia como fator descompensador de uma IC preexistente.
- Exames laboratoriais: hemograma completo, eletrólitos, ureia, creatinina, coagulograma e pesquisa de marcadores de necrose miocárdica. Pacientes com doença cardíaca crônica descompensada podem apresentar hiponatremia importante, sendo este um sinal de mau prognóstico. Outro importante marcador diagnóstico e prognóstico para paciente em choque é o lactato arterial, pois, quando aumentado, reflete a hipoperfusão periférica, e seu *clearance* nas primeiras 48 h está diretamente ligado à sobrevida desses pacientes. O peptídeo natriurético cerebral (BNP), além de auxiliar no diagnóstico, possui papel prognóstico. Além disso, o BNP pode ser utilizado como indicador de boa

QUADRO 2 Classificação de Forrester e mortalidade

i		Pressão capilar (mmHg)	
		< 18	> 18
Índice cardíaco	> 2,2	3%	9%
	< 2,2	23%	51%

Fonte: adaptado de Forrester e Diamond.

resposta ao tratamento instituído. A saturação venosa central ($ScVO_2$) também auxilia no diagnóstico de choque, e valores abaixo de 65% reforçam que a etiologia do choque seja cardíaca.

- Ecocardiograma transtorácico (ECO-TT): poder ser realizado à beira do leito. Achados ecocardiográficos, como fração de ejeção reduzida do VD, do ventrículo esquerdo (VE) ou de ambos, volume sistólico diminuído e pressões de enchimento ventricular aumentadas, favorecem o diagnóstico de choque cardiogênico. A presença de disfunção segmentar ventricular sugere isquemia como fator etiológico da disfunção cardíaca, além de poder avaliar a presença de complicações mecânicas pós-IAM, como comunicação interventricular, ruptura de parede livre ventricular e insuficiências valvares agudas. Além disso, o exame também é capaz de sugerir outras etiologias do choque cardiogênico, como tamponamento cardíaco, disfunção de VD secundária a tromboembolismo pulmonar (TEP) e dissecção de aorta ascendente.
- Ecocardiograma transesofágico: quando o ECO-TT não permite uma janela adequada ou possui um diagnóstico duvidoso, opta-se pelo transesofágico, que permite melhor avaliação das valvas, bem como de complicações mecânicas.
- Angiocoronariografia: lança-se mão quando há suspeita de SCA ou em pacientes sabidamente coronariopatas nos quais seja possível intervenção percutânea.

AVALIAÇÃO HEMODINÂMICA

O cateter de artéria pulmonar (Swan-Ganz) permite confirmação diagnóstica e pode auxiliar no manejo terapêutico por meio da avaliação hemodinâmica invasiva. O cateter de Swan-Ganz é capaz de obter medidas diretas de pressão venosa central e artéria pulmonar, e estimar a pressão do átrio esquerdo pela pressão capilar pulmonar (pressão de oclusão da artéria pulmonar/*wedge*). A medida do débito cardíaco (DC) é realizada por termodiluição, possibilitando o cálculo da resistência vascular pulmonar e sistêmica.

O cateter de Swan-Ganz não é empregado rotineiramente; ele é mais utilizado nos casos de refratariedade ao tratamento convencional e/ou para elucidação diagnóstica.

Define-se choque cardiogênico quando há hipotensão arterial caracterizada por PAS inferior 80 a 90 mmHg ou queda da pressão arterial média acima de 30 mmHg em relação ao nível basal do paciente, associada à diminuição do índice cardíaco (menor que 1,8 a 2 $L/min/m^2$ sem suporte inotrópico ou menor que 2 a 2,2 $L/min/m^2$ com suporte) e pressão de oclusão da artéria pulmonar elevada, geralmente maior que 15 mmHg.

Outro parâmetro fundamental a ser avaliado é a $ScVO_2$, pois, em virtude da alta taxa de extração de oxigênio pela periferia, a $ScVO_2$ estará geralmente baixa em casos de choque cardiogênico. A resistência vascular sistêmica estará aumentada na maioria das vezes, secundariamente ao aumento dos vasopressores endógenos (norepinefrina e angiotensina II). Entretanto, a resistência vascular sistêmica pode estar normal ou baixa, pois é comum a concomitância da síndrome da resposta inflamatória sistêmica exacerbada, com liberação de interleucinas, fatores de necrose miocárdica e interferon-gama, que podem levar à vasoplegia. Além disso, a existência de sepse desencadeando o choque cardiogênico pode culminar em vasodilatação. Pacientes com resistência vascular normal ou diminuída apresentam pior prognóstico.

Exceto em casos em que o choque seja revertido rapidamente, um cateter de pressão arterial invasiva deverá ser utilizado para monitoração hemodinâmica adequada e coleta de exames laboratoriais. Além disso, um cateter venoso central deverá ser locado preferencialmente em veias jugulares ou subclávias para infusão de drogas vasoativas e mensuração de $ScVO_2$ e pressão venosa central.

MANEJO TERAPÊUTICO

Medidas clínicas iniciais abrangem suporte ventilatório, ajuste da volemia por meio de diuréticos ou, em raros casos, infusão de cristaloide e uso de drogas inotrópicas e vasoativas quando necessário. A hipoxemia deve ser evitada, pois pode ocasionar hipertensão pulmonar secundária.

Desse modo, em pacientes com dispneia grave, hipoxemia refratária ou acidemia (pH < 7,3), deve ser ponderada a intubação orotraqueal (IOT). A ventilação mecânica invasiva, além de ofertar oxigênio aos tecidos, também reduz o trabalho da musculatura respiratória, diminuindo o consumo corpóreo de oxigênio e a pós-carga do VE por meio da pressurização intratorácica. Durante a IOT, deve ser utilizada a menor quantidade de sedativo possível. O uso do etomidato ou cetamina deve ser priorizado em relação ao uso do midazolam ou do propofol pelo efeito cardiodepressor destas duas últimas drogas. A infusão de diurético possui resposta imediata em pacientes com IC pelo seu poder venodilatador e, mais posteriormente, pelo seu poder diurético.

Em caso de hipovolemia grave, a administração de volume pode ser necessária para melhorar o fluxo sanguíneo na microcirculação. Nesses pacientes, a infusão de cristaloide deve ser lenta e cautelosa, pelo risco de edema agudo de pulmão. Uma das maiores dificuldades à beira do leito é a avaliação da volemia do paciente, porém alguns sinais clínicos sugerem estado de hipervolemia, como edema de membros inferiores, crepitação pulmonar, estase jugular, presença de refluxo hepatojugular, ascite, derrame pleural e B3. Entretanto, pacientes sem nenhum desses sinais podem apresentar pressão de enchimento ventricular aumentada e não se beneficiar de expansão volêmica.

Distúrbios hidroeletrolíticos devem ser corrigidos, pois podem precipitar arritmias cardíacas, em especial hipocalemia e hipomagnesemia. Outros tratamentos adjuvantes envolvem uso de opioides, que reduzem a dor e a ansiedade, além da redução da pré-carga, pós-carga e ativação simpática.

Caso haja hiperglicemia de difícil controle, esta deve ser tratada por meio da infusão de insulina em bomba de infusão contínua.

Betabloqueadores e bloqueadores do canal de cálcio devem ser evitados por causa do seu efeito inotrópico negativo e por levarem à piora do choque.

A avaliação inicial do choque cardiogênico pode ser resumida de maneira simples, conforme o Quadro 3.

SUPORTE FARMACOLÓGICO

O principal objetivo do tratamento medicamentoso é manter a perfusão tecidual adequada. Para isso objetiva-se o aumento da pressão arterial e do DC, por meio de drogas inotrópicas e vasopressoras. A explicação detalhada encontra-se em capítulo específico deste livro.

TERAPIA DE REPERFUSÃO

Em pacientes com choque cardiogênico secundário a IAM, o pilar para o tratamento é a precocidade na terapia de reperfusão. Deve ser instituída a terapia padrão para SCA.

ASSISTÊNCIA CIRCULATÓRIA MECÂNICA

Em situações em que o choque cardiogênico é refratário às medidas clínicas, pode-se lançar mão dos dispositivos de assistência circulatória mecânica que levam ao aumento do DC e de alguns que também levam à redução da pré e pós-carga. O dispositivo mais utilizado nesse cenário é o balão intra-aórtico (BIA), pela rapidez e facilidade do procedimento à beira do leito. Outros dispositivos de suporte circulatório mecânico de curta permanência, que possuem capacidade um pouco maior de ofertar débito quando comparados ao BIA no choque cardiogênico, são: TandemHeart, Impella, Centrimag, Rotaflow e a membrana de oxigenação extracorpórea (ECMO).

Há uma classificação criada pela Interagency Registry for Mechanically Assisted Circulatory Support (Intermacs) – registro que analisa os resultados clínicos de pacientes que receberam

QUADRO 3 Avaliação inicial do paciente com choque cardiogênico

Oxigenação adequada (cateter de O_2, máscara, ventilação não invasiva, ventilação mecânica invasiva)
Avaliação de estado volêmico ▪ Hipervolemia: diuréticos ▪ Hipovolemia: pequenas alíquotas quando não há evidência de congestão pulmonar
Eletrocardiograma e ecocardiograma
Tratar arritmias cardíacas
Controle glicêmico e hidroeletrolítico
Profilaxia para tromboembolismo venoso e úlcera de estresse

algum dispositivo de assistência circulatória – para categorizar os pacientes com IC. Essa classificação contempla e distingue com mais precisão os pacientes com IC avançada.

CONSIDERAÇÕES FINAIS

Uma das principais causas de mortalidade cardiovascular é o choque cardiogênico, cuja principal etiologia é decorrente da SCA. Apesar da redução da incidência do choque cardiogênico na SCA, a mortalidade ainda é elevada.

Muitas vezes uma monitoração hemodinâmica invasiva e exames são necessários para auxiliar no diagnóstico do choque cardiogênico, como eletrocardiograma, ECO-TT e radiografia de tórax, além de exames laboratoriais.

O tratamento medicamentoso visa a manter o DC adequado a fim de garantir a perfusão tecidual. A utilização de inotrópicos e vasopressores deve ser avaliada individualmente. O suporte circulatório mecânico tem sido cada vez mais empregado em centros de tratamento de choque cardiogênico, quando o tratamento clínico não é suficiente para reestabelecer a hemodinâmica. Novos avanços tecnológicos e a experiência dos centros de referência tornaram essas estratégias mais viáveis nesse contexto.

LEITURA SUGERIDA

1. Babaev A, Frederick PD, Pasta DJ, Every N, Sichrovsky T, Hochman JS; NRMI Investigators. Trends in management and outcomes of patients with acute myocardial infarction complicated by cardiogenic shock. JAMA. 2005;294(4):448-54.
2. Chen ZM, Pan HC, Chen YP, Peto R, Collins R, Jiang LX, et al.; COMMIT (ClOpidogrel and Metoprolol in Myocardial Infarction Trial) collaborative. Early intravenous then metoprolol in 45,852 patients with acute myocardial infarction: randomised placebo-controlled trial. Lancet. 2005;366(9497):1622-32.
3. Cooper HA, Panza JA. Cardiogenic shock. Cardiol Clin. 2013;31:567-80.
4. Forrester JS, Diamond GA, Swan HJ. Correlative classification of clinical and hemodynamic function after acute myocardial infarction. Am J Cardiol. 1977;39(2):137-45.
5. Hochman JS, Sleeper LA, Webb JG, Sanborn TA, White HD, Talley JD, et al. Early revascularization in acute myocardial infarction complicated by cardiogenic shock: SHOCK Investigators: Should We Emergently Revascularize Occluded Coronaries for Cardiogenic Shock. N Engl J Med. 1999;341(9):625-34.
6. Kirklin JK, Naftel DC, Stevenson LW, Kormos RL, Pagani FD, Miller MA, et al. INTERMACS database for durable devices for circulatory support: first annual report. J Heart Lung Transplant. 2008;27(10):1065-72.
7. McMurray JJ, Adamopoulos S, Anker SD, Auricchio A, Böhm M, Dickstein K, et al.; ESC Committee for Practice Guidelines. ESC guidelines for the diagnosis and treatment of acute and chronic heart failure 2012: The Task Force for the Diagnosis and Treatment of Acute and Chronic Heart Failure 2012 of the European Society of Cardiology. Developed in collaboration with the Heart Failure Association (HFA) of the ESC. Eur J Heart Fail. 2012;33(14):1787-847.
8. Mebazaa A, Nieminen MS, Packer M, Cohen-Solal A, Kleber FX, Pocock SJ, et al.; SURVIVE Investigators. Levosimedan vs. dobutamine for patients with acute decompesated heart failure: the SURVIVE randomized trial. JAMA. 2007;297(17):1883-91.
9. O'Conner CM, Rogers JG. Evidence for overturning the guidelines in cardiogenic shock. N Engl J Med. 2012;367:1349-50.
10. Sayer GT, Baker JN, Parks KA. Heart rescue: the role of mechanical circulatory support in the management of severe refractory cardiogenic shock. Currr Opin Crit Care. 2012;18(5):409-16.

CAPÍTULO 68

Fármacos vasoativos

Dayenne Hianaê de Paula Souza
Márcia Rodrigues Sundin Dias
Lucas Trindade Cantú Ribeiro
Ludhmila Abrahão Hajjar

INTRODUÇÃO

Fármacos vasoativos são substâncias amplamente utilizadas no tratamento do doente crítico. Eles apresentam efeitos vasculares periféricos, pulmonares ou cardíacos, sejam eles diretos ou indiretos, atuando em pequenas doses e com respostas dose-dependente, de efeito rápido e curto, por meio de receptores situados no endotélio vascular; desta forma, a utilização no suporte farmacológico de pacientes críticos, baseia-se na otimização do débito cardíaco e do tônus vascular da circulação sistêmica e pulmonar, com o objetivo de restabelecimento do fluxo sanguíneo para órgãos vitais durante o choque circulatório.

Habitualmente são medicações de uso intravenoso contínuo, o que permite o controle preciso e graduado dos efeitos, não sendo isentas de efeitos adversos.

Cabe ressaltar que a escolha do fármaco ou associação de fármacos a ser utilizada, deve ser baseada no mecanismo fisiopatológico envolvido na gênese do choque circulatório, assim como a dose ideal deve ser calculada sistematicamente no decorrer do tratamento, conforme as alterações dos parâmetros hemodinâmicos, tornando-se imprescindível a monitoração hemodinâmica em grande parte das situações.

Os fármacos vasoativos, de acordo com a principal ação, podem ser divididos em três grandes grupos: vasopressores, inotrópicos e vasodilatadores. A maior parte dos agentes vasopressores e inotrópicos atualmente disponíveis é de aminas simpatomiméticas que exercem efeito por meio da ligação e da estimulação de receptores adrenérgicos. Para maior entendimento a respeito desses fármacos, deve-se conhecer a distribuição e a função dos receptores adrenérgicos (Tabela 1).

- Alfa-1 e alfa-2-receptores: o estímulo promove aumento das resistências sistêmica e pulmonar.
- Beta-1-receptores: o estímulo resulta em aumento da contratilidade (inotropismo), da frequência cardíaca (cronotropismo) e da condução (dromotropismo).
- Beta-2-receptores: o estímulo resulta em vasodilatação periférica e broncodilatação.

DOBUTAMINA

A dobutamina é uma amina simpatomimética derivada do isoproterenol, numa tentativa de se criar um inotrópico menos arritmogênico com efeitos vasculares mínimos. Embora inicialmente considerado um agonista beta-1-adrenérgico, o mecanismo de ação parece ser

TABELA 1 Efeito das catecolaminas nos receptores adrenérgicos

Catecolamina	Receptor				
	Alfa	Beta-1	Beta-2	DA-1	DA-2
Isoproterenol	0	++	+++	0	0
Dopamina					
0-3 mcg/kg/min	0/+	+	+	++	++
3-10 mcg/kg/min	+	++	+	++	++
> 10 mcg/kg/min	++	++	+	++	++
Dopexamina	0	+	+++	+	+
Dobutamina	+	+++	++	0	0
Adrenalina	+++	++	+++	0	0
Noradrenalina	+++	++	+	0	0
Fenilefrina	+++	0	0	0	0

mais complexo. A contratilidade é aumentada pela estimulação alfa e beta-1-adrenérgica. Diferente da dopamina, a dobutamina reduz as pressões de enchimento, o que a torna o agente de escolha no tratamento da insuficiência cardíaca descompensada e do baixo débito. A resistência vascular sistêmica não se altera ou sofre pequena redução, na medida em que a vasoconstrição alfa-1 mediada é contrabalanceada pela vasodilatação beta-2 e pela inibição do tônus simpático que ocorre em resposta ao aumento do débito cardíaco.

Está indicada no tratamento da insuficiência cardíaca descompensada que pode ocorrer em portadores de insuficiência cardíaca e em situações de choque cardiogênico secundário à isquemia miocárdica aguda e no pós-operatório de cirurgia cardíaca. Aumenta o débito cardíaco e o volume sistólico, sem causar elevação significativa na frequência cardíaca.

A dobutamina é geralmente iniciada em uma dose de 2,5 mcg/kg/minuto e podendo chegar a 20 mcg/kg/minuto para alcançar os efeitos clínicos e hemodinâmicos desejados.

Os efeitos adversos que limitam a elevação da dose incluem o aumento da frequência cardíaca e a exacerbação das arritmias supraventriculares e ventriculares. Considerando-se que a dobutamina facilita a condução atrioventricular, pacientes com fibrilação atrial têm maior risco de apresentar elevação da frequência cardíaca induzida por este agente. Assim como outros agentes inotrópicos, o aumento do consumo miocárdico pode piorar a isquemia (Tabela 2).

DOPAMINA

A dopamina é uma catecolamina endógena que funciona como um neurotransmissor central e um precursor sintético de norepinefrina. Quando administrada via intravenosa, os efeitos são mediados pela estimulação dose-dependente dos receptores dopaminérgicos e adrenérgicos, e pela liberação de norepinefrina dos terminais nervosos.

Em doses reduzidas (menos que 5 mcg/kg/minuto), a dopamina estimula os receptores dopaminérgicos nos vasos renais, mesentéricos e coronarianos com efeitos adrenérgicos mínimos.

Doses intermediárias de dopamina (5 a 10 mcg/kg/minuto) estimulam os receptores beta-1 no miocárdio, aumentando o débito cardíaco por aumentar a contratilidade, e em menor instância, aumentar a frequência cardíaca. Além disso, pode ocorrer venoconstrição mediada por receptores serotoninérgicos e dopaminérgicos.

Em doses elevadas (mais que 10 mcg/kg/minuto), o estímulo dos receptores alfa-1-adrenérgicos predomina, resultando em vasoconstrição arteriolar sistêmica. Os efeitos da dopamina em doses elevadas são semelhantes aos efeitos da norepinefrina (Tabela 3).

TABELA 2 Dobutamina

Mecanismo de ação	Receptor beta-1 no miocárdio: aumenta o cronotropismo e o inotropismo Receptor beta-2 na parede do vaso: vasodilatação Reduz as pressões de enchimento e o aumento do débito cardíaco
Indicações	Choque cardiogênico Insuficiência cardíaca descompensada com hipoperfusão periférica e pressões de enchimento aumentada Choque séptico associado à depressão miocárdica
Apresentação	Ampola de 20 mL (12,5 mg/mL)
Diluição	500 mg (2 ampolas) em 80 mL SF 0,9% ou glicosado
Dose	2,5 mcg/kg/min e pode ser aumentada até 15 a 20 mcg/kg/min
Efeitos adversos	Aumento da frequência cardíaca e exacerbação das arritmias supraventriculares e ventriculares, hipotensão, flebite, cefaleia e náuseas

TABELA 3 Dopamina

Mecanismo de ação	Precursor sintético de norepinefrina e adrenalina. Os efeitos variam de acordo com a dose e pode haver sobreposição de efeitos ▪ < 5 mcg/kg/min: receptores DA1 e DA2 nos leitos renal, mesentérico e coronariano – vasodilatação ▪ Entre 5 a 10 mcg/kg/min: receptores beta-1 – aumento da contratilidade e da frequência cardíaca – resultando em aumento do débito cardíaco ▪ > 10 mcg/kg/min: receptores alfa – vasoconstrição e aumento da pressão arterial
Indicações	▪ Bradicardias instáveis sem resposta à atropina ▪ Choque séptico: há estudos com maior incidência de taquiarritmias e mortalidade quando comparada com adrenalina ▪ Choque cardiogênico: aumenta o consumo de oxigênio pelo miocárdio; aumenta ocorrência de taquiarritmia. Aumenta mortalidade quando comparada com a noradrenalina
Apresentação	Ampola de 10 mL (5 mg/mL)
Diluição	100 mg (2 ampolas) em 100 mL de SF 0,9% ou glicosado
Dose	▪ Menos que 5 mcg/kg/min: não recomendado. Não há benefício na função renal ou na mortalidade ▪ 5 a 10 mcg/kg/min: aumento da frequência cardíaca ou da contratilidade ▪ 10 a 20 mcg/kg/min: aumento da PA ▪ > 20 mcg/kg/min: não recomendado. Optar por outro vasopressor
Efeitos adversos	Arritmia, angina, cefaleia, náusea e vômitos

EPINEFRINA

A epinefrina ou a adrenalina é uma catecolamina endógena, potente vasopressora, agonista não seletiva dos receptores alfa e beta-adrenérgicos. O estímulo dos receptores beta-1 e beta-2 aumenta a contratilidade e a frequência cardíaca, resultando em aumento do débito cardíaco. O débito cardíaco eleva-se também devido ao aumento no retorno venoso secundário à venoconstrição mediada pelos receptores alfa-1.

O mecanismo de elevação da pressão arterial deve-se à estimulação direta do miocárdio (inotropismo positivo), aumento da frequência cardíaca (cronotropismo positivo) e à vasoconstrição dos leitos vasculares preferencialmente de vasos de resistência pré-capilares, como da pele, mucosa e rins.

A epinefrina é administrada em infusão intravenosa contínua, iniciando-se com doses de 0,05 a 0,1 mcg/kg/minuto, que podem ser aumentadas a cada 10 minutos até a obtenção do efeito desejado, não sendo aconselháveis doses maiores que 1,5 a 2 mcg/kg/minuto (Tabela 4).

TABELA 4 Epinefrina

Mecanismo de ação	Receptores beta-1, beta-2 e alfa-adrenérgicos, com aumento de pressão arterial, por aumento do volume sistólico e débito cardíaco Receptores beta-2: relaxamento da musculatura lisa com broncodilatação
Indicações	Choque refratário à ressuscitação volêmica e à noradrenalina Ressuscitação cardiopulmonar Manejo da anafilaxia Edema de glote Bradicardia sintomática sem resposta à atropina
Apresentação	Ampola de 1 mL (1 mg/mL)
Diluição	10 mg em 90 mL de SF 0,9% ou glicosado
Dose	▪ 0,05 a 0,1 mcg/kg/min, que podem ser aumentadas até a obtenção do efeito desejado, não sendo aconselháveis doses maiores que 1,5 a 2 mcg/kg/min ▪ PCR: 1 mg a cada 3-5 min, seguido de *flush* com 20 mL de SF 0,9% e elevação do membro. Não há dose máxima ▪ Anafilaxia: 0,3 a 0,5 mg via intramuscular. Se houver risco iminente à vida, 0,1 mg IV a cada 5 min ▪ Edema de glote/asma refratária: 0,3 a 0,5 mg via subcutânea ou 1 mg em 10 mL de SF via inalatória. Podem ser feitas três doses a cada 20 min ▪ Bradicardia sintomática, refratária à atropina: 0,5 mg em bolo ou infusão contínua, 2-10 mcg/min (0,1-0,5 mcg/kg/min)
Efeitos adversos	Arritmia, hipertensão, aumento do consumo miocárdico, redução do fluxo esplâncnico, aumento do lactato, ansiedade, agitação e tremores

NOREPINEFRINA

A norepinefrina é uma catecolamina endógena potente agonista adrenérgica alfa-1 e beta-1, com pouca atividade beta-2. O principal efeito cardiovascular é vasoconstrição arterial e venosa dose-dependente por estimulação alfa-adrenérgica. Os efeitos inotrópicos e cronotrópicos são habitualmente contrabalanceados pelo aumento da pós-carga e da atividade vagal reflexa induzidos pela elevação da resistência vascular sistêmica. Assim, o débito cardíaco e a frequência cardíaca geralmente não se modificam de forma significativa, embora o débito cardíaco possa se elevar ou reduzir de acordo com a resistência vascular, a função ventricular e com a resposta reflexa. A norepinefrina é amplamente utilizada no manejo do choque hiperdinâmico, especialmente do choque vasoplégico e séptico. Também em condições extremas de choques de outras etiologias com hipotensão e hipoperfusão cerebral e coronariana, a norepinefrina pode ser utilizada.

A norepinefrina é administrada via infusão intravenosa contínua, iniciando-se com doses de 0,05 a 0,1 mcg/kg/minuto. Essa dose é aumentada de acordo com o efeito hemodinâmico desejado e a ausência de efeitos colaterais importantes. Doses máximas podem ser muito variáveis, situando-se em torno de 1,5 a 2 mcg/kg/minuto (Tabela 5).

VASOPRESSINA

A vasopressina é um hormônio nonapeptídeo com efeito antidiurético e vasopressor. Também possui ação hemostática e efeitos na termorregulação, além de ser secretagogo do hormônio adrenocorticotrófico.

É liberada nas terminações axonais dos neurônios no hipotálamo, em resposta à elevação da osmolaridade plasmática, hipovolemia grave e/ou hipotensão, sendo transportado e armazenado na neuro-hipófise, de onde é liberada para a circulação sistêmica. Outros estímulos podem liberar vasopressina, como hipercapnia, hipóxia, hipertermia, dor, náusea, morfina e nicotina.

A ação dá-se por provocar vasoconstrição pela interação com receptores V1 presentes na

TABELA 5 Norepinefrina

Mecanismo de ação	Receptor alfa: aumento da resistência vascular periférica, com aumento da pressão arterial Receptores beta-1 adrenérgico: aumento do inotropismo e cronotropismo cardíaco
Indicações	Hipotensão e resistência vascular sistêmica baixa, sem melhora com reposição volêmica Choque séptico refratário a volume Choque neurogênico Choque cardiogênico com hipotensão importante
Apresentação	Ampola 4 mL (1 mg/mL)
Diluição	8 mg em 92 mL de SF 0,9% ou glicosado (habitualmente) ou 16 mg em 84 mL SF 0,9% ou glicosado
Dose	0,01 a 2 mcg/kg/min. Doses maiores podem ser necessárias
Efeitos adversos	Arritmias, isquemia periférica, cefaleia, dispneia, necrose de pele

musculatura lisa vascular, pelo aumento do cálcio intracelular, levando ao aumento da resistência vascular e elevação da pressão arterial. O efeito antidiurético se dá pela ativação de receptores V2 presentes nos ductos coletores renais, aumentando a reabsorção de água livre. Atua também em outros 3 receptores específicos: V3, de caracterização recente, aumentando a secreção do hormônio adrenocorticotrófico; receptor de oxitocina; e receptor purinérgico (P2). Em baixas concentrações plasmáticas, promove vasodilatação coronariana, cerebral e na circulação pulmonar. As interações fisiológicas principais são com os receptores de angiotensina II, que dessensibilizam os receptores V1, e na modulação da atividade dos receptores beta-adrenérgicos.

A titulação recomendada de vasopressina inicia-se em 0,01 UI/minuto, como vasopressor, por infusão por acesso central com bomba de infusão contínua, não devendo exceder-se 0,06 UI/minuto. Possui meia-vida no plasma de 10 minutos.

A medicação sintética utilizada (8-arginina vasopressina) tem como principal indicação o choque séptico refratário com doses elevadas de noradrenalina (0,5 mcg/kg/minuto), com objetivo de diminuição do potencial deletério de altos títulos de vasopressor na periferia e na vasculatura esplâncnica, mantendo pressão arterial adequada. Também possui indicação na hipotensão por vasodilatação – pós-circulação extracorpórea – e também em alguns casos de diabete insípido e hemorragia gastrointestinal. No choque anafilático, vasopressina é uma alternativa em adição à terapia convencional com infusão rápida de volume e adrenalina IV. Nesse caso, bolo seguido por uma infusão contínua é útil para restauração da pressão arterial e da perfusão sistêmica.

O uso em substituição à primeira ou segunda dose de adrenalina na ressuscitação cardiorrespiratória foi retirado da nova atualização do protocolo do Advanced Cardiovascular Life Support (ACLS), publicado em 2015 pela American Heart Association (AHA). A mudança busca simplificar as recomendações, uma vez que não há evidência de benefício na substituição ou associação à adrenalina (Tabela 6).

FENILEFRINA

A fenilefrina é uma amina simpatomimética que estimula os receptores alfa-1-adrenérgicos. Quando administrada via venosa, causa vasoconstrição arterial dose-dependente e aumento da resistência vascular periférica. À medida que a pressão arterial aumenta, a ativação das respostas reflexas vagais causa redução da frequência cardíaca.

Assim como os outros vasopressores, a fenilefrina em doses elevadas pode causar vasoconstrição excessiva, o que pode piorar o débito cardíaco de pacientes com disfunção ventricular acentuada.

TABELA 6 Vasopressina

Mecanismo de ação	▪ Receptores V1 da musculatura lise vascular: vasoconstrição com aumento da resistência vascular e da pressão arterial ▪ Receptores V2 dos ductos coletores renais: reabsorção de água livre
Indicações	▪ Choque séptico refratário ao volume e à noradrenalina ▪ PCR substituindo a primeira ou a segunda dose de adrenalina
Apresentação	Ampola de 1 mL (20 UI/mL)
Diluição	20 UI/ em 50 mL de SF 0,9% ou glicosado
Dose	0,01 a 0,06 U/min PCR: 20 UI, IV ou IO, como substituto da primeira ou da segunda dose de adrenalina
Efeitos adversos	Doses maiores que a recomendada levam à isquemia miocárdica, PCR e redução do fluxo hepatoesplênico Sinais de intoxicação hídrica: sonolência, desorientação, cefaleia, convulsões e coma

É comumente utilizada no tratamento da hipotensão associada à indução anestésica, e às vezes no tratamento do choque séptico. Entretanto, há poucos dados comparando sua eficácia com os vasopressores mais utilizados como a dopamina, a norepinefrina e a vasopressina.

ISOPROTERENOL

É uma amina simpatomimética com atividade beta-adrenérgica não seletiva potente que determina pouco efeito nos adrenorreceptores. O principal efeito cardiovascular é o aumento do débito cardíaco por efeitos positivos no inotropismo e no cronotropismo. O isoproterenol também aumenta a frequência cardíaca por aumentar a condução atrioventricular. Determina redução nas resistências vascular sistêmica e pulmonar em razão da acentuada vasodilatação beta-2-mediada na vasculatura muscular esquelética e pulmonar, sendo indicado no tratamento da hipertensão pulmonar. A queda na resistência vascular periférica causa redução na pressão arterial diastólica e média, enquanto a pressão sistólica não se altera ou eleva-se pouco pelo aumento no débito cardíaco.

A dose inicial é de 0,05 a 0,1 mcg/kg/minuto, titulando-se a dose de acordo com a resposta desejada e com o surgimento de efeitos adversos. As doses médias máximas situam-se entre 1 e 2 mcg/kg/minuto.

INIBIDORES DA FOSFODIESTERASE

A milrinona é um derivado bipiridínico com propriedades inotrópicas e vasodilatadoras 15 vezes mais potente que a amrinona. A ação se dá pela inibição da enzima fosfodiesterase tipo III, responsável pela quebra de AMP-cíclico. Promove aumento do índice cardíaco e significativa redução das pressões de enchimento ventriculares, da pressão e da resistência arterial sistêmica. Possui imediato início de ação com duração de ação de 3 a 6 horas. Liga-se a proteínas plasmáticas e apresenta excreção renal sob forma de droga não metabolizada. Em pacientes com insuficiência renal deve-se ter atenção especial à dose utilizada. A dose de ataque deve ser de 50 mc/kg seguida de infusão contínua de 0,37 a 0,75 mc/kg/minuto.

A milrinona é frequentemente utilizada, por via intravenosa, para o tratamento de curto prazo de pacientes com insuficiência cardíaca grave, normalmente associados a outros agentes. Podem ser utilizadas em substituição à dobutamina para pacientes que desenvolveram tolerância farmacológica a esta ou, ainda, em associação a este fármaco. São bastante utilizados no contexto de pós-operatório de cirurgia cardíaca, pelos efeitos benéficos de aumento do débito cardíaco, redução da resistência vascular sistêmica, redução das pressões de enchimento e melhora da função diastólica (Tabela 7).

TABELA 7 Inibidores de fosfodiesterase

Mecanismo de ação	▪ Inibição da enzima fosfodiesterase tipo III, aumento do AMP cíclico e do cálcio intracelular, com consequente aumento do inotropismo e vasodilatação sistêmica e pulmonar, que cursam com aumento do débito cardíaco ▪ Pode ser usado em associação com dobutamina
Indicações	▪ Insuficiência cardíaca grave ▪ Edema pulmonar ▪ Choque cardiogênico
Apresentação	Frasco-ampola com 20 mL (1 mg/mL)
Diluição	20 mg em 80 mL de SF 0,9% ou glicosado
Dose	Ataque: 50 mc/kg Manutenção: de 0,25 a 0,75 mc/kg/min
Cuidados	Não recomendado no choque séptico nem no infarto agudo do miocárdio com supradesnivelamento do segmento ST Evitar em estenose valvar e em cardiomiopatias hipertróficas obstrutivas
Efeitos adversos	Arritmias ventriculares e supraventriculares, hipotensão, cefaleia, dores musculares

LEVOSIMENDANA

A levosimendana é um agente inotrópico sensibilizador de cálcio, cujo efeito sobre a contratilidade dá-se não por aumentar o cálcio intracelular e sim por capacitar o miocárdio a gerar maior força contrátil pelo certo montante de cálcio citoplasmático. A ação é pleotrópica. O efeito inotrópico deve-se à manutenção da troponina C em conformação ideal para contração na presença do cálcio. A sensibilização ao cálcio é íon-dependente, assim o aparato contrátil é sensibilizado na sístole e não na diástole, obtendo efeito inotrópico sem comprometer o relaxamento diastólico e sem causar sobrecarga citoplasmática de cálcio, que pode provocar disfunção de miócitos, arritmogênese e morte celular. A levosimendana também aumenta os efeitos inotrópicos dependentes de cálcio por estimular a liberação e a recaptação do cálcio no retículo sarcoplasmático, além de ter propriedades vasodilatadoras.

Nos estudos clínicos em insuficiência cardíaca descompensada, a levosimendana aumentou o débito cardíaco em 30%, e reduziu a pressão capilar pulmonar em 17 a 28%. Os estudos não têm demonstrado aumento da incidência de arritmias em pacientes recebendo levosimendana, apesar de estar associada ao prolongamento do intervalo QT em alguns casos.

A recomendação é de uma dose em bolo de 12 a 24 mcg/kg/minuto infundida em 10 minutos, seguida de infusão contínua de 0,1 a 0,2 mcg/kg/minuto por 24 horas. A dose deve ser ajustada de acordo com a resposta e a tolerância (Tabela 8).

NITROPRUSSIATO

O nitroprussiato é transformado pelas células musculares lisas a um metabólito ativo, o óxido nítrico. O óxido nítrico ativa a guanilato ciclase, levando à formação de GMP cíclico e à vasodilatação. O nitroprussiato dilata arteríolas e vênulas, e a resposta hemodinâmica à administração resulta de redução da pós-carga e de venodilatação. A administração resulta em aumento do débito cardíaco, redução da resistência vascular sistêmica, com pequeno aumento na frequência cardíaca e no consumo de oxigênio miocárdico.

A dose habitualmente utilizada é 0,25 a 1,5 mcg/kg/minuto. Doses mais elevadas podem ser necessárias, não devendo-se utilizar mais que 5 mcg/kg/minuto por período prolongado por poder causar intoxicação por cianeto e tiocianato.

O nitroprussiato pode piorar a hipoxemia arterial em pacientes com doença pulmonar obstrutiva crônica por interferir com a vasoconstrição hipóxica e alterar a relação ventilação/perfusão.

TABELA 8 Levosimendana

Mecanismo de ação	▪ Aumenta a sensibilidade da troponina C ao cálcio – aumentando a contratilidade miocárdica, com melhora do débito cardíaco ▪ Ativação de canais de potássio ATP-dependentes: vasodilatação e diminuição da pressão de artéria pulmonar ▪ O metabólito permanece ativo por 1 semana e os efeitos permanecem além da infusão
Indicações	Insuficiência cardíaca descompensada
Apresentação	Frasco-ampola com 5 mL (2,5 mg/mL)
Diluição	1 ampola (12,5 mg) em 250 mL de soro glicosado
Dose	Bolo de 12 a 24 mcg/kg/min infundida em 10 minutos Seguida de infusão contínua de 0,05 a 0,2 mcg/kg/min em 24 horas
Efeitos adversos	Arritmias, hipotensão, cefaleia, tontura e náuseas

O nitroprussiato é utilizado principalmente para tratar emergências hipertensivas, mas pode ser utilizado em qualquer situação em que se deseje reduzir a pré ou a pós-carga. É utilizado para controlar a pressão em pacientes com dissecção aórtica e é indicado no manejo da descompensação aguda da insuficiência cardíaca. O nitroprussiato melhora o débito cardíaco na insuficiência cardíaca congestiva e reduz a demanda de oxigênio do miocárdio nas síndromes coronarianas agudas. Mais raramente, a toxicidade pode resultar da conversão do nitro a cianeto e a tiocianato.

O uso está indicado em falência cardíaca com baixo débito e altas pressões de enchimento de ventrículo esquerdo, edema agudo de pulmão em pacientes hipertensos, insuficiência mitral e aórtica agudas, aneurisma dissecante, baixo débito cardíaco pós-operatório com pressões de enchimento normais ou elevadas e comunicação interventricular pós-infarto agudo do miocárdio (Tabela 9).

NITROGLICERINA

É predominantemente um fármaco venodilatador, mas em altas doses também reduz a pós-carga, sendo o principal efeito a diminuição da pressão de enchimento ventricular por reduzir o retorno venoso. Age também na resistência pulmonar, baixando a pressão venosa, o que contribui para a redução da congestão pulmonar. Embora ainda controverso, os nitratos parecem melhorar a isquemia miocárdica pela redistribuição do fluxo sanguíneo pela circulação colateral do epicárdio para o endocárdio, por dilatação das artérias coronárias e por diminuição das pressões de enchi-

TABELA 9 Nitroprussiato

Mecanismo de ação	▪ O óxido nítrico (NO), seu metabólito ativo, aumenta os níveis de GMP cíclico no musculo liso e leva à vasodilatação ▪ Em pacientes com insuficiência cardíaca, reduz as pressões venosas pulmonar e sistêmica, aumenta o volume sistólico e o débito cardíaco
Indicações	▪ Emergências hipertensivas ▪ Insuficiência cardíaca descompensada
Apresentação	Ampola com 2 mL (25 mg/mL)
Diluição	50 mg em 250 mL de soro glicosado (deve ser protegido da luz)
Dose	0,25 a 5 mcg/kg/min. Titular a dose a cada 3-5 min, a depender do efeito desejado
Efeitos adversos	▪ Hipotensão é o principal ▪ Em casos de intoxicação por cianeto: fraqueza, hipóxia, náusea, espasmos musculares, convulsões, confusão mental, psicose, acidose metabólica e bradicardia. O tratamento é hidroxicobalamina, e em casos mais graves, diálise

mento. Entretanto, aumento excessivo na frequência cardíaca pode exacerbar a isquemia miocárdica por aumento do consumo de oxigênio e concomitante redução do tempo diastólico para perfusão coronariana.

Está indicado no tratamento da disfunção ventricular esquerda isquêmica e edema agudo de pulmão com altas pressões de enchimento de ventrículo esquerdo. É o vasodilatador de escolha no tratamento da hipertensão no pós-operatório de cirurgia de revascularização miocárdica.

Deve ser contraindicado para pacientes hipotensos ou portadores de cardiomiopatia hipertrófica obstrutiva, falência ventricular direita ou estenose mitral (Tabela 10).

TABELA 10 Nitroglicerina

Mecanismo de ação	▪ Doses baixas: aumento do óxido nítrico, com relaxamento da musculatura lisa vascular e consequente dilatação das artérias coronárias e venodilatação, que reduz o retorno venoso e a pré-carga ▪ Doses maiores: dilatação do sistema arterial com diminuição da resistência arterial periférica
Indicações	▪ Insuficiência cardíaca descompensada, principalmente em presença de congestão pulmonar ▪ Síndrome coronariana aguda; angina, congestão ou hipertensão
Apresentação	Ampola de 5 ou 10 mL (5 mg/mL)
Diluição	50 mg em 250 mL de soro glicosado
Dose	20 a 200 mcg/min
Efeitos adversos	Cefaleia é o mais comum; rubor facial, hipotensão, taquicardia Meta-hemoglobinemia é complicação rara

Questões orientadoras

1. Quais os três principais grupos dos fármacos vasoativos?
2. As aminas simpatomiméticas agem por meio de receptores adrenergicos. Quais são os principais? Descreva a distribuição e principal função destes receptores.
3. A vasopressina, por não ser uma amina simpatomimética, atua em receptores específicos. Cite-os e descreva a ação em cada receptor.
4. Quais as duas outras drogas inotrópicas que não são caracterizadas como amina simpatomimética? Baseado no mecanismo de ação, cite as principais características, vantagens de desvantagens do uso das mesmas?
5. Quais os dois fármacos vasoativos considerados potentes vasodilatadores? Qual o mecanismo de ação e as indicações de uso de cada um?

LEITURA SUGERIDA

1. Advanced Cardiovascular Life Support (ACLS). 2015 American Heart Association Guidelines for Cardiopulmonary Resuscitation and Emergency Cardiovascular Care.
2. Araújo S. Drogas vasoativas. In: Terzi RGG, Araújo S. Técnicas básicas em UTI. 2ª ed. Barueri: Manole; 1992.
3. Bonow RO, Mann DL, Zipes DP, Libby P, Braunwald E. Braunwald. Tratado de Doenças Cardiovasculares. 9th ed. Elsevier; 2013.
4. Hajjar LA, Vincent JL, Barbosa Gomes Galas FR, Rhodes A, Landoni G, Osawa EA, et al. Vasopressin *versus* norepinephrine in patients with vasoplegic shock after cardiac surgery: The VANCS Randomized Controlled Trial. Anesthesiology. 2017;126(1):85-93.
5. Hall JB, Schmidt GA, Kress JP. Principles of Critical Care. 4th. McGraw-Hill; 2015.
6. Holmes CL, Walley KR. Vasoactive drugs for vasodilatory shock in ICU. Curr Op Crit Care. 2009;15:398-402.
7. Vincent JL, Abraham E, Kochanek P, Moore F, Fink M. Textbook of Critical Care. 7th ed. Elsevier; 2016.

CAPÍTULO 69

Acesso venoso central

Matheus Moraes Mourão

DEFINIÇÃO, INDICAÇÕES E CONTRAINDICAÇÕES

A inserção de um cateter por via percutânea para acesso à circulação venosa central é um procedimento comum, usado em cerca de 8% dos pacientes hospitalizados, quando há dificuldade de manutenção de um acesso venoso periférico, para administração de medicações que podem causar inflamação se administrada por veias periféricas, para monitoração hemodinâmica ou para terapias extracorpóreas como hemodiálise e plasmaférese. Entre as medicações que geralmente requerem um cateter venoso central, estão os vasopressores, nutrição parenteral com alta osmolaridade e alguns tipos de quimioterapia. Pode-se mensurar a pressão venosa central, coletar amostras de sangue e determinar a saturação venosa central de oxigênio ou mensurar outras variáveis hemodinâmicas quando um cateter de artéria pulmonar é utilizado. Outros dispositivos e procedimentos que requerem um acesso venoso central através de um introdutor são os marca-passos transvenosos e o implante de *stents* e filtro de veia cava inferior.

Não há contraindicações absolutas para a cateterização de uma veia central. Coagulopatia é a contraindicação relativa mais importante, com incidência de sangramentos de até 32%, porém, hemorragias mais significativas ocorrem em apenas 0,8% dos procedimentos. Deve-se dar preferência a locais de punção que podem ser comprimidos, como as veias femoral ou jugular. O uso de ultrassonografia para guiar a punção diminui a incidência de sangramentos por reduzir o número de tentativas de punção. Também se deve evitar a punção em locais com distorção anatômica, com processos infecciosos em atividade ou na presença de trombose da veia a ser cateterizada.

Acessos venosos periféricos são preferíveis para hidratação venosa quando disponíveis. A infusão de fluidos pode ser mais efetiva em cateteres periféricos por serem mais curtos e de maior diâmetro.

Os cateteres disponíveis têm até quatro lumens para possibilitar a administração de diferentes agentes farmacológicos. Contudo, quanto maior o número de lumens, maior é o diâmetro do cateter, sendo menor o diâmetro interno de cada lúmen, reduzindo a capacidade de infusão e aumentando a taxa de trombose. O acesso geralmente é puncionado através das veias jugular, subclávia ou femoral. As vantagens e as desvantagens de cada uma estão listadas na Tabela 1.

TÉCNICA DE PUNÇÃO

O procedimento pode ser realizado à beira do leito. Quando possível, o paciente ou seu respon-

TABELA 1 Locais de punção para acesso venoso central

Local	Vantagens	Desvantagens
Veia jugular	Compressível em casos de sangramentos Menor risco de pneumotórax Bem visualizada com o uso de ultrassonografia	Risco de punção da artéria carótida ou do ducto torácico à esquerda Dificuldade de acesso quando há necessidade de garantir a permeabilidade das vias aéreas Colapso venoso em casos de hipovolemia Maior dificuldade de cuidados com curativos, especialmente na presença de traqueostomia Menos confortável para o paciente
Veia subclávia	Menor risco de infecção relacionada a cateteres Melhores referências anatômicas em pacientes obesos Maior facilidade de cuidados com curativos Maior conforto para o paciente	Maior risco de pneumotórax Dificuldade de compressão em casos de sangramento ou punção arterial Risco de punção do ducto torácico à esquerda
Veia femoral	Não há risco de pneumotórax Compressível em casos de sangramentos Mais indicada nos casos de insuficiência respiratória Acesso rápido com maior facilidade para punção Mais indicada em casos de emergência e em pacientes não colaborativos	Maior risco de infecção relacionada a cateteres Maior risco de tromboses Não permite determinar a saturação venosa central de oxigênio

sável legal deve ser informado sobre a técnica a ser realizada, indicações, benefícios e possíveis complicações. Monitoração contínua, incluindo ritmo cardíaco e oximetria de pulso, deve estar disponível durante todo o procedimento. Em casos de pacientes conscientes, podem-se usar sedativos em baixa dose se necessário.

Recomenda-se o uso de ultrassonografia antes do procedimento para avaliar possíveis variações anatômicas e a presença de trombose venosa. Durante a punção venosa, a ultrassonografia é útil para guiar a punção, reduzindo o tempo de cateterização venosa e as complicações mecânicas. Também deve ser usada após o procedimento para avaliação de presença de pneumotórax.

TÉCNICA GERAL

Seleciona-se o local em que será realizada a punção e separa-se o material necessário. Em pacientes com doença pulmonar unilateral deve-se evitar o acesso venoso central contralateral ao pulmão comprometido pelo risco de descompensação respiratória nos casos de complicações mecânicas, como pneumotórax. O acesso pela veia subclávia deve ser evitado para cateteres de hemodiálise ou plasmaférese, por não terem a flexibilidade necessária para acompanhar a curvatura anatômica desses acessos.

- O paciente é posicionado em posição supina. A posição de Trendelenburg (10 a 15°) pode ser usada para acesso às veias jugulares e subclávias por aumentar o retorno venoso, porém pacientes obesos ou com congestão pulmonar podem não tolerar essa posição.
- Os pelos são aparados se necessário, evitando-se a realização de tricotomia.
- Técnica asséptica deve ser usada inclusive em situações de emergência. Utilizando-se gorro e máscara, realiza-se rigorosa lavagem das mãos com solução antisséptica, e veste-se o avental calçam-se luvas estéreis. Realiza-se a antissepsia do local com solução de clorexidina degermante e alcoólica. Cam-

pos são usados para proteger o local da punção, cobrindo todo o paciente com exceção das referências anatômicas relacionadas com a técnica selecionada.

- É realizada anestesia local com lidocaína a 1 ou 2%.
- A agulha é introduzida mantendo-se aspiração na seringa até que haja retorno de sangue. Caso isso não aconteça, mantém-se a aspiração enquanto a agulha é lentamente retirada, pois esta pode ter perpassado a luz venosa durante a aspiração sem o retorno sanguíneo.
- Introduz-se o fio-guia na veia através da agulha.
- Remove-se a agulha enquanto se mantém o fio-guia no local.
- Usando-se uma lâmina de bisturi, faz-se uma pequena incisão na pele, adjacente ao fio-guia.
- O dilatador é introduzido pelo fio-guia e então retirado, mantendo-se o fio-guia na mesma posição.
- O cateter é posicionado através do fio-guia que então é retirado.
- Aspira-se sangue através de todas as vias do cateter e lava-se cada uma delas com solução salina.
- É realizada a sutura do cateter e feito curativo transparente no local.

Deve-se realizar confirmação da localização da ponta do cateter com radiografia de tórax nos casos das técnicas jugular e subclávia. Alternativamente podem-se usar fluoroscopia, ultrassonografia, ecocardiograma transesofágico ou eletrocardiografia endocavitária. Cateteres femorais não necessitam de confirmação radiológica.

VEIA JUGULAR INTERNA

Três abordagens diferentes são possíveis: central, posterior e anterior (Figura 1). Cateteres devem ser introduzidos cerca de 16 a 18 cm na veia jugular direita e 20 cm na esquerda para correto posicionamento de sua ponta; e essas medidas podem variar de acordo com o tamanho do paciente.

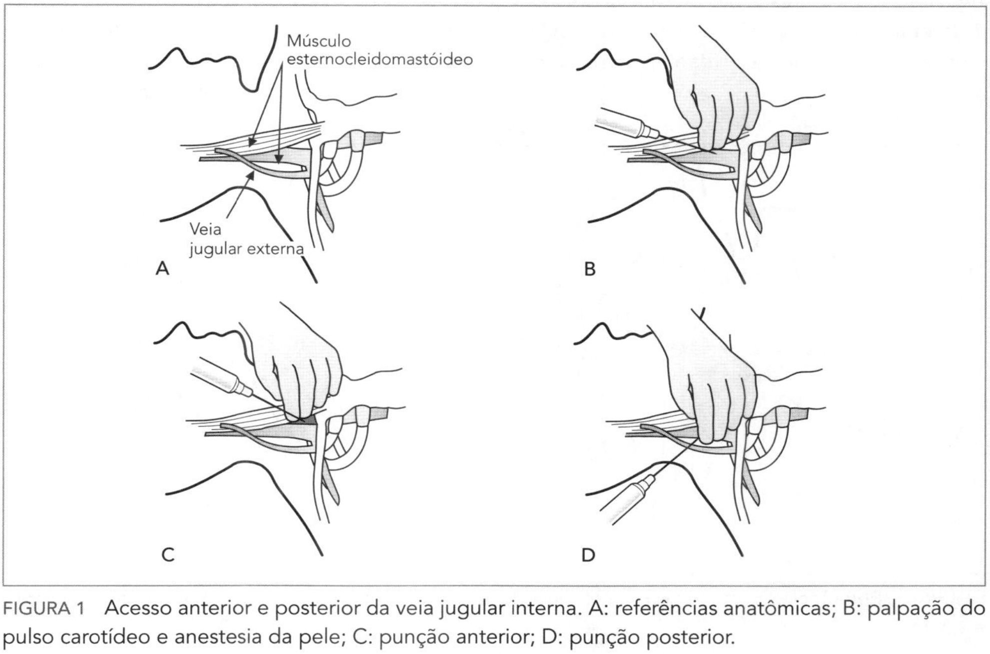

FIGURA 1 Acesso anterior e posterior da veia jugular interna. A: referências anatômicas; B: palpação do pulso carotídeo e anestesia da pele; C: punção anterior; D: punção posterior.

Na abordagem central, a principal referência anatômica é o triângulo formado pela clavícula e pelas porções esternal e clavicular do músculo esternocleidomastóideo. A agulha é inserida no ápice desse triângulo, cerca de 5 cm acima da clavícula, lateralmente ao pulso carotídeo, com uma angulação de 30 a 45º com a pele. Ela então é avançada em direção ao mamilo ipsilateral em até 2,5 cm de profundidade. Se a veia não for localizada na primeira tentativa, deve-se retirar a agulha e redirecioná-la medialmente em 10º.

Para a abordagem posterior, virar a cabeça do paciente para o lado contralateral ao procedimento facilita a identificação das referências anatômicas. A agulha é inserida e avança em direção à fúrcula esternal por baixo da borda posterior da porção clavicular do esternocleidomastóideo, a cerca de 5 cm da clavícula, no encontro dos terços médio e inferior do músculo, próximo à veia jugular externa. Se forem necessárias novas tentativas, a agulha é reorientada medialmente a esse trajeto.

A abordagem anterior é realizada palpando-se o pulso carotídeo e inserindo a agulha 5 cm acima do esterno, no ponto médio da borda anterior da porção esternal do músculo esternocleidomastóideo. A agulha é direcionada lateralmente ao pulso carotídeo em direção ao mamilo ipsilateral.

VEIA SUBCLÁVIA

Há duas abordagens comumente usadas: infraclavicular e supraclavicular (Figura 2). Cateteres devem ser introduzidos cerca de 16 cm à direita e 20 cm à esquerda para correto posicionamento de sua ponta, e essas medidas podem variar de acordo com o tamanho do paciente.

Na punção infraclavicular, a agulha geralmente é inserida de 2 a 3 cm abaixo do ponto médio da clavícula e orientada em direção posterior à fúrcula esternal. Também se pode realizar a punção lateralmente à linha hemiclavicular, o que pode aumentar a segurança do procedimento, ou no terço medial da clavícula. Após a punção da pele, a agulha deve ser conduzida paralelamente e por baixo da clavícula até a interseção de seus terços médio e medial. Se a punção não for bem-sucedida na primeira tentativa, podem-se realizar novas tentativas orientando-se a agulha em direção mais cefálica.

Já na abordagem supraclavicular a agulha é inserida 1 cm acima, cefalicamente à clavícula e posterior à inserção da porção clavicular do esternocleidomastóideo, com angulação de 10 a 15º com o plano coronal. Ela deve ser orientada de forma que sua posição divida o ângulo entre a clavícula e o esternocleidomastóideo em duas partes iguais, direcionada para o ponto logo abai-

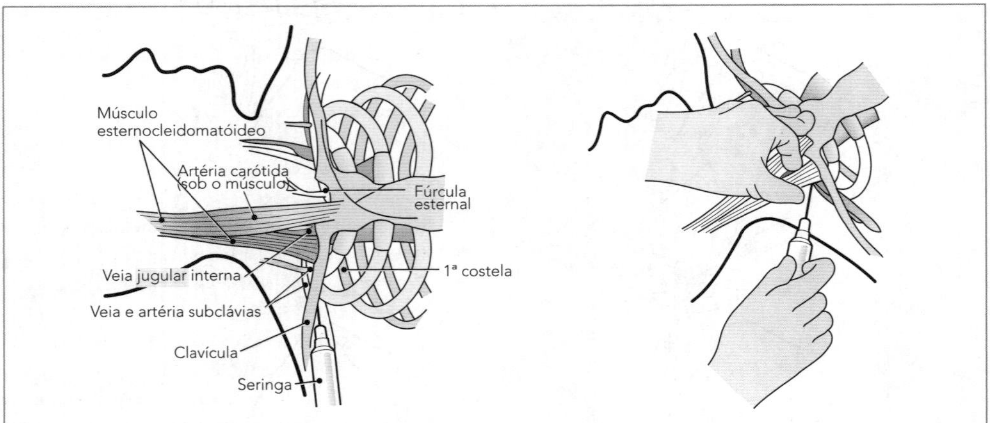

FIGURA 2 Referências anatômicas para técnica de acesso infraclavicular (à direita) e supraclavicular (à esquerda).

xo do mamilo contralateral. A veia é superficial, estando a cerca de 1 a 1,5 cm de profundidade.

VEIA FEMORAL

O paciente deve ser colocado em posição supina, e a perna do lado selecionado é abduzida e rodada externamente em cerca de 15º. O local de punção da veia femoral encontra-se 1 a 2 cm inferior ao ligamento inguinal, medial ao pulso arterial.

A agulha deve ser introduzida com o bisel voltado para cima e em uma angulação de 20 a 30º com a pele. A profundidade para alcançar a veia é de cerca de 2 a 4 cm, mas pode ser maior em pacientes obesos ou edemaciados. Caso sejam necessárias tentativas subsequentes, elas devem ser realizadas com posicionamento da agulha de forma mais lateral.

COMPLICAÇÕES

As complicações relacionadas às técnicas de acesso à circulação venosa central são principalmente: pneumotórax, hemotórax e quilotórax, sangramentos com possível hematoma cervical e comprometimento das vias aéreas ou tamponamento cardíaco, punção arterial inadvertida, lesão traqueal, infecções relacionadas a cateteres, tromboses, estenose venosa, arritmias e embolia gasosa. A incidência dessas complicações reduz com a experiência do médico que realiza a punção e o uso de ultrassonografia, com menor número de tentativas.

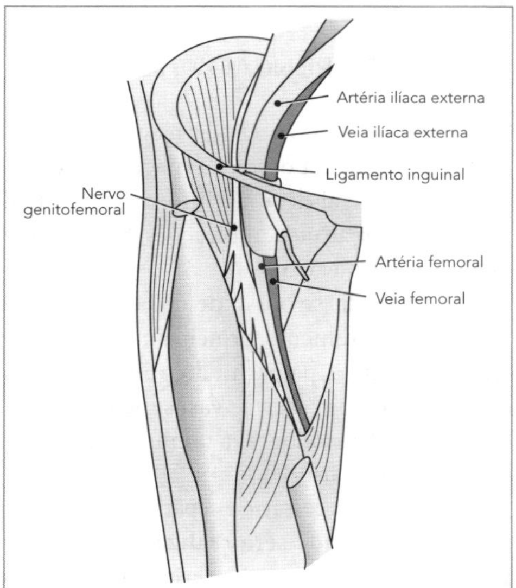

FIGURA 3 Referências anatômicas para técnica de punção femoral.

Para prevenção das complicações infecciosas, deve-se ter atenção com a técnica asséptica para inserção do cateter, evitar os acessos femorais quando possível e avaliação contínua da possibilidade de retirada dos cateteres.

Questões orientadoras

1. Padrão diastólico restritivo é exclusivo das cardiomiopatias restritivas?
2. Qual o padrão do *strain* do ventrículo esquerdo pelo ecocardiograma na amiloidose?
3. Qual o principal diagnóstico diferencial das cardiomiopatias restritivas?
4. Quais os dados laboratoriais que levantam a suspeita de hemocromatose?
5. Quais os achados característicos da ressonância na amiloidose e na hemocromatose?

LEITURA SUGERIDA

1. American Society of Anesthesiologists Task Force on Central Venous Access, Rupp SM, Apfelbaum JL, Blitt C, Caplan RA, Connis RT, et al. Practice guidelines for central venous access: a report by the American Society of Anesthesiologists Task Force on Central Venous Access. Anesthesiology. 2012;116(3): 539-73.
2. Bodenham Chair A, Babu S, Bennett J, Binks R, Fee P, Fox B, et al. Association of Anaesthetists of Great Britain and Ireland: Safe vascular access 2016. Anaesthesia. 2016;71(5):573-85.
3. Freel AC, Shiloach M, Weigelt JA, Beilman GJ, Mayberry JC, Nirula R, et al. American College of Surgeons Guidelines Program: a process for using existing guidelines to generate best practice recommendations for central venous access. J Am Coll Surg. 2008;207(5):676-82.

CAPÍTULO 70

Pressão arterial invasiva

Matheus Moraes Mourão

DEFINIÇÃO, INDICAÇÕES E CONTRAINDICAÇÕES

Cateteres arteriais são comumente usados em pacientes críticos para a mensuração invasiva da pressão arterial, do débito cardíaco ou para coleta de amostras sanguíneas para análise. A cateterização arterial está indicada quando é necessária monitoração contínua da pressão arterial, como nos estados de choque e uso de vasopressores, nas emergências hipertensivas e em grandes cirurgias, assim como na necessidade de coleta frequente de amostras de sangue arterial na insuficiência respiratória. Os locais mais comuns de punção são as artérias radiais, femorais e pediosas, sendo também descritas punções braquiais e axilares.

Não há contraindicações absolutas para a cateterização arterial. Nos casos de punção das artérias radiais ou pediosas, deve-se verificar a patência do sistema arterial colateral para diminuir os riscos de complicações isquêmicas. Outras contraindicações relativas são coagulopatia, distorção anatômica, processos infecciosos em atividade ou presença de trombose da artéria a ser cateterizada.

O teste de Allen deve ser realizado antes da cateterização radial. Para realizar o teste, comprimem-se no punho as artérias radial e ulnar do lado selecionado, com elevação do membro e flexão dos dedos quando possível. Em seguida, com a mão do paciente aberta, retira-se a compressão da artéria ulnar, devendo-se perceber o reestabelecimento do enchimento capilar da mão em até 5 segundos. O sistema arterial colateral para a artéria pediosa pode ser verificado de maneira semelhante, comprimindo-se a artéria pediosa e o leito vascular abaixo da unha do primeiro pododáctilo. Ao retirar-se a pressão somente sobre a unha, deve-se verificar o rápido enchimento capilar sob ela.

TÉCNICA DE PUNÇÃO

O procedimento pode ser realizado à beira do leito. Quando possível, o paciente ou seu responsável legal deve ser informado sobre a técnica a ser realizada, indicações, benefícios e possíveis complicações.

Recomenda-se o uso de ultrassonografia antes do procedimento, principalmente nos pacientes em que a palpação do pulso arterial é difícil, como nos casos de vasos menores e em obesos. A ultrassonografia também é útil para guiar a punção arterial.

O material necessário é separado. Seleciona-se o local em que será realizada a punção, identificando-se o pulso arterial. Os pelos são aparados se necessário, evitando-se a realização de tricotomia.

O uso de técnica asséptica reduz a incidência de complicações infecciosas. Usando-se gorro e máscara, realiza-se rigorosa lavagem das mãos com solução antisséptica, veste-se o avental e calçam-se luvas estéreis. Realiza-se a antissepsia do local com solução de clorexidina degermante e alcoólica. Campos são usados para proteger o local da punção, cobrindo todo o paciente com exceção das referências anatômicas relacionadas com a técnica selecionada. Pode-se realizar anestesia local com lidocaína a 1 ou 2%, o que pode ajudar a prevenir vasoespasmo.

Para punção direta, sem o uso de fio-guia, a mão não dominante palpa o pulso enquanto a agulha com o cateter é inserida em um ângulo de 30 a 45° com a pele, até o retorno de sangue pulsátil. O cateter é então avançado pela artéria, e a agulha, retirada.

Sugere-se o uso de um fio-guia para aumentar a probabilidade de sucesso da punção. Nesses casos, após a punção arterial com a agulha conforme descrito anteriormente, o fio-guia é inserido pela agulha no lúmen arterial, a agulha é retirada enquanto se mantém o fio-guia no local e o cateter é posicionado através do fio-guia, que é então retirado. Também existem conjuntos em que o fio-guia é acoplado à agulha, devendo-se realizar a punção de forma similar.

Em todos os casos, o cateter deve ser totalmente introduzido e então conectado a um transdutor de pressão estéril. Realiza-se a sutura do cateter na pele e coloca-se um curativo.

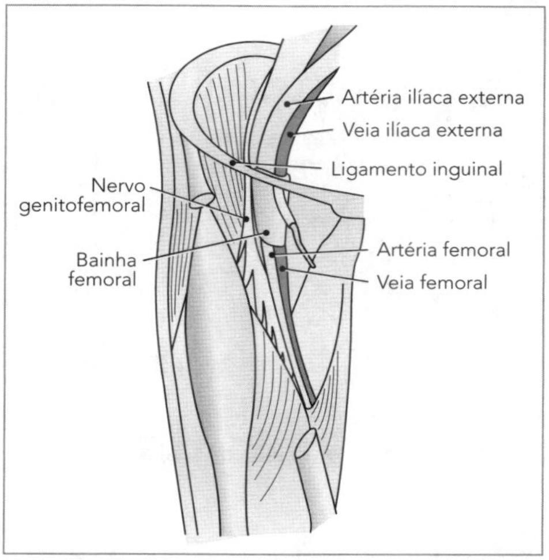

FIGURA 2 Referências anatômicas para punção da artéria femoral.

MEDIDA INVASIVA DA PRESSÃO ARTERIAL

O padrão-ouro para a mensuração da pressão arterial é a medida direta através de um cateter arterial. A medida não invasiva da pressão arterial pode estar incorreta principalmente em pacientes com resistência vascular aumentada, estados de choque, arritmias cardíacas e aumento da calcificação arterial.

O transdutor de pressão deve estar alinhado com a altura do coração do paciente, o que geralmente coincide com a linha axilar média.

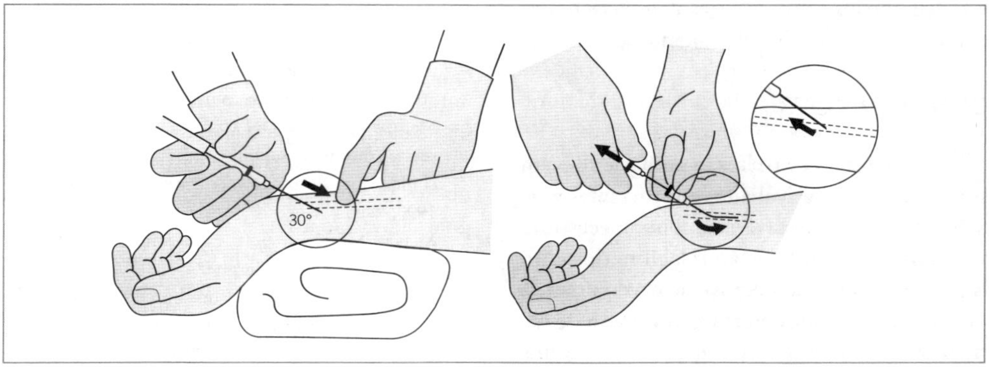

FIGURA 1 Exemplo de técnica de punção da artéria radial.

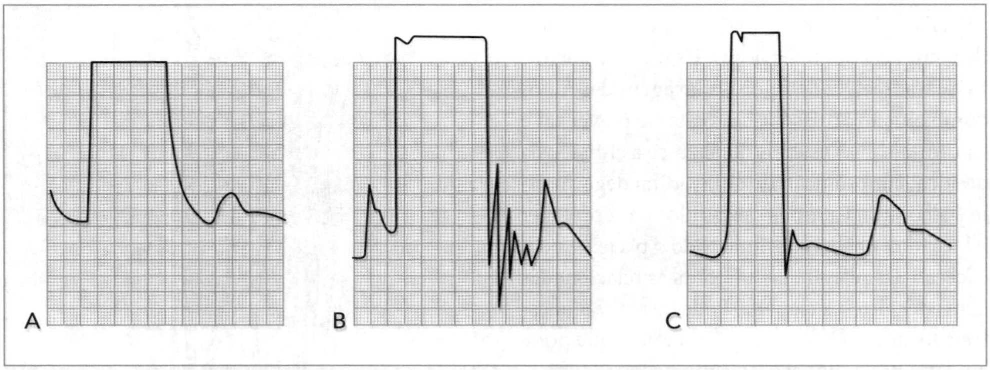

FIGURA 3 Curvas de pressão arterial. A: superamortecida; B: subamortecida; C: amortecimento adequado.

Quando houver mudanças na posição do paciente, o transdutor deve ser reposicionado de forma adequada. Este também deve ser calibrado fechando-se a linha arterial para o paciente e deixando-a aberta para a atmosfera, ajustando-se o monitor em "zero" nesse momento. Esse procedimento deve ser repetido quando houver desconexão do sistema ou quando houver dúvidas quanto à acurácia das medidas.

Erros de mensuração da pressão arterial invasiva devem ser evitados avaliando-se a resposta dinâmica do sistema de monitoração por meio de um teste de *flush* rápido pelo cateter arterial, o que produz uma curva quadrada no monitor, seguida de oscilação e retorno da linha de base e da curva característica de pressão arterial. A falta de oscilação indica superamortecimento com pressão sistólica falsamente baixa e a oscilação excessiva indica subamortecimento com pressão sistólica falsamente aumentada.

COMPLICAÇÕES

Pulsos distais e a perfusão periférica devem ser continuamente avaliados em pacientes portadores de cateteres arteriais, sendo necessária sua retirada quando estão relacionados com isquemia ou mesmo necrose de extremidades. Trombose pode ser detectada por meio de ultrassonografia com Doppler em até 25% dos pacientes, mas eventos clínicos significativos ocorrem em menos de 1% dos casos. Esse risco é aumentado com o tempo de permanência do cateter, com o uso de cateteres maiores e de maior diâmetro, em artérias com menor diâmetro, quando o fluxo sanguíneo está reduzido pelo lúmen arterial como nos estados de choque circulatório, na presença de doença arterial periférica e em pacientes portadores de condições como fenômeno de Raynaud.

Outras complicações possíveis são infecções, sangramentos e hematomas, embolia gasosa, dor, vasoespasmo, pseudoaneurisma e fístula arteriovenosa. Hematoma retroperitoneal pode ocorrer nas punções de artérias femorais e neuropatia periférica nas radiais.

LEITURA SUGERIDA

1. Beards SC, Doedens L, Jackson A, Lipman J. A comparison of arterial lines and insertion techniques in critically ill patients. Anaesthesia. 1994;49(11):968-73.
2. Mangar D, Thrush DN, Connell GR, Downs JB. Direct or modified Seldinger guide wire-directed technique for arterial catheter insertion. Anesth Analg. 1993;76(4):714-7.
3. McGee WT, Horswell JL, Calderon J, Janvier G, Van Severen T, Van den Berghe G, et al. Validation of a continuous, arterial pressure-based cardiac output measurement: a multicenter, prospective clinical trial. Crit Care. 2007;11(5):R105.

CAPÍTULO 71

Cardioversão elétrica

André Franci
Ludhmila Abrahão Hajjar

INTRODUÇÃO

A cardioversão elétrica (CVE) externa consiste na aplicação de uma descarga elétrica sincronizada através da parede torácica com o objetivo de interromper determinadas arritmias e restaurar o ritmo sinusal. A CVE é um procedimento efetivo, rápido e relativamente seguro, desde que tenha indicação precisa e sejam seguidos criteriosamente os protocolos de segurança. A fibrilação atrial (FA) é a taquiarrtimia mais prevalente na prática clínica e a indicação mais frequente para a realização de uma CVE.

INDICAÇÕES

A CVE sincronizada atinge altas taxas de reversão para o ritmo sinusal quando indicada em arritmias desencadeadas por um circuito único de reentrada (*flutter* atrial, taquicardia por reentrada nodal, taquicardia por reentrada atrioventricular e taquicardia ventricular monomórfica). A descarga elétrica de alta energia provoca a despolarização simultânea das células miocárdicas e também do tecido de condução envolvido no circuito de reentrada que perpetua a arritmia. Após um período refratário, o nó sinusal volta a disparar os estímulos elétricos e restaura o ritmo sinusal. Na FA, como habitualmente existem múltiplos circuitos de microrreentrada, é necessário empregar energias mais altas durante a CVE para a restauração do ritmo sinusal.

CONTRAINDICAÇÕES

A CVE é pouco efetiva nas arritmias causadas pelo aumento do automatismo (p. ex., as arritmias relacionadas a intoxicação digitálica), já que o mecanismo que desencadeia e perpetua a arritmia continua presente após a CVE. Em decorrência do alto risco de formação de coágulos, os pacientes com FA, estáveis clinicamente, que não estejam adequadamente anticoagu-

TABELA 1 Indicações

Indicações
Taquicardia por reentrada nodal
Taquicardia por reentrada atrioventricular
Taquicardia ventricular monomórfica com pulso
FA/*flutter* atrial com qualquer sinal de instabilidade clínica atribuído à arritmia (hipotensão/choque circulatório, angina, edema pulmonar ou rebaixamento do nível de consciência)
FA/*flutter* atrial de início > 48 h em pacientes em regime adequado de anticoagulação há > 4 semanas
FA/*flutter* atrial de início indeterminado ou > 48 h, desde que a avaliação por meio de ECO-TE descarte a presença de trombos em átrio esquerdo
FA/*flutter* atrial de início há menos de 48 h

ECO-TE: ecocardiograma transesofágico; FA: fibrilação atrial.

lados, não devem ser submetidos à CVE antes da realização de um ecocardiograma transesofágico (ECO-TE) descartando a presença de trombos no átrio esquerdo. Na presença de instabilidade clínica atribuída à arritmia, a CVE pode e deve ser realizada, se for considerada a medida terapêutica com maior chance de reestabelecer o ritmo sinusal. Outras contraindicações estão relacionadas na Tabela 2.

PREPARAÇÃO

Em pacientes estáveis clinicamente, com programação de CVE eletiva, recomendam-se a assinatura de um termo de consentimento esclarecido e jejum de 6 a 8 horas previamente ao procedimento. Nas situações de urgência e emergência, essas etapas são dispensáveis, porém existem outras etapas que são fundamentais para garantir a segurança do paciente e que deverão ser seguidas rigorosamente.

TÉCNICA DO PROCEDIMENTO

Após a preparação do paciente e da equipe de saúde envolvida na realização do procedimento, deve-se seguir um fluxograma que contenha a sequência clara com todas as etapas, do início ao período pós-procedimento (Figura 1).

TABELA 2 Contraindicações

Taquicardia sinusal
Taquicardia atrial multifocal
Taquicardia juncional
Ritmo idioventricular acelerado
Taquiarritmias induzidas por intoxicação digitálica
Taquiarritmias secundárias a distúrbios hidroeletrolíticos
FA/*flutter* de duração indeterminada em pacientes estáveis, sem uso de anticoagulação e sem disponibilidade de ECO-TE
FA/*flutter* com presença de trombo atrial
Pacientes em condição clínica que impeça a sedação com segurança

ECO-TE: ecocardiograma transesofágico; FA: fibrilação atrial.

TABELA 3 Preparação

Confirmação de que o paciente está sob regime de anticoagulação adequado
Monitoração contínua dos parâmetros vitais (frequência cardíaca, pressão arterial, frequência respiratória e oximetria de pulso)
Monitoração eletrocardiográfica contínua
Registro da arritmia em ECG de 12 derivações antes da realização da CVE
Acesso vascular periférico calibroso ou um acesso venoso central
Drogas sedativas e analgésicas nas diluições padronizadas para cada serviço*
Agentes antagonistas dos benzodiazepínicos (flumazenil) e dos opioides (naloxona) devem estar disponíveis
Equipamentos para manejo da via aérea, desde dispositivos não invasivos até o material completo para intubação orotraqueal e ventilação mecânica
Preparo da pele com tricotomia das áreas que estarão em contato direto com as pás ou eletrodos e aplicação de quantidade adequada de gel nas superfícies dos dispositivos

* Habitualmente são utilizados sedativos como midazolam, propofol ou etomidato, associados a um opioide como o fentanil.
ECG: eletrocardiograma.

ENERGIA DOS CHOQUES

Diferentes níveis iniciais de energia são recomendados para o tratamento dos diversos tipos de arritmias. Se a primeira tentativa de CVE não tiver sucesso, os níveis de energia devem ser progressivamente escalonados.

FATORES RELACIONADOS AO SUCESSO/INSUCESSO DA CVE

Posição dos eletrodos

O posicionamento dos eletrodos na parede torácica para a CVE determina o trajeto da corrente elétrica durante CVE externa. Classicamente existem os posicionamentos anterolateral e anteroposterior. Não existe evidência clara que demonstre consistentemente a superioridade de um determinado posicionamento. No entanto, nas situações de insucesso durante uma CVE, a troca de posicionamento deve ser considerada.

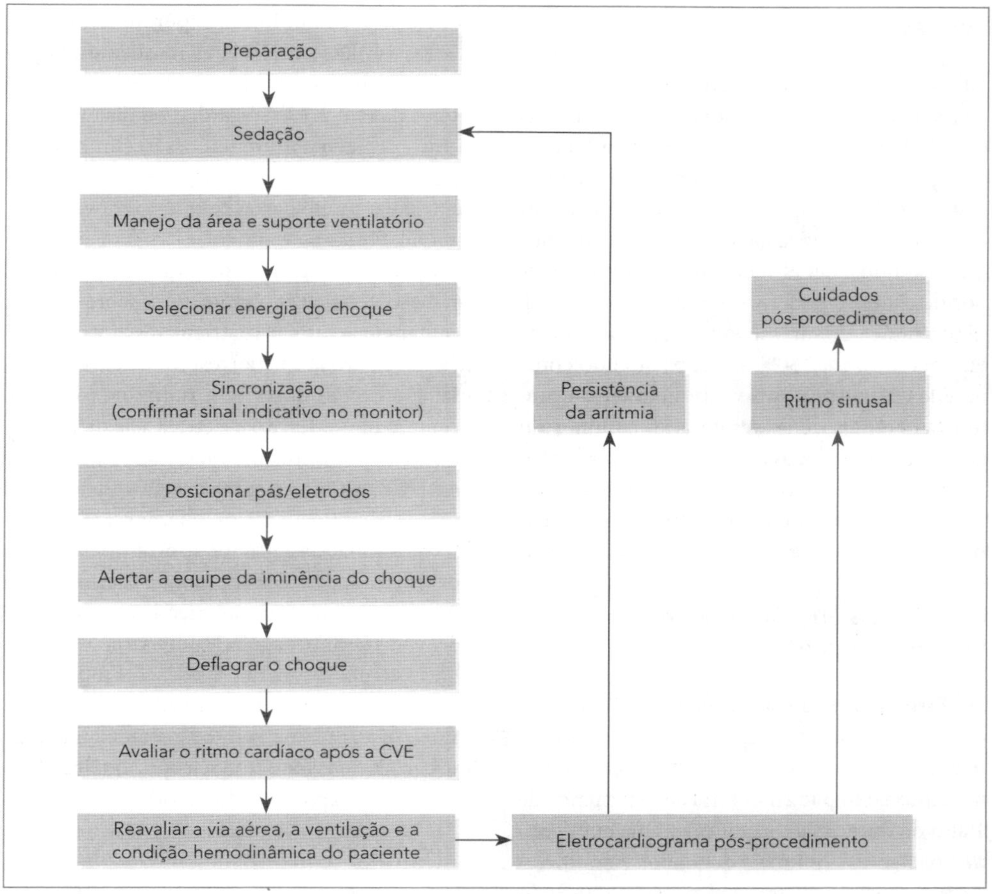

FIGURA 1 Fluxograma para a realização de uma CVE.

TABELA 4 Energia dos choques

	Energia inicial (onda bifásica)	Energia inicial (onda monofásica)
Taquicardia supraventricular	50 J	100 J
Fibrilação atrial	120 J	200 J
Flutter atrial	50 J	100 J
Taquicardia ventricular	100 J	200 J

Impedância transtorácica

A obesidade e a doença pulmonar obstrutiva crônica são situações clássicas em que há elevada impedância transtorácica, reduzindo a chance de sucesso com a CVE. Medidas que visam a reduzir a impedância transtorácica devem ser empregadas: aplicar pressão adequada nas pás, deflagrar o choque na fase final da expiração, melhorar a interface pele-eletrodo (p. ex., tricotomia) e utilizar gel condutor em quantidade suficiente.

Formas de onda

Os dispositivos empregados para a realização de uma CVE podem ser monofásicos ou bifásicos, de acordo com a forma de onda em que a energia é liberada. Especificamente para a FA, a utilização dos dispositivos bifásicos é associada a uma maior eficácia logo no primeiro choque, levando à necessidade de um número menor de choques para reversão ao ritmo sinusal, maior índice de sucesso, quantidade menor de energia utilizada (50% a menos quando comparado com os dispositivos monofásicos) e menor ocorrência de lesões cutâneas. O mesmo acontece em pacientes com *flutter* atrial, situação na qual o sucesso da CVE apresenta índices maiores que na FA e com o emprego de níveis menores de energia.

Duração da arritmia e dimensão do átrio esquerdo

Esses fatores são particularmente importantes para os pacientes com FA elegíveis para uma tentativa de CVE. A taxa de restauração do ritmo sinusal em pacientes em FA com menos de 1 ano de duração é de cerca de 90%, enquanto nos pacientes com mais de 5 anos é em torno de 50%. Nos pacientes com diâmetro do átrio esquerdo maior que 5 cm, além da probabilidade reduzida de reversão para o ritmo sinusal, existe um alto risco de recorrência da FA.

COMPLICAÇÕES

Desde que seguidas todas as recomendações de segurança para a realização do procedimento, a CVE está relacionada a um baixo risco de complicações. Entre as mais frequentes estão as alterações do ritmo cardíaco, que podem ser transitórias e sem nenhuma repercussão clínica (extrassístoles ventriculares frequentes, taquicardia ventricular não sustentada, bloqueio transitório de ramos e bradicardia) ou distúrbios do ritmo cardíaco com repercussão clínica e que exigem intervenção imediata (FA com resposta ventricular muito baixa, bloqueio atrioventricular total, fibrilação ventricular [FV]). A aplicação acidental de um choque durante a fase de repolarização ventricular (fenômeno R sobre T) pode resultar em arritmias ventriculares, notadamente a FV e parada cardiorrespiratória. A sincronização do choque visa a reduzir esse risco, evitando que a descarga elétrica seja deflagrada durante o período vulnerável da repolarização ventricular. Outras complicações incluem os eventos tromboembólicos, que, apesar de raros, são relacionados a grande morbimortalidade. Por isso é importante garantir que pacientes com FA e *flutter* atrial sejam submetidos a um regime adequado de anticoagulação antes e após a CVE. Outras complicações observadas são: hipotensão transitória, elevação dos marcadores de necrose miocárdica, disfunção miocárdica, edema pulmonar, dor e lesões cutâneas por queimadura nos locais de aplicação dos choques.

LEITURA SUGERIDA

1. Knight BP. Basic principles and technique of electrical cardioversion and defibrillation. UpToDate. Available in: www.uptodate.com.
2. Link MS, Atkins DL, Passman RS, Halperin HR, Samson RA, White RD, et al. Part 6: electrical therapies: automated external defibrillators, defibrillation, cardioversion, and pacing: 2010 American Heart Association Guidelines for Cardiopulmonary Resuscitation and Emergency Cardiovascular Care. Circulation. 2010;122(18 Suppl 3):S706-19.
3. Trohman RG, Parrillo JE. Direct current cardioversion: indications, techniques, and recent advances. Crit Care Med. 2000;28(10 Suppl):N170-3.

CAPÍTULO 72

Balão intra-aórtico

Graziela dos Santos Rocha Ferreira

INTRODUÇÃO

O balão intra-aórtico (BIA) é o dispositivo mais utilizado atualmente para suporte hemodinâmico em pacientes críticos com doença cardíaca em todo o mundo. É um tipo de assistência circulatória em uso há mais de 40 anos. No início da década de 1980, a possibilidade de inserção do cateter-balão por meio da técnica percutânea simplificou e difundiu seu uso na prática clínica.

TÉCNICA DE USO

O dispositivo é composto por um sistema cateter-balão e um console para controle de seu funcionamento. O cateter flexível com duplo lúmen permite aspiração e infusão distal, monitoração da pressão e liberação e remoção periódica de gás hélio para um balão distal de 25 a 50 mL. O console móvel contém o sistema para transferência do hélio, assim como o controle do ciclo de insuflação e desinsuflação.

A inserção do BIA é realizada na maioria dos casos através da artéria femoral, sendo locado na aorta torácica descendente. A ponta é posicionada 2 a 3 cm distal à origem da artéria subclávia esquerda (ao nível da carina), sob auxílio da fluoroscopia ou à beira do leito. Confirma-se o posicionamento por meio da radiografia de tórax. Outras técnicas de acesso podem ser utilizadas, mas necessitam de equipe especializada para acesso via esternotomia ou arterial axilar ou subclávia, o que pode aumentar as complicações periprocedimento. A extremidade distal do balão deve estar proximal às artérias renais para que o fluxo não seja obstruído. Destaca-se que o diâmetro do balão, quando expandido completamente, não deve exceder 80 a 90% do diâmetro da aorta torácica descendente do paciente. Portanto, para o correto funcionamento, é necessário o uso de um dispositivo compatível com a estrutura física do paciente – antes da inserção, um balão de tamanho adequado é selecionado baseado na sua altura. Após a passagem do BIA, sempre se verificam os pulsos periféricos para garantir que o balão não esteja comprometendo a perfusão do arco aórtico ou do membro.

O controle do momento do disparo da insuflação e desinsuflação é sincronizado ao traçado do eletrocardiograma (ECG) ou à curva de pressão arterial sistêmica (PA), de acordo com a programação do console. A insuflação ocorre imediatamente após o fechamento da valva aórtica (início da diástole, meio da onda T do ECG e nó dicrótico da curva de PA). O console envia gás hélio (altamente absorvível) para o balão, seguindo-se a sua rápida insuflação durante a diástole. Já a desinsuflação ocorre logo

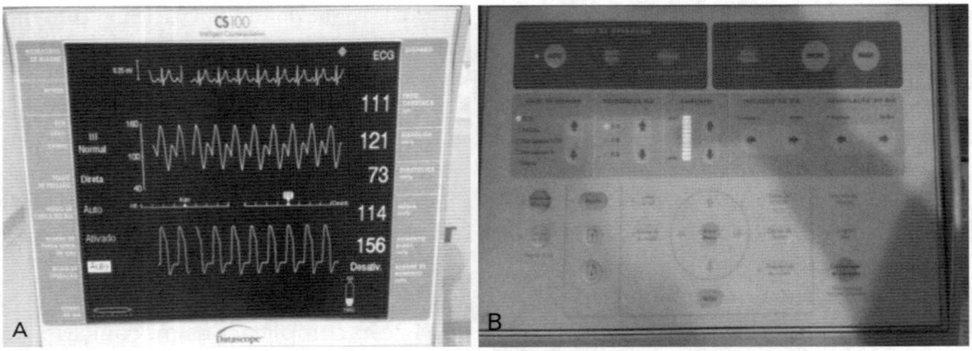

FIGURA 1 (A) Monitor e (B) console do balão intra-aórtico (BIA), programação guiada pelo eletrocardiograma (ECG), frequência 1:1.

antes da abertura da valva aórtica (pico da onda R, início da sístole do ventrículo esquerdo – VE).

Dependendo da condição hemodinâmica do paciente, o BIA deve ser programado para ciclar em maior (1:1 – uma insuflação a cada ciclo cardíaco) ou menor (1:3) frequência.

EFEITOS HEMODINÂMICOS

O BIA tem seu mecanismo de ação baseado no princípio de "contrapulsação" aórtica, descrito em 1952, ou seja, aumento de pressão diastólica na raiz da aorta, levando a aumento da perfusão coronariana, redução de pós-carga e aumento do débito cardíaco.

A desinsuflação do balão, durante a sístole, resulta em redução da pós-carga ventricular esquerda, com redução do consumo de oxigênio miocárdico, podendo resultar em otimização da pressão arterial média (PAM) e da perfusão orgânica.

Durante a insuflação do balão na diástole, o sangue é deslocado da aorta proximal, e, durante a sístole, a rápida desinsuflação do balão cria um efeito de "vácuo", reduzindo o volume aórtico e a pós-carga. As consequências hemodinâmicas esperadas na maioria dos pacientes incluem: redução da pressão sistólica (em 20%), aumento da pressão diastólica (em cerca de 30%) elevando o fluxo sanguíneo coronariano em territórios de estenose crítica, redução da frequência cardíaca (em menos de 20%), diminuição da pressão de oclusão do capilar pulmonar (≅ 20%) e elevação do débito cardíaco (≅ 20%). Esses efeitos podem ser variáveis e dependem do volume do balão, de sua posição na aorta, da frequência cardíaca, do ritmo, da complacência da aorta e da resistência sistêmica.

Efeitos no fluxo sanguíneo arterial coronariano

O BIA tem efeito variável no fluxo sanguíneo coronariano total, e alguns estudos encontraram pouca ou nenhuma alteração, enquanto outros demonstraram aumento significativo. O aumento da pressão aórtica diastólica durante a insuflação do balão, em teoria, deveria aumentar o fluxo sanguíneo coronariano arterial, particularmente em indivíduos com hipoperfusão arterial coronariana, porque a maior parte do fluxo arterial coronariano ocorre durante a diástole do VE.

INDICAÇÕES

O BIA tem sido utilizado como suporte hemodinâmico em situações clínicas diversas, desde pacientes com infarto agudo do miocárdio (IAM) complicado por choque cardiogênico ou complicações mecânicas (como ruptura do septo ventricular ou insuficiência mitral aguda) até pacientes submetidos a intervenção coronariana percutânea (ICP) de alto risco, cirurgia cardíaca de alto risco, choque cardiogênico após cardiotomia, insuficiência cardíaca congestiva (ICC) refratária e arritmias ventriculares refratárias. Entretanto, a maioria das evidências disponíveis é proveniente de estudos observacionais.

O BIA pode ser uma opção terapêutica temporária em pacientes com comprometimento hemodinâmico significante secundário à isquemia miocárdica. Sempre se deve lembrar que alguns pacientes com instabilidade hemodinâmica podem requerer outro suporte percutâneo em razão da insuficiência do BIA ou até mesmo como terapia inicial.

Recomendação da Diretriz Brasileira de Suporte Mecânico da SBC para uso do BIA:

- Choque cardiogênico pós-IAM (IIa B).
- Complicação mecânica pós-IAM com choque cardiogênico (IIa C).
- Angina refratária após tratamento padrão de síndrome coronariana aguda (SCA) (IIa C).
- Choque cardiogênico em miocardiopatia crônica isquêmica ou não isquêmica (IIa C).
- Suporte em intervenções de pacientes de alto risco cardíaco (IIb C).

Choque cardiogênico

Pacientes em choque cardiogênico frequentemente apresentam melhora hemodinâmica quando em uso do BIA, mas não há evidências de que isso se traduza em redução de morbidade ou mortalidade na ausência de revascularização concomitante.

As discussões sobre os resultados do estudo Shock Trial II (não houve benefício de mortalidade, mas não houve aumento de complicações em pacientes em uso do BIA) levaram a alterações nas recomendações das diretrizes americana e europeia de cardiologia, sendo a última classe de recomendação e nível de evidência para uso da terapia com BIA no IAM complicado por choque cardiogênico, respectivamente, IIa e IIb. O uso de rotina do BIA em pacientes com choque cardiogênico foi considerado classe III pela Sociedade Europeia de Cardiologia.

Quando utilizado em pacientes com choque cardiogênico, o resultado do uso do BIA deve ser avaliado em curto período de tempo (melhora de microperfusão tecidual), para que o emprego de dispositivos mais invasivos não seja postergado, caso necessário.

IAM com complicações mecânicas

Complicações mecânicas como insuficiência mitral aguda e ruptura do septo ventricular comprometem a hemodinâmica e aumentam a mortalidade relacionada ao IAM se não corrigidas. O uso do BIA após o IAM como ponte para o tratamento cirúrgico definitivo é indicado pelas diretrizes atuais, com base em dados observacionais. Em virtude da baixa incidência dessas complicações e do alto risco de instabilidade hemodinâmica quando instalada, a realização de estudos randomizados nesse contexto é difícil.

ICP de alto risco

O aumento do fluxo coronariano através do BIA poderia reduzir a área de isquemia miocárdica e as complicações durante o procedimento de ICP. Entretanto, as evidências atuais não indicam a passagem do BIA de rotina eletivamente antes de ICP de alto risco, a menos que o paciente esteja hemodinamicamente instável antes do procedimento ou quando a avaliação sugira alta probabilidade de instabilidade durante o procedimento.

ICP primária em IAM com supra de ST

O BIA não é usado de rotina em pacientes submetidos à ICP primária. Estudos da era da trombólise mostraram melhora dos desfechos clínicos com o uso do BIA, enquanto os mais recentes não demonstraram eficácia do BIA como terapia adjunta ao tratamento padrão isolado em pacientes com IAM com supradesnivelamento do segmento ST de alto risco tratados com ICP primária. O uso do BIA nesse contexto poderia atrasar o tratamento intervencionista coronariano, prejudicando desfechos.

Arritmias ventriculares refratárias

O BIA pode contribuir para o manejo de taquicardia ventricular e/ou fibrilação ventricular refratárias. Isso inclui pacientes com disfunção ventricular esquerda grave e com comprometimento hemodinâmico pela arritmia. Dados provenientes de estudos retrospectivos pequenos e relatos de casos dão suporte ao uso do dispositivo em situações de arritmias ventriculares intratáveis, quando esgotadas as opções medicamentosas. O mecanismo ainda não muito bem estabelecido inclui a redução de isquemia por aumento de fluxo coronariano e redução da pós-carga ventricular, com potencial redução da descarga adrenérgica pró-arrítmica.

IC refratária

Na insuficiência cardíaca avançada, o BIA é um dispositivo de uso temporário, para controle de descompensações agudas e reversíveis ou como ponte para transplante em casos refratários ao tratamento clínico.

Atualmente, o BIA também tem sido estudado em comparação a outros dispositivos de assistência ventricular, bem como seu uso associado a eles. Além da comparação entre os diferentes dispositivos, o uso associado do BIA à oxigenação por membrana extracorpórea (ECMO) tem sido avaliado, com redução da mortalidade e aumento do sucesso da retirada da ECMO venoarterial em pacientes em choque cardiogênico. Estudos randomizados ainda são necessários para esclarecer os benefícios da associação.

Uso profilático em cirurgia cardíaca

A depressão miocárdica é uma complicação frequente em cirurgia cardíaca e resulta em dificuldade de saída da circulação extracorpórea (CEC) e em baixo débito nas primeiras horas do pós-operatório. Os agentes inotrópicos utilizados para aumento de contratilidade cardíaca, débito cardíaco e PA aumentam também o consumo de oxigênio miocárdico, o que pode agravar a isquemia miocárdica. O uso do BIA nesse contexto está fundamentado nos efeitos hemodinâmicos de diminuição da pós-carga ventricular esquerda, aumento do fluxo sanguíneo coronariano e redução da demanda de oxigênio miocárdica. A redistribuição do fluxo sanguíneo ao miocárdio isquêmico beneficiaria pacientes com disfunção sistólica de etiologia isquêmica. Isso porque a otimização do fluxo coronariano, mesmo por reduzido período de tratamento, determinaria uma maior reserva energética para o período de isquemia transoperatória e redução do trabalho cardíaco, resultando em melhor recuperação hemodinâmica após a CEC.

Entretanto, o impacto nos parâmetros hemodinâmicos observados ao uso do BIA são modestos, com um aumento no débito cardíaco de aproximadamente 0,5 a 1,0 L/min, à monitoração hemodinâmica invasiva.

Algumas metanálises de pequenos estudos sugerem que o uso do BIA profilático seja eficaz em revascularização miocárdica de alto risco, mas resultados de estudos randomizados são conflitantes.

Pacientes com instabilidade decorrente de isquemia e IC descompensada que necessitam de RM urgente podem se beneficiar do uso do BIA.

Disfunção miocárdica profunda pode ocorrer em pacientes com choque séptico, mas ainda não existem dados suficientes sobre o uso do BIA em pacientes com choque séptico.

Em resumo, as maiores evidências sobre indicações de uso do BIA são: choque cardiogênico não responsivo a intervenções farmacológicas, insuficiência mitral decorrente de rotura de músculo papilar ou ruptura septal ventricular e desconforto torácico isquêmico recorrente apesar de terapia médica máxima com sinais de instabilidade hemodinâmica nos quais revascularização percutânea ou cirúrgica esteja programada.

Duração de uso

O tempo máximo de uso do BIA é o menor possível, considerando risco *versus* benefício. O ideal é que seja removido assim que o paciente estabilize e antes que ocorram complicações relacionadas ao dispositivo. Em alguns casos cujo quadro de base não seja reversível, o BIA pode permanecer o tempo necessário como ponte para um procedimento definitivo.

COMPLICAÇÕES

Possíveis complicações relacionadas ao uso do BIA (cerca de 7%) englobam complicações vasculares, incluindo sangramento, embolização sistêmica, isquemia de membros e amputação. Infecção pode ocorrer, geralmente se o uso for prolongado (> 7 dias). Complicações mecânicas incluem rotura do balão, insuflação inadequada e inadequado aumento diastólico. Morte pode ocorrer raramente (0,05%) como resultado da inserção do dispositivo, geralmente por dissecção e/ou rotura aórtica.

As complicações em geral estão relacionadas a diâmetro do cateter-balão, tempo de uso da contrapulsação, períodos prolongados de hipotensão e presença de vasculopatia prévia, além da técnica de inserção utilizada, experiência do profissional responsável pela inserção e condições clínicas do paciente.

A isquemia de membros inferiores é a complicação mais frequente, relacionada a história de doença vascular periférica, sexo feminino e diabetes. Geralmente é reversível após a remoção do dispositivo ou seu reposicionamento (embora em alguns casos seja necessária intervenção cirúrgica para tratamento). Isquemia de membros inferiores e sangramento no local de acesso ocorrem em aproximadamente 3 a 5% dos pacientes.

Os fatores identificados como preditores para complicações maiores relacionadas ao BIA são: idade avançada (> 75 anos), doença vascular periférica, *diabetes mellitus*, sexo feminino e pequena superfície corpórea. Uso do BIA por tempo prolongado, hipertensão, choque e tamanho do cateter também parecem estar relacionados a maior número de complicações. Quanto maior a experiência do centro em relação ao uso do dispositivo, menor a incidência de complicações.

Cerca de 2,8% dos pacientes apresentam uma ou mais complicações maiores (definidas como morte, isquemia maior de membro, sangramento grave ou rompimento do balão). A incidência de complicações menores é de aproximadamente 4,2%. Menos comuns são as complicações em virtude do comprometimento da perfusão pelo BIA, incluindo isquemia medular e visceral (p. ex., renal), geralmente por uso de tamanho inadequado do balão.

Acidente vascular cerebral é raramente decorrente do BIA, visto que o balão é posicionado distal à artéria subclávia esquerda. Isquemia cerebral somente ocorre quando o BIA foi colocado muito proximal, migrou acidentalmente ou deslocou um trombo.

Contraindicações

As principais contraindicações ao uso do BIA incluem insuficiência aórtica moderada a importante e doença arterial periférica grave ou doença aórtica (aneurisma de aorta ou dissecção). O uso também é contraindicado em casos de sepse ou diátese hemorrágica não controlados.

Cuidados de rotina

Radiografia de tórax deve ser realizada após a inserção e diariamente para checar a posição da ponta do cateter, a qual deve estar ao nível da carina.

Devem-se checar pulsos distais antes e depois da inserção e diariamente, ao menos 3 vezes ao dia.

A forma da onda de pressão deve ser avaliada por um profissional preparado para uso do sistema ao menos 2 vezes ao dia.

Heparina intravenosa não fracionada (TTPA alvo entre 50 e 70 segundos) é a conduta-padrão durante o uso do BIA, mas não há dados suficientes para uso de rotina.

Um balão não funcionante deve ser removido prontamente para evitar o risco de trombose, que pode ocorrer em menos de 20 minutos de inatividade do dispositivo. Se houver evidência de rotura do balão, ele deve ser removido imediatamente. Se o paciente estiver em uso de heparina, em retirada eletiva, deve-se descontinuar a infusão de heparina 2 horas antes da remoção e manter o BIA insuflando periodicamente para prevenir trombose até a retirada.

Cuidados devem ser tomados para que o paciente não movimente o membro inferior ou mude de posição, o que pode levar à migração do dispositivo, comprometendo vasos do arco aórtico ou levar à lesão aórtica. Após a retirada do dispositivo, o membro deve se manter imobilizado por 6 horas.

Hemoglobina e hematócrito frequentemente diminuem por causa de hemólise ou de sangramento do local do acesso vascular. Trombocitopenia pode ocorrer com BIA em razão da destruição mecânica de plaquetas e/ou uso de heparina. Hemoglobina, hematócrito, plaquetas e creatinina devem ser dosados diariamente durante o uso do BIA.

Questões orientadoras

1. Quando indicar o uso?
2. Qual o princípio de funcionamento?
3. Qual a técnica de uso?
4. Qual a rotina de cuidados em pacientes com BIA?
5. Quais são as complicações e as contraindicações?

LEITURA SUGERIDA

1. Ayub-Ferreira SM, Souza Neto JD, Almeida DR, Biselli B, Aavila MS, Colafranceschi AS, et al. Diretriz de Assistência Circulatória Mecânica da Sociedade Brasileira de Cardiologia. Arq Bras Cardiol. 2016;107(2Supl.2):1-33.
2. Ferreira GSR. Balão de contrapulsação intra-aórtico eletivo em pacientes de alto risco submetidos a cirurgia cardíaca: estudo prospectivo e randomizado [tese]. São Paulo: Faculdade de Medicina da Universidade de São Paulo; 2016.
3. Ihdayhid AR, Chopra S, Rankin J. Intra-aortic balloon pump: indications, efficacy, guidelines and future directions. Curr Opin Cardiol. 2014;29(4):285-92.
4. Trost JC, Hillis LD. Intra-aortic balloon couterpulsation. Am J Cardiol. 2006;97(9):1391-8.

CAPÍTULO 73

Marca-passo transvenoso

André Franci
Ludhmila Abrahão Hajjar

INTRODUÇÃO

O marca-passo transvenoso (MPTV) provisório é uma forma de estimulação elétrica cardíaca temporária que pode ser empregada no tratamento de bradicardias ou taquiarritmias até que ocorra a reversão do quadro ou a instituição de uma modalidade de tratamento definitivo. Logo após a estabilização clínica do paciente, é imperativo iniciar a investigação dos fatores etiológicos que podem estar implicados no desencadeamento ou na perpetuação da arritmia.

INDICAÇÕES

A principal indicação para a instalação de um MPTV provisório é a presença de bradicardia associada à ocorrência de sintomas (tonturas, dispneia, síncope) ou instabilidade hemodinâmica atribuída à bradicardia. Na abordagem terapêutica inicial, existe espaço para administração de medicações cronotrópicas positivas (atropina, dobutamina, dopamina, epinefrina), porém se não houver rápida resposta clínica, a inserção do MPTV não deve ser protelada.

O MPTV provisório também pode ser empregado no tratamento de taquiarritmias, porém o uso nesse cenário é bem mais restrito. Destaca-se o uso em duas situações: (1) *torsades de pointes* recorrente ou refratário à terapia medicamentosa, em que a inserção de MPTV possa manter a frequência cardíaca (FC) mais alta, geralmente em torno de 100 bpm, pode contribuir para o controle da arritmia; e (2) taquicardia ventricular (TV) monomórfica refratária, em que o MPTV possa ser utilizado para interrupção da arritmia com o emprego do *burst* (estimulação cardíaca com frequência muito alta, acima da FC da arritmia).

QUADRO 1 Indicações para o implante de marca-passo transvenoso (MPTV)

Disfunção do nó sinusal (bradicardia sinusal/parada sinusal)
Bloqueio atrioventricular de 2° grau Mobitz II
Bloqueio atrioventricular de 3° grau ou bloqueio atrioventricular total (BAVT)
Fibrilação atrial com baixa resposta ventricular
Bradicardias relacionadas às intoxicações medicamentosas (digitálicos, betabloqueadores, bloqueadores de canais de cálcio, antiarrítmicos) ou distúrbios hidroeletrolíticos
Infarto agudo do miocárdio (IAM) cursando com bloqueios atrioventriculares de 2° ou 3° graus, novo bloqueio bifascicular nos IAM anteriores extensos ou bloqueio de ramo alternante
Bradicardia sintomática em pacientes com falência do marca-passo definitivo
Torsades de pointes refratário
TV monomórfica refratária (*burst*)

CONTRAINDICAÇÕES

Em pacientes com bradicardias sintomáticas e/ou instabilidade hemodinâmica, em que a inserção do MPTV provisório é mandatória, não existem contraindicações absolutas, pois são situações de risco iminente de morte. No entanto, existem situações em que a relação risco-benefício do procedimento deve ser considerada:

- Pacientes com bradicardias intermitentes e bem toleradas (sintomas leves e ritmo de escape ventricular adequado).
- Pacientes com prótese valvar em posição tricúspide devido ao risco de dano aos folhetos ou discos valvares.
- Pacientes com infarto agudo do miocárdio submetidos à fibrinólise e em regimes intensivos de antiagregação plaquetária e anticoagulação.

TÉCNICAS DE INSERÇÃO

A inserção de um MPTV provisório se inicia com a realização de uma punção venosa profunda que deve ser realizada conforme os passos técnicos descritos no Capítulo "Acesso venoso central" deste livro. A opção pela via de acesso deve respeitar a preferência e a experiência do profissional executante. No entanto, a realização do procedimento através da veia jugular interna direita (VJID) ou da veia subclávia esquerda (VSCE) é preferível, pois a anatomia do trajeto venoso relacionado a esses sítios de punção é mais adequada à curvatura natural do cabo do marca-passo, facilitando a impactação no ventrículo direito. Em pacientes com IAM recente, submetidos à terapia fibrinolítica, ou pacientes em regime de anticoagulação, o acesso venoso femoral pode ser uma opção mais apropriada.

Na sala de emergência e nas unidades de terapia intensiva, existem três formas de realizar a inserção de um MPTV provisório: (1) às cegas; (2) por meio de monitoração eletrocardiográfica intracavitária; e (3) guiado por ultrassonografia.

A passagem às cegas tende a ser mais rápida e é tecnicamente menos complexa, porém o profissional executante não tem nenhum controle/informação sobre a posição do cabo do marca-passo durante o trajeto até o momento em que ocorre a impactação no miocárdio. Na passagem às cegas, os eletrodos do marca-passo são conectados ao gerador e este é programado em uma FC entre 70 e 80 bpm (ao menos 10 bpm acima da FC do paciente), com corrente de estimulação máxima (20 a 25 mA) e modo assíncrono (sensibilidade mínima). O cabo do marca-passo é inserido progressivamente até ocorrer uma mudança no padrão do QRS, que se torna alargado e com morfologia de bloqueio de ramo esquerdo (BRE). Se após toda espícula identificada no monitor, existir um QRS, a FC do paciente deve ser idêntica à programada no gerador.

Na passagem com monitoração eletrocardiográfica intracavitária, o eletrodo negativo (distal) é conectado a uma derivação precordial (V) do aparelho de eletrocardiograma (ECG), mantendo as demais derivações nas posições habituais. Com a progressão do cabo do marca-passo em direção ao coração, ondas eletrocardiográficas características, com diferentes magnitudes e polaridades permitirão identificar a posição da ponta do cabo do marca-passo:

- Veia cava superior: ondas P e complexos QRS de baixa amplitude e polaridade negativa.
- Entrada do átrio direito (átrio direito alto): ondas P de grande amplitude (inclusive maiores que os QRS) devido à proximidade com o nó sinusal e complexos QRS de maior amplitude em relação aos visualizados na VCS. Ambos mantêm polaridade negativa.
- Átrio direito: com a progressão do cabo pelo átrio direito, as ondas P se tornam bifásicas e depois positivas (proximidade da valva tricúspide).
- Entrada do ventrículo direito (VD): ondas P de baixa amplitude e polaridade positiva

e complexos QRS profundos e de polaridade negativa.

- Impactação no miocárdio: complexos QRS largos com a presença de corrente de lesão (elevação do segmento ST).

Mais recentemente, foram testados protocolos para a passagem de MPTV provisório guiado por ultrassonografia. Os resultados demonstraram que além da técnica ser segura, está relacionada ao menor tempo para a realização do procedimento e menor taxa de complicações. A ultrassonografia é utilizada inicialmente para guiar a punção venosa central e, em seguida, para acompanhar a progressão do cabo do marca-passo através do átrio direito até a impactação no ventrículo direito por meio das janelas ecocardiográficas subcostal e apical quatro câmaras.

Após a impactação, os eletrodos devem ser conectados ao gerador, com as mesmas configurações descritas para a passagem às cegas. Nesse momento, deve-se testar o limiar de captura ou valor mínimo da corrente de estimulação necessário para desencadear a contração miocárdica. Partindo-se do valor máximo da corrente de estimulação, reduz-se progressivamente a cada 3 a 5 batimentos até ocorrer a perda de captura. A corrente de estimulação deve ser mantida entre 2 e 3 vezes o valor do limiar de captura e o teste deve ser repetido pelo menos duas vezes ao dia ou se for observado qualquer sinal que sugira falha de comando do marca-passo. Um limiar de captura menor que 1 mA é considerado ideal e valores entre 5 e 6 mA indicam mal posicionamento do marca-passo, devendo-se considerar o reposicionamento.

PROGRAMAÇÃO INICIAL

A frequência de estimulação deve ser ajustada com o objetivo de reestabelecer um débito cardíaco adequado à situação clínica do paciente. Na maioria dos casos, a FC entre 60 e 70 bpm é suficiente, porém pacientes em condições clínicas de alta demanda metabólica, como septicemia e pós-operatório, podem se beneficiar da FC entre 80 e 100 bpm. O ajuste da corrente de estimulação deve ser realizado conforme descrito previamente nessa seção.

O ajuste da sensibilidade do marca-passo deve ser realizado quando este funcionar no modo "demanda", ou seja, quando o paciente já apresenta ritmo cardíaco de base com FC de escape adequada, porém mantém períodos intermitentes de bradicardia com repercussão clínica ou hemodinâmica. Para o ajuste da sensibilidade, a frequência de estimulação do marca-passo deve ser programada em 10 bpm abaixo da FC atual do paciente e a sensibilidade no maior patamar, de modo que o marca-passo, inicialmente, apenas "sentirá" (reconhecer o ritmo de base do paciente, sem deflagrar nenhum estímulo). Em seguida, o valor de sensibilidade é progressivamente reduzido até que o marca-passo volte a deflagrar estímulos elétricos (limiar de sensibilidade). A programação do valor de sensibilidade deve garantir que o marca-passo reconheça o ritmo de base do paciente e não deflagre estímulos inadequados, mas também que artefatos ou interferências não o suprimam de forma inapropriada.

CUIDADOS PÓS-PROCEDIMENTO

Imediatamente após o término da inserção do MPTV, deve-se solicitar uma radiografia de tórax para identificar o posicionamento do cabo do marca-passo e eventuais complicações relacionadas ao procedimento (pneumotórax, perfuração miocárdica). Um ECG de 12 derivações deve ser traçado logo após a inserção do MPTV para registrar o padrão do QRS (habitualmente padrão de BRE e eixo direcionado para a esquerda e para cima) e eventuais falhas de comando.

COMPLICAÇÕES

As complicações podem ocorrer durante a inserção do MPTV ou em decorrência da manutenção prolongada.

QUADRO 2 Complicações relacionadas ao marca-passo transvenoso (MPTV)

Sangramento e hematomas no sítio de punção
Pneumotórax
Embolia aérea
Perfuração miocárdica levando ao tamponamento cardíaco
Arritmias ventriculares e supraventriculares
Estimulação extracardíaca (diafragmática)
Infecção de corrente sanguínea
Enovelamento do cabo do marca-passo
Embolia pulmonar

Questões orientadoras

1. Quais são as principais indicações para a instalação de um marca-passo transverso (MPTV) provisório?
2. Quais situações podem representar contraindicações à instalação de um MPTV provisório?
3. Considerando a técnica de inserção guiada por monitorização eletrocardiográfica intracavitária, descreva os achados eletrocardiográficos observados, correlacionando-os com a topografia anatômica esperada para a ponta do cabo do marca-passo.
4. Como é determinado o limiar de captura ou valor mínimo da corrente de estimulação necessário para desencadear a contração miocárdica?
5. Cite 5 complicações relacionadas à passagem e manutenção de um MPTV provisório.

LEITURA SUGERIDA

1. Ferri LA, Farina A, Lenatti L, Ruffa F, Tiberti G, Piatti L, Savonitto S. Emergent transvenous cardiac pacing using ultrasound guidance: a prospective study versus the standard fluoroscopy-guided procedure. Eur Heart J Acute Cardiovasc Care. 2016;5(2):125-9.
2. Harrigan RA, Chan TC, Moonblatt S, Vilke GM, Ufberg JW. Temporary transvenous pacemaker placement in the Emergency Department. J Emerg Med. 2007;32(1):105-11.
3. Pinneri F, Frea S, Najd K, Panella S, Franco E, Conti V, Corgnati G. Echocardiography-guided versus fluoroscopy-guided temporary pacing in the emergency setting: an observational study. J Cardiovasc Med. 2013;14(3):242-6.
4. Sullivan BL, Bartels K, Hamilton N. Insertion and management of temporary pacemakers. Semin Cardiothorac Vasc Anesth. 2016;20(1):52-62.

CAPÍTULO 74

Pericardiocentese

Cristina Salvadori Bittar

DEFINIÇÃO

Pericardiocentese é uma técnica valiosa no diagnóstico e tratamento de pacientes com derrame pericárdico sintomático, de moderado a grande volume, ou de pacientes com tamponamento cardíaco.

A pericardiocentese percutânea geralmente é executada no departamento de emergência na suspeita de tamponamento cardíaco.

INTRODUÇÃO

Em pacientes diagnosticados com tamponamento cardíaco, a pericardiocentese pode ser considerada um procedimento de salvamento.

Essa técnica foi descrita pela primeira vez em 1653 por Riolanus, que relatou uma perfuração do osso esterno como forma de aliviar a quantidade de fluido que envolvia o coração.

Até o advento da técnica guiada por ecocardiograma, em 1970, esse procedimento era realizado "às cegas" e era associado com uma alta taxa de mortalidade (6%) e de complicações (20 a 50%). As complicações incluem pneumotórax, danos aos órgãos adjacentes, punção cardíaca inadvertida e óbito.

DERRAME PERICÁRDICO

O espaço pericárdico, definido como a cavidade entre o pericárdio visceral e parietal, normalmente contém de 10 a 50 mL de fluido. É considerado derrame pericárdico quando o volume excede esse limite e pode ser classificado em pequeno (< 10 mm), moderado (10 a 20 mm) ou severo (> 20 mm).

CAUSAS DE DERRAME PERICÁRDICO

TABELA 1 Causas de derrame pericárdico

Inflamatória
Infecciosa
Viral: enterovírus (coxsackie B, echovírus), adenovírus, herpesvírus (EBV, CMV, VZV), parvovírus B19, HIV, HCV
Bacteriana: *Mycobacterium* (*tuberculosis*, *avium-intracellulare*), cocos Gram-positivos (*Streptococcus*, *Staphylococcus*), micoplasma
Neisseria (*meningitidis*, *gonorrhoeae*), *Coxiella burnetii*
Fungos: *Histoplasma* sp., *Candida* sp.
Protozoários: *Echinococcus*, *Toxoplasma*
Síndromes pós-lesão cardíaca: pós-pericardiotomia, pós-infarto miocárdico, pós-estudo eletrofisiológico ou intervenções coronarianas

(continua)

TABELA 1 Causas de derrame pericárdico *(continuação)*

Autoimune: lúpus eritematoso sistêmico, síndrome de Sjögren, artrite reumatoide, esclerodermia, granulomatose eosinofílica com poliangeíte
Pericardite urêmica
Hipersensibildade a drogas
Não inflamatória
Neoplásica: tumores primários (mesotelioma, sarcoma), secundários (pulmão, mama e linfoma)
Metabólicos: hipoiroidismo (coma mixedematoso), deficiência severa de proteínas
Traumático: iatrogênico, lesão pericárdica direta ou indireta (trauma torácico penetrante ou contuso)
Redução da drenagem linfática: insuficiência cardíaca congestiva, cirrose, síndrome nefrótica

CMV: citomegalovírus; EBV: vírus Epstein-Barr; HCV: vírus da hepatite C; HIV: vírus da imunodeficiência humana; VZV: vírus varicela-zóster.
Fonte: adaptada de Vakamudi et al., 2017.

TAMPONAMENTO CARDÍACO

O espaço pericárdico é distensível e por isso grandes quantidades de fluidos podem se acumular gradualmente sem efeitos hemodinâmicos importantes. Entretanto, o acúmulo rápido de pequenas quantidades de fluidos pode ultrapassar a capacidade de distensão pericárdica e causar comprometimento hemodinâmico.

O acúmulo de fluido no espaço pericárdico leva a um aumento da pressão ao redor do coração. Essa pressão intrapericárdica pode aumentar até equalizar a pressão diastólica de ventrículo direito com a pressão diastólica de ventrículo esquerdo, levando a um prejuízo no enchimento ventricular e no débito cardíaco. Essa queda no débito cardíaco pode ser grave o suficiente para causar atividade elétrica sem pulso (AESP).

QUADRO CLÍNICO

O quadro clínico de um derrame pericárdico é dependente da causa de base, da velocidade de acúmulo de líquido, do volume de líquido, da presença de comprometimento hemodinâmico ou pulmonar e de sintomas relacionados à doença de base.

A apresentação clássica de pacientes com tamponamento cardíaco inclui a tríade de Beck: distensão venosa jugular em razão do aumento da pressão venosa jugular sistêmica, abafamento de bulhas cardíacas e hipotensão. A maioria dos pacientes geralmente apresenta pelo menos um desses sinais; raramente os três sinais aparecem simultaneamente e, quando aparecem, indicam parada cardíaca iminente.

Os sintomas são: taquidispneia, agitação, taquicardia, hipotensão e rebaixamento do nível de consciência, podendo evoluir para bradicardia e parada cardíaca em AESP.

Outros sinais:

- Pulso paradoxal, definido como queda de pressão sistólica de pelo menos 10 mmHg com a inspiração, reflete a interdependência ventricular, porém não é exclusivo do tamponamento cardíaco e pode estar presente em outras condições (exacerbação de doença pulmonar obstrutiva crônica – DPOC, infarto do ventrículo direito, embolia pulmonar, pericardite constritiva).
- Sinal de Kussmaul, que é o aumento na distensão venosa jugular durante a inspiração.

EXAMES

- Eletrocardiograma (ECG): baixa voltagem de QRS (< 5 mm de amplitude de QRS nas derivações periféricas), alternância elétrica.
- Radiografia de tórax: aumento do índice cardiotorácico, quando há um derrame pericárdico com mais de 200 mL.
- Ecocardiograma: visualização do colapso de câmaras cardíacas direitas, indicando que a pressão intrapericárdica excede a pressão intracardíaca. O colapso do átrio direito durante a sístole ventricular por mais de um terço do ciclo cardíaco é um sinal muito sensível e específico de tamponamento (próximo de 100%) e é mais bem visto no modo M, por causa de sua melhor resolução temporal. O colapso precoce do ventrículo direito na diástole tem

alta especificidade (90%) e baixa sensibilidade (60%).

- Outro sinal sensível de tamponamento cardíaco é a distensão da veia cava inferior, definida como diâmetro > 2,1 cm, com colapso < 50% durante a inspiração. Entretanto, esse achado tem baixa especificidade em razão de numerosas outras causas de dilatação da veia cava inferior.

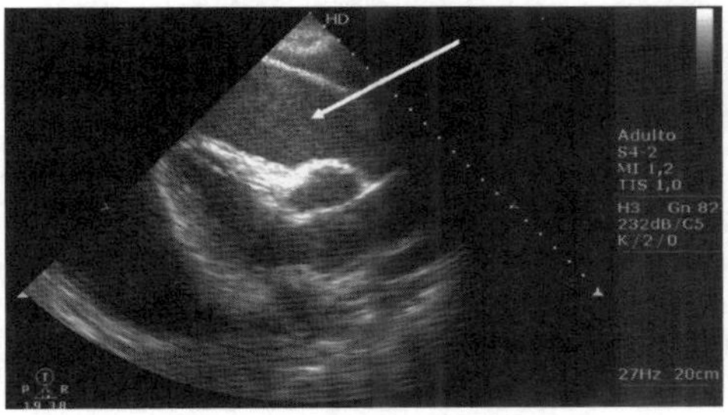

FIGURA 1 Derrame pericárdico corte paraesternal longitudinal.
Fonte: Instituto do Câncer do Estado de São Paulo (ICESP).

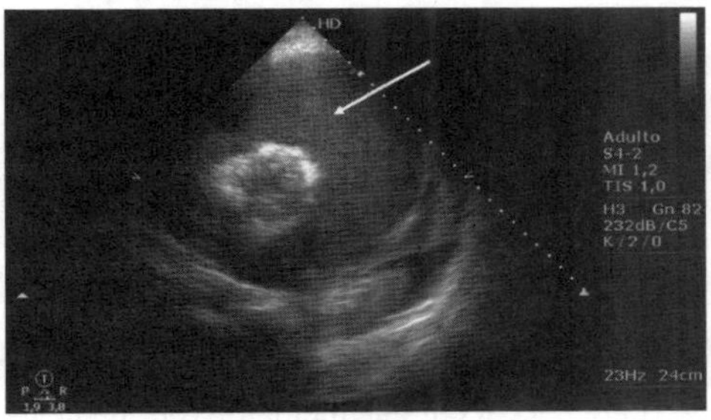

FIGURA 2 Derrame pericárdico corte paraesternal transversal.
Fonte: Instituto do Câncer do Estado de São Paulo (ICESP).

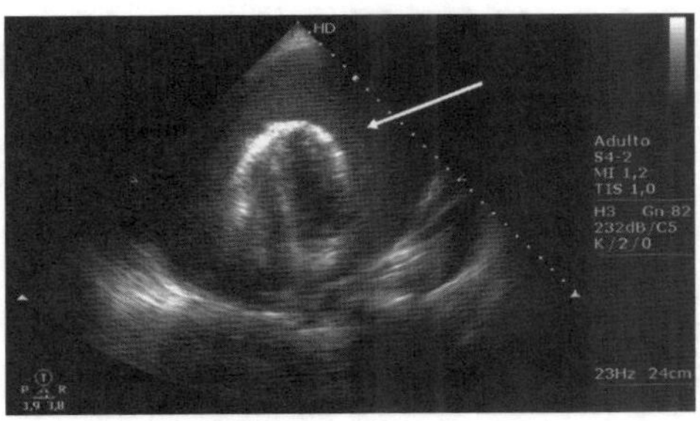

FIGURA 3 Derrame pericárdico corte apical quatro câmaras.
Fonte: Instituto do Câncer do Estado de São Paulo (ICESP).

INDICAÇÕES

A única indicação para pericardiocentese no departamento de emergência é o tamponamento cardíaco, causando instabilidade hemodinâmica ou parada cardíaca em AESP.

A pericardiocentese em pacientes com tamponamento cardíaco é uma indicação Classe I, conforme as diretrizes da ESC de 2004 em doenças pericárdicas.

CONTRAINDICAÇÕES

- Absolutas: dissecção aórtica (risco de aumento do sangramento e de extensão da dissecção) e ruptura de parede livre de ventrículo pós-infarto agudo do miocárdio.
- Relativas: coagulopatia não corrigida, uso de anticoagulantes, plaquetopenia com plaquetas < 50.000.
- Para hemopericárdio traumático ou pericardite purulenta, é recomendada a drenagem cirúrgica.
- Tamponamento cardíaco por trauma: é preferida a esternotomia em centro cirúrgico, em virtude da elevada taxa de recorrência e das melhores taxas de sobrevivência com essa abordagem. Entretanto, a pericardiocentese com drenagem de pequenos volumes pode ser útil para estabilizar o paciente, como uma medida temporária, quando o paciente está em uma situação de pré-parada cardíaca (inconsciente, hipotenso ou agônico) ou em parada cardíaca.

PROCEDIMENTO

Preparo

- O procedimento deve ser realizado em condições estéreis, com monitoração dos sinais vitais por ECG contínuo, pressão não invasiva e oxímetro. O equipamento de ressuscitação cardiopulmonar deve estar disponível (carrinho de emergência com as medicações apropriadas).

- O paciente deve ter sua cabeceira elevada em 30 a 45°.
- Deve ser utilizada ultrassonografia à beira do leito, sempre que disponível. Se não houver o equipamento, deve ser utilizado um guia acoplado a clipes metálicos (em formato jacaré) para monitoração do segmento ST e detecção de corrente de lesão (elevação do segmento ST) quando houver contato com o miocárdio.
- A pericardiocentese guiada por ultrassonografia permite a visualização direta da agulha entrando no saco pericárdico e pode ajudar na determinação do melhor local de punção e via de acesso.

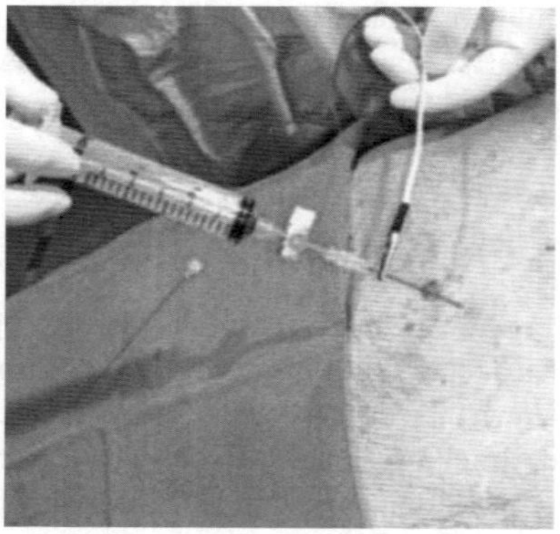

FIGURA 4 Pericardiocentese guiada por eletrocardiograma.
Fonte: Fitch et al., 2012.

Materiais

- Luva estéril, máscara cirúrgica, gorro.
- Campos estéreis, gaze, antissépticos (clorexidina).
- Jelco® 16 ou 18 (ou agulha de punção espinal) conectado a seringa de aspiração (20 mL).
- Lidocaína 2% sem vasoconstritor para anestesia local.
- "Torneirinha" de três vias.
- Tubos para análise do material.

Anatomia (Figura 5)

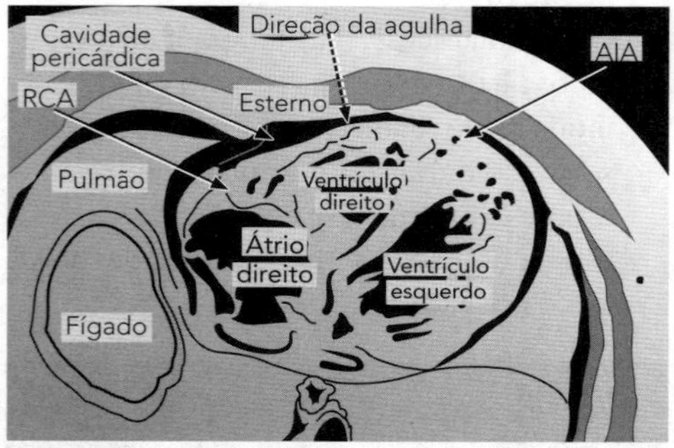

FIGURA 5 Anatomia do tórax. AIA: artéria interventricular anterior; RCA: artéria coronária direita.
Fonte: Loukas et al., 2012.

VIAS DE ACESSO

Via subxifoide (Figura 6)

- É a mais utilizada.
- Deve-se introduzir a agulha abaixo do processo xifoide, entre o processo xifoide e o rebordo costal esquerdo, com um ângulo de 30 a 45° em direção ao ombro esquerdo. Uma vez que a agulha tenha perfurado a pele, deve-se retirá-la e conectar a torneirinha com a seringa. Avançar o conjunto aspirando continuamente.
- Utilizando ultrassonografia, guiar a agulha para o local em que há maior volume de líquido.
- Retirar o fluido aspirando com a seringa; mesmo a remoção de pequenas quantidades pode melhorar rapidamente o débito cardíaco e a pressão arterial.
- Conectar um tubo de drenagem à torneirinha de três vias para permitir que o fluido continue sendo drenado sem deslocamento da agulha.

Via paraesternal (Figura 7)

- Inserir a agulha perpendicular à parede torácica, no quinto espaço intercostal, justa lateral ao esterno.

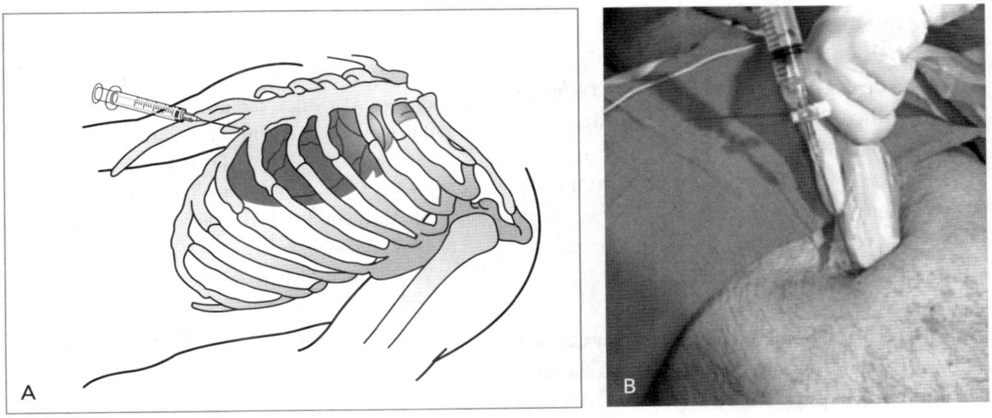

FIGURA 6 Pericardiocentese via subxifoide.
Fonte: Fitch et al., 2012.

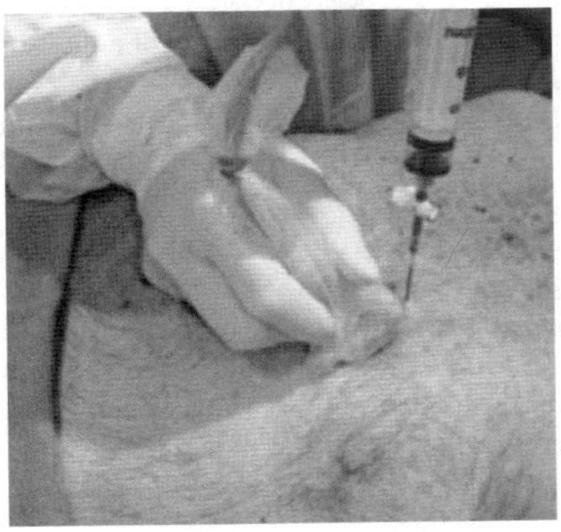

FIGURA 7 Pericardiocentese via paraesternal.
Fonte: Fitch et al., 2012.

- Utilizando a ultrassonografia, guiar a agulha para o local em que há maior volume de líquido.

Via apical (Figura 8)

- Introduzir a agulha no espaço intercostal, abaixo e 1 cm lateral ao ápice cardíaco, em direção ao ombro direito.

COMPLICAÇÕES

- Arritmias.
- Punção cardíaca.

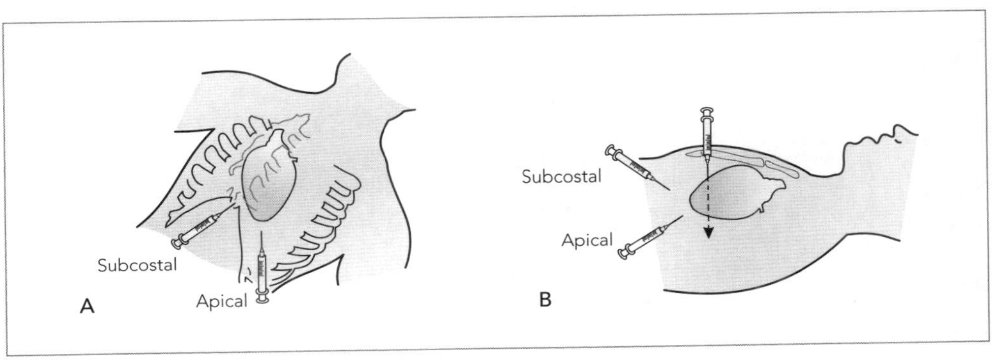

FIGURA 8 Via apical.
Fonte: Nguyen et al., 2011.

- Pneumotórax.
- Lesão de coronárias.
- Lesão de órgãos adjacentes (fígado, estômago), punção peritoneal (com a utilização a via subxifoide).
- Lesão de artéria torácica interna (com a via paresternal).

CUIDADOS APÓS PUNÇÃO

Após a punção recomenda-se visualização com ecocardiograma para confirmação da retirada do líquido pericárdico.

Deve-se solicitar radiografia de tórax para avaliação de complicações, como pneumotórax.

É necessário manter o paciente com monitoração hemodinâmica e solicitar avaliação de cirurgião torácico para colocação de cateter de drenagem ou realização de janela pericárdica.

LEITURA SUGERIDA

1. Fagan SM, Chan KL. Pericardiocentesis: blind no more! Chest. 1999;116(2):275-6.
2. Fitch MT, Nicks BA, Pariyadath M, McGinnis HD, Manthey DE. Videos in clinical medicine. Emergency pericardiocentesis. N Engl J Med. 2012;366(12).
3. Garth AP, Hwang JQ, Schuur JD, Rosborough S. Ultrasound guided pericardiocentesis of cardiac tamponade. Acad Emerg Med. 2009;16(8):811.
4. Gluer R, Murdoch D, Haqqani HM, Scalia GM, Walters DL. Pericardiocentesis: how to do it. Heart Lung Circ. 2015;24(6):621-5.
5. L'italien AJ. Critical cardiovascular skills and procedures in the emergency department. Emerg Med Clin North Am. 2013;31(1):151-206.
6. Loukas M, Walters A, Boon JM, Welch TP, Meiring JH, Abrahams PH. Pericardiocentesis: a clinical anatomy review. Clin Anat. 2012;25:872-81.
7. Maggiolini S, Gentile G, Farina A, De Carlini CC, Lenatti L, Meles E, et al. Safety, efficacy, and complications of pericardiocentesis by real-time echo-monitored procedure. Am J Cardiol. 2016;117(8):1369-74.
8. Maisch B, Ristić AD, Pankuweit S, Seferovic P. Percutaneous therapy in pericardial diseases. Cardiol Clin. 2017;35(4):567-88.
9. Maisch B, Seferović PM, Ristić AD, Erbel R, Rienmüller R, Adler Y, et al.; Task Force on the Diagnosis and Management of Pricardial Diseases of the European Society of Cardiology. Guidelines on the diagnosis and management of pericardial diseases executive summary; The Task Force on the Diagnosis and Management of Pericardial Diseases of the European Society of Cardiology. Eur Heart J. 2004;25(7):587-610.
10. Nguyen CT, Lee E, Luo H, Siegel RJ. Echocardiographic guidance for diagnostic and therapeutic percutaneous procedures. Cardiovasc Diagn Ther. 2011;1(1):11-36.
11. Vakamudi S, Ho N, Cremer PC. Pericardial effusions: causes, diagnosis, and management. Prog Cardiovasc Dis. 2017;59(4):380-8.

CAPÍTULO 75

Monitorização hemodinâmica

Ludhmila Abrahão Hajjar
Gisele Queiroz de Oliveira
Paula Salvador de Toledo

INTRODUÇÃO

A monitorização hemodinâmica hoje é parte fundamental da abordagem ao cardiopata, pois permite reconhecer precocemente o desequilíbrio entre oferta e consumo de oxigênio em nível celular, além de fornecer informações importantes do diagnóstico hemodinâmico do paciente, resultando em maior eficiência diagnóstica e terapêutica. Também é importante para se avaliar a eficácia e os efeitos adversos das intervenções farmacológicas.

As ferramentas hemodinâmicas permitem o diagnóstico do *status* volêmico, da performance cardiovascular, da etiologia do choque, do tônus vascular e da oxigenação tecidual. A monitorização é usada para fornecer dados que permitam a otimização da terapêutica no sentido de prover oxigenação adequada ao paciente em choque ou submetido ao trauma cirúrgico, evitando a hipóxia tecidual e a falência de múltiplos órgãos.

Apesar de se saber que as alterações hemodinâmicas no paciente em choque envolvem a macro e a microcirculação, é na primeira que a maioria dos métodos de monitorização se baseia.

As monitorações da frequência cardíaca, da pressão arterial e da saturação de oxigênio comumente utilizadas na unidade de terapia intensiva (UTI) são dados de baixa acurácia para análise da condição hemodinâmica do paciente. De fato, nem mesmo os dados obtidos de parâmetros pressóricos, como a pressão venosa central (PVC) e a pressão de artéria pulmonar, por meio da colocação do cateter de artéria pulmonar, parecem ser capazes de identificar em que ponto exato da curva de Frank-Starling encontram-se as fibras cardíacas na diástole e, portanto, de predizer a resposta hemodinâmica a um desafio de volume. Os parâmetros dinâmicos como a variação da pressão de pulso, variação do débito cardíaco, variação da volume sistólico e resposta à elevação passiva das pernas têm maior acurácia para o diagnóstico hemodinâmico.

Na avaliação indireta da microcirculação, o *clearance* do lactato e a adequação da saturação venosa central ou mista de oxigênio têm-se mostrado bons parâmetros da adequação da oxigenação tecidual.

As características ideais de um sistema de monitorização hemodinâmica devem contemplar medidas de variáveis relevantes de forma acurada e reprodutível, devem ter facilidade de uso, rápido tempo-resposta, não devem causar danos, sendo custo-efetivos, além de fornecer dados que norteiem a terapêutica.

De uma maneira geral, os monitores de débito cardíaco dividem-se em invasivos, minimamente invasivos e não invasivos.

MÉTODOS INVASIVOS/ MINIMAMENTE INVASIVOS

Cateter de artéria pulmonar

Introduzido em 1970 por J. C. Swan e W. Ganz, consiste na inserção de um cateter através de um acesso venoso profundo na parte superior do corpo até um ramo da artéria pulmonar, onde medidas de pressão e fluxo possam então ser determinadas. As medidas de pressão disponíveis são do átrio direito (pressão venosa central), das artérias pulmonares sistólica e diastólica e a venosa pulmonar, também chamada pressão de oclusão da artéria pulmonar (POAP). A POAP é obtida com a insuflação do balonete distal do cateter e permite predizer, em condições ideais, a pressão venosa do átrio esquerdo e a pressão diastólica final do ventrículo esquerdo, um dado da pré-carga do ventrículo.

A colocação do cateter de artéria pulmonar exige experiência do operador e não está isenta de complicações como arritmia cardíaca, na maioria transitória e sem risco para o paciente, ou de complicações associadas à punção venosa, infecção relacionada ao cateter e ruptura da artéria pulmonar (Tabela 1). Todas estas complicações ocorrem raramente e a incidência diminui com a experiência da equipe com o equipamento.

A aferição do débito cardíaco ocorre por termodiluição, baseada nos princípios de Stewart-Hamilton. Um líquido de temperatura diferente do sangue é injetado na via proximal do cateter e um termistor localizado na ponta do cateter detecta a diferença de temperatura do sangue e calcula o débito de forma intermitente.

A fim de obter dados de forma contínua sem necessidade de injeção de salina na via proximal e, assim, permitir observar as tendências do débito, foi desenvolvida uma nova tecnologia que permite o aquecimento do sangue na cavidade proximal por filamento elétrico (Vigilance®) ou mola térmica (optiQ®), obtendo-se o débito cardíaco contínuo, apesar do atraso de alguns minutos necessários para obtenção das médias do débito.

TABELA 1

Complicações do CAP	Incidência reportada (%)
Acesso venoso central	
Acidente de punção arterial	0,1-13
Neuropatia pós-procedimento	0,3-1,1
Pneumotórax	0,3-4,5
Embolia gasosa	0,5
Cateterização	
Arritmias leves	4,7-68,9
Arritmias graves (taquicardia ou fibrilação ventricular)	0,3-62,7
Aumento leve na regurgitação tricúspide	17
Bloqueio de ramo direito	0,1-4,3
Bloqueio atrioventricular total (em pacientes com bloqueio de ramo esquerdo prévio)	0-8,5
Permanência do cateter	
Ruptura de artéria pulmonar	0,03-1,5
Culturas de ponta positivas	1,4-34,8
Sepse relacionada ao cateter	0,7-11,4
Tromboflebite	6,5
Trombose venosa	0,5-66,7
Trombo mural	28-61
Endocardite	2,2-100
Morte (atribuída ao CAP)	0,02-1,5
Nó intracardíaco do cateter	Vários casos relatados

Apesar de estudos terem mostrado que a monitorização por CAP não reduz mortalidade mesmo quando associado à terapia por metas, este método continua sendo visto como padrão-ouro, com o qual todos os outros métodos de aferição do débito cardíaco precisam ser comparados.

Outro dado que pode ser obtido é a saturação venosa mista de O_2 (SvO_2) através da via distal do cateter, provavelmente o melhor indicador isolado de transporte global de oxigênio. Baseados na SvO_2 obtêm-se a DO_2 (oferta de oxigênio), VO_2 (consumo de oxigênio) e percentual de *shunt* pulmonar. Todos estes dados, juntamente com os dados pressóricos, podem ser obtidos simultaneamente, o que é uma vantagem sobre outros tipos de monitorização. É indubitável que a correta análise dos dados obtidos pelo cateter de artéria pulmonar (CAP), incluindo aí a correta localização, fundamenta o diagnóstico e a terapêutica de pacientes hemodinamicamente.

Mesmo assim, após a publicação de um grande número de estudos prospectivos e de análise retrospectiva que demonstraram ausência de benefício quanto à sobrevida, o CAP vem sendo progressivamente menos utilizado. É importante enfatizar, no entanto, que nenhuma monitorização hemodinâmica até hoje demostrou redução inequívoca da mortalidade. Dessa forma, o uso do CAP ainda tem um papel importante, estando reservado para casos selecionados de dúvida diagnóstica, como em pacientes em choque com disfunção cardíaca e pulmonar não esclarecida, ou em pacientes de alto risco submetidos a cirurgias cardíacas de grande porte.

Termodiluição transpulmonar

Os dispositivos de termodiluição transpulmonar (TDTP) são considerados menos invasivos que o CAP, apesar de também necessitarem de acesso venoso central e acesso arterial invasivo em artéria femoral. A aferição do DC ocorre por injeção de um indicador térmico na circulação venosa central e avaliação da variação da temperatura pela captação por um termistor na ponta de um cateter arterial inserido em artéria femoral, cuja ponta se encontra na aorta abdominal (curva de termodiluição).

O DC do ventrículo esquerdo (VE) é calculado com base em uma equação de Stewart-Hamilton modificada. Estudos para validação do método demonstraram que valores de DC derivados da TDTP mostraram boa concordância com os valores derivados do CAP em pacientes críticos e cirúrgicos. A variabilidade e a margem de erro nas medições, assim como as limitações técnicas relativas à perda ou à recirculação de indicadores que ocorrem no CAP, também se aplicam ao TDTP. Além do DC, várias outras variáveis hemodinâmicas, incluindo a água extravascular pulmonar, o índice de permeabilidade vascular pulmonar e o volume diastólico final global podem ser avaliadas usando TDTP.

A mensuração do débito cardíaco pela diluição por lítio (LiDCOplus®), a análise da forma de onda da pressão arterial obtida por cateter arterial (análise de contorno de pulso) em monitores como FloTrac/Vigileo® e PiCCO® e a técnica do Doppler esofágico são geralmente classificados como métodos minimamente invasivos.

Diluição de lítio

A avaliação do DC pela diluição do lítio utiliza cloreto isotônico de lítio injetado na circulação venosa central ou uma veia periférica como indicador, para análise da curva de pressão arterial calibrada pela diluição do lítio. O bolo de lítio percorre o coração direito, a circulação pulmonar, o coração esquerdo e a aorta; a curva de concentração-tempo usada para calcular o DC é registrada em um cateter arterial periférico usando uma célula de fluxo contínuo com um eletrodo íon seletivo integrado. As aferições de DC com esta técnica foram validadas em comparação ao CAP em pacientes gravemente doentes e pacientes cirúrgicos.

As limitações do método são comuns a todos os métodos de diluição de indicadores, o método de diluição de lítio não pode ser usado em pacientes em terapia com lítio e carrega o risco de acumulação de lítio se muitas medições forem realizadas repetidamente em curtos períodos.

Análise do contorno de pulso

A tecnologia de análise de contorno de pulso fundamenta-se na relação direta entre o VS e a PA (pressão de pulso). O VS é obtido pela análise de curva de PA, com a utilização de algoritmos que consideram dados demográficos de populações de pacientes para atribuir um valor para a resistência do sistema. Este método permite que o VS, e dessa maneira o DC, seja continuamente estimado.

As características da onda de pressão arterial são determinadas por vários fatores, incluindo o VS do VE, contratilidade do coração, complacência vascular, impedância aórtica e resistência vascular periférica.

Os sistemas de análise de contorno de pulso disponíveis podem ser calibrados (PiCCO®, LiDCOplus® e Volume View®) ou não calibrados (FloTrac/Vigileo® ou LiDCOrapid®).

Os sistemas calibrados usam valor de DC calculado de outra maneira (p. ex., DC estimado por um método de termodiluição) como referência para calibrar o DC derivado da análise de onda de pulso. Os sistemas não calibrados estimam o DC apenas usando características da forma de onda da pressão arterial, dados biométricos e demográficos.

Uma metanálise incluindo dados de 24 estudos de validação comparando a análise de ondas de pulso invasivas com métodos de termodiluição para avaliar o DC de doentes críticos e cirúrgicos demonstrou a margem de erro de aproximadamente 41%.

O desempenho da medição da análise de ondas de pulso parece depender da população de pacientes, com melhor desempenho em pacientes críticos, cirúrgicos e de cirurgia cardíaca do que em pacientes com doença hepática ou choque séptico. O método perde acurácia e deve ser interpretado como cautela em pacientes com arritmias cardíacas e naqueles com alterações acentuadas ou mudanças rápidas no tônus vascular, como em casos de choque distributivo.

A análise de ondas de pulso também depende de um sinal de pressão arterial perfeito, que pode ser perturbado por problemas técnicos relacionados ao cateter arterial, ao sistema de tubulação ou ao transdutor de pressão.

Este tipo de monitorização permite também, além da mensuração de débito cardíaco e volume sistólico, a avaliação de variáveis dinâmicas de resposta de pré-carga, incluindo pressão de pulso e variação de VS.

Doppler esofágico

O método do Doppler esofágico estima o VS, e consequentemente o débito cardíaco, pela análise da forma de onda e da velocidade do fluxo sanguíneo na aorta descendente, obtida com um transdutor Doppler na ponta de uma sonda flexível inserido no esôfago do paciente. A VS é estimada a partir da distância entre o cursor e a área da secção transversal da aorta, que é medida ou estimada a partir de nomogramas.

As estimativas de DC com este método foram validadas em comparação com a TDTP, tendo sido encontrada a margem de erro de 42%.

Embora considerado um método minimamente invasivo, a necessidade da inserção esofágica da sonda faz com que a técnica seja limitada a pacientes sob sedação ou anestesia geral.

Além disso, as medidas do Doppler podem ser perturbadas pelo movimento e são operador-dependentes.

Por fim, a estimativa da VS baseia-se em vários pressupostos, incluindo a distribuição fixa do fluxo sanguíneo entre as partes superior e inferior do corpo.

O Doppler esofágico fornece variáveis hemodinâmicas adicionais, incluindo tempo de fluxo corrigido e variação da VS.

MONITORIZAÇÃO NÃO INVASIVA

Na última década, foram desenvolvidos vários dispositivos de monitoramento de DC verdadeiramente não invasivos. Técnicas como bioimpedância/biorreatância, tempo de trânsito de ondas de pulso, reinalação parcial de dióxido de carbono, métodos Doppler e análise não invasiva de ondas de pulso têm surgido como alternativas aos métodos mais invasivos. No entanto, a maioria ainda apresenta inúmeras limitações e precisará de mais refinamento para melhor precisão e exatidão.

Destes, o mais amplamente utilizado e validado é a análise não invasiva do contorno de pulso, que utiliza um sensor não invasivo colocado no dedo (métodos do manguito do dedo, tecnologia de descarga vascular, volume método de braçadeira) ou sobre a artéria radial (tonometria automatizada de aplanação da artéria radial). A forma de onda da pressão arterial obtida dos sensores é registrada e analisada continuamente para gerar um valor de débito cardíaco.

Uma metanálise recente relatou que o erro percentual médio do DC estimado pela análise deste método, em comparação com o DC estimado por termodiluição foi de 45%.

Para todas as tecnologias não invasivas, estudos de validação utilizando a termodiluição em bolo como método de referência apresentaram resultados conflitantes. De uma maneira geral, apesar de a maioria dos sistemas não invasivos terem demonstrado algum grau de precisão nas estimativas de débito cardíaco em condições controladas de um estudo clínico, todos eles apresentam problemas específicos da tecnologia e específicos do dispositivo quando usados na prática clínica de rotina.

Ecocardiograma transtorácico

A ecocardiografia transtorácica, embora não se preste à avaliação contínua e sim seriada, permite a avaliação não somente da função cardíaca global e segmentar como também de anormalidades nas estruturas valvares e a presença de derrame pericárdico, informações estas que podem ser determinantes em relação à estratégia terapêutica a ser adotada.

A avaliação do débito cardíaco pelo cálculo do volume sistólico medido no trato de saída de VE (integral velocidade-tempo) pode ser utilizada como parâmetro para avaliação das medidas dinâmicas de resposta a volume. A avaliação da função cardíaca pode ser feita pela estimativa visual da fração de ejeção ou de métodos convencionais como o Simpson.

É importante enfatizar que apesar de ser um método totalmente não invasivo, pelos menos 30% dos pacientes não apresentarão janela visual para realização do exame completo, especialmente se em ventilação mecânica. É necessário treinamento da equipe de intensivistas, uma vez que para utilidade terapêutica o exame deve ser feito de forma seriada. Também é necessário conhecimento das integrações pulmão, coração e ventilação mecânica na interpretação de dados. A experiência com o método é crucial, portanto é necessária uma curva de aprendizagem para o pleno uso do método como monitor hemodinâmico.

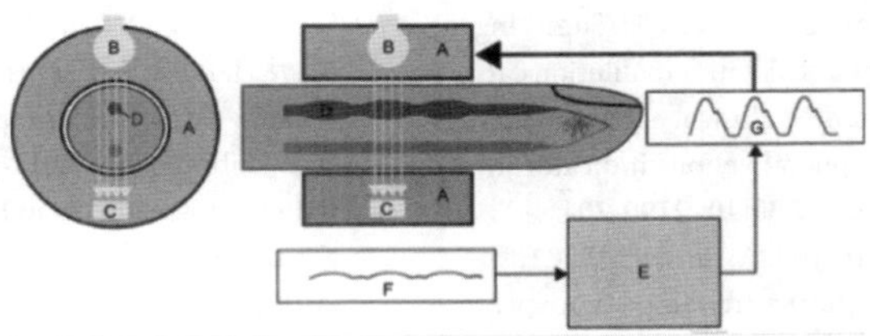

FIGURA 1 Ilustração esquemática de monitorização não invasiva com *cuff* sobre o dedo. Manguito inflável sobre o dedo (A) com infravermelho integrado (B) e detector de luz (C). Aplica-se pressão sobre o dedo e afere-se o diâmetro da artéria do dedo (D). A pressão da braçadeira é ajustada automaticamente utilizando um sistema de controle (E) para manter o diâmetro da artéria do dedo constante. Com a pressão necessária para manter constante o volume da artéria do dedo (F) ao longo do ciclo cardíaco, obtém-se a onda de pressão que pode ser derivada indiretamente (G). Utilizando essa técnica o débito cardíaco pode ser estimado pela análise de ondas de pulso.
Fonte: adaptada com permissão de De Backer et al., 2018.

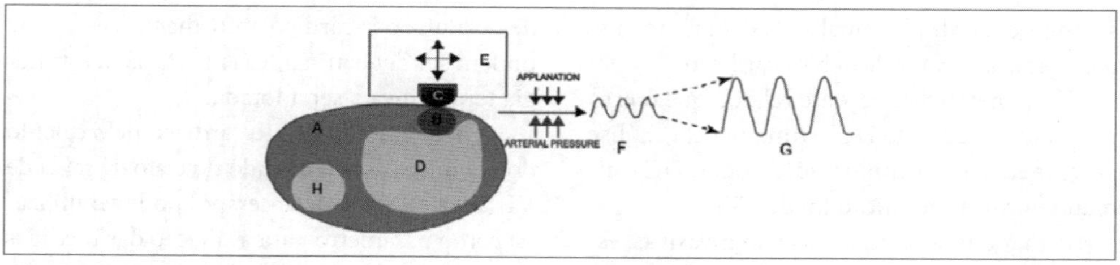

FIGURA 2 Tonometria automatizada de aplanação da artéria radial. Corte transversal do punho (A) com uma ilustração esquemática mostrando o aplanamento automatizado da artéria radial. A tonometria de aplanação requer que a artéria radial (B) seja achatada (aplanada) sob um sensor (C) e seja apoiada por uma estrutura óssea. Os sistemas disponíveis usam um único sensor ou conjunto de sensores e um atuador (E) que aciona eletromecanicamente o(s) sensor(es) da artéria radial. A pressão de pulso máxima (equivalente à pressão arterial média) pode ser obtida quando a pressão transmural for zero (representando a complacência máxima da parede arterial) e a forma de onda da pressão arterial pode ser registrada continuamente (F). A artéria radial é dimensionada usando algoritmos próprios de processamento de sinal baseados em dados biométricos (G). Usando esta forma de onda da pressão arterial, o débito cardíaco pode ser estimado usando análise de ondas de pulso.
Fonte: adaptada com permissão de De Backer et al, 201

LEITURA SUGERIDA

1. American Society Anesthesiologists Task Force on Pulmonary Artery Catheterization. Practice guidelines for pulmonary artery catheterization: an updated report by the American Society of Anesthesiologists Task Force on Pulmonary Artery Catheterization. Anesthesiology. 2003;99(4):988-1014.
2. De Backer D, Bakker J, Cecconi M, Hajjar L, Liu DW, Lobo S, et al. Alternatives to the Swan-Ganz catheter. Intensive Care Med. 2018;44(6):730-41.
3. Garcia-Rodriguez C, Pittman J, Cassell CH, Sum-Ping J, El-Moalem H, Young C, et al. Lithium dilution cardiac output measurement: a clinical assessment of central venous and peripheral venous indicator injection. Crit Care Med. 2002;30(10):2199-204.
4. Hadian M, Kim HK, Severyn DA, Pinsky MR. Cross-comparison of cardiac output trending accuracy of LiDCO, PiCCO, FloTrac and pulmonary artery catheters. Crit Care. 2010;14(6):R212.
5. Harvey S, Harrison DA, Singer M, Ashcroft J, Jones CM, Elbourne D, et al. Assessment of the clinical effectiveness of pulmonary artery catheters in management of patients in intensive care (PAC-Man): a randomised controlled trial. Lancet. 2005;366(9484):472-7.
6. Joosten A, Desebbe O, Suehiro K, Murphy LS, Essiet M, Alexander B, et al. Accuracy and precision of noninvasive cardiac output monitoring devices in perioperative medicine: a systematic review and meta-analysis. Br J Anaesth. 2017;118(3):298-310.
7. Keren H, Burkhoff D, Squara P. Evaluation of a noninvasive continuous cardiac output monitoring system based on thoracic bioreactance. Am J Physiol Heart Circulatory Physiol. 2007;293(1):H583-9.
8. Litton E, Morgan M. The PiCCO monitor: a review. Anaesth Intensive Care. 2012;40(3):393-409.
9. Manecke GR. Edwards FloTrac sensor and Vigileo monitor: easy, accurate, reliable cardiac output assessment using the arterial pulse wave. Expert Rev Med Devices. 2005;2(5):523-7.
10. Mayer J, Boldt J, Mengistu AM, Röhm KD, Suttner S. Goal-directed intraoperative therapy based on autocalibrated arterial pressure waveform analysis reduces hospital stay in high-risk surgical patients: a randomized, controlled trial. Crit Care. 2010;14(1):R18.
11. Monge MI, Estella A, Díaz JC, Gil A. Minimally invasive hemodynamic monitoring with esophageal echoDoppler. Med Intensiva. 2008;32(1):33-44.
12. Mora B, Ince I, Birkenberg B, Skhirtladze K, Pernicka E, Ankersmit HJ, et al. Validation of cardiac output measurement with the LiDCOTM pulse contour system in patients with impaired left ventricular function after cardiac surgery. Anaesthesia. 2011;66(8):67581.
13. Morgan P, Al-Subaie N, Rhodes A. Minimally invasive cardiac output monitoring. Curr Opin Crit Care. 2008;14(3):322-6.

14. National Heart, Lung, and Blood Institute Acute Respiratory Distress Syndrome (ARDS) Clinical Trials Network; Wheeler AP, Bernard GR, Thompson BT, Schoenfeld D, Wiedemann HP, et al. Pulmonary--artery versus central venous catheter to guide treatment of acute lung injury. N Engl J Med. 2006;354(21):2213-24.
15. Peyton PJ, Chong SW. Minimally invasive measurement of cardiac output during surgery and critical care: a meta-analysis of accuracy and precision. Anesthesiology. 2010;113(5):1220-35.
16. Raggi EP, Sakai T. Update on Finger-Application--Type Noninvasive Continuous Hemodynamic Monitors (CNAP and ccNexfin): Physical Principles, Validation, and Clinical Use. Semin Cardiothorac Vasc Anesth. 2017;21(4):321-32.
17. Sangkum S, Liu GL, Yu L, Yan H, Kaye AD, Liu H. Minimally invasive or noninvasive cardiac output measurement: an update. J Anesth. 2016;30(3):461-80.
18. Schmid ER, Schmidlin D, Tornic M, Seifert B. Continuous thermodilution cardiac output: clinical validation against a reference technique of known accuracy. Intensive Care Med. 1999;25(2):166-72.
19. Swan HJ, Ganz W, Forrester J, Marcus H, Diamond G, Chonette D. Catheterization of the heart in man with use of a flow-directed balloon-tipped catheter. N Engl J Med. 1970;283(9):447-51.
20. Vincent J-L, Rhodes A, Perel A, Martin GS, Della Rocca G, Vallet B, et al. Clinical review: Update on hemodynamic monitoring-a consensus of 16. Crit Care. 2011;15(4):229.
21. Young BP, Low LL. Noninvasive monitoring cardiac output using partial CO(2) rebreathing. Crit Care Clin. 2010;26(2):383-92.

Índice remissivo

A

D

E

F

G

H

I

L

M

Q

R

S

W

Y